U0350738

新编临床医学
影像诊断学精要

（上）

孙国荣等◎主编

吉林科学技术出版社

图书在版编目（ＣＩＰ）数据

新编临床医学影像诊断学精要 / 孙国荣等主编. --
长春：吉林科学技术出版社，2017.9
ISBN 978-7-5578-3305-3

Ⅰ．①新… Ⅱ．①孙… Ⅲ．①影象诊断 Ⅳ.
①R445

中国版本图书馆CIP数据核字(2017)第234095号

新编临床医学影像诊断学精要

XINBIAN LINCHUANG YIXUE YINGXIANG ZHENDUANXUE JINGYAO

主　　编	孙国荣等	
出 版 人	李　梁	
责任编辑	许晶刚　陈绘新	
封面设计	长春创意广告图文制作有限责任公司	
制　　版	长春创意广告图文制作有限责任公司	
开　　本	787mm×1092mm　1/16	
字　　数	千字	
印　　张	43	
印　　数	1—1000册	
版　　次	2017年9月第1版	
印　　次	2018年3月第1版第2次印刷	

出　　版	吉林科学技术出版社
发　　行	吉林科学技术出版社
地　　址	长春市人民大街4646号
邮　　编	130021
发行部电话/传真	0431-85635177　85651759　85651628
	85652585　85635176
储运部电话	0431-86059116
编辑部电话	0431-86037565
网　　址	www.jlstp.net
印　　刷	永清县晔盛亚胶印有限公司

书　　号	ISBN 978-7-5578-3305-3
定　　价	170.00元（全二册）

编 委 会

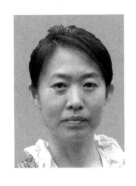

孙国荣，女，河北省沧州人，毕业于河北医科大学临床专业。现在沧州医学高等专科学校临床医技系，从事医学影像教学工作。发表国家级论文5篇其中核心期刊论文3篇，2014年参编高职医学影像技术专业实验实训教材一部；2015年荣获全国高职高专学校微课教学比赛三等奖，医专学校青年教师微课比赛二等奖；2016年河北省高等学校信息技术微课比赛三等奖，学校微课比赛三等奖；荣获市级科技进步三等奖二项，参与在研省市级科研课题项目二项；2015、2016年连续二年指导学生参加全国高职高专医学影像技术技能大赛荣获团体二等奖。几年来培养了大批医学影像技术专业学生，并在各自医院成为技术骨干。

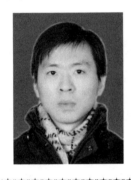

刘波，男，1981年3月出生，2004年7月毕业于华北煤炭医学院，现就职于兖矿集团有限公司总医院放射科，主治医师职称，从事CT及MRI影像诊断工作十余年，擅长胸、腹部及其他系统疾病的CT、MRI诊断技术，以及全身各系统血管造影CTA检查和诊断工作。曾在国家级专业期刊发表文章3篇，参编著作一部，并拥有科研专利一项。

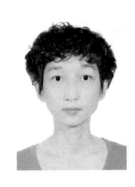

马华，女，1977年1月30日出生，副主任医师，硕士。于1995年9月至2000年7月，在新疆医科大学就读，攻读学士学位，专业为医学影像学；于2009年9月至2012年7月在新疆医科大学攻读硕士学位，专业为影像医学与核医学。于2000年12月至今，一直在新疆医科大学第一附属医院影像中心工作，擅长运用各种影像学诊断技术，包括X线摄片、钼靶、胃肠道造影、CT、MRI等进行疾病诊断，尤其擅长乳腺、骨关节及胃肠道疾病诊断，积极学习医学影像学理论前沿及发展动态。近几年，参与国家自然科学基金项目：基于多模态影像探讨组蛋白去甲基化霉KDM3A在乳腺癌骨转移的表达机制；2017.1.1—2020.12。新疆维吾尔自治区自然科学基金项目两项：①维汉两民族乳腺癌中HER2的表达与MRS影像表现的相关性分析，2015.1—2017.12。②新疆汉、维育龄女性峰值骨密度定量CT数据库建立及其相关基因、环境交互作用的研究；2014.1.1—2016.12.31。近几年，发表省部级及国家级核心期刊论文十余篇。目前主要从事乳腺癌、骨质疏松、类风湿关节炎、强直性脊柱炎等疾病的影像学研究。

前　言

　　医学影像学在医学诊断领域是一门新兴的学科,不仅在临床的应用上非常广泛,对疾病的诊断提供了很大的科学和直观的依据,可以更好的配合临床的症状、化验等方面,为最终准确诊断病情起到不可替代的作用;同时像介入放射在治疗方面也有很好的应用。随着医学科技的发展,临床医学影像技术也不断提升,各种新型影像技术层出不穷并且逐渐广泛运用于临床诊断与治疗之中。鉴于临床医学影像学的飞速进展,本编委会特编写此书,以供临床医学影像科相关医务人员参考借鉴。

　　本书共分为十五章,介绍了临床常用影像技术以及临床疾病诊断中的应用,包括:医学成像的质量控制、CT 检查技术、磁共振检查技术、中枢神经系统疾病的影像诊断、小儿眼部疾病的影像诊断、胸部疾病的影像诊断、乳腺疾病的影像诊断、消化系统疾病的 CT 诊断、消化系统疾病的 MRI 诊断、泌尿及男性生殖系统的 MRI 诊断、骨与关节疾病的影像诊断、临床超声诊断、心电图、常见疾病的介入放射学治疗以及 SPECT 显像与功能检查。

　　为了进一步提高医学影像科医务人员诊疗水平,本编委会人员在多年临床经验基础上,参考诸多书籍资料,认真编写了此书,望谨以此书为广大医学影像科临床医务人员提供微薄帮助。

　　本书在编写过程中,借鉴了诸多医学影像科相关临床书籍与资料文献,在此表示衷心的感谢。由于本编委会人员均身负一线临床工作,故编写时间仓促,难免有错误及不足之处,恳请广大读者见谅,并给予批评指正,以更好地总结经验,以起到共同进步、提高医学影像科临床诊治水平的目的。

《新编临床医学影像诊断学精要》编委会

2017 年 9 月

目　　录

第一章　医学成像的质量控制

第一节　CT 成像的质量控制

CT 影像是由环绕人体某断面各方向的 X 线密度投影数据重建出的。成像链各环节的硬件性能、成像参数(扫描参数、重建参数)的应用等都影响 CT 影像质量。本节讨论 CT 影像的各种评价指标及其影响因素。

CT 影像质量指标主要包括空间分辨力、密度分辨力、噪声、伪影等,还有作为基础的 CT 值准确性、均匀性等。

了解对影像质量造成影响的因素并合理处置,可得到适合诊断需要的影像并最大程度地降低受检者剂量。

一、空间分辨力

CT 空间分辨力(spatial resolution)定义为物体与均质环境的 X 线衰减系数差别的相对值大于 10％时 CT 影像能分辨该小物体的能力,也称为高对比度分辨力(high contrast resolution)。空间分辨力影响影像细节的显示,是评价 CT 机性能和 CT 影像质量的重要技术指标之一。

空间分辨力通常用矩形波线对测试卡进行测试,单位是单位距离内能分辨的线对数(LP/cm),也可用在有机玻璃中钻制多排不同直径孔洞(间隔等于直径)的孔模来进行评价,用可分辨的最小孔径(mm)表示。CT 机也可以用 MTF 评价系统的空间频率响应能力来表示其空间分辨力。

一般所讲的空间分辨力是指断面影像的空间分辨力。在多层螺旋 CT 还有 Z 轴空间分辨力。随着多层螺旋 CT 各向同性成像的实现以及 MPR 等二维和三维影像后处理的大量应用,Z 轴空间分辨力越来越受到重视。影响两种空间分辨力的因素不同,分别介绍如下。

(一)断面影像空间分辨力的影响因素

影响断面影像空间分辨力的因素包括:X 线管焦点的大小、几何放大率、探测器孔径的尺寸、原始数据总量、重建矩阵和视野(FOV)、重建算法等。其中 X 线管的焦点大小(双焦点时可选)、探测器的尺寸、几何放大率、原始数据总量等是由机器的结构、性能决定的,对于选定的机型或扫描模式都是固定的。算法(重建卷积核)、FOV 以及重建矩阵等重建参数,可根据实际工作需要进行选择。

1. 重建矩阵和视野　重建矩阵(Matrix)和视野(FOV,即重建范围)共同决定了像素大小,代表了重建层面影像的信息密度。总体讲,像素越小,信息密度越大,影像就越清晰,即空间分辨力越高。

在视野一定的前提下,重建矩阵越大,像素越小,空间分辨力越高。在重建矩阵一定的前提下,FOV 越小,像素越小,信号密度越大,重建出的层面影像空间分辨力就越高。

像素大小可用下式计算:

$$pixel = \frac{FOV}{Matrix}$$

CT 机的扫描野直径一般为 500mm。如果对整个扫描野进行重建,即 FOV＝500mm,用 512×512 矩阵,则像素尺寸大约为 1mm。如选择 FOV＝250mm,则像素尺寸约为 0.5mm。

一般地说,像素尺寸越小,对应的体素越小,在剂量一定的情况下,通过每个体素的 X 线光子量会减少,会增加影像噪声。在视野相同的情况下,像素尺寸减小即矩阵增大,也增加了重建时间和计算机成本。

对于小范围、精细结构部位的检查,适于使用较小视野、大矩阵进行重建,以提高影像的空间分辨力。

对于 CT 成像,其空间分辨力较屏—片系统影像低,一般达到 15LP/cm 左右。像素只有大到一定程度才对重建影像空间分辨力的影响有实际意义。研究证明,对于 512×512 的重建矩阵,用 200mm 的 FOV 即可满足高空间分辨力成像的要求,用小于 200mm 的 FOV 重建影像对空间分辨力的提高不明显。

2.重建算法　主要指卷积滤过函数的不同。有高空间分辨力算法(或称"骨算法")、标准算法和软组织算法。高空间分辨力算法属于锐化算法,可提供较高的空间分辨力,但影像噪声水平偏高。软组织算法属平滑算法,使空间分辨力相对降低,影像噪声水平较低。

对于骨组织、肺部等高对比部位,由于影像对比度高、结构精细、受噪声影响较小,为显示细微解剖结构一般应使用骨算法。

重建算法不同,指使用的滤过函数不同,影像效果不同。用骨算法重建的断面影像适合于多平面重组(MPR),但如果用以进行三维显示(SSD、VR、VE)将会产生明显伪影、降低影像质量。如欲进行三维显示,最好使用标准算法或软组织算法重建断面影像,以保证三维显示影像的质量。

3.原始数据总量　指用于重建一幅断面影像所使用的原始数据总量。这个量越大,得到的影像越精细、空间分辨力越高。为了使扫描一周得到更多数据,有的厂家增加每排探测器单元的数量,以提高每次投影获得的数据量;有的增加旋转一周期间投影采样次数;有的使用飞焦点技术(X－Y 平面内)等。这些都能有效增加用于每层影像重建的原始数据总量。这些也都是设备本身结构、性能决定了的,只能在设备选型时斟酌考虑。

4.其他因素　X 线管焦点的大小、几何放大率、探测器孔径的尺寸等。像 X 线摄影一样,对于体内高对比的边缘,如果焦点大,其半影可能跨越数个探测器单元,相邻探测器单元输出的数据都含有同一边缘的信息,用这些数据重建出的影像空间分辨力必然受影响。几何放大率直接影响着焦点半影的大小,影响类推。

探测器孔径尺寸如果大,可能同时接受了不同密度组织的投影,部分容积效应明显,空间分辨力必然降低。另外,尺寸大,单元数量就必然少,影响数据总量。

这些因素也都是设备本身结构、性能决定了的,只能在设备选型时斟酌考虑。但 X 线管焦点一般有大小两个,在要求高空间分辨力影像且小焦点的输出功率可以负荷时可尽量选用小焦点。

(二)Z 轴空间分辨力和影响因素

Z 轴空间分辨力指 MPR 等二维、二维影像沿人体长轴方向的空间分辨力。影响 Z 轴空间分辨力的因素主要有以下几种。

1.层厚 MPR和所有三维CT影像是由连续的断面影像数据处理得出。断面影像的层厚是影响这些后处理影像Z轴空间分辨力的主要因素。层厚越薄则获得后处理影像的Z轴影像的空间分辨力越高。

2.螺距和重建算法 在非螺旋CT,扫描参数层厚控制X线准直器的宽度,以此厚度的X线束对固定层面进行扫描,其投影数据仅包含该厚度层面的密度信息。其影像内容仅对应于所选厚度层面组织的信息。在螺旋CT,螺距和算法影响层厚,所以螺距和重建算法也成为影响Z轴空间分辨力的主要因素。

螺旋CT在控制台上选择的层厚是一个标称值,并非影像内容对应的实际层面厚度。螺旋CT的360°扫描中,人体沿Z轴方向发生移动,投影断面位置在Z轴方向的偏移,使采集的数据包含了邻近层面组织的信息,所以用这样360°采集的信息进行重建得出的影像,也包含了邻近层面组织的内容,即层厚有所膨胀。影像信息代表的实际层厚称作有效层厚,一般均大于标称层厚。

一般的,螺距越大,层厚膨胀越明显。

螺旋CT使用连续性容积采集数据产生横断面影像,并应用螺旋插值算法对原始数据进行处理,然后进行断面影像重建。单层和4层螺旋CT常用360°或180°线性内插法,180°线性内插法比360°线性内插法可获得更薄的有效层厚,即可获得更高的Z轴空间分辨力。4层螺旋CT较多地采用扩展的180°线性插值法,有的厂家有效层厚随螺距的变化而出现几个极值(极大值和极小值),只有在极小值处有效层厚最薄,Z轴空间分辨力最高。这种情况存在最佳螺距的选择问题。

有效层厚可用SSP测试法进行检测。即对很薄的高密度小物体进行扫描,描绘出其密度影响范围曲线,取其钟形曲线的半高宽进行定义。

对于单层螺旋CT有效层厚随螺距的增加而单调增宽,因此Z轴空间分辨力随着螺距的增加而单调降低。

对于多层螺旋CT,有效层厚随螺距的增加不再呈单调递增变化,而是因重建插值算法的不同表现出不同特征。有些多层螺旋CT因采用了较为独特的螺旋插值方法,当螺距在一定范围内变化时,有效层厚几乎保持不变,Z轴空间分辨力也几乎不再受螺距的影响。

3.重建增量 俗称重建间隔,是相邻断面影像重建在Z轴方向的位置增量。增量小于层厚时称为重叠重建,增量一般在层厚的0.5~1.0倍间选用。

MPR或三维CT影像是由连续(增量≤1)的断面影像数据处理得出。重建增量较大时会降低重组影像Z轴方向的空间分辨力。

采用重叠重建可以提高Z轴空间分辨力,改善后处理长轴二维和三维显示影像的质量,但代价是要付出更多的重建时间和存贮资源,降低了工作效率。研究证明,为保证后处理长轴二维和三维显示影像的质量,重建间隔以层厚的50%为宜,进一步减小Z轴空间分辨力不会再有明显提高。

4.部分容积效应(partial volume effects) 在CT的一个体素内含有两种或两种以上不同密度的组织时,该体素的CT值是所含各种组织密度的平均CT值,这种现象称为部分容积效应。因一般层厚大于断面像素尺寸,部分容积效应在Z轴(层厚)方向更明显。当被扫描的正常组织或病灶直径小于层厚时,或当某种组织仅占据体素的一部分时,CT值已不能真实反映该组织的真实密度,而是它和在同一体素内的其他组织的密度的平均值。如相邻组织密度高于该组织,影像上所测得的 CT 值就比该组织的实际值要高,反之则低。这就影响了 CT 影像中密度的真实性,进而影响到病灶的形状。

部分容积效应随层厚的增加而增大,采用薄层扫描可以减小部分容积效应。所以当 CT 影像中病灶直径小于层厚时,要及时改变层厚,使其小于病变的直径再行扫描,以获得更为正确的组织密度和形状。

二、噪声

CT 影像噪声是指在均匀物质的影像中,给定区域的 CT 值相对平均值的变化量。其大小可用感兴趣区中均匀物质 CT 值的标准差(standard deviation,SD)来表 TTC。

噪声可采用水模扫描并通过水模影像中兴趣区的测量获得。

CT 影像噪声主要包括 X 线量子噪声、电气元件及测量系统所形成的噪声以及重建算法等造成的噪声。CT 影像噪声与层面厚度、重建算法、系统效率和 X 线剂量,以及物体的吸收等有关,可用下述公式来描述:

$$\sigma = f_A \sqrt{\frac{I_0/I}{\varepsilon \cdot Q \cdot S}}$$

其中 σ 为噪声的标准偏差,f_A 为重建算法因子,I_0/I 为原射线与透过射线之比,ε 为系统效率,Q 为 mAs,S 层厚。

透过人体后的 X 线量子被 CT 探测器接受。为使透过人体各种密度组织后的 X 线量都在探测器的线性范围内,以获得高质量的探测数据,应使射线剂量达到一定水平。X 线的发生和吸收遵循几率法则,只有 X 线量子数达到一定水平时,X 线量子在肢体内的吸收差别才能按统计法则确定下来。良好的原始数据是重建出高质量(高信噪比)影像的基础。

噪声对影像质量有重要的影响。噪声水平提高,即信噪比下降主要影响影像的密度分辨力,对空间分辨力的影响较小。对于具有天然高对比的部位,即使影像噪声水平较高(适度)也不影响诊断,如肺、内耳、副鼻窦等。对于腹部、脑和小儿等天然低对比部位的扫描,则应适当控制扫描参数得到噪声水平较低的影像,以提高影像的密度分辨力。

临床应用表明,即使 SNR 很高也不一定保证两个相邻结构能有效地被区分开来。有价值的诊断图像必须在特性组织和周围组织间表现出足够的对比度信噪比,应用 CNR 评价图像质量更贴近于临床实际。CNR 定义为图像中相邻组织结构间 SNR 之差,即:

$$CNR = SNR(A) - SNR(B)$$

式中 SNR(A)与 SNR(B)分别为组织 A,B 的 SNR。上式表明,只有 SNR 不同的相邻组织,才能够表现出良好的对比度。为了将相邻的组织区别开来,取得最佳 CNR 才是最基本和重要的。在判定低剂量 CT 图像质量时,应重点考察图像兴趣区的 CNR。

影响 CT 影像噪声的因素主要有:

(一)被检体影响影像信噪比

被检体的吸收影响探测器接受到的光子数量。在 X 线束剂量一定的前提下,被检体的厚度和密度决定了被吸收的量,影响了透过射线的量。肢体密度越大、越厚,对 X 线束的吸收越多,探测器接受的光子数量越少,影像的信噪比越差。所以工作中应根据受检肢体情况,适当选用扫描参数。

（二）扫描参数对影像质量（信噪比）的影响

扫描参数主要指 kV、mA、螺距、层厚等。这些参数影响原始数据的质量，影响影像的信噪比。在扫描完成后原始数据的这些属性不可改变。原始数据质量是所有后续成像质量的基础。

扫描参数也影响受检者接受的剂量。CT 检查应该在影像质量和接受剂量间取得最佳平衡。这是质量控制的重要方面。实用中应根据受检部位的密度、体厚和检查目的，适当选择参数，以最低剂量，获得具有适当噪声水平但能够解决受检者问题的影像为目标，不应过分追求影像的高质量（高信噪比）。

CT 设备都具有对各部位扫描参数的设定和存储功能。设备引进时存有的那些参数对于体形、体质各不相同的受检者不都是最适当的，应该再进行一定试验和试用后根据自己的要求重新进行设定。日常使用中，存储的数值只是为操作者对扫描参数的精确设定提供了修改的基础，对于每一个具体的受检者都应根据其体形、病情和特殊要求对扫描参数存储值进行适当修改后再使用。

1. 管电压　管电压决定了 X 线的波长，决定了其穿透力。X 线穿透人体时，发生光电吸收及康普顿效应使 X 线产生衰减，低能 X 线更易被吸收。提高管电压，射线穿透力提高，对于确定的受检者，在管电流不变的情况下透过射线剂量增加，从而使影像信噪比提高。所以 kV 影响影像的信噪比。

一般 CT 设备提供了 3～4 种可选择的管电压值（80～140kV）。对于每次检查，应首先根据受检部位的结构特征、体厚和对影像质量的预期，选择适当 kV，保证射线足够的穿透力，不会产生伪影。人体组织对于 X 线吸收系数是 kV 的函数，不同密度组织它们对 X 线的吸收系数的差别随着 kV 的升高而降低，即信号对比降低。所以对具有较高天然对比的部位，可以使用较高 kV 和较低 mAs 进行低剂量扫描，由于影像的高对比，即使影像噪声水平较高（适度），也不影响诊断，如肺、内耳、副鼻窦等。对于天然对比差的部位，如腹部、脑和小儿的扫描，应使用较低 kV 并适当提高 mAs 进行扫描，以提高影像的密度分辨力。

2. 管电流量　管电流决定了 X 线的量。在受检体和管电压确定的前提下，透过受检体的射线量随管电流量的增加而线性地增加。随着 mAs 增加，探测器接受的有效光子数线性增加，CT 影像噪声水平降低；反之，影像噪声增加。

管电流量和剂量呈正比线性关系。例如，mAs 减半则剂量也减半，但根据上面公式可知，噪声增加 $\sqrt{2}$ 倍。

kV 和 mAs 都影响影像质量。CT 机的 kV 调整级差较大，当管电压值、螺距和层厚设定以后，应根据体厚和对影像质量的预期精确设定 mAs。

3. 螺距　单层螺旋 CT 螺距的定义：扫描机架旋转一周期间检查床运行的距离与射线束准直宽度的比值。螺距是一个无量纲的值，其定义由下式表不：

$$螺距(P) = \frac{TF}{W}$$

式中 TF（table feed）是扫描架旋转一周期间检查床运动的距离，单位 mm；W 是层厚或射线束的准直宽度，单位 mm。

多层螺旋 CT 螺距的定义基本与单层螺旋相同：即旋旋扫描一周检查床运行的距离与全部射线束宽度（多层宽度之和）的比值。

一般地，当螺距增加时，单位时间扫描覆盖距离越长；对于同一扫描范围，扫描速度提高，总剂量减小。但对于某一层组织，采集数据的探测器在该层面接受的光子数减少，因而噪声增加。螺距的增加主要影响影像的噪声水平,对空间分辨力的影响极小。

为了弥补这个缺陷,有的多层螺旋CT采用了随着螺距的增加管电流相应增加的自动补偿控制技术,使每层影像的有效 mAs 不变,影像的噪声不再随螺距改变而变化。

螺距增大的另一个影响是有效层厚,螺旋CT存在层厚膨胀问题。单层螺旋CT的有效层厚随着螺距的增加而明显变化,这将影响 Z 轴空间分辨力。后期的多层螺旋CT由于采用了先进的螺旋插值重建算法,随着螺距的变化,层厚变化较小。

4. 层厚　层厚是指一幅影像所对应的断面组织厚度,定义为扫描野中心处层敏感曲线(slice sensitivity profile,SSP)最大值的半高值宽度。

在非螺旋CT和单层螺旋CT,准直器的开口宽度决定了层厚。通常在 1mm 和 10mm 范围之间。在扫描完成后,原始数据的层厚属性不能改变。在多层螺旋CT,准直器的宽度涵盖多排探测器的总宽度,层厚决定于探测器单元的宽度或组合宽度。

层厚影响到影像的噪声水平,也影响影像的 Z 轴空间分辨力和使用的剂量。一般地,在其他扫描参数和重建参数确定的前提下,层厚越大,探测器接受的有效光子数增加,影像噪声水平相应降低、密度分辨力越高。但层厚增加部分容积效应明显,影响 Z 轴空间分辨力。层厚越薄,空间分辨力高,影像噪声水平提高,应适当提高剂量水平以保证获得适当的影像质量。工作中要根据实际临床需要,适当选择层厚,得到适合解决具体问题的影像质量特点。

对于多层螺旋CT,实现了各向同性,薄层扫描后,可采用薄层或厚层重建,可以得到不同效果的影像。

(三)重建参数对影像质量(噪声水平)的影响

重建参数包括:FOV、矩阵、算法、重建间隔等,在多层螺旋CT,层厚可以也是重建参数的一种。这些参数除重建间隔外都影响层面影像的信噪比,进而影响后处理影像的质量。

重建参数是扫描完成后用原始数据进行影像重建的参数。通常在扫描前与扫描参数一起进行设定,扫描后马上得到的影像就是用这些参数重建的结果。在扫描完成后,对同一组原始数据,可以重新设定重建参数进行再次或多次重建,得到不同效果的影像。

1. 重建范围和重建矩阵　重建范围(field of view,FOV)定义为影像的重建范围。CT 机中的扫描范围是固定的,一般为直径 50cm。所选择的 10~50cm 视野都是重建范围。FOV的选择主要考虑能够包括可能的病变脏器区域。

矩阵是一个数学概念。它表示一个横成行、纵成列的数字方阵,每个数字称作矩阵的元素。数字影像是由按行、列排列具有不同密度值的像素组成。每个像素就是矩阵中的一个元素。每行、列中像素的数量称作矩阵的大小。矩阵的大小以重建范围和对空间分辨力的要求而定。

FOV 与所用的重建矩阵共同决定了像素大小(像素大小=视野大小/矩阵大小)。像素大小影响影像的噪声水平,影响空间分辨力。像素大、体素就大,经过它的光子数量增加,影像噪声降低;反之噪声增加。像素的大小或者说像素的密度决定了影像的空间分辨力。影像的像素越小(密度越大)其空间分辨力越高。

重建范围一定时,矩阵增大、像素尺寸随之减小,噪声提高。重建矩阵一定时,FOV 越小,像素尺寸就越小,可增加影像的空间分辨力,但噪声水平提高。

2. 重建滤过算法　这里主要指重建之前卷积处理时卷积核的选择。卷积核决定了重建影像的外观特性。依照处理结果的不同,分为标准算法、软组织算法和骨算法,在其间又有多种过渡性中间算法,以适应不同部位组织特点的需要。重建算法可影响影像的分辨力、噪声等。

对同一组原始数据,用不同算法进行重建所得影像进行比较,骨算法(边缘增强算法)所得影像边缘较锐利,能提高空间分辨力,但同时影像的噪声也相应增加;软组织算法(平滑算法)所得影像较平滑,密度分辨力提高,噪声水平较低。标准算法所得影像锐利度适中,兼顾了噪声水平和密度分辨力的要求。

重建算法对密度分辨力和空间分辨力的影响是一对矛盾,骨算法使影像的边缘更清晰、锐利,但降了影像的密度分辨力;软组织算法提高了密度分辨力,而边缘、轮廓表现不及边缘增强算法。两者是相互制约的,参数的优化不能同时提高密度分辨力和空间分辨力。因此在观察软组织等低对比结构时,应选择软组织算法;观察骨骼、内耳、肺纹理等高对比结构时应选择骨算法。同一组采集数据,可以分别根据不同的要求,使用几种重建算法,得出不同效果的 CT 影像。

如在胸部,显示纵隔需要软组织算法,显示肺野需要骨算法。如果用一种算法得到层面影像直接转换窗口进行观察,将无法同时满足两者对密度分辨力和空间分辨力的要求。要使用原始数据分别采用软组织算法和骨算法进行重建,并分别使用纵隔窗和肺窗进行观察效果才好。当今计算机运算速度提高,应提倡分别重建,放弃使用双窗技术。

对于肺、内耳、副鼻窦等部位,诊断使用的断面影像应使用骨算法进行重建。但用这些断面影像进行三维重组所得如 SSD、VE 等影像会显得噪声水平高,难以接受。对于需要使用 SSD、VE 等影像进行观察时,应首先使用软组织算法进行断面影像重建,再用这些断面影像进行重组,才能得到表面噪声水平低的三维影像。

3.重建层厚 在非螺旋 CT 和单层螺旋 CT,重建层厚等于扫描层厚。多层螺旋 CT 可以将相邻的薄层扫描数据组合使用,重建出不同层厚的影像,但将引起影像质量和效果的相应改变。

成像层厚较厚时,影像噪声水平较低,密度分辨力提高,但 Z 轴空间分辨力降低。反之效果相反。

4.重建增量 重建增量属于重建参数,不影响影像质量。但正确选择可以提高病灶检出率。

螺旋 CT 扫描获得容积采样数据。影像重建可以选择在任意断面进行,扫描数据可以反复使用。这样就出现了一个新的概念:重建增量。其定义是相邻断面影像在 Z 轴方向的位置增量。也称作重建间隔。

重建影像有确定的层厚,重建增量小于层厚称作重叠重建。重建增量可以在 0～层厚(mm)之间选择。为了后续处理使用,一般不会选择增量大于层厚。

重建增量不影响断面影像的噪声水平。但影响进一步处理的三维影像的噪声水平。

例如:扫描长度为 100mm,选择层厚 5mm,如果重建增量为 5mm,将获得 20 幅连续的断面影像;如果重建增量为 2.5mm,将获得 40 幅 5mm 层厚、存在层面厚度重叠的影像。

重叠重建的优势是降低部分容积效应的影响和改善 3D 后处理的影像质量。例如重建层厚 5mm、病灶直径也是 5mm,重建增量等于层厚时,如果病灶正好落在两层交界处,病灶的显示密度将失真,可能造成误诊或漏诊。缩小重建增量则会避免这种情况的发生。另外,如果重叠 30%～50%,会明显改善 MPR 以及 MIP、SSD、VR、VE 等后处理影像的质量。

重叠重建的负面影响是重建出的影像数量越多,势必增加了整个影像重建的时间,占用了更大存储空间。

（四）设备性能对影像质量的影响

1.探测器的效能

（1）量子探测效率：X线光子实际照射到探测器有效面积上的数量和能被闪烁晶体记录的比率称为量子探测效率。现在CT使用的探测器都是闪烁晶体＋光电二极管构成。一般达到90%以上,高端CT使用的探测器其探测效率可达99.9%。

（2）转换效率：将吸收的X线光子数量线性地转换为电信号的比率。较好的探测器转换效率可达99%。

（3）几何效率：由于固体探测器的阵列结构,各探测器单元间要进行可见光屏蔽,这就产生了物理间隙。理论上的探测器面积实际上不能全部起到探测作用,产生了一个小于1的窗因数,或称几何效率。为提高空间分辨力,有些机器设有高分辨力梳,此时探测器的几何效率会进一步降低。几何效率一般在50%～90%。

三种效率的乘积,是CT探测器的总剂量效率,不同机型间差别较大。用标准体模测量影像噪声可以评价CT机的总剂量效率。总剂量效率低,会导致CT影像较高的量子噪声和密度分辨力下降。增加曝光量可以补偿影像噪声的增加,提高影像质量,但相应增加了放射剂量。

2.扫描机构的几何结构　扫描机构的几何结构影响影像质量。X线管焦点到扫描野中心的距离(a)、扫描野中心到探测器的距离(b)、X线管到探测器的总距离(a＋b),都影响到成像质量。

理论上讲b越小越好、a＞b越多越好,短几何结构使用剂量较低,但在b不能更小的情况下将牺牲a＞b的程度。

这些是设备设计时决定的,只能在引进时给予关注、比较、选择。

三、密度分辨力

密度分辨力,也称为低对比度分辨力,定义为物体与均质环境的X线衰减系数差别的相对值小于1%时,CT影像能分辨该物体的能力。

密度分辨力主要由CT影像的噪声水平决定。影像的噪声增大则密度分辨力降低;反之,密度分辨力升高。影响影像噪声水平的各种因素:被检体的密度和层厚、扫描参数、重建参数、设备性能等,都影响影像的密度分辨力。

密度分辨力采用具有不同低对比度和不同直径的低密度体模进行检测。

四、伪影

伪影(artifact)是指影像上与实际解剖结构不对应的密度异常变化,是由于设备故障、测量误差或被检者所造成的,与被扫描物体无关的影像。伪影的存在可影响诊断的准确性。

1.设备原因伪影　探测器单元之间响应的不一致性或故障,可造成环状伪影;由于投影数据测量的不完整,可导致直线状伪影。

2.运动伪影　是由于被检者的运动造成投影测量错误形成的伪影。人体内一些不自主器官如心跳、胃肠蠕动等运动和检查时被检者的体位的移动可形成条状伪影。

3.金属伪影　金属因其原子序数较高而比人体组织衰减更多的X线,投影内测量数据都为零,造成重建时出现严重的黑、白相间的辐射状条纹状伪影。

4.高密度骨　类似于金属伪影的情况。由于致密骨组织吸收X线量大,X线穿透力不够时会出现放射状伪影。

5.密度差别很大的界面,尤其是液气界面,容易产生伪影。例如胃内对比剂与气体形成界面时,常常产生伪影影响肝左叶的观察。

综合以上所述,将影响影像质量的各种因素和对影像质量影响的方面集合到下面表格中,便于得到整体印象。

五、CT 机的日常质控

CT 值准确性以及均匀性等是 CT 图像质量的重要技术指标,是设备正常使用的基础。这些要靠定期进行的图像质量检测和标定来保证。

1.定期对图像质量进行检测,包括各种条件下的 CT 值标定,CT 值均匀性检测等。在设备更换关系到图像质量的重要部件并进行调整和校正后要对图像进行上述的质量检测。

2.每晨进行空气校正。包括对 X 线管进行适应性老化训练,检测设备的基本参数,对探测器的零点漂移进行检测并记录,以便获得最佳的图像质量。

各种成像参数和因素对影像质量的影响及其相关性,见表1-1。

表1-1　各种成像参数和因素对影像质量的影响及其相关性

	参数因素/影像质量	空间分辨力	Z轴空间分辨力	噪声(密度分辨力)	伪影
扫描参数	kV			◎	◎
	mA			◎	
	螺距		◎	◎	
	层厚		◎	◎	
	焦点	◎	◎		
重建参数	FOV	◎		◎	
	矩阵	◎		◎	
	算法	◎	◎	◎	
	重建间隔		◎		
	层厚		◎	◎	
人体	体厚、密度			◎	
	金属、致密骨				◎
	气体				◎
	运动				◎
设备	探测器灵敏度			◎	
	探测器孔径	◎		◎	
	原始数据总量	◎		◎	
	几何结构	◎	◎	◎	
	故障				◎

（潘新庆）

第二节　磁共振扫描质量控制

一、扫描参数对图像质量的影响

（一）自旋回波序列

自旋回波序列（spin echo，SE）是 MRI 的经典序列，它是由一个 90°射频脉冲和一个 180°聚焦脉冲组成。把 90°脉冲中点到回波中点的时间间隔定义为回波时间（echo time，TE）；把两次相邻的 90°脉冲中点的时间间隔定义为重复时间（repetition time，TR）。

1. TR　SE 序列 T_1 加权像是短 TR（350～600ms），T_2 加权像是长 TR（1500～3000ms），SE 序列长 TR 用于 T_2 加权像和质子密度加权像，短 TR 用于 T_1 加权像。

2. TE　SE 序列 T_1 加权像是短 TE（10～30ms）；T_2 加权像是长 TE（90～120ms）。TE 越短，T_2 对比越小。强调 T_1 对比时，TE 应尽量短，以避免 T_2 干扰。T_2 加权要使用长 TE。在一定范围内，TE 越长 T_2 对比越大。

（二）梯度回波序列

梯度回波序列（gradient recalled ec ho，GRE）是采用小于 90°的小角度脉冲进行激发，利用读出梯度场的正反向切换产生回波。梯度回波序列的特点如下：

（1）小角度激发，加快成像速度，其优点是：①脉冲的能量较小，SAR 值降低。②产生宏观横向磁化矢量的效率较高，与 90°脉冲相比，30°脉冲的能量仅为 90°脉冲的 1/3 左右，但产生的宏观横向磁化矢量达到 90°脉冲的 1/2 左右。③小角度激发后，组织可以残留较大的纵向磁化矢量，纵向弛豫所需要的时间明显缩短，因而可选用较短的 TR，从而明显缩短采集时间。

（2）由于梯度回波是利用读出梯度场的正反向切换产生回波的，因此采集一个完整的梯度回波所需的时间很短，TE 最短可缩短至 1～2ms 以下，在 TE 缩短的前题下，同样的 TR 间期可以采集到更多的层面，从而缩短采集时间。

（三）脂肪抑制序列

短反转时间的反转恢复（short TI inversion recovery，STIR）序列最初采用的是 IR 序列，目前一般采用 FIR 序列来完成。主要用于 T_2WI 的脂肪抑制，因为脂肪组织的纵向弛豫速度很快，即 T_1 值很短，在 1.5T 的扫描机中，脂肪组织的 T_1 值约为 200～250ms，180°脉冲后，脂肪组织的宏观纵向磁化矢量从反向最大到零所需要的时间为其 T_1 值的 70%，即 140～175ms，这时如果施加 90°脉冲（即 TI＝140～175ms），由于没有宏观纵向磁化矢量，就没有宏观横向磁化矢量的产生，脂肪组织的信号被抑制。采用很短的 TI 是该序列名称的来由。

在 1.5T 的扫描机中，STIR 序列一般 TI 选择在 150ms 左右，TR 大于 2000ms，ETL 和有效 TE 根据不同的需要进行调整。利用 STIR 技术进行脂肪抑制比较适用于低场强 MRI 机。

（四）水抑制序列

液体抑制反转恢复脉冲序列（fluid attenuated inversion recovery，FLAIR）即黑水序列，可以有效地抑制脑脊液的信号。FLAIR 序列实际上就是长 TI 的 FIR 序列，因为脑脊液的 TI 值很长，在 1.5T 机器为 3000～4000ms，选择 TI＝（3000～4000ms）×70％＝2100～

2800ms,这时脑脊液的宏观纵向磁化矢量刚好接近于零,即可有效抑制脑脊液的信号。

在进行脑部或脊髓 T_2WI 时,当病变相对较小且靠近脑脊液时(如大脑皮质病变、脑室旁病变),呈现略高信号或高信号的病灶常常被高信号的脑脊液掩盖而不能清楚显示,如果在 T_2WI 上能把脑脊液的信号抑制下来,病灶就能得到充分暴露。

在临床实际应用中,1.5T 扫描机一般 TI 选为 2100~2500ms,TR 常需要大于 TI 的 3~4 倍以上,ETL 及有效 TE 与 FSE T_2WI 相仿。

(五)扩散成像序列

1.扩散加权成像简称DWI(diffusion weighted imaging)　弥散是水分子在媒介中的布朗运动即自由移动。DWI 成像技术基于水分子的微观运动,是能反映组织中水分子无序扩散运动快慢的信息。

DWI 成像基本原理:DWI 序列是在 SE 序列中加入一对大小和方向均相同的梯度场的梯度脉冲,置于常规 SE 序列中的 180°脉冲的两侧(图1-1)。第一个梯度脉冲引起所有质子自旋,从而引起相位变化,而后一个梯度脉冲使其相位重聚,但此时相位分散不能完全重聚,而导致信号下降。但 SE 序列的一个回波只能填充 K 空间的一条相位编码线,因此成像时间较长。

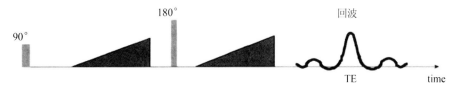

图1-1　SE DWI 序列

在 180°聚相脉冲的前后施加一对大小、方向及持续时间均相同的扩散敏感梯度场,第一个梯度使水分子去相位,第二个梯度使水分子复相位然后收集回波信号

单次激发 SE EPI DWI 序列,是在 180 聚相脉冲前后加入一对大小和方向均相同的梯度场的梯度脉冲,并且在 180 聚相脉冲后收集一连串回波,迂回填充 K 空间,可以在一个 TR 间期内将一幅图像所需的 K 空间数据填满,能在极短的时间内完成人体各部 MR 成像。目前临床最常用的 DWI 扫描序列是单次激发自旋回波 EPI 序列(single shot SEEPI)见图1-2。

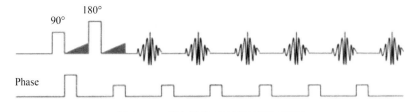

图1-2　单次激发 SE EPI DWI 序列

是在 180°聚相脉冲前后施加一对大小、方向及持续时间均相同的扩散敏感梯度场,并在 180°聚相脉冲后收集一连串回波,迂回填充 K 空间,在一个 TR 间期内就可把一幅图像所需要的 K 空间数据填满,成像时间较短,一般 40s 左右。现临床常用此序列

2.DTI(扩散张量成像序列)

(1)DTI 成像基础:弥散张量成像(diffusion tensor imaging,DTI)是在 DWI 基础上发展起来的一种新的磁共振成像技术,可以在二维空间内分析组织内水分子的弥散特性,活体组织中结构的不同将影响水分子自由弥散的方向和速度,这种差异是 DTI 成像的基础。

　　通常使用的矢量具有 3 个成分(x、y、z),而张量则具有 9 个成分(xx、xy、xz、yx、yy、yz、zx、zy、zz),因此张量可以被排列成一个矩阵。由于张量具有 9 个成分,因此其通常被用来描述更加复杂的运动,即对水分子进行更加精细的描述。事实上矢量即为 xy、xz、yx、yz、zx、zy,6 个成分均为非零的张量,矢量具体的大小和方向由 x、y、z 3 个方向的值来确定。

　　DTI 是在 DWI 基础上在 6～55 个非线性方向梯度场获取扩散张量图像。在 180° 脉冲前后于相应的 Gx、Gy、Gz 3 个梯度通道上施加 2 个对称的斜方形扩散敏感梯度场,同时于相应的 6 个方向序贯施加扩散梯度,并对基础 $T_2WI-EPI$ 像及 $DWI-EPI$ 像进行 5 次采集,将其信号平均,获得较高信噪比的弥散张量图像。每一方向上均使用相同的较大的 b 值(通常为 $1000s/mm^2$),计算出各个方向上的弥散张量。

　　(2)DTI 评价参数

　　1)平均弥散率(mean diffusivity):主要反映弥散运动的快慢而忽略弥散各向异性,因此采用弥散张量的痕量(trace),即 3 个本征值之和来表示,将各个方向的弥散张量的痕量汇总后取其平均值,即得到每一像素的平均弥散系数(average diffusion coefficient,DCavg),与表观弥散系数相比,平均弥散系数能够更加全面地反映弥散运动的快慢。

　　2)各向同性(isotropy)与各向异性(anisotropy):在体外无限均匀的液体中,水分子在各个方向上弥散运动的快慢相同称为各向同性,其运动轨迹类似一个圆球体。但是在人体生理条件下,水分子的自由运动受细胞本身特征及结构的影响,如组织的黏滞度、温度、分子的大小以及细胞膜、细胞器等生理性屏障,使其在三维空间内各个方向上弥散运动的速度不一致,至使在一个方向上弥散比另一个方向受更多的限制,具有很强的方向依赖性称之为各向异性,其运动轨迹类似于一个椭球体。圆球体、椭球体的半径称为本征向量,其数值大小称为本征值,而椭球体中最大半径为主本征向量,其数值大小称为主本征值。弥散各向异性在脑白质纤维束表现最明显,由于疏水的细胞膜和髓鞘的作用,水分子的弥散运动在与神经纤维走形一致的方向弥散运动最快,在与神经纤维垂直的方向弥散运动最慢。

　　3)各向异性分数(fractional anisotropy,FA)或称为部分各向异性、相对各向异性(rative anisotropy,RA)、容积比(volume rate,VR),均代表水分子弥散运动各向异性大小的参数,分别可建立 FA、RA、VR 图,即可对每个体素水分子弥散运动进行量化,又可描述弥散方向。FA 即弥散各向异性与整个弥散的比值,其数值为 0～1,1 代表整个弥散运动中的最大各向异性,0 代表最小各向异性即最小各向同性。RA 即弥散各向异性与弥散各向同性的比值,数值为 0～万,万表示最大各向异性,0 表示最大各向同性。VR 即代表弥散各向异性椭球体的容积与代表弥散各向同性球体的容积之比,其数值为 0～1,1 表示最大各向同性,0 表示最大各向异性,一般采用 1－VR 表示各向异性的情况,以便在数值上与 FA 保持一致。

　　4)白质纤维素示踪图:通常情况下主本征向量与白质纤维走行方向一致,目前最常用于显示脑内质纤维束,用示踪技术三维显示白质纤维束的走行即弥散示踪图。弥散示踪图的基本原理是通过第一个体素主本征向量的方向寻找下一个主本征向量与其最接近的体素,将这些体素连接起来达到显示白质纤维束的目的(图 1－3)。

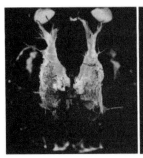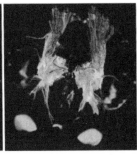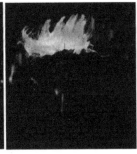

图 1-3 示弥散方向为 25 个方向的白质纤维束示踪图

5)DTI 成像参数:采用单次激发自旋回波-平面回波序列(single shot spin echo-echo plane image,SSSE-EPI)进行扫描,参数为:TR=5000~10000,TE=最短,层厚 3~4mm,一般层间距设置为 0mm,FOV-24,NEX=2,矩阵=128×128,b 值=1000~1500s/mm²,扩散敏感梯度场施加方向一般选择 13~25 个即可。

6)DTI 的临床应用:DTI 技术是目前唯一能在活体中显示神经纤维束的走行、方向、排列、髓鞘等信息的技术,被广泛应用于中枢神经系统的组织形态学和病理学研究,FA 图(FA 值)在 T_1、T_2 加权正常时,就能发现白质早期损伤的病理改变。

(六)灌注成像序列

1.基本概念 灌注加权成像(purfusion weighted imaging,PWI)是血流通过组织血管网的情况,通过测量一些动力学参数,来无创地评价组织的血流状态。目前临床最常用的是脑部 PWI。灌注是指单位组织的营养性血液供应。人脑的正常神经生理活动和高级神经活动要求以一定的血流灌注为基础。对活体的脑血流灌注的检测技术具有非常重要的意义。在磁共振脑灌注成像中,灌注则主要以一些可以从动态数据中评估组织微循环血流动力学的参数,如脑血容量、脑血流量、平均通过时间等表示。脑血容量在评估颅内肿瘤中则是更为有用的参数。PWI 技术主要分为对比剂首过法和动脉自旋标记法。目前应用较为广泛,技术较为成熟的是外源性示踪法灌注成像技术(对比剂首过法)。

对比剂首过法是利用团注对比剂通过毛细血管网时,引起周围组织局部磁场短暂变化所导致的磁共振信号强度变化的成像技术。经静脉团注对比剂后,利用快速扫描序列对受检组织进行扫描,动态测量对比剂于首过受检组织时引起的组织内磁共振信号强度的变化,从而获得组织微血管分布及血流灌注等血流动力学情况。它的出现使评估大脑的微循环成为可能。

动脉自旋标记(arterial spin labeling,ASL)技术无需注射对比剂,是一种利用血液作为内源性示踪剂的磁共振 PWI 方法。水在血液和组织间自由扩散;血液经动脉血管以一定的速度流入毛细血管床,假设进入毛细血管的血液中的水为 1,其中一部分水(E)与血管外间隙的组织水交换,剩下的水(1-E)流入毛细血管的静脉端,不与组织水交换,而且组织中的水会与组织大分子发生磁化矢量的交换或称磁化矢量转移。ASL 方法中最基本的问题是要区分流入动脉血液中和感兴趣组织中的水。ASL 技术中把感兴趣的层面称为扫描层面,而扫描层面的血流上游需要进行流入血液标记的层面称为标记层面。流入的动脉管血可被连续或间断标记,根据标记方法不同分为连续性 ASL 和脉冲式 ASL(GE 公司称 FAIR,图 1-4)。

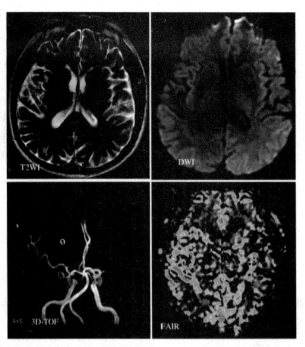

图1-4 示患者常规 T_2WI 及 DWI 均未见异常,3D-TOF MRA 示左侧大脑中动脉闭塞,FAIR 示左侧大脑中动脉供血区血流低灌注

2. 测量指标

(1)相对脑血容量(relative cerebral blood volume,rCBV),是指在兴趣区内脑组织的血容量。

(2)相对脑血流量(relative cerebral blood flow,rCBF),是指在单位时间内通过兴趣区脑组织的血流体积。在上述两项功能图上,高血容量表现为红色,低血容量为蓝色或黑色。

(3)相对平均通过时间(relative mean transit time,rMTT),是指血流通过兴趣区脑组织所需的平均时间。

(4)达峰时间(time to peak,TTP),是指静脉注射对比剂达到兴趣区脑组织所用的时间。血运丰富的肿瘤明显强化,其中心肿瘤实性部分对比剂平均通过时间要比肿瘤周围和水肿区显示延长,表现为绿色区域,而达峰时间未见延长,肿瘤周围和水肿区显示达峰时间延长,表现为红色区域。

3. 对比剂用量及给药时间 对比剂的用量通常为 0.1~0.2mmol/kg 体重。

对比剂的给药方式应使用团注法,应以保证对比剂在很短的时间内进入血液,并使对比剂团在流入兴趣区前保持稳定状态。使用高压注射器,注射流率为 4~5mL/s,4~5s 注射完毕,注射后用等量的生理盐水冲洗。

4. 常用序列 团注对比剂经过脑组织的时间很短,为监测团注对比剂在脑组织中的首过效应,PWI 序列必须足够快速。PWI 可采用 T_1WI 序列或 T_2WI 序列。SE-EPI 获得的是 T_2 加权对比,GRE-EH 序列获得的是 T_2^* 加权对比。SE-EPI 序列能减少脑组织骨和脑组织气交界面的伪影,对小血管中的顺磁性对比剂引起的信号变化较敏感,但对大血管不敏感,而且 SE-EPI 序列需要更大量的对比剂,通常是标准剂量的 1.5~2 倍,以产生相当于 GRE

—EPI 序列中标准计量对比剂所引起的信号变化;GRE—EPI 序列几乎对所有管径血管中的对比剂引起的信号变化均敏感,因此,GRE—EPI T_2^* 加权是目前脑部首过法 PWI 最常用的序列。

(七)磁共振血管成像序列

TOF 法是目前临床最常用的 MRA 技术,该技术基于血流的流入增强效应。临床上可采用 2D 或 3D 技术进行采集。

1.2D TOF MRA 技术 2D—TOF MRA 是利用时间飞跃技术进行的连续薄层采集,所成像的层面是一层一层地分别受到射频脉冲的激发,采集完一个层面后再采集下一个相邻的层面。然后对原始图像进行后处理重建,获得整个被扫描区域的血管影像。其特点是成像范围大,采集时间短,对很大的流速范围内都很敏感,尤其是对非复杂性慢血流更敏感,可同时显示动、静脉或采用预饱和带的方式显示其中之一。2D TOF MRA 一般采用扰相 GRE T_1WI 序列。

提高 2D TOF MRA 质量的方法:①尽量使扫描层面与血流方向垂直。②将该技术用于比较直的血管。

2.3D TOF MRA 技术　与 2D TOF MRA 不同,3D TOF MRA 不是针对单个层面进行射频激发和信号采集,而是针对整个容积进行激发和采集。3D TOF MRA 一般也采用扰相 GRE 序列。

3D TOF MRA 的血流饱和现象不容忽视,饱和现象主要有两个方面的影响:慢血流信号明显减弱、容积内血流远侧的信号明显减弱。

为了减少血流饱和,可采用以下对策:

(1)缩小激发角度,但这将造成背景组织抑制不佳。

(2)容积采集时线性变化激发角度(倾斜优化非饱和激励技术),在采集容积的血流进入侧时采用较小的角度以减少饱和,随着采集往容积的血流流出侧移动,激发角度逐渐增大,以增强血流远侧的信号。这种方法可以均衡血流近侧和远侧的信号,但将造成背景组织抑制的不一致。

(3)采用多个重叠薄层块采集(multiple overlapped thin slab acquisition,MOTSA):如果把成像容积分成数个层块,每个层块厚度减薄,层块内饱和效应减轻。

(4)逆血流采集:容积采集时先采集血流远侧的信号,然后向血流的近端逐渐采集,可有效减少血流饱和。

(5)滑动 Ky 隔行采集技术(sliding interleaved Ky,sLINKY):该技术是沿层面方向(Kz)以连续的方式采集,但在层面内相位编码方向(Ky)以隔行扫描的方式采集。该技术有利于减少血流饱和效应,使整个层块的血流信号强度均一化,去除了血管内信号强度的波动,并有利于显示慢血流和小血管。

(6)采用零充填技术在层面间零充填(ZIP2、ZIP4)可增加重建层数,使层面相互重叠,去除血管的阶梯状伪影。在层面内零充填(ZIP512、ZIP1024)可以提高图像的空间分辨力。

在三维 TOF MRA 采集时,为了更好地抑制背景组织的信号,还可采用磁化转移(magnetic transfer,MT)技术,但施加 MT 技术后,TR 必需延长,因此采集时间增加。

3.PC法MPA技术　PC法MRA是以流速为编码,以相位变化作为图像对比的特殊成像技术。

(1)PC法MRA的特点:①图像可分为速度图像和流动图像。②速度图像的信号强度仅与流速有关,不具有血流方向信息,血流越快,信号越高。③流动图像也称相位图像,信号性质不仅与流速有关,同时还具有血流方向信息,正向血流表现为高信号,流速越大信号越强;反向血流表现为低信号,流速越大信号越低;静止组织表现为中等信号。④采用减影技术后,背景静止组织由于没有相位变化,信号几乎完全剔除。⑤由于血流的相位变化只能反映在流速编码梯度场方向上,为了反映血管内血流的真实情况,需要在前后、左右、上下方向施加流速编码梯度场。常规的PC MRA为速度图像,可以显示血流信号,从而显示血管结构。流动图像主要用作血流方向、流速和流量的定量分析。

(2)PC法MRA的优点:①背景组织抑制好,有助于小血管的显示。②有利于慢血流的显示,适用于静脉的检查。③有利于血管狭窄和动脉瘤的显示。④可进行血流的定量分析。

(3)PC法MRA的缺点:①成像时间比相应TOF MRA长。②图像处理相对比较复杂。③需要事先确定编码流速,编码流速过小容易出现反向血流的假象;编码流速过大,则血流的相位变化太小,信号明显减弱。

(4)PC法MRA的方法:①2D PC MRA:采用层面选择梯度,即2D成像方式,依次对体积内的单个厚层或层块进行逐个成像。②3D PC MRA:以相位编码梯度取代层面选择梯度,即3D采集方式,可用非常小的体素采集,图像有较高的空间分辨力。③电影PC属于2D PC法:主要用于定量评价搏动或各种病理条件下的血液流动状态。

二、关于图像质量控制评价参数

(一)信噪比

信噪比(signal to noise ratio,SNR)是指图像的信号强度与背景随机噪声强运之比。它是MRI最基本的质量参数。所谓信号强度是指图像中某一感兴趣区内各像素信号强度的平均值,噪声是指同一感兴趣区等量像素信号强度的标准差。在一定范围内,SNR越高越好。因此提高图像SNR的基本原则是提高受检组织的信号强度和降低噪声。

1.临床上可用下列2种方式来计算SNR

(1)$SNR=SI/SD$,式中$SI_{组织}$为感兴趣区信号强度的平均值;$SD_{背景}$为同一感兴趣区内信号强度的标准差。这种方法主要用于工程师的日常质量检测。

(2)$SNR=SI_{组织}/SD_{背景}$,其中$SI_{组织}$表示兴趣区内组织信号强度的平均值,$SD_{背景}$为相同面积的背景信号的标准差,常选择相位编码方向上与$SI_{组织}$同一水平的无组织结构的空气区域。临床图像质量评价常用此法图1-5。

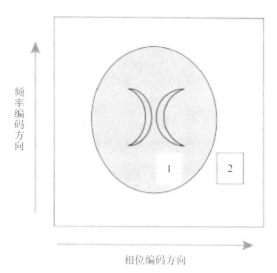

图 1－5　SNR 的测量及计算方法

组织较为均匀的部位放一个感兴趣区 1,得到其信号强度的平均值 $SI_{组织}$,在图像 FOV 内空气的区域放一个感兴趣区 2,其信号强度的标准差 $SD_{背景}$ 为背景随机噪声。$SNR = SI_{组织}/SD_{背景}$

影响图像 SNR 的因素有主磁场强度、脉冲序列、射频线圈、TR、TE、NEX、层厚、矩阵、FOV、采集带宽、采集模式等。

2.单一因素改变时 SNR 变化的一般规律:

(1)SNR 与主磁场强度成正比,即场强越高产生的图像信噪比越高。

(2)自旋回波序列的 SNR 一般高于 GRE 类序列。在 SE 序列中,90°脉冲使质子的磁化矢量由纵向转向横向磁化,而梯度回波序列只有部分质子的磁化矢量由纵向转向横向,SE 序列是用 180°重聚脉冲使相位重聚,而梯度回波是用梯度翻转使相位重聚,因此 SE 序列信噪比要优于梯度回波脉冲序列。

(3)线圈中表面线圈的信噪比高于体线圈的信噪比。由于表面线圈比较小而且接近于检查部位能最大限度的接收 MR 信号,而体线圈由于其包含的组织体积大,产生的噪声量也大,接收的 MR 信号弱。

(4)TR 越长,SNR 升高。TR 越长,组织中的质子可以进行充分的纵向弛豫,纵向磁化矢量越大,MR 信号越强。

(5)TE 越长,SNR 越低。TE 越长,组织中质子的横向磁化矢量衰减越多,因此 MR 信号越弱,信噪比越低。

(6)信号采集次数越多,可降低噪声,提高信噪比。

(7)体素越大,图像的信噪比越高。体素的大小取决于 FOV、层厚、层间距,体素越大,体素内所含质子数量越多,产生的 MR 信号越强。

(8)矩阵越大,像素颗粒越小,信噪比越低。

(9)翻转角大小决定着图像信噪比。翻转角越小,产生的 MR 信号越弱,信噪比越低。

(10)层间距越大,图像的信噪比越高。

(11)减少接收带宽就减少了信号采集范围,因而噪声接收量减少,从而提高了信噪比。信噪比的测量方法见图 1－5。

（二）空间分辨力

空间分辨力是指 MR 图像对组织细微结构的显示能力。是 MRI 的重要质量参数。空间分辨力除了与 MR 磁场强度、梯度场有关外，还与所选的体素大小有关。体素越小空间分辨力越高，图像质量越好。

MR 的每幅图像都是由像素组成的，像素是构成矩阵相位和频率方向上数目的最小单位。在 MR 图像中像素是由 FOV 和矩阵大小之间的比值确定的，即像素＝FOV/矩阵，因此像素与 FOV 和矩阵密切相关。FOV 不变，矩阵越大，像素颗粒越小，空间分辨力越高；矩阵不变，FOV 越大，像素颗粒越大，空间分辨力越低。

体素是像素与层面厚度的乘积，层面厚度实际上就是像素的厚度。所以体素的大小取决于 FOV、矩阵和层面厚度 3 个基本成像参数，即体素＝FOV×层面厚度/矩阵。体素小时空间分辨力高，相反体素大时空间分辨力低。层厚代表层面选择方向的空间分辨力。层厚越厚，体素越大，空间分辨力越低。FOV 确定后，矩阵越大，体素越小，空间分辨力越高；当矩阵确定后，FOV 越小，空间分辨力越高。

在临床应用中应注意空间分辨力、SNR 和成像时间之间的关系，在其他参数不变的情况下，提高空间分辨力将损失 SNR 并延长扫描时间，因此应权衡各方面的利弊后再决定是否调整参数。

（三）对比噪声比

MR 图像另一个重要的质量参数是对比度，对比度是指两种组织信号强度的相对差别，差别越大则图像对比越好。在临床上对比度常用对比信噪比（contrast to noise ratio，CNR）表示。

CNR 是指两种组织信号强度差值的绝对值与背景噪声的标准差之比。其计算公式为 $CNR=|SI_{病灶}-SI_{组织}|/SD_{背景}$，式中 $SI_{病灶}$ 为病灶的信号强度，$SI_{组织}$ 为病灶周围正常组织的信号强度，$SD_{背景}$ 为 FOV 内相位编码方向上与 $SI_{组织}$ 或 $SD_{背景}$ 兴趣区同一水平、空气区域、相同面积感兴趣区的标准差，代表随机噪声，图 1-6。

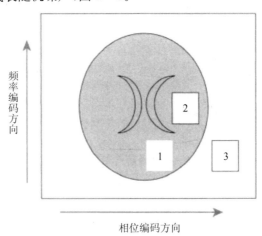

图 1-6 对比噪声比（CNR）测量图

兴趣区 1 为 $SI_{病灶}$ 即病灶的信号强度，兴趣区 2 为 $SI_{组织}$ 即病灶周围正常组织的信号强度，兴趣区 3 为 $SD_{背景}$ 即相位编码方向上与兴趣区 1 或 2 同一水平、FOV 内空气区域感兴趣区的标准差。

MR 图像中 CNR 受三个方面的影响：

1.组织间的固有差别，即两种组织的 T_1 值、T_2 值、质子密度、运动等的差别，差别大者则 CNR 较大，对比越好。如果组织间的固有差别很小，即便检查技术用得最好，CNR 也很小。

2.成像技术，包括场强、所用序列、成像参数等，选择合适的序列及成像参数可提高图像的 CNR。

3.人工对比，有的组织间的固有差别很小，可以利用对比剂的方法增加两者间的 CNR，提高病变的检出率。

(四)图像均匀度

图像的均匀度非常重要，均匀度是指图像上均匀物质信号强度的偏差，偏差越大说明均匀度越低。均匀度包括信号强度的均匀度、SNR 均匀度、CNR 均匀度。在实际检测中可用水模来进行，可在视野内取 5 个以上不同位置的感兴趣区进行测量，见图1-7。

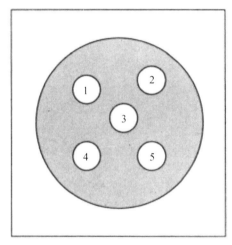

图1-7　利用模体测量均匀度示意图

按图中所示 5 个以上兴趣区进行测量

三、MR 伪影的产生及去除方法

(一)装备伪影

所谓装备伪影是指与 MR 机器设备相关的伪影。装备伪影除与机器的安装及调试有关外，还与扫描参数及其是否匹配有关。

1.化学位移伪影　化学位移伪影(chemical shift artifact)　是指由于化学位移现象而导致的图像伪影。由于水分子中的氢质子(简称水质子)比脂肪分子中的氢质子(简称脂质子)进动频率快 3.5ppm，相当于 150Hz/T，在 1.5T 机器进动频率差为 225Hz。

化学位移伪影主要发生于频率编码方向上。MR 一般以水质子的进动频率为中心频率，由于脂质子的进动频率低于水质子的进动频率，经过傅立叶变换，在重建后的 MR 图像上会把脂肪组织的信号在频率编码方向上向梯度场强较低的一侧移位。常发生于含水器官与含脂肪组织较多的两种组织交界处，如 T_2WI 肾及膀胱两侧，表现为一侧高信号，一侧低信号，见图1-8。

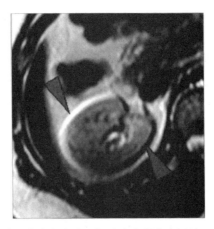

图1-8 示化学位移伪影,表现为在含脂肪组织及含水器官交界处,一侧为高信号,一侧为低信号

化学位移伪影的去除方法:

(1)增加采样带宽可减轻化学位移伪影,但回波采样速度可得到提高,图像的信噪比降低。

(2)选用主磁场强度低的 MR 机进行扫描可减少化学位移伪影。因为场强越高,水质子与脂肪质子的进动频率差别越大,化学位移伪影越明显。

(3)改变频率、相位编码方向可去除或减轻化学位移伪影。化学位移伪影只发生在频率编码方向上,如果改变频率、相位编码方向可以使原来频率编码方向上的化学位移伪影消除。

(4)施加脂肪抑制技术可消除化学位移伪影。化学位移伪影是由于脂肪组织相对于其他组织的位置错误移动,如果在成像脉冲前先把脂肪组织的信号抑制掉,则化学位移伪影将同时被抑制。

2.卷褶伪影 卷褶伪影是由于受检部位的大小超出 FOV 的范围,FOV 以外的组织信号将折叠到图像的另一侧,这种现象称为卷褶伪影。

MR 信号在图像上的位置取决于信号的相位和频率,信号的相位和频率分别由相位编码和频率编码梯度场获得。信号的相位和频率具有一定的范围,这个范围仅能对 FOV 内的信号进行空间编码,当 FOV 外的组织信号融入图像后,将发生相位或频率的错误,把 FOV 外一侧的错当成另一侧的组织信号,因而把信号卷褶到对侧,从而形成卷褶伪影,见图1-9。

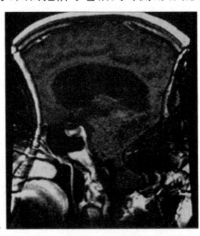

图1-9 示由于相位编码方向上 FOV 小于解剖组织致使图像发生卷褶,表现为颅脑前部的组织被卷褶到颅脑的后部而颅脑后部的组织卷褶到前部

卷褶伪影的特点：

(1)FOV 小于受检组织。

(2)主要出现在相位编码方向上。在 3D MR 序列中,由于在层面方向也采用了相位编码,卷褶伪影也可出现在层面上,表现为三维容积层面方向两端的少数层面上出现对侧端以外的组织折叠的影像。

(3)表现为 FOV 外一侧的组织信号卷褶并重叠于图像的另一侧。

卷褶伪影的去除方法：

(1)增大 FOV,使 FOV 大于受检部位。

(2)使用相位编码方向过采样,指对相位编码方向上超出 FOV 范围的组织进行相位编码,但在重建图像时并不把这些过采样的区域包含于图像中,FOV 外的组织因为有正确的相位信息,因此不发生卷褶(如 GE 公司的 Now phase wrap,NPW)。

(3)施加空间饱和带,给 FOV 外相位编码方向上的组织放置一个空间饱和带,其宽度应覆盖 FOV 外的所有组织,抑制该区域的组织信号,从而降低卷褶伪影。

3.截断伪影　截断伪影也称为环状伪影,是由于数据采集不足所致。在空间分辨力较低的图像比较明显。MR 图像是由像素阵列组成的,数字图像如想真实展示实际解剖结构,其像素应无限小,当像素较大时其失真将更为明显,就可能出现明暗相间的条带,此即为截断伪影。

截断伪影常发生在以下情况：

(1)图像的空间分辨力较低。

(2)在两种信号强度差别较大的组织间。

截断伪影的特点：

(J)常出现在空间分辨力较低的图像。

(2)常发生于相位编码方向上。

(3)表现为多条明暗相间的弧线或线条。

截断伪影的去除方法：增加图像的空间分辨力,但同时也带来了扫描时间的延长。

4.部分容积效应　当选择的扫描层面较厚或病变较小并骑跨于扫描切层之间时,周围高信号组织掩盖小的病变或出现假影,这种现象称为部分容积效应。

MR 是以 2D 以及 3D 成像的,而图像的基本单位是像素,每一像素乘以层厚即为体素。事实上任何一个像素的信号强弱都是由体素内所包含的不同组织成分的平均信号强度反映出来的,因此如果低信号的病变位于高信号的组织中,由于周围组织的影响,病变信号会比原来的信号强度高,这就是部分容积效应的存在。

消除部分容积效应的方法主要有：

(1)进行薄层扫描,对于微小病变的检出更为重要。

(2)改变选层位置。

(3)在可疑部位进行矢状位或冠状位扫描。

5.层间交叉干扰　MR 二维采集时扫描层面周围的质子有时也会受到激励,这样就会造成层面之间的信号相互影响,这种现象称为层间交叉干扰。

层间交叉干扰的去除方法：

(1)设置一定的层间距。

（2）同一序列分二次采集，即先采集1、3、5层再采集2、4、6层。

（3）采用3D采集技术。

6.磁敏感伪影　不同组织成分的磁敏感性不同，它们的质子进动频率和相位也不同，梯度回波由于对磁化率变化较敏感，因此与自旋回波相比更易出现磁敏感伪影。平面回波成像（EPI）由于使用了强梯度场，对磁场的不均匀性更加敏感，在两种组织信号强度差异较大的部位如颅底、眼眶等部位会出现磁磁敏感伪影，见图1-10。

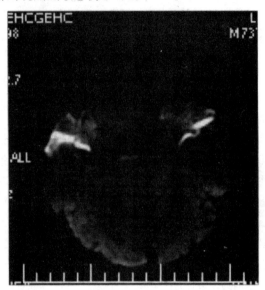

图1-10　颅脑DWI图像示两侧颞叶底部可见磁敏感伪影

消除磁敏感伪影的方法：

（1）保持磁场均匀。

（2）缩短TE时间。

（3）用SE序列代替GRE或EPI序列。

（4）增加频率编码梯度场强度。

（5）增加矩阵。

（6）局部使用小匀场框。

（7）使用GE的螺旋桨技术或西门子的刀锋技术。

（二）运动伪影

运动伪影包括生理性运动伪影和自主性运动伪影两部分。

运动伪影发生的原因主要是在MR信号采集的过程中，运动器官在每一次激发和采集MR信号的过程中所处的位置不同，因此出现相位的偏移，在傅立叶转换时会将这种相位的偏移误当成相位编码方向的位置信息，从而出现运动伪影。

运动伪影的特点：

（1）主要出现在相位编码方向上。

（2）伪影的强度取决于运动结构的信号强度。

（3）伪影复制的数目、位置受基本正弦运动的相对强度、TR、NEX、FOV等因素的影响。

1.生理性运动伪影　生理性运动伪影是由于MR成像时间较长，在MR成像过程中由于心脏搏动、胃肠蠕动、呼吸运动、血液及脑脊液流动等而引起的伪影。此伪影是影响 MR 图像质量的重要因素。

（1）心脏收缩及大血管搏动伪影：由于心脏的搏动而引起 MR 心脏图像的模糊，见图 1—11。

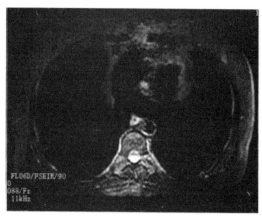

图 1—11　可见心脏区域有心脏搏动伪影致使心脏结构模糊

1)心脏搏动伪影具有以下特点：①具有很强的周期性。②受检者不能自主控制。③沿相位编码方向分布。

2)心脏搏动伪影的去除方法：①施加心电门控技术。②在心脏区域施加饱和带，用于心脏周围结构的检查。③改变频率、相位编码方向。

（2）呼吸运动伪影：由于呼吸运动而致胸腹部 MR 图像模糊，此即呼吸运动伪影见图 1—12A。

呼吸运动伪影的去除方法：①使用呼吸门控。②使用呼吸补偿技术。③使用快速成像序列屏气扫描（图 1—12B）。④施加脂肪抑制技术可以减轻呼吸运动伪影。

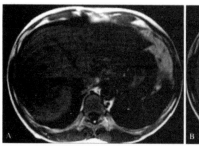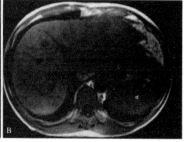

图 1—12　呼吸运动伪影及去除方法

A. 患者呼吸不均匀，SE 序列 T_1WI 图像伪影较大，影响肝解剖结构的清晰显示。B. 梯度回波屏气扫描仅 19s，肝解剖结构显示清晰，无呼吸运动伪影干扰

（3）脑脊液流动伪影：脑脊液流动伪影在颅脑及脊柱 MR 图像上较常见。表现为脑脊液流动导致质子群失相位而造成信号丢失、脑脊液流空效应及流入增强效应及脑脊液流动伪影，见图 1—13。

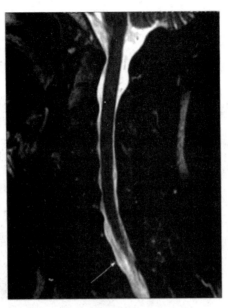

图 1—13　脑脊液流动伪影(白箭头)

脑脊液流动伪影的去除方法:①采用流动补偿技术。②采用超快速梯度回波序列,这种序列对于流动不敏感。③采用心电门控技术可减少流动失相位。④改变频率、相位编码方向,从而抑制脑脊液流动伪影。

2. 自主性运动伪影　自主性运动伪影是指不具有周期性并且受检者能自主控制的运动伪影,如吞咽、眼球运动及肢体活动等。

(1)自主性运动伪影的特点:①受检者可以控制。②出现在相位编码方向。

(2)自主性运动伪影的去除方法:①争取患者的配合,保证扫描过程中不移动。②尽量缩短采集时间。③采用快速及超快速采集序列。④采用 GE 的螺旋桨采集技术或西门子的刀锋技术。⑤吞咽运动伪影可在空间施加饱和带。

3. 金属异物伪影　金属异物伪影主要是指铁磁性物质如发夹、钥匙、手表、别针等进入磁场后造成局部磁化率的改变而引起的伪影,主要出现在两种磁化率差别较大的组织界面上。

(1)金属异物伪影的特点:①出现在体内或体外有金属异物处。②GRE 序列及 EPI 序列要比 SE 序列更敏感。③随着 TE 的延长,磁化率伪影越明显,因此 T_2WI 或 T_2^*WI 的磁化率伪影较 T_1WI 更明显。

(2)金属异物伪影的去除方法:①有金属植入物者尽量考虑在低场做。②做好匀场。③缩短 TE 减轻磁化率伪影。④用 SE 序列取代 GRE 或 EPI 序列。⑤去除患者体内、外的金属异物。⑥增加频率编码梯度场强度。⑦增加矩阵。

(潘新庆)

第二章　CT 检查技术

第一节　CT 检查技术的基本要求

一、检查前准备工作的基本要求

1. 对患者进行电离辐射危害、检查注意事项等有关内容的宣传教育和告知,必要时签署"检查同意书"。

2. 增强检查前,排查使用碘对比剂的禁忌证,签署"碘对比剂使用患者知情同意书"。原则上要求增强检查前禁食 3～4h,不禁水。

3. 对年幼、意识不清、精神异常等不能配合检查的患者,须先行镇静或催眠处置后才能检查,必要时可申请静脉全身麻醉。处置措施由具有相应资质的医务人员执行。

4. 仔细评估患者坠床风险。对于高危人群,检查前应使用绑带将其安全束缚于检查床上,必要时检查室内留 1～2 名陪检人员。

5. 将患者舒适地安置于检查床上,并尽可能将检查部位摆放于机架旋转中心,以求最佳图像质量和最优辐射安全。

6. 去除扫描区域内可能产生伪影的高密度物体。

7. 体表可扪及的肿块,须敷贴高对比标记物作为定位参考。

8. 根据检查部位的解剖生理特点,进行胃肠道准备和呼吸训练。

9. 腹部检查前 1 周不能行消化道钡剂检查或服用高密度药物。

10. 使用铅围裙等防护用品遮盖包裹非检查区域的辐射敏感器官。

二、扫描的基本要求

1. 严格执行查对制度,仔细核对患者身份信息,并确保患者体位标记正确。

2. 认真阅读申请单内容,确定检查部位,明确检查目的,必要时与临床申请医师进行沟通。

3. 复习患者以往影像资料,了解患者的解剖生理特点,评估患者的疾病状况,依照检查目的针对性地制订扫描计划。

4. 选择合适长度和方位的定位扫描,检查目的区应被完整包括在定位图像中。为使横断图像位于重建视野中心,可采取正侧位双定位扫描。

5. 调用合适的扫描程序,确定恰当的扫描范围,合理调整管电压、毫安量、旋转时间、准直宽度以及重建层厚和层距等关键参数。

6. 螺旋扫描方式,一般无须倾斜机架。如确有必要,倾角也不宜过大。

7. 尽可能运用各种降低辐射剂量的软硬件技术和检查方案,并尽量避免不必要的重复检查。

8. 提倡接受适度噪声,在满足诊断要求的前提下,尽可能使用较低的曝光条件。

9. 小儿检查,建议采用专门的儿童低剂量序列。以观察骨质情况为目的和血管成像检查时,建议降低曝光条件进行扫描。

10. 根据平扫图像提示的影像信息,适时调整增强扫描计划,选用恰当的注射方案和增强扫描延时时间,并做好记录。

11. 多部位联合扫描时,建议采取较大螺距的螺旋扫描,根据不同部位的组织衰减特点,回顾性地改变重建视野、重建算法等参数分别重建各部位图像。

12. 使用碘对比剂的患者,检查后留观 30min,确认无过敏反应发生后方可离开。若情况允许,嘱患者 24h 内多饮水,以降低对比剂的肾毒性。

三、后处理的基本要求

1. 单层或多层螺旋 CT 扫描时,以尽可能窄的层厚、小于或等于 1/2 层厚的层距重建图像,作为三维后处理的源图像。

2. 联合运用多种后处理技术,如多平面重组(MPR)、曲面重组(CPR)、最大或最小密度投影(MIP)、容积再现(VR)及仿真内镜(VE)等。并根据病变特点选择最恰当的后处理方法。

3. 非血管 CT 检查的后处理,建议以 MPR 为主,辅以其他三维显示技术。VR 和最大密度投影常用于显示高密度的骨性结构、最小密度投影用于显示低密度的呼吸道和胆道等。

4. 在病灶部位或重点观察结构处行冠状和矢状面的多平面重组处理,必要时行曲面重组。重组层厚、间距及窗技术等参数可参照普通断面扫描的要求。

5. CT 血管成像的后处理,可利用 VR 立体显示血管腔形态,沿血管中心自动生成的曲面重组可观察血管壁的情况,MIP 可以显示更多细小血管。

6. 合理采用层块的 VR 和 MIP 重组方式,层块厚薄应适宜,过厚导致重叠的组织掩盖血管,而层块过薄无法完整显示弯曲血管的整体。

7. 恰当选取去骨成像方法,既要有完全去骨的图像清晰显示血管,又要有保留骨性结构的图像以利病变的定位。

8. VE 常用于观察呼吸道、充气的肠道或强化后的血管腔内情况。

四、照相的基本要求

1. 以合理的层厚和层距选取图像,按照解剖方向和阅片习惯进行顺序拍片。图像间距一般以 5～10mm 为宜。必要时回顾性重建更薄层厚、更窄层距和更小的图像重建视野的图像,以观察重点部位解剖或病灶细节。

2. 常规窗宽窗位照相,必要时多种窗技术显示同一病变或结构,增加影像信息。

3. 病灶大小的测量,在横断面图像上取病灶最大层面测量相互垂直的前后径和左右径,在冠状或矢状面图像上测量病灶纵轴上的长径。

4. CT 值的测量,应调节窗宽窗位充分显示病灶内不同密度性质成分,以面积适中的兴趣区在薄层厚、无伪影的图像上多点测量,力求兴趣区内组织密度均匀及 CT 值标准差小。平扫和增强图像的 CT 值测量要求在相同层面,且兴趣区面积和位置一致。

5. 应将测量后的 CT 图像复制 1 幅,并消除其中 1 幅图像的测量标记。

6. 为节约胶片,可以对不必要的图像进行适当删减,但不得删除显示病灶的图像和应重点观察区域的图像。

7. 每张胶片包括的图像幅数不宜过多,常规断面扫描一般不超过 60 幅图像,三维图像不超过 30 幅。

8.胶片中图像大小合适,位置居中,排版兼顾阅片习惯和审美要求。

9.VR 彩图尽量使用彩色打印,以求获得立体效果佳、色彩丰富逼真的图像。

(胡军智)

第二节 颅脑 CT 检查技术

一、颅脑常规 CT 检查的技术

(一)适用范围

脑出血、脑梗死、颅脑外伤、颅内肿瘤、颅内感染性疾病、遗传代谢性疾病、退行性疾病、先天性疾病等。

(二)扫描前准备

1.无须胃肠道准备和呼吸训练。

2.去除被检者头颈部饰物和金属物品。

3.被检者平躺于检查床上,仰卧,头先进,下颌内收,头部正中矢状面与纵向(激光)定位线平行,瞳间线与横向定位线平行,水平定位线齐耳屏。重型颅脑外伤、颅内手术后及颈椎外伤等特殊情况,可放宽标准摆位要求,但头部仍需置于扫描野中心。

4.做好解释工作,消除患者的紧张心理,取得患者配合。嘱被检者在扫描过程中头部保持不动,不要吞咽。

5.用铅围裙遮盖包裹甲状腺和生殖腺。

6.头部可扪及肿块须敷贴高对比标记物,用作定位。

(三)扫描要求

1.定位扫描 定位扫描范围包括第 3 颈椎至颅顶,取侧位定位像。必要时,采用正侧位双定位像,以精确计划扫描范围。

2.扫描范围及基线 非螺旋扫描以听眦线为基线,向上扫至颅顶层面(图 2-1A)。螺旋扫描范围包括枕骨大孔和颅顶上 1cm,一般不倾斜机架角度(图 2-1B)。也可根据病变具体情况,仅扫描病变局部。

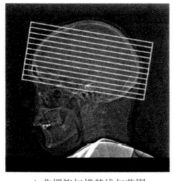
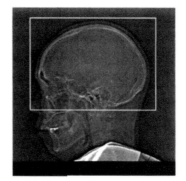

A.非螺旋扫描基线与范围　　　　B.螺旋扫描范围

图 2-1　颅脑常规扫描范围示意图

3.扫描参数　非螺旋扫描方式,管电压为 120~140kV,毫安量 250~400mAs。颅底层面层厚为 3~5mm,层距 3~5mm,颅底以上层厚为 8~10mm,层距 8~10mm。

螺旋扫描方式,管电压为 120~140kV,毫安量 300~450mAs。单/双层 CT 准直宽度为 3~5mm,螺距 0.8~1(注:螺距为比值,无单位)。多层 CT 采集层厚为 0.5~1mm,准直宽度为 4~40mm,螺距 0.5~0.8。Z 轴有效数据通道以不超过 64 为宜。

4.重建参数　重建层厚 5~10mm,重建间隔 5~10mm。脑组织窗图像重建算法为柔和或标准卷积核,骨窗图像重建算法为高分辨卷积核。重建视野为(220~280)mm×(220~280)mm,重建矩阵 512×512。

5.增强扫描　碘对比剂浓度 300mg I/mL,总量 1~1.2mL/kg,注射速率 1mL/s 或手推;小儿总量 1.5~2mL/kg,最少不低于 30mL,注射速率 0.5~1mL/s 或手推。

延时时间为 3~5min,必要时行病灶动态增强扫描。

(四)后处理

1.利用薄层源图像行 MPR,重组范围以病变或脑干为中心,重组层厚 5mm,重组间距 5mm。冠状面重组,以矢状面为参考,与脑干平行,左右结构对称;矢状面重组,以横断面为参考,与人体正中矢状面平行。

2.利用 VR 或 SSD 重组三维立体图像,观察颅骨情况;必要时采用层块 VR 显示病变。

(五)照相

1.脑组织窗　窗宽 70~80HU,窗位 35~40HU;骨窗:窗宽 2000~2500HU,窗位 600~800HU。

2.按照解剖顺序从颅底向上至颅顶进行依次连续拍片。颅脑外伤要求拍骨窗图像。

3.颅脑平扫检查胶片数一般为 1 张,增强检查为 2 张,每张胶片以不超过 35 幅图像为宜,可适当将非重点观察图像并格组合排版。

(六)需要说明的临床情况

1.颅脑外伤、脑血管意外、先天性颅脑畸形、脑白质病等只需行平扫,颅内感染性病变、颅内各种原发或继发肿瘤等需行平扫增强检查,囊性病变需要观察是否伴有实性成分时,可行增强检查。

2.邻近颅顶、颅底和小脑幕等病变,建议螺旋扫描后行多平面重组显示。

3.少量硬膜下血肿,需将窗宽调高至 100~120HU,以增加图像层次,窗位 40~50HU。早期脑梗死,必要时降低窗宽至 60~70HU,窗位增加至 40~45HU,以增加图像对比。囊性病变,可增加窗宽至 150~200HU,窗位降低至-10~10HU,以观察囊壁或鉴别脂肪成分与液体。颅外病变(如头皮下血肿、脂肪瘤、血管瘤等)以窗宽 300HU、窗位 40HU 显示皮下组织和病变。

4.外伤患者,需 VR 图像和高分辨的断面骨窗图像结合观察判断骨折情况;凹陷性骨折应行与凹陷面垂直的冠状面或矢状面重组,并测量凹陷的程度;考虑颅底骨折,需重建薄层高分辨横断面图像照相。

5.颅内、外靠近颅骨的病变(如脑膜瘤),需要照病灶相应层面的骨窗图像,必要时多方位骨窗显示,以观察病变与颅骨的关系以及颅骨是否累及等。

6.头部可扪及的病变,需在 VR 图像上调整阈值,显示头皮和颅骨的各 1 张 VR 图像;病变位于头顶部可行冠状和矢状面重组,位于两侧方行冠状面重组,位于枕后方行矢状面重组。

7.邻近颅底层面受部分容积效应影响,可能出现模拟病灶的点状、块状高密度灶,应薄层显示或多方位观察。

二、颅脑血管 CT 成像检查的技术

(一)适用范围

颅内动脉瘤、颅内动静脉畸形、硬脑膜动静脉瘘、颈内动脉海绵窦漏、静脉性血管畸形、颅内动脉延长扩张症、烟雾病、静脉血栓、颅内动脉狭窄和闭塞性疾病以及了解颅内肿瘤与血管关系等。

(二)扫描前准备

1.用软垫填塞头部与头托的间隙,再用两条绑带分别固定额部和下颌。对于需要行时间减影的患者,特别要求被检者在平扫和增强两次扫描时保持头部不动。

2.其余同本节上述"颅脑常规 CT 检查的技术"的要求。

(三)扫描要求

1.定位扫描　定位扫描范围包括第 7 颈椎至颅顶,取侧位定位像。必要时,采用正侧位双定位像,以精确计划扫描范围。

2.扫描范围及方向　颅脑血管扫描范围包括第 1 颈椎至颅顶,从足至头方向扫描(图 2-2)。也可根据具体情况,以颅底动脉环或病变为中心进行局部扫描。

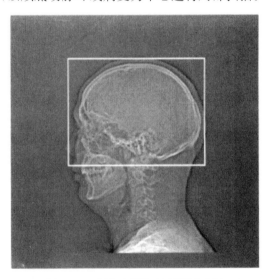

图 2-2　颅脑血管扫描范围示意图

3.扫描参数　建议使用 4 层以上螺旋 CT。采用螺旋扫描方式,管电压为 100~120kV,毫安量 200~300mAs。能量减影时,使用 80kV 和 120kV 两种电压。多层 CT 采集层厚为 0.5~1mm,准直宽度为 4~40mm,螺距为 0.6~1.2。

4.重建参数　重建层厚 0.6~1.2mm,重建间隔 0.5~1mm,平滑卷积核。同时重建一组层厚 5mm、间距 5mm 的横断面图像,用于拍片。重建视野为(200~250)mm×(200~250)mm,重建矩阵 512×512。必要时,可缩小重建视野观察细节。

5.增强扫描　碘对比剂浓度 320~370mg I/mL,碘对比剂总量 50~80mL,注射速率 3.5~4mL/s。使用双筒高压注射器时,在注射碘对比剂之后,紧接着以同样速率注射 20~30mL

生理盐水冲管。

延时时间的经验值为 16～22s。推荐应用小剂量预试验法测定对比剂到达靶血管的时间,碘对比剂总量 20mL,生理盐水 20mL,注射速率与正式扫描时相同,监测点为第 4 颈椎水平的颈总动脉或鞍上池层面的大脑中动脉。也可应用对比剂团注跟踪技术,监测层面为第 4 颈椎水平,触发阈值 80HU,诊断延时 4～6s。

(四)后处理

1. 主要运用 VR 和 MIP 后处理显示技术,进行多方位多角度观察。

2. 具有减影功能或去骨软件的设备,应尽可能地消除颅骨,以显示颅底段颈内动脉,辅以手工编辑去骨方法。也可以取 20～30mm 厚的层块进行 VR 或 MIP 显示,部分消去颅骨的遮蔽。

3. 动脉瘤以 VR 后处理为主,重点显示动脉瘤部位、形态、瘤颈与载瘤动脉的关系等。采用 MPR 显示动脉瘤壁的钙化和瘤内血栓,动脉瘤的大小、瘤颈/瘤体比等径线测量应在 MPR 图像上进行。

4. 血管畸形以 MIP 后处理为主,重点显示畸形血管、供血动脉、引流静脉等。以 20～30mm 厚的连续层块 MIP 多方位显示为佳。

5. 了解肿瘤与血管关系时,以 MRP 和层块 MIP 后处理技术为主。

(五)照相

1. 根据具体情况,适当调整显示窗宽、窗位和阈值。

2. 常规取前后视图、左右视图、斜视图、上下视图以及病变重点方位的三维重组图像进行拍片。

3. 横断面图像胶片数 1 张,每张胶片不超过 40 幅;后处理图像胶片数一般为 1 张,每张胶片以不超过 20 幅图像为宜。

(六)需要说明的临床情况

颅内静脉成像检查,延时时间较动脉成像延迟 10～15s,碘对比剂总量 70～90mL,图像后处理以 MPR 和 MIP 为主。

(邱雨)

第三节　头颈部 CT 检查技术

一、颅底 CT 检查的技术

(一)适用范围

垂体瘤、颅咽管瘤、脊索瘤、颅底脑膜瘤、颅底骨质纤维异常增殖症、颅底骨折、寰枕畸形以及各种颅神经肿瘤等。

(二)扫描前准备

摆位要求听眶线垂直于台面,其余同本章第二节"颅脑常规 CT 检查的技术"的要求。

(三)扫描要求

1. 定位扫描　定位扫描范围包括第 3 颈椎至颅顶,取侧位定位像。

2. 扫描范围　颅底扫描范围从第 1 颈椎下缘至额窦(图 2—3)。

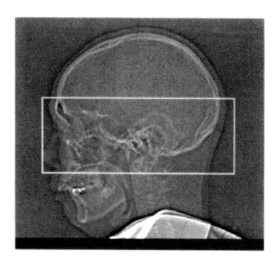

图2-3 颅底扫描范围示意图

3.扫描参数 建议使用螺旋扫描方式,管电压为120~140kV,毫安量300~400mAs 或自动管电流调制。单/双层CT准直宽度为1~2mm,螺距为1~1.5。多层CT采集层厚为0.5~1mm,准直宽度为4~40mm,螺距为0.5~0.8。

4.重建参数 重建层厚3~5mm,重建间隔3~5mm。同时重建一组设备允许的最薄层厚图像,间距为层厚的1/2,用于观察细节和三维重组。分别用标准卷积核重建软组织窗图像和用高分辨卷积核重建骨窗图像。重建视野为(200~250)mm×(200~250)mm,重建矩阵512×512。

5.增强扫描 碘对比剂浓度300mg I/mL,总量1.2~1.5mL/kg,注射速率2mL/s。延时时间为1~2min。拟诊垂体微腺瘤,必要时行病灶动态增强扫描。

(四)后处理

1.利用薄层源图像行MPR,重组范围以病变或重点观察结构为中心,重组层厚3~5mm,重组间隔3~5mm。冠状面重组,以矢状面为参考,根据病变位置选择重组方向,前颅窝病变与额骨眶部垂直,中颅窝病变与蝶窦底垂直,后颅窝病变与脑干平行,左右结构对称;矢状面重组,以横断面为参考,与人体正中矢状面平行。

2.利用VR 或SSD重组三维立体图像,观察颅底骨情况;必要时适当手工编辑剪切,以显示病变。

(五)照相

1.脑组织窗,窗宽80~100HU,窗位35~40HU;软组织窗:窗宽200~250HU,窗位35~40HU;骨窗:窗宽2000~2500HU,窗位600~800HU。

2.横断面图像按照解剖顺序从第1颈椎向上至颅底进行依次连续拍片,冠状面从前至后依次连续拍片,矢状面由右至左依次连续拍片。脑内病变用脑组织窗显示,脑外病变用软组织窗显示,并原则上要求拍骨窗图像。

3.颅底检查胶片数一般为2~3张,每张胶片以不超过35幅图像为宜。

(六)需要说明的临床情况

1.颅底骨折、发育畸形等只需行平扫,颅底肿瘤需行平扫增强检查。

2.垂体细小病变,建议行薄层扫描1~2mm、小视野重建(100~150)mm×(100~150)

mm,增强后窗位增加至80~120HU。

二、眼眶CT成像检查的技术

(一)适用范围

眼眶外伤、眼内异物、甲状腺相关眼病、眼球内病变、眶内良恶性肿瘤、眶内肿瘤样病变以及眶内感染性病变等。

(二)扫描前准备

1. 使用无倾角的平面软垫,被检者下颌稍上台,听眶线与台面垂直。

2. 嘱被检者闭上眼睛,扫描时眼球意念中直视正上方,并保持眼球不动。

3. 其余同本章第二节"颅脑常规CT检查的技术"的要求。

(三)扫描要求

1. 定位扫描 定位扫描范围包括第2颈椎至额窦即可,取侧位定位像。必要时,采用正侧位双定位像,以精确计划扫描范围。

2. 扫描范围 眼眶扫描范围从眼眶下2cm至眼眶上2cm(图2-4)。

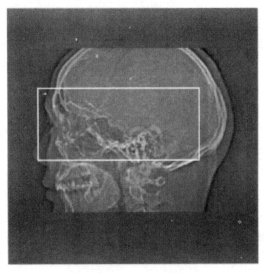

图2-4 眼眶扫描范围示意图

3. 扫描参数 采用螺旋扫描方式,管电压为100~120kV,毫安量200~250mAs。单/双层CT准直宽度为1~2mm,螺距为1~1.5。多层CT采集层厚为0.5~1mm,准直宽度为4~40mm,螺距为0.6~1。

4. 重建参数 重建层厚1~3mm,重建间隔1~3mm。同时重建一组设备允许的最薄层厚图像,间距为层厚的1/2,用于观察细节和三维重组。分别用标准卷积核重建软组织窗图像和用高分辨卷积核重建骨窗图像。重建视野为(200~250)mm×(200~250)mm,重建矩阵512×512。

5. 增强扫描 碘对比剂浓度300mg I/mL,总量1.2~1.5mL/kg,注射速率2mL/s。延时时间为50~60s,必要时增强20~25s的动脉期和/或3~5min的延时扫描。

(四)后处理

1. 利用薄层源图像行MPR,重组范围以病变或重点观察结构为中心,重组层厚1~3mm,

重组间距 3～5mm。冠状面重组,重组基线与听眶线垂直,左右两眼结构对称;两侧分别重组斜矢状面,以横断面为参考,重组基线平行与视神经走行方向。

2.利用 VR 或 SSD 重组三维立体图像,观察眼眶骨质情况。

(五)照相

1.软组织窗　窗宽 300～400HU,窗位 30～40HU;骨窗:窗宽 1500～2000HU,窗位 300～500HU。

2.横断面图像从眼眶下缘向上至眼眶上缘进行依次连续拍片,冠状面从眼球前壁至眶尖依次连续拍片,斜矢状面由外至内依次连续拍片。一般以软组织窗图像为主,外伤、骨质病变或骨质受累等情况下,需要加拍骨窗图像。

3.眼眶检查胶片数一般为 2 张,每张胶片以不超过 35 幅图像为宜。

(六)需要说明的临床情况

1.外伤、甲状腺相关眼病等只需行平扫,血管性、感染性及肿瘤性病变需行平扫增强检查。

2.视神经管 CT 检查,层厚 0.5～1mm,层距 1mm,高分辨率算法。横断面重组基线为后床突与鼻骨尖的连线,冠状面重组与听眶线垂直,矢状面重组以横断面图像为参考,平行于视神经管长轴。

三、耳部 CT 成像检查的技术

(一)适用范围

耳部先天性畸形、颞骨骨折、耳部炎性病变、耳部肿瘤及肿瘤样病变等。

(二)扫描前准备

摆位要求听眶线垂直于台面,余同本章第二节"颅脑常规 CT 检查的技术"的要求。

(三)扫描要求

1.定位扫描　定位扫描范围包括第 1 颈椎至蝶鞍即可,采用正侧位双定位像。

2.扫描范围　颞骨扫描范围从乳突尖下 1cm 至岩锥上缘 1cm(图 2-5)。

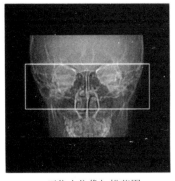 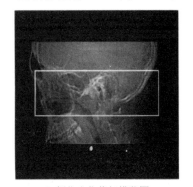

A.正位定位像扫描范围　　　　　B.侧位定位像扫描范围

图 2-5　颞骨扫描范围示意图

3.扫描参数　采用螺旋扫描方式,管电压为 100～120kV,毫安量 200～250mAs。单/双层 CT 准直宽度为 1mm,螺距为 0.8～1.2。多层 CT 采集层厚为 0.5～1mm,准直宽度为 4～40mm,螺距为 0.5～0.8。

4.重建参数　重建层厚 1～2mm,重建间隔 1～2mm。同时重建一组设备允许的最薄层厚图像,间距为层厚的 1/2,用于观察细节和三维重组。用高分辨卷积核重建骨窗图像,必要时以标准卷积核重建软组织窗图像。两侧颞骨分别重建,重建视野为(80～120)mm×(80～120)mm,重建矩阵 512×512 或 1024×1024。

5.增强扫描 碘对比剂浓度 300mg I/mL,总量 1.2～1.5mL/kg,注射速率 2mL/s。延时时间为 50～60s,必要时行延时扫描。

(四)后处理

1.利用薄层源图像行 MPR,重组范围以颞骨为中心,重组层厚 1～2mm,重组间距 1～2mm。横断面重组基线与听眦上线平行,冠状面重组基线与听眦线垂直。斜矢状面重组以横断面为参考,基线平行于颞骨岩部长轴。

2.利用 VR 或 SSD 融合技术重组听骨链、骨迷路的二维立体图像。薄层块 MIP 用于显示听骨链。仿真内镜技术可用于立体观察迷路腔、鼓室腔等结构。

(五)照相

1.骨窗 窗宽 3000～4000HU,窗位 300～500HU;软组织窗:窗宽 200～300HU,窗位30～40HU。

2.横断面图像从外耳道底向上至岩锥上缘进行依次连续拍片,冠状面从外耳道前壁至乳突依次连续拍片。必要时,加拍斜矢状面。一般以高分辨率骨窗图像为主,耳部肿瘤需要加拍软组织窗图像。

3.耳部检查胶片数一般为 2 张,每张胶片以不超过 35 幅图像为宜。

(六)需要说明的临床情况

1.外伤、先天畸形、中耳炎、胆脂瘤等只需行平扫,肿瘤性病变可行平扫增强检查。

2.考虑耳源性脑脓肿时,应行颅脑 CT 增强检查。

3.搏动性耳鸣患者考虑颈静脉球瘤者,应行颅底静脉成像检查。

4.拟诊恶性肿瘤者,增强扫描范围下界增加至锁骨水平,包括颈部淋巴引流区。

四、鼻部 CT 成像检查的技术

(一)适用范围

鼻骨骨折、脑脊液鼻漏、鼻息肉、鼻窦炎、鼻窦囊肿、鼻腔鼻窦的良恶性肿瘤等。

(二)扫描前准备

1.横断面扫描被检者平躺于检查床上,仰卧,头先进,听眦线垂直于台面。

2.冠状面扫描被检者仰卧或俯卧,头尽量后仰,使听眦线与台面平行。

3.其余同本章第二节"颅脑常规 CT 检查的技术"的要求。

(三)扫描要求

1.定位扫描 定位扫描范围包括第 2 颈椎至额窦上界,采用侧位定位像。

2.扫描范围及基线 非螺旋横断面扫描以硬腭为基线,范围从硬腭水平至额窦上界(图 2-6A)。非螺旋冠状面扫描基线为硬腭的垂直线,范围从外鼻至蝶窦后缘,或以病变为中心确定范围(图 2-6B)。螺旋扫描范围包括硬腭水平下 2cm 至额窦上 1cm。

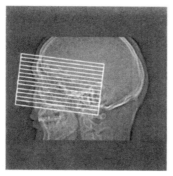
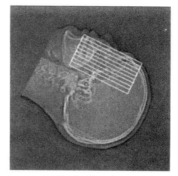

A.横断面扫描基线与范围　　　　　B.冠状面扫描基线与范围

图 2-6　鼻腔、鼻窦扫描范围示意图

3.扫描参数　非螺旋扫描方式,管电压为 100～120kV,毫安量 150～200mAs。层厚为 1 ～3mm,层距 3～5mm。

螺旋扫描方式,管电压为 100～120kV,毫安量 100～160mAs。单/双层 CT 准直宽度为 1 ～3mm,螺距为 1.2～1.5。多层 CT 采集层厚为 0.5～1mm,准直宽度为 4～40mm,螺距为 0.6～1。

4.重建参数　重建层厚 1～3mm,重建间隔 3～5mm。同时重建一组设备允许的最薄层 厚图像,间距为层厚的 1/2,用于观察细节和三维重组。用高分辨卷积核重建骨窗图像,必要 时以标准卷积核重建软组织窗图像。重建视野为(150～200)mm×(150～200)mm,重建矩阵 512×512。

5.增强扫描　碘对比剂浓度 300mg I/mL,总量 1.2～1.5mL/kg,注射速率 2mL/s。延 时时间为 50～60s,必要时行延时扫描。

(四)后处理

1.利用薄层源图像行 MPR,重组范围以鼻腔、鼻窦为中心,重组层厚 1～3mm,重组间距 2～3mm。冠状面重组,以矢状面图像为参考,重组基线与硬腭垂直,左右两侧结构对称。矢 状面重组,以横断面图像为参考,重组基线平行于人体正中矢状面。

2.利用仿真内镜技术可立体观察鼻腔、鼻窦腔的内表面。VR 或 SSD 可显示鼻骨的立体 三维图像。

(五)照相

1.骨窗　窗宽 1500～2000HU,窗位 200～400HU;软组织窗:窗宽 300～400HU,窗位 30～40HU。

2.横断面图像从上颌窦底向上至额窦上界进行依次连续拍片,冠状面从鼻根至蝶窦后缘 依次连续拍片,矢状面从右至左依次连续拍片。外伤、炎性病变以高分辨率骨窗图像为主,肿 瘤性病变需要加拍软组织图像。

3.鼻腔、鼻窦检查胶片数一般为 2 张,每张胶片以不超过 40 幅图像为宜。

(六)需要说明的临床情况

1.外伤、鼻息肉、鼻窦炎等只需行平扫。鼻腔、鼻窦的肿瘤性病变需行平扫增强检查,以 软组织成像为主,曝光条件应增加。

2.怀疑鼻骨骨折者,扫描范围从鼻根至鼻尖,应以薄层厚、窄间距和小视野成像,冠状面 重组基线平行与鼻骨长轴。

3.怀疑脑脊液鼻漏者,应以冠状面和矢状面成像为主,薄层厚窄间距成像。

4.拟诊鼻腔、鼻窦恶性肿瘤者,增强扫描范围下界增加至锁骨水平,包括颈部淋巴引流区。

五、鼻咽CT成像检查的技术

(一)适用范围

鼻咽腺样体增生、鼻咽纤维血管瘤、鼻咽癌等。

(二)扫描前准备

1.横断面扫描被检者平躺于检查床上,仰卧、头先进,听眶线垂直于台面。

2.冠状面扫描被检者仰卧或俯卧,头尽量后仰,使听眶线与台面平行。

3.其余同本章第二节"颅脑常规CT检查的技术"的要求。

(三)扫描要求

1.定位扫描　定位扫描范围包括第7颈椎至额窦上界,采用侧位定位像。

2.扫描范围及基线　横断面扫描基线与第3/4颈椎椎间隙平行,范围从软腭下界至鞍底(图2-7A)。冠状面扫描基线与第3/4颈椎椎间隙平面垂直,范围从鼻后孔至齿状突后缘(图2-7B)。

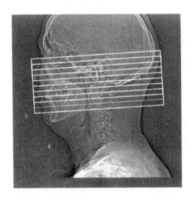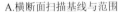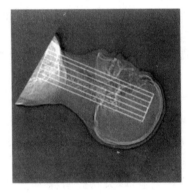

A.横断面扫描基线与范围　　　　　B.冠状面扫描基线与范围

图2-7　鼻咽扫描范围示意图

3.扫描参数　非螺旋扫描方式,管电压为120kV,毫安量250~300mAs。层厚为3~5mm,层距3~5mm。

螺旋扫描方式,管电压为100~120kV,毫安量200~250mAs或自动管电流调制。单/双层CT准直宽度为1~3mm,螺距为1.2~1.5。多层CT采集层厚为0.5~1mm,准直宽度为4~40mm,螺距为0.6~1。

4.重建参数　重建层厚3~5mm,重建间隔3~5mm。同时重建一组设备允许的最薄层厚图像,间距为层厚的1/2,用于观察细节和三维重组。用标准卷积核重建软组织窗图像,必要时以高分辨卷积核重建骨窗图像。重建视野为(150~200)mm×(150~200)mm,重建矩阵512×512。

5.增强扫描　碘对比剂浓度300mg I/mL,总量1.2~1.5mL/kg,注射速率2mL/s。延时时间为40~50s,必要时行延时扫描。

(四)后处理

1.利用薄层源图像行MPR,重组范围以鼻咽部为中心,重组层厚3~5mm,重组间距3~

5mm。冠状面重组,以矢状面图像为参考,基线与第 3/4 颈椎椎间隙平面垂直,左右两侧结构对称。矢状面重组,以横断面图像为参考,重组基线平行于正中矢状面。

2.利用仿真内镜技术可立体观察鼻咽腔的内表面。

(五)照相

1.软组织窗 窗宽 250～350HU,窗位 35～40HU;骨窗:窗宽 2000～2500HU,窗位 400～500HU。

2.横断面图像从鞍底向下至软腭下缘进行依次连续拍片,冠状面从鼻后孔至齿状突后缘依次连续拍片,矢状面从右至左依次连续拍片。一般以标准算法的软组织窗图像为主,考虑恶性肿瘤时,加拍颅底高分辨率骨窗图像,必要时加拍颅底脑组织窗图像。

3.鼻咽检查胶片数一般为 2 张,每张胶片以不超过 40 幅图像为宜。

(六)需要说明的临床情况

1.鼻咽部病变一般建议行平扫增强检查。

2.考虑鼻咽恶性肿瘤者,增强扫描范围下界增加至锁骨水平,包括颈部淋巴引流区。

六、口腔颌面部 CT 成像检查的技术

(一)适用范围

颌面部外伤、颌骨病变、颞下颌关节病变、唾液腺病变以及口腔口咽部良恶性肿瘤等。

(二)扫描前准备

1.横断面扫描被检者平躺于检查床上,仰卧、头先进,听眶线垂直于台面。

2.嘱患者检查床在移动时不要做吞咽动作。

3.其余同本章第二节"颅脑常规 CT 检查的技术"的要求。

(三)扫描要求

1.定位扫描 定位扫描范围包括第 4 颈椎至额窦上界,采用侧位定位像。

2.扫描范围 扫描范围从舌骨水平向上至额窦,或以病变为中心确定范围(图 2-8A)。腮腺扫描范围从外耳道至下颌角(图 2-8B)。

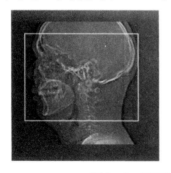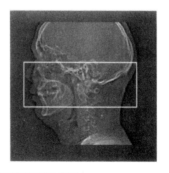

图 2-8 颌面部扫描范围示意图

3.扫描参数 螺旋扫描方式,管电压为 120kV,毫安量 200～300mAs。单/双层 CT 准直宽度为 1～3mm,螺距为 1.2～1.5。多层 CT 采集层厚为 0.5～1mm,准直宽度为 4～40mm,螺距为 0.6～1。

4.重建参数 重建层厚 3～5mm,重建间隔 3～5mm。同时重建一组设备允许的最薄层厚图像,间距为层厚的 1/2,用于观察细节和三维重组。分别用高分辨卷积核重建骨窗图像和

用标准卷积核重建软组织窗图像。重建视野为(200～250)mm×(200～250)mm,重建矩阵512×512。

5.增强扫描　碘对比剂浓度300mg I/mL,总量1.2～1.5mL/kg,注射速率2mL/s。延时时间为50～60s,必要时行延时扫描。

(四)后处理

1.利用薄层源图像行MPR,重组范围以病变为中心,重组层厚3～5mm,重组间距3～5mm。冠状面重组,以矢状面图像为参考,重组基线与硬腭垂直,左右两侧结构对称。矢状面重组,以横断面图像为参考,重组基线平行于人体正中矢状面。

2.利用VR或SSD可显示颌面部的立体三维图像,尤其适用于颌面整形目的,一般取正侧位、左右斜位、颏顶位等方位成像。

(五)照相

1.软组织窗　窗宽300～400HU,窗位35～40HU;骨窗:窗宽1500～2000HU,窗位300～400HU。

2.横断面图像从舌骨向上至额窦上界进行依次连续拍片,冠状面从硬腭前缘至下颌支后缘依次连续拍片,矢状面从右至左依次连续拍片。外伤、骨组织病变以高分辨率骨窗图像为主,炎性或肿瘤性病变以软组织窗图像为主。

3.口腔颌面检查胶片数一般为2～3张,每张胶片以不超过40幅图像为宜。

(六)需要说明的临床情况

1.外伤、发育畸形等只需行平扫。炎性或肿瘤性病变需行平扫增强检查,以软组织成像为主,曝光条件应增加。

2.颞下颌关节检查,应以薄层厚(1～2mm)、窄间距(1～2mm)显示,冠状面重组,以矢状面图为参考,平行于髁突;矢状面重组,以冠状面图为参考,平行于髁突。

七、颈部CT成像检查的技术

(一)适用范围

咽喉异物、喉、喉咽、颈段食管、甲状腺及颈部软组织的各位炎性和肿瘤性病变等。

(二)扫描前准备

1.横断面扫描被检者平躺于检查床上,仰卧、头先进,听眶线垂直于台面。

2.喉部检查,必要时可行瓦氏呼吸训练。

3.嘱患者在检查过程中不要做吞咽动作。

4.其余同本章第二节"颅脑常规CT检查的技术"的要求。

(三)扫描要求

1.定位扫描　定位扫描范围包括额窦上界至胸骨角,采用侧位或正位定位像。

2.扫描范围　颈部完整的扫描范围从颅底至胸骨颈静脉切迹(图2-9A);喉部和下咽部扫描范围从会厌上缘至第6颈椎下缘(图2-9B);甲状腺扫描范围从第3颈椎下缘至第7颈椎下缘,胸内甲状腺的下界也可能到达主动脉弓水平。

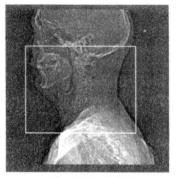
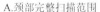
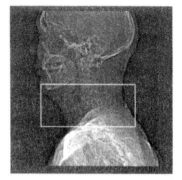

A.颈部完整扫描范围　　　　　　　　B.咽喉部扫描基线范围

图2-9　颈部扫描范围示意图

3.扫描参数　螺旋扫描方式,管电压为120kV,毫安量150~220mAs,推荐使用自动管电流调制技术。单/双层CT准直宽度为3~5mm,螺距为1.2~1.5。多层CT采集层厚为1~2mm,准直宽度为4~40mm,螺距为0.8~1.2。

4.重建参数　重建层厚3~5mm,重建间隔3~5mm。声门区病变较小时,重建层厚2~3mm,重建间隔2~3mm。同时重建一组设备允许的最薄层厚图像,间距为层厚的1/2,用于观察细节和三维重组。以标准卷积核重建软组织窗图像。重建视野为(200~280)mm×(200~280)mm,重建矩阵512×512。

5.增强扫描　碘对比剂浓度300mg I/mL,总量1.2~1.5mL/kg,注射速率2mL/s。延时时间为50~60s。欲了解病变与颈部动脉关系时,应先行延时时间为18~25s的动脉期扫描。

(四)后处理

1.利用薄层源图像行MPR,重组范围以病变为中心,重组层厚3~5mm,重组间距3~5mm。冠状面重组,以矢状面图像为参考,重组基线与第3和第4颈椎椎体后缘平行,左右两侧结构对称。矢状面重组,以横断面图像为参考,重组基线平行于人体正中矢状面。

2.利用仿真内镜技术可用于立体观察喉腔内表面结构。层块最小密度投影技术,用于观察气腔结构具有一定的价值。

(五)照相

1.软组织窗　窗宽300~350HU,窗位35~40HU;骨窗:窗宽1500~2000HU,窗位300~400HU。

2.横断面图像从颅底至胸廓入口进行依次连续拍片,冠状面从舌骨体前缘至颈椎棘突后缘依次连续拍片,矢状面从右至左依次连续拍片。一般以软组织窗图像为主。

3.颈部检查胶片数一般为2张,每张胶片以不超过48幅图像为宜。

(六)需要说明的临床情况

1.外伤、异物等只需行平扫。炎性或肿瘤性病变需行平扫增强检查。

2.观察颈部淋巴结时,应沿颈动脉纵行方向行冠状面重组;观察咽后壁、颈段食管时,重点行矢状面重组。

3.甲状旁腺体积较小,解剖部位变异较大,应以2~3mm层厚和层距成像,扫描范围可能较甲状腺检查更宽。

八、颈部血管 CT 成像检查的技术

（一）适用范围

颈动脉粥样硬化性狭窄、椎动脉狭窄、颈动脉和椎动脉夹层以及了解颈部病变与血管关系等。

（二）扫描前准备

1. 用软垫、绑带固定头部。对于需要行时间减影的患者，特别要求被检者在平扫和增强两次扫描时保持头颈部体位一致。

2. 嘱患者在检查过程中不要做吞咽动作。

3. 其余同本章第二节"颅脑常规 CT 检查的技术"的要求。

（三）扫描要求

1. 定位扫描 定位扫描范围包括胸骨中部至额窦，取正或侧位定位像。

2. 扫描范围及方向 自头向足方向扫描，范围从额窦水平至胸骨角水平，包括颅底动脉环和主动脉弓在内（图 2—10）。

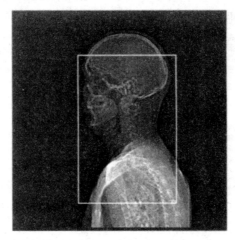

图 2—10 颈部血管扫描范围示意图

3. 扫描参数 建议使用 4 层以上螺旋 CT。采用螺旋扫描方式，管电压为 100～120kV，毫安量 150～200mAs，推荐使用自动管电流调制技术。能量减影时，使用 80kV 和 120kV 两种电压。多层 CT 采集层厚为 1～1.5mm，准直宽度为 4～40mm，螺距为 0.6～1.5。

4. 重建参数 重建层厚 1～1.5mm，重建间隔 0.5～1mm，平滑卷积核。同时重建一组层厚 5mm、间距 5mm 的图像，用于横断面拍片。重建视野为（150～200）mm×（150～200）mm，重建矩阵 512×512。

5. 增强扫描 碘对比剂浓度 320～370mg I/mL，碘对比剂总量 60～80mL，注射速率 4～5mL/s。使用双筒高压注射器时，在注射碘对比剂之后，紧接着以同样速率注射 30～40mL 生理盐水冲管。

延时时间的经验值为 18～22s。推荐应用对比剂团注跟踪技术，监测层面为主动脉弓，触发阈值 80HU，诊断延时 4～6s，自足向头方向扫描。也可应用小剂量预试验法测定对比剂到达靶血管的时间，碘对比剂总量 20mL，生理盐水 20mL，注射速率同前，监测点为第 4 颈椎水平的颈总动脉。

（四）后处理

1.主要运用自动 CPR 技术多角度显示血管腔和内膜斑块,可靠评价动脉狭窄程度。CPR 技术能避开椎骨复杂结构的遮挡,清晰显示走行迂曲的椎动脉。

2.VR 和 MIP 技术作为血管后处理的补充,可立体直观显示病变位置、狭窄程度和管壁钙化。

3.具有减影功能或去骨软件的设备,应尽可能地消除颅底骨和椎骨,以显示颈动脉和椎动脉,辅以手工编辑去骨方法。

4.主动脉弓上血管起始部、椎动脉起始部和颈总动脉分叉部为后处理时应重点显示的关键方位。

5.了解病变与血管关系时,以 MRP 和层块 MIP 后处理技术为主。

（五）照相

1.根据具体情况,适当调整显示窗宽、窗位和阈值。

2.常规取颈部血管的正视图、侧视图、斜视图以及关键方位的三维重组图像进行拍片。

3.横断面图像胶片数 1～2 张,每张胶片不超过 60 幅;后处理图像胶片数一般为 1 张,每张胶片以不超过 20 幅图像为宜。

（六）需要说明的临床情况

颈部静脉成像检查,延时时间较动脉成像延迟 5～8s,以 MPR 技术作为主要后处理方法。

（邱雨）

第四节　胸部 CT 检查技术

一、胸部常规 CT 检查的技术

（一）适用范围

气管支气管疾病、肺部感染性病变、肺部肿瘤和肿瘤样病变、纵隔病变、胸壁胸膜和膈肌病变、胸部外伤及先天性异常等。

（二）扫描前准备

1.去除被检者下颈部、胸部和上腹部的金属物品,或更换专用检查衣。

2.被检者舒适平躺于检查床上,仰卧,取足先进体位,双手上举抱头,身体正中矢状面与纵向（激光）定位线平行,水平定位线约齐腋中线。疑为游离性胸腔积液或空洞内曲菌球者,可改变体位扫描。

3.训练被检者在平静呼吸中屏气,必要时在深吸气末屏气和/或深呼气末屏气。

4.嘱被检者在扫描过程中保持体位不动,对不合作的患者和婴幼儿可采用药物镇静或催眠。

5.生殖腺部位用铅围裙遮盖,条件允许时对甲状腺和眼晶体进行辐射屏蔽。

6.胸壁可扪及肿块或重点观察部位须敷贴高对比标记物,用作定位。

（三）扫描要求

1.定位扫描　定位扫描范围从下颌颈部至肋弓下缘,取前后正位定位像,设备允许时采用后前位定位像。

2.扫描范围及方向　从足向头方向扫描,胸部常规扫描范围从两肋膈角下缘至胸廓入口(图2-11)。拟诊胸内甲状腺等颈胸交界病变扫描范围应向上包括下颈部,同时双手下垂置于身边;疑为肺癌等恶性肿瘤时,应将扫描范围向下延伸包括双侧肾上腺。也可根据病变具体情况,仅扫描病变局部。

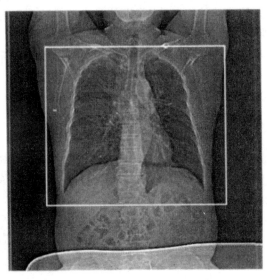

图2-11　胸部常规扫描范围示意图

3.扫描参数　螺旋扫描方式,管电压为120kV,管电流100～200mA,球管旋转时间0.5～1s/r。推荐使用自动管电流调制。以病变检出为目的的肺部筛查,毫安量可低至20～40mAs。单/双层螺旋CT准直宽度为5～8mm,螺距为1.5～2;多层CT采集层厚为1～3mm,准直宽度为12～80mm,螺距为0.8～1.2。

4.重建参数　重建层厚5～10mm,重建间隔5～10mm。同时重建一组设备允许的最薄层厚图像,间距为层厚的1/2,用于观察细节和三维重组。肺窗图像重建算法为高分辨卷积核,纵隔窗图像重建算法为平滑或标准卷积核。重建视野为(300～380)mm×(300～380)mm,以包括双侧腋窝为宜。重建矩阵512×512。

5.增强扫描　碘对比剂浓度300～350mg I/mL,总量1.2～1.5mL/kg,注射速率2mL/s;小儿总量1.5～2mL/kg,最少不低于30mL,注射速率0.5～1mL/s。

根据病变血供特点,观察实质强化情况时延时时间为50～80s,拟诊血管性疾病或需要明确与血管关系者,延时时间为20～30s。必要时,行双期相增强扫描或病灶动态增强扫描。

(四)后处理

1.观察颈胸交界、膈肌、纵隔、胸膜腔以及胸廓等部位病变时,可利用冠矢状位MPR明确病变上下前后关系,重组层厚3～5mm,重组间距3～5mm。需要明确肺内病灶的定位以及观察肺裂本身或邻近病变时,可行薄层高分辨肺窗的矢状面MPR。气管支气管腔内和邻近病灶,需行与呼吸道平行的斜冠矢状MPR,必要时行CPR,观察病灶与呼吸道的关系。食管病变,多用斜矢状面MPR显示,也可用CPR显示食管全长。观察肋骨病变,须行后高前低的斜横断位MPR重组,尽可能完整展示肋骨长轴。

2.层块MIP,可以显示肺动静脉畸形等血管性病变。

3.VR可用来观察肋骨、胸骨及胸椎等胸廓结构和增强后的心脏大血管。层块VR透明化处理也可用来观察肺内病灶和血管腔。

4.VE可用来观察气管异物、呼吸道狭窄、闭塞、气管支气管内隆起的病灶，也可显示强化后的血管腔内情况。

（五）照相

1.纵隔窗的窗宽300～400HU，窗位20～40HU；肺窗窗宽1200～1500HU，窗位一600～一800HU；骨窗的窗宽1500～2000HU，窗位300～400HU。常规取纵隔窗和肺窗两组图像拍片，依照具体情况，必要时加照骨窗和多种窗技术显示病灶。显示肺内病灶内部结构以纵隔窗为主，显示病灶与肺界面征象以肺窗为主。

2.按照解剖顺序从肺尖至肺底依次连续拍片。主肺动脉窗层面至基底干层面为常规关键层面，不应遗漏。不同病变的好发部位也应重点显示。

3.胸部平扫检查胶片数一般为1～2张，增强检查为2～3张，每张胶片以不超过60幅图像为宜。

（六）需要说明的临床情况

1.纵隔、大血管病变及肺门附近的病灶须行增强扫描。肺内间质性和弥漫性病灶可仅行平扫。肺内肿块、结节在平扫诊断不明确时，可行增强扫描。

2.孤立性肺结节应行病变局部的靶重建，薄层厚小间距，以提高空间分辨率和细节特征的显示。

二、肺部高分辨率CT检查的技术

（一）适用范围

肺气肿、支气管扩张、细支气管炎、间质性肺炎、肺纤维化、肺尘埃沉着病、肺泡蛋白沉着症、结节病、转移瘤等肺部弥漫性病变。

（二）扫描前准备

1.鉴别后肺部胸膜下密度增高灶为正常的坠积效应还是真正病变时，可从仰卧位改为俯卧位进行扫描。

2.训练被检者在深吸气末屏气。必要时于深呼气末屏气扫描，有助于诊断阻塞性肺部疾病，显示局灶性、多灶性或弥漫性空气潴留。

3.其余同本节"胸部常规CT检查的技术"的要求。

（三）扫描要求

1.定位扫描　定位扫描范围从下颌颏部至肋弓下缘，取前后正位定位像，设备允许时采用后前位定位像。

2.扫描范围及方向　从足向头方向扫描，范围从两肋膈角下缘至肺尖。

3.扫描参数　非螺旋扫描方式，管电压为120kV，管电流150～200mAs，层厚为1mm，层距5～10mm。

4层以上多层CT建议采用螺旋扫描方式，管电压为120kV，管电流100～200mAs或采用自动管电流调制，球管旋转时间0.5～1s/r。采集层厚为0.5～1mm，准直宽度为4～40mm，螺距为0.8～1.2。

4.重建参数　重建层厚0.5～1mm，重建间隔5～10mm。同时重建一组设备允许的最薄层厚图像,间距为层厚的1/2,用于观察细节和三维重组。肺窗图像重建算法为高或超高分辨率卷积核,纵隔窗图像重建算法为平滑或标准卷积核。重建视野为(280~350)mm×(280~350)mm,包括双侧肺叶即可。重建矩阵512×512或1024×1024。

(四)后处理

1. 主要运用MPR技术显示肺内弥漫性病变。冠状面重组,以矢状面图像为参考,与气管纵径平行。矢状面重组,以冠状面图像为参考,与人体正中矢状面平行。沿支气管走行方向的斜面MPR显示支气管扩张较佳。重组层厚0.5~1mm,重组间距5~8mm。

2. 5~10mm厚的层块最大密度投影(MaxIP),可用来检出微结节、判断结节的分布和显示"树芽征"。10~20mm厚的斜冠状面层块最小密度投影(MinIP),可用来显示气管支气管树。

(五)照相

1. 肺窗窗宽1200~1500HU,窗位-600~-800HU;纵隔窗的窗宽300~400HU,窗位20~40HU。

2. 按照解剖顺序从肺尖至肺底依次连续拍片。常规只需拍肺窗图像,纵隔或软组织病灶,需增加拍纵隔窗图像。

3. 肺部高分辨率CT平扫检查胶片数一般为1~2张,每张胶片以不超过60幅图像为宜。

(六)需要说明的情况

1. 肺部高分辨率CT检查,一般无须增强扫描。

2. 为进一步提高空间分辨率,显示次级肺小叶结构,重建视野可缩小至(80~120)mm×(80~120)mm。

三、主动脉CT成像检查的技术

(一)适用范围

真性动脉瘤、假性动脉瘤、多发性动脉炎、马方综合征、主动脉夹层、主动脉壁内血肿及发育异常等。

(二)扫描前准备

同本节"胸部常规CT检查的技术"的要求。

(三)扫描要求

1. 定位扫描　定位扫描范围包括胸廓入口至耻骨联合下缘,取正位定位像。

2. 扫描范围及方向　自头向足方向扫描,胸主动脉范围从胸廓入口至肋膈角水平,腹主动脉范围从第11胸椎至髂嵴连线下2cm。考虑主动脉夹层,扫描范围应包括主动脉全长。考虑多发性大动脉炎时,扫描范围应包括颈部血管。血管腔内修复术前评价,扫描下界应达坐骨结节水平(图2-12)。

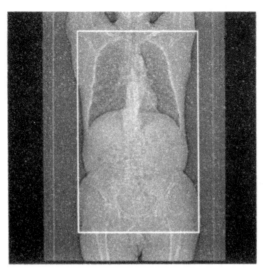

图 2-12　主动脉全程成像扫描范围示意图

3.扫描参数　推荐使用 16 层以上螺旋 CT。采用螺旋扫描方式,管电压为 100~120kV,毫安量 150~250mAs,建议应用自动管电流调制技术。采集层厚为 0.5~1mm,准直宽度为 16~80mm,螺距为 1~1.5。

4.重建参数　重建层厚 1~2mm,重建间隔 1mm,平滑卷积核。同时重建一组层厚 5mm、间距 5mm 的图像,用于横断面拍片。重建视野为(250~300)mm×(250~300)mm,重建矩阵 512×512。

5.增强扫描　碘对比剂浓度 320~370mg I/mL,碘对比剂总量 80~120mL,注射速率 3~4mL/s。紧接着以同样速率注射 30~40mL 生理盐水冲管。

延时时间的经验值为 20~25s。推荐应用对比剂团注跟踪技术,监测层面为主动脉弓,触发阈值 80HU,诊断延时 4~8s。当监测点锚定于主动脉夹层假腔时,应根据真腔强化情况,手动触发正式扫描。

(四)后处理

1.主要运用 MPR 技术多角度依次显示主动脉根部、升主动脉、主动脉弓、弓上分支动脉近端、胸主动脉、腹主动脉、重要脏器分支动脉等各段血管腔和内膜斑块。CPR 技术可用于观察主动脉全长的管腔和管壁情况。

2.VR 和 MIP 技术作可立体直观显示主动脉形态、病变位置和管壁钙化。仿真内镜可用作后处理技术的补充,从血管腔内观察管壁情况。

3.关键显示主动脉夹层第一破口与左锁骨下动脉的位置关系,腹主动脉瘤与肾动脉的位置关系。

4.具有减影功能或去骨软件的设备,应尽可能地消除躯干骨性结构,辅以手工编辑去骨方法。

5.血管腔内修复术前评价,应做好锚定区、瘤区、径路血管的内径和长径测量。

(五)照相

1.根据具体情况,适当调整显示窗宽、窗位和阈值。

2.常规取主动脉的正视图、侧视图、斜视图以及关键方位的三维重组图像进行拍片。

3. 横断面图像胶片数 2～3 张，每张胶片不超过 60 幅；后处理图像胶片数一般为 1 张，每张胶片以不超过 20 幅图像为宜。

（六）需要说明的临床情况

1. 观察主动脉壁内血肿和了解内膜钙化情况时，应先行平扫。

2. 主动脉弓置换术和弓上血管重建术前检查，应增加弓上动脉至颅底动脉环的 CT 成像。

3. 主动脉在胸腹部的分支血管，如支气管动脉、肋间动脉、腹腔干、肠系膜动脉、肾动脉等 CT 成像，可参考本方案，扫描范围缩至相应解剖区域，采集层厚应取设备允许最小值。

4. 主动脉瘤腔大血流慢时，诊断延时时间增加至 8～12s，或降低扫描速度。

5. 血管腔内修复术后评价内漏时，可增加一期延时时间为 50～60s 的扫描。

6. 如重点观察升主动脉、冠状动脉受累情况时，可采用心电门控技术。

四、肺动脉 CT 成像检查的技术

（一）适用范围

肺动脉栓塞、动静脉畸形、肺动脉发育异常以及了解恶性肿瘤与肺动脉关系等。

（二）扫描前准备

同本节"胸部常规 CT 检查的技术"的要求。

（三）扫描要求

1. 定位扫描　定位扫描范围包括胸廓入口至肋弓下缘，取正位定位像。

2. 扫描范围及方向　自足向头方向扫描，范围从肋膈角水平至肺尖。

3. 扫描参数　推荐使用 4 层以上螺旋 CT。采用螺旋扫描方式，管电压为 100～120kV，毫安量 100～150mAs，建议应用自动管电流调制技术。采集层厚为 0.5～1mm，准直宽度为 4～80mm，螺距为 1～1.5。

4. 重建参数　重建层厚 1mm，重建间隔 0.5～1mm，平滑卷积核。同时重建一组层厚 5mm、间距 5mm 的图像，用于横断面拍片。重建视野为（250～300）mm×（250～300）mm，重建矩阵 512×512。

5. 增强扫描　碘对比剂浓度 320～370mg I/mL，碘对比剂总量 40～70mL，注射速率 3～4mL/s。使用双筒高压注射器时，在注射碘对比剂之后，紧接着以同样速率注射 30～40mL 生理盐水冲管。

延时时间的经验值为 12～15s。推荐应用对比剂团注跟踪技术，监测层面为主肺动脉层面，触发阈值 80HU，诊断延时 4～6s。避免监测点定位于上腔静脉旁。也可运用小剂量试验法测定对比剂到达肺动脉的时间。必要时增加一组 25～30s 的肺静脉期扫描，以排除肺栓塞假阳性病例和显示动静脉畸形。

（四）后处理

1. 肺栓塞主要运用薄层 MPR 技术，沿肺动脉走行方向多角度依次显示各级各段肺动脉，结合横断面图像评价充盈缺损情况。VR 和 MIP 可辅助显示肺栓塞的位置，多数情况下只对完全型充盈缺损有价值。

2. 肺动静脉畸形，可用层块 VR 和 MIP 技术显示供血动脉、血管团和引流静脉。

3. 了解肿瘤与血管关系，多运用 MPR 和薄层块的 MIP 技术。

（五）照相

1. 根据具体情况,适当调整显示窗宽、窗位和阈值。

2. 常规取主肺动脉、左右肺动脉干及病变肺动脉分支的三维重组图像进行拍片,必须附上方位参考图。

3. 横断面图像胶片数 1～2 张,每张胶片不超过 60 幅;后处理图像胶片数一般为 1 张,每张胶片以不超过 30 幅图像为宜。

（六）需要说明的临床情况

必要时可行盆腔和下肢静脉成像,判断肺动脉栓子来源,推荐间接法成像,延时时间为100～150s。

五、冠状动脉 CT 成像检查的技术

（一）适用范围

复杂先天性心脏病、心脏肿块、急性胸痛、筛查中等危险程度冠状动脉粥样硬化患者、判断冠状动脉粥样硬化程度、术前评估非冠脉心脏手术的风险、了解冠状动脉起源走行异常以及冠状动脉搭桥术与冠状动脉支架植入术后随访等。

（二）扫描前准备

1 排除极度肥胖、不能配合指令保持不动、无法完成屏气持续时间要求、严重心率失常以及冠状动脉重度钙化的患者。

2. 心率过快者,在临床医师指导下服用 β 受体阻滞药,调整心率到 60～70 次/min,采集速度快的高端 CT 可适当放宽要求。必要时,检查前 3～5min 口服硝酸甘油以扩张冠状动脉远端。

3. 被检者舒适平躺于检查床上,取足先进体位,仰卧,双手上举抱头,调整人体纵轴和检查床高度,尽量使心脏位于机架旋转中心。

4. 向患者说明检查的过程和可能出现的各种刺激和反应,消除其紧张情绪。

5. 尽量选择弹性好、管径粗的右手前臂静脉穿刺,套管针型号为 18～20G。冠状动脉内乳动脉搭桥术者,一般在搭桥血管的对侧上肢穿刺静脉。

6. 按要求正确放置心电电极并连接导线,确保心电图 R 波清晰可辨。

7. 严格训练被检者在深吸气末屏气,确保屏气时间达到扫描时的最低要求,并观察屏气时的心率波动情况。

8. 同本节"胸部常规 CT 检查的技术"的要求。

（三）扫描要求

1. 定位扫描 定位扫描范围包括下颌颏部至肋弓下缘,取正位和侧位双定位像。

2. 扫描范围及方向 自头向足方向扫描,常规扫描范围自气管隆嵴下 1cm 至心脏膈面下1cm(图 2—13)。胸疼三联征患者的扫描范围起自主动脉弓,冠状动脉搭桥术后扫描范围上界应达锁骨(图 2—14)。

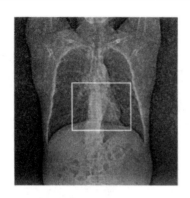
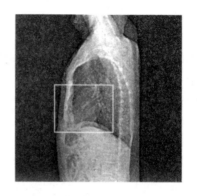

A. 正位定位像扫描范围　　　　　　B. 侧位定位像扫描范围

图 2-13　冠状动脉常规扫描范围示意图

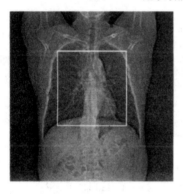
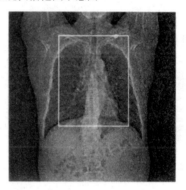

A. 胸痛三联征扫描范围　　　　　　B. 冠状动脉搭桥术后扫描范围

图 2-14　冠状动脉特殊扫描范围示意图

3.扫描参数　推荐使用 64 层以上螺旋 CT。采用回顾性心电门控螺旋扫描方式,管电压为 100～120kV,毫安量 300～400mAs,建议应用自动管电流调制技术,球管旋转时间 0.28～0.4 秒或设备允许最快的旋转时间。采集层厚为 0.5～0.625mm,准直宽度为 40～80mm,螺距 0.16～0.4 或智能自动螺距。最先进的高端 CT 还有一些新的扫描模式,如前瞻性心电门控冠状动脉成像、双源采集技术、大螺距扫描技术以及宽探测器采集技术等。

4.重建参数　根据心率情况,选择单扇区或多扇区重建。重建层厚 0.5～0.625mm,重建间隔 0.3～0.5mm,平滑卷积核或专门的心脏卷积核。同时重建一组层厚 3mm、间距 3mm 的图像,用于横断面拍片。重建视野为(180～220)mm×(180～220)mm,重建矩阵 512×512。

5.增强扫描　碘对比剂浓度 320～370mg I/mL,碘对比剂总量 60～90mL,注射速率 4～5mL/s。使用双筒高压注射器时,在注射碘对比剂之后,紧接着以同样速率注射 30～40mL 生理盐水冲管。

延时时间的经验值为 20～25s。推荐应用小剂量预试验法测定对比剂到达靶血管的时间,碘对比剂总量 20mL,生理盐水 20mL,注射速率同正式扫描,监测点为主动脉根部层面,此处的峰值时间加上 4～8s 延迟。也可应用对比剂团注跟踪技术,监测层面为主动脉根部,触发阈值 80HU,诊断延时 6～8s。

(四)后处理

1.自动或手动选取冠状动脉运动最慢图像移动伪影最轻的心脏期相重建薄层源图像。

一般选取 70%～75% 的舒张中期图像和/或 30%～40% 的收缩末期图像作为后处理的源图像。必要时重建出全部期相的横断图像,从中选取最佳期相图像作为后处理的源图像。

2. 由于心律失常导致源图像上的冠状动脉运动伪影,可以通过回顾性心电编辑技术部分减少或完全消除。

3. 利用 VR 技术立体显示冠状动脉的起源、走行、形态及明确病变部位。去除心室结构后的 VR 和 MIP 图像,可显示冠状动脉树。相比于 VR 技术,MIP 图像可显示管壁钙化和更多细小分支。

4. 多角度自动 CPR 为评价冠状动脉管腔形态和内膜斑块最常用的后处理技术,还可在 CPR 图像上进行高级血管分析,定量评价冠脉狭窄。MPR 可作为 CPR 技术的一种补充,提高评价血管病变的可靠性和诊断信心。

(五)照相

1. 根据具体情况,适当调整显示窗宽、窗位和阈值。

2. 右冠状动脉三维后处理图像常规取右前斜加头位、前后位和足位显示,左冠状动脉三维后处理图像常取蜘蛛位、左转蜘蛛位和左后斜位显示,并按照右冠脉、左主干、前降支和回旋支的先后顺序进行拍片。

3. 横断面图像胶片数 2 张,每张胶片不超过 40 幅;后处理图像胶片数一般为 2 张,每张胶片以不超过 20 幅图像为宜。

(六)需要说明的临床情况

1. 一般情况下,在行冠状动脉 CTA 前,可以先行一组低辐射剂量的前瞻性门控非螺旋平扫,用于定量评价钙化积分,它对于心脏事件临床中度危险人群的危险分层具有重要意义,还可用来确定冠状动脉 CTA 的扫描范围。

2. 心功能下降患者,注射碘对比剂的总量应增加至 90～120mL。

(邱雨)

第五节　腹部 CT 检查技术

一、肝胆 CT 检查的技术

(一)适用范围

肝脏良恶性肿瘤、肝脏感染性病变、肝脏血管性病变、肝内弥漫性病变、胆囊结石与炎症、胆道结石、胆囊胆道壶腹周围肿瘤、脾脏病变、肝胆创伤以及先天性异常等。

(二)扫描前准备

1. 去除被检者下胸部和腹部的金属物品,或更换专用检查衣。

2. 禁食 4～6h。扫描前 15min 口服白开水 500mL,扫描前再服 300～500mL。

3. 被检者舒适平躺于检查床上,仰卧,双手上举抱头,取足先进体位,身体正中矢状面与纵向(激光)定位线平行,水平定位线约齐侧腹中线。

4. 训练被检者在平静呼吸中屏气,也可在深吸气末屏气。

5. 生殖腺部位用铅围裙包裹遮盖。

（三）扫描要求

1.定位扫描　定位扫描范围从乳头水平线至髂前上棘连线，取正位定位像。

2.扫描范围及方向　肝胆扫描范围从右膈顶上 1cm 至肝右叶下缘（图 2—15）。胆总管病变，扫描范围下达第 3 腰椎下缘。必要时，范围增加至下胸部和全腹部。按照动脉期由头向足，门静脉期由足向头的方向扫描。多期增强扫描中，可根据具体情况，仅扫描病变局部，但保证门静脉期扫描全肝范围。

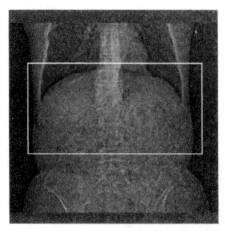

图 2—15　肝胆扫描范围示意图

3.扫描参数　螺旋扫描方式，管电压为 120～140kV，动脉期增强扫描管电压可降至 100kV，管电流 200～350mAs 或采用自动管电流调制技术，球管旋转时间 0.5～1s/r。单/双层螺旋 CT 准直宽度为 5～8mm，螺距为 1.5～1.8；多层 CT 采集层厚为 0.5～3mm，准直宽度为 12～80mm，螺距为 0.8～1.2。

4.重建参数　肝脾病变，重建层厚 5～8mm，重建间隔 5～8mm。胆囊、胆总管病变，重建层厚 3～5mm，重建间隔 3～5mm。同时重建一组设备允许的最薄层厚图像，间距为层厚的 1/2，用于观察细节和三维重组。平滑或标准卷积核。重建视野为（300～380）mm×（300～380）mm，重建矩阵 512×512。

5.增强扫描　碘对比剂浓度 300mg I/mL，总量 1.5～2mL/kg，注射速率 3mL/s；小儿总量 1.5～2mL/kg，最少不低于 30mL，注射速率 1～1.5mL/s。

经验的固定延时时间依照不同的设备而定：单/双层 CT 动脉期为 20s，门静脉期为 60s；4～16 层 CT 动脉期为 25～30s，门静脉期为 60～65s；40 层以上 CT 动脉期为 35s，门静脉期为 70s。平衡期均为 3～5min，必要时增加延时期 10～15min。个体化的动脉期延时时间使用团注智能跟踪技术加上 5～10s 的诊断延时时间。

（四）后处理

1.观察肝脏膈面病变或需明确肝脏病变与邻近器官位置关系时，可利用冠矢状位 MPR。斜冠状重组用来观察胆总管、门静脉等肝门结构，重组方向与胆总管走行方向平行，斜矢状重组观察胆囊病变。重组层厚 3～5mm，重组间距 3～5mm。

2.MIP 与层块 MIP，可以显示肝脏血管及血管性病变。层块最小密度投影，可用来显示扩张的肝内胆管。

3.VR（与层块 VR）可用来观察强化的肝动脉、门静脉和肝静脉等血管。

（五）照相

1.平扫肝脏窗的窗宽 150～180HU,窗位 35～40HU;增强肝脏窗宽 180～250HU,窗位 80～120HU;胆囊和胆道层面常用腹部窗,窗宽 300～400HU,窗位 35～45HU。

2.按照解剖顺序从肝顶至肝下缘,先拍平扫图像,依次完成各期增强图像的连续拍片。肝门层面与胆总管下段为常规关键层面,应用薄层厚窄间距重点显示。应做到不遗漏病灶,且突出病变和三维重建图像。

3.肝脏平扫检查胶片数一般为 1 张,增强检查为 2～3 张,每张胶片以不超过 60 幅图像为宜。

（六）需要说明的临床情况

1.肝脏检查一般常规须行增强扫描。脂肪肝、肝内钙化、肝癌 TACE 术后近期复查了解碘油沉积情况等,可只行平扫。

2.延时强化或廓清较慢(如血管瘤、胆管癌等)的肝内病灶均需行三期或动态增强扫描。

3.仅观察肝脏血管,上述动脉期和门静脉期的延时时间须稍提前 2～10s。肝硬化患者,门静脉期往后延 5～10s。布加综合征患者,肝静脉期扫描延时时间为 80～90s。

二、胰腺 CT 检查的技术

（一）适用范围

胰腺炎、胰腺癌、胰岛细胞瘤、胰腺囊肿、胰腺外伤与发育异常等。

（二）扫描前准备

急性胰腺炎,检查前不服任何水溶液。其余同"肝胆 CT 检查的技术"的要求。

（三）扫描要求

1.定位扫描　定位扫描范围从乳头水平线至髂前上棘连线,取正位定位像。

2.扫描范围及方向　胰腺扫描范围从第 11 胸椎下缘至第 3 腰椎下缘(图 2－16)。怀疑胰腺癌肝内转移时,扫描范围应包括肝脏上界。必要时,扫描范围包括下胸部和全腹部。按照动脉期由头向足,门静脉期由足向头的方向扫描。

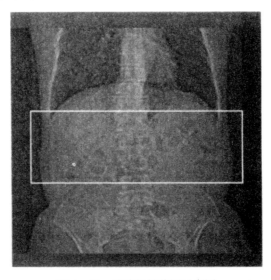

图 2－16　胰腺扫描范围示意图

3.扫描参数　螺旋扫描方式,管电压为 120～140kV,动脉期增强扫描管电压可降至 100kV,管电流 200～350mAs 或采用自动管电流调制技术,球管旋转时间 0.5～1s/r。单/双层螺旋 CT 准直宽度为 3～5mm,螺距为 1.5～1.8;多层 CT 采集层厚为 0.5～3mm,准直宽度为 12～40mm,螺距为 0.6～1.2。

4.重建参数　重建层厚 3～5mm,重建间隔 3～5mm。同时重建一组设备允许的最薄层厚图像,间距为层厚的 1/2,用于观察细节和三维重组。平滑或标准卷积核。重建视野为(300～380)mm×(300～380)mm,重建矩阵 512×512。

5.增强扫描　碘对比剂浓度 300mg I/mL,总量 1.5～2mL/kg,注射速率 3mL/s;小儿总量 1.5～2mL/kg,最少不低于 30mL,注射速率 1～1.5mL/s。

经验的固定延时时间依照不同的设备而定:单/双层 CT 动脉期为 20s,胰腺期为 30～35s,肝脏期为 60s;4～16 层 CT 动脉期为 25～30s,胰腺期为 35～40s,肝脏期为 60～65s;40 层以上 CT 动脉期为 40s,胰腺期为 40～55s,肝脏期为 70s。

(四)后处理

1.通常利用斜冠状面 MPR 显示胰腺病变与邻近器官位置关系;体尾部病变 MPR 重组方向与胰腺体尾长轴平行;胰头钩突病变,MPR 重组方向与胆总管平行。沿胰管方向手动 CPR,作为 MPR 的补充,可完整显示胰腺长轴。重组层厚 3～5mm,重组间距 3～5mm。

2.MPR 结合层块 VR 与层块 MIP 技术,可以显示胰周血管,了解胰腺病变与血管的关系。

(五)照相

1.胰腺图像常用腹部窗显示,平扫窗宽 300～400HU,窗位 30～35HU;增强窗宽 300～400HU,窗位 40～50HU。

2.按照解剖顺序从胰腺上界至十二指肠降段水平。先拍平扫图像,后依次完成各期增强图像的连续拍片。胰头与钩突为常规关键层面,应重点显示。

3.胰腺平扫检查胶片数一般为 1 张,增强检查为 2 张,每张胶片以不超过 60 幅图像为宜。

(六)需要说明的临床情况

1.胰腺检查一般常规行增强扫描。胰腺炎、胰腺囊肿、胰腺外伤、发育异常等情况,只需行胰腺期增强扫描。拟诊胰岛细胞瘤时,薄层厚窄间距的动脉期增强扫描必不可少。怀疑胰腺恶性肿瘤者,应进行行动脉期、胰腺期和肝脏期的三期扫描。

2.急性胰腺炎患者出现胰腺弥漫性增大、渗出范围较宽时,可加大层厚层距至 5～8mm。

三、肾上腺 CT 检查的技术

(一)适用范围

肾上腺腺瘤、嗜铬细胞瘤、神经节细胞瘤、肾上腺皮质增生、肾上腺每核、肾上腺转移瘤、肾上腺皮质腺癌以及外伤等。

(二)扫描前准备

同"肝胆 CT 检查的技术"的要求。

(三)扫描要求

1.定位扫描　定位扫描范围从乳头水平线至髂前上棘连线,取正位定位像。

2.扫描范围及方向 从头向足扫描,肾上腺扫描范围包括左膈顶至第2腰椎上缘(图2—17)。

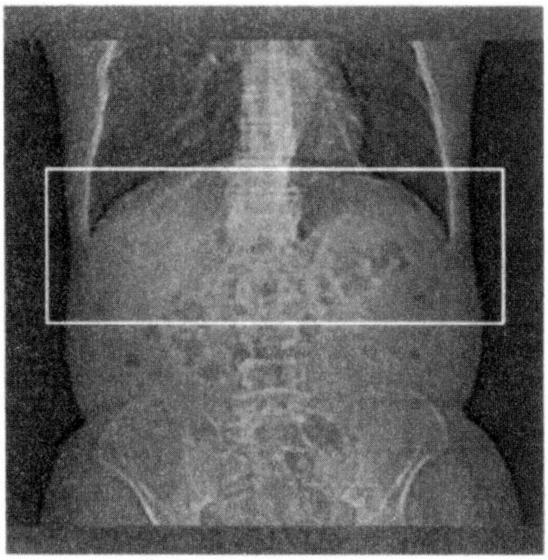

图2—17 肾上腺扫描范围示意图

3.扫描参数 螺旋扫描方式,管电压为120～140kV,管电流200～350mAs或采用自动管电流调制技术,球管旋转时间0.5～1s/r。单/双层螺旋CT准直宽度为2～3mm,螺距为1.5～1.8;多层CT采集层厚为0.5～1mm,准直宽度为4～40mm,螺距为0.6～1.2。

4.重建参数 重建层厚2～3mm,重建间隔2～3mm。同时重建一组设备允许的最薄层厚图像,间距为层厚的1/2,用于观察细节和三维重组。平滑或标准卷积核。重建视野为(200～300)mm×(200～300)mm,重建矩阵512×512。

5.增强扫描 碘对比剂浓度300mg I/mL,总量1.5～2mL/kg,注射速率3mL/s;小儿总量1.5～2mL/kg,最少不低于30mL,注射速率1～1.5mL/s。

经验的固定延时时间依照不同的设备而定:单/双层CT动脉期为20s,实质期为30～35s;4～16层CT动脉期为25～30s,实质期为35～40s;40层以上CT动脉期为40s,实质期为40～55s。必要时,增加肝脏期扫描。

(四)后处理

1.通常利用斜冠状面MPR显示肾上腺病变与邻近器官位置关系,重组方向与肾脏长轴平行;矢状位MPR可作为补充。重组层厚2～3mm,重组间距2～3mm。

2.层块VR与层块MIP技术,可以显示病变周围血管。

(五)照相

1.肾上腺图像常用腹部窗显示,平扫窗宽350～450HU,窗位20～30HU;增强窗宽350～450HU,窗位30～40HU。

2.按照解剖顺序从右侧肾上腺上缘至左侧肾门水平。先拍平扫图像,后依次完成各期增强图像的连续拍片。

3.胰腺平扫检查胶片数一般为1张,增强检查为2张,每张胶片以不超过50幅图像为宜。

(六)需要说明的临床情况

1.肾上腺检查一般常规行增强扫描。炎性病变、转移瘤、良性肿瘤只需实质期增强扫描。

拟诊肾上腺原发恶性肿瘤时,应进行动脉期、实质期和肝脏期的三期扫描。

2.肾上腺腺瘤病灶较小时,层厚层距可缩小至 1～2mm;嗜铬细胞瘤病灶较大时,层厚层距可增加至 5～8mm,必要时扩大扫描范围寻找异位嗜铬细胞瘤。

四、胃肠道 CT 检查的技术

(一)适用范围

胃肠道良恶性肿瘤、胃肠道穿孔、肠梗阻、阑尾炎、肠结核、溃疡性结肠炎、克罗恩病以及腹腔腹壁病变等。

(二)扫描前准备

1.胃扫描,检查前禁食 4～6h,检查前 10min 口服温水或 1.5%～2%碘对比剂水溶液 500～1000mL。扫描前静脉或肌内注射山莨菪碱 20mg。

2.小肠扫描,检查前夜口服泻药,清洁肠道;检查当日晨开塞露 1 支塞入肛门或清洁灌肠,排尽大便。检查当日禁食早餐。检查前 45min 口服 1.5%～2%碘对比剂水溶液 1500mL 或等渗甘露醇 2000mL。扫描前 30min 静脉或肌内注射山莨菪碱 20mg,并口服碘对比剂水溶液或等渗甘露醇 500～1000mL。

3.结肠仿真内镜检查前需经肛管注入空气约 2000mL。

4.急腹症患者无须胃肠道准备,其余同"肝胆 CT 检查的技术"的要求。

(三)扫描要求

1.定位扫描　定位扫描范围从乳头水平线至坐骨结节水平,取正位定位像。

2.扫描范围及方向　从头向足方向,胃十二指肠扫描范围从第 11 胸椎上缘至第 3 腰椎下缘,空回肠、结肠扫描范围从膈顶至耻骨联合下缘,盲肠、阑尾、乙状结肠与直肠的扫描范围从肝右叶下界至坐骨结节(图 2－18)。

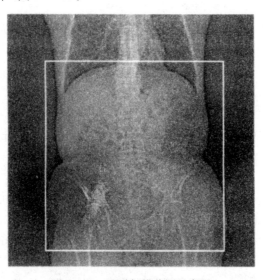

图 2－18　肠道扫描范围示意图

3.扫描参数　螺旋扫描方式,管电压为 120～140kV,管电流 200～350mA 或采用自动管电流调制技术,球管旋转时间 0.5～1s/r。单/双层螺旋 CT 准直宽度为 5～10mm,螺距为 1.5～1.8;多层 CT 采集层厚为 0.5～3mm,准直宽度为 12～80mm,螺距为 0.8～1.2。

4.重建参数 重建层厚5～8mm,重建间隔5～8mm。同时重建一组设备允许的最薄层厚图像,间距为层厚的1/2,用于观察细节和三维重组。平滑或标准卷积核。重建视野为(300～380)mm×(300～380)mm,重建矩阵512×512。

5.增强扫描 碘对比剂浓度300mg I/mL,总量1.5～2mL/kg,注射速率3～4mL/s;小儿总量1.5～2mL/kg,最少不低于30mL,注射速率1～1.5mL/s。

经验的固定延时时间依照不同的设备而定:单/双层CT动脉期为20～25s,静脉期为50～55s;4～16层CT动脉期为25～30s,静脉期为55～60s;40层以上CT动脉期为30～35s,静脉期为60～65s。必要时,增加2～3min的延迟期扫描。

(四)后处理

1.主要运用MPR技术,沿肠管走行方向行斜冠状面、斜矢状面与斜横断面的多角度重组成像。重组层厚3～5mm,重组间距3～5mm。

2.仿真内镜技术,用于充气后肠管内壁的立体观察。

(五)照相

1.腹部窗显示,窗宽350～450HU,窗位35～50HU。

2.按照解剖顺序从横结肠上缘至肛门,先拍平扫图像,后依次完成各期增强图像的连续拍片。

3.胃肠道平扫检查胶片数一般为1～2张,增强检查为2～3张,每张胶片以不超过60幅图像为宜。

(六)需要说明的临床情况

1.胃肠道检查一般常规行增强扫描。仿真内镜检查只行平扫。

2.肠道检查,在管壁上食物残渣、粪便与病变难以鉴别时,可变换其他体位,如侧卧位、俯卧位进行扫描。

五、泌尿系统CT检查的技术

(一)适用范围

泌尿系统先天性异常、泌尿系结石与钙化、尿路梗阻、肾脏囊肿性病变、肾脏输尿管与膀胱肿瘤、泌尿系感染性病变以及外伤等。

(二)扫描前准备

1.禁食4～6h。扫描前30min口服白开水800～1000mL,充盈膀胱。扫描前再口服200～300mL,充盈胃肠道。

2.余同"肝胆CT检查的技术"的要求。

(三)扫描要求

1.定位扫描 定位扫描范围从胸骨剑突水平至耻骨联合下5cm,取前后正位定位像。

2.扫描范围及方向 从头至足方向扫描。全尿路CT检查范围从第12胸椎上缘至耻骨联合下缘(图2-19)。肾脏CT检查,扫描范围包括第12胸椎上缘至第3腰椎下缘。膀胱CT检查,扫描范围上至髂前上棘连线,下达耻骨联合下缘。全尿路成像时,平扫、肾髓质期和排泌期扫描范围应包括全尿路,肾皮质期可仅扫描肾脏范围。

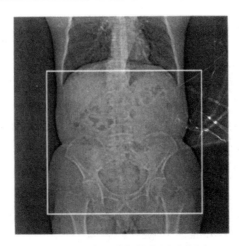

图 2-19　全尿路扫描范围示意图

3.扫描参数　螺旋扫描方式,管电压为 120～140kV,肾皮质期增强扫描管电压可降至 100kV,管电流 200～300mAs 或采用自动管电流调制,球管旋转 1 周时间 0.5～1s。单/双层螺旋 CT 准直宽度为 5～8mm,螺距为 1.5～1.8;多层 CT 采集层厚为 0.5～3mm,准直宽度为 12～80mm,螺距为 0.8～1.2。

4.重建参数　重建层厚 5～8mm,重建间隔 5～8mm。同时重建一组设备允许的最薄层厚图像,间距为层厚的 1/2,用于观察细节和三维重组。软组织或标准卷积核。重建视野为 (300～380)mm×(300～380)mm,重建矩阵 512×512。

5.增强扫描　碘对比剂浓度 300mg I/mL,总量 1.5～2mL/kg,注射速率 3mL/s;小儿总量 1.5～2mL/kg,最少不低于 30mL,注射速率 1～1.5mL/s。

经验的固定延时时间依照不同的设备而定:单/双层 CT 肾皮质期为 20～25s,肾髓质期为 50～60s,排泄期为 8～15min;4 层以上的多层 CT 肾皮质期为 25～30s,肾髓质期为 60～70s,排泄期为 8～15min。

(四)后处理

1.利用薄层源图像行 MPR,重组层厚 3～5mm,重组间距 3～5mm。观察肾脏病变,采用平行于肾脏长轴的斜冠状面和矢状面 MPR。观察膀胱病变,采用正中矢状面和冠状面 MPR。观察输尿管病变,多采用沿输尿管走行的曲面重组成像(CPR)。

2.MIP 与层块 MIP,可以显示肾脏血管和进行排泄期的尿路成像。VR 也可用来观察强化的肾血管和排泄期的尿路成像,必要时去除腹盆部骨性结构。

(五)照相

1.平扫腹部窗的窗宽 300～400HU,窗位 35～45HU;皮质期腹部窗宽 300～400HU,窗位 50～60HU;髓质期腹部窗宽 300～400HU,窗位 60～80HU;排泄期腹部窗宽 600～800HU,窗位 100～200HU。

2.按照解剖顺序从肾上腺至耻骨联合下缘,先拍平扫,再依次完成各期增强图像的连续拍片。肾门层面与膀胱层面为常规关键层面,应重点显示。

3.CT 尿路成像检查胶片数,平扫增强扫描横断图像一般共 2～3 张,每张胶片以不超过 60 幅图像为宜。CT 尿路成像可单独以不多于 20 幅图像的竖排方式排版。

（六）需要说明的临床情况

1.泌尿系结石一般行低剂量的平扫即可,管电压为 80～100kV,毫安量 100～150mAs。泌尿系统肿瘤性、感染性及先天性病变须行多期增强扫描。

2.欲了解尿路排泌功能时,根据具体情况,可适当增加全尿路的延时期扫描,也可使用定位扫描替代全尿路螺旋扫描。怀疑尿外渗,可增加 30min 或 1h 后的延时扫描,必要时在排尿后立即进行扫描。

3.移植肾术后复查,扫描范围重点在盆腔。

六、盆部CT检查的技术

（一）适用范围

前列腺增生、前列腺结核与肿瘤、卵巢囊肿与肿瘤、子宫良恶性肿瘤、其他生殖器官（精囊、阴茎、阴囊、输卵管、阴道）的肿瘤、骨盆外伤以及生殖系统的发育异常等。

（二）扫描前准备

1.扫描前 30～60min 口服白开水 800～1000mL,充盈膀胱。

2.余同"肝胆CT检查的技术"的要求。

（三）扫描要求

1.定位扫描　定位扫描范围从髂嵴上 5cm 至股骨中段,取前后正位定位像。

2.扫描范围及方向　从头至足方向扫描,盆腔扫描范围从髂嵴至坐骨结节下 2cm。阴茎、阴囊病变,扫描范围应包括外阴下界（图 2—20）。

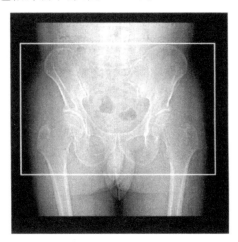

图 2—20　盆腔扫描范围示意图

3.扫描参数　螺旋扫描方式,管电压为 120～140kV,管电流 200～300mAs 或采用自动管电流调制,球管旋转时间 0.5～1s/r。单/双层螺旋CT准直宽度为 5～8mm,螺距为 1.5～1.8;多层CT采集层厚为 0.5～3mm,准直宽度为 12～80mm,螺距为 0.8～1.2。

4.重建参数　重建层厚 5～8mm,重建间隔 5～8mm。分别用以平滑卷积核重建软组织图像和以高分辨率卷积核重建骨组织图像。同时重建一组设备允许的最薄层厚图像,间距为层厚的 1/2,用于观察细节和三维重组。重建视野为（300～380）mm×（300～380）mm,重建矩阵 512×512。

5.增强扫描　碘对比剂浓度 300mg I/mL,总量 1.5～2mL/kg,注射速率 3mL/s;小儿总量 1.5～2mL/kg,最少不低于 30mL,注射速率 1～1.5mL/s。

经验的固定延时时间依照不同的设备而定:单/双层 CT 动脉期为 30～35s,实质期为 60～70s;4 层以上的多层 CT 动脉期为 35～40s,实质期为 70～80s。

(四)后处理

1.利用薄层源图像行 MPR,重组层厚 3～5mm,重组间距 3～5mm。前列腺、子宫等中线结构多采用矢状面 MPR,卵巢、精囊等对称结构多采用冠状面 MPR。阴囊和盆底等结构需要冠状面和矢状面 MPR 相结合观察。

2.VR 技术用于立体显示骨盆形态,了解病变与骨性结构的关系。

(五)照相

1.平扫腹部窗的窗宽 300～400HU,窗位 35～45HU;增强腹部窗宽 300～400HU,窗位 50～60HU;骨窗窗宽 1500～2000HU,窗位 300～500HU。

2.按照解剖顺序从髂嵴至坐骨结节,先拍平扫,再依次完成各期增强图像的连续拍片。盆腔病变以软组织窗图像为主,骨性结构受累时,须加拍骨窗图像。骨盆病变以骨窗为主,合并软组织改变时,加拍软组织图像。

3.盆部 CT 平扫增强检查胶片数,一般为 2 张,每张胶片以不超过 60 幅图像为宜。

(六)需要说明的临床情况

1.盆腔检查一般常规行增强检查,骨盆外伤时只行平扫。

2.膀胱、直肠检查分别参照泌尿系统和胃肠道 CT 检查的技术规范。

(胡军智)

第三章　磁共振检查技术

第一节　颅脑磁共振检查技术

一、脑 MR 成像技术

（一）检查前准备

1.接诊时，核对患者一般资料，明确检查目的和要求。对目的和要求不清的申请单，应请临床医师务必写清，以免检查部位出错。

2.患者是否属禁忌证的范围。并嘱患者认真阅读检查注意事项，按要求准格，提供耳塞。

3.进入检查室之前，应除去患者身上一切能除去的金属物品、磁性物质及电子器件，以免引起伪影及对物品的损坏。

4.去除义齿、假发、接发；涂有摩丝、发胶、啫喱水的患者需清洗头发。

5.告诉患者所需检查的时间，扫描过程中不得随意运动，平静呼吸，若有不适，可通过话筒和工作人员联系。

6.婴幼儿、焦躁不安及幽闭恐惧症患者，应给适量的镇静剂或麻醉药物。一旦发生幽闭恐惧症立即停止检查，让患者脱离现场。

7.急、危重患者，必须做 MR 检查时，应有临床医师陪同观察。

（二）常见适应证与禁忌证

适应证：

1.颅脑外伤。

2.脑血管疾病，脑梗，脑出血。

3.颅内占位性病，良恶性肿瘤。

4.颅脑先天性发育异常。

5.颅内压增高、脑积水、脑萎缩等。

6.颅内感染。

7.脑白质病。

8.颅骨骨源性疾病。

禁忌证：

1.装有心脏起搏器或带金属植入物者。

2.使用带金属的非磁共振兼容的各种抢救用具而不能去除者。

3.术后体内留有金属夹子者；检查部位邻近体内有不能去除的金属植入物。

4.MRI 对比剂有关的禁忌证　严重心、肝、肾功能衰竭禁用对比剂。

5.早期妊娠者（3 个月内）的妇女应避免 MRI 扫描。

6.幽闭恐惧症患者。

（三）线圈选择及患者体位设计

1.线圈选择　头颅正交线圈、多通道线圈或头颈联合线圈。

2.体位设计 患者仰卧位,头先进,双手置于身体两侧,人体长轴与床面长轴一致,头部两侧用海绵垫固定。颈短及肥胖患者两肩尽量向下且臀部垫以棉垫抬高臀部;婴幼儿头颅较小患者在颈、背部垫软垫,使头部尽量伸向线圈中心。双眉中心对准线圈"十字"定位线。移动床面位置,开定位灯,使十字定位灯的纵横交点对准头线圈纵、横轴中点,即以线圈中心为采集中心,锁定位置,并送至磁场中心。

(四)扫描方位

首先行冠、矢、轴三平面定位像扫描,在定位像上确定扫描基线、扫描方法和扫描范围。颅脑常规扫描方位有横轴位、矢状位、冠状位。

1.横轴位 以矢状及冠状位做定位参考像,在矢状位定位像上横轴位定位线应平行于前后联合连线(图3—1a);在冠状位定位像上使横轴位定位线平行于两侧颞叶底部连线(图3—1b),以保证图像左右对称;在横断面像上设置FOV大小及调整FOV端正(图3—1c)。横轴位扫描范围从后颅窝底到颅顶对称;T_1WI像与T_2WI像层面要保持一致。

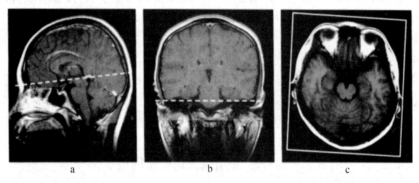

图3—1 颅脑常规扫描横轴位的定位方法

2.矢状位 以横轴位及冠状位做定位参考像,在冠状位定位像上定位线与大脑纵裂及脑干平行(图3—2a);在横轴位定位像上矢状位定位线与大脑纵裂平行(图3—2b);在矢状面定位像上设置FOV大小及调整FOV端正(图3—2c)。扫描范围根据大脑的左右径及病变大小而定。

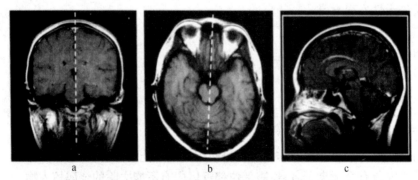

图3—2 颅脑常规扫描矢状位的定位方法

3.冠状位 以横轴位及矢状位做定位参考像。在横轴位定位像上使定位线与大脑纵裂垂直(图3—3a);在矢状位定位像上使定位线与脑干平行(图3—3b);在冠状面定位像上设置FOV大小及调整FOV端正。扫描范围根据头颅前后径及病变大小而定。

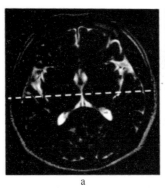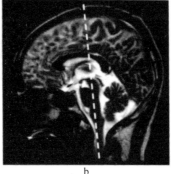

a   b

图 3-3 颅脑常规扫描冠状位的定位方法

（五）推荐脉冲序列及扫描参数

推荐脉冲序列：

1. $T_2WI-TSE$ 是最基本的扫描序列。

2. $T_1WI-FALIR$ 基本扫描序列。信噪比好，脑灰白质对比度佳。对解剖结构的显示比 SE T_1WI 序列好。目前常规扫描 T_1FALR 已基本替代 SE T_1WI。

3. $T_1WI-TSE$ 基本扫描序列。1 岁以内小儿由于脑白质尚未发育好，故优选 SE 序列。

4. $T_2WI-FALIR$ 抑制在常规 SF 或 TSE T_2WI 像上表现为高信号的脑脊液，以防邻近脑室及蛛网膜下腔内的病灶被高信号的脑脊液所掩盖。具有 T_2WI 像脑脊液呈低位号的特点，又有 T_2WI 像病灶多为高信号的特点。近年来 T_2FALIR 已基本转代了质子密度加权像。

5. DWI（弥散加权成像）反映组织中水分子的运动状况，diffusion direction（弥散方向 all）。横轴位相位编码方向为前后向，与其他横轴位扫描相位编码方向不同。

扫描参数：

MRI：成像参数因设格型号的不同而略有不同，应根据具体机型设定（下同）。

颅脑常用参考脉冲序列及扫描参数见表 3-1。

表 3-1 颅脑常规扫描参数

序列	方位	TR(ms)	TE(ms)	层序(mm)	层间距(mm)	矩阵	FOV(cm)	相位编码方向
定位	三平面							
$T_2WI-TSE$	轴位	3000	90	6~8	1~2	320×256	22~24	左右
$T_1WI-FLAIR$	轴位	1750	12	6~8	1~2	320×256	22~24	左右
$T_2WI-TSE$	冠状	3000	90	4~5	1	320×256	22~24	左右
$T_2WI-TSE$	矢状	3000	90	4~5	1	320×256	22~24	前后
DWI	轴位	10000	102	6~8	1	256×128	24~26	前后

（六）颅脑常见病变的特殊检查要求

1. 多发性硬化 多发性硬化是中枢神经系统最常见的原发性脱髓鞘病变。多侵犯脑室周围白质、视神经、脑干、小脑及脊髓。

除扫横轴位 T_1WI、T_2WI 外，还应加扫矢状位及冠状位 T_2WI 像，而矢状位及冠状位 T_2WI 显示斑块分布及"垂直征"较为显著（图 3-4）。T_2FLAIR 对病灶的显示具有更高的敏感性增强扫描可鉴别病变是否处于活动期。活动期病灶 DWI 显示为高信号。有视力下降症状时要加扫双侧视神经,行增强横轴位、斜矢状位及冠状位扫描并加脂肪抑制,层厚 3~4min,展间距 0.3mm。

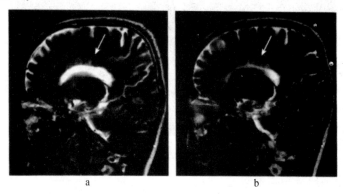

图 3-4 颅脑多发性硬化的矢状位 T_2WI 图像

白箭头示多发性硬化"垂直征"硬化斑垂直于脑室

2.颅脑中线病变 颅脑中线解剖结构包括脑干、松果体区、垂体区、鼻咽部及第三脑室、第四脑室、中脑导水管、丘脑等部位。

扫描时除扫常规横轴位 T_2WI、T_1WI 外,还应扫 SE 序列 T_1 矢状位薄层,层厚 3mm,层间距 0.3mm,必要时加做冠状位 TSE T_2WI。脑积水疑中脑导水管处梗阻,扫 T_1 矢状位薄层显示解剖结构更佳(图 3-5)。

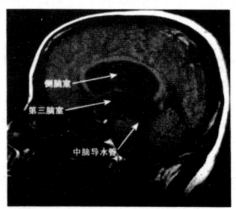

图 3-5 颅脑 T_1 矢状位薄层扫描脑室系统解剖结构图像

T_1WI 矢状位薄层示侧脑室、第三脑室及中脑导水管上段扩张(白箭头所示),中脑导水管下段梗阻,第四脑室正常

3.急性脑梗死 疑有急性脑梗死在常规扫描的基础上,加做弥散加权成像(DWI)(图 3-6)。超急性脑梗死属于细胞毒性水肿阶段,MRI 常规扫描诊断较困难,在 DWI 上表现为明显的高信号。DWI 结合 ADC 图可更加准确地诊断急性脑梗死。是否存在半暗影带对脑梗死治疗方案的制定有重要意义,有条件应同时做灌注成像(PWI)。

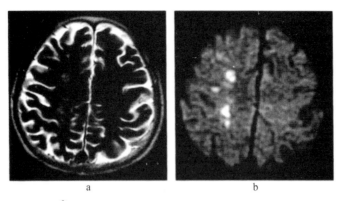

图 3—6 急性脑梗死 T_2WI 与弥散加权像

a. T_2WI 示右侧半卵圆中心有多个片状稍高信号病灶；b. DWI 示病灶呈明显高信号，诊断为急性脑梗死

4. 脑肿瘤病变的扩散张量成像(DTI) 扩散张量成像(DTI)是一种用于描述水分子扩散运动方向特征的 MR 成像技术，应用 DTI 数据选择专用的软件可以建立扩散示踪图，来描述白质纤维素的走行形态。而脑肿瘤患者特别是白质侵犯和(或)大肿瘤病变(图 3—7a,b)，在常规 MR 扫描后可以加扫 DTI 序列。肿瘤组织本身排列紊乱和其产生的占位效应致瘤体周围组织水肿及受压移位，DTI 重建像可以清晰显示受侵传导束的缺失、中断，并且能精确反映肿瘤与白质纤维素之间的位置关系(图 3—7c)，在指导术前方案制订、术中入路、避免手术移位纤维的损伤以及观察术后纤维素的变化评价等方面提供有力依据。

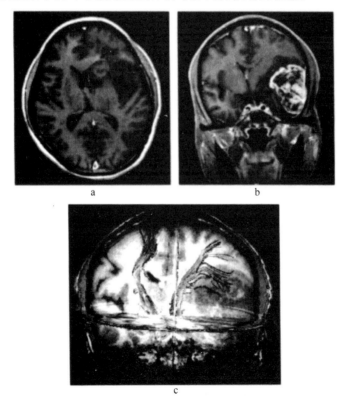

图 3—7 左颞额叶脑肿瘤 T_1WI 平扫(a)、T_1WI 冠状位增强(b)及扩散张量融合图(c)

5. 脑内微出血 磁敏感加权成像(SWI)由于对血红蛋白的代谢产物如脱氧血红蛋白、正

铁血红蛋白、含铁血黄素等十分敏感,因脑外伤、脑梗死、脑肿瘤等引起微出血以及脑内小血管畸形等可疑患者可加做 SWI 成像。较常规 T_1WI、T_2WI 及 T_2FLAIR 像,SWI 在显示脑内微出血有明显的优势(图 3—8)另外,传统的 MRA 成像仅能显术较大的血管,而对于小静脉却无能为力,而 SWI 由于对去氧血红蛋白敏感,因此可清楚显示静脉结构因此,SWI 在脑内微出血以及小血管畸形等血管评价上具有独到的优势。

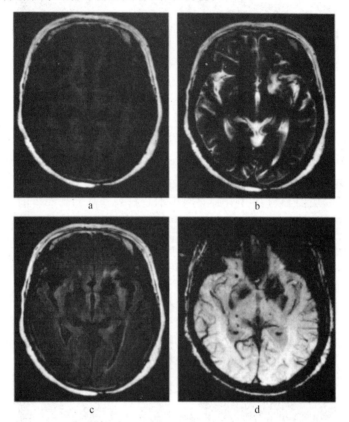

图 3—8　脑内微出血常规 $T_1WI(a)$、$T_2WI(b)$ 及 $T_2FLAIR(c)$ 与 SWI(d)像比对

同一层面的 SWI 像显示双侧基底节区多发散在微小出血点(小点状低信号)较余三幅图像多且明显

(七)图像优化

1.流动补偿技术(FC)　可减少后颅凹伪影,使血管的信号增加并缩短了 TE 时间,因此仅用于长 T_2 及 T_2 序列。

2.高分辨成像时由于层厚较薄,体素较小,因此信噪比较低,应增加 NEX 以提高倍噪比。

3.使用 TSE 序列中长回波链时由于回波的不同可产生模糊伪影,选用 trf(经过修正的射频脉冲)选项,以去除模糊伪影。

(八)对比剂应用

在标准颅脑扫描中,对比剂有好几个用途。通常用于肿瘤评价,如:脑膜瘤和神经瘤;高对比剂团注后,活性的 MS 斑也将得到强化;感染性病变,如脓肿,对造影剂也很敏感;肺癌、乳癌等恶性肿瘤怀疑颅脑转移患者。此外,脑膜也会增强,因此感染性肺结核、脑脊膜瘤转移以及外伤后脑膜刺激都可以看到强化改变。增强也用于确定有无梗死,新梗死灶可能部分增强,但多数梗死灶不增强,除非血脑屏障破坏后才会强化;旧梗死灶及慢性梗死不增强。注入对比剂后通常采用 SE/TSET$_1$ 序列。

注射完对比剂后即开始增强后扫描,成像程序一般增强前 T$_1$WI 程序相同,常规做横断面,矢状而及冠状面 T$_1$WI 的靶向扫描。

二、颞叶 MR 成像技术

(一)检查前准备

1.接诊时,核对患者一般资料,明确检查目的和要求。对目的和要求不清的申请单,应请临床医师务必写清,以免检查部位出错。

2.患者是否属禁忌证的范围。并嘱患者认真阅读检查注意事项,按要求准备,提供耳塞。

3.进入检查室之前,应除去患者身上一切能除去的金属物品、磁性物质及电子器件,以免引起伪影及对物品的损坏。

4.去除义齿、假发、接发;涂有摩丝、发胶、啫喱水的患者需清洗头发。

5.告诉患者所需检查的时间,扫描过程中不得随意运动,平静呼吸,若有不适,可通过话筒和工作人员联系。

6.婴幼儿、焦躁不安及幽闭恐惧症患者,应给适量的镇静剂或麻醉药物。一旦发生幽闭恐惧症立即停止检查,让患者脱离现场。

7.急、危重患者,必须做 MR 检查时,应有临床医师陪同观察。

(二)常见适应证与禁忌证

适应证:

1.颞叶病灶的诊断(颞叶癫痫、肿瘤、血管畸形,脑白质营养不良等)。

2.评价海马的信号变化及体积测量。

禁忌证:

1.装有心脏起搏器或带金属植入物者。

2.使用带金属的各种抢救用具而不能去除者。

3.术后体内留有金属夹子者。检查部位邻近体内有不能去除的金属植入物。

4.MRI 对比剂有关的禁忌证。严重心、肝、肾功能衰竭禁用对比剂。

5.早期妊娠者(3 个月内)的妇女应避免 MRI 扫描。

6.幽闭恐惧症患者。

(三)线圈选择及患者体位设计

1.线圈选择 头颅正交线圈、多通道线圈或头颈联合线。

2.体位设计 患者仰卧位,头先进,双手置于身体两侧,人体长轴与床面长轴一致,头部两侧用海绵垫固定。颈短及肥胖患者两肩尽量向下且臀部垫以棉垫抬高臀部;婴幼儿头颅较小患者在颈、背部垫软垫,使头部尽量伸向线圈中心。双眉中心对准线圈"十字"定位线。移动床面位置,开定位灯,使十字定位灯的纵横交点对准头线圈纵、横轴中点,即以线圈中心为采集中心,锁定位置,并送至磁场中心。

(四)扫描方位

首先扫定位片,采用快速成像序列同时冠,矢,轴三方向定位图,矢状位定位图基本包括全脑。在定位片上确定扫描基线、扫描方法和扫描范围。

1.横断位 在矢状位图像上定位,颞叶或侧脑室颞角长轴的平行线作为扫描基线(图3—

9a);在冠状位定位,双侧颞叶底部连线作为扫描基线(图3－9b),扫描范围从颞叶下部到胼胝体膝上部。在横断面像上设置FOV大小及调整FOV端正(图3－9c)。

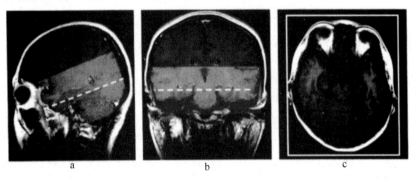

图3－9　颞叶横断位扫描定位方法

2.斜冠状位　在矢状位图像上定位,垂直于颞叶或侧脑室颞角长轴线(图3－10a,b),在冠状位像上设置FOV大小及调整FOV端正(图3－10c)范围从颞极到枕骨。

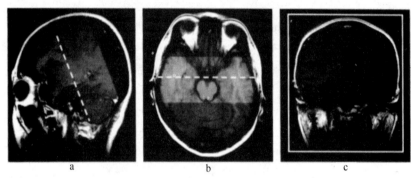

图3－10　颞叶冠状位扫描定位方法

3.冠状位扰梯度回波容积扫描　层数的选择可以只包括颞叶(较少的层数),也可以包括全脑(加大层数)。海马体积可以通过系统软件来测量,计算每层的海马面积乘以层厚再相加可得(图3－11)。

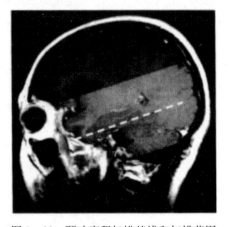

图3－11　颞叶容积扫描基线和扫描范围

（五）推荐脉冲序列及扫描参数

推荐脉冲序列:

1. 横断位　$T_2WI-TSE$
2. 横断位　$T_1WI-FALIR$
3. 冠状位　$T_2WI-TSE$
4. 容积扫描　T_1WI 3D FFE

扫描参数：颞叶常用参考脉冲序列及扫描参数见表3-2。

表3-2　颞叶常规扫描参数

序列	方位	TR(ms)	TK(ms)	层序(mm)	层间距(mm)	矩阵	FOV(cm)	相位编码方向
定位	三平面							
$T_2WI-TSE$	轴位	3000	90	3~4	0.5	320×256	2~24	左右
$T_1WI-FLAIR$	轴位	1750	12	3~4	0.5	320×256	22~24	左右
$T_2WI-TSE$	冠状	3000	90	3	0.5	320×256	22~24	左右
3D-FFE	轴位	7.9	3.7	—	—	256×256	22~24	左右

（六）颞叶常见病变的特殊检查要求

1. 颞叶癫痫　海马硬化是颞叶癫痫的常见病因,海马萎缩是诊断海马硬化最常见可靠的指征。所以,能清晰显示海马解剖结构至关重要。除常规横断位 T_2WI、T_1WI 外,还应加扫斜冠状位像,定位时定位线垂直于海马长轴(图3-10),范围包括整个海马。

2. 阿尔茨海默病(Alzheimer disease,AD)AD 是一种常见的慢性器质性脑病综合征,临床主要表现为认知功能障碍,其病理改变最早出现在内嗅皮层及海马的老年斑、神经纤维缠结硬化,影像学表现为该区域面积(体积)的缩小。除常规横断位 T_2WI、T_1WI 外及斜冠状位像外,还可以采用容积扫描用于海马体积的测量。

3. 双海马 MRS　代谢产物的波谱分析。

（七）图像优化(序列参数应用技巧)

伪影主要来自于颈动脉和椎动脉的搏动。加饱和脉冲可以减轻伪影。FOV 较大时不必要加饱和脉冲,因为从任何方向都不会有血流流入 FOV。

（八）对比剂应用

对比剂有时对于显示颞叶小病灶有用。

三、后颅窝和内听道 MR 成像技术

（一）检查前准备

1. 接诊时,核对患者一般资料,明确检查目的和要求。对目的和要求不清的申请单,应请临床医师务必写清,以免检查部位出错。

2. 患者是否属禁忌证的范围。并嘱患者认真阅读检查注意事项,按要求准备,提供耳塞。

3. 进入检查室之前,应除去患者身上一切能除去的金城物品、磁性物质及电子器件,以免引起伪影及对物品的损坏。

4. 去除义齿、假发、接发;涂有摩丝、发胶、啫喱水的患者需清洗头发。

5. 告诉患者所需检查的时间,扫描过程中不得随意运动,平静呼吸,若有不适,可通过话筒和工作人员联系。

6. 婴幼儿、焦躁不安及幽闭恐惧症患者,应给适量的镇静剂或麻醉药物一旦发生幽闭恐惧症立即停止检查,让患者脱离现场。

7.急、危重患者,必须做 MR 检查时,应有临床医师陪同观察。

（二）常见适应证与禁忌证

适应证：

1.后颅窝病灶、桥小脑角病变。

2.颈静脉球体瘤。

3.听神经瘤,尤其是局限于内听道的小肿瘤。

4.乳突胆脂瘤。

5.耳部和颞部的其他良恶性肿瘤。

6.颞骨部同时累及颅底和颅内的病变、颞骨骨折及中耳炎等。

禁忌证：

1.装有心脏起搏器或带金属植入物者。

2.使用带金属的各种抢救用具而不能太去除者。

3.术后体内留有金属夹子者。检查部位邻近体内有不能去除的金属植入物。

4.MRI 对比剂有关的禁忌证。严重心、肝、肾功能衰竭禁用对比剂。

5.早期妊娠者(3 个月内)的妇女应避免 MRI 扫描。

6.幽闭恐惧症患者。

（三）线圈选择及患者体位设计

1.线圈选择　头颅正交线圈、多通道线圈或头颈联合线圈

2.体位设计　患者仰卧位,头先进,双手置于身体两侧,人体长轴与床面长轴一致,头部两侧用海绵垫固定。颈短及肥胖患者两肩尽量向下且臀部垫以棉垫抬高臀部;婴幼儿头颅较小患者在颈、背部垫软垫,使头部尽量伸向线圈中心。双耳连线与线圈"十字"定位线一致。移动床面位置,开定位灯,使十字定位灯的纵横交点对准头线圈纵、横轴中点,即以线圈中心为采集中心,锁定位置,并送至磁场中心。

（四）扫描方位

1.横断位　以矢状位及冠状位做定位参考像,在矢状位定位像上横轴位定位线应平行于前后联合连线(图 3-12a);在冠状位定位像上使横轴位定位线平行于两侧颞叶底部连线(图 3-12b),以保证图像左右对称;在横断面像上设置 FOV 大小及调整 FOV 端正(图 3-12c)。

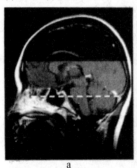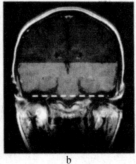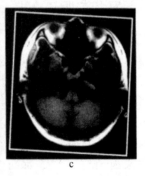

a　　　　　　　　　b　　　　　　　　　c

图 3-12　后颅窝、内听道横断位扫描定位方法

层数的选择应当包括后颅窝从枕骨大孔到颞背岩部上缘的部分。如果后颅窝有较大肿瘤,则扫描范围应当加大以覆盖整个肿瘤区域。

2.冠状位　以横轴位及矢状位做定位参考像。在横轴位定位像上使定位线与大脑纵裂

垂直(图3-13a)。在矢状位定位像上使定位线与脑干平行(图3-13b)。在冠状面定位像上设置 FOV 大小及调整 FOV 端正(图3-13c)。

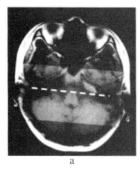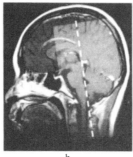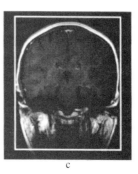

a　　　　　　　　b　　　　　　　　c

图3-13　后颅窝、内听道冠状位扫描定位方法

范围包括从小脑后缘至斜坡的部分。

(五)推荐脉冲序列及参数

推荐脉冲序列:

1.横断位　T₂WI-TSE

2.横断位　T₁WI-FALIR

3.冠状位　T₂WI-TSE

扫描参数:后颅窝、内听道常用参考脉冲序列及扫描参数见表3-3。

表3-3　后颅窝、内听道常规扫描参数

序列	方位	TR(ms)	TE(ms)	层厚(mm)	层间距(mm)	矩阵	FOV(cm)	相位编码方向
定位	三平面							
T₂WI-TSE	轴位	3000	90	3~4	0.5	320×256	22~24	左右
T₁WI-FLAIR	轴位	1750	12	3~4	0.5	320×256	22~24	左右
T₂WI-TSE	冠状	3000	90	3~4	0.5	320×256	22~24	左右

(六)图像优化(序列参数应用技巧)

内听道通常是较小的结构,本检查也主要是为了排除小的听神经瘤。因此图像具有高的空间分辨力和好的 SNR 是非常重要的。在内听道区域,由于具有颞骨岩部和乳突骨性结构,具有较低的质子密度,因而在一定程度上降低了该处的 SNR。可以采用薄层/层间距,来优化空间分辨力和提高 IAM 可见性。采用大矩阵,稍小的 FOV,另外需要增加 NEX 以保证一定的 SNR。

后颅窝静脉窦流动产生伪影。可以在 FOV 上、下加饱和带。外周门控也可以减小伪影,但扫描时间会增加。

(七)对比剂应用

检出微小听神经鞘瘤病灶通常会采用静脉内注射顺磁性对比剂,虽然 T₂WI 高分辨率成像对大部分听神经瘤非常敏感,似若不行增强扫描,个别微小(1mm 大小)病变仍难以检出。注射对比剂后行 T₁WI 横断位、冠状位及矢状位并加脂肪抑制扫描。

四、垂体 MR 成像技术

(一)检查前准备

1.接诊时,核对患者一般资料,明确检查目的和要求。对目的和要求不清的申请单,应请临床医师务必写清,以免检查部位出错。

2.患者是否属禁忌证的范围。并嘱患者认真阅读检查注意事项,按要求准备,提供耳塞。

3.进入检查室之前,应除去患者身上一切能除去的金属物品、磁性物质及电子器件,以免引起伪影及对物品的损坏。

4.去除义齿、假发、接发;涂有摩丝、发胶、啫喱水的患者需清洗头发。

5.告诉患者所需检查的时间,扫描过程中不得随意运动,平静呼吸,若有不适,可通过话筒和工作人员联系。

6.婴幼儿、焦躁不安及幽闭恐惧症患者,应给适量的镇静剂或麻醉药物一旦发生幽闭恐惧症立即停止检查,让患者脱离现场。

7.急、危重患者,必须做 MR 检查时,应有临床医师陪同观察。

(二)常见适应证与禁忌证

适应证:

1.垂体功能性疾病诊断(高泌乳素血症,Cushing 综合征,肢端肥大症,垂体功能减退,糖尿病,闭经等)。

2.下丘脑功能障碍。

3.视觉障碍。

4.垂体瘤术后评价。

5.鞍区血管性疾病。

6.鞍区先天性发育异常。

7.鞍区骨源性疾病。

禁忌证:

1.装有心脏起搏器或带金属植入物者。

2.使用带金属的各种抢救用具而不能去除者。

3.术后体内留有金属夹子者。检查部位邻近体内有不能去除的金属植入物。

4.MRI 对比剂有关的禁忌证。严重心、肝、肾功能衰竭禁用对比剂。

5.早期妊娠者(3 个月内)的妇女应避免 MRI 扫描。

6.幽闭恐惧症患者。

(三)线圈选择及患者体位设计

1.线圈选择　头颅正交线圈、多通道线圈或头颈联合线圈。

2.体位设计　患者仰卧位,头先进,双手置于身体两侧,人体长轴与床面长轴一致,头部两侧用海绵垫固定。颈短及肥胖患者两肩尽量向下且臀部垫以棉垫抬高臀部;婴幼儿头颅较小患者在颈、背部垫软垫,使头部尽量伸向线圈中心。鼻根对准线圈"十字"定位线。移动床面位置,开定位灯,使十字定位灯的纵横交点对准头线圈纵、横轴中点,即以线圈中心为采集中心,锁定位置,并送至磁场中心。对特殊患者也可采用俯卧位,以便患者能配合完成 MRI 检查。

(四)扫描方位

先扫定位片,采用快速成像序列同时冠,矢,轴三方向定位图,在定位片上确定扫描基线、扫描方法和扫描范围。

鞍区常规扫描方位是冠状位、矢状位。

1.冠状位 以横轴位及矢状位做定位参考像。在横轴位定位像上使定位线与大脑纵裂垂直(图3-14a),在矢状位定位像上使定位线与鞍底垂直,扫描范围沿鞍区从前床突至后床突(图3-14b)。在冠状面定位像上设置FOV大小及调整FOV端正(图3-14c)。

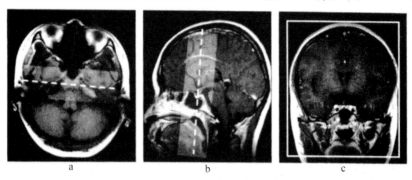

图3-14 垂体冠状位扫描定位方法

2.矢状位 以横轴位及冠状位做定位参考像,在横轴位定位像上矢状位定位线与大脑纵裂平行(图3-15a),在冠状位定位像上定位线与大脑纵裂及脑干平行,扫描范围从一侧海绵窦到另一侧海绵窦(图3-15b)。在矢状面定位像上设置FOV大小及调整FOV端正(图3-15c)。

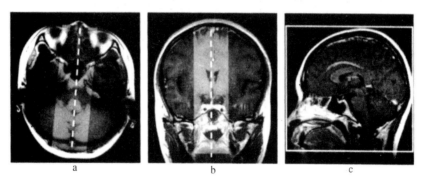

图3-15 垂体矢状位扫描定位方法

(五)推荐脉冲序列及参数

推荐脉冲序列:

1.垂体冠状位 $T_1WI-TSE$

2.垂体冠状位 $T_2WI-TSE$

3.垂体矢状位 $T_1WI-TSE$

扫描参数:垂体常用参考脉冲序列及扫描参数见表3-4。

表3-4 垂体常规扫描参数

序列	方位	TR(ms)	TE(ms)	层厚(mm)	层间距(mm)	距针	FOV(cm)	相位编码方向
定位	三平面							
$T_2WI-TSE$	冠状	3000	90	3	0.3	320×256	18～20	左右
$T_1WI-TSE$	冠状	500	15	3	0.3	320×256	18～20	左右
$T_1WI-TSE$	矢状	500	15	3	0.3	320×256	20～22	前后
动态增强	冠状							

（六）垂体微腺瘤的特殊检查要求

怀疑有垂体微腺瘤，即临床有泌乳、停经史，实验室检查有泌乳素增高、生长激素增高等，即使 MR 常规扫描未见病变者，需行垂体动态增强扫描。

选用冠状位 T_1WI 增强序列。由于受病灶范围、层数、层厚等因素牵制，以及动态时间分辨率的要求，必须设计扫描参数使其单期扫描时间控制在 12～20s 之间增强前先行预扫描 1 次，判断一下定位效果并及时作出相应调整。注射对比剂与扫描同时进行，前几期连续扫描，然后加大间隔时间，最后一次可延迟至 5min。这种扫描的优势足不受固定扫描期限限制，自由观察微腺瘤对比剂填充情况。垂体微腺瘤早期增强幅度低，正常垂体组织增强明显（图 3－16）。而时间－信号强度曲线更利于观察正常垂体与微腺瘤的增强性状。

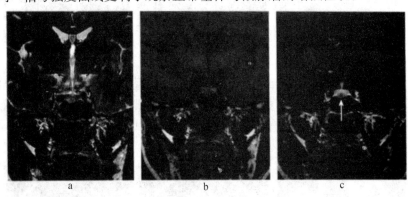

图 3－16　垂体微腺瘤 MR 平扫及动态增强图像

a. T_2WI 示垂体中线偏左下凸出稍高信号影；b. T_1WI 示垂体中线偏左下凸出稍低信号影；c. 病灶动态早期增强幅度较正常垂体低（白箭头示）

（七）图像优化（序列参数应用技巧）（技术要点、伪影问题）

由于垂体窝位于 willis 环的前而和下部，血管搏动伪影比较剧烈。小 FOV 会增加混淆现象，相位方向上有解剖结构在 FOV 之外时，有必要采用 NPW。在 FOV 的上下左心加饱和带来减小伪影和混淆现象。

垂体窝结构较小，微腺瘤通常也很难看到。那么空间分辨力就很重要。薄层，小 FOV 可以保证较好的空间分辨力。

（八）对比剂应用

垂体和鞍区病变一般应常规增强扫描而微腺瘤的动态增强扫描更应精确控制对比剂注入后的扫描时间，因为最终垂体腺体和微腺瘤都会被强化，这点很重要。

五、眼眶 MR 成像技术

（一）检查前准备

1. 接诊时，核对患者一般资料，明确检查目的和要求。对目的和要求不清的申请单，应请临床医师务必写清，以免检查部位出错。

2. 患者是否属禁忌证的范围。并嘱患者认真阅读检查注意事项，按要求准备，提供耳塞。

3. 进入检查室之前，应除去患者身上一切能除去的金属物品、磁性物质及电子器件，以免引起伪影及对物品的损坏。

4. 去除义齿、假发、接发；涂有摩丝、发胶、啫喱水的患者清洗头发；检查前向患者解释尽量不涂睫毛膏、不戴美瞳等化妆品。

5.告诉患者所需检查的时间,扫描过程中不得随意运动;教会患者通过 MR 设备的声音辨别机器是否在扫描,在扫描时凝视前方保持眼睑和眼球不动。平静呼吸,若有不适,可通过话筒和工作人员联系。

6.婴幼儿、焦躁不安及幽闭恐惧症患者,应给适量的镇静剂或麻醉药物。一旦发生幽闭恐惧症立即停止检查,让患者脱离现场。

7.急、危重患者,必须做 MR 检查时,应有临床医师陪同观察。

8.去除义眼。

(二)常见适应证与禁忌证

适应证:

1.眶部肿瘤,包括眼球、视神经与眶的各种肿瘤。

2.眼肌疾病,如格氏眼病等。

3.血管性病变,包括眶内静脉曲张、血管畸形、颈内动脉海绵窦瘘等。

4.眼部外伤。

5.非金属性眼内和眶内异物。

6.眶内炎症包括炎性假瘤与眶内感染。

禁忌证:

1.装有心脏起搏器或带金属植入物者。

2.使用带金属的各种抢救用具而不能去除者。

3.术后体内留有金属夹子者。检查部位邻近体内有不能去除的金属植入物(如固定金属义齿)。

4.MRI 对比剂有关的禁忌证。严重心、肝、肾功能衰竭禁用对比剂。

5.早期妊娠者(3 个月内)的妇女应避免 MRI 扫描。

6.幽闭恐惧症患者。

(三)线圈选择及患者体位设计

1.线圈选择　头颅正交线圈、多通道线圈或头颈联合线圈。

2.体位设计　患者仰卧位,头先进,双手置于身体两侧,人体长轴与床面长轴一致,头部两侧用海绵垫固定。颈短及肥胖患者两肩尽量向下且臀部垫以棉垫抬高臀部;婴幼儿头颅较小患者在颈、背部垫软垫,使头部尽量伸向线圈中心。双眼连线中点对准线圈"十字"定位线。移动床面位置,开定位灯,使十字定位灯的纵横交点对准头线圈纵、横轴中点,即以线圈中心为采集中心,锁定位置,并送至磁场中心。眼睑、眶周病灶(如血管瘤)形状随体位改变的患者可根据有利显示病变要求而采用俯卧、侧卧位。

(四)扫描方位

先扫定位片,采用快速成像序列同时冠,矢,轴三方向定位图,在定位片上确定扫描基线、扫描方法和扫描范围。

眼眶常规扫描方位是横断位、冠状位和斜矢状位。

1.横断位　以矢状位和冠状位做定位参考像。在矢状位定位像上,视神经眶内段的平行线作为扫描基线(图 3—17a);在冠状位定位像上,经两侧眼球中心的连续作为扫描基线(图 3—17b)。扫描范围上下包括眶上、下壁。在横断面定位像上设置 FOV 大小及调整 FOV 端正

（图3—17c）。

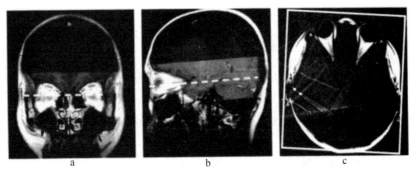

图3—17　眼眶横断位扫描定位方法

2.冠状位　以横轴位及矢状位做定位参考像。在横轴位定位像上使定位线与大脑中线结构连续垂直（图3—18a）。在矢状位定位像上视神经眶内段的垂直线作为扫描基线（图3—18b）扫描范围从眼睑到眶尖。在冠状面定位像上设置FOV大小及调整FOV端正（图3—18c）。

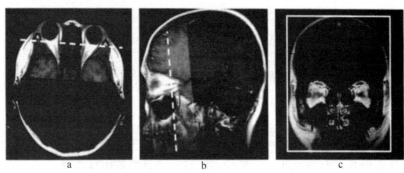

图3—18　眼眶冠状位扫描定位方法

3.斜矢状位　以横轴位及冠状位做定位参考像，在横轴位定位像，以视神经眶内段的平行线作为扫描基线（图3—19a）；在冠状位定位像上大脑中线结构的平行线作为扫描基线。扫描范围从眼外侧缘到眼眶内侧缘（图3—19b）。在矢状面定位像上设置FOV大小及调整FOV端正（图3—19c）。

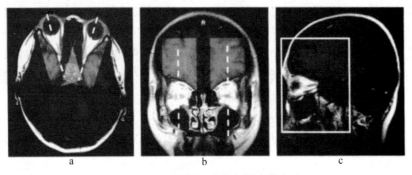

图3—19　眼眶斜矢状位扫描定位方法

（五）推荐脉冲序列及参数

推荐脉冲序列：

1.横断位　$T_1WI—FLAIR$

2.横断位 $T_2WI-TSE$

3.冠状位 $T_2WI-TSE$

4.斜矢状位 $T_2WI-FLAIK$

扫描参数:眼眶常用参考脉冲序列及扫描参数见表3－5。

表3－5 眼眶常规扫描参数

序列	方位	TR(ms)	TF(ms)	层厚(mm)	层间距(mm)	矩阵	FOV(cm)	相位编码方向
定位	三平面							
$T_2WI-TSE$	轴位	3500	80	3	0.3~0.5	320×256	22~24	左右
$T_1WI-FLAIR$	轴位	1750	12	3	0.3~0.5	320×256	22~24	左右
$T_2WI-TSE$	冠状	3000	90	3	0.3~0.5	320×256	22~24	左右
$T_2WI-FLAIR$	斜矢状	3000	90	3	0.3~0.5	320×256	22~24	前后

(六)眼眶常见病变的特殊检查要求

1.眶内病变 眼眶内脂肪丰富,T_2WI像上多为高信号,病变容易被脂肪所掩盖,所以,T_2WI要加压脂技术,用以压制高信号的脂肪。T_1WI一般不加脂肪压制技术。但疑为脉络膜黑色素瘤则T_1WI加压脂,而T_2WI不加脂肪压制。因为黑色素瘤在T_1WI上为高信号,T_2WI为低信号。这是由于黑色素瘤细胞内有较多顺磁性物质,使肿瘤的T_1和T_2值缩短,形成与一般肿瘤MR信号相反的信号特征。

2.眼肌病变 眼肌病变通常需要高信号脂肪的衬托,所以不加脂肪压制技术,有利于病变的显示。

3.血管性病 如眼眶静脉曲张、颈动脉海绵窦漏等,除常规扫描外,必要时行俯卧或侧卧检查,这样的加压检查对明确病变性质及部位更有帮助。

(七)图像优化(序列参数应用技巧)

采用表面线圈可以获得较好的SNR。它可以使比较小的解剖结构如视神经具有较好的分辨力。线圈的选择主要取决于感兴趣区的范围。如果眼眶和眼眶内的视神经是感兴趣区,那么采用表面线圈;如果视交叉和颅内视觉通路是感兴趣区,则选择头线圈。

有些患者可能是失明的,或者具有部分视力,检查时必须考虑这一点。检查前一定要告知患者检查时眼球不要乱动,并训练几次。并确保除去所有的眼球周围的饰物。采用的序列尽可能快,扫描时间尽可能短。

(八)对比剂应用

增强扫描是必要的,增强时要采用脂肪抑制。

(九)摄片和图像后处理

六、鼻咽及鼻窦 MR 成像技术

(一)检查前准备

1.接诊时,核对患者一般资料,明确检查目的和要求。对目的和要求不清的申请单,应请临床医师务必写清,以免检查部位出错。

2.患者是否属禁忌证的范围。并嘱患者认真阅读检查注意事项,按要求准备,提供耳塞。

3.进入检查室之前,应除去患者身上一切能除去的金属物品、磁性物质及电子器件,以免引起伪影及对物品的损坏。

4.去除义齿、假发、接发；涂有摩丝、发胶、啫喱水的患者需清洗头发。

5.告诉患者所需检查的时间,扫描过程中不得随意运动,平静呼吸,若有不适,可通过话筒和工作人员联系。

6.婴幼儿、焦躁不安及幽闭恐惧症患者,应给适量的镇静剂或麻醉药物。一旦发生幽闭恐惧症立即停止检查,让患者脱离现场。

7.急、危重患者,必须做 MR 检查时,应有临床医师陪同观察。

(二)常见适应证与禁忌证

适应证：

1.鼻咽部肿瘤,如鼻咽癌、纤维血管瘤和脊索瘤等。

2.鼻窦肿瘤、囊肿、息肉及黏膜增厚、窦内积液、积脓等。

3.咽隐窝病变。

4.颅颈部病变。

禁忌证：

1.装有心脏起搏器或带金属植入物者。

2.使用带金属的各种抢救用具而不能去除者。

3.术后体内留有金属夹子者。检查部位邻近体内有不能去除的金属植入物。

4.MRI 对比剂有关的禁忌证。严重心、肝、肾功能衰竭禁用对比剂。

5.早期妊娠者(3 个月内)的妇女应避免 MRI 扫描。

6.幽闭恐惧症患者。

(三)线圈选择及患者体位设计

1.线圈选择　头颅多通道线圈或头颈联合线圈。

2.体位设计　患者仰卧位,头先进,双手置于身体两侧,人体长轴与床面长轴一致,头部两侧用海绵垫固定。颈短及肥胖患者两肩尽量向下且臀部垫以棉垫抬高臀部;婴幼儿头颅较小患者在颈、背部垫软垫,使头部尽量伸向线圈中心。眼眶下缘对准线圈"十字"定位线。移动床面位置,开定位灯,使十字定位灯的纵横交点对准线圈纵、横轴中点,即以线圈中心为采集中心,锁定位置,并送至磁场中心。

(四)扫描方位

先扫定位片,采用快速成像序列同时冠,矢,轴三方向定位图,在定位片上确定扫描基线、扫描方法和扫描范围。

鼻咽、鼻窦常规扫描方位是横断位、冠状位和矢状位。

1.横断位　以矢状位和冠状位做定位参考像。在矢状位定位像上,硬腭的平行线作为扫描基线(图 3—20a);在冠状位定位像上,硬腭的平行线作为扫描基线(图 3—20b)。扫描范围上至垂体,下至软腭下缘。在横断面定位像上设置 FOV 大小及调整 FOV 端正(图 3—20c)。

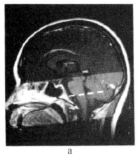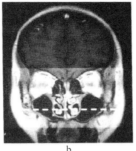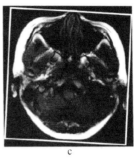

图 3—20　鼻咽、鼻窦横断位扫描定位方法

2.冠状位　以横轴位及矢状位做定位参考像。在横轴位定位像上使定位线与大脑中线结构连线垂直(图 3—21a)。在矢状位定位像上硬腭的垂直线作为扫描基线(图 3—21b)。扫描范围从鼻尖到枕骨大孔前缘。在冠状面定位像上设置 FOV 大小及调整 FOV 端正(图 3—21c)。

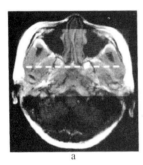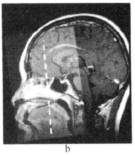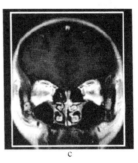

图 3—21　鼻咽、鼻窦冠状位扫描定位方法

3.矢状位　以横轴位及冠状位做定位参考像,在横轴位定位像,以中线结构的平行线作为扫描基线(图 3—22a);在冠状位定位像上以硬腭的垂直线(图 3—22b)在矢状面定位像上设置 FOV 大小及作为扫描基线。扫描范围从一侧颞骨到另一侧颞骨调整 FOV 端正(图 3—22c)。

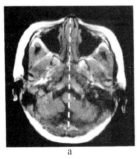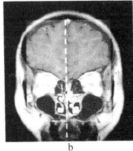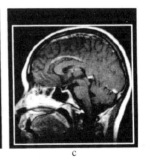

图 3—22　鼻咽、鼻窦矢状位扫描定位方法

(五)推荐脉冲序列及参数

推荐脉冲序列:

1.横断位　$T_1WI-TSE$

2.横断位　$T_2WI-TSE$

3.冠状位　$T_2WI-TSE$

4.矢状位　$T_2WI-TSE$

扫描参数:鼻咽、鼻窦常用参考脉冲序列及扫描参数见表3—6。

表3—6　鼻咽、鼻窦常规扫描参数

序列	方位	TR(ms)	TE(ms)	层厚(mm)	层间距(mm)	矩阵	FOV(cm)	相位编码方向
定位	三平面							
$T_2WI-TSE$	轴位	3000	90	3～4	0.6～0.8	320×256	22～24	左右
$T_1WI-TSE$	轴位	550	15	3～4	0.6～0.8	320×256	22～24	左右
$T_2WI-TSE$	冠状	3000	90	3～4	0.6～0.8	320×256	22～24	左右
$T_2WI-TSE$	矢状	3000	90	3～4	0.6～0.8	320×256	22～24	前后

(六)图像优化(序列参数应用技巧)

1.技术要点　由于各窦内含有空气,质子密度较低,因此该区域的 SNR 和 CNR 都不太理想。在显示骨骼上,MRI 不如 CT。MRI 在显示软组织上优于 CT。因此此时 SNR 比分辨力更重要。选用中等层厚扫描、大 NEX,大矩阵。

2.伪影问题　伪影主要来自于颈动脉、椎动脉搏动。在 FOV 下面加饱和脉冲可以消除该伪影。

(七)对比剂应用

鼻窦扫描一遍无需增强,只有在鉴别炎症与肿瘤时需要注射造影剂;鼻咽部扫描必须增强,并加脂肪抑制技术。

七、口咽部、唾液腺 MR 成像技术

(一)检查前准备

1.接诊时,核对患者一般资料,明确检查目的和要求。对目的和要求不清的申请单,应请临床医师务必写清,以免检查部位出错。

2.患者是否属禁忌证的范围。并嘱患者认真阅读检查注意事项,按要求准条,提供耳塞。

3.进入检查室之前,应除去患者身上一切能除去的金属物品、磁性物质及电子器件,以免引起伪影及对物品的损坏。

4.去除义齿、假发、接发;涂有摩丝、发胶、啫喱水的患者需清洗头发。

5.告诉患者所需检查的时间,扫描过程中不得随意运动,平静呼吸,若有不适,可通过话筒和工作人员联系。

6.婴幼儿、焦躁不安及幽闭恐惧症患者,应给适量的镇静剂或麻醉药物。一旦发生幽闭恐惧症立即停止检查,让患者脱离现场。

7.急、危重患者,必须做 MR 检查时,应有临床医师陪同观察。

8.教会患者通过 MR 设备的声音辨别机器是否在扫描,在图像扫描采集时尽量减少吞咽动作,可嘱患者舌尖轻抵门齿。

(二)常见适应证与禁忌证

适应证:

1.腮腺病变。

2.舌癌等占位性病变。

3.唾液腺肿块检查。

禁忌证：

1. 装有心脏起搏器或带金属植入物者。

2. 使用带金属的各种抢救用具而不能去除者。

3. 术后体内留有金属夹子者。检查部位邻近体内有不能去除的金属植入物。

4. MRI 对比剂有关的禁忌证。严重心、肝、肾功能衰竭禁用对比剂。

5. 早期妊娠者(3 个月内)的妇女应避免 MRI 扫描。

6. 幽闭恐惧症患者。

(三)线圈选择及患者体位设计

1. 线圈选择　头颅多通道线圈或头颈联合线圈。

2. 体位设计　患者仰卧位，头先进，双手置于身体两侧，人体长轴与床面长轴一致，头部两侧用海绵垫固定。颈短及肥胖患者两肩尽量向下且臀部垫以棉垫抬高臀部；婴幼儿头颅较小患者在颈、背部垫软垫，使头部尽量伸向线圈中心。口唇中心对准线"十字"定位线。移动床面位置，开定位灯，使十字定位灯的纵横交点对准线圈纵、横轴中点，即以线圈中心为采集中心，锁定位置，并送至磁场中心。

(四)扫描方位

先扫定位片，采用快速成像序列同时冠，矢，轴三方向定位图，在定位片上确定扫描基线、扫描方法和扫描范围。

口咽、唾液腺常规扫描方位是横断位、矢状位和冠状位。

1. 横断位　以矢状位和冠状位做记位参考像。在矢状位定位像上，硬腭的平行线作为扫描基线(图 3—23a)；在冠状位定位像上，硬腭的平行线作为扫描基线(图 3—23b)。扫描范围上至硬腭，下至舌骨。在横断面定位像上设置 FOV 大小及调整 FOV 端正(图 3—23c)。

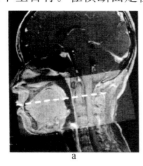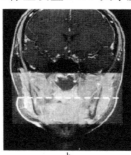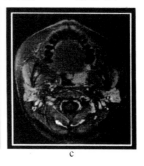

图 3—23　口咽部、唾液腺横断位扫描定位方法

2. 冠状位　以横轴位及矢状位做定位参考像。在横轴位定位像上以腭正中缝或舌中隔的垂直线作力扫描基线(图 3—24a)。在矢状位定位像上硬腭的垂直线作为扫描基线(图 3—24b)。扫描范围从门齿到颈髓前缘。在冠状面定位像上设置 FOV 大小及调整 FOV 端正(图 3—24c)。

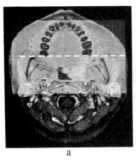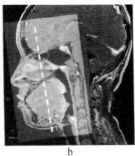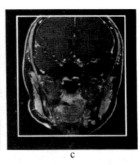

图 3—24　口咽部、唾液腺冠状位扫描定位方法

3.矢状位　以横轴位及冠状位做定位参考像。在横轴位定位像,以腭正中缝或舌中隔的平行线作为扫描基线(图 3—25a);在冠状位定位像上以硬腭的垂直线作为扫描基线。扫描范围从一侧颞骨到另一侧颞骨(3—25b),具体范围根据具体病灶区域而定。在矢状面定位像上设置 FOV 大小及调整 FOV 端正(图 3—25c)。

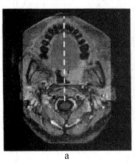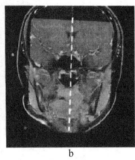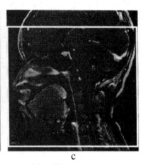

图 3—25　口咽部、唾液腺矢状位扫描定位方法

(五)推荐脉冲序列及参数

推荐脉冲序列:

1.横断位　$T_1WI-TSE$

2.横断位　$T_2WI-TSE$

3.冠状位　$T_2WI-TSE$

4.矢状位　$T_2WI-TSE$

扫描参数:口咽部、唾液腺常用参考脉冲序列及扫描参数见表 3—7。

表 3—7　口咽部、唾液腺常规扫描参数

序列	方位	TR(ms)	TE(ms)	层厚(mm)	层间距(mm)	矩阵	FOV(cm)	相位编码方向
定位	三平面							
$T_2WI-TSE$	轴位	3000	90	3～4	0.6～0.8	320×256	22～24	左右
$T_1WI-TSE$	轴位	550	15	3～4	0.6～0.8	320×256	22～24	左右
$T_2WI-TSE$	冠状	3000	90	3～4	0.6～0.8	320×256	22～24	左右
$T_2WI-TSE$	矢状	3000	90	3～4	0.6～0.8	320×256	22～24	前后

(六)口咽部、唾液腺常见病变的特殊检查要求

1.唾液腺结石　显示对称的平扫薄层横断位 T_1WI 不加脂肪压制序列像非常有价值。在唾液腺区脂肪高信号的衬托下,低信号的腺管结石显示更清晰。

2.颅颈部淋巴结、翼腭窝、颈动脉间隙病变颈部脂肪较多,为了更清晰地显示病变,扫描时要加脂肪抑制,定位诊断需要矢状位。除平扫外,增强扫描是很有必要的。

(七)图像优化(序列参数应用技巧)

唾液腺相对较小,因此空间分辨力非常重要。正确选择线圈可以优化 SNR。

采用薄层、大矩阵、大 NEX 扫描。可以采用 FSE 与 KT 的结合以提高 SNR,伪影主要来自于颈动脉、椎动脉、颈静脉等血管的搏动和吞咽运动。在 FOV 上、下面加饱和带可以消除该伪影。

(八)对比剂应用

通常不用增强。在区分病理结构和正常解剖结构时给予增强。

八、颞颌关节(TMJ)MR 成像技术

(一)检查前准备

1.接诊时,核对患者一般资料,明确检查目的和要求。对目的和要求不清的申请单,应请临床医师务必写清,以免检查部位出错。

2.患者是否属禁忌证的范围。并嘱患者认真阅读检查注意事项,按要求准备,提供耳塞。

3.进入检查室之前,应除去患者身上一切能除去的金属物品、磁性物质及电子器件,以免引起伪影及对物品的损坏。

4.去除义齿、假发、接发;涂有摩丝、发胶、啫喱水的患者需清洗头发。

5.告诉患者所需检查的时间,扫描过程中不得随意运动,平静呼吸,若有不适,可通过话筒和工作人员联系。

6.婴幼儿、焦躁不安及幽闭恐惧症患者,应给适量的镇静剂或麻醉药物。一旦发生幽闭恐惧症立即止检查,让患者脱离现场。

7.急、危重患者,必须做 MR 检查时,应有临床医师陪同观察。

8.教会患者通过 MR 设备的声音辨别机器是否在扫描,在图像扫描采集时尽量减少吞咽动作,可嘱患者舌尖轻抵门齿。

(二)常见适应证与禁忌证

适应证:颞颌关节紊乱病。

禁忌证:

1.装有心脏起搏器或带金属植入物者。

2.使用带金属的各种抢救用具而不能去除者。

3.术后体内留有金属夹子者。检查部位邻近体内有不能去除的金属植入物。

4.MRI 对比剂有关的禁忌证。严重心、肝、肾功能衰竭禁用对比剂。

5.早期妊娠者(3 个月内)的妇女应避免 MRI 扫描。

6.幽闭恐惧症患者。

(三)线圈选择及患者体位设计

1.线圈选择　选用 7～8mm 环形 TMJ 表面线圈一对,以及张口装置。

2.体位设计　患者取头先进,仰卧在检查床上,颈短及肥胖患者两肩尽量向下且臀部垫以棉垫抬高臀部。人体长轴与床面长轴一致,双手置于身体两旁或胸前。头颅正中矢状面尽可能与线圈纵轴保持一致,并垂直于床面。两环形线圈分别置于两侧颞颌关节处(外耳孔前

方1～2cm),线圈表面与主磁场平行,并尽量靠近颞颌关节采集中心对准两外耳孔连线中点。通常先行闭口位检查,然后体位保持不动,再行张口位扫描。一次固定,左右对比成像。

(四)扫描方位

先扫定位片,采用快速成像序列同时冠,矢,轴三方向定位图,在定位片上确定扫描基线、扫描方法和扫描范围。

TMJ 常规扫描方位是斜冠状位和矢状位。

1.斜冠状位 在横断位定位像,平行于下颌骨髁状突长轴、垂直于下颌骨体部的直线作为扫描基线(图3-26a);在矢状位定位像,平行于髁状突的直线作为扫描基线(图3-26b)。在冠状面定位像上设置 FOV 大小及调整 FOV 端正(图3-26c)。

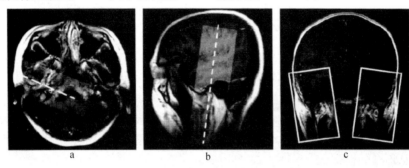

图3-26 颞颌关节斜冠状位扫描定位方法

2.斜矢状位 在横断位定位像,垂直于下颌髁状突长轴、平行于下颌骨体部的直线作为扫描基线(图3-27a);在冠状位定位像,平行于下颌骨髁状突长轴的直线作为扫描基线(图3-27b)。在矢状面定位像上设置 FOV 大小及调整 FOV 端正(图3-27c)。

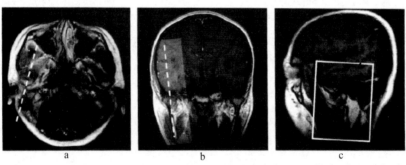

图3-27 颞颌关节斜矢状位扫描定位方法

(五)推荐脉冲序列及参数

推荐脉冲序列:

1.闭口位

(1)冠状位:$T_2WI-TSE$

(2)矢状位:PDWI-TSE

(3)矢状位:$T_1WI-TSE$

2.张口位 矢状位:$T_1WI-TSE$

扫描参数:颞颌关节常用参考脉冲序列及扫描参数见表3-8。

表 3-8　颞颌关节常规扫描参数

序列	方位	TR(ms)	TE(ms)	层厚(mm)	层间距(mm)	矩阵	FOV(cm)	相位编码方向
定位	三平面							
$T_2WI-TSE$	斜冠状	3000	80	2	0.2	320×256	12~16	左右
PDWI-TSE	斜矢状	3775	25	2	0.2	320×256	12~16	前后
$T_1WI-TSE$	斜矢状	500	12	2	0.2	320×256	12~16	前后
$T_1WI-TSE$	斜矢状	500	12	2	0.2	320×256	12~16	前后
张口位								

（六）颞颌关节扫描的特殊要求

1. 颞颌关节 MRI 是诊断颞颌关节紊乱病的首选检查方法。双侧关节同时扫描，并要求做双侧的张口位和闭口位扫描。

2. T_1WI 显示解剖结构，尤其是关节盘最佳；T_2WI 和 PDWI 可提供关节积液、炎症或水肿等相关信息。

3. 张口位扫描应尽量选择能缩短时间的序列。

（七）图像优化（序列参数应用技巧）

SNR 主要取决于线圈的质量。由于关节较小，空间分辨力非常重要，采用小 FOV，薄层，大矩阵是必要的。常犯的错误是矢状位斜位时，过度倾斜，注意一定要与下颌小头关节垂直。

伪影主要来自于颈动脉搏动。在 FOV 上、下面加饱和带可以消除该伪影。

（八）对比剂应用

一般不用对比剂。

（九）摄片和图像后处理

拍片时加上定位像，并标记左、右侧及张、闭口外扫描。

九、脑神经 MR 成像技术

（一）检查前准备

1. 接诊时，核对患者一般资料，明确检查目的和要求。对目的和要求不清的申请单，应请临床医师务必写清，以免检查部位出错。

2. 患者是否属禁忌证的范围。并嘱患者认真阅读检查注意事项，按要求准备，提供耳塞。

3. 进入检查室之前，应除去患者身上一切能除去的金属物品、磁性物质及电子器件，以免引起伪影及对物品的损坏。

4. 去除义齿、假发、接发；涂有摩丝、发胶、啫喱水的患者需清洗头发。

5. 告诉患者所需检查的时间，扫描过程中不得随意运动，平静呼吸，若有不适，可通过话筒和工作人员联系。

6. 婴幼儿、焦躁不安及幽闭恐惧症患者，应给适量的镇静剂或麻醉药物。一旦发生幽闭恐惧症立即停止检查，让患者脱离现场。

7. 急、危重患者，必须做 MR 检查时，应有临床医师陪同观察。

（二）常见适应证与禁忌证

适应证：

1. 血管性脑神经痛。

2.脑神经炎、微小神经鞘瘤。

3.面瘫或面部麻木。

4.单侧面部痉挛。

5.三叉神经痛。

禁忌证：

1.装有心脏起搏器或带金属植入物者。

2.使用带金属的各种抢救用具而不能去除者。

3.术后体内留有金属夹子者。检查部位邻近体内有不能去除的金属植入物。

4.MRI 对比剂有关的禁忌证。严重心、肝、肾功能衰竭禁用对比剂。

5.早期妊娠者(3 个月内)的妇女应避免 MRI 扫描。

6.幽闭恐惧症患者。

(三)线圈选择及患者体位设计

1.线圈选择　头颅正交线圈、多通道线圈或头颈联合线圈。

2.体位设计　患者仰卧位，头先进，双手置于身体两侧，人体长轴与床面长轴一致，头部两侧用海绵垫固定。颈短及肥胖患者两肩尽量向下且臀部垫以棉垫抬高臀部；婴幼儿头颅较小患者在颈、背部垫软垫，使头部尽量伸向线圈中心。外耳孔连线对准线圈"十字"定位线。移动床面位置，开定位灯，使十字定位灯的纵横交点对准线圈纵、横轴中点，即以线圈中心为采集中心，锁定位置，并送至磁场中心。

(四)扫描方位

下面以面神经、听神经为例。

先扫定位片，采用快速成像序列同时冠，矢，轴三方向定位图，在定位片上确定扫描基线、扫描方法和扫描范围。

常规扫描方位足横断位、冠状位。

1.横断位　以矢状位和冠状位做定位参考像。在矢状位定位像上，前后联合平行线作为扫描基线(图 3-28a)。在冠状位定位像上，平行于而听神经内听道的连线作为扫描基线(图 3-28b)。扫描范围从小脑天幕到枕骨大孔。在横断面定位像上设置 FOV 大小及调整 FOV 端正(图 3-28c)。

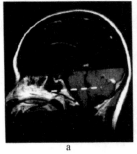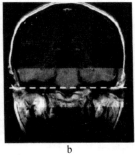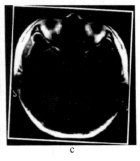

图 3-28　面、听神经横断位扫描定位方法

2.冠状位　以横轴位及矢状位做定位参考像：在横轴位定位像，平行于面听神经内听道的连线作为扫描基线(图 3-29a)。在矢状位定位像上前后联合垂直线作为扫描基线(图 3-29b)。扫描范围从鼻咽后壁到枕骨大孔后缘。在冠状面定位像上设置 FOV 大小及调整

FOV 端正(图 3－29c)。

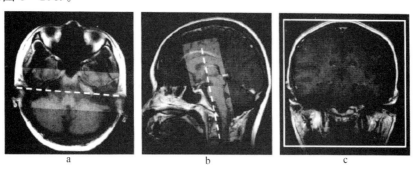

图 3－29　面、听神经冠状位扫描定位方法

(五)推荐脉冲序列及参数

推荐脉冲序列：

1. 横断位　T_2WI－TSE

2. 横断位　T_1WI－TSE

3. 冠状位　T_2WI－TSE

4. 3D FIESTA(平衡式稳态自由进动序列)，该序列在 SIEMENS 设备上称作 True FISP,PHILIPS 称作 B－FFE。

5. 3D TOF MRA

扫描参数：脑神经常用参考脉冲序列及扫描参数见表 3－9。

表 3－9　脑神经常规扫描参数

序列	方位	TR(ms)	TE(ms)	层厚(mm)	层间距(mm)	矩阵	FOV(cm)	相位编码方向
定位	三平面							
T_2WI－TSE	轴位	3000	80	3	0.5	384×256	20～22	左右
T_1WI－TSE	轴位	550	12	3	0.5	384×256	20～22	左右
T_2WI－TSE	冠状	3000	80	3	0.5	384×256	20～22	左右
3D－FIESTA	轴位	6	2.4	—	—	256×256	20	左右
3D－TOF－MRA	轴位	25	—	1.6	－0.7	320×256	20	左右

(六)脑神经常见病变的特殊检查要求

观察神经与血管交互关系时需加扫 3D MRA 序列。

(七)图像优化(序列参数应用技巧)

对于脑神经及其病变这类细小解剖结构和病理结构,高分辨是必需的。MRI 高分辨率的技术要点是：较大的矩阵,如 512×512；较薄的层厚,如 1mm。

(A)对比剂应用

通常不用对比剂。在怀疑微小神经鞘瘤时需增强扫描。

(九)摄片和图像后处理

1. 多平面重建(MPR)　3D FIESTA 序列图像的特点是脑脊液、内耳淋巴液呈高信号,其他组织呈相对低信号(图 3－30)。进行 MPK 重建对显示三叉神经、内听道内的面听神经及其之间的解剖关系尤为重要。观察三叉神经一般采用斜矢状位重建；观察面、听神经通常采用斜冠状位(平行于内听道的斜冠状位)。多平面的重建是对横断位图像的一个重要补充。

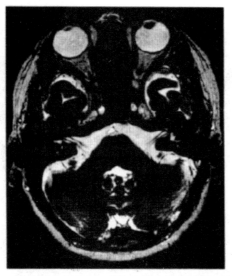

图 3－30　两侧面、听神经在高信号的脑脊液衬托下清晰可见

2.最大信号强度投影（MIP）　原始数据 MIP 重建，重建层厚选择 3～5mm。神经呈中等信号，血管为高信号。MIP 重建能多层面多角度显示脑神经与周围血管之间的走行、交互关系，对诊断因血管搏动引起的头痛、面神经痛等疾患提供极为重要的影像学信息（图 3－31）。

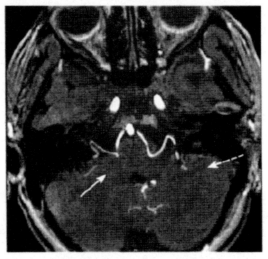

图 3－31　双侧小脑前下动脉自基底动脉发出后，向后外方斜行，在小脑脚处形成桥臂袢折向前外下走行，至绒球外上方弯向下内侧，形成一个凸向外的内耳道袢，右侧血管袢位于Ⅶ、Ⅷ神经间，左侧血管袢位于面神经前内侧，远端跨面、听神经走行

3.内耳水成像的容积重建　3D FIESTA 序列用于内耳区扫描经容积重建可以获得内耳的水成像。经逐级裁剪、去除内耳周围的组织，最后能够任意角度、立体显示内耳迷路、半规管等结构，对于发现先天解剖畸形和迷路的形态改变非常有利（图 3－32）。

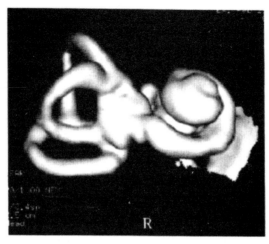

图 3－32 内耳水成像的容积重建立体显示内耳迷路、半规管等结构

十、脑部血管成像 MR 成像技术

(一)检查前准备

1.接诊时,核对患者一般资料,明确检查目的和要求。对目的和要求不清的申请单,应请临床医师务必写清,以免检查部位出错。

2.患者是否属禁忌证的范围。并嘱患者认真阅读检查注意事项,按要求准备,提供耳塞。

3.进入检查室之前,应除去患者身上一切能除去的金属物品、磁性物质及电子器件,以免引起伪影及对物品的损坏。

4.去除义齿、假发、接发;涂有摩丝、发胶、啫喱水的患者需清洗头发。

5.告诉患者所需检查的时间,扫描过程中不得随意运动,平静呼吸,若有不适,可通过话筒和工作人员联系。

6.婴幼儿、焦躁不安及幽闭恐惧症患者,应给适量的镇静剂或麻醉药物。一旦发生幽闭恐惧症立即停止检查,让患者脱离现场。

7.急、危重患者,必须做 MR 检查时,需有临床医师陪同观察。

(二)常见适应证与禁忌证

适应证:

1.颅内动脉瘤

2.脑梗死。

3.动静脉畸形(AVM)。

4.包括矢状窦血栓的经颅血管栓塞。

5.颈动脉尤其分叉处的血流评价。

6.脑血管疾病术后、治疗后随访。

7.筛选可疑又不能行 DSA 检查的脑血管疾病。

禁忌证:

1.装有心脏起搏器或带金属植入物者。

2.使用带金属的各种抢救用具而不能去除者。

3.术后体内留有金属夹子者。检查部位邻近体内有不能去除的金属植入物。

4.MRI 对比剂有关的禁忌证。严重心、肝、肾功能衰竭禁用对比剂。

5.早期妊娠者(3个月内)的妇女应避免 MRI 扫描。

6.幽闭恐惧症患者。

(三)线圈选择及患者体位设计

1.线圈选择 头颅正交线圈、多通道线圈或头颈联合线圈。

2.体位设计 患者仰卧位,头先进,双手置于身体两侧,人体长轴与床面长轴一致,头部两侧用海绵垫固定。颈短及肥胖患者两肩尽量向下且臀部垫以棉垫抬高臀部;婴幼儿头颅较小患者在颈、背部垫软垫,使头部尽量伸向线圈中心。鼻根对准线圈"十字"定位线。移动床面位置,开定位灯,使十字定位灯的纵横交点对准头线圈纵、横轴中点,即以线圈中心为采集中心,锁定位置,并送至磁场中心。

(四)扫描方位

先扫定位片,采用快速成像序列同时冠,矢,轴三方向定位图,在定位片上确定扫描基线、扫描方法和扫描范围。

横断位多层块重叠扫描(图 3-33)。

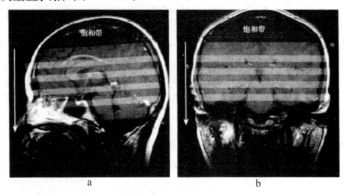

图 3-33 横断位多个层块逆血流重叠采集

(五)推荐脉冲序列及参数

3D TOF MRA 技术或 3D PC MRA 技术。但基于血流的流入增强效应的 TOF 法是目前临床最常用的 MRA 技术。

扫描参数:脑血管常用参考脉冲序列及扫描参数见表 3-10。

表 3-10 脑血管常规扫描参数

序列	方位	TR(ms)	TE(ms)	层厚(mm)	层间距(mm)	矩阵	FOV(cm)	相位编码方向
定位	三平面							
3D-TOF-MRA	轴位	25	—	1.6	-0.7	320×256	20	左右

(六)图像优化(序列参数应用技巧)

3D TOF MRA 的血流饱和现象不容忽视,饱和现象主要受两个方面因素的影响:慢血流信号明显减弱、容积内血流远侧的信号也明显减弱。

为了减少血流饱和,可采用以下对策:

1.缩小激发角度,但这将造成背景组织信号抑制不佳。

2.采用多个薄层块重叠采集 把成像容积分成数个层块,每个层块厚度减薄,层块内的饱和效就会减轻。

3.逆血流采集 容积采集时先采集血流远端的信号,然后向血流的近端逐渐采集(图3－33a箭头所示),可有效减少血流饱和。

4.FOV上缘加预饱和带消除静脉流动伪影。

(七)对比剂应用

头颅MRA可以不用对比剂;颈部MRA一般注射对比剂,但对于对比剂过敏患者可以参照头颅MRA扫描法完成颈部血管成像。

(八)摄片和图像后处理

最大信号强度投影(MIP):原始数据MIP重建,重建层厚选择3～5mm,血管显示为高信号。重建能多层面任意角度显示血管形态、走行(图3－34)。

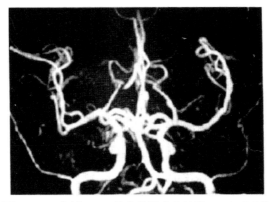

图3－34 头颅MRA最大信号强度投影(MIP)重建像

十一、喉MR成像技术

(一)检查前准备

1.接诊时,核对患者一般资料,明确检查目的和要求。对目的和要求不清的申请单,应请临床医师务必写清,以免检查部位出错。

2.患者是否属禁忌证的范围。并嘱患者认真阅读检查注意事项,按要求准备,提供耳塞。

3.进入检查室之前,应除去患者身上一切能除去的金属物品、磁性物质及电子器件,以免引起伪影及对物品的损坏。

4.去除义齿、假发、接发;涂有摩丝、发胶、啫喱水的患者需清洗头发。

5.告诉患者所需检查的时间,扫描过程中不得随意运动,平静呼吸,若有不适,可通过话筒和工作人员联系。

6.婴幼儿、焦躁不安及幽闭恐惧症患者,应给适量的镇静剂或麻醉药物。一旦发生幽闭恐惧症立即停止检查,让患者脱离现场。

7.急、危重患者,必须做MR检查时,应有临床医师陪同观察。

8.教会患者通过MR设备的声音辨别机器是否在扫描,在图像扫描采集时尽量减少吞咽动作,可嘱患者舌尖轻抵门齿。

(二)常见适应证与禁忌证

适应证:

1.喉癌等喉部病变。

2.囊肿性病变。

3.甲状腺及甲状旁腺瘤肿大、甲状腺癌。

4.颈部软组织(淋巴结肿大)包块。

禁忌证:

1.装有心脏起搏器或带金属植入物者。

2.使用带金属的各种抢救用具而不能去除者。

3.术后体内留有金属夹子者。检查部位邻近体内有不能去除的金属植入物。

4.MKI 对比剂有关的禁忌证。严重心、肝、肾功能衰竭禁用对比剂。

5.早期妊娠者(3 个月内)的妇女应避免 MRI 扫描。

6.幽闭恐惧症患者。

(三)线圈选择及患者体位设计

1.线圈选择　头颈联合线圈或颈部相控阵线圈。

2.体位设计　患者仰卧位,头先进,双手置于身体两侧,人体长轴与床面长轴一致,头部两侧用海绵垫固定。颈短及肥胖患者两肩尽量向下且臀部垫以棉垫抬高臀部;婴幼儿头颅较小患者在颈、背部垫软垫,使头部尽量伸向线圈中心。喉结中心对准线圈"十字"定位线。移动床面位置,开定位灯,使十字定位灯的纵横交点对准头线圈纵、横轴中点,即以线圈中心为采集中心,锁定位置,并送至磁场中心。

(四)扫描方位

先扫定位片,采用快速成像序列同时冠,矢,轴三方向定位图,在定位片上确定扫描基线、扫描方法和扫描范围。

常规扫描方位姑横断位、冠状位和矢状位。

1.横断位　以矢状位和冠状位做定位参考像。定位线垂直于气管,扫描范围从第 3 颈椎到第 7 颈椎(图 3－35a,b)。在横断面定位像上设置 FOV 大小及调整 FOV 端正(图 3－35c)。

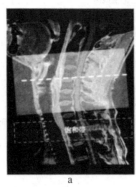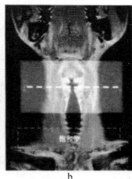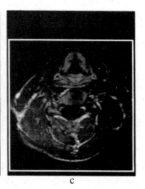

a　　　　　　　　　　b　　　　　　　　　　c

图 3－35　喉部横断位扫描定位方法

2.冠状位　以横轴位及正中矢状位做定位参考像。定位线平行于气管、甲状软骨,扫描范围从喉结前缘至颈髓(图 3－36a,b)。在冠状面定位像上设置 FOV 大小及调整 FOV 端正(图 3－36c)。

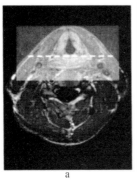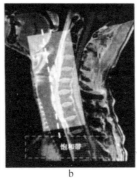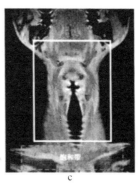

图 3-36　喉部冠状位扫描定位方法

3.矢状位　以横轴位及冠状位做定位参考像：定位线平行于正中矢状位，扫描范围包括两侧颈部淋巴结(图 3-37a,b)。在矢状而定位像上设置 FOV 大小及调整 FOV 端正(图 3-37c)。

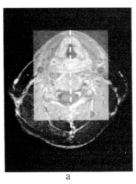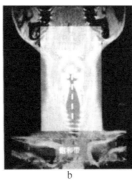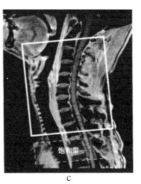

图 3-37　喉部矢状位扫描定位方法

(五)推荐脉冲序列及参数

推荐脉冲序列：

1.横断位　$T_1WI-TSE$

2.横断位　$T_2WI-TSE$

3.冠状位　$T_2WI-TSE$

4.矢状位　$T_2WI-TSE$

扫描参数：喉部常用参考脉冲序列及扫描参数见表 3-11。

表 3-11　喉部常规扫描参数

序列	方位	TR(ms)	TE(ms)	层厚(mm)	层间距(mm)	矩阵	FOV(cm)	相位编码方向
定位	三平面							
$T_2WI-TSE$	轴位	3000	80	3	0.5	320×256	22～24	左右
$T_1WI-TSE$	轴位	550	12	3	0.5	320×256	22～24	左右
$T_2WI-TSE$	冠状	3000	80	3	0.5	320×256	22～24	左右
$T_2WI-TSE$	矢状	3000	80	3	0.5	320×256	22～24	前后

(六)喉部常见病变的特殊检查要求

1.喉癌　常需了解喉周围的浸润情况,有无淋巴结转移等。扫描时在横断位加大扫描范围,上至蝶鞍、海绵窦和 Meckel 区域,以明确上述部位有无肿瘤沿神经蔓延。矢状位和冠状位要薄层扫描;T₂WI 加脂肪抑制。

2.甲状腺、甲状旁腺病变　扫描范围视甲状腺肿大、病变程度而定,以横断和冠状位为主。T₁WI 高信号病变,注意加脂肪抑制。

(七)图像优化(序列参数应用技巧)

伪影主要来自于颈动脉、椎动脉、颈静脉等血管的搏动和吞咽运动。在 FOV 上、下方加饱和带可以消除该伪影;另外,要告知患者检查时不要做吞咽动作,检查前要将唾液排干净并保持平静呼吸。

(八)对比剂应用

喉部的扫描通常不用增强,只有对病灶进行定性和分级时,才给予增强。但颈部的扫描通常需要注射对比剂。

十二、颈部软组织 MR 成像技术

(一)检查前准备

1.接诊时,核对患者一般资料,明确检查目的和要求。对目的和要求不清的申请单,应请临床医师务必写清,以免检查部位出错。

2.患者是否属禁忌证的范围。并嘱患者认真阅读检查注意事项,按要求准备,提供耳塞。

3.进入检查室之前,应除去患者身上一切能除去的金属物品、磁性物质及电子器件,以免引起伪影及对物品的损坏。

4.去除义齿、假发、接发;涂有摩丝、发胶、啫喱水的患者需清洗头发。

5.告诉患者所需检查的时间,扫描过程中不得随意运动,平静呼吸,若有不适,可通过话筒和工作人员联系。

6.婴幼儿、焦躁不安及幽闭恐惧症患者,应给适量的镇静剂或麻醉药物。一旦发生幽闭恐惧症立即停止检查,让患者脱离现场。

7.急、危重患者,必须做 MR 检查时,应有临床医师陪同观察。

8.教会患者通过 MR 设备的声音辨别机器是否在扫描,在图像扫描采集时尽量减少吞咽动作,可嘱患者舌尖轻抵门齿。

(二)常见适应证与禁忌证

适应证:

1.各种面部的良恶性肿瘤,包括咽旁、颈动脉间隙等部的肿瘤。

2.各种颈部的血管性病变,如:血管畸形、血栓形成等。

3.颈部的囊肿性病变。

4.颈部的肉芽性病变。

5.颈部的淋巴结肿大。

禁忌证:

1.装有心脏起搏器或带金属植入物者。

2.使用带金属的各种抢救用具而不能去除者。

3.术后体内留有金属夹子者。检查部位邻近体内有不能去除的金属植入物。

4.MRI 对比剂有关的禁忌证。严重心、肝、肾功能衰竭禁用对比剂。

5.早期妊娠者(3个月内)的妇女应避免 MRI 扫描。

6.幽闭恐惧症患者。

(三)线圈选择及患者体位设计

1.线圈选择　头颈联合线圈或颈部相控阵线圈。

2.体位设计　患者仰卧位,头先进,双手置于身体两侧,人体长轴与床面长轴一致,头部两侧用海绵垫固定。颈短及肥胖患者两肩尽量向下且臀部垫以棉垫抬高臀部;婴幼儿头颅较小患者在颈、背部垫软垫,使头部尽量伸向线圈中心。喉结中心对准线圈"十字"定位线。移动床面位置,开定位灯,使十字定位灯的纵横交点对准头线圈纵、横轴中点,即以线圈中心为采集中心,锁定位置,并送至磁场中心。

(四)扫描方位

先扫定位片,采用快速成像序列同时冠、矢、轴三方向定位图,在定位片上确定扫描基线、扫描方法和扫描范围。

常规扫描方位是横断位、冠状位和矢状位。

1.横断位　以矢状位和冠状位做定位参考像。定位线垂直于气管,扫描范围从枕骨大孔到锁骨(图 3—38a,b)。在横断面定位像上设置 FOV 大小及调整 FOV 端正(图 3—38c)。

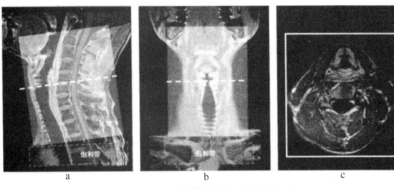

图 3—38　颈部横断位扫描定位方法

2.冠状位　以横轴位及正中矢状位做定位参考像。定位线平行于气管、甲状软骨,扫描范围从颈前缘到经后缘(图 3—39a,b)。在冠状面定位像上设置 FOV 大小及调整 FOV 端正(图 3—39c)。

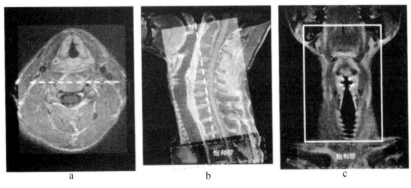

图 3—39　颈部冠状位扫描定位方法

3.矢状位　以横轴位及冠状位做定位参考像。定位线平行于正中矢状位,扫描范围从颈部一侧到另一侧(图 3—40a,b)。在矢状面定位像上设置 FOV 大小及调整 FOV 端正(图 3—

40c)。

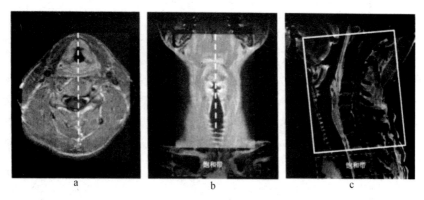

图 3—40　颈部矢状位扫描定位方法

（五）推荐脉冲序列及参数

推荐脉冲序列：

1. 横断位　$T_1WI-TSE$

2. 横断位　$T_2WI-TSE$

3. 冠状位　$T_2WI-TSE$；

4. 矢状位　$T_2WI-TSE$

扫描参数：颈部软组织常用参考脉冲序列及扫描参数见表 3—12。

表 3—12　颈部软组织常规扫描参数

序列	方位	TR(ms)	TE(ms)	层厚(mm)	层间距(mm)	矩阵	FOV(cm)	相位编码方向
定位	三平面							
$T_2WI-TSE$	轴位	3000	80	5～7	0.5～1	320×256	22～24	左右
$T_1WI-TSE$	轴位	550	12	5～7	0.5～1	320×256	22～24	左右
$T_2WI-TSE$	冠状	3000	80	5～7	0.5～1	320×256	22～24	左右
$T_2WI-TSE$	矢状	3000	80	5～7	0.5～1	320×256	22～24	前后

（六）颈部常见病变的特殊检查要求

颈部包块扫描方法与喉部相同，但要根据病变大小来决定扫描厚度及范围。T_2WI 均需压脂，且要增强扫描做定性诊断。增强扫描对某些肿瘤的诊断以及肿大淋巴结与正常结构的鉴别很有价值。

（七）图像优化（序列参数应用技巧）

伪影主要来自于颈动脉、椎动脉、颈静脉等血管的搏动和吞咽运动。在 FOV 上、下方加饱和带可以消除该伪影；另外，要告知患者检查时不要做吞咽动作，检查前要将唾液排干净并保持平静呼吸。

（八）对比剂应用

颈部的扫描通常需要注射对比剂。

（周维超）

第二节　腹部磁共振检查技术

一、肝脏 MR 成像技术

（一）检查前准备

1.受检者的准备　除需与颅脑、脊柱等部位检查相同的准备外,肝脏 MRI 检查要求受检者空腹。一般情况下肝脏 MRI 检查无需服用消化道对比剂。

2.受检者的呼吸训练与监控　与颅脑、脊柱等部位的检查相比脏的检查需要受检者更多的配合。在检查前及摆放受检者体位的过程中,应注意与受检者交流,让受检者了解检查的全过程,这样不但可以缓解被检查者的紧张心理,还可使其更好地配合检查。

呼吸运动是影响肝脏 MRI 图像质量的重要因素之一,呼吸运动的有效控制和监控可以有效地提高肝脏 MRI 图像的质所,而后者主要依赖于呼吸的训练和监控。受检者的训练主要是呼吸和屏气训练。无论是呼吸触发技术或者呼吸补偿技术,都要求受检者进行均匀且较缓慢的呼吸。一般来讲肝脏 MRI 检查采用的是呼气门控,采集信号的触发位点在呼气相的中后期,停止位点为下一次吸气相的起始点,即利用两次呼吸相之间的相对静止期进行信号的采集。

（二）常见适应证与禁忌证

磁共振的多参数成像的特点在肝脏病变的鉴别诊断中具有重要价值。有时不需对比剂即可鉴别肝脏病变。MRCP 对胰、胆管病变的显示具有独特的优势。

除 MRI 通常禁忌证外,无特殊禁忌证。

（三）线圈选择及患者体位设计

1.线圈选择　线圈通常选择表面线圈,如专用的腹部线圈或者心脏扫描线圈。原则上被检查部位或组织要尽量贴近线圈,可根据具体情况灵活选择线圈,如小儿腹部扫描可选择头线圈等。

2.体位设计　肝脏的 MRI 检查一般采用仰卧位,双手臂置于身体两侧或上举至头颈部两侧,人体长轴与床面长轴重合。肝脏 MRI 扫描主要的扫描方位是横断面,双手臂置于身体两侧不会影响横断面的扫描。而当采用冠状面动态扫描时,为避免卷褶伪影才有必要把双手上举置于头颈部两侧。双手臂置于身体两侧时注意使用衬垫隔开受检者手臂与身体,不使其直接接触,以免产生灼伤,尤其在 3.0T 及以上场强的磁体中更要注意。

一般来说,肝脏 MRI 扫描定位线中心置于剑突下缘。

（四）扫描方位

肝脏 MRI 检查以横轴位为主,辅以冠状位。必要时可加矢状位或斜位的扫描。一般情况下,腹部横轴位的相位编码方向一般选择前后方向,并尽可能采用矩形 FOV。冠状面的相位编码方向一般选择左右方向。

1.横断位　以冠状位做定位参考像(图 3-41),在冠状位定位像上使横轴位定位线垂直于人体长轴。横轴位扫描范围应包括整个肝脏。T_1WI 像与 T_2WI 像层面要保持一致。

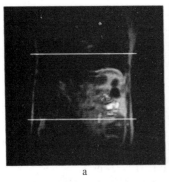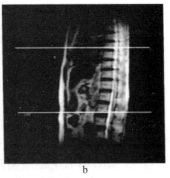

a   b

图3-41 肝脏常规扫描横轴位的定位方法

肝脏横轴位在冠状位上定位,定位线垂直于躯体长轴

2.冠状位　以横轴位及矢状位做定位参考像(图3-42)。扫描范围根据肝脏前后径及病变大小而定。

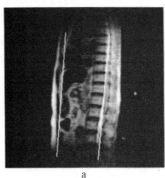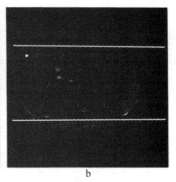

a   b

图3-42 肝脏常规扫描冠状位的定位方法

肝脏冠状位在横轴位和矢状位上定位,定位线平行于肝脏

(五)推荐脉冲序列及参数

1.推荐脉冲序列　平扫横轴位 T_2WI/FS、T_2WI、T_1WI、冠状位 T_2WI/FS,增强后常规进行横轴位动态增强 T_1WI、冠状位 T_1WI。

区别肿瘤及血管瘤:多回波序列、DWI(弥散加权成像)b 值 400～600。

MRCP:2D 或 3D,必要时梗阻部位薄层横轴位 T_2W/FS。

2.扫描参数

(1)1.5T GE 机型为例,推荐参数如表 3-13(RI 表示呼吸周期,RT 表示呼吸触发,BH 表示屏气,数字后带"°"的表示为翻转角)。

表3-13 1.5TGE 机型肝脏常规扫描参数

序列	方位	TR/TI	TE	ETL/翻转角	NKX	层厚	层距	压脂	呼吸
FSE-T_2	横断	2RI	85	15	2	6～8	1	是	RT
或 FSE-T_2	横断	2200	85	17	1	6～8	1	是	BH
SS-FSE-T_2	横断	Min	85		1	6～8	1	否	BH
FSPCR-T_1	横断	782	4.2	55。	1	6～8	1	否	无
或 FSPGR-T_1	横断	230	2.2/4.5	85°	0.5	6～8	1	否	BH
FSE-T_2	冠状	2RI	85	17	2	6～8	1	是	RT
LAVA 动态	横断	Min	Min	12°	0.7	4～5	3D	是	BH
LAVA	冠状	Min	Min	15°	0.7	4	3D	是	BH

（2）3.0T GE 机型为例，推荐参数如表 3—14。

表 3—14　3.0T GE 机型肝脏常规扫描参数

序列	方位	TR/TI	TE	ETL/翻转角	NEX	层厚	层距	压脂	呼吸
FSE—T_2	横断	2RI	85	16	2	6～8	2	是	RT
SS—FSE—T_2	横断	Min	85	/	1	6～8	2	否	BH
FSPGR—T_1	横断	900	Min	20°	3	6～8	2	否	无
或 FSPGR—T_1	横断	230	2.5/5.8	80°	0.75	6～8	2	否	BH
DWI	横断	1300	Min	/	4	5	1	/	BH
FSE—T_2	冠状	2RI	102	19	2	6～8	1	是	RT
LAVA 动态	横断	Min	Min	12°	0.7	4～5	3D		BH
LAVA	冠状	Min	Min	15°	0.7	3	3D	是	BH

（六）肝脏常见病变的特殊检查要求

1. 肝脏血管瘤是常见的肝脏良性肿瘤，临床多无症状，且并发症极低，大多不需要手术切除，影像学检查的目的就是确诊。肝脏血管瘤在常规平扫图像上的表现与囊肿难以区分，无增强扫描时鉴别囊肿和血管瘤可加扫 FLAIR 或短 TR SE 多回波序列，FLAIR 上囊肿呈现低信号，血管瘤仍呈现高信号，而多回波序列中血管瘤信号为高信号，囊肿在第一回波中信号低于后续的回波或者可使用 Balance—SSFP（FIETA/GE，True FISP/西门子、B—FFE/飞利浦）序列，囊肿在 Balance—SSFP 图像上仍呈现与 T_2WI 上类似的很高信号，而血管瘤的信号与 T_2WI 相比会有所衰减。DWI 亦可方便鉴别二者，囊肿呈现低信号，而血管瘤呈现略高信号。

增强扫描鉴别血管瘤需要加扫延时扫描（图 3—43）。增强的方式与 CT 上的碘对比剂相似，小血管瘤动脉期可即刻明显强化，大血管瘤动脉期多呈现周边结节状强化，随时间延迟逐渐向病变内强化，延迟扫描病变强化程度多等于或高于肝实质，大血管瘤可伴有动静脉瘘征象。

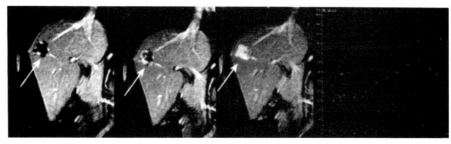

图 3—43　肝血管瘤动态增强

2. 肝硬化再生结节　常规扫描难以与肿瘤病变相鉴别，动态增强序列是鉴别诊断的重要依据（图 3—44）。

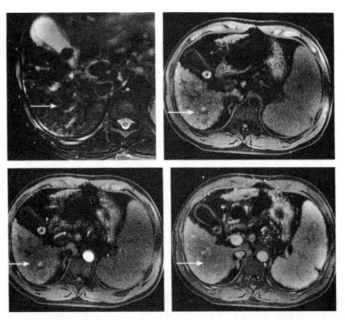

图 3—44　肝硬化再生结节、LAVA 多期增强

3.肝细胞癌 HCC　动态增强序列是鉴别肝细胞癌 HCC 的重要依据(图 3—45)。

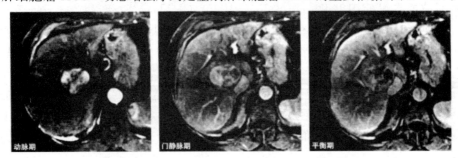

图 3—45　肝细胞癌 HCC,LAVA 多期增强

(七)图像优化(序列参数应用技巧)

1.扫描时相的掌握　在循环状态正常的情况下,肝脏动脉期的时刻一般为注射对比剂后的 23～25s,扫描时原则上要把 K 空间中心数据的采集时刻置于开始注射对比剂后的 23～25s。对于二维扰相梯度回波 T_1WI 序列等没有采用 K 空间中心优先填充的三维扰相梯度回波 T_1WI 序列来说,如果整个序列的采集时间为 20s 左右,则动脉期采集的起始点一般是在开始注射对比剂后 15～18s(25～20/2),若序列采集时间短,则应适当延长延迟时间,如序列采集时间为 15s,则延迟时间可以为 17～20s(25～15/2);对于采用中心填充或椭圆中心填充等 K 空间中心优先采集技术的三维扰相梯度回波 T_1WI 来说,动脉期的采集起始点一般为开始注射对比剂后 22～23s。对于反转恢复超快速梯度回波 T_1WI 序列来说,动脉期采集起始点一般在开始注射对比剂后 23～25s。对于任何序列,门静脉期的扫描时刻一般在注射对比剂开始后 50～60s,平衡期为 3～4min,相比动脉期,静脉期和平衡期对时相的要求不是很严格,并可根据具体的需要进行延时扫描。

无论采用何种序列进行动态增强扫描,在计算动脉期起始时间都应该考虑到受检者执行屏气准备所需要的时间,这个时间应该根据受检者的实际情况灵活调整。如某患者动脉期开始时刻是在开始注射对比剂且该病例屏气准备时间需要 5s 的话,则在开始注射对比剂后 10s 即让患者开始屏气准备,此时正好到 15s,即开始启动采集;而如果患者屏气准备时间需要 10s 的话,则应该在开始注射对比剂后 5s 即让患者开始屏气准备。

对于循环异常的受检者,其各期时相的掌握应该根据具体情况而灵活调整,可采用测量循环时间等方法进行估算,也可采用智能触发或透视触发等技术启动扫描。

在有些新型的高场 MRI 设备上,三维容积内插快速扰相梯度回波序列采集整个肝脏的时间仅需要 3～12s,可进行双动脉期扫描得到动脉早期和动脉晚期的图像,甚至可以进行多动脉期的扫描,这样对于时相的掌握的要求就有所降低。

2. T_1WI 序列

(1)SE 序列:在肝脏应用中,SE T_1WI 序列要求受检者均匀呼吸,并施加呼吸补偿技术(GE)或长程平均技术(LOTA 技术,两门子)。该序列的优点在于:①图像有较高的信噪比。②序列结构比较简单,信号变化比较容易解释。③无需屏气,有利于儿童或年老体弱者的检查。其缺点在于:①存在不同程度的呼吸运动伪影。②存在运动相关的部分容积效应,减低了图像的 T_1 对比。③采集时间较长,不能进行动态增强扫描。故 SE T_1WI 仅用于不能屏气但可以均匀呼吸的受检者。

(2)二维扰相 GRE 序列:是目前最常用的肝脏 T_1WI 序列之一,这类序列有 GE 公司的 FSPGR、西门子的 FLASH 和飞利浦的 T1－FFE。该序列具有以下优点:①采集速度快,一次屏气可以完成单个部位的 T_1WI 的采集。②图像有足够的信噪比和良好的组织对比,T_1 对比总体上优于 SE T_1WI 序列。③既可用于平扫,又可用于动态增强扫描。④可以进行化学位移成像。该序列的缺点在于:①屏气不佳者,图像有明显的运动伪影。②层厚一般大于三维采集序列,且有层间距,不利于微小病灶的显示。该序列多用于能够良好屏气的受检者的常规 T_1WI 扫描。

(3)三维扰相 GRE 序列:另一个目前常用的肝脏 T_1WI 序列(高场机)。通常使用并行采集等快速采集技术并采用容积内插技术,这类序列有西门子公司的 VIBE、GE 公司的 FAME 和 LAVA 序列及飞利浦的 THRIVE 序列等。这类序列具有以下优点:①快速采集,如果同时采用多种快速采集技术,其采集速度超过二维扰相 GRE 序列。②与二维采集相比,图像层厚可更薄,有利于小病灶的显示。③容积内连续采集,有利于后处理重建。④用于增强扫描,可以同时得到肝实质和血管的图像。该序列的缺点在于:①对硬件的要求较高,高场机效果较好,在 0.5T 以下的低场机的采集速度不足以在一次屏气扫描完整个部位。②图像的 T_1 对比不及二维扰相梯度回波序列。该序列在高场机主要用于动态增强扫描。

(4)二维反转恢复快速梯度回波序列:二维反转恢复快速梯度回波(IR－FGRE)序列属于超快速的 T_1WI,这类序列有 GE 的 FIRM 序列、西门子的 Turbo FLASH T_1WI 和飞利浦的 TFE T_1WI 等。其优点在于采集速度快,单层采集时间一般在 1s 以下,因此即使受检者不屏气也没有明显的呼吸运动伪影。该序列的缺点在于:①图像的信噪比及组织对比较差。②由于图像是单层采集,类似于 CT,因此在动态增强扫描时,同一次屏气的不同层面可能不完全在同一时相。该序列一般仅用于不能屏气者的 T_1WI 或动态增强扫描,也可用于肝脏单层的灌注加权成像。

3. T_2WI 序列

(1)呼吸触发中短回波链 FSE(TSE)T_2WI 序列:是目前应用最广泛的肝脏 T_2WI 序列,

ETL 常为 7~16,采集时间一般为 3~6min,由于 ETL 较短,其 T₂ 对比与常规 SE 序列相近;而采用的呼吸触发技术明显减少了呼吸运动伪影。一般把该序列作为腹部 T₂WI 的首选序列。该序列的缺点在于呼吸不均匀的受检者仍有较为严重的运动伪影。

(2)长回波链屏气 FSE(TSE)T₂WI 序列:该序列 ETL 常在 20 以上,可在 20~30s 获得 15~20 层图像。该序列的优点在于:①成像快速,可以进行屏气扫描。②可以进行权重较重 T₂WI,有利于实性病变与良性富水病变的鉴别。缺点在于 ETL 太长,图像的软组织 T₂ 对比较差,不利于实性病变特别是小肿瘤的检出。该序列主要用于不能均匀呼吸但可较好屏气的受检者。

(3)半傅立叶单次激发快速 SE(SS-FSE 或 HASTE)T₂WI 序列。该序列的特点是:①信号采集速度快,单层成像时间不到 1s,即便不屏气也几乎没有运动伪影。②与单次激发 FSE(TSE)T₂WI 序列相比,可选用相对较短的有效 TE(60~80ms),适合于肝脏 T₂WI 检查。③由于回波链很长,因此图像的软组织 T₂ 对比比屏气的长回波链 FSE 还差。该序列仅用于不能屏气又不能均匀呼吸的受检者。在飞利浦的机型上,对 T₂WI 除了可以使用单次激发快速序列还可以添加门控技术,并使用复数个重复激励次数来进行平均以获得更好的图像质量。

(4)SE-EPI:T₂WI 序列:SE-ERI T₂WI 可采用单次激发或多次激发技术,用于肝脏者多采用单次激发。单次激发 SE-EPI T₂WI 序列的优点在于:①成像速度快,单层图像采集时间不足 1s。②在所有的屏气 T₂WI 序列中,其 T₂ 对比最好。③可以用于 DWI。缺点在于伪影较重,在不少受检者由于伪影存在,图像几乎不能用于诊断。该序列可用作前述三个 T₂WI 的补充序列。

(5)Balance-SSFP 序列:这类序列有 GE 的 FI-ESTA、西门子的 True FISP 及飞利浦的 Balance-FFE 序列等。该序列的优点包括:①水样成分如血液、胆汁、胰液等与软组织之间的对比很好,水样成分呈现很高信号,而软组织为中等偏低信号。②由于勾边现象,脏器的轮廓显示清晰。③图像信噪比良好。缺点在于:①T₁/T₂ 对比,软组织对比很差,几乎在所有序列中对比最差,不利于肝脏实性病变的检出。②容易产生磁敏感伪影。该序列在主要作为补充序列用于肝内外脉管结构的显示,切不可用该序列来替代常规的 T₂WI 序列。

(八)对比剂应用

增强扫描不但可以增加病变的检出率,对于病变的定性诊断也很有帮助。因此对于腹部病变特别是肿瘤或肿瘤样病变的 MRI 检查,应该常规进行动态增强扫描。

对比剂:0.1mmol/kg,2mL/s 速度静脉注射。

(九)摄片和图像后处理

通常摄取横轴位 T₂WI/FS 及 T₁WI,增强后主要摄取横轴位 T₁ 加权脂肪抑制图像,并摄取病变部位冠状位 T₁ 加权脂肪抑制图像。

必要时重建:薄层重建清晰显示病变及侵犯范围。

二、胆囊、胆道 MR 成像技术

(一)检查前准备

1.受检者的准备　与肝脏 MRI 检查相比,胆囊、胆道 MRI 检查要求更为严格,受检者需空腹检查,禁食禁水 6h 以上,防止胃肠道液体太多,影响对胆道的显示和观察。

　　有需要者可服用胃肠道阴性对比剂来抑制胃肠道的液体信号。

　　2.受检者的呼吸训练与监控　与肝脏MRI检查一样,需要患者的良好配合,MRCP一般需要进行屏气和呼吸触发两种扫描方式,检查前成对患者充分训练。

　　(二)常见适应证与禁忌证

　　胆囊与胆管内的胆汁属于静止的液体,表现为高信号,扩张的胆道系统与周围组织形成良好对比。虽然胆囊内结石无法在MRI上直接显影,但其周围所包绕的胆汁形成的对比能较好地显示其大小、位置以及形态。MRCP对胰胆管病变的显示具有独特的优势。

　　除MRI检查通常禁忌证外无特殊禁忌证。

　　(三)线圈选择及患者体位设计

　　1.线圈选择　线圈通常选择表面线圈如专用的腹部线圈或者心脏扫描线圈。

　　2.体位设计　体位同肝脏MRI扫描,患者仰卧位,定位线中心置于剑突下缘。

　　(四)扫描方位

　　胆囊MHI检查以横轴位为主,辅以冠状位。必要时可加沿管道走行方向的斜矢状位或斜冠位。

　　MRCP通常进行冠状位扫描,必要时进行平行于左右胆管的斜冠位扫描。

　　1.横轴位　以冠状位做定位参考像(图3-46),在冠状位定位像上使横轴位定位线垂直于人体长轴。横轴位一般常规扫描整个肝脏。T_1WI像与T_2WI像层面要保持一致。

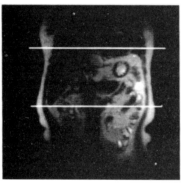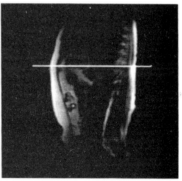

图3-46　胆囊常规扫描横轴位的定位方法

胆囊横轴位在冠状位上定位,定位线垂直于躯体长轴,矢状位只用于辅助定位

　　2.冠状位　以横轴位及矢状位做定位参考像(图3-47)。

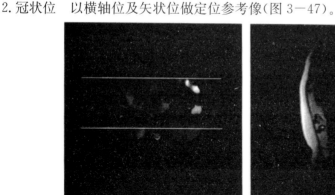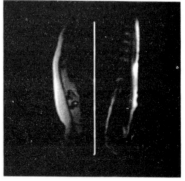

图3-47　胆囊常规扫描冠状位的定位方法

胆囊冠状位在横轴位上定位,矢状位只用于辅助定位

（五）推荐脉冲序列及参数

1. 推荐脉冲序列　平扫横轴位 T_2WI/FS、T_2WI、T_1WI 冠状位 T_2WI/FS，增强后常规进行横轴位动态增强 T_1WI、冠状位 T_1WI。

MRCP：2D 或 3D，在梗阻部位进行薄层横轴位 T_2WI/FS。

2. 扫描参数　以 1.5T GE 机型为例，推荐参数如表 3-15。

表 3-15　1.5T GE 机型胆囊、胆道常规扫描参数

序列	方位	TR/TI	TE	ETL/翻转角	NEX	层序	层距	压脂	呼吸	备注
SS—FSE—T_2	冠状	6000	Min	/	/	50	/	是	BH	MRCP
FRFSE—XL—T_2	冠状	1RI	703	/	/	4	3D	是	RT	MRCP
FSE—T_2	横断	2RI	85	15	2	5	1	是	RT	
或 FSE—T_2	横断	2200	85	17	1	5	1	是	BH	
SS—FSE—T_2	横断	Min	85	/	1	5	1	否	BH	
FSPGR—T_1	横断	782	4.2	55°	1	5	1	否	无	
或 FSPGR—T_1	横断	230	2.2/4.5	85°	0.5	5	1	否	BH	
FSE—T_2	冠状	2RI	85	17	2	5	1	是	RT	
LAVA	横断	Min	Min	12°	0.7	4	3D	是	BH	动态
LAVA	冠状	Min	Min	15°	0.7	3	3D	足	BH	

以 3.0T GE 机型为例，推荐参数如表 3-16。

表 3-16　3.0T GE 机型胆囊、胆道常规扫描参数

序列	方位	TR/TI	TE	ETL/翻转角	NEX	层厚	层距	压脂	呼吸	备注
SSFSE—T_2	冠状	5000	Min	/	/	50	/	是	BH	MRCP
FRFSE—XL—T_2	冠状	1RI	340	/	/	2.8	3D	是	RT	MRCP
FSE—T_2	横断	2RI	85	16	2	5	1	是	RT	
SS—FSE—T_2	横断	Min	85	/	1	5	1	否	BH	
FSPGR—T_1	横断	900	Min	20°	3	5	1	否	无	
或 FSPGR—T_1	横断	230	2.5/5.8	80°	0.75	5	1	否	BH	
DWI	横断	1300	Min	/	4	5	1	/	BH	b=600
FSE—T_2	冠状	2RI	102	19	2	5	1	是	RT	
LAVA	横断	Min	Min	12°	0.7	4	3D	是	BH	动态
LAVA	冠状	Min	Min	15°	0.7	3	3D	是	BH	

（六）胆囊、胆道常见病变的特殊检查要求

除常规扫描序列外可以加做 MRCP。MRCP 对胰胆管病变的显示具有独特的优势，结合常规 MRI 图像可以获得直观的诊断印象，需要注意的是在有梗阻的部位加扫薄层扫描，必要时口服阴性对比剂降低胃肠道高信号水对图像质量的影响（图 3-48～图 3-51）。

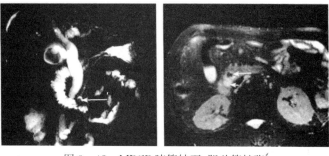

图 3-48 MRCP 胰管结石、胆总管扩张

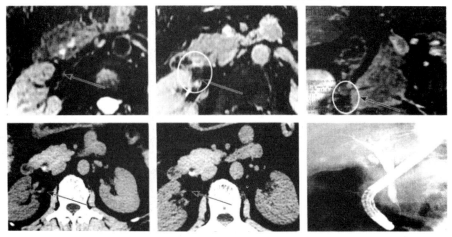

图 3-49 胰胆管十二指肠连接区小结石、十二指肠乳头炎：T$_2$WI 薄层点状低信号，薄层增强显示十二指肠乳头部环形强化，CT、ERCP 证实

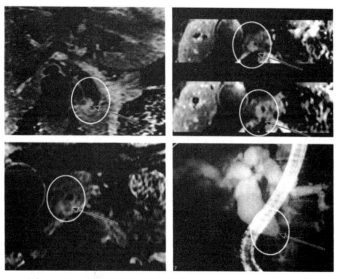

图 3-50 十二指肠中分化腺癌：薄层清晰显示病变范围

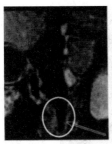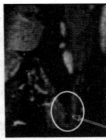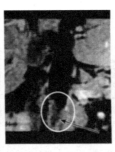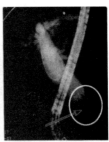

图 3—51　必要时重建:薄层重建清晰显示病变及侵犯范围

（七）图像优化（序列参数应用技巧）

MRCP 主要有三种扫描方式,即屏气厚块一次投射 MRCP、呼吸触发 3D MRCP、2D 连续薄层扫描 MRCP,一般联合使用前两种。

MRCP 必须使用脂肪抑制技术。

（八）对比剂应用

与 CT 相比,MRI 有更高的软组织分辨力,一部分病变依靠 MRI 平扫即可检出,甚至可以确诊。但胆囊、胆道器官由于管壁较薄,而且发生实质性病变时的天然对比往往不好,需要借助对比剂制造人工对比。增强扫描不但可以增加病变的检出率,对于病变的定性诊断也很有帮助。因此对于胆囊肿瘤和胆道梗阻性病变的 MRI 检查,应该常规进行动态增强扫描。

对比剂:0.1mmol/kg,2～3mL/s 速度静脉注射。

（九）摄片和图像后处理

通常摄取横轴位 T_2WI/FS 及 T_1WI,增强后主要摄取横轴位 T_1 加权脂肪抑制图像,并摄取病变部位冠状位 T_1 加权脂肪抑制图像。

必要时重建:薄层重建清晰显示病变及侵犯范围。

三、胰腺 MR 成像技术

（一）检查前准备

1.受检者的准备　同肝脏 MRI 检查,胰腺 MRI 检查要求受检者最好能够空腹检查,一般情况下胰腺 MRI 检查无需做特殊准备。

2.受检者的呼吸训练与监控　同肝脏 MRI 检查。

（二）常见适应证与禁忌证

胰腺周围有脂肪衬托,MRI 扫描中胰腺各种病变通常在脂肪抑制技术下能获得较好的对比。慢性胰腺炎、胰腺癌等造成胰扩张时,MRCP 可以帮助进行诊断。近来 DWI 在胰腺疾病的诊断与鉴别诊断中也表现出了相当的潜力。

除 MRI 检查通常禁忌证外,无特殊禁忌证。

（三）线圈选择及患者体位设计

1.线圈选择　线圈通常选择表面线圈如专用的腹部线圈或者心脏扫描线圈。

2.体位设计　同肝脏扫描体位。

（四）扫描方位

胰腺 MRI 检查以横轴位为主,辅以冠状位。必要时可加矢状位或斜位的扫描。一般情况下,胰腺横轴位以前后方向为相位编码方向,并尽可能同时采用矩形 FOV。冠状面扫描一一般选择左右方向为相位编码方向。

1.冠状位　以横轴位及矢状位做定位参考像(图3-52)。一般使用标准冠状位。扫描范围根据胰腺前后径及病变大小而定。

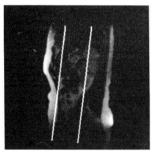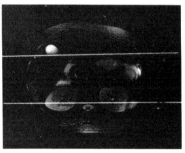

图3-52　胰腺常规扫描冠状位的定位方法
胰腺冠状位在轴状位和矢状位上定位

2.横轴位　以冠状位做定位参考像(图3-53),在冠状位定位像上使横轴位定位线垂直于人体长轴横轴位扫描范围包括整个胰腺。T_1WI像与T_2WI像层面要保持一致。

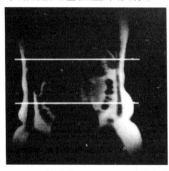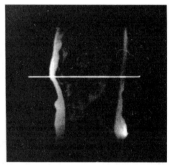

图3-53　胰腺常规扫描横轴位的定位方法
胰腺横轴位在冠状位和矢状位上定位

(五)推荐脉冲序列及参数

1.推荐脉冲序列(与肝脏扫描序列相似,需要薄层扫描)

平扫横轴位 T_2WI/PS、T_2WI、T_1WI 冠状位、T_2WI/FS。

增强后常规进行横轴位动态增强 T_1WI、冠状位 T_1WI。

DWI(弥散加权成像)b 值 400～600。

2.扫描参数　以 1.5TGE 机型为例,推荐参数如表3-17。

表3-17　1.5T GE 机型胰腺常规扫描参数

序列	方位	TR/TI	TE	ETL/翻转角	NEX	层厚	层距	压脂	呼吸
FSE－T_2	横断	2RI	85	15	2	5	1	是	RT
或 FSE－T_2	横断	2200	85	17	1	5	1	是	BH
SS－FSE－T_2	横断	Min	85	/	1	5	1	否	BH
FSPGR－T_1	横断	782	4.2	55°	1	5	1	否	无
FSPGR－T_1	横断	230	2.2/4.5	85°	0.5	5	1	否	BH
DWI	横断	1300	Min	/	4	3	1	/	BH
FSE－T_2	冠状	2KI	85	17	2	4	0	是	RT
LAVA 动态	横断	Min	Min	12。	0.7	4	3D	是	BH
LAVA	冠状	Min	Min	15°	0.7	4	3D	是	BH

以 3.0T GE 机型为例,推荐参数如表 3-18。

表 3-18　3.0T GE 机型胰腺常规扫描参数

序列	方位	TR/TI	TE	ETL/翻转角	NEX	层厚	层距	压脂	呼吸
FSE—T$_2$	横断	2RI	85	16	2	3	1	是	RT
SS—FSE T$_2$	横断	Min	85	/	1	3	1	否	BH
FSPGR T$_1$	横断	900	Min	20°	3	3	1	否	无
或 FSPGR T$_1$	横断	230	2.5/5.8	80°	0.75	3	1	否	BH
FSE T$_2$	冠状	2RI	102	19	2	3	0	是	RT
LAVA 动态	横断	Min	Min	12°	0.7	3	3D	是	BH
LAVA	冠状	Min	Min	15°	0.7	3	3D	是	BH

(六)胰腺常见病变的特殊检查要求

1.胆囊、胆管、胰管病变　除常规扫描序列外可以加做 MRCP,MRCP 对胰胆管病变的显示具有独特的优势,结合常规 MRI 图像可以获得直观的诊断印象,需要注意的是在有梗阻的部位加扫薄层扫描。

2.胰腺癌　胰腺癌主要依据胰腺肿瘤的信号,增强特点以及继发胰管扩张等表现作出诊断,血管侵袭和腹膜后淋巴结肿大对诊断具有重要意义,增强扫描有助于胰腺癌诊断。当存在胆道低位梗阻时,应注意胰头部肿瘤的可能性。

扫描层厚与间距均要薄,3～5/0.3～1mm,图像质量以 T$_1$WI 脂肪抑制(T$_1$WI/FS)、T$_2$WI 脂肪抑制(T$_2$WI/FS)最好。

T$_1$WI 脂肪抑制:由于脂肪信号受抑制,胰腺腺泡组织内的水溶性蛋白成分高,使胰腺呈相对高信号,显示正常胰腺和毗邻结构较为有利(图 3-54)。

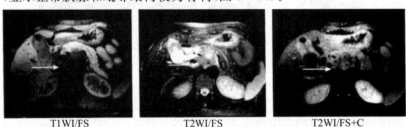

T1WI/FS　　　　　　　T2WI/FS　　　　　　T2WI/FS+C

图 3-54　T$_1$WI 脂肪抑制:胰腺为相对高信号,病变为低倍号,较 T$_2$WI 清晰

(七)图像优化(序列参数应用技巧)

胰腺动态增强扫描同肝脏动态增强扫描。

胰腺体积较小,应进行薄层扫描,钩突要包括在扫描范围之内,对于恶性肿瘤的患者应适当扩大扫描范围。

(八)对比剂应用

胰腺的天然对比往往不好,需要借助对比剂制造人工对比。增强扫描不但可以增加病变的检出率,对于病变的定性诊断也颇有帮助。因此对于胰腺病变特别是肿瘤或肿瘤样病变的MRI 检查,应该常规进行动态增强扫描。

对比剂:0.1mmol/kg,2～3mL/s 速度静脉注射。

(九)摄片和图像后处理

通常摄取横轴位 T$_2$WI/FS 及 T$_1$WI,增强后主要摄取横轴位 T$_1$ 加权脂肪抑制图像,并摄

取病变部位冠状位 T_1 加权脂肪抑制图像。

必要时重建:薄层重建清晰显示病变及侵犯范围。

四、肾上腺 MR 成像技术

(一)检查前准备

1.受检者的准备 同肝脏的 MRI 扫描。

2.受检者的呼吸训练与监控 同肝脏的 MRI 扫描。

(二)常见适应证与禁忌证

占位性病变,免疫炎性细胞浸润或纤维化引起的皮质和(或)髓质萎缩,先天性类固醇合成酶缺陷引起的皮质增生等会引起肾上腺形态改变的疾病都可以用 MRI 进行检测。

除 MRI 检查通常禁忌证外无特殊禁忌证。

(三)线圈选择及患者体位设计

1.线圈选择 线圈通常选择表面线圈如专用的腹部线圈或者心脏扫描线圈。

2.体位设计 肾上腺的检查体位与肝脏检查体位设计一致。

肾上腺定位线中心对准剑突与脐连线中点。

(四)扫描方位

肾上腺 MRI 检查以横轴位为主,冠状位对显示肾上腺与肝脏、双肾的关系更加有效,尤其在区别病变位于肾上腺还是肾脏时冠状位扫描是必不可少的。一般情况下,横轴位选择前后方向为相位编码方向,并尽可能同时采用矩形 FOV。冠状面扫描则一般选择左右方向为相位编码方向。

1.横轴位 以冠状位做定位参考像(图 3-55),在冠状位定位像上使横轴位定位线垂直于人体长轴。横轴位扫描范围从肾上极上 2cm 到肾门,若病变体积较大,可适当增加扫描范围以扫描完整个病变。T_1WI 像与 T_2WI 像层面要保持一致。

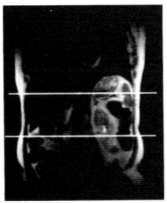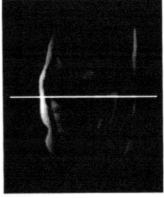

图 3-55 肾上腺常规扫描横轴位的定位方法

肾上腺横轴位在冠状位上定位,定位线垂直于躯体长轴

2.冠状位 以横轴位及矢状位做定位参考像(图 3-56)。一般使用标准冠状位。扫描范围根据肾上腺前后径及病变大小而定。

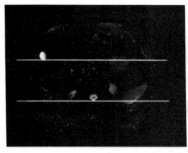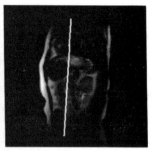

图3—56 肾上腺常规扫描冠状位的定位方法

肾上腺冠状位在横轴位上定位,矢状位上定位线平行于双肾长轴

(五)推荐脉冲序列及参数

1.推荐脉冲序列(常规采用薄层扫描)

平扫横轴位 T_2WI/FS、T_2WI、同反相位 T_1WI、冠状位 T_2WI。

增强后常规进行横轴位动态增强 T_1WI、冠状位 T_1WI。

2.扫描参数 以1.5 TGE 机型为例,推荐参数如表3—19。

表3—19 1.5T GE 机型肾上腺常规扫描参数

序列	方位	TR/TI	TE	ETL/翻转角	NEX	层厚	层距	压脂	呼吸
FSE—T_2	横断	2RI	85	15	2	3	0.6	是	RT
或 FSE—T_2	横断	2200	85	17	1	3	0.6	是	BH
SS—FSE—T_2	横断	Min	85	/	1	3	0.6	否	BH
FSPGR—T_1	横断	230	2.2/4.5	85°	0.5	3	0.6	否	BH
FSE—T_2	冠状	2RI	85	17	2	3	0.6	否	RT
LAVA 动态	横断	Min	Min	12°	0.7	4	3D	是	BH
LAVA	冠状	Min	Min	15°	0.7	4	3D	是	BH

以3.0 TGE 机型为例,推荐参数如表3—20。

表3—20 3.0T GE 机型肾上腺常规扫描参数

序列	方位	TR/TI	TE	ETL/翻转角	NEX	层厚	层距	压脂	呼吸
FSE—T_2	横断	2RI	85	16	2	3	0.6	是	RT
SS—FSE—T_2	横断	Min	85	/	1	3	0.6	否	BH
FSPGR—T_1	横断	230	2.5/5.8	80°	0.75	3	0.6	否	BH
DWI	横断	1300	Min	/	4	3	0.6	/	BH
FSE—T_2	冠状	2RI	102	19	2	3	0.6	否	RT
LAVA 动态	横断	Min	Min	12°	0.7	3	3D	是	BH
LAVA	冠状	Min	Min	15°	0.7	3	3D	是	BH

注:对于较大肿瘤病变需要扫描压脂的冠状位,并加扫厚层序列扩大扫描范围

(六)腹部常见病变的特殊检查要求

肾上腺肿瘤 同反相位成像可帮助区分肾上腺腺瘤、髓样脂肪瘤,为发现肾上腺占位时的重要扫描序列。肾上腺腺瘤因为含有一定量的脂肪,其信号在反向位图像上有明显的下降,而肾上腺恶性病变如转移瘤或原发性肾上腺皮质癌不含或含有极少量脂肪,在反相位图

像产生信号下降。

同反相位成像对于纯脂肪组织不能起到鉴别作用,应与脂肪抑制序列相互结合以助定性(图3-57)。

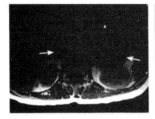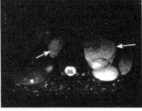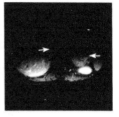

图3-57　多发性内分泌腺瘤ⅡA型:双侧嗜铬细胞瘤

动态强化亦有助于鉴别诊断。在动态增强扫描时,腺瘤多呈早期、轻/中度强化且廓清迅速,非腺瘤多呈早/中期、中/重度强化且廓清缓慢。

对于肾上腺占位病变,进行冠状位扫描有助于明确病变与周围组织的结构关系(图3-58)。

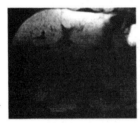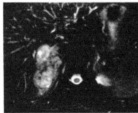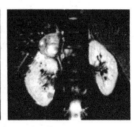

图3-58　冠状位扫描有利于显示病变与周围结构关系

(七)图像优化(序列参数应用技巧)

扫描时相同肝脏 MRI 扫描。

(八)对比剂应用

肾上腺的天然对比往往不好,需要借助对比剂制造人工对比。增强扫描不但可以增加病变的检出率,对于病变的定性诊断也颇有帮助。如在动态增强扫描时,腺瘤多呈早期、轻/中度强化且廓清迅速,非腺瘤多呈早/中期、中/重度强化且廓清缓慢。

对比剂:0.1mmol/kg,2～3mL/s 速度静脉注射。

(九)摄片和图像后处理

通常摄取横轴位 T_2WI/FS 及 T_1WI,增强后主要摄取横轴位 T_1 加权脂肪抑制图像,并摄取病变部位冠状位 T_1 加权脂肪抑制图像。

必要时重建:薄层重述清晰显示病变及侵犯范围。

五、肾脏、输尿管 MR 成像技术

(一)检查前准备

1.受检者的准备　肾脏 MRI 检查并不要求受检者空腹检查。一般情况下肾脏 MRI 检查无需服用消化道对比剂。

2.受检者的呼吸训练与监控　同肝脏的 MRI 检查。

(二)常见适应证与禁忌证

肾与其周围脂肪囊在 MRI 图像上可形成鲜明的对比,肾实质与肾盂内尿液也可形成良好对比。MRI 对肾脏疾病的诊断具有重要价值,对肾实质及血管病变的显示优势明显 MR 泌尿系成像(MRU)可直接显示尿路,对输尿管狭窄、梗阻具有重要诊断价值,对肾功能差、IVP 检查不显影的患者尤为适用。

除 MRI 通常禁忌证外,无特殊禁忌证。

(三)线圈选择及患者体位设计

1.线圈选择 线圈通常选择表面线圈如专用的腹部线圈或者心脏扫描线圈。

2.体位设计 肾脏的 MRI 检查体位与肝脏 MRI 检查一致。

肾脏定位线中心对准剑突与脐连线中点。

(四)扫描方位

肾脏 MRI 检查以横轴位及冠状位并重。一般情况下,肾脏横轴位以前后方向为相位编码方向,并尽可能同时采用矩形 FOV。冠状面扫描选择左右方向为相位编码方向。

1.横轴位 以冠状位做定位参考像(图 3-59),在冠状位定位像上使横轴位定位线垂直于人体长轴;横轴位扫描范围包括整个肾脏。T_1WI 像与 T_2WI 像层面要保持一致。

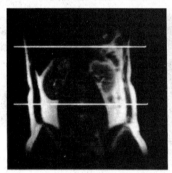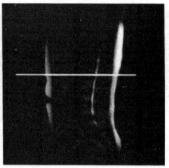

图 3-59 肾脏常规扫描横轴位的定位方法
肾脏横轴位在冠状位上定位,定位线垂直于躯体长轴

2.冠状位 以横轴位及矢状位做定位参考像(图 3-60)。一般使用标准冠状位。扫描范围根据肾脏前后径及病变大小而定。

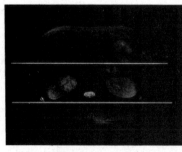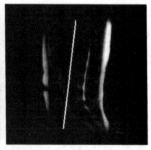

图 3-60 肾脏常规扫描冠状位的定位方法
肾脏冠状位在轴状位和矢状位上定位,矢状位定位线平行于脊柱

(五)推荐脉冲序列及参数

1.推荐脉冲序列 平扫横轴位 T_2WI/FS、T_2WI、T_1WI 冠状位 T_2WI/FS,增强后常规进行横轴位动态增强 T_1WI、冠状位 T_1WI。

肾脏动态增强扫描同肝脏动态增强扫描。

2.扫描参数 以 1.5T GE 机型为例,推荐参数如表 3-21。

表 3—21　1.5T GE 机型肾脏常规扫描参数

序列	方位	TR/TI	TE	ETL/翻转角	NEX	层厚	层距	压脂	呼吸
FSE—T$_2$	横断	2RI	85	15	2	6	1	是	RT
或 FSE—T$_2$	横断	2200	85	17	1	6	1	是	BH
SS—FSE—T$_2$	横断	Min	85	/	1	6	1	否	BH
FSPGR—T$_1$	横断	782	4.2	55°	1	6	1	否	无
或 FSPGR—T$_1$	横断	210	2.0/4.3	80°	0.5	6	1	否	BH
FSE—T$_2$	冠状	2RI	85	17	2	5	1	是	RT
LAVA 动态	横断	Min	Min	12°	0.7	4.6	3D	是	BH
LAVA	冠状	Min	Min	15°	0.7	4	3D	是	BH
FRFSE—T$_2$(MRU)	冠状	1RI	Min	90°	1	3	3D	是	RT

以 3.0T GE 机型为例,推荐参数如表 3—22。

表 3—22　3.0T GE 机型肾脏常规扫描参数

序列	方位	TR/TI	TE	ETL/翻转角	NEX	层厚	层距	压脂	呼吸
FSE　T$_2$	横断	2RI	102	16	2	6	1	是	RT
SS—FSE—T$_2$	横断	Min	85	/	1	6	1	否	BH
FSPGR—T$_1$	横断	900	Min	20°	3	6	1	否	无
或 FSPGR—T$_1$	横断	205	2.1	90°	1	6	1	否	BH
FSE—T$_2$	冠状	2RI	240	29	2	3	0	是	RT
LAVA 动态	横断	Min	Min	12°	0.7	4	3D	是	BH
LAVA	冠状	Min	Min	15°	0.7	3	3D	是	BH
FRFSE—T$_2$(MRU)	冠状	1RI	Min	90°	1	2.8	3D	是	RT

（六）常见病变的特殊检查要求

1.尿路梗阻　除常规扫描序列外可以加做 MRU,需要注意的是在有梗阻的部位加扫薄层扫描明确梗阻原因(图 3—61)。

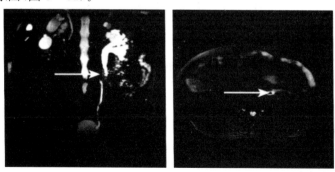

图 3—61　MRU 及梗阻部位的轴位 T$_2$WI

肾盂、输尿管的病变往往与膀胱病变同时发生,所以必要时行膀胱的扫描提供更多的信息(图 3—62)。

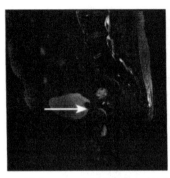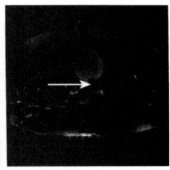

图 3—62　本图与图 3—61 为同一患者,膀胱内亦存在结石

2.肾癌　怀疑肾癌时,检查范围需适当增大,除了肾脏病变外,还应加强对腹膜后淋巴结、肾静脉、下腔静脉的显示。

(七)图像优化(序列参数应用技巧)

肾脏占位病变疑有脂肪成分时,可以进行同反相位扫描以帮助诊断。

(八)对比剂应用

磁共振增强扫描可明显增加肾实质的对比,对肾实质的病变特别是肿瘤或肿瘤样病变的 MRI 检查具有重要的意义。

对比剂:0.1mmol/kg,2~3mL/s 速度静脉注射。

(九)摄片和图像后处理

通常摄取横轴位 T_2WI/FS 及 T_1WI,增强后主要摄取横轴位 T_1 加权脂肪抑制图像,并摄取病变部位冠状位 T_1 加权脂肪抑制图像。

必要时重建:薄层重建清晰显示病变及侵犯范围。

六、前列腺 MR 成像技术

(一)检查前准备

1.受检者的准备　前列腺 MRI 检查并不严格要求受检者空腹检查。一般情况下前列腺 MRI 检查无需服用消化道对比剂,对于前列腺 MRI 扫描,受检者最好有适量的床液充盈膀胱。使用直肠内线圈时则需提前一天只进食流食,以保证直肠内清洁。

2.受检者的呼吸训练与监控　与腹部 MRI 检查相比,多数情况下呼吸运动对于前列腺部位的 MRI 扫描影响不大,无需进行呼吸控制。

(二)常见适应证与禁忌证

前列腺增生、前列腺炎是男性常见疾病,而对于前列腺来说,前列腺癌的诊断和分期尤为重要。MRI 是诊断前列腺癌、尤其是早期者的有效方法,对于前列腺癌的局部分期有重大意义。

有直肠肛门手术史、近期活检、肠梗阻、肛瘘、巨大痔、炎症性肠病、抗凝治疗及出血性疾患患者不可使用直肠内线圈。

(三)线圈选择及患者体位设计

1.线圈选择　线圈可以选择表面线圈如专用的腹部线圈或者心脏扫描线圈,有条件的话也可以使用直肠内线圈。

2.体位设计　前列腺的 MRI 检查一般采用仰卧位,双手臂置于扫描区域以外的位置,人体长轴与床面长轴重合。双手臂置于身体两侧时注意使用衬垫隔开受检者手臂与身体,不使其直接接触,以免产生灼伤,尤其在 3.0T 及以上场强的磁体中更要注意。

前列腺 MRI 定位线中心对脐与耻骨联合连线中点。

(四)扫描方位

前列腺 MRI 检查包括横轴位、矢状位、冠状位。

1.矢状位　以横轴位及冠状位做定位参考像(图 3-63)。一般使用标准矢状位。扫描范围包括前列腺或根据病变大小而定。

2.横轴位　以冠状位做定位参考像(图 3-64),在冠状位定位像上使横轴位定位线垂直于人体长轴。横轴位扫描范围包括整个前列腺。T_1WI 像与 T_2WI 像层面要保持一致。

3.冠状位　以横轴位及矢状位做定位参考像(图 3-65)。一般使用标准冠状位。扫描范围以膀胱底部为中心或根据病变大小而定。

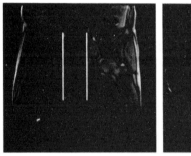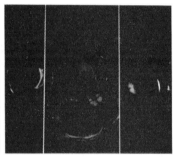

图 3-63　前列腺常规扫描矢状位定位方法

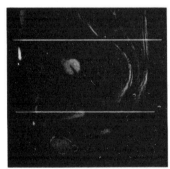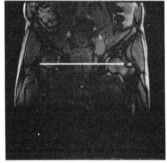

图 3-64　前列腺常规扫描横轴位定位方法

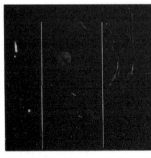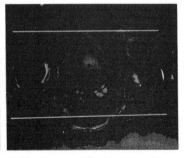

图 3-65　前列腺常规扫描冠状位定位方法

(五)推荐脉冲序列及参数

1.推荐脉冲序列

(1)平扫横轴位高分辨 T_2WI/FS、T_2WI、T_1WI、T_1WI/FS;矢状位及冠状位 T_2WI/FS。

（2）增强后横轴位 T_1WI/FS、冠状位 T_1WI/FS、矢状位 T_1WI/FS。

2.扫描参数

（1）以 1.5T GE 机型为例，推荐参数如表3—23。

（2）以 3.0T GE 机型为例，推荐参数如表3—24。

表3—23　1.5T GE 机型前列腺常规扫描参数

序列	方位	TR/TI	TE	ETL/翻转角	NEX	层厚	层距	压脂
FSE—T_2	横断	3850	120	17	2	5	1	是
FSE—T_2	横断	3550	110	17	2	5	1	否
FRFSE—T_1	横断	650	Min	3	2	5	1	否
FRFSE—T_2	冠状	3000	102	17	2	5	1	是
FRFSE—T_2	矢状	3000	102	17	2	5	1	是
FSPGR—T_1	横断	230	Min	80°	2	5	1	是
FSPGR—T_1	冠状	190	Min	80°	2	5	1	是
FSPGR—T_1	矢状	195	Min	80°	2	5	1	是

表3—24　3.0T GE 机型前列腺常规扫描参数

序列	方位	TR/TI	TE	ETL/翻转角	NEX	层厚	层距	压脂
FSE—T_2	横断	4300	140	24	3	5	1	是
FSK—T_2	横断	4300	140	24	3	5	1	否
FSE—T_1	横断	450	Min	2	2	5	1	否
FSE—T_2	冠状	4000	140	24	4	5	1	是
FSE—T_2	矢状	4100	140	24	3	5	1	是
DWI	横断	1300	Min		4	4	1	/
LAVA 动态	横断	Min	Min	12°	0.7	4	3D	是
LAVA	冠状	Min	Min	12°	0.7	5	3D	是
LAVA	矢状	Min	Min	12°	0.7	5	3D	是

（六）前列腺常见病变的特殊检查要求

前列腺癌患者有血性精液，疑有精囊炎时应加扫 T_1WI/FS 序列，病变的精囊腺显示为高信号（图3—66）。

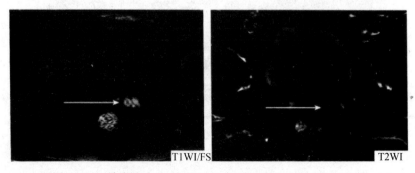

图3—66　精囊腺出血、精囊炎：T_1WI/FS 高信号具有鉴别意义

前列腺 DWI、MRS 及动态增强扫描可提高肿瘤诊断、鉴别诊断及前列腺癌分期的准确性

（七）图像优化（序列参数应用技巧）

盆腔部位受呼吸运动影响极小，一般不使用呼吸门控，可减少扫描时间。

膀胱内存储一定量的尿液可清晰显示膀胱壁，但 MR 扫描时间较长，不宜提前过度积尿，以免患者检查过程中不适而产生运动伪影。

使用动态增强序列进行扫描时，用该序列在注射对比剂前进行一次平扫可代替常规 T_1WI/FS 序列，观察出血、钙化等情况的同时方便与增强后序列进行对比。由于前列腺血流动力学较慢的特性，扫描启动时间一般在注射造影剂后 25s 左右。

（八）对比剂应用

对比剂：0.1mmol/kg，2～3mL/s 速度静脉注射。

（九）摄片和图像后处理

通常摄取横轴位 T_2WI/FS 及 T_1WI，增强后主要摄取横轴位 T_1 加权脂肪抑制图像，并摄取病变部位冠状位及矢状位 T_1 加权脂肪抑制图像。

必要时重建：薄层重建清晰显示病变及侵犯范围。

七、子宫 MR 成像技术

（一）检查前准备

1.受检者的准备　子宫 MRI 检查并不严格要求受检者空腹检查。一般情况下子宫 MRI 检查无需服用消化道对比剂，对于膀胱 MRI 扫描，受检者最好有适的尿液充盈膀胱。

2.受检者的呼吸训练与监控　与腹部 MRI 检查相比，多数情况下呼吸运动对于子宫部位的 MRI 扫描影响不大，无需进行呼吸控制。

（二）常见适应证与禁忌证

MRI 多方位、大视野成像可清晰显示子宫的解剖结构。尤其对女性盆腔疾病诊断有价值，对盆腔内血管及淋巴结的鉴别较容易，是盆腔肿瘤、炎症、子宫内膜异位症、转移癌等病变的最佳影像学检查手段。

对于子宫 MRI，有铁磁性节育环者不宜进行此项检查。

（三）线圈选择及患者体位设计

1.线圈选择　线圈可以选择表面线圈如专用的腹部线圈或者心脏扫描线圈。

2.体位设计　同前列腺的 MRI 检查。

（四）扫描方位

子宫 MRI 检查包括横轴位、矢状位、冠状位。

1.矢状位　以横轴位及冠状位做定位参考像（图 3－67）。一般使用标准矢状位。扫描范围包括子宫或根据病变大小而定。

2.横轴位　以冠状位做定位参考像（图 3－68），在冠状位定位像上使横轴位定位线垂直于人体长轴。横轴位扫描范围包括整个盆腔。T_1WI 像与 T_2WI 像要保持一致。

3.冠状位　以横轴位及矢状位做定位参考像（图 3－69）。一般使用标准冠状位。扫描范围以膀胱底部为中心或根据病变大小而定。

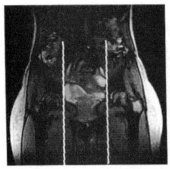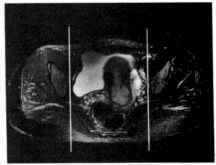

图 3—67 子宫常规扫描矢状位定位方法

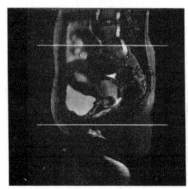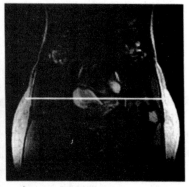

图 3—68 子宫常规扫描横轴位定位方法

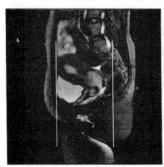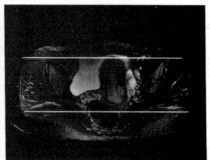

图 3—69 子宫常规扫描冠状位定位方法

（五）推荐脉冲序列及参数

1.推荐脉冲序列

（1）平扫横轴位高分辨 T_2WI/FS、T_2WI、T_1WI、T_1WI/FS；矢状位及冠状位 T_2WI/FS。

（2）增强后横轴位 T_1WI/FS、冠状位 T_1WI/FS、矢状位 T_1WI/FS。

2.扫描参数

（1）以 1.5T GE 机型为例，推荐参数如表 3—25。

（2）以 3.0T GE 机型为例，推荐参数如表 3—26

表 3-25　1.5T GE 机型子宫常规扫描参数

序列	方位	TR/TI	TE	ETL/翻转角	NEX	层厚	层距	压脂
FSE T$_2$	横断	3850	120	17	2	5	1	是
FSE T$_2$	横断	3550	110	17	2	5	1	否
FRFSE T$_1$	横断	650	Min	3	2	5	1	否
FRFSE T$_2$	冠状	3000	102	17	2	5	1	是
FRFSE T$_2$	矢状	3000	102	17	2	5	1	是
FSPGR T$_1$	横断	230	Min	80°	2	5	1	是
FSPGR T$_1$	冠状	190	Min	80°	2	5	1	是
FSPGR T$_1$	矢状	195	Min	80°	2	5	1	是

表 3-26　3.0T GE 机型子宫常规扫描参数

序列	方位	TR/TI	TE	ETL/翻转角	NEX	层厚	层距	压脂
FSE-T$_2$	横断	4300	140	24	3	5	1	是
FSE-T$_2$	横断	4300	140	24	3	5	1	否
FSK-T$_1$	横断	450	Min	2	2	5	1	否
DWI	横断	1300	Min	/	4	4	1	/
FSE-T$_2$	冠状	4000	140	24	4	5	1	是
FSE-T$_2$	矢状	4100	140	24	3	5	1	是
LAVA 动态	横断	Min	Min	12°	0.7	4	3D	是
LAVA	冠状	Min	Min	12°	0.7	5	3D	是
LAVA	矢状	Min	Min	12°	0.7	5	3D	是

（六）盆腔常见病变的特殊检查要求

在主要观察子宫的情况下,可不采用常规定位,横轴定位线垂直子宫宫体长轴,冠状位定位线平行于子宫宫体长轴(图 3-70)。

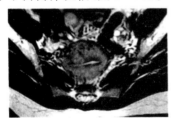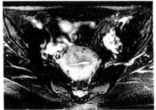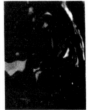

图 3-70　子宫滋养细胞肿瘤,Sag 观察子宫形态

（七）图像优化(序列参数应用技巧)

盆腔部位受呼吸运动影响极小,一般不使用呼吸门控。可减少扫描时间。

膀胱内存储一定量的积液不但可清晰显示膀胱壁还可以更好显示子宫轮廓,但 MR 扫描时间较长,不宜提前过度积尿,以免患者检查过程中不适而产生运动伪影。

矢状位对于子宫内膜癌的诊断及分期极为重要,而对于宫颈癌及卵巢,轴位和冠状位的扫描是主要方向。

（八）对比剂应用

对比剂:0.1mmol/kg,2～3mL/s 速度静脉注射。

（九）摄片和图像后处理

通常摄取横轴位 T_2WI/FS 及 T_1WI，增强后主要摄取横轴位 T_1 加权脂肪抑制图像，并摄取病变部位冠状位及矢状位 T_1 加权脂肪抑制图像。

必要时重建：薄层重建清晰显示病变及侵犯范围。

八、阴囊及睾丸 MR 成像技术

（一）检查前准备

1，受检者的准　阴囊及睾丸 MRI 检查无需特殊准备。

2.受检者的呼吸训练与监控　无需进行呼吸控制。

（二）常见适应证与禁忌证

MRI 多方位、大视野成像可清晰显示盆腔的解剖结构。对于阴囊及睾丸的恶性病变可以准确分期，其他诸如炎症、隐睾等疾病亦有着独特的价值。无特殊禁忌证。

（三）线圈选择及患者体位设计

1.线圈选择　线圈时以选择表面线圈如专用的腹部线圈或者心脏扫描线圈。

2.体位设计　同前列腺的 MRI 扫描。阴囊及睾丸 MRI 定位线中心对脐与耻骨联合连线中点或直接定位于阴囊。

（四）扫描方位

1.矢状位　以横轴位及冠状位做定位参考像（图 3—71）。一般使用标准矢状位。扫描范围包括膀胱或根据病变大小而定。

2.横轴位　以冠状位做定位参考像（图 3—72），在冠状位定位像上使横轴位定位线垂直于人体长轴。横轴位扫描范围包括整个盆腔。T_1WI 像与 T_2WI 像层面要保持一致。

3.冠状位　以横轴位及矢状位做定位参考像（图 3—73）。一般使用标准冠状位。扫描范围以膀胱底部为中心或根据病变大小而定。

（五）推荐脉冲序列及参数

1.推荐脉冲序列

（1）平扫横轴位高分辨 T_2WI/FS、T_2WI、T_1WI、$T_1WI//FS$；矢状位及冠状位 T_2WI/FS。

（2）增强后横轴位 $T_1WI//FS$，冠状位 $T_1WI//FS$，矢状位 $T_1WI//FS$。

2.扫描参数

（1）以 1.5T GE 机型为例，推荐参数表 3—27。

（2）以 3.0T GE 机型为例，推荐参数表 3—28。

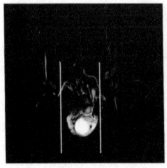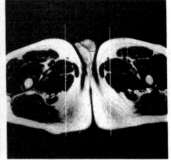

图 3—71　睾丸常规扫描矢状位定位方法

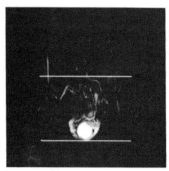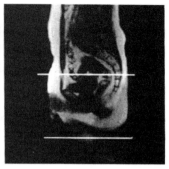

图 3-72 睾丸常规扫描横轴位定位方法

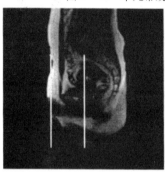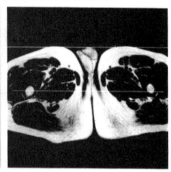

图 3-73 睾丸常规扫描冠状位定位方法

表 3-27 1.5T GE 机型阴囊、睾丸常规扫描参数

序列	方位	TR/TI	TE	ETL/翻转角	NEX	层厚	层距	压脂
FSE—T$_2$	横断	3850	120	17	2	5	1	是
FSE—T$_2$	横断	3550	110	17	2	5	1	否
FRFS—T$_1$	横断	650	Min	3	2	5	1	否
FRFSE—T$_2$	冠状	3000	102	17	2	5	1	是
FRFSK—T$_2$	矢状	3000	102	17	2	5	1	是
FSPGR—T$_1$	横断	230	Min	80°	2	5	1	是
FSPGR—T$_1$	冠状	190	Min	80°	2	5	1	是

表 3-28 3.0T GE 机型阴囊、睾丸常规扫描参数

序列	方位	TR/TI	TK	ETL/翻转角	NEX	层厚	层距	压脂
FSE T$_2$	横断	4300	140	24	3	5	1	是
FSE T$_2$	横断	4300	140	24	3	5	1	否
FSE T$_1$	横断	450	Min	2	2	5	1	否
FSE T$_2$	冠状	4000	140	24	4	5	1	是
FSE T$_2$	矢状	4100	140	24	3	5	1	是
LAVA	横断	Min	Min	12°	0.7	4	3D	是
LAVA	冠状	Min	Min	12°	0.7	5	3D	是
LAVA	矢状	Min	Min	12°	0.7	5	3D	是

（六）阴囊及睾丸常见病变的特殊检查要求

对于炎症性疾病和外伤的检查范围,可包括阴囊局部和底部。对于肿瘤性病变要进行大范围扫描,了解淋巴结转移情况,至少包括全盆腔。而对于隐睾患者,扫描时强调薄层扫描,范围从髂前上棘至阴囊。

（七）图像优化（序列参数应用技巧）

阴囊及睾丸部位不受呼吸运动的影响，一般不使用呼吸门控。

（八）对比剂应用

对比剂：0.1mmol/kg,2～3mL/s 速度静脉注射。

（九）摄片和图像后处理

通常摄取横轴位 T_2WI/FS 及 T_1WI,增强后主要摄取横轴位 T_1 加权脂肪抑制图像,并摄取病变部位冠状位及矢状位 T_1 加权脂肪抑制图像。

必要时重建：薄层重建清晰显示病变及侵犯范围。

（王勇刚）

第三节　脊柱及脊髓磁共振检查技术

一、颈椎及颈髓 MR 成像技术

（一）检查前准备

1.确认受检者没有禁忌证。

2.嘱受检者及陪同家属除去随身携带的金属物品,如手机、手表、刀具、硬币、钥匙、发卡、别针、磁卡、金属气管插管、带金属扣的颈托、带金属扣的内衣（文胸）、磁性护腰带等,禁忌推床、轮椅、金属拐杖、金属假肢等进入扫描室。

3.嘱受检者在扫描过程中不要随意运动,尽量控制吞咽动作。

4.婴幼儿、烦躁不安及幽闭恐惧症受检者,应给适量的镇静剂或麻醉药物（由麻醉师实施）,以提高检查成功率。

5.急危重受检者,必须做 MRI 检查时,应由临床医师陪同观察,同时备有抢救器械、药品,受检者发生紧急情况时,应迅速移至扫描室外抢救。

（二）常见适应证与禁忌证

适应证：磁共振检查广泛适用于颈椎及颈髓的肿瘤性病变、炎症性病变及先天变异,如椎管肿瘤；椎骨肿瘤；颈椎及颈髓炎性疾病；脊髓退行性变和椎管狭窄症；颈椎及颈髓外伤；颈椎及颈髓先天性疾病；神经根病变；颈椎及颈髓病变手术后复查。

禁忌证：

1.装有心脏起搏器及电子耳蜗者。

2.椎骨植入磁性固定钢板（钛金属除外）。

3.血管金属支架、血管止血金属夹。

4.带有呼吸机及心电监护设备的危重患者。

5.体内有胰岛素泵等神经刺激器患者。

6.妊娠三个月内。

（三）线圈选择及体位设计

1.线圈选择　可采用颈部表面线圈、颈部阵列线圈或全脊柱阵列线圈（颈胸腰联合阵列线圈）的颈段。

2.体位设计　线圈置于检查床上,长轴与床长轴一致。受检者仰卧,颈部位于颈线圈上,头先进,身体长轴与线圈(床)长轴一致,双臂置于身体两侧,受检者体位应舒适,头不可过仰,颈部放松与颈线圈自然贴近。使用软质表面线圈时,颈部两侧加软垫使线圈尽量贴近颈部并固定线圈。保持头、颈解剖位置。嘱受检者在检查过程中控制咳嗽及吞咽动作。矢状位定位光标对鼻尖与胸骨柄切迹连线,横断位定位光标对甲状软骨水平及线圈中心,锁定位置后,进床至磁体中心。

(四)扫描方位

常规进行矢状面及横断面成像,必要时常加冠状面成像,用于观察椎体病变或鉴别脊髓病变、椎间孔、神经根病变。首先行冠、矢、轴三平面定位像扫描用于定位划线。

1.矢状面成像　在冠状面定位像上设置矢状面成像层面,使层面与颈髓及颈椎的头尾轴平行一致,于矢状面定位像上根据不同检查目的设置冠状面预饱和带,在矢状面定位像上设置 FOV 大小及调整 FOV 端正。如图 3-74(a,b)。

2.横断面成像　在矢状面定位像上设置横断面成像,主要观察颈髓病变时,层面与兴趣区脊髓垂直,主要观察椎间盘或椎体病变时,层面与椎间盘或椎体平行。根据病变范围设定扫描层数。在椎体前方设置冠状面预饱和带,在成像层面范围上方设置横断面预饱和带。在横断面定位像上设置 FOV 大小及调整 FOV 端正。如图 3-74(c,d)。

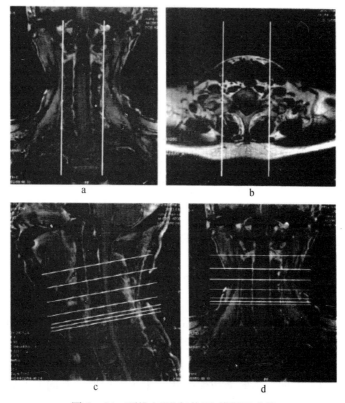

图 3-74　颈椎 MRI 矢状面、横断面成像

图 a,b,矢状面成像在 a 冠状面及 b 横断面像上设置层面;图 c,d 横断面成像在矢状面像上设置与椎间盘平行的成像层面,在椎体前方设置冠状面预饱和带,消除吞咽动作的运动伪影,在成像层面上方及下方设置横断面预饱和带,以消除血管及脑脊液搏动伪影的影响

3.冠状面成像　在矢状面像上设置冠状面成像层面,使层面与兴趣区脊髓及椎体平行,在横

断面定位像上使其与椎体左右轴平行。在冠状面定位像上设置 FOV 大小及调整 FOV 端正。

（五）推荐脉冲序列及参数

推荐脉冲序列：

可选用：

内旋回波序列（SE）

快速自旋回波序列（FSE/TSE）

梯度回波序列（GRE）

快速梯度回波序列

翻转恢复序列（IR）

快速翻转恢复序列

常规进行矢状面 FSE－T_2WI 及 FSE－T_1WI 扫描，横断面 FSE－T_2WI 或 FSE－T_1WI 扫描，必要时增加冠状面 FSE－T_1WI 或 FSE－T_2WI 扫描。根据诊断需要增加矢状血或冠状面 FSE－T_2WI－脂肪抑制序列或 FSE－T_1WI－脂肪抑制序列。

扫描参数：颈椎常用参考脉冲序列及扫描参数见表 3－29。

表 3－29　颈椎常规扫描序列与参数

序列	方位	TR(ms)	TE(ms)	层厚(mm)	层间距(mm)	矩阵	FOV(cm)	相位编码方向
定位	三平面							
T_2WI－FSE	矢状	3000	90	2～3	0.2～0.6	320×256	24～26	头脚
T_1WI－FLAIR	矢状	1750	12	2～3	0.2～0.6	320×256	24～26	头脚
T_2^*WI	横断位	225	10	2～3	0.2～0.6	320×256	18～20	前后

（六）常见病变的特殊检查要求

对于颈椎及颈髓外伤及炎症性病变，增加矢状位 FSE－T_2WI－脂肪抑制序列可增加病灶与背景组织的信号对比度，从而提高病灶检出率，也可鉴别高信号病灶是否脂肪组织。对于 T_1WI 为高信号的病灶，应常规增加 T_1WI－脂肪抑制序列，以鉴别高信号病灶是脂肪组织或出血性病灶。

对脂肪瘤应增加 T_1WI－脂肪抑制序列。

对神经根病变需采用弥散加权序列及 FSE－T_2WI－脂肪抑制序列行冠状面薄层无间隔扫描。

（七）图像优化

相位编码方向及预饱和技术对优化图像质量具有较重要的意义。

相位编码方向：

矢状面成像的相位编码方向一般取前后向，以避免脊髓与椎管内脂肪的化学位移伪影，且可以减少成像时间，但易受吞咽及口腔运动伪影的干扰。若以观察椎间盘和椎体病变为主，相位编码方向改为头足向，可以避免椎间盘和椎体之间的化学位移伪影。冠状面成像的相位编码方叫一般取左右向。横断面成像的相位编码方向取左右向或前后向。

预饱和技术：

矢状面成像在颈椎前方设置竖行预饱和带，将喉部及口腔预饱和，以消除吞咽动作运动伪影的影响，在扫描野外的上下方分别设置横断面预饱和带，可以避免回卷伪影的产生。横断面成像除了在颈椎前方设置预饱和带，还可增加在成像层面的上方及下方分别设置横断面方向的预饱和带，以消除血管（颈静脉及颈动脉）搏动伪影及脑脊液搏动伪影的影响，由于呼吸运动的影响,颈部脂肪高信号也可产生伪影,对颈后脂肪较厚的受检者在相应局部施加预饱和带,也可减少伪影产生的机会。

超样采集技术:

在冠状面成像,如果 FOV 设置过小,可能会产生两侧肩部的回卷伪影,此时可施加超样采集技术或在 FOV 外左心侧设置预饱和带以消除伪影。

流动补偿技术:

在层面方向施加流动补偿技术可减少血管搏动及脑脊液搏动伪影。

心电或外周脉搏触发技术:

血管搏动及脑脊液搏动伪影,除了采用预饱和技术加以消除外,还可以通过使用心电门控触发或外周指脉触发技术加以控制。

T_2^* 成像:采用梯度回波的 T_2^* 序列也可消除脑脊液的搏动伪影。

（八）对比剂应用

颈椎及颈髓磁共振增强扫描,一般使用 T_1 阳性造影剂。因此应采用 T_1 加权序列成像,并且施加脂肪抑制技术,以抑制脂肪组织高倍号,避免脂肪组织高信号对有强化的病灶高信号的干扰及混淆。

（九）摄片和图像后处理

常规平扫及增强扫描一般无需对图像作特殊后处理。可根据需要选择部分图像或全部图像打印,每一方位的序列,应显示扫描层面的划线定位像。

二、胸椎及胸髓 MR 成像技术

（一）检查前准备

1. 确认受检者没有禁忌证。

2. 嘱受检者及陪同家属除去随身携带的金属物品,如手机、手表、刀具、硬币、钥匙、发卡、别针、磁卡、带金属扣的内衣(文胸)、金属拉链内裤、腰带及磁性护腰带等,禁忌推床、轮椅、金属拐杖、金属假肢等进入扫描室。

3. 嘱受检者在扫描过程中不要随意运动,尽量控制咳嗽。

4. 婴幼儿、烦躁不安及幽闭恐惧症受检者,应给适量的镇静剂或麻醉药物(由麻醉师实施),以提高检查成功率。

5. 急危重受检者,必须做 MRI 检查时,应由临床医师陪同观察,同时备有抢救器械、药品,受检者发生紧急情况时,应迅速移至扫描室外抢救。

（二）常见适应证及禁忌证

适应证:可广泛适用于椎管肿瘤;椎骨肿瘤;胸椎及胸髓炎性疾病;脊髓退行性变和椎管狭窄症;胸椎及胸髓外伤;胸椎及胸髓先天性疾病;胸椎及胸髓病变手术后复查,还适用于骨髓病变如再生障碍性贫血及内血病等的胸椎成像。

禁忌证:

1. 装有心脏起搏器及电子耳蜗者。

2. 椎骨植入磁性固定钢板(钛金属除外)。

3. 血管金属支架、血管止血金属夹。

4. 带有呼吸机及心电监护设备的危重患者。

5. 体内有胰岛素泵等神经刺激器患者。

6.妊娠三个月内。

(三)线圈选择及体位设计

1.线圈选择 可采用脊柱表面线圈或全脊柱阵列线圈(颈胸腰联合阵列线圈)的胸段。

2.体位设计 线圈置于检查床上,长轴与床长轴一致。受检者仰卧,胸段脊柱位于胸椎线圈上,头先进,身体长轴与线圈(床)长轴一致,双臂置于身体两侧,受检者体位应舒适。嘱受检者在检查过程中控制咳嗽。矢状位定位光标对身体正中线,线圈上下缘应包含第七颈椎及第十二胸椎,必要时在体表放置 MR 图像上可显示的标志以便椎体计数。横断位定位光标对第六胸椎水平(乳头)及线圈中心,锁定位置,进床至磁体中心。

(四)扫描方位

常规进行矢状面及横断面成像,冠状面成像常用于观察椎体病变或鉴别脊髓病变、椎间孔、神经根病变。首先行冠、矢、轴三平面定位像扫描用于定位划线。

1.矢状面成像 在冠状面定位像上设置矢状面成像层面,使层面与胸髓长轴平行一致。于胸椎前方设置冠状面预饱和带,范围包含前胸壁至心脏,以减少心脏大血管搏动及胸部呼吸运动的伪影。在矢状面定位像上设置 FOV 大小及调整 FOV 端正。如图 3—75(a,b)。

2.横断向成像 在矢状面定位像上设置横断面成像,主要观察脊髓病变时,层面与兴趣区脊髓垂直,主要观察椎间盘或椎体病变时,层面与椎间盘或椎体平行。根据病变范围设定扫描层数。在椎体前方设置冠状面预饱和带,在成像层面范围上方设置横断面预饱和带。在横断面定位像上设置 FOV 大小及调整 FOV 端正图 3—75(c,d)。

3.冠状向成像 在矢状面像上设置冠状面成像层面,使层面与兴趣区脊髓及椎体平行,在横断面定位像上使其与椎体左右轴平行。在冠状面定位像上设置 FOV 大小及调整 FOV 端正。

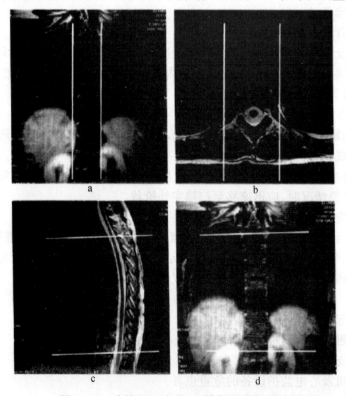

图 3—75 胸椎 MRI 矢状面、横断面成像定位

4. 颈椎矢状位成像　由于胸椎椎体计数的特殊性,在胸椎矢状面像上判断胸骨柄与第二胸椎下缘齐平,或在体表放置 MR 图像可显示的标志来判断胸椎计数的方法,虽可行但不一定可靠,因此,可加扫 1～2 层颈椎矢状面定位像序列扫描,上缘包含颅底,下缘包含部分胸椎。由于第二颈椎较易被辨认,计数椎体时,在颈椎矢状面定位像图像上用光标从第二颈椎数到第一胸椎,把光标定于第一胸椎体中心,并把光标位置读数标记在光标附近(第一胸椎中心水平)。再在胸椎矢状面图像上移动光标到相同位置读数的位置,此时光标对准的椎体即为第一胸椎体,把光标锁定,并把光标读数标记在附近(第一胸椎体中心水平)。保存标记好第一胸椎体的颈椎矢状面定位像图像及胸椎矢状面图像,以便计数胸椎体时使用。

(五)推荐脉冲序列及参数

推荐脉冲序列:

可选用:

自旋回波序列(SE)

快速自旋回波序列(FSE/TSE)

梯度回波序列(GRE)

快速梯度回波序列

翻转恢复序列(IR)

快速翻转恢复序列。

常规进行矢状面 FSE－T_2WI 及 FSE－T_1WI 扫描,横断面 FSE－T_2WI 或 FSE－T_1WI 扫描,必要时增加冠状面 FSE－T_1WI 或 FSE－T_2WI 扫描。根据诊断需要增加矢状面或冠状面 FSE－T_2WI－脂肪抑制序列或 FSE－T_1WI－脂肪抑制序列。

扫描参数:胸椎常用参考脉冲序列及扫描参数见表 3－30。

表 3－30　胸椎常规扫描序列与参数

序列	方位	TR(ms)	TE(ms)	层厚(mm)	层间距(mm)	矩阵	FOV(cm)	相位编码方向
定位	三平面							
T_2WI－FSE	矢状	2800	100	2～3	0.2～0.6	320×256	34～36	头脚
T_1WI－FLAIR	矢状	1800	20	2～3	0.2～0.6	320×256	34～36	头脚
T_2WI－FSE	横断位	3000	100	2～3	0.2～0.6	320×256	20～22	左右

(六)常见病变的特殊检查要求

对于胸椎及胸髓外伤及炎症性病变,增加矢状位 FSE－T_2WI－脂肪抑制序列可增加病灶与背景组织的信号对比度,从而提高病灶检出率,也可鉴别高信号病灶是否脂肪组织。对于 T_1WI 为高信号的病灶,应常规增加 T_1WI－脂肪抑制序列,以鉴别高信号病灶是脂肪组织或出血性病灶。

对脂肪瘤应增加 T_1WI－脂肪抑制序列。

对血液病骨髓病变的观察,除了矢状面 T_2WI、T_1WI 序列,还应加作冠状面 T_1WI 序列,以更好地观察脊柱旁结节病变。

由于脊髓血管极细小,脊髓的血管畸形,常无法进行常规 MRA 成像,可以使用长回波时间(TE>200ms)的高分辨(512×512)FSE－T_2WI 序列,使畸形血管呈流空表现,即"黑血"影像。也可采用流动去相位序列,产生"黑血"效成。PC 法有时也可取得较好效应。

（七）图像优化

1.相位编码方向　矢状面成像的相位编码方向可以取前后向,以避免脊髓与椎管内脂肪的化学位移伪影,且可以减少成像时间,但易受心脏大血管搏动及胸部呼吸运动伪影的干扰。若以相位编码方向改为头足向,可以避免椎间盘和椎体之间的化学位移伪影,但易产生头足方向的回卷伪影及增加扫描时间。冠状面成像的相位编码方向一般取左右向。横断面成像的相位编码方向取前后向或左右向。

2.预饱和技术　矢状面成像应在胸椎前方设置竖形预饱和带覆盖心脏大血管,以消除心脏大血管搏动及胸部呼吸运动伪影的影响,在扫描野外的上下方分别设置横断预饱和带,可以避免相位编码方向为头足方向时的回卷伪影的产生。横断面成像除了在胸椎前方设置预饱和带,还可增加在成像层面的上方及下方分别设置横断方向的预饱和带,以消除血管搏动伪影及脑脊液搏动伪影的影响。

3.超样采集技术　在冠状面成像,如果 FOV 设置过小,可能会产生两侧胸壁的回卷伪影,此时可施加超样采集技术或在 FOV 外左右侧设置预饱和带加以消除。

4.流动补偿技术　在层面方向施加流动补偿技术可以减少血管搏动及脑脊液搏动伪影。

5.心电或外周脉搏触发技术　血管搏动及脑脊液搏动伪影,除了采用以上技术加以消除外,还可以通过使用心电门控触发或外周指脉触发技术加以控制。

（八）对比剂应用

胸椎及胸髓磁共振增强扫描,一般使用 T_1 阳性造影剂。因此应采用 T_1WI 序列成像,并且施加脂肪抑制技术,以抑制脂肪组织高信号,避免脂肪组织高信号对有强化的病灶高信号的干扰及混淆。

（九）摄片和图像后处理

常规平扫及增强扫描一般无需对图像作特殊后处理。可根据需要选择部分图像或全部图像打印,每一方位的序列,应显示扫描层面的划线定位像。鉴于胸椎椎体计数的特殊性,可把标记有第一胸椎体标记的胸椎矢状面图像及颈椎矢状面定位像图像并在一起,以便准确计数胸椎体定位。

三、腰椎及腰椎管 MR 成像技术

（一）检查前准备

1.确认受检者没有禁忌证。

2.嘱受检者及陪同家属除去随身携带的金属物品,如手机、手表、刀具、硬币、钥匙、发卡、别针、磁卡、带金属扣的内衣（文胸）、金属拉链内裤、腰带及磁性护腰带等,禁忌推床、轮椅、金属拐杖、金属假肢等进入扫描室。

3.嘱受检者在扫描过程中不要随意运动。

4.婴幼儿、烦躁不安及幽闭恐惧症受检者,应给适量的镇静剂或麻醉药物（由麻醉师实施）,以提高检查成功率。

5.急危重受检者,必须做 MRI 检查时,应由临床医师陪同观察,同时备有抢救器械、药品,受检者发生紧急情况时,应迅速移至扫描室外抢救。

（二）常见适应证及禁忌证

适应证：可广泛适用于腰椎及椎管的肿瘤性病变、炎症性病变及先天变异，如椎管肿瘤；椎骨肿瘤；椎体及椎管炎性疾病；椎体退行性变和椎管狭窄症；外伤；先天性疾病；腰椎及椎管病变手术后复查；腰脊神经根病变；骨髓病变如再生障碍性贫血及白血病等的胸椎成像。

禁忌证：

1. 装有心脏起搏器及电子耳蜗者。

2. 椎骨植入磁性固定钢板（钛金属除外）。

3. 血管金属支架、血管止血金属夹。

4. 带有呼吸机及心电监护设备的危重患者。

5. 体内有胰岛素泵等神经刺激器患者。

6. 妊娠三个月内。

（三）线圈选择及体位设计

1. 线圈选择　可采用脊柱表面线圈或全脊柱阵列线圈（颈胸腰联合阵列线圈）的腰段。

2. 体位设计　线圈置于检查床上，长轴与床长轴一致。受检者仰卧，腰段脊柱位于腰椎线圈上。头先进，身体长轴与线圈（床）长轴一致，双臂置于身体两侧，双下肢用软垫支架垫起屈膝，使腰部自然紧贴线圈。矢状轴定位光标对身体正中线，线圈上下缘应包含第十二胸椎至部分骶椎。横断位定位光标对第三腰椎水平（髂嵴上 3～5cm）及线圈中心，锁定位置，进床至磁体中心。

（四）扫描方位

常规进行矢状面及横断面成像，冠状面成像常用于观察椎体病变或椎管病变、椎间孔、神经根病变。首先行冠、矢、轴三平向定位像扫描用于定位划线。

1. 矢状面成像　在冠状面定位像上设置矢状面成像层面，使层面与腰椎管长轴平行一致。于腰椎前方设置冠状面预饱和带，范围包含椎体前部分腹主动脉至前腹壁，以消除腹部呼吸运动及腹主动脉搏动的伪影。在矢状面定位像上设置 FOV 大小及调整 FOV 端正。如图 3-76（a，b）。

2. 横断面成像　在矢状面定位像上设置横断面成像，主要观察椎管病变时，层面与兴趣区椎管垂直，主要观察椎间盘或椎体病变时，层面与椎间盘或椎体平行。根据病变范围设定扫描层数。在椎体前方设置冠状面预饱和带，在成像层面范围上方设置横断面预饱和带。在横断面定位像上设置 FOV 大小及调整 FOV 端正（图 3-76c，d）。

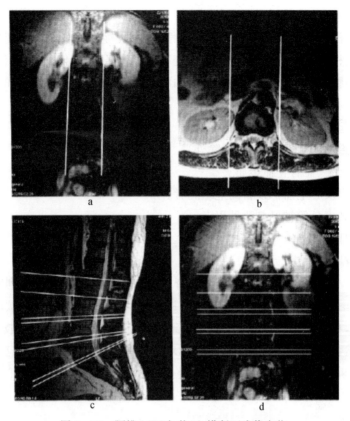

图 3-76　腰椎 MRI 矢状面、横断面成像定位

3.冠状面成像　在矢状面像上设置冠状面成像层面,使层面与兴趣区脊髓及椎体平行,在横断面定位像上使其与椎体左右轴平行。在冠状面定位像上设置 FOV 大小及调整 FOV 端正。

(五)推荐脉冲序列及参数

推荐脉冲序列

可选用:

自旋回波序列(SE)

快速自旋回波序列(FSE/TSE)

梯度回波序列(GRE)

快速梯度回波序列

翻转恢复序列(IR)

快速翻转恢复序列。

常规进行矢状面 FSE-T$_2$WI 及 FSE-T$_1$WI 扫描,横断面 FSE-T$_2$WI 或 FSE-T$_1$WI 扫描,必要时增加冠状面 FSE-T$_1$WI 或 FSE-T$_2$WI 扫描。根据诊断需要增加矢状面或冠状面 FSE-T$_2$WI-脂肪抑制序列或 FSE-T$_1$WI-脂肪抑制序列。

扫描参数:腰椎常用参考脉冲序列及扫描参数见表 3-31。

表 3-31 腰椎常规扫描序列与参数

序列	方位	TR(ms)	TE(ms)	层厚(mm)	层间距(mm)	矩阵	FOV(cm)	相位编码方向
定位	三平面							
$T_2WI-FSE$	矢状	2800	100	2～3	0.2～0.6	320×256	32～34	头脚
$T_1WI-FLAIR$	矢状	1800	20	2～3	0.2～0.6	320×256	32～34	头脚
$T_2WI-FSE$	横断位	3000	100	2～3	0.2～0.6	320×256	22～24	左右

（六）常见病变的特殊检查要求

对于外伤及炎症性病变,增加矢状位 FSE-T_2WI-脂肪抑制序列可增加病灶与背景组织的信号对比度,从而提高病灶检出率,也可鉴别高信号病灶是否为脂肪组织。对于 T_1WI 为高信号的病灶,应常规增加 T_1WI-脂肪抑制序列,以鉴别高信号病灶是脂肪组织或出血性病灶。

对脂肪瘤应增加 T_1WI-脂肪抑制序列。

对血液病骨髓病变的观察,除了矢状面 T_2WI、T_1WI 序列,还应加作冠状面 T_1WI 序列,以更好地观察脊柱旁结节病变。

对椎管的血管畸形,也可以使用长回波时间(TE>200ms)高分辨(512×512)的 FSE-T_2WI 序列及流动去相位序列,产生"黑血"效应,使畸形血管呈流空表现。也可采用 PC 法。

（七）图像优化

1. 相位编码方向　和胸椎一样,腰椎 MRI 矢状面成像的相位编码方向一般也取前后向,也易产生腹主动脉搏动及腹部呼吸运动伪影,此可通过预饱和带加以消除。若相位编码方向改为头足向,可以避免椎间盘和椎体之间的化学位移伪影,但易产生头足方向的回卷伪影及增加扫描时间,此可借在 FOV 外的上下方设置的横断面预饱和带加以消除。冠状面成像的相位编码方向一般取左右向。横断面成像的相位编码方向取前后向或左右向。

2. 预饱和技术　矢状面成像应在腰椎前方设置冠状面预饱和带覆盖部分腹主动脉至前腹壁,可以减轻血管搏动及呼吸运动伪影的影响,在扫描野外的上下方分别设置横断面预饱和带,可以避免相位编码方向为头足方向时的回卷伪影的产生。横断面成像除了在腰椎前方设置预饱和带,还可增加在成像层面的上方及下方分别设置横断方向的预饱和带,以消除血管搏动伪影及脑脊液搏动伪影的影响。超样采集技术:

在矢状面及冠状面成像时,如果 FOV 设置过小,可能会产生上下方向(见于矢状面成像)及左右方向(见于冠状面成像)的回卷伪影,此时可施加超样采集技术或在 FOV 外上下方(用于矢状面成像)及左右侧(用于冠状面成像)设置预饱和带加以消除。

3. 流动补偿技术　在层面方向施加流动补偿技术可以减少大血管搏动及脑脊液搏动伪影。

4. 心电或外周脉搏触发技术　血管搏动及脑脊液搏动伪影,除了采用以上技术加以消除外,还可以通过使用心电门控触发或外周指脉触发技术加以控制。

（八）对比剂应用

增强扫描一般使用 T_1 阳性造影剂,因此应采用 T_1WI 序列成像,并且施加脂肪抑制技术,以抑制脂肪组织高信号,避免脂肪组织高信号对有强化的病灶高信号的干扰及混淆。

（九）摄片和图像后处理

常规平扫及增强扫描一般无需对图像作特殊后处理。可根据需要选择部分图像或全部图像打印,每一方位的序列,应显示扫描层面的划线定位像。放大图像时应保留第一骶椎显示,以便计数腰椎体定位。

四、骶椎及骶髂关节 MR 成像技术

（一）检查前准备

与腰椎 MRI 相同。

（二）常见适应证及禁忌证

1.适应证　与腰椎 MRI 相同。

2.禁忌证　与腰椎 MRI 相同。

（三）线圈选择及体位设计

1.线圈选择　与腰椎 MRI 相同。

2.体位设计　线圈置于检查床上,长轴与床长轴一致。受检者仰卧,腰段脊柱位于腰椎线圈上。头先进,身体长轴与线圈(床)长轴一致,双臂置于身体两侧。矢状轴定位光标对身体正中线,线圈上下缘应包含髂嵴至尾椎。横断位定位光标对骨盆及线圈中心,锁定位置,进床至磁体中心。

（四）扫描方位

常规进行矢状面及横断面成像及冠状面成像。骶髂关节 MRI 以冠状面及横断面成像为主。

1.矢状面成像　在冠状面定位像上设置矢状面成像层面,使层面与腰椎管长轴平行一致。于腰椎前方设置冠状面预饱和带覆盖前腹壁,以消除腹部呼吸运动伪影。在矢状面定位像上设置 FOV 大小及调整 FOV 端正。

2.横断面成像　在矢状面定位像上设置横断面成像,层面与兴趣区椎体垂直,根据病变范围设定扫描层数。在椎体前方设置冠状面预饱和带,在成像层面范围上方设置横断面预饱和带。在横断面定位像上设置 FOV 大小及调整 FOV 端正。

3.冠状面成像　在矢状面像上设置冠状面成像层面,使层面与兴趣区骶椎或尾椎体平行。在冠状面定位像上设置 FOV 大小及调整 FOV 端正。骶髂关节冠状面成像应在横断面像上设置层面,层数范围包含骶髂关节前后界限。

（五）推荐脉冲序列及参数

与腰椎相同。

（六）常见病变的特殊检查要求

与腰椎 MRI 基本相同。

（七）图像优化

与腰椎基本相同。

（八）对比剂应用

与腰椎相同。

（九）摄片和图像后处理

与腰椎 MRI 基本相同。

五、全脊柱 MR 成像技术

（一）检查前准备

与腰椎 MRI 相同。

（二）常见适应证及禁忌证

与脊柱 MRI 相同。

（三）线圈选择及体位设计

1.线图选择　采用全脊柱阵列线圈（颈胸腰椎联合线圈）。

2.体位设计　体位设计与脊柱 MRI 相同。横轴定位光标对颈部甲状软骨及颈椎 2 节线圈之间的中心。

（四）扫描方位

与脊柱 MRI 相同。用全脊柱 MRI 软件,设置全脊柱矢状面、冠状面成像层面,程序自动按颈、胸、腰段分别扫描。横断面成像则需手动分段设定兴趣区扫描层面,并选择兴趣区相对应的线圈。矢状面成像分段定位如图 3－77。

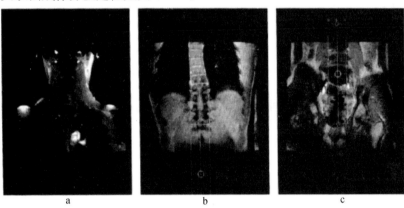

图 3－77　全脊柱 MRI 矢状面成像分段定位

a,b,c 分别在脊柱冠状面定位像的颈、胸、腰段设置矢状面成像联动层面

（五）推荐脉冲序列及参数

与脊柱 MRI 相同。

（六）常见病变的特殊检查要求

与脊柱 MRI 基本相同。

（七）图像优化

与脊柱 MRI 基本相同。

（八）对比剂应用

与脊柱 MRI 相同。

（九）摄片和图像后处理

用全脊柱 MRI 软件扫描获得的图像,在工作站用拼接软件将矢状面及冠状面全脊柱分段成像的图像进行无缝拼接,即可获得全脊柱影像,如图 3－78。

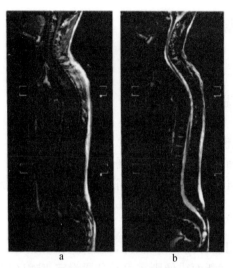

图 3-78　全脊柱 MRI 矢状面图像后处理无缝拼接后

六、磁共振脊髓造影（MRM）

（一）检查前准备

与腰椎 MRI 相同。

（二）常见适应证及禁忌证

1.适应证　MRM 常用于椎间盘疝；椎管狭窄；蛛网膜及神经根囊肿；神经纤维瘤；神经源性肿瘤；椎管内占位性病变等脊柱和脊髓疾病的检查。

2.禁忌证　与腰椎 MRI 相同。

（三）线圈选择及体位设计

与腰椎 MRI 相同。

（四）扫描方位

MRM 水成像常规进行冠状面或矢状面多层薄层 2D/3D－快速自旋回波重 T_2WI 序列成像，也可行以椎管长轴为纵轴，作绕椎管的圆周辐射状层面的单次激发－单 3D 块－快速自旋回波 T_2WI 序列成像。

1.多激发或单激发－多层薄层 2D/3D－快速自旋回波重 T_2WI 序列　在矢状面及横断面像上设置平行于椎管的冠状面或矢状面 3D 块扫描层面，范围包含完整椎管。如图 3-79。

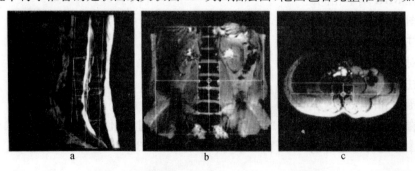

图 3-79　多激发多层薄层－3D－MRM 定位

2.单次激发－单 3D 块－快速自旋回波 T_2WI 序列　在横断面像上设置以椎管长轴为纵

轴,作绕椎管的圆周辐射状扫描块(层),扫描块数通过设定旋转角度大小或直接设定块数而获得。如图 3－80。

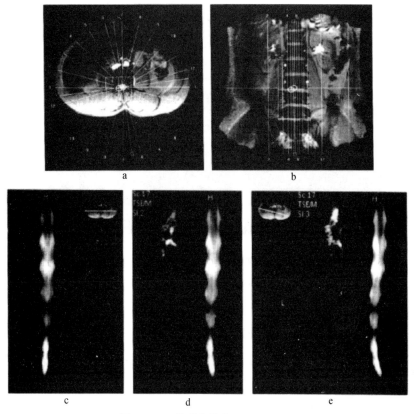

图 3－80 单激发单块－3D－MRM

图 a,b:以椎管为旋转轴,设置辐射状成像层面,每一角度的 3D 块,仅需 1～2s 扫描时间,即获得该角度的 3D 脊髓造影像。图 c,d,e:为不同角度的脊髓造影像

(五)推荐脉冲序列及参数

推荐脉冲序列:

推荐:

单次激发－单 3D 块－快速自旋回波 T_2WI 序列。

多激发或单激发－多层薄层 2D/3D－快速自旋回波重 T_2WI 序列。

扫描参数:依机型略异。一般参数:FOV 250～300mm(视扫描脊柱段范围而定),矩阵 192～300×256～512。其余与 MRCP、MRU 基本相同。不需闭气,也不需呼吸门控。

(六)常见病变的特殊检查要求

一般无特殊要求。

(七)图像优化

相位编码方向取前后向或左右向;超样采集;多层薄层扫描或单块扫描;长 TR 长 TE。

(八)对比剂应用

MRM 不需注射对比剂。

(九)摄片和图像后处理

图像后处理方法同 MRCP/MRU 等。多激发或单激发－多层薄层 2D/3D 快速自旋回波序列原始图像可作 MIP 处理并旋转,如图 3—81(a),获得三维椎管造影像,如图 3—81(b,c)。单激发-单 3D 块序列扫描无需后处理,扫描完成即获得相应角度扫描的三维椎管造影像。

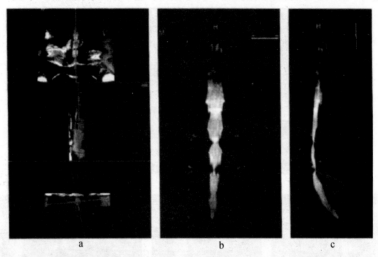

图 3—81　多激发多层薄层 3D—MRM 后处理 MIP 重组

图 a:在多层薄层 3D—MRM 的横、矢、冠面 MIP 图像上,作以椎管为旋转轴的辐射状多角度重组,获得不同角度的骨髓造影像(图 b,c)

七、PROSET 序列脊神经根 MR 成像技术

PROSET(principle of selective excitation technigue,PROSET)选择性激励技术序列是一种选择性激励脉冲。为分离水与脂肪的磁化向量,设计一种层选射频脉冲,选择性地激励水或脂肪质子产生 MR 信号,通常为 121 二项式 90°脉冲,由 22.5°、45°、22.5°分离脉冲组成,通过第 2 个脉冲选择性地向前或向后旋转磁化向量,以控制抑制脂肪或水,而获得水或脂肪的高对比度清晰影像。在腰脊神经进行 PROSET 成像,采用水激励脉冲,使富含水的腔隙信号明显增高,并施加抑脂技术使脂肪信号抑制,而使椎管脑脊液及神经根及根鞘显示为高信号,对脊神经根的显示具有特异性,能突出显示硬膜囊内的脊髓、马尾神经、神经根及相应鞘袖,甚至脊神经节和节后神经纤维,这是常规 MRI 及 MRM 无法做到的,对脊神经根病变的诊断和鉴别诊断具有较高价值。

(一)检查前准备

与腰椎 MRI 相同。

(二)常见适应证及禁忌证

1.适应证　PROSET 主要用于腰脊神经根病变、腰椎间盘突出、腰椎管狭窄、腰椎管占位性病变等疾病的检查。

2.禁忌证　与腰椎 MRI 相同。

(三)线圈选择及体位设计

与腰椎 MRI 相同。

(四)扫描方位

PROSET 序列一般进行冠状面成像。3D 扫描快范围覆盖腰椎管及椎体,如图 3—82(a,b,c)。

（五）推荐脉冲序列及参数

1.推荐脉冲序列　　PROSET 序列为三维扫描快速梯度回波序列（3D－FFE），脉冲通常为 121 二项式 90°脉冲选择性激励脉冲。

2.扫描参数　　腰椎 PROSET 常用参考脉冲序列及扫描参数见表 3－32。

表 3－32　腰椎 PROSET 序列参数

序列	方位	TR(ms)	TE(ms)	层厚(mm)	层间距(mm)	矩阵	FOV(cm)	相位编码方向
定位	三平面							
3D－FFE	冠状	8.6	4.6	1	0	256×256	24～26	前后/左右

（六）常见病变的特殊检查要求

一般无特殊。

（七）图像优化

相位编码方向取前后叫或左右向；超样采集；薄层三维扫描。

（八）对比剂应用

PROSET 序列不需注射对比剂。

（九）摄片和图像后处理

PROSET 序列为三维模式成像，原始图像可作多平面重组（MPR）及脊神经根曲面容积重建，后者可获得脊神经根三维走行解剖形态图像，如图 3－82(d,e,f)。

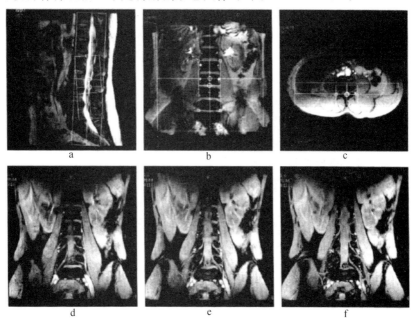

图 3－82　3D－水激励脂肪抑制序列（PROSET）腰脊神经根成像

图 a,b,c：PROSET 冠状面成像定位。图 d,e,f：PROSET 原始图像经腰脊神经根曲面容积重组软件处理后获得的腰脊神经根解剖走行图像

（周维超）

第四节　四肢骨关节磁共振检查技术

一、肩关节 MR 成像技术

（一）检查前准备

1.确认受检者没有禁忌证。

2.嘱受检者及陪同家属除去随身携带的金属物品,如手机、手表、刀具、硬币、钥匙、发卡、别针、磁卡、金属链、戒指等。禁忌推床、轮椅、金属拐杖、金属假肢等进入扫描室。

3.嘱受检者在扫描过程中不要随意运动。

4.婴幼儿、烦躁不安及幽闭恐惧症受检者,应给适量的镇静剂或麻醉药物(由麻醉师实施),以提高检查成功率。

5.急危重受检者,必须做 MRI 检查时,应由临床医师陪同观察,同时备有抢救器械、药品,受检者发生紧急情况时,应迅速移至扫描室外抢救。

（二）常见适应证与禁忌证

1.适应证　MRI 具有较高的软组织分辨力,因此,在骨、关节软骨病变、韧带损伤及关节周围软组织病变检查中具有重要价值,为骨关节系统早期病变的首选影像学检查方法。主要应用于:早期骨软骨缺血性坏死;肌肉软组织疾病;关节感染;关节复杂损伤;非特异性关节炎;早期急性骨髓感染;骨髓肿瘤或侵犯骨髓的转移瘤;骨关节的恶性肉瘤和良性骨关节肿瘤;韧带损伤。

禁忌证:

1.装有心脏起搏器及电子耳蜗者。

2.四肢骨植入磁性固定钢板及人工磁性金属关节(钛金属除外)。

3.血管金属支架、血管止血金属夹。

4.带有呼吸机及心电监护设备的危重患者。

5.体内有胰岛素泵等神经刺激器患者。

6.妊娠三个月内。

（三）线圈选择及体位设计

1.线圈选择　可采用肩关节专用线圈或软线圈。

2.体位设计　受检者仰卧,头先进。上肢伸直,掌心向上,用沙袋固定手掌,受检者对侧肩背部抬高,呈半侧卧状态,受检侧肩关节位于线圈中心并尽量靠近检查床中线。横断位定位光标对准线圈中心。锁定位置后进床至磁体中心。

（四）扫描方位

常规进行横断面、斜冠状面及斜矢状曲成像。

1.横断面成像　在矢状面及冠状面像上设置横断面成像,层面与关节盂垂直图3-83(a,b)。

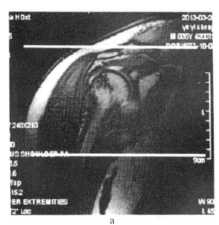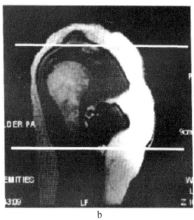

图 3—83　a,b 肩关节横断面定位像

2.斜冠状面成像　在横断面及矢状面定位像上设置肩关节冠状面成像层面,一般沿肩胛骨和冈上肌走行方向选层,并垂直于盂肱关节,在矢状面与肱骨长轴平行。在冠状面定位像上设置 FOV 大小及调整 FOV 端正图 3—83(c,d)。

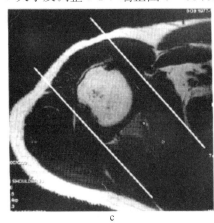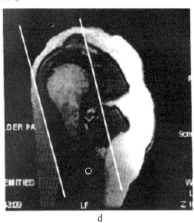

图 3—83　c,d 肩关节斜冠状面定位像

3.斜矢状面成像　在横断面及冠状面像上设置肩关节斜矢状面成像展面,平行于盂肱关节。在矢状而像上设置 FOV 大小及调整 FOV 端正图 3—83(e,f)。

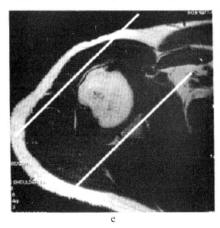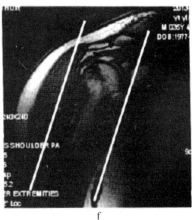

图 3—83　e,f 肩关节斜矢状面定位像

（五）推荐脉冲序列及参数

推荐脉冲序列：可选用：

自旋回波序列（SE）

快速自旋回波序列（FSE/TSE）

梯度回波序列（FLASH）2D/3D

快速梯度回波序列（FLASH）2D/3D

翻转恢复序列（STIR）

快速翻转恢复序列。

常规推荐：

冠状面 $T_2WI-FSE/T_2WI-FSE-$脂肪抑制、T_1WI-SE。

矢状面 $T_2WI-FSE$、$T_2WI-FSE-$脂肪抑制、T_1WI-SE。

横断面 $T_2WI-FSE-$脂肪抑制/T_1WI-SE。

软骨与肌腱：

$T_1WI-SE-$脂肪抑制。

$2D-FLASH-$脂肪抑制。

$3D-FLASH-$脂肪抑制。

$T_2WI-3D-FISP$。

骨髓：

$T_1WI-SE-$脂肪抑制。

$T_1WI-STIR(TIR)$。

$T_2WI-FSE-$脂肪抑制。

扫描参数：肩关节常用参考脉冲序列及扫描参数见表3—33。

表3—33 肩关节常规扫描序列与参数

序列	方位	TR(ms)	TE(ms)	层厚(mm)	层间距(mm)	矩阵	FOV(cm)	相位编码方向
定位	三平面							
$T_2WI-FSE$	横断位	3800	60	3～4	0.6～0.8	320×256	16～18	前后
T_1WI-SE	横断位	500	10	3～4	0.6～0.8	320×256	16～18	前后
$T_2WI-FSE$	斜矢状	3600	20	3	0.3—0.6	320×256	16～18	左右
$T_2WI-FSE$	斜冠状	3600	60	3	0.3—0.6	320×256	16～18	左右

（六）常见病变的特殊检查要求

一般无特殊检查要求。

（七）图像优化

矩形采集；相位编码方向取短轴向以减少采集时间；超样采集以消除回卷伪影。

（八）对比剂应用

一般采用 T_1WI 阳性对比剂进行增强扫描，序列选择 T_1WI-脂肪抑制三维成像。

（九）摄片和图像后处理

一般不需特殊后处理。

二、肘关节 MR 成像技术

（一）检查前准备

与肩关节 MRI 相同。

(二)常见适应证与禁忌证

与肩关节 MRI 相同。

(三)线圈选择及体位设计

1. **线圈选择** 可采用软线圈或膝关节线圈。

2. **体位设计** 受检者仰卧,上肢伸直,掌心向上;使用膝关节线圈时,患者俯卧,肘关节上举过头用沙袋固定手掌,对侧肩背部抬高,呈半侧卧状态,受检侧肘关节位于线圈中心,受检侧肘关节及线圈中线尽量靠近检查床中线(磁体 Z 轴中线)。横断位定位光标对准线圈中心,锁定位置后进床至磁体中心。

(四)扫描方位

常规进行横断面、冠状面及矢状面扫描。

1. **横断面成像** 在矢状面及冠状面像上设置横断面成像,垂直于冠状面扫描,包括整个肘关节(图 3-84a,b)。

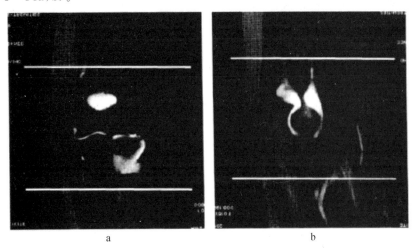

图 3-84 a,b 肘关节横断面定位像

2. **冠状面成像** 在横断面及矢状面定位像上设置肘关节冠状面成像层面,平行于肱骨内外髁,在冠状面定位像上设置 FOV 大小及调整 FOV 端正(图 3-84c,d)。

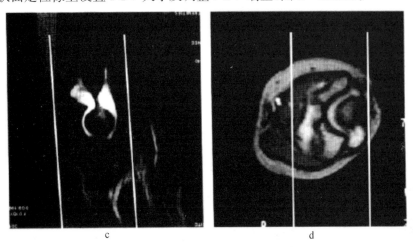

图 3-84 c,d 肘关节冠状面定位像

3.矢状面成像　在横断面及冠状面像上设置肘关节矢状面成像层面,垂直于肱骨内外髁,在矢状面像上设置 FOV 大小及调整 FOV 端正(图 3—84e,J)。

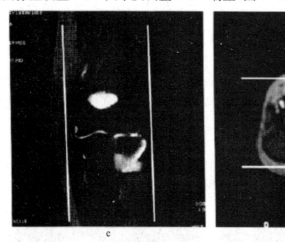

图 3—84　e,f 肘关节矢状面定位像

(五)推荐脉冲序列及参数

1.推荐脉冲序列　脉冲序列与肩关节 MRI 相同。

2.扫描参数　肘关节常用参考脉冲序列及扫描参数见表 3—34。

表 3—34　肘关节常规扫描序列与参数

序列	方位	TR(ms)	TF(ms)	层厚(mm)	层间距(mm)	矩阵	FOV(cm)	相位编码方向
定位	三平面							
T$_2$WI—FSE	横断位	3300	55	3	0.6～0.8	320×256	14	前后
T$_1$WI—SE	横断位	500	10	3	0.6～0.8	320x256	14	前后
T$_2$WI—FSE	矢状	3300	55	3	0.3～0.6	320×256	14	左右
T$_2$WI—FSE	冠状	3300	55	3	0.3～0.6	320×256	14	左右

(六)常见病变的特殊检查要求

一般无特殊检查要求。

(七)图像优化

矩形采集;相位编码方向取短轴向以减少采集时间;在长轴方向超样采集以消除回卷伪影;在长轴方向上下方设置横断面预饱和带以减少血管搏动伪影。

(八)对比剂应用

一般采用 T$_1$WI 阳性对比剂进行增强扫描,序列选择 T$_1$WI—脂肪抑制三维成像。

(九)摄片和图像后处理

一般不需特殊后处理。

三、腕关节 MR 成像技术

(一)检查前准备

与肘关节 MRI 相同。

(二)常见适应证与禁忌证

与肘关节 MRI 相同。

（三）线圈选择及体位设计

1.线圈选择　可采用腕关节专用线圈或软线圈。

2.体位设计　患者俯卧,腕关节上举过头;或者仰卧,上肢伸直置于身体一侧,受检侧腕关节位于线圈中心,受检侧关节及线圈中线尽量靠近检查床中线(磁体 Z 轴中线)。横断位定位光标对准线圈中心,锁定位置后进床至磁体中心。

（四）扫描方位

常规进行横断面、冠状面及矢状而扫描。

1.冠状面成像　在横断面及矢状面定位像上设置腕关节冠状血成像层面,在冠状面定位像上设置 FOV 大小及调整 FOV 端正(图 3－85a,b)。

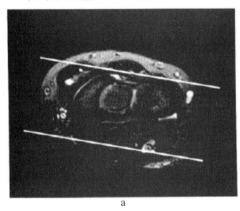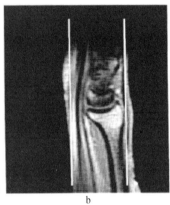

a　　　　　　　　　　　　　b

图 3－85　a,b腕关节冠状面定位像

2.横断面成像　在矢状面及冠状面像上设置横断面成像,平行于腕关节扫描,包括整个腕关节(图 3－85c,d)。

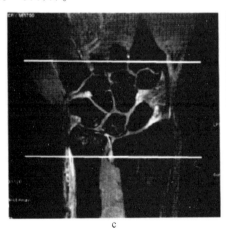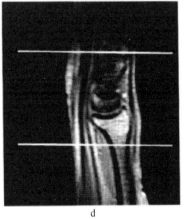

c　　　　　　　　　　　　　d

图 3－85　c,d腕关节横断面定位像

3.矢状面成像　在横断面及冠状面像上设置腕关节矢状面成像层面,在矢状面像上设置 FOV 大小及调整 FOV 端正(图 3－85e,f)。

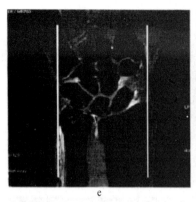 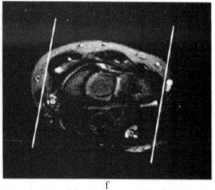

图 3-85　e,f 腕关节矢状面定位像

（五）推荐脉冲序列及参数

1.推荐脉冲序列　脉冲序列与肘关节 MRI 相同。

2.扫描参数　腕关节常用参考脉冲序列及扫描参数见表 3-35。

表 3-35　腕关节常规扫描序列与参数

序列	方位	TR(ms)	TE(ms)	层厚(mm)	层间距(mm)	矩阵	FOV(cm)	相位编码方向
定位	三平面							
$T_2WI-FSE$	横断位	3100	55	3	0.6～0.8	384×288	10	前后
T_1WI-SE	横断位	500	16	3	0.6～0.8	384×320	10	前后
$T_2WI-FSE$	矢状	3100	55	3	0.3～0.6	384×288	10	左右
$T_2WI-FSE$	冠状	3800	55	3	0	384×320	10	左右

（六）常见病变的特殊检查要求

一般无特殊检查要求。

（七）图像优化

矩形采集；相位编码方向取短轴向以减少采集时间；在长轴方向超样采集以消除回卷伪影；在长轴方向上下方设置横断面预饱和带以减少血管搏动伪影。

（八）对比剂应用

一般采用 T_1WI 阳性对比剂进行增强扫描,序列选择 T_1WI- 脂肪抑制二维成像。

（九）摄片和图像后处理

一般不需特殊后处理。

四、双手 MR 成像技术

（一）检查前准备

与腕关节 MRI 相同。

（二）常见适应证与禁忌证

与腕关节 MRI 相同。

（三）线圈选择及体位设计

1.线圈选择　可采用软线圈或矩形阵列线圈(体部阵列线圈)。

2.体位设计　采用软线圈进行单侧手掌 MRI 时,受检者仰卧,头先进。上肢伸直,掌心向上,用沙袋固定手掌,受检侧对侧肩背部抬高,呈半侧卧状态,受检侧手掌尽量靠近检查床中线(Z轴中线)。

采用矩形阵列线圈进行双侧手掌 MRI 时。可采用俯卧位,头先进,双手上举过头,掌心向下,伸直靠拢置于矩形线圈中心。

矢状定位光标对床中线及线圈中线,横断位定位光标对准线圈中心。

（四）扫描方位

与腕关节 MRI 相同。

（五）推荐脉冲序列及参数

与腕关节 MRI 相同。

扫描参数:手常用参考脉冲序列及扫描参数见表 3-36。

表 3-36　手常规扫描序列与参数

序列	方位	TR(ms)	TE(ms)	层厚(mm)	层间距(mm)	矩阵	FOV(cm)	相位编码方向
定位	三平面							
$T_2WI-FSE$	冠状	3800	55	2~3	0	320×256	16~18	左右
$T_1WI-FSE$	冠状	450	10	2~3	0	320×256	16~18	左右
$T_2WI-FSE$	横断位	3100	55	4	0.8	256×224	10~12	前后
$T_2WI-FSE$	矢状	3800	70	3	0.6	320×256	16~18	前后

（六）常见病变的特殊检查要求

对临床疑有肌腱损伤、断裂的患者,扫描定位线的设定需按肌腱的走行而定,并采用大 FOV,包括肌腱的起始点。

（七）图像优化

矩形采集;相位编码方向取短轴向以减少采集时间;在长轴方向超样采集以消除回卷伪影;在长轴方向上下方设置横断面预饱和带以减少血管搏动伪影。

（八）对比剂应用

一般采用 T_1WI 阳性对比剂进行增强扫描,序列选择 T_1WI -脂肪抑制三维成像。

（九）摄片和图像后处理

一般不需特殊后处理。

五、髋关节 MR 成像技术

（一）检查前准备

1.确认受检者没有禁忌证。

2.嘱受检者及陪同家属除去随身携带的金属物品,如手机、手表、刀具、硬币、钥匙、发卡、别针、磁卡、金属手链、戒指等。禁忌推床、轮椅、金属拐杖、金属假肢等进入扫描室。

3.嘱受检者在扫描过程中不要随意运动。

4.婴幼儿、烦躁不安及幽闭恐惧症受检者,应给适量的镇静剂或麻醉药物(由麻醉师实施),以提高检查成功率。

5.急危重受检者,必须做 MRI 检查时,应由临床医师陪同观察,同时备有抢救器械、药品,受检者发生紧急情况时,应迅速移至扫描室外抢救。

（二）常见适应证与禁忌证

适应证：MRI具有较高的软组织分辨力，因此，在骨、关节软骨病变、韧带损伤及关节周围软组织病变检查中具有里要价值，为骨关节系统早期病变的首选影像学检查方法。主要应用于：早期骨软骨缺血性坏死；肌肉软组织疾病；关节感染；关节复杂损伤；非特异性关节炎；早期急性骨髓感染；骨髓肿瘤或侵犯骨髓的转移瘤；骨关节的恶性肉瘤和良性骨关节肿瘤；韧带损伤。

禁忌证：

1.装有心脏起搏器及电子耳蜗者。

2.四肢骨植入磁性固定钢板及人工磁性金属关节（钛金属除外）。

3.血管金属支架、血管止血金属夹。

4.带有呼吸机及心电监护设备的危重患者。

5.体内有胰岛素泵等神经刺激器患者。

6.妊娠三个月内。

（三）线圈选择及体位设计

1.线圈选择　可采用矩形阵列线圈（体部阵列线圈）。

2.体位设计　线圈置于检查床上，长轴与床长轴一致。受检者仰卧，脚先进。髂前上棘置于线圈中心。矢状定位光标对线圈长轴中线，横断位定位光标对线圈中心。锁定位置后进床至磁体中心。

（四）扫描方位

常规进行横断面及冠状面成像。

1.横断面成像　在冠状面像上设置横断面成像，层面覆盖髋臼上缘至股骨大转子，或根据病变范围设定扫描层数（图3—86a,b）。

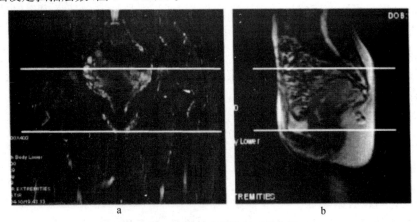

图3—86a,b　髋关节横断面定位像

2.冠状面成像　在横断面像上设置冠状面成像层面，层面覆盖髋关节前后缘，或根据病变范围设置层数。在冠状面像上设置FOV大小及调整FOV端正（图3—86c,d）。

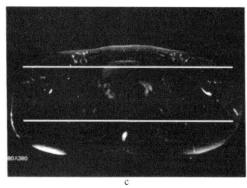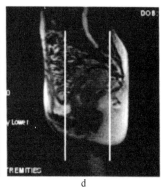

图3-86c,d 髋关节冠状面定位像

（五）推荐脉冲序列及参数

推荐脉冲序列:可选用:

自旋回波序列(SE)

快速自旋回波序列(FSE/TSE)

梯度回波序列(FLASH)2D/3D

快速梯度回波序列(FLASH)2D/3D

翻转恢复序列(STIR)

快速翻转恢复序列。

常规推荐:

横断面 $T_2WI-FSE$、T_1WI-SE、$T_2WI-FSE-$脂肪抑制;

冠状面 $T_2WI-FSE/T_2WI-FSE-$脂肪抑制序列、T_1WI-SE;

扫描参数:髋关节常用参考脉冲序列及扫描参数见表3-37。

表3-37 髋关节常规扫描序列与参数

序列	方位	TR(ms)	TE(ms)	层厚(mm)	层间距(mm)	矩阵	FOV(cm)	相位编码方向
定位	三平面							
$T_2WI-FSE$	横断位	3925	85	3~4	1	324×256	38~40	前后
$T_1WI-FLAIR$	横断位	450	15	3~4	1	324×256	38~40	前后
$T_2WI-FSE$	冠状	3925	65	3	0.3~0.6	388×324	38~40	左右

（六）常见病变的特殊检查要求

若观察白血病等血液病骨髓病变,冠状面 T_1WI-SE 比较有意义,增加 $T_1WI-FSE-$脂肪抑制,可对比观察骨髓浸润。

（七）图像优化

矩形采集;相位编码方向取短轴向以减少采集时间;超样采集以消除回卷伪影。

（八）对比剂应用

一般采用 T_1WI 阳性对比剂进行增强扫描,序列选择 T_1WI-脂肪抑制三维成像。

（九）摄片和图像后处理

一般不需特殊后处理。

六、大腿/小腿及其肌肉 MR 成像技术

(一)检查前准备

与髋关节 MRI 相同。

(二)常见适应证与禁忌证

与髋关节 MRI 相同。

(三)线圈选择及体位设计

1.线圈选择　可采用四肢专用正交线圈、体部阵列线圈。

2.体位设计　线圈置于检查床上,长轴与床长轴一致。受检者仰卧,脚先进。使用单孔四肢专用正交线圈时,受检侧肢体置于线圈中,一侧关节包括在线圈内。使用体部阵列线圈时,双侧受检肢体并列于线圈内,近侧或远侧关节包括在线圈内。矢状位定位光标对线圈长轴中线,横断位定位光标对线圈中心。锁定位置后进床至磁体中心。

(四)扫描方位

常规进行冠状面、矢状面及横断面成像。

1.矢状面成像　在冠状面像及横断面像上设置矢状面成像层面,层面与长骨长轴平行一致,在矢状面定位像上设置 FOV 大小及调整 FOV 端正(图 3-87a,b)。

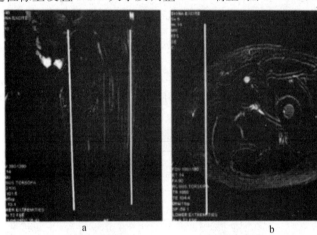

图 3-87a,b　大腿矢状面定位像

2.冠状面成像　在矢状面及横断面定位像上设置冠状面成像层面,使层面与长骨长轴平行。在冠状面定位像上设置 FOV 大小及调整 FOV 端正(图 3-87c,d)。

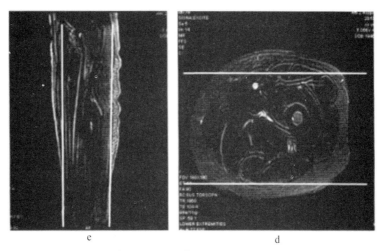

图 3—87c,d 大腿冠状面定位像

3.横断面成像 在矢状面及冠状面像上设置横断面成像,层面与长骨长轴垂直。根据病变范围设定扫描层数(图 3—87e,f)。

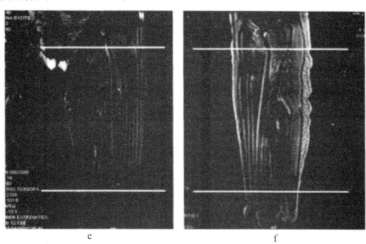

图 3—87e,f 大腿横断面定位像

(五)推荐脉冲序列及参数

推荐脉冲序列:可选用:

自旋回波序列(SE);

快速自旋回波序列(FSE/TSE);

梯度回波序列(FLASH)2D/3D;

快速梯度回波序列(FLASH)2D/3D;

翻转恢复序列(STIR);

快速翻转恢复序列。

常规推荐:

矢状面 $T_2WI-FSE$、T_1WI-SE;

横断面 $T_2WI-FSE-$脂肪抑制、T_1WI-SE;

冠状面 $T_2WI-FSE$、T_1WI-SE;

在矢状面或冠状面增加 $T_2WI-FSE-$ 脂肪抑制序列。

软骨与肌腱推荐：

$T_1WI-SE-$ 脂肪抑制；

$2D-FLASH-$ 脂肪抑制；

$3D-FLASH-$ 脂肪抑制；

$T_2WI-3D-FISP$ 。

骨髓推荐：

$T_1WI-SE-$ 脂肪抑制；

$T_1WI-STIR(TIR)$ ；

$T_2WI-FSE-$ 脂肪抑制。

扫描参数：大腿/小腿常用参考脉冲序列及扫描参数见表 3-38。

表 3-38 大腿/小腿常规扫描序列与参数

序列	方位	TR(ms)	TE(ms)	层厚(mm)	层间距(mm)	矩阵	FOV(cm)	相位编码方向
定位	三平面							
$T_2WI-FSE$	冠状	2800	80	3	0.6	320×256	32~36	左右
$T_1WI-FSE$	冠状	450	10	3	0.6	320×256	32~36	左右
$T_2WI-FSE$	横断位	2800	70	5	1	256×224	22~24	前后
$T_2WI-FSE$	矢状	2800	70	4	1	320×256	32~36	左右

（六）常见病变的特殊检查要求

使用矩形阵列线圈行双腿成像时，冠状面及横断面成像可加大 FOV 行双侧同时扫描，以便左右对比观察。

（七）图像优化

矩形采集；相位编码方向取短轴向以减少采集时间；在长轴方向超样采集以消除回卷伪影；在长轴方向上下方设置横断面预饱和带以减少血管搏动伪影。

（八）对比剂应用

一般采用 T_1WI 阳性对比剂进行增强扫描，序列选择 T_1WI- 脂肪抑制冠状面、矢状面及横断面成像。

（九）摄片和图像后处理

一般不需特殊后处理。

七、膝关节 MR 成像技术

（一）检查前准备

与下肢 MRI 相同。

（二）常见适应证与禁忌证

与下肢 MRI 相同。

（三）线圈选择及体位设计

1.线圈选择 采用膝关节专用线圈或软线圈。

2.体位设计 受检者仰卧，脚先进。采用软线圈进行单侧膝关节成像时，应使软线圈贴近受检关节，并置于检查床中线（磁体 Z 轴中线）。矢状定位光标对线圈长轴中线，横断位定位光标对线圈中心。

（四）扫描方位

常规进行冠状面、矢状面成像,必要时增加横断面成像。

1.冠状面成像　在矢状面及横断面定位像上设置膝关节冠状面成像层面,使层面与膝关节左右方向平行。在冠状面定位像上设置 FOV 大小及调整 FOV 端正。如图 3-88(a,b)。

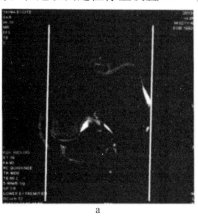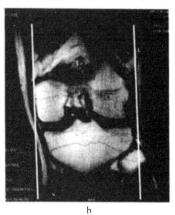

图 3-88a,b　膝关节 MRI 矢状面定位像

2.矢状面成像　在冠状面像及横断面像上设置膝关节矢状面成像层面,层面与前交叉韧带有后外向前下的走向平行。在矢状面定位像上设置 FOV 大小及调整 FOV 端正。如图 3-88(c,d)。

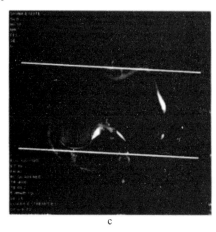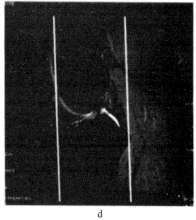

图 3-88c,d　膝关节 MRI 冠状面定位像

3.横断面成像　在矢状面及冠状面像上设置膝关节横断面成像,层面与膝关节长轴垂直。如图 3-88(e,f)。

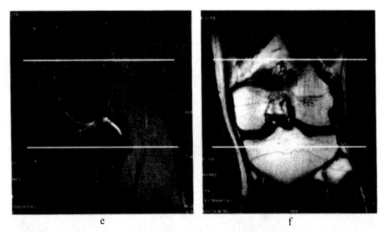

图 3—88e,f   膝关节 MRI 横断面定位像

（五）推荐脉冲序列及参数

推荐脉冲序列：可选用：

自旋回波序列（SE）；

快速自旋回波序列（FSE/TSE）；

梯度回波序列（FLASH）2D/3D；

快速梯度回波序列（FLASH）2D/3D；

翻转恢复序列（STIR）；

快速翻转恢复序列。

常规推荐：

冠状面 $T_2WI-FSE/T_2WI-FSE-$脂肪抑制、T_1WI-SE；

矢状面 $T_2WI-FSE$、$T_2WI-FSE-$脂肪抑制、T_1WI-SE；

横断面 $T_2WI-FSE-$脂肪抑制/T_1WI-SE。

软骨与肌腱：

$T_1WI-SE-$脂肪抑制；

2D—FLASH—脂肪抑制；

3D—FLASH—脂肪抑制；

$T_2WI-3D-FISP$。

骨髓：

$T_1WI-SE-$脂肪抑制；

$T_1WI-STIR(TIR)$；

$T_2WI-FSE-$脂肪抑制。

半月板：

矢状面—DESS；

矢状面—$T_2WI-3D-FISP$。

扫描参数：膝关节常用参考脉冲序列及扫描参数见表3—39。

表 3—39 膝关节常规扫描序列与参数

序列	方位	TR(ms)	TE(ms)	层厚(mm)	层间距(mm)	矩阵	FOV(cm)	相位编码方向
定位	三平面							
$T_2WI—FSE$	矢状	3800	60	3～4	0.6～0.8	320×256	16～18	头足
FSE—PD	矢状	3600	20	3～4	0.6～0.8	388×324	16～18	头足
$T_2WI—FSE$	冠状	3600	60	3～4	0.6～0.8	320×256	16～18	左右
$T_1WI—FSE$	冠状	400	10	3～4	0.6～0.8	320×256	16～18	左右
$T_2WI—FSE$	横断位	3600	60	3～4	0.6～0.8	320×256	12～14	前后

（六）常见病变的特殊检查要求

使用矩形阵列线圈行双膝关节成像时，冠状面及横断面成像应加大 FOV 行双侧同时扫描，以便左右对比观察。

（七）图像优化

矩形采集；相位编码方向取短轴向以减少采集时间；超样采集以消除回卷伪影；在长轴方向上下方设置横断面预饱和带以减少血管搏动伪影。

（八）对比剂应用

一般采用 T_1WI 阳性对比剂进行增强扫描，序列选择 T_1WI—脂肪抑制冠状面、矢状面及横断面成像

（九）摄片和图像后处理

一般不需特殊后处理。

八、踝关节 MR 成像技术

（一）检查前准备

与膝关节 MRI 相同。

（二）常见适应证与禁忌证

与膝关节 MRI 相同。

（三）线圈选择及体位设计

1.线圈选择　采用踝关节专用线圈。

2.体位设计　受检者仰卧，脚先进。将患侧踝关节置于线圈内，利用各种辅助固定装置使其处于稳定状态，以减少运动伪影的产生。矢状定位光标对线圈长轴中线，横断位定位光标对线圈中心。

（四）扫描方位

常规进行横断面、矢状面和冠状面成像。

1.横断面成像　在矢状面及冠状面像上设置踝关节横断面成像，在矢状位上平行于距骨顶并与胫骨长轴垂直。如图 3—89(a,b)。

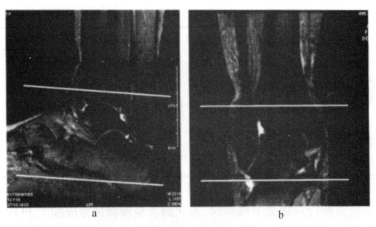

图 3—89a,b　踝关节横断面定位像

2.矢状面成像　在冠状面像及横断面像上设置踝关节矢状面成像层面,与跟骨长轴平行,并垂直于内外踝连线。在矢状面定位像上设置 FOV 大小及调整 FOV 端正。如图 3—89（c,d）。

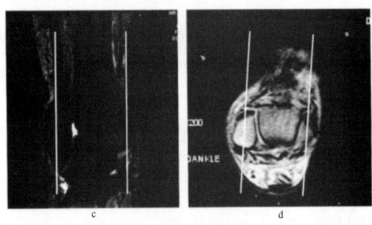

图 3—89c,d　踝关节矢状面定位像

3.冠状面成像　在矢状面及横断面定位像上设置踝关节冠状面成像层面,与胫骨长轴平行,并平行于内外踝连线。在冠状面定位像上设置 FOV 大小及调整 FOV 端正。如图 3—89(e,f)。

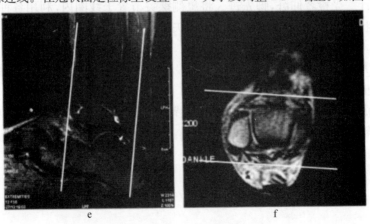

图 3—89e,f　踝关节冠状面定位像

（五）推荐脉冲序列及参数

1.推荐脉冲序列　与膝关节 MRI 相同。

2.扫描参数　踝关节常用参考脉冲序列及扫描参数见表3—40。

表3—40　踝关节常规扫描序列与参数

序列	方位	TR(ms)	TE(ms)	层厚(mm)	层间距(mm)	矩阵	FOV(cm)	相位编码方向
定位	三平面							
$T_2WI-FSE$	矢状	3800	60	3	0.6	320×256	16	头足
FSE—PD	矢状	3600	20	3	0.6	388×324	16	头足
$T_2WI-FSE$	冠状	3600	60	3	0.6	320×256	16	左右
$T_2WI-FSE$	横断位	3600	60	3	0.6	320×256	12~14	前后

（六）常见病变的特殊检查要求

跟腱损伤患者的扫描,常进行平行于跟腱长轴的矢状位和横断位扫描。对于跟腱损伤后出现的水肿、出血、渗液等常采用 T_2WI 压脂、T_1WI 等序列扫描。扫描时应选用较薄层厚、层间距及较大的 FOV 以利于显示跟腱。

（七）图像优化

矩形采集;相位编码方向取短轴向以减少采集时间;超样采集以消除回卷伪影;在长轴方向上下方设置横断面预饱和带以减少血管搏动伪影。

（八）对比剂应用

一般采用 T_1WI 阳性对比剂进行增强扫描,序列选择 T_1WI—脂肪抑制冠状面、矢状面及横断面成像。

（九）摄片和图像后处理

一般不需特殊后处理。

九、双足 MR 成像技术

（一）检查前准备

与踝关节 MRI 相同。

（二）常见适应证与禁忌证

与踝关节 MRI 相同。

（三）线圈选择及体位设计

1.线圈选择　采用足线圈或矩形阵列线圈(体部阵列线圈)。

2.体位设计　受检者仰卧,脚先进。采用软线圈进行单侧足成像时,应使软线圈贴近受检足,并置于检查床中线(磁体 Z 轴中线)。采用矩形阵列线圈行双足成像时,以绑带固定小腿部使双足并拢,置于线圈中心及磁体 Z 轴中线。矢状位定位光标对线圈长轴中线,横断位定位光标对线圈中心。

（四）扫描方位

常规进行冠状面、矢状面及横断面成像。

1.冠状面成像　在矢状面及横断面定位像上设置足冠状面成像层面,使层面与足长轴平行。在冠状面定位像上设置 FOV 大小及调整 FOV 端正。如图3—90(a,b)。

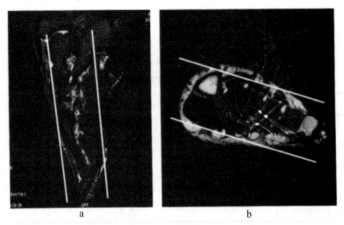

图 3—90a,b 足冠状面定位像

2.横断面成像　在矢状面及冠状面像上设置足横断面成像,层面与足长轴垂直。根据病变范围设定扫描层数。如图 3—90(c,d)。

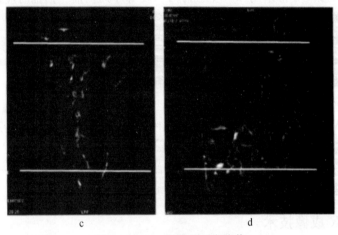

图 3—90c,d 足横状面定位像

3.矢状面成像　在冠状面像及横断面像上设置足矢状面成像层面,层面与足长轴平行。在矢状面定位像上设置 FOV 大小及调整 FOV 端正。如图 3—90(e,f)。

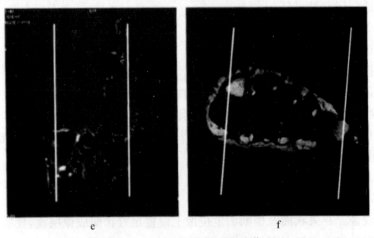

图 3—90c,d 足矢状面定位像

（五）推荐脉冲序列及参数

1.推荐脉冲序列 与踝关节 MRI 相同。

2.扫描参数 足常用参考脉冲序列及扫描参数见表3—41。

表 3—41 足常规扫描序列与参数

序列	方位	TR(ms)	TE(ms)	层厚(mm)	层间距(mm)	矩阵	FOV(cm)	相位编码方向
定位	三平面							
$T_2WI-FSE$	冠状	3800	55	3	0.3	320×256	18～20	左右
$T_1WI-FSE$	冠状	450	10	3	0.3	320×256	18～20	左右
$T_2WI-FSE$	横断位	3100	55	4	0.8	256×224	14～16	前后
$T_2WI-FSE$	矢状	3800	70	3	0.6	320×256	18～20	前后

（六）常见病变的特殊检查要求

使用矩形阵列线圈行双足成像时,冠状面及横断面成像可加大 FOV 行双侧同时扫描,以便左右对比观察。

（七）图像优化

矩形采集;相位编码方向取短轴向以减少采集时间;超样采集以消除回卷伪影;在长轴方向上下方设置横断面预饱和带以减少血管搏动伪影。

（八）对比剂应用

一般采用 T_1WI 阳性对比剂进行增强扫描,序列选择 T_1WI—脂肪抑制冠状面、矢状面及横断面成像。

（九）摄片和图像后处理

一般不需特殊后处理。

（周维超）

第五节 胸部及乳腺 MR 检查技术

一、胸部 MR 成像技术

对于大多数的肺部检查,磁共振成像不是首选,空间分辨率不如 CT,对细小结构显示欠佳,特别对 10mm 以下的结节难以显示,对钙化显示不敏感,检查时间长患者难合作,肺部检查首选 CT。

（一）检查前准备

1.接诊时,核对患者一般资料,明确检查目的和要求。

2.患者是否属禁忌证的范围。并嘱患者认真阅读检查注意事项,按要求准备,提供耳塞。

3.进入检查室之前,应除去患者身上一切能除去的金属物品、义齿、磁性物质及电子器件,以免引起伪影及对物品的损坏。

4.常规使用心电门控,训练受检者屏气或应用呼吸补偿技术。

5.有焦躁不安及幽闭恐惧症患者,应给适量的镇静剂或麻醉药物。

（二）常见适应证与禁忌证

适应证：

1.肺部肿瘤，了解肿瘤的大小与肺叶、肺段、支气管的关系。

2.肿瘤定位非常正确，能够显示肿块与血管、支气管的受压情况。

3.纵隔与肺门肿块。

禁忌证：

1.装有心脏起搏器或带金属植入物者。

2.急诊患者不适合检查。

3.术后体内留有金属夹子者。检查部位邻近体内有不能去除的金属植入物。

4.MRI 对比剂有关的禁忌证。严重心、肝、肾功能衰竭禁用对比剂。

5.早期妊娠者(3 个月内)的妇女应避免 MRI 扫描。

（三）线圈及患者体位

1.线圈选择　体部相控阵表面线圈，后纵隔、脊柱旁病变可采用脊柱相控阵线圈。

2.体位设计　患者仰卧位，手臂放于两旁，训练患者有规律的呼吸并放置呼吸传感器在下胸部或上腹部。在给患者摆放表面线圈和扫描定位时，使纵向定位线穿过线圈和受检者的中线；水平定位线穿过线圈的十字中点。表面线圈上缘与喉结平齐。

采集中心对准胸骨中点。

（四）扫描方位

首先行冠、矢、轴三平面定位像扫描，在定位像上确定扫描基线、扫描方法和扫描范围。胸部常规扫描方位有横轴位、矢状位、冠状位，必要时加扫其他斜面的图像。

1.横轴位(T_2WI、T_1WI、GRE 屏气序列)　取冠状位定位像定位，相位编码方向为前后向(选择"无相位卷褶"技术)。

2.斜冠状位(T_2WI、T_1WI)　取正中矢状位做定位像，使扫描线与气管长轴平行。相位编码方向为左右向(选择"无相位卷褶"技术)。

3.矢状位(T_1WI)　取横轴位做定位像，相位编码方向为前后向。

（五）常用成像序列及参数

胸部扫描参数(1.5T)推荐如表 3—42。

表 3—42　胸部常规扫描序列与参数

序列	方位	TE(ms)	层厚(mm)	层间距(mm)	矩阵	NEX	FOV(cm)	相位编码方向
定位	三平面							
FSE—T_2WI	轴位	85	6~8	1~2	320×256	2	36	前后
SE—T_1WI	轴位	25	6~8	1~2	256×192	2	36	前后
FSE—T_2WI	冠状	85	4~5	0.5~1	1256×192	2~4	40	左右
SE—T_1WI	矢状	25	4~5	1	256×256	2	32	前后

脉冲序列：

1.T_2WI—TSE　是最基本的扫描序列，通常添加脂肪抑制及呼吸门控技术。

2.T_1WI—GRE　三维容积内插快速 GRE 序列(西门子的 VIBE 序列，GE FAME、LAVA 序列及飞利浦的 THRIVE 序列)采集速度比二维扰相位 GRE 序列更快，扫描层面更薄，具有高空间分辨率，有利于小病灶的显示。

3. HASTE(半傅立叶变换的单次激发超快速自旋回波序列),此序列扫描速度快,对受检者的体位运动和呼吸、心跳运动不敏感。该序列通常用于肺水肿、肺出血和肺炎的检查。

三维容积内插快速 GRE 序列(西门子的 VIBF 序列,GE FAME,LAVA 序列及飞利浦的 THRIVE 序列)采集速度比二维扰相位 GRE 序列更快,扫描层面更薄,具有高空间分辨率,有利于小病灶的显示。

HASTE(半傅立叶变换的单次激发超快速自旋回波序列),此序列扫描速度快,对受检者的体位运动和呼吸、心跳运动不敏感。该序列通常用于肺水肿、肺出血和肺炎的检查。

(六)胸部常见病变的特殊检查要求

1. 与气管平行的斜冠状位相,能清楚显示气管分叉、隆突区病变。FSE T_2WI 加脂肪抑制技术,显示胸壁病变更佳。

2. 胸部病变往往多发,横断位扫描要包括整个胸部,以免漏掉病变。如果病变较小,可加做薄层扫描。

3. T_1WI 像呈高信号的病变要在同样情况下加做 T_1WI 加脂肪抑制技术。T_2WI 常规要加脂肪抑制技术。

4. 由于胸部的呼吸运动伪影干扰,使用呼吸门控时,还要取得患者的配合,嘱患者做平静有规律的呼吸尤为重要。

5. 胸内甲状腺肿为由颈部连至前纵隔的病变,矢状位图像有利于显示其与颈部甲状腺相连。

二、乳腺 MR 成像技术

(一)检查前准备

1. 最佳检查时间　由于正常乳腺组织增强在月经周期的分泌期最为显著,因而对乳腺核磁检查尽量安排在月经周期的 7~14d 进行。

2. 接诊时,核对患者一般资料,明确检查目的和要求。对目的和要求不清的申请单,应请临床医师务必写清,以免检查部位出错。

3. 并嘱患者认真阅读检查注意事项,按要求准备,提供耳塞。

4. 进入检查室之前,应除去患者身上一切能除去的金属物品、义齿等磁性物质及电子器件,以免引起伪影及对物品的损坏。

5. 告诉患者扫描过程中不得随意运动,平静呼吸,若有不适,可通过话筒和工作人员联系。

6. 对有焦躁不安及幽闭恐惧症患者,应给适量的镇静剂或麻醉药物。一旦发生幽闭恐惧症立即停止检查,让患者脱离现场。

(二)常见适应证与禁忌证

适应证:

1. 乳腺占位病变的定性　X 线摄影或超声影像检查不能确定性质时,可考虑磁共振检查。

2. 乳腺癌的分期　对浸润性乳腺癌的高敏感性,有助于显示和评价肿瘤对胸肌筋膜、胸大肌以及肋间肌的浸润等。对外科手术有指导意义,特别在保留乳房治疗时建议行乳腺增强的核磁检查。

3.辅助化疗疗效的评估　在化疗前、化疗中及化疗后进行磁共振检查有助于对化疗反应性的评估。

4.保乳术后复发的监测　保留乳房手术(包括组织成形术)后,鉴别肿瘤复发和术后瘢痕。

5.乳房成形术后随访　假体植入术后乳腺 X 线摄影评估困难者,MRI 检查有助于乳腺癌的诊断和植入假体完整性的评价。

禁忌证:

1.妊娠期妇女。

2.体内装置有起搏器、外科金属夹子等铁磁性物质以及其他不得接近强磁场者。

3.患有幽闭恐惧症者。

4.具有对任何钆螯合物过敏史的患者。

(三)线圈及患者体位

1.线圈选择　乳腺专用表面线圈。

2.体位设计　患者俯卧于乳腺线圈上(图 3—91),双侧乳房悬于线圈凹槽内,使乳房处于自然下垂状态,乳头置于线圈中心,并将额头置于专用枕上。

采集中心对准线圈中心(双乳头连线)。

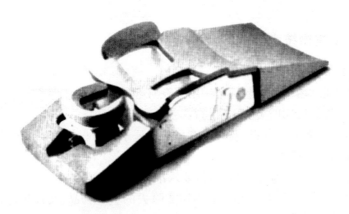

图 3—91　GE 机型乳腺专用线圈

(四)扫描方位

双侧乳腺检查以横轴位为主,矢状位为辅。乳腺病变检查做平扫加动态增强扫描。

1.横轴位[T_2WI 加脂肪抑制、T_1WI、3D SPGR(VABRANT)、DWI]　在矢状位定位像上定位,定位线包括双侧乳腺上下缘及两侧胸壁。横轴位相位编码方向在左右向,以防心脏搏动伪影对图像的影响。定位中心在胸壁前缘(图 3—92)。

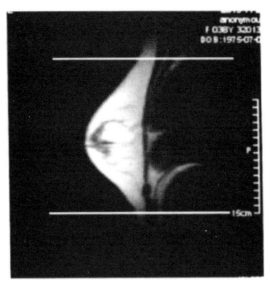

图 3—92　乳腺横断位扫描定位方法

2.矢状位(T₂WI 加脂肪抑制、3D SPGR)　取冠状位或横轴位定位,两侧乳腺分别定位,相位编码方向上下向(图 3—93)。

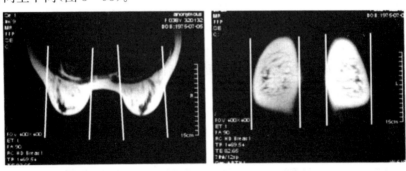

图 3—93　乳腺矢状位扫描定位方法

3.矢状位(3D SPGR)　以横断位乳头层面做定位像,定位线包括整个乳腺及侧胸壁。相位编码方向上下向,增强扫描不受心脏得动影响(图 3—94)。

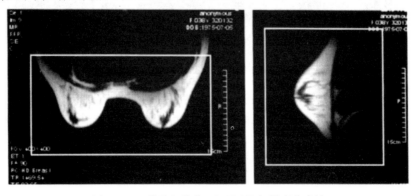

图 3—94　乳腺矢状位 3D SPGR 扫描定位方法

(五)推荐脉冲序列及扫描参数

乳腺平扫及动态增强扫描参数(1.5T)(表 3—43)。

表 3-43　乳腺常规扫描序列与参数

序列	方位	TR(ms)	TE(ms)	层厚(mm)	层间距(mm)	NKX	矩阵	相位编码方向
定位	三平面							
T_2WI-FS	轴位	3500	90	4	1	2	320×256	左右
T_1WI	轴位	500	25	4	1	2	320×256	左右
ADW	轴位	6000	min	4	1	4	128×128	前后
$L-T_2WI-FS$	矢状	2975	85	4	1	2	288×192	头足
$R-T_2WI-FS$	矢状	2975	85	4	1	2	288×192	头足
3D SPGR(VABRANT)	轴位	4.8	2.3	4	0	1	256×128	左右
3D SPGR	矢状	4.8	2.3	3.6	0	1	384×256	头足

1. T_2WI 加脂肪抑制。

2. T_1WI。

3. DWI。

4. 动态增强序列。

(六)乳腺扫描的特殊检查要求

1. 乳腺扫描不使用呼吸门控,因为患者俯卧位呼吸幅度小。

2. 乳腺内富含脂肪平扫 T_2WI 及 T_1 增强扫描一定要加脂肪抑制技术。

3. 乳腺病变定性诊断主要依赖于动态增强扫描。

(1)乳腺动态增强扫描:常使用 3D 模式,尽量使图像各向同性便于多平面重组观察病灶,如果不具备 3D 序列也可用 2D。先做增强前平扫,然后注射对比剂延迟 18~20s 后连续扫描,共扫描 6~7 次。扫描后做时间-信号强度曲线后处理。

(2)时间-信号强度曲线:反映强化前后病灶信号强度的变化,分三型:Ⅰ型为增长型-信号强度迅速上升达到峰值后便呈平缓上升状态,多为良性病灶表现;Ⅱ型为平台型-强化初期迅速上升,在强化中后期呈平台状,为可疑病灶(可良性也可恶性);Ⅲ型下降型-信号强度在中后期呈下降趋势,多为恶性病灶(图 3-95)。

a(Ⅰ型)　　　　b(Ⅱ型)　　　　c(Ⅲ型)

图 3-95a、b、c　分别为三种类型时间信号强度曲线

4. DWI 序列($b=1000mm^2/s$)为乳腺疾病的诊断及鉴别诊断提供参考,恶性病变在 DWI 表现为明显高信号,其 ADC 值标准以 $1.3s/mm^2$ 为界,低于此值多为恶性,高于此值多为良性,且恶性肿瘤 ADC 值明显小于良性病变和正常组织。这与恶性肿瘤细胞密度高水分子活动受限明显有关。

5. 乳腺病变扫描结果分析相关指标:病灶的形态、DWI 信号、ADC 值及动态增强扫描时间-信号强度曲线的类型等有关。

(胡军智)

第四章 中枢神经系统疾病的影像诊断

第一节 正常头颅的 CT 表现

一、颅骨及空腔

颅骨为高密度,颅底层面可见低密度的颈静脉孔、卵圆孔、破裂孔等。鼻窦及乳突内气体呈低密度。

二、脑实质

分大脑额、颞、顶、枕叶及小脑、脑干。皮质密度略高于髓质,分界清楚。大脑深部的灰质核团密度与皮质相近,在髓质的对比下显示清楚。尾状核头部位于侧脑室前角外侧,体部沿丘脑和侧脑室体部之间向后下走行。丘脑位于第三脑室的两侧。豆状核位于尾状核与丘脑的外侧,呈楔形。尾状核、丘脑和豆状核之间的带状白质结构为内囊,分为前肢、膝部和后肢。豆状核外侧的带状白质结构为外囊(图 4-1)。

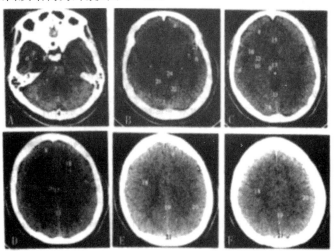

1.海绵窦;2.小脑蚓部;3.小脑半球;4.枕内隆突;5.颞骨岩部;6.颞叶;7.延髓;8.额叶;9.丘脑;10.内囊后肢;11.尾状核头部;12.豆状核;13.大脑大静脉池;14.枕叶;15.胼胝体压部;16.外囊及岛叶;17.透明隔;18.放射冠;19.大脑镰;20.顶叶;21.上矢状窦;22.小脑幕;23.四叠体池;24.下丘;25.侧裂池;26.侧脑室中央部

图 4-1　A~F 为脑实质正常 CT 扫描显示

三、脑室系统

包括双侧侧脑室、第三脑室和第四脑室,内含脑脊液,为均匀水样低密度。双侧侧脑室对称,分为体部、三角部和前角、后角、下角。

四、蛛网膜下隙

包括脑沟、脑裂和脑池,充以脑脊液,呈均匀水样低密度。脑池主要有鞍上池、环池、桥小脑角池、枕大池、外侧裂池和大脑纵裂池等。其中鞍上池为蝶鞍上方的星状低密度区,多呈五角形。

五、正常钙化

成人颅内生理性钙斑包括松果体与缰联合钙化、脉络丛球钙化,40 岁以后出现苍白球钙化和 60 岁以后大脑镰钙化。

六、增强扫描

正常脑实质仅轻度强化,血管结构直接强化,垂体、松果体及硬膜明显强化。

七、脑动脉系统

临床上习惯于把脑动脉分为颈内动脉和椎－基底动脉系。两者均从颅底入颅,入颅后颈内动脉分左右两侧,左右椎动脉很快合并成一条基底动脉,并延续为左右大脑后动脉。颈内动脉入颅后根据走行位置,分为岩骨段、海绵窦段、膝段、床突上段和终段,海绵窦段、膝段、床突上段通常合称虹吸部,膝段称为虹吸弯。颈内动脉的重要分支有眼动脉、后交通动脉、脉络丛前动脉、大脑前动脉和大脑中动脉。椎动脉重要颅内分支有脑膜支、脊髓后动脉、小脑后下动脉和延髓动脉。

(刘波)

第二节　基本病变的 CT 表现

一、平扫密度改变

1. 高密度病灶　见于急性血肿、钙化和富血管性肿瘤等。
2. 等密度病灶　见于某些肿瘤、慢性血肿、血管性病变等。
3. 低密度病灶　见于炎症、梗死、水肿、囊肿、脓肿等。
4. 混合密度病灶　上述各种密度病灶混合存在。

二、增强扫描特征

1. 均匀性强化　见于脑膜瘤、转移瘤、神经鞘瘤、动脉瘤和肿等。
2. 非均匀性强化　见于胶质瘤、血管畸形等。
3. 环形强化　见于脑脓肿、结核球、胶质瘤、转移瘤等。
4. 无强化　见于脑炎、囊肿、水肿等。

三、脑结构改变

1. 占位效应　自颅内占位性病变及周围水肿所致,局部脑沟、脑池、脑室受压变窄或闭塞,中线结构移向对侧。

2.脑萎缩 范围可为局限性或弥漫性,皮质萎缩显示脑沟裂池增宽、扩大,髓质萎缩显示脑室扩大。

3.脑积水 变通性脑积水脑室系统普遍扩大,脑池增宽。梗阻性脑积水梗阻近侧脑室扩大,脑池无增宽。

四、颅骨改变

1.颅骨病变 颅骨病变有骨折、炎症和肿瘤等。

2.颅内病变 颅内病变有蝶鞍、内耳道和颈静脉孔扩大,可协助颅内病变的定位和定性诊断。

（刘波）

第三节　颅脑常见疾病的 CT 诊断

一、颅脑外伤

颅脑外伤是脑外科常见病,国内统计占损伤的第 1～2 位,为年轻人第一位死因。颅脑外伤多由直接暴力所致,极少可由间接暴力引起。且受力部位不同和外力类型、大小、方向不同,可造成不同程度的颅内损伤,如脑挫裂伤、脑内、外出血等,脑外出血又包括硬膜外、硬膜下和蛛网膜下隙出血。急性脑外伤病死率高。CT 应用以来,脑外伤诊断水平不断提高,极大降低了病死率和病残率。

（一）脑挫裂伤

1.病理和临床概述 脑挫裂伤是临床最常见的颅脑损伤之一,包括脑挫伤和脑裂伤。脑挫伤是指外力作用下脑组织发生局部静脉瘀血、脑水肿、脑肿胀和散在的小灶性出血。脑裂伤则是指脑膜、脑组织或血管撕裂。二者常合并存在,故统称为脑挫裂伤。

2.诊断要点 CT 表现为低密度脑水肿区内,散布斑点状高密度出血灶。小灶性出血可以互相融合,病变小而局限时可以没有占位效应,但广泛者可以有占位征象(图 4—2)。

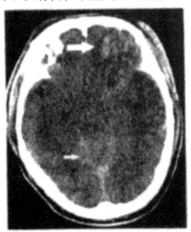

图 4—2　颅脑外伤 2h 后 CT 检查

大箭头所示为左额叶挫裂伤,小箭头为小脑上池蛛网膜下隙出血

早期低密度水肿不明显,随着时间推移,水肿区逐渐扩大,第3～5d达到高峰,以后出血灶演变为低密度,最终形成软化灶。

3.鉴别诊断

(1)部分容积效应,前颅底骨可能因部分容积效应反应到脑额叶高密度影,但薄层扫描后即消失。

(2)出血性脑梗死,有相应的临床表现和病史。

4.特别提示　CT可以快速诊断,病变小者如治疗及时一般能痊愈,不遗留或很少有后遗症。病变较大者形成软化灶。

(二)脑内血肿

1.病理和临床概述　脑内血肿,外伤性脑内血肿约占颅内血肿的5%。多发生于额、颞叶,即位于受力点或对冲部位脑表面区,与高血压性脑出血好发位置不同。绝大多数为急性血肿且伴有脑挫裂伤和(或)急性硬膜下血肿。少数为迟发血肿,多于伤后48～72h内复查CT时发现。

2.诊断要点　CT表现为边界清楚的类圆形高密度灶(图4-3)。血肿进入亚急性期时呈等密度,根据占位效应和周围水肿,结合外伤史,CT仍能诊断。

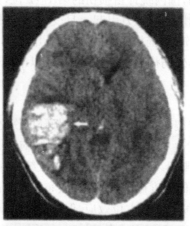

图4-3　颅脑急性外伤后6h行CT检查,可见右颞脑内血肿,周边可见低密度水肿带,右侧侧脑室受压改变,中线结构左移

3.鉴别诊断　主要与高血压性脑出血鉴别,根据有无外伤史很容易鉴别。

4.特别提示　CT可以快速诊断,如果血肿较大,可以进行立体定向血肿穿刺抽吸术。如外伤后CT扫描原来无血肿患者有进行性意识障碍者,应及时进行CT复查,以除外迟发性血肿。

(三)硬膜外血肿

1.病理和临床概述　硬膜外血肿位于颅骨内板与硬膜之间的血肿,临床常见,占30%。主要因脑膜血管破裂所致,脑膜中动脉常见,血液聚集硬膜外间隙。硬膜与颅骨内板粘连紧密,故血肿较局限,呈梭形。临床表现因血肿大小、部位及有无合并伤而异。典型表现为:外伤后昏迷、清醒、再昏迷。此外,有颅内压增高表现,严重者可出现脑疝。

2.诊断要点　CT表现为颅板下见局限性双凸透镜形、梭形或半圆形高密度灶(图4-

4），多数密度均匀，但亦可不均匀，呈高、等混杂密度影，主要是新鲜出血与血凝块收缩时析出的血清混合所致。

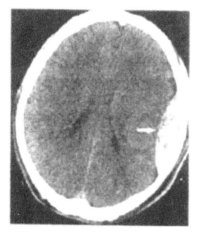

颅脑外伤后 3h 行 CT 检查，左颞可见梭形高密度影，手术证实为硬膜外血肿

图 4—4 硬膜外血肿

硬膜外血肿多位于骨折附近，一般不跨越颅缝。跨越者常以颅缝为中心呈"3"字形。

3.鉴别诊断 主要与高血压性脑出血鉴别，根据有无外伤史很容易鉴别。

4.特别提示 CT 对硬膜外血肿具有很重要的诊断价值，应注意的是硬膜外血肿一般伴有局部颅骨骨折。

（四）硬膜下血肿

1.病理和临床概述 硬膜下血肿是位于硬膜与蛛网膜之间的血肿，临床常见，占颅内血肿 40%。主要因静脉窦损伤出血所致，血液聚集于硬膜下腔，沿脑表面分布。急性期是指外伤后 3d 内发生的血肿，约占硬膜下血肿的 70%。病情多较危重，常有意识障碍；亚急性期是指外伤后 4d～3 周内发生的血肿，约占硬膜下血肿 5%，原发损伤一般较轻，出血较慢，血肿形成较晚，临床表现较急性者出现晚且轻；慢性期是指伤后 3 周以上发生的血肿，约占 20%。慢性硬膜下血肿并非是急性或亚急性硬膜下血肿的迁延，而是有其自身的病理过程。可为直接损伤或间接的轻微损伤，易忽略。好发老年人，为脑萎缩使脑表面与颅骨内板间隙增宽，外伤时脑组织在颅腔内移动度较大所致血管断裂出血。慢性硬膜下血肿常不伴有脑挫裂伤，为单纯性硬膜下血肿。患者症状轻微，多于伤后数周或数月出现颅内压增高、神经功能障碍及精神症状来就诊。

2.诊断要点 急性期见颅板下新月形或半月形高密度影，常伴有脑挫裂伤或脑内血肿，脑水肿和占位效应明显（图 4—5）。亚急性表现为颅板下新月形或半月形高、等密度或混杂密度区。1～2 周后可变为等密度；慢性期表现为颅板下新月形或半月形低密度、等密度、高密度或混杂密度区。血肿的密度和形态与出血时间、血肿大小、吸收情况及有无再出血有关。

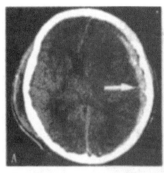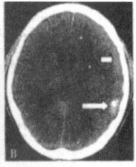

A.颅脑外伤5h后行CT检查,可见左侧额、颞、顶颅板下新月形高密度影,手术证实为硬膜下血肿;B.1周前有颅脑外伤史的患者,CT检查发现左侧额、颞、顶颅板下新月形等密度影(小箭头),部分有高密度(长箭头)为新鲜出血,手术证实为慢性硬膜下血肿伴少量新鲜出血

图4-5　硬膜下血肿CT检查

3.鉴别诊断　主要与硬膜外血肿鉴别,硬膜下血肿呈新月形,可以跨越颅缝。

4.特别提示　CT对急性硬膜下血肿诊断很有价值,但对亚急性、慢性硬膜下血肿却显示欠佳,血液因其顺磁性,所以在MRI下显示非常清楚,应进一步行MRI检查。

(五)外伤性蛛网膜下隙出血

1.病理和临床概述　外伤性蛛网膜下隙出血,近期外伤史,蛛网膜小血管破裂所致,多位于大脑纵裂和脑底池。脑挫裂伤是外伤性蛛网膜下隙出血的主要原因,两者常并存。

2.诊断要点　CT表现为脑沟、脑池内密度增高影,可呈铸形。大脑纵裂出血多见,形态为中线区纵行窄带形高密度影。出血亦见于外侧裂池、鞍上池、环池、小脑上池或脑室内。蛛网膜下隙出血一般7d左右吸收。

3.鉴别诊断　结核性脑膜炎,根据近期外伤史和临床症状容易鉴别。

4.特别提示　CT在急性期显示较好,积血一般数日后吸收消失。伤后5～7d后,CT难以显示,血液因其顺磁性,所以在MRI下显示非常清楚,故应行MRI检查。

(六)硬膜下积液

1.病理和临床概述　硬膜下积液又称硬膜下水瘤。占颅脑外伤的0.5%～1%。系外伤致蛛网膜撕裂,使裂口形成活瓣,导致脑脊液聚积。可因出血而成为硬膜下血肿。临床上可无症状,也可以有颅内压增高的临床表现。

2.诊断要点　呈颅骨内板下方新月形均匀低密度区,密度与脑脊液相似,多位于双侧额部。纵裂硬膜下积液表现为纵裂池增宽,大脑镰旁为脑脊液样低密度区(图4-6)。

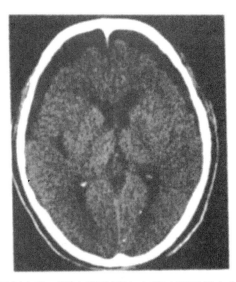

颅脑外伤7d后CT复查示双侧额、颞部颅板下可见新月形低密度影,为硬膜下积液

图4-6 硬膜下积液

3.鉴别诊断 老年性脑萎缩,根据年龄情况和其他部分脑实质有无萎缩等情况可以鉴别。

4.特别提示 CT诊断硬膜下积液时应结合临床病史及年龄等因素。

二、颅内肿瘤

颅内肿瘤是中枢神经系统最常见的疾病之一。原发性颅内肿瘤可以发生在脑组织、脑膜、脑神经、垂体、血管及残余胚胎组织中,继发性颅内肿瘤多来源于身体各个部位的原发性肿瘤。颅内肿瘤的发生以20~50岁年龄组最常见,男性稍多于女性。以星形细胞肿瘤、脑膜瘤、垂体瘤、颅咽管瘤、听神经瘤和转移瘤等较常见。胶质瘤、脑膜瘤和垂体腺瘤为颅内三大原发性肿瘤。可以出现以下症状:颅内高压综合征、神经系统定位体征、内分泌功能失调、脑脊液循环障碍等。

CT检查目的主要在于确定有无肿瘤,并对其做出定位、定量乃至定性诊断。根据病灶所在的位置及其与脑室、脑池和脑叶的对应关系以及同相邻硬膜与颅骨结构的比邻关系多不难做出定位诊断,但临界部位肿瘤,仅轴位扫描可能出现定位困难,需要薄层扫描后再进一步多方位重建。MRI因多方位扫描,一般定位无困难。

CT灌注扫描有助于脑瘤内血管生成及血流状态的研究,而脑瘤内血管生成对肿瘤生长、分级、预后有重要影响。CT灌注可以反映血管生成引起血流量、血容量和毛细血管通透性的改变,从而有助于判断肿瘤的生物学特性,并估计预后情况。

(一)星形细胞肿瘤

1.病理和临床概述 星形细胞肿瘤成人多发生于大脑,儿童多见于小脑。按肿瘤组织学分为6种类型,且依细胞分化程度不同分属于不同级别。1993年WHO分类,将星形细胞瘤分为局限性和弥漫性两类。Ⅰ级,即毛细胞型、多形性黄色星形细胞瘤及室管膜下巨细胞型星形细胞瘤,占胶质瘤5%~10%,小儿常见。Ⅱ级星形细胞瘤,包括弥漫性星形细胞瘤、多形性黄色星形细胞瘤(Ⅱ级),间变性星形细胞瘤为Ⅲ级,胶质母细胞瘤为Ⅳ级。Ⅰ~Ⅱ级肿瘤的边缘较清楚,多表现为瘤内囊腔或囊腔内瘤结节,肿瘤血管较成熟;Ⅲ~Ⅳ级肿瘤呈弥漫浸润生长,肿瘤轮廓不规则,分界不清,易发生坏死、出血和囊变,肿瘤血管丰富且分化不良。

2.诊断要点　Ⅰ级星形细胞瘤:①毛细胞型常位于颅后窝,具有包膜,一般显示为边界清楚的卵圆形或圆形囊性病变,但内部囊液 CT 值较普通囊液高,20~25 HU。瘤周水肿和占位效应较轻。部分可呈实质性,但密度仍较脑实质为低(图 4-7)。增强扫描无或轻度强化,延迟扫描可见造影剂进入囊内。②多形性黄色星形细胞瘤通常位于大脑皮质的表浅部位,约一半以上为囊性,增强后囊内可见强化结节,囊壁不强化。不足一半为实质性,密度不均,有钙化及出血,增强后不均强化。③10%~15%结节性硬化患者可以发生此瘤,常位于室间孔附近,形成分叶状肿块,并可见囊变及钙化。增强扫描有明显强化。

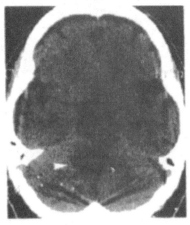

男性患者,63 岁,因头昏不适 3 个月来院就诊,CT 显示小脑右侧低密度影,边界尚清;第四脑室受压变形。病变内部 CT 值约 20 HU。手术病理为毛细胞型星形细胞瘤

图 4-7　毛细胞型星形细胞瘤

Ⅱ级星形细胞瘤平扫呈圆形或椭圆形等或低密度区,边界常清楚,但可见局部或弥漫性浸润生长,15%~20%有钙化及出血,增强扫描一般不强化。Ⅲ~Ⅳ级肿瘤多呈高、低或混杂密度的囊性肿块,可有斑点状钙化和瘤内出血,肿块形态不规则,边界不清,占位效应和瘤周水肿明显,增强扫描多呈不规则环形伴壁结节强化,有的呈不均匀性强化(图 4-8、图 4-9)。

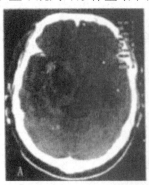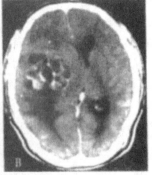

A、B 两图为男性患者,26 岁,因头昏 1 个月,癫痫发作 2d,行 CT 扫描示左侧颞叶片状不规则高低混杂密度囊性肿块,边界不清,增强扫描呈不规则环形伴壁结节强化。手术病理为Ⅲ级星形细胞瘤

图 4-8　Ⅲ级星形细胞瘤

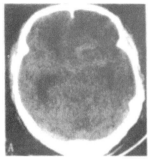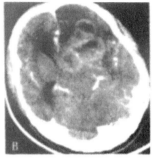

A、B两图为男性患者,17岁,因头痛2个月来院就诊,CT示:左额叶密度不均肿块影,边界不清,中心及周围低密度,侧脑室受压变形,中线结构向右移位,增强呈环状中度不均强化肿块影,环形欠规则,厚薄不均,内为不均低密度,病灶前较大低密度水肿区。手术病理为胶质母细胞瘤

图4—9 胶质母细胞瘤

3. 鉴别诊断

(1)脑梗死:同Ⅱ级星形细胞瘤相鉴别。一般脑梗死与相应供血血管的区域形态相似,如楔形、扇形、底边在外的三角形等,无或轻微占位效应,并且2~3周后增强扫描可见小斑片状或结节状强化。

(2)脑脓肿:有相应的临床症状,增强扫描厚壁强化较明显。

(3)转移瘤一般多发,有明显的水肿。

4. 特别提示 CT对星形细胞瘤诊断价值有限,MRI对颅内病变显示尤为清晰,并可以多方位、多参数成像,应补充MRI检查。

(二)脑膜瘤

1. 病理和临床概述 脑膜瘤多见于中年女性,起源于蛛网膜粒帽细胞,多居于脑外,与硬脑膜粘连。好发部位为矢状窦旁、脑凸面、蝶骨嵴、嗅沟、桥小脑角、大脑镰和小脑幕等,少数肿瘤位于脑室内。肿瘤包膜完整,多由脑膜动脉供血,血运丰富,常有钙化,少数有出血、坏死和囊变。组织学分为上层型、纤维型、过渡型、砂粒型、血管瘤型等15型。脑膜瘤以良性为最常见,少部分为恶性,侵袭性生长。

2. 诊断要点 平扫肿块呈等或略高密度,常见斑点状钙化。多以广基底与硬膜相连,类圆形,边界清楚,瘤周水肿轻或无,静脉或静脉窦受压时可出现中度或重度水肿。颅板侵犯引起骨质增生或破坏。增强扫描呈均匀性显著强化(图4—10)。

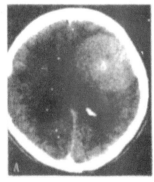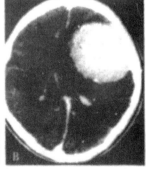

A、B两图CT检查显示肿瘤为卵圆形,均匀的略高密度灶,与硬脑膜相连,邻近脑沟消失,有白质受压征,增强后明显均匀强化。术后病理为纤维型脑膜瘤

图4—10 纤维型脑膜瘤

少数恶性或侵袭性脑膜瘤可以侵犯脑实质及局部骨皮质,但基本也基于局部脑膜向内、外发展。

3.鉴别诊断

(1)转移瘤:一般有大片裂隙样水肿及多发病变,较容易鉴别。

(2)胶质瘤:一般位于脑内,与脑膜有关系者,可见为窄基相接,增强强化不如脑膜瘤。

(3)神经鞘瘤:位于桥小脑角区时较难鉴别,但MRI有较大意义。

4.特别提示 CT对该病有较好的价值,但显示与脑膜的关系不如MRI。

(三)垂体瘤

1.病理和临床概述 绝大多数为垂体腺瘤。按其是否分泌激素可分为非功能性腺瘤和功能性腺瘤。直径<10mm者为微腺瘤,>10mm者为大腺瘤。肿瘤包膜完整,较大肿瘤常因缺血或出血而发生坏死、囊变,偶可钙化。肿瘤向上生长可穿破鞍隔突入鞍上池,向下可侵入蝶窦,向两侧可侵入海绵窦。

2.诊断要点 肿瘤较大时,蝶鞍可扩大,鞍内肿块向上突入鞍上池,或侵犯一侧或者两侧海绵窦。肿块呈等或略高密度,内常有低密度灶,均匀、不均匀或环形强化。

局限于鞍内<10mm的微腺瘤,宜采取冠状面观察,平扫不易显示,增强呈等、低或稍高密度结节(图4-11)。间接征象有垂体高度>8mm,垂体上缘隆突,垂体柄偏移和鞍底下陷。

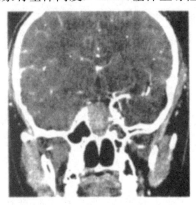

CT检查示垂体窝内可见类圆形稍高密度影,边界清楚,蝶鞍扩大,鞍底下陷;增强扫描肿瘤均匀强化。术后病理为垂体腺瘤。

图4-11 垂体腺瘤

3.鉴别诊断

(1)颅咽管瘤:位于鞍区一侧,位于鞍区时鞍底无下陷或鞍底骨质无变化。

(2)脑膜瘤:位于蝶嵴的脑膜瘤与脑膜关系密切。

4.特别提示 注意部分垂体微腺瘤CT需要冠状位扫描,可以显示垂体柄偏移,正常垂体柄位正中或下端极轻的偏斜(倾斜角为1.5°左右),若明显偏移肯定为异常。MRI矢状位、冠状位扫描对显示正常垂体及垂体病变有重要价值。

(四)听神经瘤

1.病理和临床概述 听神经瘤为成人常见的颅后窝肿瘤。起源于听神经鞘膜,早期位于内耳道内,以后长入桥小脑角池,包膜完整,可出血、坏死、囊变。

2.诊断要点 头颅X线平片示内耳道呈锥形扩大,骨质可破坏。CT示桥小脑角池内等、低或高密度肿块,瘤周轻、中度水肿,偶见钙化或出血,均匀、非均匀或环形强化(图4-

12)。第四脑室受压移位，伴幕上脑积水。骨窗观察内耳道呈锥形扩大。

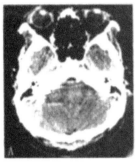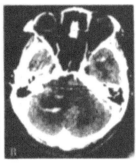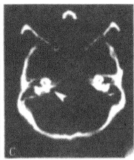

A、B.女性患者，29岁，右侧耳鸣7个月，近来加重伴共济失调，CT扫描可见右侧桥小脑角区肿块，宽基于岩骨尖，内有大片囊变区。增强呈实质部分明显强化；C.骨窗观察可见右侧内听道喇叭口扩大(箭头所指)，图C"十"字所示为颈静脉孔

图4-12　听神经瘤CT检查

3.鉴别诊断

(1)桥小脑脚区的脑膜瘤：CT骨窗观察可见内听道无喇叭口样扩大是重要征象。

(2)表皮样囊肿：匍行生长、沿邻近蛛网膜下隙铸型发展、包绕其内神经和血管、无水肿等可以鉴别，MRI对诊断该疾病有很好的优势。

(3)颅咽管瘤：CT可见囊实性病变伴包膜蛋壳样钙化。

4.特别提示　内听道处应薄层扫描，内耳道呈锥形扩大。高强场MRI行局部轴位、冠状位扫描可以显示位于内听道内较小的肿瘤。

(五)颅咽管瘤

1.病理和临床概述　颅咽管瘤来源于胚胎颅咽管残留细胞的良性肿瘤，以儿童多见，多位于鞍上。肿瘤可分为囊性和实性，囊性多见，囊壁和实性部分多有钙化，常见为鸡蛋壳样钙化。

2.诊断要点　鞍上池内类圆形肿物，压迫视交叉和第三脑室前部，可出现脑积水。肿块呈不均匀低密度为主的囊实性改变或呈类圆形囊性灶(图4-13A)，囊壁可以有鸡蛋壳形钙化，实性部分也可以不规则钙化，呈高密度。囊壁和实性部分呈环形均匀或不均匀强化，部分颅咽管瘤呈实性见图4-13B。

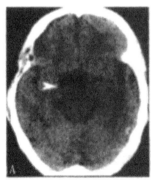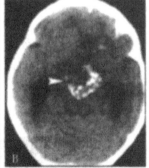

A.男性患者，13岁，头昏来院检查，CT显示鞍上池内囊性占位，边界清楚。手术病理证实为囊性颅咽管瘤；B.男性患者，65岁，因双眼复视3年，近来数月有加重来院就诊，CT显示鞍上池区囊实性肿块，壁多发钙化，边界清楚。手术病理为实性颅咽管瘤

图4-13　颅咽管瘤

3.鉴别诊断　垂体瘤及囊变、脑膜瘤等。

4.特别提示　冠状位扫描更有帮助,应补充 MRI 扫描。

(六)转移瘤

1.病理和临床概述　转移瘤多发于中老年人。顶枕区常见,也见于小脑和脑干。多来自肺癌、乳腺癌、前列腺癌,肾癌和绒癌等原发灶,经血行转移而来。常为多发,易出血、坏死、囊变,瘤周水肿明显。临床上一般有原发肿瘤病史后出现突发肢体障碍或头痛等症状,也有部分患者因出现神经系统症状,经检查发现脑内转移灶后再进一步查找原发灶。

2.诊断要点　典型征象是"小肿瘤、大水肿",部分肿瘤平扫无显示,增强扫描有明显强化后显示清晰,可以只有很小的肿瘤病灶,便可出现大片指压状水肿低密度影(图4-14)。

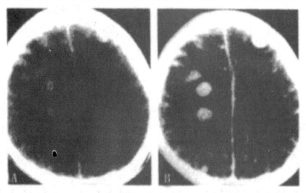

男性患者,68 岁,1 年前右下肺癌手术切除病史,7d 前无明显诱因下出现头痛、呕吐,CT 检查可见双侧额顶叶可见多发类圆形结节灶,周围可见大片水肿带,增强病灶明显均匀强化,边界清晰

图4-14　转移瘤

3.鉴别诊断

(1)脑猪囊尾蚴病:有疫区居住史,可见壁结节或钙化,脑炎,一般结合临床表现及实验室检查可以做出诊断。

(2)多发脑膜瘤:根据有无水肿及与脑膜关系可以鉴别。

(3)胶质母细胞瘤:瘤内有出血、坏死,显著不均匀强化等。

4.特别提示　须注意的是部分肿瘤要增强扫描才能显示,MRI 显示效果要优于 CT。

(七)少枝神经胶质瘤

1.病理和临床概述　少枝神经胶质瘤多发于 30 岁～50 岁,约占颅内肿瘤 3%。以额叶、顶叶等常见,很少发生于小脑和脑桥。肿瘤发生于白质内,沿皮质灰质方向生长,常累及软、硬膜,可侵及颅骨和头皮。肿瘤乏血供,多钙化,钙化常位于血管壁和血管周围。可以伴囊变和出血。病理上可以分为单纯型和混合型,但影像学上难以区分。

2.诊断要点　好发于额叶。肿瘤位置一般较表浅,位于皮质灰质或灰质下区,边界清楚或不清楚。肿瘤内囊变及钙化使密度不均匀,呈高、低混杂密度。钙化多为条带状、斑块状及大片絮状,囊变可以单或多囊,少见出血。瘤周水肿及占位效应较轻微(图4-15)。

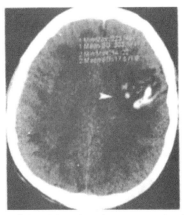

男性患者,42 岁,癫痫偶发 1 年,发作间隔缩短约 2 个月,CT 显示左侧额顶叶边界清楚肿瘤,内可见条片状钙化,钙化 CT 值约 303 HU,占位效应轻微。手术病理结果为少枝胶质瘤

图 4-15 少枝胶质瘤

3.鉴别诊断

(1)星形细胞瘤:常位于脑白质及其深部,而少枝胶质瘤位于脑表浅皮质和皮质灰质下区。

(2)神经颜面综合征:一般为小点状钙化,有明显的三叉神经分布区域颜面部血管痣等。

4.特别提示 需要注意的是与一般钙化和血管畸形的钙化相鉴别。MRI 显示软组织肿瘤的效果要优于 CT,但显示钙化的效果较差。

(八)室管膜瘤

1.病理和临床概述 室管膜瘤为发生于脑室壁与脊髓中央管室管膜细胞的神经上皮瘤,多发于儿童及青少年,占颅内肿瘤 1.9%~7.8%。占小儿颅内肿瘤的 13%,男女比例为 3:2。室管膜瘤为中等恶性程度肿瘤。多于术后通过脑脊液种植转移。好发部位第四脑室底部最为常见,其次为侧脑室、第三脑室、脊髓、终丝和脑实质。临床表现因肿瘤生长部位不同而异。一般主要有颅内高压、抽搐、视野缺损等,幕下肿瘤还可以伴有共济失调。

2.诊断要点 幕下室管膜瘤为等、稍低密度软组织肿块,有时可以在肿瘤周围见到残存第四脑室及瘤周水肿,呈低密度环状影。CT 可以显示瘤内钙化及出血,钙化约占一半,呈点状或位于瘤周。增强扫描肿瘤有轻至中度强化(图 4-16)。

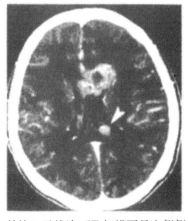

男性患者,19 岁,因头昏 1 个月,抽搐 1 天就诊,CT 扫描可见左侧侧脑室前角肿块,瘤内有囊变,左侧侧脑室体部后壁可见一结节灶。增强扫描肿块及结节有明显强化。手术病理为侧脑室内室管膜瘤伴种植转移幕上室管膜瘤囊变及出血较幕下多见,肿瘤有较显著强化。

图 4-16 侧脑室内室管膜瘤伴种植转移

3.鉴别诊断

(1)髓母细胞瘤:一般位于幕下,应行 MRI 矢状位扫描,可见显示发生部位为小脑蚓部。

(2)毛细胞星形细胞瘤。

4.特别提示 MRI 矢状位及冠状位扫描显示肿瘤与第四脑室关系非常有优势,对诊断有重大价值。

(九)髓母细胞瘤

1.病理和临床概述 髓母细胞瘤好发于颅后窝,以小脑蚓部最常见,多发于男性儿童,约占儿童颅后窝肿瘤的 18.5%。髓母细胞瘤为原始神经外胚层瘤,恶性程度较高。一般认为起源于髓帆生殖中心的胚胎残余细胞,位于蚓部或下髓帆,再向下生长而填充枕大池。本病起病急,病程短,多在三个月内死亡。

2.诊断要点 平扫为边缘清楚的等或稍高密度肿瘤,周边可见低密度第四脑室影(图 4-17)。增强扫描主要呈中等或轻度强化,少部分可以明显强化或不强化。

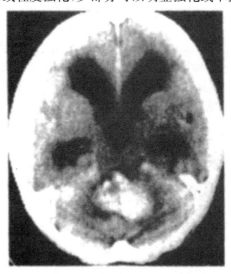

3 岁患者,因呕吐、步态不稳 2 周就诊,CT 增强扫描可见第四脑室内肿块,有中等均匀强化。手术病理为髓母细胞瘤

图 4-17 髓母细胞瘤

3.鉴别诊断 同第四脑室室管膜瘤、毛细胞星形细胞瘤等鉴别。

4.特别提示 MRI 矢状位及冠状位扫描显示肿瘤与第四脑室关系,非常有优势,对诊断有重大价值。

(十)原发性淋巴瘤

1.病理和临床概述 中枢神经系统原发性淋巴瘤是相对罕见的颅内肿瘤,占颅内原发瘤的 0.8%~1.5%。均为非霍奇金病。但近年来由于获得性免疫缺陷综合征(AIDS)及器官移植术后服用大量免疫抑制药的患者增多,淋巴瘤的发生率逐年增高。原发性淋巴瘤恶性程度高,病程短,如不及时治疗,患者将会在短期内死亡。因此早期诊断意义重大。好发于额叶、颞叶、基底核区、丘脑,也可以发生于侧脑室周围白质、胼胝体、顶叶、三角区、鞍区及小脑半球、脑干。临床表现无特异性,主要有:①基底部脑膜综合征,头痛、颈项强直、脑神经麻痹及脑积水等,脑脊液检查可见瘤细胞。②颅内占位症状,癫痫、精神错乱、痴呆、乏力及共济失调等。

2.诊断要点　平扫大多数为稍高密度肿块,也可以表现为等密度,一般密度均匀,呈圆形或类圆形,边界多数较清楚或呈浸润性生长使边界欠清。瘤内囊变、出血、钙化相对少见。肿瘤可以单发亦可以多发,大小不等。病灶占位效应轻微,瘤周水肿轻或中等(图4—18)。

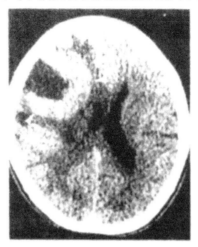

男性患者,36 岁,因头痛 1 周来院就诊,CT 平扫见右侧额叶巨大肿块,呈类圆形稍高密度,中央有低密度影,宽基于脑膜。手术病理为原发性淋巴瘤

图 4—18　原发性淋巴瘤

继发于 AIDS 或其他免疫功能缺陷时,病理上常有瘤中心坏死,CT 上表现为低密度灶。增强扫描肿瘤大多数均匀强化,少数形态不规则,边缘不清及强化不均匀。沿室管膜种植转移者可见室管膜不均匀增厚并明显强化。侵及脑膜者亦如此。AIDS 患者,病灶可见低密度周围的环形强化。

3.鉴别诊断

(1)继发淋巴瘤:临床上有 AIDS 或器官移植史,一般难以鉴别。

(2)转移瘤:多发,大片水肿。

(3)其他:需要鉴别的还有星形细胞瘤、脑膜瘤等。

4.特别提示　CT 与 MRI 均可以作为首选方法,但 MRI 增强扫描时剂量增加后可以显示小病变,T_2WI 显示瘤周水肿效果非常好。

(十一)血管母细胞瘤

1.病理和临床概述　血管母细胞瘤,又叫成血管细胞瘤,系起源于内皮细胞的良性肿瘤,占中枢神经系统原发性肿瘤的 1.1%～2.4%。好发于小脑,亦见于延髓及脊髓,罕见于幕上。发生于任何年龄,以中年男性多见。病理上常为囊性,含实性壁结节,壁结节常靠近软脑膜,以便于接受血供。实性者常为恶性,预后较差。临床症状较轻微或呈间歇性,有头痛、头晕、呕吐、眼球震颤、言语不清等症状。

2.诊断要点　平扫时囊性肿瘤表现为均匀的低密度灶,囊液内因含蛋白及血液,密度较脑脊液稍高,囊性肿瘤的壁结节多为等或稍低密度(图4—19A)。增强后囊性肿瘤壁不强化或轻度强化,壁结节明显强化(图4—19B)。

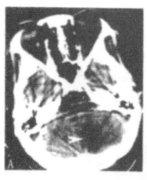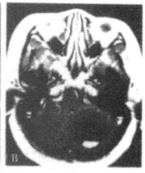

A. 男性患者,48 岁,因头痛、呕吐及共济失调来院就诊,CT 平扫可见左侧小脑半球可见囊性灶,边界及壁结节显示欠清。手术病理为血管母细胞瘤;B. 与前者为同一患者,MRI 增强显示囊性灶,壁轻微强化,后壁上有明显强化的壁结节

图 4—19　血管母细胞瘤

实性肿瘤多为等或稍低密度混杂灶,呈轻度或中等强化。

3. 特别提示　CT 平扫不容易发现壁结节,增强效果较好,但与 MRI 比较应以后者作为首选方法,MRI 增强多方位扫描,显示壁结节效果极佳。

三、脑血管病变

急性期脑血管疾病(CVD)以脑出血和脑梗死多见,CT 和 MRI 诊断价值大;动脉瘤和血管畸形则需配合 DSA、CTA 或 MRA 诊断。

(一)脑出血

1. 病理和临床概述　脑出血是指脑实质内的出血,依原因可分为创伤性和非创伤性,后者又称原发性或自发性脑内出血,多指高血压、动脉瘤、血管畸形、血液病和脑肿瘤等引起的出血,以高血压性脑出血常见,多发于中老年高血压和动脉硬化患者。出血好发于基底核、丘脑、脑桥和小脑,易破入脑室。血肿及伴发的脑水肿引起脑组织受压、软化和坏死。血肿演变分为急性期、吸收期和囊变期,各期时间长短与血肿大小和年龄有关。

2. 诊断要点　呈边界清楚的肾形、类圆形或不规则形均匀高密度影,周围水肿带宽窄不一,局部脑室受压移位。(图 4—20)破入脑室可见脑室内积血。

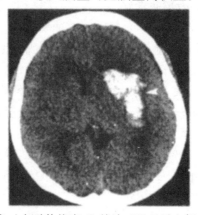

女性患者,68 岁,突发言语不清、左侧肢体偏瘫 4h 就诊,CT 显示左侧基底核区条片状高密度影,左侧侧脑室受压变形

图 4—20　脑出血

急性期表现为脑内密度均匀一致的高密度灶,呈卵圆形或圆形为主,CT 值为 50～80 HU;吸收期始于 3～7d,可见血肿周围变模糊,水肿带增宽,血肿缩小并密度减低,小血肿可完全吸收;囊变期始于 2 个月以后,较大血肿吸收后常遗留大小不等的囊腔,伴有不同程度的脑萎缩。

3.鉴别诊断　脑外伤出血,结合外伤史可以鉴别。

4.特别提示　血肿不同演变时期 CT 显示的密度不同,容易误诊,应密切结合临床。

(二)脑梗死

1.病理和临床概述　脑梗死包括缺血性和出血性脑梗死及腔隙性脑梗死。缺血性脑梗死是指脑血管闭塞导致供血区域脑组织缺血性坏死。其原因有:①脑血栓形成,继发于脑动脉硬化、动脉瘤、血管畸形、炎性或非炎性脉管炎等。②脑栓塞,如血栓、空气、脂肪栓塞。③低血压和凝血状态。病理上分为缺血性、出血性和腔隙性脑梗死。出血性脑梗死是指部分缺血性脑梗死继发梗死区内出血。腔隙性脑梗死系深部髓质小动脉闭塞所致,为脑深部的小梗死,在脑卒中病变中占 20%,主要好发中老年人,常见于基底核、内囊、丘脑、放射冠及脑干。

2.诊断要点

(1)缺血性梗死(图 4—21A):CT 示低密度灶,其部位和范围与闭塞血管供血区一致,皮髓质同时受累,多呈扇形。基底贴近硬膜。可有占位效应。2～3 周时可出现"模糊效应",病灶变为等密度而不可见。增强扫描可见脑回状强化。1～2 个月后形成边界清楚的低密度囊腔。

(2)出血性梗死(图 4—21B):CT 示在低密度脑梗死灶内,出现不规则斑点、片状高密度出血灶,占位效应较明显。

(3)腔隙性梗死(图 4—21C):CT 表现为脑深部的低密度缺血灶,大小 5～15mm,无占位效应。

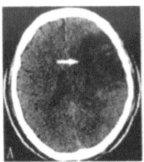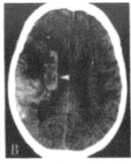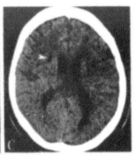

A.男性患者,75 岁,突发肢体偏瘫 1d,CT 显示左侧额、颞叶大片低密度梗死灶;B.女性,64 岁,突发肢体偏瘫 5h,经诊断为右颞大片脑梗死后入院后行溶栓治疗。3d 后病情加重,CT 显示右侧颞顶叶大片出血性脑梗死;C.女性,67 岁,头昏 3d,CT 显示右侧颞叶基底核区腔隙性脑梗死(箭头)

图 4—21　脑梗死

3.特别提示　CT 对急性期及超急性期脑梗死的诊断价值不大,应行 MRI 弥散加权扫描。病情突然加重时应行 CT 复查,明确有无梗死后出血即出血性脑梗死,以指导治疗。

(三)动脉瘤

1.病理和临床概述　动脉瘤好发于脑底动脉环及附近分支,是蛛网膜下隙出血的常见原因,发生的主要原因是血流动力学改变,尤其是血管分叉部血液流动对血管壁形成剪切力以及搏动压力造成血管壁退化;动脉粥样硬化也是常见因素;另外常与其他疾病伴发,如纤维肌肉发育异常,马方综合征等。按形态可分为常见的浆果形、少见的梭形及罕见的主动脉夹层。浆果形的囊内可有血栓形成。

2. 诊断要点　分为三型,Ⅰ型无血栓动脉瘤(图 4—22A),平扫呈圆形高密度区,均一性强化;Ⅱ型部分血栓动脉瘤(图 4—22B),平扫中心或偏心处高密度区,中心和瘤壁强化,其间血栓无强化,呈"靶征";Ⅲ型完全血栓动脉瘤,平扫呈等密度灶,可有弧形或斑点状钙化,瘤壁环形强化。动脉瘤破裂时 CT 图像上多数不能显示瘤体,但可见并发的蛛网膜下隙出血,脑内血肿、脑积水、脑水肿和脑梗死等改变。

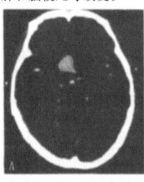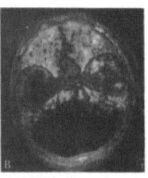

A. 男性患者,24 岁,因不明原因蛛网膜下隙出血而行 CT 检查,增强可见鞍上池前方可见一囊样结节灶,强化程度与动脉相仿;B. CTA 的 VRT 重建显示前交通动脉瘤

图 4—22　前交通动脉瘤

3. 鉴别诊断

(1)脑膜瘤:与脑膜宽基相接。

(2)脑出血:结合病史及临床症状。

4. 特别提示　CTA 对动脉瘤显示价值重大,可以立体旋转观察载瘤动脉、瘤颈及其同周围血管的空间关系。

(四)脑血管畸形

1. 病理和临床概述　脑血管畸形为胚胎期脑血管的发育异常,根据 McCormick 1996 年分类,分为动、静脉畸形、静脉畸形、毛细血管扩张症、血管曲张和海绵状血管瘤等。动、静脉畸形最常见,好发于大脑中动脉、后动脉系统,由供血动脉、畸形血管团和引流静脉构成。好发于男性,以 20～30 岁最常见。儿童常以脑出血、成人以癫痫就诊。

2. 诊断要点　显示不规则混杂密度灶,可有钙化,并呈斑点或弧线形强化,水肿和占位效应缺乏(图 4—23A)。可合并脑血肿、蛛网膜下隙出血及脑萎缩等改变。

3. 鉴别诊断　海绵状血管瘤,增强扫描呈轻度强化,病灶周围无条状、蚓状强化血管影。MRI 可显示典型的网格状或爆米花样高低混杂信号,周围见低信号环。

4. 特别提示　CTA 价值重大,可以立体旋转观察供血动脉和引流静脉(图 4—23B)。MRA 显示更清楚。

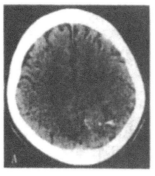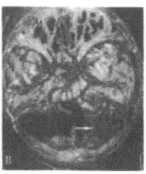

A.男性,患者 19 岁,因癫痫不规则发作 5 年来院检查,CT 平扫显示左侧顶、枕部脑实质内可见多发斑点状钙化影,局部脑实质密度增高。DSA 证实为颅内动静脉畸形;B. CTA 的 VRT 重建显示为左侧顶枕叶 AVM

图 4—23　颅内动静脉畸形

四、颅内感染

颅内感染的病种繁多,包括细菌、病毒、真菌和寄生虫感染,主要通过血行性感染或邻近感染灶直接扩散侵入颅内,少数可因开放性颅脑损伤或手术造成颅内感染。改变包括脑膜炎、脑炎和动静脉炎。

(一)脑脓肿

1.病理和临床概述　脑脓肿以耳源性常见,多发于颞叶和小脑;其次为血源性、鼻源性、外伤性和隐源性等。病理上分为急性炎症期、化脓坏死期和脓肿形成期。

2.诊断要点　急性炎症期呈大片低密度灶,边缘模糊,伴占位效应,增强无强化;化脓坏死期,低密度区内出现更低密度坏死灶,轻度不均匀性强化;脓肿形成期,平扫见等密度环,内为低密度并可有气泡影,呈环形强化,其壁完整、光滑、均匀,或多房分隔(图 4—24)。

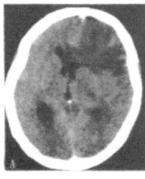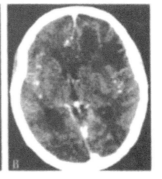

男性患者,24 岁,因头痛、呕吐 2d 入院,CT 平扫显示左额叶不规则低密度灶,占位效应明显。增强可见病灶呈环形均匀强化,未见明显壁结节,中心低密度区无明显变化,周围水肿明显,左侧侧脑室前角明显受压移位变形。考虑为脓肿形成,经抗感染治疗后情况好转

图 4—24　脑脓肿

3.鉴别诊断

(1)胶质瘤:胶质瘤的环状强化厚薄不均,形态不规则,常呈花环状、结节状强化,中心坏死区密度不等,CT 值常大于 20 HU。

(2)脑梗死多见于老年高血压患者,有明确突发病史,经复查随访,占位效应减轻。

（3）与肉芽肿病鉴别。

4.特别提示　CT 诊断该病应结合病史、脑脊液检查。

（二）结核性脑膜脑炎

1.病理和临床概述　结核性脑膜脑炎是结核菌引起脑膜弥漫性炎性反应，并波及脑实质，好发于脑底池。脑膜渗出和肉芽肿为其基本病变，可合并结核球、脑梗死和脑积水。

2.诊断要点　CT 早期可无异常发现。脑底池大量炎性渗出时，其密度增高，失去正常透明度；增强扫描脑膜广泛强化，形态不规则。肉芽肿增生则见局部脑池闭塞并结节状强化。

脑结核球平扫呈等或低密度灶，增强扫描呈结节状或环形强化。

3.鉴别诊断　蛛网膜下隙出血，平扫呈高密度，增强扫描无明显强化，脑底池形态规则，无局部闭塞及扩张改变；此外需同脑囊虫病、转移瘤及软脑膜转移等鉴别，需结合病史。

4.特别提示　CT 诊断应结合脑脊液检查、X 线胸片检查等。

（三）脑猪囊尾蚴病

1.病理和临床概述　脑猪囊尾蚴病系猪绦虫囊尾蚴在脑内异位寄生所致。人误食绦虫卵或节片后，卵壳被胃液消化后，蚴虫经肠道血流而散布于全身寄生。脑猪囊尾蚴病为其全身表现之一，分为脑实质型、脑室型、脑膜型和混合型。脑内囊虫的数目不一，呈圆形，直径 4 ～5mm。囊虫死亡后退变为小圆形钙化点。

2.诊断要点　脑实质型 CT 表现为脑内散布多发性低密度小囊，多位于皮、髓质交界区，囊腔内可见致密小点代表囊虫头节。不典型者可表现为单个大囊、肉芽肿、脑炎或脑梗死。脑室型以第四脑室多见；脑膜型多位于蛛用膜下隙，和脑膜粘连，CT 直接征象有限，多间接显示局部脑室或脑池扩大，相邻脑实质光滑受压。常合并脑积水。囊壁、头节和脑膜有时可强化。

3.鉴别诊断

（1）蛛网膜囊肿：常位于颅中窝、侧裂池，边缘较平直，可造成颅骨压迫变薄。

（2）转移癌：呈大小不一的圆形低密度灶，增强扫描环状、结节状强化，病灶周围明显水肿。

（3）脑结核：结合病史、CT 特点可以区别。

4.特别提示　需要结合有无疫区居住史、有无生食史等。

（四）急性播散性脑脊髓炎

1.病理和临床概述　急性播散性脑脊髓炎或称急性病毒性脑脊髓炎，可见于病毒（如麻疹、风疹、水痘等）感染后或疫苗（如牛痘疫苗、狂犬病疫苗等）接种后，临床表现为发热、呕吐、嗜睡、昏迷。一般在病毒感染后 2～4d 或疫苗接种后 10～13d 发病。发病可能与自身免疫机制有关。

2.诊断要点　CT 表现急性期脑白质内多发、散在性低密度灶，半卵圆中心区明显，有融合倾向，增强呈环形强化。慢性期表现为脑萎缩。

急性病毒性脑炎时，主要表现为早期脑组织局部稍肿胀，中、后期可以出现密度减低（图 4 －25），增强扫描可以有局部软脑膜强化，增厚改变，脑沟显示欠清。

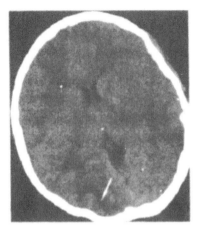

女性患者,11岁,因头昏嗜睡2d,CT可见右侧枕叶局部脑皮质肿胀、白质水肿改变,经脑脊液检查证实为病毒性脑炎

图4-25 病毒性脑炎

3.鉴别诊断 同软脑膜转移、结核性脑膜炎等鉴别。

4.特别提示 应进行脑脊液检查。MRI成像及增强扫描对显示该病有很好的效果。

(五)肉芽肿性病变

1.病理和临床概述 肉芽肿种类繁多,主要有炎症性和非炎症性。侵犯脑内的肉芽肿主要有炎症性,其中以结核性最常见。炎症性肉芽肿是炎症局部形成主要以巨噬细胞增生构成的境界清楚的结节样病变。病因有:结核、麻风、梅毒、真菌及寄生虫、异物、其他疾病等。临床表现与颅内占位类似。

2.诊断要点 CT平扫表现等或稍高密度的边界清楚的结节灶(图4-26)。增强扫描呈结节样强化,也可以因内部发生坏死而呈环形强化,后者常见于结核性肉芽肿。少部分肉芽肿内可见钙化。可以单发或多发。好发于大脑皮质灰质下。

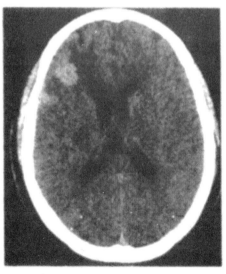

男性患者,32岁,因头晕嗜睡3d就诊,CT平扫显示右侧额、颞叶大脑皮质灰质下及灰质区可见高密度结节灶,右侧侧脑室前角扩大伴局部白质区低密度改变,手术病理检查为结核性肉芽肿

图4-26 结核性肉芽肿

3.鉴别诊断

(1)脑转移肿瘤,水肿较明显,增强扫描呈环状或结节状,一般有原发病史,临床复查随访进展明显。

(2)同部分脑肿瘤鉴别困难。

4.特别提示　应进行脑脊液检查。MRI成像及增强扫描对显示该病有很好的效果。

五、脱髓鞘疾病

1.病理和临床概述　脱髓鞘疾病是一组以神经组织髓鞘脱失为主要病理改变的疾病。可分为原发性和继发性两类。多发性硬化是继发性脱髓鞘疾病中最常见的一种,病因不明,以脑室周围髓质和半卵圆中心多发性硬化斑为主,也见于脑干、脊髓和视神经。20~40岁女性多见,临床上呈多灶性脑损害,或伴有视神经和脊髓症状,病程缓解与发作交替且进行性加重。

2.诊断要点　侧脑室周围和半卵圆中心显示多灶性低或等密度区,也见于脑皮质、小脑、脑干和脊髓,多无占位效应。活动期病灶有强化,激素治疗后或慢性期则无强化。

3.鉴别诊断

(1)老年脑:可以出现脑白质变化,但正常老年人无多发硬化的临床病表现,且很少60岁以后发病。

(2)SLE:患者有时脑白质改变类似多发硬化,但脑室周围白质变化较重,外周部分白质变化较轻,脑皮质常伴萎缩。

4.特别提示　MRI对硬化斑的显示远较CT敏感,尤其是在小脑和脑干。激素治疗效果较好。MRI矢状面上有特征表现,病灶为条状垂直于侧脑室。硬化斑T_1WI呈稍低或等信号,T_2WI和水抑制像均呈高信号。

六、先天性畸形

先天性畸形种类很多,仅分述如下几种。

(一)胼胝体发育不全

1.病理和临床概述　胼胝体发育不全是较常见的颅脑发育畸形,包括胼胝体完全缺如和部分缺如,常合并脂肪瘤。

2.诊断要点　侧脑室前角扩大、分离,体部距离增宽,并向外突出,三角部和后角扩大,呈"蝙蝠翼"状。第三脑室扩大并向前上移位于分离的侧脑室之间,大脑纵裂一直延伸到第三脑室顶部。合并脂肪瘤时可见纵裂池为负CT值伴边缘钙化。

3.鉴别诊断　一般无需鉴别。

4.特别提示　由于MRI可以多方位成像,并且矢状位和冠状位显示胼胝体非常清楚,所以对该病诊断有重要意义。

(二)Chiari畸形

1.病理和临床概述　Chiari畸形又称小脑扁桃体下疝畸形,系后脑的发育异常。小脑扁桃体变尖延长,经枕大孔下疝入颈椎管内,可合并延髓和第四脑室下移、脊髓空洞和幕上脑积水等。

2.诊断要点　CT 主要表现为幕上脑积水,椎管上端后部类圆形软组织,为下疝的小脑扁桃体。X 线平片可显示颅、颈部的畸形。

3.鉴别诊断　一般无需鉴别。

4.特别提示　由于 MRI 可以多方位成像,并且矢状位显示脑干、延髓与枕大孔关系及颈髓内部结构非常清楚,所以对该病诊断有重要意义。应行 MRI 检查。

（三）脑颜面血管瘤综合征

1.病理和临床概述　脑颜面血管瘤综合征又称 Sturge－Weber 综合征,属于先天性神经皮肤血管发育异常疾病。与神经外胚层和血管中胚层组织发育障碍有关。主要病理改变为颅内血管畸形、颜面三叉神经分布区皮肤血管痣及眼球脉络膜血管畸形。脑的基本病变为覆盖皮质灰质表面的软脑膜血管异常瘤样改变,好发于枕叶或顶枕叶、额叶或颞极,并可以导致血管闭塞、脑组织缺血、萎缩等改变。临床表现主要有:癫痫,部分患者伴偏瘫、不同程度智力低下,颜面部沿三叉神经分布的血管痣的发生常与颅内血管瘤同侧。

2.诊断要点　CT 主要表现为枕叶或顶枕叶、额叶或颞极不规则斑片状高密度影或斑点状钙化,局部可以伴发脑萎缩或广泛脑萎缩改变(图 4－27A)。增强少数病例可以看到钙化部位及周围不规则的轻微脑皮质强化。

3.鉴别诊断　一般无需鉴别。

4.特别提示　CT 由于对钙化显示效果较 MRI 好,结合临床上三叉神经分布区颜面部血管痣(图 4－27B),对该病诊断有重要意义。

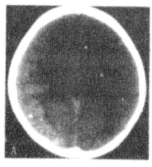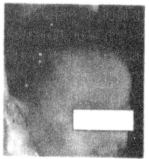

A.男性患者,4 岁,因癫痫发作来院就诊,CT 显示右侧顶枕叶皮质灰质区密度增高,脑回可见多发斑点状钙化;B.与前图同一患者,可见患者右侧三叉神经分布区大片红色血管痣,结合 CT 脑内表现,诊断为脑颜面血管瘤综合征

图 4－27　脑颜面血管瘤综合征

七、新生儿脑病

新生儿脑病主要为新生儿窒息性脑病和新生儿颅内出血。

（一）新生儿窒息性脑病

1.病理和临床概述　新生儿窒息性脑病即新生儿围生期呼吸或呼吸功能不全引起的缺氧性脑病。原因可为胎儿宫内窒息和临产期窒息。

2.诊断要点　缺氧性脑病分为三度。轻度:脑内散在低密度灶,范围不超过两个脑叶,无占位效应。中度:低密度灶范围超过两个脑叶以上(图4—28),未累及全部大脑,脑沟和脑池变窄,可合并颅内出血。重度:两侧大脑弥漫性低密度灶,脑皮、髓质间界限不清,脑室变窄,伴有颅内出血和脑外积水。

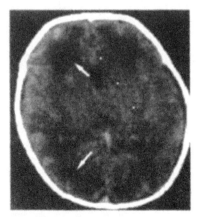

新生儿脐带绕颈的患者,CT平扫可见弥漫性脑水肿(箭头所示),诊断为新生儿窒息

图4—28 新生儿窒息

3.鉴别诊断 一般无需鉴别。

4.特别提示 MRI检查更有帮助。

(二)新生儿颅内出血

1.病理和临床概述 新生儿颅内出血(ICH)主要由产伤或窒息引起。出血可位于硬膜外硬膜外、蛛网膜下隙、脑室或脑实质内。室管膜下出血具特征性,多位与尾状核头部,因为该区残留的胚胎性毛细血管易破裂出血。脑室和蛛网膜下隙出血易引起梗阻性或交通性脑积水。

2.诊断要点 新生儿颅内出血表现与外伤或自发性出血相似,在脑实质内见高密度影。

3.鉴别诊断 一般无需鉴别。

4.特别提示 CT检查可以快速诊断,具有较大优势。

八、其他脑病

其他脑病主要讲述皮质下动脉硬化性脑病和蛛网膜囊肿。

(一)皮质下动脉硬化性脑病

1.病理和临床概述 皮质下动脉硬化性脑病(SAE)又称Binswanger病,是一种发生于脑动脉硬化基础上,临床上以进行性痴呆为特征的脑血管病。常见于60岁以上有高血压病史及其他动脉硬化征象者。

2.诊断要点 CT表现为脑室周围白质区与半卵圆中心呈对称性散在或融合的低密度区,以前角周围明显(图4—29),多伴有基底核、丘脑与内囊多发小梗死灶及脑萎缩征象。

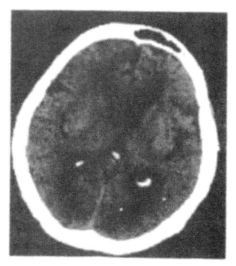

男性患者,78岁,患高血压12年,近1年来逐渐出现痴呆,言语不清。CT显示为两侧脑室额、枕角周围白质区双侧对称分布的晕状低密度灶

图4-29　皮质下动脉硬化性脑病

3.鉴别诊断　注意同脑梗死及脑炎等鉴别。

4.特别提示　MRI多参数成像,可以提供更多信息。

(二)蛛网膜囊肿

1.病理和临床概述　蛛网膜囊肿为先天性和继发性两类。前者可能由胚胎发育过程中突入蛛网膜下隙的蛛网膜小块发展而成;后者多因外伤、炎症等引起蛛网膜广泛粘连的结果。临床表现与颅内占位病变相似。

2.诊断要点　CT表现为脑外边界清楚、光滑的脑脊液密度区,无强化表现(图4-30)。

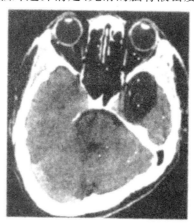

左侧颅中窝蛛网膜囊肿,见脑脊液样低密度影,边缘光整,与正常脑实质分界清,内密度均匀

图4-30　蛛网膜囊肿

3.鉴别诊断　表皮样囊肿,因含有脂质成分,密度较低。常伴有钙化。

4.特别提示　可以在CT定位下进行立体定向穿刺抽吸囊液,但需认真评估。

(三)放射性脑病

1.病理和临床概述　放射性脑病是头颈部恶性肿瘤放射治疗常见的中枢神经系统并发症。出现的症状分三期。急性期:发生于放疗后几日至2周,主要表现为短暂的症状恶化;早期迟发性反应期:多发生于放疗后几周至3个月,较为短暂,预后较好;晚期迟发性反应期:多发生于放疗后几个月至10年或以上,为进行性、不可复性甚至致命性的。根据累及的范围,晚期迟发性又分为:局限性放射性坏死和弥漫性脑白质损伤,可以同时发生。临床表现包括头痛、恶心与呕吐等颅内高压症状,以及脑局灶性神经损害症状。

2.诊断要点　急性期及早期迟发性反应期 CT 平扫可见广泛非特异性低密度水肿区,累及双侧基底核、大脑脚及深部脑白质,增强后无强化,短期随访病灶消失。

局限性放射性坏死平扫示病灶低密度,灶周水肿明显,常有不同程度占位效应,增强后多无强化。脑内颞叶由于接受放疗剂量最大,故脑水肿和脑软化灶多发生于该区。CT 平扫呈低密度灶(图4—31)。

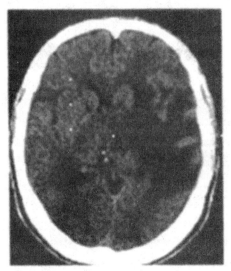

左侧颞叶见大片指状水肿低密度灶

图4—31　放射性脑病

弥漫性脑白质损伤可见脑室周围脑白质、半卵圆中心广泛低密度区,增强后无强化。

3.鉴别诊断

(1)胶质瘤:增强可见强化,部分患者放疗后可并发放射性脑病。

(2)转移瘤:水肿明显,增强扫描环状强化,复查随访病灶持续进展。

4.特别提示　结合放疗史,并进行 MRI 检查。

(邱雨)

第四节　颅脑常见疾病的 MR 诊断

一、脑血管疾病

(一)高血压脑出血

1.临床表现与病理特征　高血压脑动脉硬化为脑出血的常见原因,出血多位于幕上,小脑及脑干出血少见。患者多有明确病史,突然发病,出血量一般较多,幕上出血常见于基底核区,也可发生在其他部位。脑室内出血常与尾状核或基底神经节血肿破入脑室有关,影像学检查显示脑室内血肿信号或密度,并可见液平面。脑干出血以脑桥多见,由动脉破裂所致,由于出血多,压力较大,可破入第四脑室。

2.MRI表现 高血压动脉硬化所致脑内血肿的影像表现与血肿发生时间密切相关。对于早期脑出血,CT显示优于MRI。急性期脑出血,CT表现为高密度,尽管由于颅底骨性伪影使少量幕下出血有时难以诊断,但大多数脑出血可清楚显示,一般出血后6～8周,由于出血溶解,在CT表现为脑脊液密度。血肿的MRI信号多变,并受多种因素影响,除血红蛋白状态外,其他因素包括磁场强度、脉冲序列、红细胞状态、凝血块的时间、氧合作用等。

MRI的优点是可以观察出血的溶解过程。了解出血的生理学改变,是理解出血信号在MRI变化的基础。简单地说,急性出血由于含氧合血红蛋白及脱氧血红蛋白,在T_1WI呈等至轻度低信号,在T_2WI呈灰至黑色(低信号);亚急性期出血(一般指3d～3周)由于正铁血红蛋白形成,在T_1WI及T_2WI均呈高信号(图4-32)。随着正铁血红蛋白被巨噬细胞吞噬、转化为含铁血黄素,在T_2WI可见在血肿周围形成一低信号环。以上出血过程的MRI特征,在高场强磁共振仪显像时尤为明显。

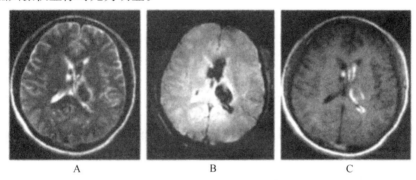

A.轴面T_2WI;B.轴面梯度回波像;C.轴面T_1WI;MRI显示左侧丘脑血肿,破入双侧侧脑室体部和左侧侧脑室枕角

图4-32 脑出血

(二)超急性期脑梗死与急性脑梗死

1.临床表现与病理特征 脑梗死是常见疾病,具有发病率、死亡率和致残率高的特点,严重威胁人类健康。伴随着脑梗死病理生理学的研究进展,特别是提出"半暗带"概念和开展超微导管溶栓治疗后,临床需要在发病的超急性期及时明确诊断,并评价缺血脑组织血流灌注状态,以便选择最佳治疗方案。

MRI检查是诊断缺血性脑梗死的有效方法。发生在6h内的脑梗死称为超急性期脑梗死。梗死发生4h后,由于病变区持续性缺血缺氧,细胞膜离子泵衰竭,发生细胞毒性脑水肿。6h后,血-脑屏障破坏,继而出现血管源性脑水肿,脑细胞出现坏死。1～2周后,脑水肿逐渐减轻,坏死脑组织液化,梗死区出现吞噬细胞,清除坏死组织。同时,病变区胶质细胞增生,肉芽组织形成。8～10周后,形成囊性软化灶。少数缺血性脑梗死在发病24～48h后,可因血液再灌注,发生梗死区出血,转变为出血性脑梗死。

2.MRI表现 常规MRI用于诊断脑梗死的时间较早。但由于常规MRI特异性较低,往往需要在发病6h以后才能显示病灶,而且不能明确病变的范围及半暗带大小,也无法区别短暂性脑缺血发作(TIA)与急性脑梗死,因此其诊断价值受限。随着MRI成像技术的发展,功能性磁共振检查提供了丰富的诊断信息,使缺血性脑梗死的诊断有了突破性进展。

在脑梗死超急性期，T_2WI 上脑血管出现异常信号，表现为正常的血管流空效应消失。T_1WI 增强扫描时，出现动脉增强的影像，这是最早的表现。它与脑血流速度减慢有关，此征象在发病 $3\sim6h$ 即可发现。血管内强化一般出现在梗死区域及其附近，皮质梗死较深部白质梗死更多见。基底核、丘脑、内囊、大脑脚的腔隙性梗死一般不出现血管内强化，大范围的脑干梗死有时可见血管内强化。

由于脑脊液的流动伪影及与相邻脑皮质产生的部分容积效应，常规 T_2WI 不易显示位于大脑皮质灰白质交界处、岛叶及脑室旁深部脑白质的病灶，且不易鉴别脑梗死分期。FLAIR 序列由于抑制脑脊液信号，同时增加 T_2 权重成分，背景信号减低，使病灶与正常组织的对比显著增加，易于发现病灶。FLAIR 序列的另一特点是可鉴别陈旧与新鲜梗死灶。陈旧与新鲜梗死灶在 T_2WI 均为高信号。而在 FLAIR 序列，由于陈旧梗死灶液化，内含自由水，T_1 值与脑脊液相似，故软化灶呈低信号，或低信号伴周围环状高信号；新鲜病灶含结合水，T_1 值较脑脊液短，呈高信号。但 FLAIR 序列仍不能对脑梗死做出精确分期，同时对于 $<6h$ 的超急性期病灶，FLAIR 的检出率也较差。DWI 技术在脑梗死中的应用解决了这一问题。

DWI 对缺血改变非常敏感，尤其是超急性期脑缺血。脑组织急性缺血后，由于缺血、缺氧、Na^+-K^+-ATP 酶泵功能降低，导致钠水滞留，首先引起细胞毒性水肿，水分子弥散运动减慢，表现为 ADC 值下降，继而出现血管源性水肿，随后细胞溶解，最后形成软化灶。相应地在急性期 ADC 值先降低后逐渐回升，在亚急性期 ADC 值多数降低。DWI 图与 ADC 图的信号表现相反，在 DWI 弥散快（ADC 值高）的组织呈低信号，弥散慢（ADC 值低）的组织呈高信号。人脑发病后 2h 即可在 DWI 发现直径 4mm 的腔隙性病灶。急性期病例 T_1WI 和 T_2WI 均可正常，FLAIR 部分显示病灶，而在 DWI 均可见脑神经体征相对应区域的高信号。发病 $6\sim24h$ 后，T_2WI 可发现病灶，但病变范围明显小于 DWI，信号强度明显低于 DWI。发病 $24\sim72h$ 后，DWI 与 T_1WI、T_2WI、FLAIR 显示的病变范围基本一致。72h 后进入慢性期，随诊观察到 T_2WI 仍呈高信号，而病灶在 DWI 信号下降，且在不同病理进程中信号表现不同。随时间延长，DWI 信号继续下降，表现为低信号，此时 ADC 值明显升高。因此，DWI 不仅能对急性脑梗死定性分析，还可通过计算 ADC 与 rADC 值作定量分析，鉴别新鲜和陈旧脑梗死，评价疗效及预后。

DWI、FLAIR、T_1WI、T_2WI 敏感性比较：对于急性脑梗死，FLAIR 序列敏感性高，常早于 T_1WI、T_2WI 显示病变，此时 FLAIR 成像可取代常规了 T_2WI；DWI 和显示病变更为敏感，病变与正常组织间的对比更高，所显示的异常信号范围均不同程度大于常规 T_2WI 和 FLAIR 序列，因此 DWI 敏感性最高。但 DWI 空间分辨率相对较低，磁敏感性伪影影响显示颅底部病变（如颞极、额中底部、小脑），而 FLAIR 显示这些部位的病变较 DWI 清晰。DWI 与 FLAIR 技术在评价急性脑梗死病变中具有重要的临床价值，二者结合应用能准确诊断早期梗死，鉴别新旧梗死病灶，指导临床溶栓灌注治疗。

PWI 显示脑梗死病灶比其他 MRI 更早，且可定量分析 CBF。在大多数病例，PWI 与 DWI 表现存在一定差异。在超急性期，PWI 显示的脑组织血流灌注异常区域大于 DWI 的异常信号区，且 DWI 显示的异常信号区多位于病灶中心。缺血半暗带是指围绕异常弥散中心的周围正常弥散组织，它在急性期灌注减少，随病程进展逐渐加重。如不及时治疗，于发病几小时后，DWI 所示异常信号区域将逐渐扩大，与 PWI 所示血流灌注异常区域趋于一致，最后发展为梗死灶。同时应用 PWI 和 DWI，有可能区分可恢复性缺血脑组织与真正的脑梗死（图

4—33、图 4—34)。

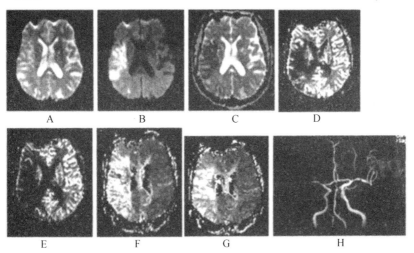

A. 轴面 DWI(b=0)，右侧大脑中动脉分布区似见高信号；B. DWI(b=1500)显示右侧大脑中动脉分布区异常高信号；C. ADC 图显示相应区域低信号；D. PWI 显示 CBF 减低；E. PWI 显示 CBV 减低；F. PWI 显示 MTT 延长；G. PWI 显示 TTP 延长；H. MRA 显示右侧 MCA 闭塞

图 4—33　超急性期脑梗死

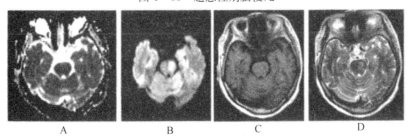

A. 轴面 ADC 图未见明显异常信号；B. DWI 显示左侧脑桥异常高信号；C. 轴面 T_1WI，左侧脑桥似见稍低信号；D. 在 T_2WI，左侧脑桥可见稍高信号

图 4—34　脑桥急性脑梗死

MRS 可区分水质子信号与其他化合物或原子中质子产生的信号，使脑梗死的研究达到细胞代谢水平。这有助于理解脑梗死的病理生理变化，早期诊断，判断预后和疗效。急性脑梗死 31P—MRS 主要表现为 PCr 和 ATP 下降，Pi 升高，同时 pH 值降低。发病后数周 31P—MRS 的异常信号改变可反映梗死病变不同演变的代谢状况。脑梗死发生 24h 内，1H—MRS 显示病变区乳酸持续性升高，这与葡萄糖无氧酵解有关。有时可见 NAA 降低，或因髓鞘破坏出现 Cho 升高。

（三）静脉窦闭塞

1. 临床表现与病理特征　脑静脉窦血栓是一种特殊类型的脑血管病，分为非感染性与感染性两大类。前者多由外伤、消耗性疾病、某些血液病、妊娠、严重脱水、口服避孕药等所致，后者多继发于头面部感染，以及化脓性脑膜炎、脑脓肿、败血症等疾病。主要临床表现为颅内高压，如头痛、呕吐、视力下降、视乳头水肿、偏侧肢体无力、偏瘫等。

本病发病机制和病理变化不同于动脉血栓形成，脑静脉回流障碍和脑脊液吸收障碍是主要改变。若静脉窦完全阻塞并累及大量侧支静脉，或血栓扩展到脑皮质静脉时，出现颅内压增高和脑静脉、脑脊液循环障碍，导致脑水肿、出血、坏死。疾病晚期，严重的静脉血流淤滞和颅内高压将继发动脉血流减慢,导致脑组织缺血、缺氧,甚至梗死。因此,临床表现多样性是病因及病期不同、血栓范围和部位不同,以及继发脑内病变综合作用的结果。

2.MRI 表现　MRI 诊断静脉窦血栓有一定优势,一般不需增强扫描。MRV 可替代 DSA 检查。脑静脉窦血栓最常发生于上矢状窦,根据形成时间长短,MRI 表现复杂多样(图 4—35),给诊断带来一定困难。急性期静脉窦血栓通常在 T_1WI 呈中等或明显高信号,T_2WI 显示静脉窦内极低信号,而静脉窦壁呈高信号。随着病程延长,T_1WI 及 T_2WI 均呈高信号;有时在 T_1WI 血栓边缘呈高信号,中心呈等信号,这与脑内血肿的演变一致。T_2WI 显示静脉窦内流空信号消失,随病程发展甚至萎缩、闭塞。

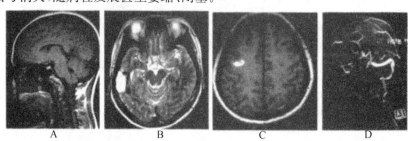

A. 矢状面 T_1WI 显示上矢状窦中后部异常信号;B. 轴面 T_2WI 显示右颞部长 T_2 信号,周边见低信号(含铁血红素沉积);C. 轴面 T_1WI 显示右额叶出血灶;D. MRV 显示上矢状窦、右侧横窦及乙状窦闭塞

图 4—35　静脉窦闭塞

需要注意,缩短 TR 时间可使正常人脑静脉窦在 T_1WI 信号增高,与静脉窦血栓混淆。由于磁共振的流入增强效应,在 T_1WI 正常人脑静脉窦可由流空信号变为明亮信号,与静脉窦血栓表现相同。另外,血流缓慢可使静脉窦信号强度增高;颞静脉存在较大逆流,可使部分发育较小的横窦呈高信号;乙状窦和颈静脉球内的涡流也常在 SE 图像呈高信号。因此,对于疑似病例,应通过延长 TR 时间、改变扫描层面,以及 MRV 检查进一步鉴别。

MRV 可反映脑静脉窦的形态和血流状态,对诊断静脉窦血栓具有一定优势。静脉窦血栓的直接征象为受累静脉窦闭塞、不规则狭窄和充盈缺损。由于静脉回流障碍,常见脑表面及深部静脉扩张、静脉血淤滞及侧支循环形成。但是,当存在静脉窦发育不良时,MRI 及 MRV 诊断本病存在困难。对比剂增强 MRV 可得到更清晰的静脉图像,弥补这方面的不足。大脑除了浅静脉系统,还有深静脉系统。后者由 Galen 静脉和基底静脉组成。增强 MRV 显示深静脉比 MRV 更清晰。若 Galen 静脉形成血栓,可见局部引流区域(如双侧丘脑、尾状核、壳核、苍白球)水肿,侧脑室扩大。一般认为 Monro 孔梗阻由水肿造成,而非静脉压升高所致。

(四)动脉瘤

1.临床表现与病理特征　脑动脉瘤是脑动脉的局限性扩张,发病率较高。患者主要症状有出血、局灶性神经功能障碍、脑血管痉挛等。绝大多数囊性动脉瘤是先天性血管发育不良和后天获得性脑血管病变共同作用的结果,此外,创伤和感染也可引起动脉瘤,高血压、吸烟、饮酒、滥用可卡因、避孕药、某些遗传因素也被认为与动脉瘤形成有一定关系。

动脉瘤破裂危险因素包括瘤体大小、部位、形状、多发、性别、年龄等。瘤体大小是最主要因素,基底动脉末端动脉瘤最易出血,高血压、吸烟、饮酒增加破裂危险性。32%～52%的蛛网膜下腔出血为动脉瘤破裂引起。治疗时机不同,治疗方法、预后和康复差别很大。对于未破裂的动脉瘤,目前主张早期诊断及早期外科手术。

2.MRI 表现　动脉瘤在 MRI 呈边界清楚的低信号,与动脉相连。血栓形成后,动脉瘤可呈不同信号强度(图4－36),据此可判断血栓的范围、瘤腔的大小及是否并发出血。瘤腔多位于动脉瘤的中央,呈低信号,如血液滞留可呈高信号。血栓因血红蛋白代谢阶段不同,其信号也不同。

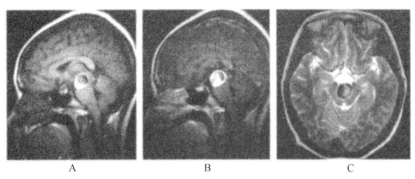

A.矢状面 T_1WI 显示脚间池圆形混杂信号,可见流动伪影;B.增强 T_1WI 可见动脉瘤瘤壁强化明显;C.轴面 T_2WI 显示动脉瘤内混杂低信号

图4－36　基底动脉动脉瘤

动脉瘤破裂时常伴蛛网膜下腔出血。两侧大脑间裂的蛛网膜下腔出血常与前交通动脉瘤破裂有关,外侧裂的蛛网膜下腔出血常与大脑中动脉动脉瘤破裂有关,第四脑室内血块常与小脑后下动脉动脉瘤破裂有关,第三脑室或双侧侧脑室内血块常与前交通动脉瘤和大脑中动脉动脉瘤破裂有关。

(五)血管畸形

1.临床表现与病理特征　血管畸形与胚胎发育异常有关,包括动静脉畸形、毛细血管扩张症、海绵状血管瘤(最常见的隐匿性血管畸形)、脑静脉畸形或静脉瘤等。各种脑血管畸形中,动静脉畸形最常见,为迂曲扩张的动脉直接与静脉相连,中间没有毛细血管。畸形血管团大小不等,多发于大脑中动脉系统,幕上多于幕下。由于动静脉畸形存在动静脉短路,使局部脑组织呈低灌注状态,形成缺血或梗死。畸形血管易破裂,引起自发性出血。临床表现为癫痫发作、血管性头痛、进行性神经功能障碍等。

2.MRI表现　脑动静脉畸形时,MRI 显示脑内流空现象,即低信号环状或线状结构(图4－37),代表血管内高速血流。在注射 Gd 对比剂后,高速血流的血管通常不增强,而低速血流的血管往往明显增强。GRE 图像有助于评价血管性病变。CT 可见形态不规则、边缘不清楚的等或高密度点状、弧线状血管影,钙化。

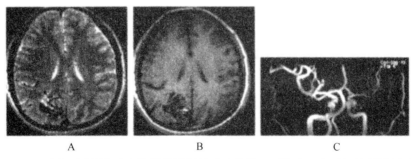

A.轴面 T_2WI 显示右顶叶混杂流空信号及增粗的引流静脉;B.轴面 T_1WI 显示团状混杂信号;C.MRA 显示异常血管团、供血动脉、引流静脉

图4－37　动静脉畸形

中枢神经系统的海绵状血管瘤并不少见。典型 MRI 表现为,在 T_1WI 及 T_2WI,病变呈高信号或混杂信号,部分病例可见桑葚状或网络状结构;在 T_2WI,病灶周边由低信号的含铁血黄素构成。在 GRE 图像,因磁敏感效应增加,低信号更明显,可以提高小海绵状血管瘤的检出率。MRI 的诊断敏感性、特异性及对病灶结构的显示均优于 CT。部分海绵状血管瘤具有生长趋势,MRI 随诊可了解其演变情况。毛细血管扩张症也是脑出血的原因之一。CT 扫描及常规血管造影时,往往为阴性结果。MRI 检查显示微小灶性出血,提示该病;由于含有相对缓慢的血流,注射对比剂后可见病灶增强。

脑静脉畸形或静脉瘤较少引起脑出血,典型 MRI 表现为注射 Gd 对比剂后,病灶呈"水母头"样,经中央髓静脉引流(图 4—38)。合并海绵状血管瘤时,可有出血表现。注射对比剂前,较大的静脉分支在 MRI 呈流空低信号。有时,质子密度像可见线样高或低信号。静脉畸形的血流速度缓慢,MRA 成像时如选择恰当的血流速度,常可显示病变。血管造影检查时,动脉期表现正常,静脉期可见扩张的髓静脉分支。

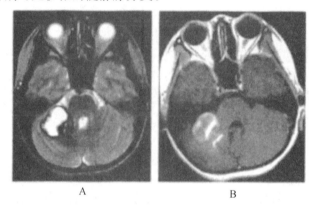

A. 轴面 T_2WI 显示右侧小脑异常高信号,周边有含铁血黄素沉积(低信号环);B. 轴面 T_1WI 增强扫描,可见团状出血灶及"水母头"样静脉畸形

图 4—38 静脉畸形

二、肿瘤

(一)星形细胞瘤

1.临床表现与病理特征　神经胶质瘤是中枢神经系统最常见的原发性肿瘤,约占脑肿瘤的 40%,呈浸润性生长,预后差。在胶质瘤中,星形细胞瘤最常见,约占 75%,幕上多见。按照 WHO 肿瘤分类标准,星形细胞瘤分为Ⅰ级、Ⅱ级、Ⅲ级(间变型)、Ⅳ级(多形性胶质母细胞瘤)。

2.MRI 表现　星形细胞瘤的恶性程度和分级不同,MRI 征象也存在差异。低度星形细胞瘤边界多较清晰,信号较均匀,水肿及占位效应轻,出血少见,无强化或强化不明显。高度恶性星形细胞瘤边界多模糊,信号不均匀,水肿及占位效应明显,出血相对多见,强化明显(图 4—39、图 4—40)。高、低度恶性星形细胞瘤的信号强度虽有一定差异,但无统计学意义。常规增强扫描能反映血脑屏障破坏后对比剂在组织间隙的聚集程度,并无组织特异性。血—脑屏障破坏的机制是肿瘤破坏毛细血管,或病变组织血管由新生的异常毛细血管组成。肿瘤强化与否,在反映肿瘤血管生成方面有一定的局限性。

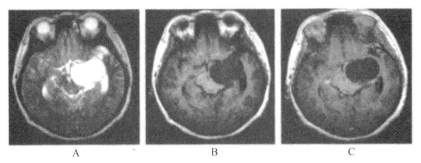

A、B. 轴面 T_2WI 及 T_1WI 显示左侧颞叶内侧团状长 T_2、长 T_1 异常信号,边界清晰,相邻脑室颞角及左侧中脑大脑脚受压;C. 增强扫描 T_1WI 显示肿瘤边缘线样强化

图 4-39 星形细胞瘤

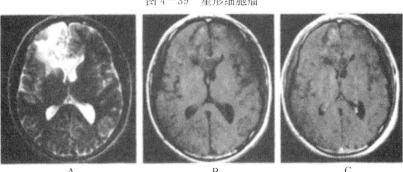

A、B. 轴面 T_2WI 及 T_1WI 显示右侧额叶及胼胝体膝部混杂异常信号,周边可见水肿,右侧脑室额角受压;C. 增强扫描 T_1WI 显示肿瘤不均匀强化

图 4-40 星形细胞瘤

虽然常规 MRI 对星形细胞瘤的诊断准确率较高,有助于制订治疗方案,但仍有局限性。因治疗方法的选择,应以病理分级不同而异。一些新的扫描序列,如 DWI、PWI、MRS 等,有可能对星形细胞瘤的诊断、病理分级、预后及疗效做出更准确的评价。

PWI 可评价血流的微循环,即毛细血管床的血流分布特征。PWI 是在活体评价肿瘤血管生成最可靠的方法之一,可对星形细胞瘤的术前分级及肿瘤侵犯范围提供有价值信息。胶质母细胞瘤和间变胶质瘤实质部分的相对脑血流容积(rCBV)明显高于Ⅰ、Ⅱ级星形细胞瘤。

MRS 利用 MR 现象和化学位移作用,对一系列特定原子核及其化合物进行分析,是目前唯一无损伤性研究活体组织代谢、生化变化及对化合物定量分析的方法。不同的脑肿瘤,由于组成成分不同、细胞分化程度不同、神经元破坏程度不同,MRS 表现存在差异。MRS 对星形细胞瘤定性诊断和良恶性程度判断具有一定特异性。

(二)胶质瘤病

1.临床表现与病理特征 为一种颅内少见疾病,主要临床症状有头痛、记忆力下降、性格改变及精神异常,病程数周至数年不等。病理组织学特点是胶质瘤细胞(通常为星形细胞)在中枢神经系统内弥漫性过度增生,病变沿血管及神经轴突周围浸润性生长,神经结构保持相对正常。病灶主要累及脑白质,累及大脑灰质少见;病灶区域脑组织弥漫性轻微肿胀,边界不清;肿瘤浸润区域脑实质结构破坏不明显,坏死、囊变或出血很少见。

2.MRI 表现 肿瘤细胞多侵犯大脑半球的 2 个或 2 个以上部位,皮质及皮质下白质均可受累,白质受累更著,引起邻近脑中线结构对称性的弥漫性浸润,尤以胼胝体弥漫性肿胀最常见。病变多侵犯额颞叶,还可累及基底核、脑干、小脑、软脑膜及脊髓等处。MRI 特点为,在 T_1WI 呈片状弥散性低信号,在 T_2WI 呈高信号,信号强度较均匀(图 4-41)。T_2WI 显示病变更清楚。病灶边界模糊,常有脑水肿表现。病变呈弥漫性浸润生长,受累区域脑组织肿胀,脑沟变浅或消失,脑室变小。由于神经胶质细胞只是弥漫性瘤样增生,保存了原有的神经解剖结构,因此 MRI 多无明显灶性出血及坏死。

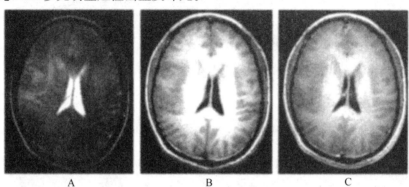

A、B. 轴面 T_2WI 及 T_1WI 显示双侧额颞叶及胼胝体膝部片状稍长 T_1、稍长 T_2 异常信号,弥漫性浸润生长,边界不清;C. 轴面增强扫描 T_1WI 显示肿瘤强化不明显

图 4-41 胶质瘤病

3. 鉴别诊断　脑胶质瘤病是肿瘤性质的疾病,但肿瘤细胞在脑组织中浸润性散在生长,不形成团块,影像表现不典型,易误诊。鉴别诊断主要应排除下列疾病:

(1)多中心胶质瘤:本病系颅内同时原发 2 个以上胶质瘤,各瘤体间彼此分离,无组织学联系。脑胶质瘤病为胶质瘤细胞弥漫浸润性生长,影像表现为大片状。

(2)其他恶性浸润胶质瘤:如多形性胶质母细胞瘤。此类胶质瘤有囊变、坏死,MRI 信号不均匀,占位效应明显,增强扫描时有不同形式的明显强化。

(3)各种脑白质病及病毒性脑炎:脑胶质瘤病早期影像与其有相似之处,有时无法鉴别。但大多数患者在应用大量的抗生素和激素类药物后,病情仍进行性加重,复查 MRI 多显示肿瘤细胞浸润发展,肿瘤增大,占位效应逐渐明显,可资鉴别。

(三)室管膜瘤

1. 临床表现与病理特征　室管膜瘤起源于室管膜或室管膜残余部位,比较少见。本病主要发生在儿童和青少年,5 岁以下占 50%,居儿童期幕下肿瘤第三位。男多于女。其病程与临床表现主要取决于肿瘤的部位,位于第四脑室者病程较短,侧脑室者病程较长。常有颅内压增高表现。

颅内好发部位依次为第四脑室、侧脑室、第三脑室和导水管。幕下占 60%~70%,特别是第四脑室。脑实质内好发部位是顶、颞、枕叶交界处,绝大多数含有大囊,50%有钙化。病理学诊断主要依靠瘤细胞排列呈菊形团或血管周假菊形团这一特点。肿瘤细胞脱落后,可随脑脊液种植转移。

2. MRI 表现

(1)脑室内或以脑室为中心的肿物,以不规则形为主,边界不整,或呈分叶状边界清楚的实质性占位病变(图 4-42)。

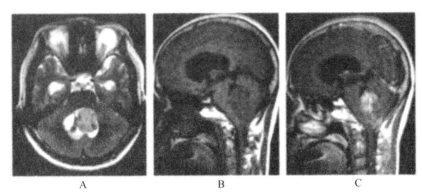

A. 轴面 T_2WI 显示第四脑室内不规则形肿物,信号不均匀;B、C. 矢状面 T_1WI 和增强 T_1WI 显示肿瘤突入小脑延髓池,强化不均匀,幕上脑积水

图 4—42　室管膜瘤

(2)脑室内病变边缘光滑,周围无水肿,质地略均质,其内可有斑点状钙化或小囊变区;脑实质内者以不规则形为主,常见大片囊变区及不规则钙化区,周围有水肿带。

(3)脑室系统者常伴不同程度的脑积水,脑实质者脑室系统受压改变。

(4)实质成分在 CT 主要为混杂密度,或略高密度病灶;在 T_1WI 呈略低信号,T_2WI 呈略高信号或高信号,增强扫描不均匀强化。

3. 鉴别诊断　室管膜瘤需要与以下疾病鉴别。

(1)局限于四脑室的室管膜瘤应与髓母细胞瘤鉴别:前者多为良性,病程长,发展慢,病变多有囊变及钙化;后者为恶性肿瘤,起源于小脑蚓部,常突向四脑室,与脑干间常有一间隙(内含脑脊液),其表现较光滑,强化表现较室管膜瘤更明显,病程短,发展快,囊变及钙化少见,病变密度/信号多均匀一致。此外,髓母细胞瘤成人少见,其瘤体周围有一环形水肿区,而室管膜瘤不常见。

(2)脉络丛乳头状瘤:好发于第四脑室,肿瘤呈结节状,边界清楚,悬浮于脑脊液中,脑积水症状出现更早、更严重,脑室扩大明显,其钙化与强化较室管膜瘤明显。

(3)侧脑室室管膜瘤应与侧脑室内脑膜瘤鉴别:后者多位于侧脑室三角区,形状较规则,表面光整,密度均匀,强化明显。室管膜下室管膜瘤常发生于孟氏孔附近,大多完全位于侧脑室内,境界清楚,很少侵犯周围脑组织,脑水肿及钙化均少见,强化轻微或无。

(4)大脑半球伴有囊变的室管膜瘤需与脑脓肿鉴别:后者起病急,常有脑膜脑炎临床表现,病灶强化与周围水肿较前者更显著。

(5)星形细胞瘤及转移瘤:发病年龄多在 40 岁以上,有明显的花环状强化,瘤周水肿与占位效应重。

(四)神经元及神经元与胶质细胞混合性肿瘤

包括神经节细胞瘤(gangliocytoma)、小脑发育不良性节细胞瘤(dysplastic gangliocytoma of cerebellum)、神经节胶质瘤(ganglioglioma)、中枢神经细胞瘤(central neurocytoma)。这些肿瘤的影像表现,特别是 MRI 表现各具有一定特点。

1. 神经节细胞瘤

(1)临床表现与病理特征:为单纯的神经元肿瘤,无胶质成分及恶变倾向,组织结构类似正常脑,缺乏新生物特征。大多数为脑发育不良,位于大脑皮质或小脑。单侧巨脑畸形时可见奇异神经元,伴星形细胞数量及体积增加。

(2)MRI 表现:在 T_2WI 为稍高信号,T_1WI 为低信号,MRI 确诊困难。合并其他脑畸形时,T_1WI 可见局部灰质变形,信号无异常或轻度异常,T_2WI 呈等或低信号,PD 呈相对高信号。CT 平扫可为高密度或显示不明显。注射对比剂后,肿瘤不强化或轻度强化。

2.神经节胶质瘤

(1)临床表现与病理特征:临床主要表现为长期抽搐及高颅压症状,生存时间长,青年多见。本病发病机制目前有两种学说。①先天发育不全学说:在肿瘤形成前即存在神经细胞发育不良,在此基础上,胶质细胞肿瘤性增生,刺激或诱导幼稚神经细胞分化,形成含神经元及胶质细胞的真性肿瘤。②真性肿瘤学说:神经节胶质瘤以分化良好的瘤性神经节细胞与胶质细胞(多为星形细胞,偶为少枝细胞)混合为特征。

神经节胶质瘤可能具有神经内分泌功能。实性、囊性各约 50%,囊伴壁结节,生长缓慢,部分有恶变及浸润倾向。

(2)MRI 表现:典型影像表现为幕上发生,特别是额叶及颞叶的囊性病灶(图 4-43),伴有强化的壁结节。肿瘤在 T_1WI 呈低信号团块,囊性部分信号更低。在质子密度像,肿瘤囊腔如含蛋白成分高,其信号高于囊壁及肿瘤本身。在 T_2WI 囊液及肿瘤均为高信号,局部灰白质界限不清。注射 Gd-DTPA 后,病变由不强化至明显强化,以结节、囊壁及实性部分强化为主。1/3 病例伴有钙化,CT 可清楚显示,MRI 不能显示。

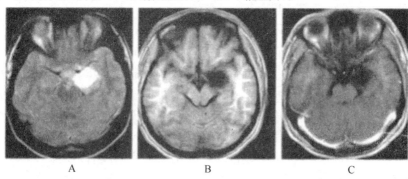

A、B. 轴面 T_2WI 及 T_1WI 显示左侧颞叶内侧不规则形长 T_1、长 T_2 异常信号,边界欠清;C.轴面 T_1WI 增强扫描,病变强化不明显

图 4-43 神经节胶质瘤

(3)鉴别诊断:神经节胶质瘤的影像学诊断应与以下疾病鉴别:①蛛网膜囊肿位于脑外,CSF 信号。②表皮样囊肿位于脑外,信号类似。

3.中枢神经细胞瘤

(1)临床表现与病理特征:本病常见于青年人(平均年龄 31 岁),临床症状少于 6 个月,表现为头痛及高颅压症状。占原发脑肿瘤 0.5%,1982 年由 Hassoun 首次报道,具有特殊的形态学及免疫组织学特征。

肿瘤来源于 Monro 孔之透明隔下端,呈现分叶状,限局性,边界清楚。常见坏死、囊变灶。部分为富血管,可有出血。肿瘤细胞大小一致,分化良好,似少枝胶质细胞但胞质不空,似室管膜瘤但缺少典型之菊花团,有无核的纤维(Neuropil)区带。电镜下可见细胞质内有内分泌样小体。有报告称免疫组化显示神经元标记蛋白。

(2)MRI 表现:中枢神经细胞瘤位于侧脑室体部邻近莫氏孔,宽基附于侧室壁。在 T_1WI

呈不均匀等信号团块,肿瘤血管及钙化为流空或低信号;在 T_2WI,部分与皮质信号相等,部分呈高信号;注射 Gd-DT-PA 后,强化不均匀(图 4-44);可见脑积水。CT 显示丛集状、球状钙化。

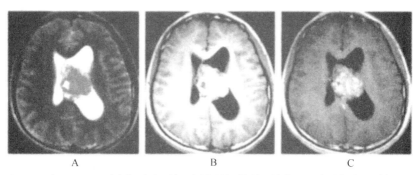

A、B. 轴面 T_2WI 及 T_1WI 显示左侧脑室不规则形团块,信号不均匀,透明隔右移;C. 轴面增强 T_1WI 显示病变中度不均匀强化

图 4-44　中枢神经细胞瘤

(3)鉴别诊断:应包括脑室内少枝胶质细胞瘤,室管膜下巨细胞星形细胞瘤,低级或间变星形细胞瘤,室管膜瘤。

4. 小脑发育不良性节细胞瘤

(1)临床表现与病理特征:本病又称 LD 病(Lhermitte-Duclos Disease),结构不良小脑神经节细胞瘤。为一种低级小脑新生物,主要发生在青年人,且以小脑为特发部位。临床表现为颅后窝症状,如共济障碍,头痛,恶心,呕吐等。

正常小脑皮质构成:外层为分子层,中层为普肯耶细胞层,内层为颗粒细胞层。本病的小脑脑叶肥大与内颗粒层及外分子层变厚有关。中央白质常明显减少,外层存在怪异的髓鞘,内层存在许多异常大神经元。免疫组化染色提示大多数异常神经元源自颗粒细胞,而非普肯耶细胞。本病可单独存在,也可合并 Cowden 综合征(多发错构瘤综合征)、巨脑、多指畸形、局部肥大、异位症及皮肤血管瘤。

(2)MRI 表现:MRI 显示小脑结构破坏和脑叶肿胀,边界清楚,无水肿。病变在 T_1WI 呈低信号,在 T_2WI 呈高信号,注射对比剂后无强化。脑叶结构存在,病灶呈条纹状(高低信号交替带)为本病特征(图 4-45)。可有邻近颅骨变薄,梗阻性脑积水。

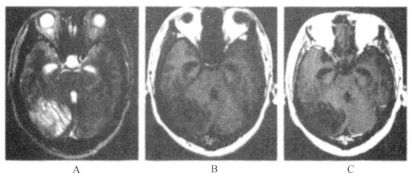

A、B. 轴面 T_2WI 及 T_1WI 显示右侧小脑条纹状长 T_1、长 T_2 异常信号,边界清楚;C. 轴面增强 T_1WI 显示病变强化不明显

图 4-45　小脑发育不良性节细胞瘤

（五）胚胎发育不良神经上皮肿瘤

1.临床表现与病理特征　胚胎发育不良神经上皮肿瘤（dysembryoplastic neuroepithelial tumor,DNET）多见于儿童和青少年,常于 20 岁之前发病。患者多表现为难治性癫痫,但无进行性神经功能缺陷。经手术切除 DNET 后,一般无需放疗或化疗,预后好。

2.MRI 表现　DNET 多位于幕上表浅部位,颞叶最常见,占 62％～80％,其次为额叶、顶叶和枕叶。外形多不规则,呈多结节融合脑回状,或局部脑回不同程度扩大,形成皂泡样隆起。MRI 平扫,在 T_1WI 病灶常呈不均匀低信号,典型者可见多个小囊状更低信号区;在 T_2WI 大多数肿瘤呈均匀高信号,如有钙化则显示低信号。病灶边界清晰,占位效应轻微,水肿少见（图 4-46）,是本病影像特点。T_1WI 增强扫描时,DNET 表现多样,多数病变无明显强化,少数可见结节样或点状强化。

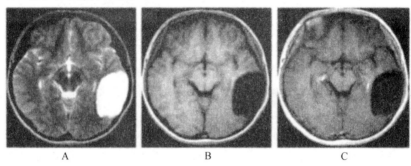

A、B. 轴面 T_2WI 及 T_1WI 显示左侧颞叶囊性异常信号,边界清楚,周边无水肿;C.轴面增强 T_1WI 显示病变强化不明显

图 4-46　胚胎发育不良神经上皮肿瘤

（六）脑膜瘤

1.临床表现与病理特征　肿瘤起病慢,病程长,可达数年之久。初期症状及体征可不明显,以后逐渐出现颅内高压及局部定位症状和体征。主要表现为剧烈头痛、喷射状呕吐、血压升高及眼底视乳头水肿。

脑膜瘤起源于蛛网膜颗粒的内皮细胞和成纤维细胞,是颅内最常见非胶质原发脑肿瘤,占颅内肿瘤的 15％～20％。常为单发,偶可多发。较大肿瘤可分叶。WHO 1989 年分类,根据细胞形态和组织学特征,将其分为脑膜细胞型、成纤维细胞型、过渡型、乳头型、透明细胞型、化生型脑膜瘤、脊索样脑膜瘤和富于淋巴浆细胞的脑膜瘤。

2.MRI 表现　多数脑膜瘤在 T_1WI 和 T_2WI 信号强度均匀,T_1WI 呈灰质等信号或略低信号,T_2WI 呈等或略高信号。少数信号不均匀,在 T_1WI 可呈等信号、高信号、低信号。由于无血-脑屏障破坏,绝大多数在增强扫描 T_1WI 呈均一强化,硬脑膜尾征对脑膜瘤的诊断特异性高达 81％（图 4-47）。MRI 可以显示脑脊液/血管间隙,广基与硬膜相连,骨质增生或受压变薄膨隆,邻近脑池、脑沟扩大,静脉窦阻塞等脑外占位征象。

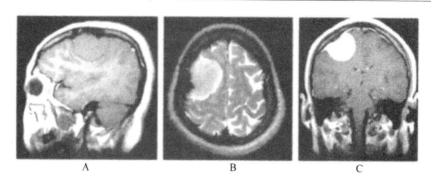

A、B. 矢状面 T_1WI 及轴面 T_2WI 显示右侧额叶凸面等 T_1、等 T_2 占位病变,边界清楚,相邻皮质受压、移位;C. 冠状面增强 T_1WI 显示肿物明显均匀强化,可见硬膜"尾征"

图 4—47　脑膜瘤

约 15％的脑膜瘤影像表现不典型,主要包括以下几种情况:①少数脑膜瘤可整个肿瘤钙化,即弥漫性钙化的沙粒型脑膜瘤,在 T_1WI 和 T_2WI 均呈低信号,增强扫描显示轻度强化。②囊性脑膜瘤。③多发性脑膜瘤,常见部位依次为大脑凸面、上矢状窦旁、大脑镰旁、蝶骨嵴、鞍上及脑室内。

3.鉴别诊断　常见部位的脑膜瘤,诊断不难。少见部位脑膜瘤须与其他肿瘤鉴别:

(1)位于大脑半球凸面、完全钙化的脑膜瘤应与颅骨致密骨肿瘤鉴别:增强 MRI 检查时,前者有强化,后者无强化。

(2)鞍上脑膜瘤主要应与突入鞍上的垂体巨腺瘤鉴别:以下征象提示脑膜瘤:鞍结节有骨硬化表现,无蝶鞍扩大,矢状面 MRI 显示肿瘤中心位于鞍结节上方而非垂体腺上方,鞍隔位置正常。

(3)侧脑室内脑膜瘤应与脉络丛乳头状瘤及室管膜瘤鉴别:鉴别要点:侧脑室内脉络丛乳头状瘤和室管膜瘤主要发生于儿童和少年,而脑膜瘤常见于中年人;脉络丛乳头状瘤可有脑脊液分泌过多,表现为脑室普遍扩大,而脑膜瘤仅有同侧侧脑室颞角扩大;脉络丛乳头状瘤表面常呈颗粒状,脑膜瘤边缘较圆滑;室管膜瘤强化欠均匀,脑膜瘤强化较均匀。

(七)脉络丛肿瘤

1.临床表现与病理特征　脉络丛肿瘤(choroid plexus tumors,CPT)是指起源于脉络丛上皮细胞的肿瘤,WHO 中枢神经系统肿瘤分类(2007)将其分为良性的脉络丛乳头状瘤(choroid plexus papilloma,CPP)、非典型脉络丛乳头状瘤(atypical CPP)和恶性的脉络丛癌(choroid plexus carcinoma,CPC)三类,分属Ⅰ级、Ⅱ级和Ⅲ级肿瘤。绝大多数为良性,恶性仅占10％～20％。CPT 好发部位与年龄有关,儿童多见于侧脑室,成人多见于第四脑室。脑室系统外发生时,最多见于桥小脑角区。CPT 的特征是脑积水,原因主要有:①肿瘤直接导致脑脊液循环通路梗阻(梗阻性脑积水)。②脑脊液生成和吸收紊乱(交通性脑积水)。CPT 发生的脑积水、颅内压增高及局限性神经功能障碍多为渐进性,但临床上部分患者急性发病,应引起重视。

2.MRI 表现　MRI 检查多可见"菜花状"的特征性表现,肿瘤表面不光滑不平整,常呈粗糙颗粒状;而肿瘤信号无特征,在 T_1WI 呈低或等信号,在 T_2WI 呈高信号,强化较明显(图 4—48)。CT 平扫多表现为等或略高密度病灶,类圆形,部分呈分叶状,边界清楚,增强扫描呈显著均匀强化。

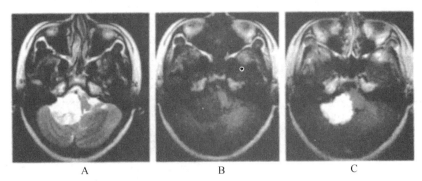

A、B.轴面 T_2WI 及 T_1WI 显示肿瘤位于右侧桥小脑角区,信号欠均匀,"菜花状"外观,边界清楚;C.轴面增强 T_1WI 显示肿物强化明显

图 4-48 脉络丛乳头状瘤

3. 鉴别诊断

(1)与室管膜瘤鉴别:后者囊变区较多见,且多有散在点、团状钙化,增强扫描时中等均匀或不均匀强化;发生于幕上者,年龄较大,发生于幕下者年龄较小,与前者正好相反。

(2)与脑室内脑膜瘤鉴别:后者除具有脑膜瘤典型特征外,脑积水不如前者显著,好发于成年女性,以侧脑室三角区多见。

(八)髓母细胞瘤

1. 临床表现与病理特征 髓母细胞瘤是一种高度恶性小细胞瘤,极易沿脑脊液通道转移。好发于小儿,特别是 10 岁左右儿童,约占儿童脑瘤的 20%。本病起病急,病程短,多在 3 个月之内。由于肿瘤推移与压迫第四脑室,导致梗阻性脑积水,故多数患者有明显颅内压增高。

肿瘤起源于原始胚胎细胞残余,多发生于颅后窝小脑蚓部,少数位于小脑半球。大体病理检查可见肿瘤呈灰红色或粉红色,柔软易碎,边界清楚,但无包膜,出血、钙化及坏死少。镜下肿瘤细胞密集,胞质少,核大且浓染,肿瘤细胞可排列成菊花团状。

2. MRI 表现 MRI 不仅能明确肿瘤大小、形态及其与周围结构的关系,还能与其他肿瘤鉴别诊断。MRI 检查时,肿瘤的实质部分多表现为长 T_1、长 T_2 信号,增强扫描时实质部分显著强化(图 4-49);第四脑室常被向前推移,变形变窄;大部分合并幕上脑室扩张及脑积水。MRI 较 CT 有一定优势,能清楚显示肿瘤与周围结构及脑干的关系;矢状面或冠状面 MRI 易显示沿脑脊液种植的病灶。

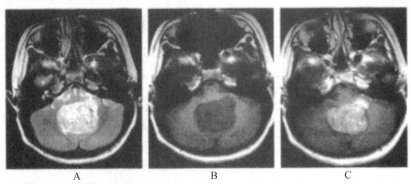

A、B.轴面 T_2WI 及 T_1WI 显示肿瘤位于小脑蚓部,形态欠规则,边界清楚,第四脑室前移;C.轴面增强 T_1WI 显示肿物不均匀强化

图 4-49 髓母细胞瘤

3. 鉴别诊断　本病需与星形细胞瘤、室管膜瘤、成血管细胞瘤及脑膜瘤相鉴别。

(1)星形细胞瘤：是儿童最常见的颅内肿瘤，其病灶大多位于小脑半球，肿块边缘形态欠规则，幕上脑室扩大较少见，T_1WI 呈低信号，T_2WI 呈高信号，增强扫描时不如髓母细胞瘤强化明显。

(2)室管膜瘤：位于第四脑室内，肿块周围可见脑脊液，呈环形线状包绕，肿瘤内囊变及钙化较多见，肿物信号常不均匀。

(3)脑膜瘤：第四脑室内脑膜瘤于 T_1WI 呈等信号，T_2WI 呈高信号，增强扫描时均匀强化，可见脑膜尾征。

(4)成血管细胞瘤：常位于小脑半球，表现为大囊小结节，囊壁无或轻度强化，壁结节明显强化。

(九)生殖细胞瘤

1. 临床表现与病理特征　生殖细胞瘤主要位于颅内中线位置，占颅内肿瘤的 11.5%，常见于松果体和鞍区，以松果体区最多。发生在基底核和丘脑者占 4%～10%。鞍区及松果体区生殖细胞瘤来源于胚胎时期神经管嘴侧部分的干细胞，而基底核及丘脑生殖细胞瘤来自第三脑室发育过程中异位的生殖细胞。

本病男性儿童多见，男女比例约 2.5:1。好发年龄在 12～18 岁之间。早期无临床表现。肿瘤压迫周围组织时，出现相应神经症状。鞍区肿瘤主要出现视力下降、下丘脑综合征及尿崩症；松果体区出现上视不能、听力下降；基底核区出现偏瘫；垂体区出现垂体功能不全及视交叉、下丘脑受损表现。患者均可有头痛、恶心等高颅压表现。因松果体是一个神经内分泌器官，故肿瘤可能影响内分泌系统。性早熟与病变的部位和细胞种类相关。

2. MRI 表现　生殖细胞瘤的发生部位不同，MRI 表现也不相同。分述如下。

(1)松果体区：瘤体多为实质性，质地均匀，圆形、类圆形或不规则形态，可呈分叶状或在胼胝体压部有切迹，边界清楚。一般呈等 T_1、等或稍长 T_2 信号(图 4-50)。大多数瘤体显著强化，少数中度强化，强化多均匀。少数瘤体内有单个或多个囊腔，使强化不均匀。

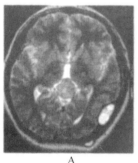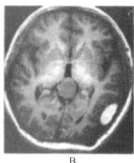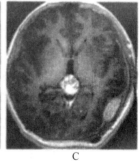

A、B. 轴面 T_2WI 及 T_1WI 显示肿瘤位于第三脑室后部，类圆形，呈等 T_1、等 T_2 异常信号，信号欠均匀，边界清楚；C. 轴面增强 T_1WI 显示肿瘤强化明显，但不均匀

图 4-50　生殖细胞瘤

(2)鞍区：根据肿瘤具体部位，分为三类。Ⅰ类：位于第三脑室内，包括从第三脑室底向上长入第三脑室，瘤体一般较大，常有出血、囊变和坏死。Ⅱ类：位于第三脑室底，仅累及视交叉、漏斗、垂体柄、视神经和视束，体积较小，形态多样。可沿漏斗垂体柄分布，呈长条状；或沿视交叉视束分布，呈椭圆形。一般无出血、囊变、坏死，MRI 多呈等或稍长 T_1、稍长 T_2 信号，

明显或中等程度均匀强化。Ⅲ类:仅位于蝶鞍内,MRI 显示鞍内等 T_1、等或长 T_2 信号,明显或中度均匀强化。MRI 信号无特征,与垂体微腺瘤无法区别。

(3)丘脑及基底核区:肿瘤早期在 T_1WI 为低信号,T_2WI 信号均匀,显著均匀强化,无中线移位,边缘清晰。晚期易发生囊变、坏死和出血,MRI 多呈混杂 T_1 和混杂长 T_2 信号,不均匀强化。肿瘤体积较大,但占位效应不明显,瘤周水肿轻微。肿瘤可沿神经纤维束向对侧基底核扩散,出现斑片状强化;同侧大脑半球可有萎缩。

3.鉴别诊断　鞍区生殖细胞瘤主要累及神经垂体、垂体柄及下丘脑。瘤体较大时,易与垂体瘤混淆。垂体瘤也呈等 T_1、等 T_2 信号,但多为直立性生长,而生殖细胞瘤向后上生长,可资鉴别。瘤体仅于鞍内时,MRI 显示垂体饱满,后叶 T_1 高信号消失,表现类似垂体微腺瘤。但垂体腺瘤为腺垂体肿瘤,瘤体较小时仍可见后叶 T_1 高信号,可资鉴别。另外,如发现瘤体有沿垂体柄生长趋势,或增强扫描时仅见神经垂体区强化,均有助于生殖细胞瘤诊断。

(十)原发性中枢神经系统淋巴瘤

1.临床表现与病理特征　中枢神经系统淋巴瘤曾有很多命名,包括淋巴肉瘤、网织细胞肉瘤、小胶质细胞瘤、非霍奇金淋巴瘤(NHL)等。肿瘤分原发性和继发性二类。原发性中枢神经系统淋巴瘤是指由淋巴细胞起源,且不存在中枢神经系统以外淋巴瘤病变。继发性中枢神经系统淋巴瘤是指原发于全身其他部位,后经播散累及中枢神经系统。近年来,根据免疫功能状态,又将淋巴瘤分为免疫功能正常及免疫功能低下型。后者主要与人体免疫缺陷病毒(HIV)感染,器官移植后免疫抑制剂使用及先天遗传性免疫缺陷有关。

中枢神经系统淋巴瘤可在任何年龄发病,高峰在 40～50 岁。有免疫功能缺陷者发病年龄较早。男性多于女性,比例为 2∶1。临床症状包括局灶性神经功能障碍,如无力、感觉障碍、步态异常或癫痫发作。非局灶性表现包括颅内压增高,如头痛、呕吐、视乳头水肿,或认知功能进行性下降。

2.MRI 表现　中枢神经系统淋巴瘤主要发生在脑内,病灶大多位于幕上,以深部白质为主要部位。多数病灶邻近脑室。病灶形态多为团块状,较典型表现如同“握拳”者。位于胼胝体压部的病灶沿纤维构形,形如蝴蝶,颇具特征(图 4—51)。瘤周水肿的高信号不仅表示该部位脑间质水分增加,还有肿瘤细胞沿血管周围间隙浸润播散的成分。另一特征为瘤周水肿与肿瘤体积不一致。多数肿瘤体积相对较大,具有较明显占位效应,但周边水肿相对轻微。非免疫功能低下者发生淋巴瘤时,瘤体内囊变、坏死少见。本病也可发生在中枢神经系统的其他部位,脑外累及部位包括颅骨、颅底、脊髓等。

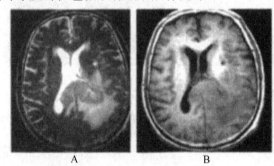

A　　　　　　　B　　　　　　　C

A、B.轴面 T_2WI 及 T_1WI 显示肿瘤位于胼胝体压部,累及双侧侧脑室枕角,周边可见水肿;C.轴面增强 T_1WI 显示瘤体形似蝴蝶,强化明显,边界清楚

图 4—51　淋巴瘤

3. 鉴别诊断　中枢神经系统淋巴瘤的鉴别诊断主要包括以下疾病：

(1)转移癌：多位于灰白质交界处，MRI 多为长 T_1、长 T_2 信号，而淋巴瘤多为低或等 T_1、等 T_2 信号；注射对比剂后，转移癌呈结节状明显强化，病灶较大者常有中心坏死，而在淋巴瘤相对少见；转移癌周围水肿明显，一些患者有中枢神经系统以外肿瘤病史。

(2)胶质瘤：MRI 多为长 T_1、长 T_2 信号，浸润性生长特征明显，境界不清，某些类型胶质瘤(如少枝胶质细胞瘤)可有钙化，而中枢神经系统淋巴瘤很少钙化。胶质母细胞瘤强化多不规则，呈环形或分枝状。

(3)脑膜瘤：多位于脑表面邻近脑膜部位，形态类圆形，边界清楚，有周围灰质推挤征象。而在中枢神经系统的淋巴瘤少见这种现象。脑膜瘤特征为 CT 高密度，MRI 等 T_1、等 T_2 信号；注射对比剂后均匀强化，有脑膜增强"尾征"。

(4)感染性病变：发病年龄相对年轻，部分有发热病史。MRI 增强扫描时，细菌性感染病变多为环状强化，多发性硬化多为斑块状强化。近年来 HIV 感染上升，由此引起的免疫功能低下型淋巴瘤增多，此淋巴瘤病灶常多发，环状强化多见，肿瘤中心坏死多见。

(十一)垂体瘤

1. 临床表现与病理特征　垂体腺瘤是常见良性肿瘤，起源于脑腺垂体，系脑外肿瘤，约占颅内肿瘤的 10%。发病年龄，一般在 20~70 岁，高峰在 40~50 岁，10 岁以下罕见。临床症状包括占位效应所致非特异性头痛、头晕、视力下降、视野障碍等。根据分泌的激素水平不同，可有不同内分泌紊乱症状。PRL 腺瘤表现为月经减少、闭经、泌乳等。ACTH 及 TSH 腺瘤对垂体正常功能影响最严重，引起肾上腺功能不全及继发甲状腺功能低下。GH 腺瘤表现为肢端肥大症。部分患者临床表现不明显。

依据生物学行为，垂体腺瘤分为侵袭性垂体腺瘤和微腺瘤。垂体腺瘤生长、突破包膜，并侵犯邻近的硬脑膜、视神经、骨质等结构时称为侵袭性垂体腺瘤。后者的组织学形态属于良性，而生物学特征却似恶性肿瘤，且其细胞形态大部分与微腺瘤无法区别。直径小于 10mm 者称为微腺瘤。

2. MRI 表现　肿块起自鞍内，T_1WI 多呈中等或低信号，当有囊变、出血时呈更低或高信号。T_2WI 多呈等或高信号，有囊变、出血时信号更高且不均匀。增强扫描时，除囊变、出血、钙化区外，肿瘤均有强化。

MRI 显示垂体微腺瘤具有优势。诊断依据可参考：典型临床表现，实验室化验检查有相关内分泌异常；高场强 3mm 薄层 MRI 示垂体内局限性信号异常(低、中信号为主)；鞍底受压侵蚀、垂体柄偏移；垂体上缘局限性不对称性隆起、垂体高度异常。依据病灶部位，可对各种微腺瘤进行功能诊断。腺垂体内 5 种主要内分泌细胞通常按功能排列：分泌 PRL 和 GH 的细胞位于两侧，分泌 TSH 和促性腺激素的细胞位于中间；分泌 ACTH 的细胞主要在中间偏后部位。这种解剖关系与垂体腺瘤的发生率相符。注射 Gd-DTPA 后即刻扫描，微腺瘤的低信号与正常垂体组织对比明显，冠状面 T_1WI 显示更清晰(图 4-52)。在动态增强扫描早期，肿瘤信号低于正常垂体信号，晚期信号强度则高于或等于正常垂体信号。

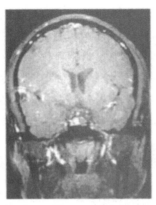

冠状面动态增强扫描 MRI 显示垂体膨隆,左侧强化延迟

图 4-52　垂体微腺瘤

MRI 可预测肿瘤侵袭与否。垂体腺瘤浸润性生长的指征包括:垂体腺瘤突破鞍底,向蝶窦内突出;海绵窦正常形态消失,边缘向外膨隆,海绵窦与肿瘤间无明显分界,在增强扫描早期见肿瘤强化等海绵窦受侵表现(图 4-53);颈内动脉被包绕,管径缩小、变窄,或颈内动脉分支受累;斜坡骨质信号异常,边缘不光整等表现。

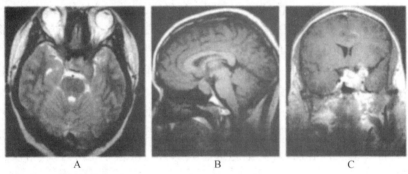

A. 轴面 T_2WI 显示肿瘤为等 T_2 信号,累及左侧海绵窦;B. 矢状面 T_1WI 显示肿瘤位于鞍内及鞍上,触及视交叉;C. 冠状面增强 T_1WI 显示鞍底下陷,相邻结构受累

图 4-53　侵袭性垂体瘤

3. 鉴别诊断　绝大多数垂体大腺瘤具有典型 MRI 表现,可明确诊断。但鞍内颅咽管瘤及鞍上脑膜瘤与巨大侵袭性生长的垂体腺瘤有时鉴别较难。

(1)颅咽管瘤:鞍内颅咽管瘤,或对来源于鞍内、鞍上不甚明确时,以下征象有利于颅咽管瘤诊断:①MRI 显示囊性信号区,囊壁相对较薄,伴有或不伴有实质性部分。②CT 显示半数以上囊壁伴蛋壳样钙化,或瘤内斑状钙化。③在 T_1WI 囊性部分呈现高信号,或含有高、低信号成分,而垂体腺瘤囊变部分为低信号区。

(2)鞍上脑膜瘤:脑膜瘤在 MRI 信号强度及强化表现方面颇似垂体瘤。少数鞍上脑膜瘤可向鞍内延伸,长入视交叉池,与垂体瘤难以区分。以下 MRI 所见有利于脑膜瘤诊断:①显示平直状鞍隔,无"腰身征"。②鞍结节或前床突有骨质改变。③肿瘤内存在流空信号,尤其是显示肿瘤内血管蒂,为脑膜瘤佐证。

(十二)神经鞘瘤

1. 临床表现与病理特征　神经鞘瘤来源于神经鞘膜的施万细胞,是可以发生于人体任何部位的良性肿瘤,25%～45%在头颈部。脑神经发生的肿瘤中,以神经鞘瘤多见,以听神经、三叉神经发生率最高。颅后窝是Ⅳ～Ⅻ对脑神经起源或脑神经出颅前经过的区域,脑神经肿瘤大部分发生于此。这些肿瘤的临床症状与相应脑神经的吻合性不高,肿瘤可能表现为其他脑神经和小脑的症状。仅从临床角度考虑,有时难以准确判断肿瘤的真正起源。

神经鞘瘤的病理特征是肿瘤于神经干偏心生长,有完整包膜,瘤内组织黄色,质脆。生长过大时,瘤体可出现液化和囊变。瘤细胞主要是梭形 Schwan 细胞,按其排列方式分为 Antoni A 型和 Antoni B 型,以前者为主。

2.MRI 表现 MRI 为颅后窝神经肿瘤检查的首选。大多数神经鞘瘤诊断不难。因为大多数肿瘤边界清楚,MRI 提示脑实质外肿瘤,且多数肿瘤为囊实性。神经鞘瘤 MRI 信号的特点是,T_1WI 实性部分呈等或稍低信号,T_2WI 囊性部分呈低信号实性部分呈稍高或高信号,囊性部分信号更高;增强扫描时,实性部分明显强化,囊性部分不强化,肿瘤整体多呈环状或不均匀强化(图 4-54)。小于 1.5cm 的鞘瘤可呈均匀实性改变,且与相应脑神经关系密切,有助于诊断。

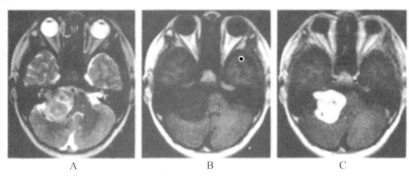

A、B. 轴面 T_2WI 及 T_1WI 显示肿瘤位于右侧桥小脑角区,呈等 T_1、混杂 T_2 信号,形态不规则,右侧听神经明显增粗;C. 轴面增强 T_1WI 显示肿瘤明显强化,边界清楚,瘤内可见坏死灶

图 4-54 听神经瘤

判断肿瘤来源于哪条神经,主要依据不同脑神经肿瘤的相对特异征象。如三叉神经鞘瘤跨中、颅后窝,且有岩骨、颅底骨吸收、破坏;听神经鞘瘤有内听道口扩大;舌咽、迷走和副神经鞘瘤颈静脉孔扩大;舌下神经鞘瘤舌下神经孔扩大。如缺乏这些特征性所见,肿瘤的神经来源定位较难。

3.鉴别诊断 完全囊变的神经鞘瘤要与上皮样囊肿、蛛网膜囊肿鉴别;囊变不明显的鞘瘤要与脑膜瘤鉴别;嵌入小脑半球的鞘瘤要与星形细胞瘤、室管膜瘤鉴别;颈静脉孔区的鞘瘤要与颈静脉球瘤鉴别。

三、先天性疾病

中枢神经系统畸形有多种分类方法。可按发育阶段分类,或以器官形成障碍、组织发生障碍及细胞发生障碍分类。各种类别互有交叉,各类畸形有时并存。

1.按发育阶段分类

(1)妊娠 3～4 个周:无脑畸形、Chiari 畸形、脊髓裂。

(2)妊娠 4～8 个周:前脑无裂畸形。

(3)妊娠 2～4 个月:神经皮肤综合征。

(4)妊娠 3～6 个月:移行障碍。

（5）妊娠 6 个月～出生后：髓鞘形成障碍。

2.按器官形成、组织及细胞发生障碍分类

（1）器官形成障碍：神经管闭合障碍、脑室及脑分裂障碍、脑沟及细胞移行障碍、体积大小异常、破坏性病变。

（2）组织发生障碍：结节性硬化、神经纤维瘤病、Sturge－Weber 综合征。

（3）细胞发生障碍：先天性代谢性异常、脑白质营养不良。

在各种中枢神经系统的畸形中，10％的颅内畸形由染色体异常所致，10％与有害的宫内环境（如感染）有关，20％与遗传有关，其余 60％原因不明。许多中枢神经系统畸形可通过神经影像学检查做出诊断，分述如下。

（一）脑发育不全畸形

1.脑沟、裂、回发育畸形

（1）全前脑无裂畸形：属于前脑无裂畸形的最严重形式，与染色体 13、18 三倍体有关。MRI 可见大脑呈小圆球形，中央为单一脑室，丘脑融合，正常中线结构（如脑镰、胼胝体）均缺失。约半数患者伴多处颅面畸形，周围脑组织数量少。鉴别诊断包括严重脑积水及积水性无脑畸形。前者脑镰和半球间裂存在，后者丘脑不融合，脑镰存在。

（2）半叶前脑无裂畸形：基本病理改变与全前脑无裂畸形相同，畸形程度略轻。MRI 可见中央单一脑室存在，但脑室颞角及枕角，后部半球间裂初步形成。前大脑半球及丘脑融合，并突入脑室。脑镰、胼胝体、透明隔仍缺失。

（3）单叶前脑无裂畸形：前脑的分裂近乎完全，但前部半球间裂较浅，脑室系统形态良好，脑镰存在，透明隔仍阙如。

2.透明隔发育畸形　可能是单叶前脑无裂畸形的轻度形式。半数患者合并脑裂畸形，透明隔是两侧侧脑室间的间隔，如在胚胎期融合不全，则形成潜在的透明隔间腔。透明隔发育畸形包括透明隔间腔，即第五脑室形成。如透明隔间腔积液过多，向外膨隆，称透明隔囊肿。如其向后扩展即形成 Vergae 腔，或穹隆间腔，也称第六脑室（图 4－55）。透明隔阙如时两侧侧脑室相通，MRI 可见侧脑室额角在轴面像呈倒三角形，在冠状面像指向内侧。约 50％患者在 MRI 可见视神经及视交叉变细，视交叉位置异常，呈垂直状而非水平状。部分病例可见垂体柄增粗，2/3 有下丘脑垂体功能障碍。

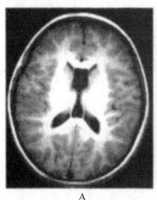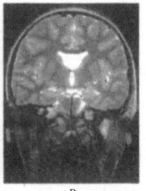

A　　　　　　　　　　B

A、B. 轴面 T_1WI 及冠状面 T_2WI 显示透明隔间腔增宽，向外膨隆，向后扩展形成第六脑室

图 4－55　透明隔囊肿

3.脑穿通畸形　为胚胎发育异常导致脑内形成囊腔。MRI 显示脑实质内边界清晰的囊腔,其密度或信号与脑脊液相同。囊腔与脑室或蛛网膜下腔相通(图 4—56)。

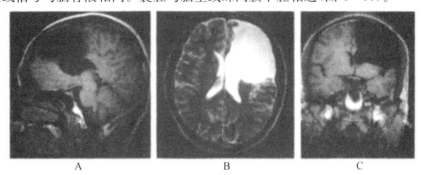

A. 矢状面 T₁WI;B. 轴面 T₂WI;C. 冠状面 T₁WI;左额叶可见脑内囊性病变,囊腔与左侧脑室及蛛网膜下腔相通

图 4—56　脑穿通畸形

(二)闭合不全畸形

1.无脑畸形　为脑形成时发生破坏性疾病所致。中线结构(如大脑镰)存在,完整的基底核也可分辨。但几乎无皮质残留,或仅一层薄膜围绕巨大的液体囊腔。脑室结构不清。

2.脑膨出　通过颅骨缺损,脑内结构(如脑膜、脑脊液、脑室、脑)单独或合并向外突出。在北美以枕叶膨出最多见,在亚洲地区以额叶经鼻腔膨出多见。脑膨出常合并下列畸形:胼胝体阙如、Chiari 畸形、灰质异位、移行异位、Dandy—Walker 综合征等。

3.胼胝体阙如(胼胝体发育不全)　胼胝体形成于胎儿期的第 3～4 个月。通常从前向后形成,但胼胝体嘴最后形成。胼胝体发育不全可以是全部的,也可是部分性的。部分性胼胝体发育不全常表现为胼胝体压部和嘴部阙如,而胼胝体膝部存在。影像检查可见侧脑室额角和体部宽大,而且两侧侧脑室分离,额角与体部呈锐角。枕角扩大、不对称。由于内侧纵束伸长,侧脑室中部边缘凹陷。第三脑室轻度扩大并抬高,不同程度延伸至双侧侧脑室中间位置(图 4—57),室间孔常拉长。此外,由于胼胝体膝部阙如,大脑半球间裂似与第三脑室前部相连续,在冠状面 MRI,半球间裂向下扩展至双侧侧脑室之间,第三脑室顶部。在矢状面,正常扣带回缺失。旁中央回及旁中央回沟围绕第三脑室,呈放射状。部分病例可见海马联合增大,酷似胼胝体压部。

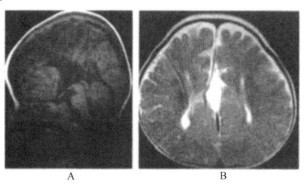

A. 矢状面 T₁WI,正常形态胼胝体未见显示,第三脑室扩大并抬高;B. 轴面 T₂WI,大脑半球间裂与第三脑室前部相连,两侧侧脑室分离

图 4—57　胼胝体阙如

4.胼胝体脂肪瘤　胼胝体脂肪瘤是在胎儿神经管闭合过程中,中胚层脂肪异常夹入所致。占颅内脂肪瘤的30%,约半数患者与胼胝体发育不全有关。有学者认为胼胝体脂肪瘤不是真正的肿瘤而是脑畸形,最常见的部位是胼胝体压部,或围绕胼胝体压部(图4—58),也可累及整个胼胝体。颅内脂肪瘤几乎均发生在中线部位,亦可见于四叠体池,脚间池及鞍上等部位。在 CT 常见特定部位的极低密度,大的脂肪瘤壁可见线样钙化。MRI 显示脂肪瘤信号在 T_2WI 与脑组织类似,在 T_1WI 呈高信号,应用脂肪抑制技术可使 T_1 高信号明显减低。重要脑血管可穿过脂肪瘤。

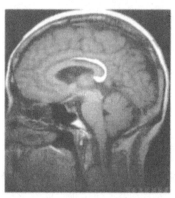

矢状面 T_1WI 显示短 T_1 脂肪信号,围绕胼胝体后部及压部

图4—58　胼胝体脂肪瘤

5.Chiari 畸形　Chiari 畸形又称小脑扁桃体延髓联合畸形。最早由 Chiari 描述。将菱脑畸形伴脑积水分为三种类型,而后将伴有严重小脑发育不全的被补充为第四种。Chiari Ⅰ型和 Chiari Ⅱ型相对常见。Chiari Ⅲ型少见。Chiari Ⅳ型结构独特。

(1)Chiari Ⅰ型:在 MRI 可见小脑扁桃体下疝,即小脑扁桃体变形、移位,向下疝出枕大孔,进入颈椎管上部。一般认为,小脑扁桃体低于枕大孔 3mm 属于正常范围,低于枕大孔 3～5mm 为界限性异常,低于枕大孔 5mm 可确认下疝。Chiari Ⅰ型通常不伴有其他脑畸形。约20%～25%患者伴有脊髓积水空洞症(图4—59)。有时可见颅颈交界畸形,包括扁平颅底,第一颈椎与枕骨融合等。

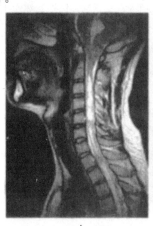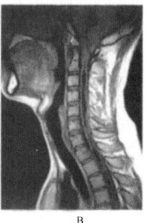

A　　　　　　　　　B

A、B.矢状面 T_2WI 及 T_1WI 显示小脑扁桃体突入枕大孔,颈髓及上胸髓可见脊髓空洞

图4—59　Chiari 畸形

（2）Chiari Ⅱ型：是一种比较复杂的畸形,影响脊椎、颅骨硬膜和菱脑。与 Chiari Ⅰ型相比,Chiari Ⅱ型伴随幕上畸形的发生率高,表现复杂多变。Chiari Ⅱ型几乎均伴有某种形式的神经管闭合不全,如脑膜膨出、脊髓脊膜膨出和脑积水等。颅骨和硬膜畸形包括颅骨缺损、枕大孔裂开、不同程度的脑镰发育不全、横窦及窦汇低位伴颅后窝浅小、小脑幕发育不全伴幕切迹增宽、小脑蚓部及半球向上膨出（小脑假瘤）;中脑和小脑异常包括菱脑发育不全导致延髓小脑向下移位、延髓扭曲、小脑围绕脑干两侧向前内侧生长;脑室和脑池异常包括半球间裂锯齿状扩大、脑室扩大、透明隔阙如或开窗、导水管狭窄或闭塞,第四脑室拉长、变小、向尾侧移位;脑实质异常包括脑回小、灰质异位、胼胝体发育不全;脊柱和脊髓异常包括脊髓脊膜膨出（腰骶部占 75%,颈胸部占 25%）、脊髓积水空洞症、脊髓低位合并脂肪瘤、脊髓纵裂。

（3）Chiari Ⅲ型：表现为 Chiari Ⅱ型伴下枕部或上颈部脑膨出,罕见。

（4）Chiari Ⅳ型：表现包括小脑缺失或发育不全、脑干细小、颅后窝大部被脑脊液腔占据。此型罕见,且不能单独存在。

6. Dandy－Walker 综合征　为菱脑先天畸形,第四脑室囊性扩大为其特点,伴有不同程度小脑蚓部发育不全。MRI 表现包括扩大的第四脑室及枕大池复合体内充满大量脑脊液（图4－60）,颅后窝增大,小脑蚓部及半球发育不全,第三脑室和双侧脑室不同程度扩大。约 60% 患者合并其他畸形,其中 75% 合并脑积水,20%～25% 合并胼胝体发育不全,5%～10% 合并多小脑回和灰质异位。有些学者认为,小脑后部的蛛网膜囊肿（小脑蚓部存在,第四脑室形成正常）,以及大枕大池（小脑蚓部和小脑半球正常）,可能为 Dandy－Walker 综合征的变异表现。

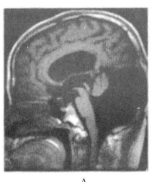 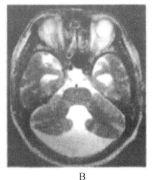

A. 矢状面 T_1WI;B. 轴状面 T_2WI;第四脑室及枕大池复合体内充满大量脑脊液,小脑蚓部发育不全

图4－60　Dandy－Walker 综合征

（三）神经元移行障碍

1. 无脑回畸形与巨脑回畸形　在无脑回畸形,MRI 显示大脑半球表面光滑,脑皮质增厚,白质减少,灰白质交界面异常平滑,脑回、脑沟消失,大脑裂增宽,岛叶顶盖缺失,脑室扩大,蛛网膜下腔增宽（图4－61）。在巨脑回畸形,MRI 显示脑皮质增厚,白质变薄,脑回增宽且扁平（图4－62）。可伴有胼胝体发育不全,Dandy－Walker 畸形及脑干与小脑萎缩。

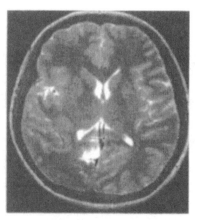

轴面 T_2WI 显示右侧枕叶半球表面光滑，皮质增厚，脑回脑沟阙如，灰白质交界面平滑

图4-61　无脑回畸形

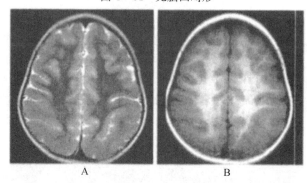

A、B. 轴面 T_2WI 及 T_1WI 显示双顶叶脑回宽平，脑沟裂稀疏

图4-62　巨脑回畸形

2. 多脑回　灰质增多呈葡萄状，深脑沟减少，白质内胶质增生。

3. 神经元灰质异位　灰质异位由胚胎发育过程中神经细胞没有及时移动到皮质表面引起。灰质异位可为局限性，也可为弥漫性。可位于脑室周围呈结节状，或突入侧脑室；也可位于脑深部或皮质下白质区，呈板层状，其信号与灰质信号一致（图4-63）。

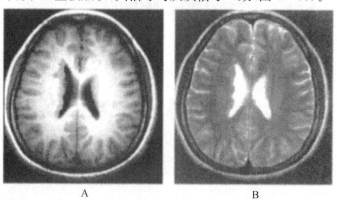

A、B. 轴面 T_1WI 及 T_2WI 显示脑室周围结节状灰质信号，突入侧脑室

图4-63　灰质异位

（四）脑体积异常

1. 小头畸形　大多数小头畸形继发于各种脑损害性因素，仅极少数是真正的发育性小

头。CT可见颅腔缩小，以前额部明显，颅板增厚，板障增宽，颅骨内板平坦光滑。MRI显示脑室系统扩大、蛛网膜下腔及脑沟裂池增宽、脑皮质光滑(图4－64)。可合并胼胝体发育不全、透明隔发育异常、脑室穿通畸形等异常。

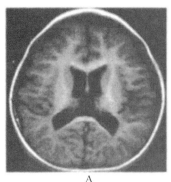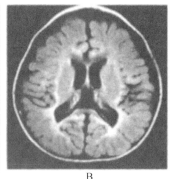

A、B. 轴面 T_1WI 及 FLAIR 显示脑室扩大，蛛网膜下腔及脑沟裂增宽，双侧枕角旁及深部白质发育不良

图4－64　小头畸形合并白质发育不良

2.巨头畸形　大多数"大头"可能属于正常变异。影像检查显示颅腔增大，脑室轻度扩大，脑组织数量增多，但脑组织的信号及密度无明显异常。一种称作单侧巨脑的病症与一侧大脑半球的部分或全部错构样过度生长有关，典型表现包括半球及同侧脑室扩大，皮质广泛增厚，灰质变浅。严重者可伴有多发异位，偶见整个大脑半球发育不良，正常脑结构消失。

(五)神经皮肤综合征

神经皮肤综合征包括神经纤维瘤病、Sturge－Weber综合征、结节性硬化、遗传性斑痣性错构瘤及其他斑痣性错构瘤。

1.神经纤维瘤病　神经纤维瘤病简称NF，目前已描述了八种类型的NF，但得到认可的只有 Von Recklinghausen 病(NFⅠ型)及双侧听神经瘤(NFⅡ型)。

(1)Von Recklinghausen 病：占NF的90%。与神经元肿瘤、星形胶质瘤有关，属常染色体显性遗传疾病，为第17号染色体异常。NFⅠ型诊断应包括以下两项或两项以上表现：①有6处奶油咖啡斑，或奶油咖啡斑大于5mm。②有一个丛状的神经纤维瘤，或两个以上任何类型的神经纤维瘤。③腋窝及腹股沟有雀斑。④两个或多个着色的虹膜错构瘤。⑤视神经胶质瘤。⑥低级胶质瘤。⑦特异性骨损伤(蝶骨大翼发育不全)。

NFⅠ型合并视神经胶质瘤时，病变可累及单侧或双侧视神经、视交叉、视束、外侧膝状体和视放射。发病平均年龄为5岁。大多数组织学表现相对良性。MRI显示病变在 T_1WI 呈等或稍低信号，在 T_2WI 呈中度至明显高信号。有时，在 T_2WI 可见基底核、大脑脚、小脑半球和其他部位存在无占位效应的高信号，T_1WI 呈轻度高信号，可能是错构瘤。如果这种信号在注射对比剂后强化，应考虑为新生物。此外，其他部位也可发生胶质瘤，但非 NFⅠ型神经纤维瘤的特点。常见部位包括顶盖导水管周围区及脑干，多为低级胶质瘤。

NFⅠ型神经纤维瘤还可伴有 Willis 环附近的血管发育不全或狭窄，颅骨改变如蝶骨大翼发育不全，合并颞叶向眼眶疝出，搏动性突眼。NFⅠ型合并的脊柱异常包括脊柱侧弯，椎体后部扇形变和椎弓根破坏，脊膜向侧方膨出等。

(2)NFⅡ型与脑膜及神经鞘细胞肿瘤有关，发生率少于 NFⅠ型。

也属于常染色体显性遗传疾病，为第22号染色体异常。无性别差异。有以下一项或多项表现,即可诊断:①双侧听神经肿物。②单侧听神经瘤伴有神经纤维瘤或脑膜瘤,单发或多发(图4—65);或胶质瘤,脑内、髓内星形细胞瘤,髓内室管膜瘤;或其他脑神经神经鞘瘤,多发脊柱神经神经鞘瘤;或青少年晶状体浑浊。NFⅡ型较少伴有皮肤表现。

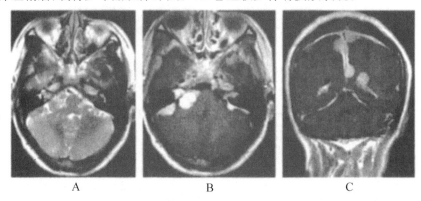

A. 轴面 T_2WI;B. 轴面 T_1WI 增强扫描;C. 冠状面 T_1WI 增强扫描,双侧听神经瘤(右侧为著)及多发脑膜瘤清晰可见

图4—65 神经纤维瘤病(NFⅡ型)

2. Sturge—Weber 综合征(SWS) 又称脑三叉神经血管瘤病。血管痣发生在第Ⅴ脑神经分布区的部分或整个面部。神经系统影像的典型表现为血管瘤病畸形的后遗症,而非畸形本身。CT 可见沿脑回的曲线形钙化,在 SWS 钙化常见。常始于枕叶,逐渐向前发展。脑内钙化与面部表现多在同侧,部分为双侧钙化。钙化在 MRI 呈低信号区。CT 及 MR 均可见脑萎缩,常为单侧,与面部血管痣同侧,典型者位于枕叶,亦可累及整个大脑半球,脑沟增宽(图4—66)。注射对比剂后,灰质可轻度或明显强化。75%的患者同侧脉络丛显著增大及强化。在 T_2WI 可见脑白质内局灶性高信号,可能与反应性胶质增生有关。此外,髓静脉和室管膜下静脉迂曲扩张。DSA 检查显示动脉期正常,皮质静脉引流异常,血流淤滞和静脉引流延迟,呈现弥漫而均匀的毛细血管染色。髓静脉和室管膜下静脉扩张,形成侧支静脉引流。

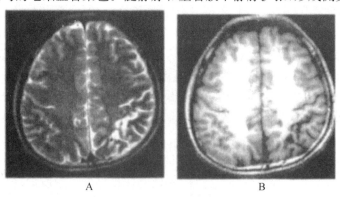

A、B. 轴面 T_2WI 及 T_1WI 显示左顶叶皮质下脑萎缩,患者伴有左侧面部血管痣

图4—66 Sturge—Weber 综合征

3. 结节性硬化(TS) 结节性硬化(TS)也称 Bourneville 病。为常染色体遗传性疾病。临床表现包括皮脂腺瘤、癫痫发作及智力低下。有时三者非同时出现。临床检查可发现多器官错构瘤。神经系统影像检查,约半数患者 CT 可见颅内钙化。CT 及 MRI 显示室管膜下结节,以 MRI 明显,结节信号强度与脑白质类似。皮质也可发现结节,可能与胶质增生或脱髓

鞘有关,结节在 T_1WI 为等或低信号,在 T_2WI 为高信号,边缘有时不清楚(图4-67)。典型的肿瘤是室管膜下巨细胞星形细胞瘤,常位于莫氏孔附近,注射对比剂后有强化。其他部位室管膜下结节如出现强化,也应考虑为恶性病变,至少为组织学活跃病变,并有可能进展。

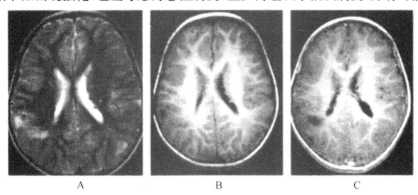

A、B.轴面 T_2WI 及 T_1WI 显示室管膜下结节,可见皮质结节及皮质下白质改变;C.轴面 T_1WI 增强扫描显示结节强化不明显

图4-67 结节性硬化

4. Von-Hippal-Lindau 病(VHL) 为常染色体显性遗传性多系统病变(外显率约100%),以中枢神经系统及腹腔囊变、血管瘤、新生物为特征。临床诊断 VHL 依据包括:①存在一个以上的中枢神经系统血管网织细胞瘤。②一个中枢神经系统血管网织细胞瘤,伴有一个内脏病变。③患者有阳性家族史,同时存在一种阳性病变。中枢神经系统血管网织细胞瘤多发生在小脑或延颈髓交界处,约占所有颅后窝肿瘤的 7%～12%,半数患者伴发 VHL。实性血管网织细胞瘤占 20%左右,肿瘤呈囊性伴壁结节占 80%。囊内信号高于脑脊液。多发血管网织细胞瘤占 10%。壁结节为等密度或等信号,在 T_2WI 较大结节有时可见血管流空信号。注射对比剂后结节明显强化(图4-68)。幕上血管网织细胞瘤罕见,但在 T_2WI 有时可见白质内局灶性高信号区。可伴有眼部病变,注射对比剂后视网膜强化。DSA 可显示一个或多个血管结节染色,囊性部分表现为大的无血管区。

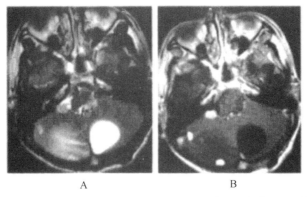

A、B.轴面 T_2WI 及 T_1WI 增强扫描显示双侧小脑半球片状及囊性异常信号,注射对比剂后可见壁结节及结节样强化

图4-68 VHL

(六)先天性脑积水

脑积水通常指由于脑脊液流动受阻或脑脊液过剩所引起的动力学变化过程。从侧脑室

到第四脑室出孔的任何部位,脑脊液流动受阻所致脑积水称非交通性脑积水;脑脊液吸收障碍所致脑积水称交通性脑积水。MRI 检查有助于显示较小的脑脊液循环梗阻病变、精确描述脑室解剖、观察脑脊液流动。由室间孔闭塞所致脑积水多为继发性,先天性闭锁罕见。先天性中脑导水管狭窄为发育畸形,CT 或 MRI 表现为侧脑室及第三脑室扩大而第四脑室形态正常(图 4-69)。MRI 矢状正中图像可清晰显示导水管狭窄及其形态。此外,侧脑室周围的长 T_1、长 T_2 信号与间质水肿有关。MRI 检查可排除导水管周围、第三脑室后部或颅后窝病变所致脑积水。Chiari Ⅱ 型畸形及 Dandy-Walker 综合征可伴脑积水。正常脑室可生理性扩大,且随年龄增长而变化。早产儿常有轻度脑室扩大。

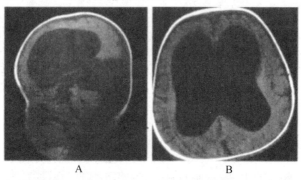

A、B. 矢状面及轴面 T_1WI 显示侧脑室及第三脑室扩大,第三脑室前疝

图 4-69 脑积水

(刘波)

第五章　小儿眼部疾病的影像诊断

第一节　无眼球和小眼球

一、概念与概述

无眼球和小眼球(anophthalmos,microphthalmos)。

1.无眼球畸形分为三个亚型即原发性无眼球畸形、继发性无眼球畸形和变性无眼球畸形。前两型罕见,变性型无眼球畸形临床较常见。

2.小眼球畸形为较常见的眼球畸形,可为一侧或双侧。它可以分为两个亚型,即原发性和继发性小眼球。

二、病因与病理

1.原发性无眼球,继发性无眼球为真正的先天性无眼球,患者眼眶内完全无神经外胚叶组织,前者由于胚胎期视泡未发育所致,后者常由于完全性前脑部发育畸形所致,多为双侧性。变性无眼球畸形是视泡形成后发生退变,此型眼眶中存在神经组织,与先天性小眼球难以区分。

2.原发性小眼球畸形常见于染色体疾病如 Lowe 综合征等,也可见于胎内先天性感染。继发性小眼球可由于结核性感染等原因所致。

三、临床表现

无眼球患者表现为眼窝塌陷、眼球缺如,但结膜存在,眼睑下摸不到眼球或仅扪及蚕豆大小的硬结。小眼球患者也表现为眼窝凹陷,睑裂,眼球和角膜均小,瞳孔发白(白瞳症),视力差或失明等。

四、影像表现

1.无眼球者眼眶 X 线平片、CT 和 MRI 均能显示骨性眼眶发育较小,CT 和 MRI 能显示眶内无眼球或仅见小结节状软组织影,视神经缺失或纤细,眼外肌和泪腺等结构常存在。由于该畸形可伴脑部其他畸形,因此检查范围应包括全颅脑。

2.小眼球畸形者 CT 和 MRI 显示一侧或双侧眼球较正常小,陷于眼眶内,眼球结构基本正常,但晶体常较小或圆隆,其密度或信号可异常,CT 可见玻璃体密度正常或稍增高(图 5-1),如合并颅脑先天性感染,则可见基底节、室管膜或皮层钙化等。MRI 可显示玻璃体信号异常,T_1 加权呈低信号,近似于水或略高于水,T_2 加权明显高信号,视神经常较细,眼外肌和泪腺等结构基本正常或略细,但信号基本正常(图 5-2)。部分病例可伴有眼眶囊肿,常位于球后或球底部。同样,由于该畸形可伴脑部其他病变,因此检查范围也应包括全颅脑。CT 和MRI 在显示本病时各有优势。

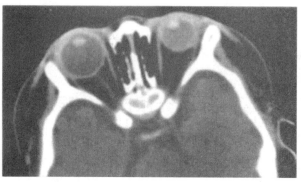

图 5—1 左侧小眼球

男,2 岁,左侧眼白瞳症。CT 平扫显示左侧眼球明显小于右侧,玻璃体密度增高,视神经稍细,眼外肌基本正常

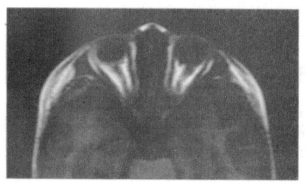

图 5—2 双侧小眼球

男,1 岁,MRIT₁W 显示两次眼球小,玻璃体信号正常,眼外肌及视神经形态基本正常

五、诊断与鉴别诊断要点

患儿出生即表现眼窝凹塌陷,CT 或 MRI 显示眼眶内无眼球或眼球小于正常。

(陈忠飞)

第二节 眼眶囊肿

眼眶囊肿(orbital cysts)性病变主要有皮样囊肿或表皮样囊肿以及少见的伴先天畸形囊肿等。

一、皮样囊肿和表皮样囊肿(dermoid and epidermoid cysts)。

(一)病因与病理

表皮样囊肿的囊壁仅含鳞状上皮细胞,如囊内完全由液性脂肪组成,则称真性胆脂瘤表皮样瘤。皮样囊肿则同时具有皮肤附件如毛囊、皮脂腺和汗腺等结构,因而囊内可含毛发、角化物和脂肪等组织,两者有时需病理鉴别,胚胎发育时,表皮与硬脑膜接触,以后它们之间被发育的颅骨分开,如果表皮与两者发生粘连,则形成囊肿。该囊肿多发生在骨缝区,眼眶是好发部位之一。少数为后天外伤导致表皮进入深层组织而形成表皮样囊肿。

（二）临床表现

皮样囊肿或表皮样囊肿是眼眶最常见的先天性囊肿,多见于 10 岁以内的儿童,发展缓慢,有时囊肿在成年时增大而出现症状,故临床可见任何年龄段发病。发生在眶缘时可见眼睑肿胀,发生在眼眶深部时可导致眼球突出、运动障碍等表现,囊肿破裂时可引起炎症。

（三）影像表现

囊肿可以发生于眼眶任何部位,泪腺窝及眼眶前缘附近相对好发。囊肿常紧邻眶骨的肌锥外间隙,囊壁薄而均匀,边缘光滑,相邻的泪腺、眼球和眼外肌等结构受压移位,邻近眶骨常见受压变形,缝膨大,眶壁变薄,边缘可见硬化,部分囊肿可通过膨大的骨缝或吸收的骨质突入相邻鼻窦或颅内,骑跨于眶骨壁而呈哑铃状或分叶状,但部分病例眶骨可无异常。

1.CT 表现　表皮样囊肿囊内平扫表现为均匀等或稍低密度,部分病例可见囊壁钙化,增强后囊壁可发生轻微强化,囊内容物无强化。皮样囊肿则囊内容物密度不均匀,有时可以测到脂肪密度灶,增强同表皮样囊肿(图 5—3)。

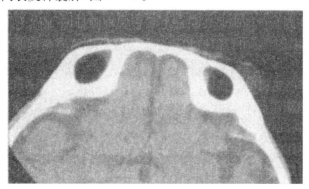

图 5—3　眼眶皮样囊肿

男,6 个月。CT 平扫:左侧眼眶外侧壁椭圆形低密度影,CT 值—20HU

2.MRI 表现

（1）表皮样囊肿由于囊内有时含有一些少量蛋白或囊内微出血,因此 T_1WI 可以表现稍低、中等或稍高信号,T_2WI 较均匀高信号,囊内容无强化,仅薄层囊壁轻微强化(图 5—4,图 5—5)。皮样囊肿的则信号不均匀,其内可见特征性的脂肪成分,T_1WI 和 T_2WI 呈不均匀高信号,可为高至低混杂信号,抑脂序列脂肪区高信号被抑制,部分囊肿内可见脂—液平,囊内容无强化。囊壁可轻度强化。

（2）囊肿破裂和感染者囊壁增厚,周围有边界不清楚和明显强化的炎性软组织病灶。

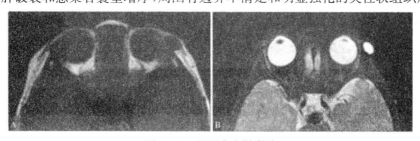

图 5—4　眼眶表皮样囊肿

女,10 个月。MRI:图 A.T_1WI:眼眶外侧眶缘见椭圆形低信号影。图 B.T_2 压脂序列呈明显均匀高信号

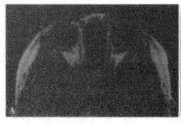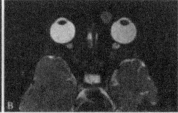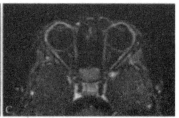

图5—5 眼眶表皮样囊肿

女,5岁。图A. T₁WI眼眶内侧稍高信号影,图B. T₂压脂明显高信号,图C. T₁压脂增强,囊壁强化

(四)鉴别诊断

1.额筛窦黏液囊肿 当囊肿较大突入眼眶内时需要与眶内皮样囊肿或表皮样囊肿鉴别。前者囊肿中心位于鼻旁窦内,囊内无脂肪成分,相应窦腔膨大,骨壁(眶顶或内侧壁)向眶内膨隆和吸收。

2.泪腺肿块 泪腺混合瘤若发生囊变和骨质受压,有时可能与该部位的皮样囊肿混淆,但前者通常或多或少伴有实质性肿瘤成分,且无脂肪成分,增强后囊壁不均匀强化。泪腺囊肿较少见,密度低而均匀,无脂肪成分,不导致骨缝增宽。

3.眶内脑膜膨出或脑膜脑膨出 MRI矢状面或冠状面薄层扫描容易显示眶内容物与脑膜脑相通。

诊断与鉴别诊断要点:紧邻眶骨的肌锥外间隙的薄壁囊肿,囊壁光滑且增强后轻微强化,囊内容物均匀则为表皮样囊肿,囊内容物不均匀且含脂肪,则为皮样囊肿。

二、视网膜囊肿(retinal cyst or posterior coloboma)

(一)病因与病理

为胚眼的胚胎裂后部闭合不全而导致神经外胚叶组织突入眼眶形成的先天性囊肿,囊肿位于视神经的起始部下方,常合并脑膜脑膨出,胼胝体缺如等。囊肿可大于或小于眼球,患侧眼球往往较小。囊外有纤维组织包绕,囊内可有原始视网膜或脉络膜成分。

(二)临床表现

半数以上为双侧性,患眼无视力,若囊肿较大可导致眼球突出。

(三)影像表现

CT和MRI检查可见眼球后部视神经起始部囊性病变,位于眼眶下内方,眼球向上或向前移位。CT平扫可见囊液为均匀低密度,MRI T₁WI呈明显低信号,T₂WI明显高信号,囊壁菲薄。MRI合适的扫描层厚及切面有时可显示囊肿与缺失的眼环后部相通。

(四)鉴别诊断

眶内表皮样囊肿与眶内脑膜膨出需要与视网膜囊肿鉴别。

眼球后部视神经起始部囊性病变,常伴小眼球。

(陈忠飞)

第三节 视网膜母细胞瘤

一、概念与概述

视网膜母细胞瘤(retinoblastoma)是一种先天性肿瘤,是儿童时期最常见的眼内恶性肿瘤,其发生率为 1/18000 至 1/30000。

二、病因与病理

1.视网膜母细胞瘤是一种高度恶性的原始神经外胚层肿瘤,起自于视网膜核层中,以后发展成为光感受器的先期细胞。

2.10％视网膜母细胞瘤有遗传性,通常为常染色体显性遗传,与染色体 13 异常有关,其余因基因发生突变而发病,遗传型往往为双侧性和多发性。多发性病变可高达 30％,表现为单侧多灶性,双侧性,双侧视网膜母细胞伴松果体母细胞瘤,称为三边视网膜母细胞瘤。

3.视网膜母细胞瘤可以分为内生性和外生性两种类型。内生性倾向发生于视网膜核内层,它以种植的方式扩散,可以侵犯眼内任何部位,例如脉络膜表面或者角膜后面的角区,可以向玻璃体内扩展。外生性倾向发生于视网膜的核外层,向视网膜下生长,可以引起视网膜剥离,它也可以沿视神经周围和血管周围间隙扩展至球后,经视神经周围脑脊液间隙种植于中枢神经系统中,以及通过血行播散达骨髓、肝和肺。

4.随着疾病的早期发现和治疗方案改善,五年生存率为 92％,并可以使患眼保持良好的视力,而有眼外扩展的患儿预后较差。

三、临床表现

1.由于早期肿瘤较小,患儿不能自述而很难被发现,除非有家族史的患儿,通过定期随访肿瘤被发现,得到诊断时的平均年龄为 13～18 个月。白瞳也见许多其他眼内病变中,但视网膜母细胞瘤占儿童时期白瞳病例的一半。

2.其他临床症状包括斜视、疼痛性红眼伴或不伴青光眼,视网膜剥离,较少见的临床表现有眼球震颤、眼前房出血、葡萄膜炎、虹膜异色、散瞳和眼眶蜂窝织炎。眼球增大见于肿瘤眼球外扩展之晚期病例中。

3.遗传性双侧视网膜母细胞瘤患儿对放疗诱发肿瘤具有敏感性,通常放疗后 10 年内发生眼球以外第二个肿瘤,可以是肉瘤或癌,如骨肉瘤、横纹肌肉瘤、纤维肉瘤或黑色素瘤等。

四、影像表现

超声检查能发现眼球内肿瘤及其中的钙化,在 3 岁以下儿童中发现伴钙化的眼球团块高度提示为视网膜母细胞瘤,不过,超声的诊断正确率为 80％。

(一)CT 表现

1.CT 对钙化的显示有极高的敏感性。视网膜母细胞瘤钙化的发生率高达 90％以上,钙化的发现对 3 岁以下幼儿之视网膜母细胞瘤极具价值,尤其是在双侧性病灶的患儿中(图 5—6A,B),其中一侧病灶可以仅仅表现为细小的钙化灶而存在(图 5—7)。CT 应该是视网膜母细胞瘤首选的影像学检查方法。

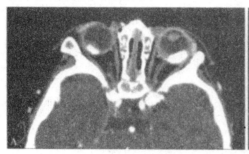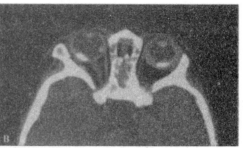

图 5—6 双侧视网膜母细胞瘤

男,11 个月。CT 平扫示双侧眼环后部钙化影,眼环增厚,左侧视网膜剥离

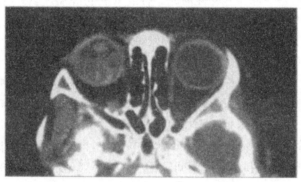

图 5—7 单侧视网膜母细胞瘤

男,2 岁。CT 平扫:右侧眼球后方团块影伴多发斑点状钙化灶,左眼正常

2.CT 平扫 内生性视网膜母细胞瘤在眼球内形成基底附着于眼球内侧壁的欠清、形态欠规则的团块,根据肿块的大小,不同程度地突入玻璃体内,大的肿瘤可以充满整个眼球,并以眼球增大,肿块呈稍高密度,其中伴有大小、多少不等的斑块状钙化灶,分散或部分聚集。肿瘤的外生性部分突破眼球壁,在球后可以看到软组织肿块,沿视神经侵犯,使视神经增粗、扭曲,视神经管增宽向颅内扩展。

3.CT 增强 肿瘤实质性部分强化较明显,眼内病变球内扩展及视神经侵犯的轮廓更为清晰,肿瘤向颅内扩展侵犯颅内段视神经和视交叉时在鞍上池或鞍旁可见强化斑块。

(二)MRI 表现

MR 钙化显示的敏感性不如 CT,但它在显示病变范围以及视网膜母细胞瘤与其他病变鉴别方面优于 CT。视网膜母细胞瘤在病理上它是高细胞性的,胞浆稀少,核浆比例高,游离水少,这一类肿瘤有共同的 MR 信号特征,视网膜母细胞瘤在 T_1 加权像上与玻璃体相比表现为略高信号,在 T_2 加权像上为相对低信号(图 5—8A、B、D)。

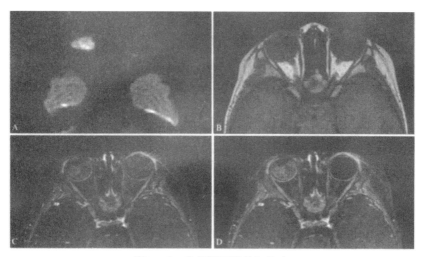

图 5—8 单侧视网膜母细胞瘤

男，2 岁。MRI：图 A. DWI 显示右眼团块状高信号；图 B. T_1WI 低信号；图 C. T_2 压脂序列略高信号；图 D. 压脂增强后，病灶明显强化

五、鉴别诊断

1. 永存性原始玻璃体增生症（PHPV） 它占所有白瞳病例的 10%，往往是单侧性的。它是由胚胎性玻璃体血管结构退化障碍所致。在 CT 上玻璃体密度增高，玻璃体物质可以强化。但在典型情况下眼球是小的，病变侧眼球较正常为小可以除外视网膜母细胞瘤。由于玻璃体内出血可以形成液-液平面，在 MR 所有序列上玻璃体均为高信号，MR 信号特征与视网膜母细胞瘤不同，以上几点可与视网膜母细胞瘤鉴别。

2. 早产儿视网膜病（ROP） 由于早产儿长期暴露于供氧状态中，在透亮的晶体之后形成纤维血管团块，形成白瞳。ROP 在 CT 和 MR 上所显示的特点与 PHPV 等同，没有病史，两者很难区分，ROP 通常是双侧性的，但常不对称，小眼球是常见的，钙化极为少见，可以与视网膜母细胞瘤鉴别。

3. COATS病 以视网膜毛细血管扩张和渗出性视网膜剥离为其特征，几乎总是单侧性的，眼底镜检查不能与视网膜母细胞瘤区别。COATS 病发生于 4～8 岁男孩中，在 CT 上钙化不是 COATS 病的特点。视网膜母细胞瘤在 T_2 加权像上为一个低信号肿块，而 COATS 病中视网膜下的渗出为高信号，增强扫描上伴毛细血管扩大之剥离的视网膜呈片状强化，不同于视网膜母细胞瘤

4. 眼黑色素瘤 眼黑色素瘤起自于葡萄膜（虹膜，脉络膜，睫状体），由眼色素痣恶变而来，是成人中最通常的眼部新生物，很少发生于儿童中，通常是年长儿童。它在 CT 和 MR 上眼部软组织肿块的密度和信号以及形态均与视网膜母细胞瘤相同，肿瘤内无钙化。根据发病年龄的不同以及瘤内有无钙化，眼黑色素瘤不难与视网膜母细胞瘤鉴别。

诊断与鉴别诊断要点

婴幼儿单侧或双侧白瞳，CT 或超声检查提示眼环增厚尤其钙化诊断基本可以确立。

（陈忠飞）

第四节 视胶质瘤

一、概念与概述

1.视神经与周围神经结构不同,其周围有从颅内向眼眶内伸展,的脑膜和蛛网膜鞘的包裹,其间含有脑脊液间隙。它更相似于脑的通路,眼球和视神经相似于大脑向颅外部分的延伸,因此,视神经所产生的肿瘤相似于脑肿瘤。

2.视路包括视神经、视交叉、视束、外侧膝状体、视放射和枕部视皮质。视路胶质瘤(optic pathway gliomas)可以来自于视神经和(或)视交叉,并向后扩展甚至侵犯整个视路。因此,它可以单独发生于眼眶中,也可以发生于颅内,或两者同时存在。

二、病因与病理

1.视胶质瘤(optic gliomas)是相对少见的肿瘤,其发生率为有眼部主诉患者的1/175000视胶质瘤约占所有颅内肿瘤的1.5%,占胶质瘤的4%,占眼眶肿瘤的3%。

2.视胶质瘤与神经纤维瘤病Ⅰ型(NF-Ⅰ型)有相当密切的关系,它是在NF-Ⅰ型患者中最常见的颅内肿瘤,15%NF-Ⅰ型患者中发生视胶质瘤,有12%~38%视胶质瘤与NF-Ⅰ型相伴随,他们可以累及视神经、视交叉、视束和其传导结构。双侧性视神经胶质瘤是NF-Ⅰ型的特征性表现。

3.大多数视胶质瘤是良性的先天性病损,伴有限的生长潜能,一般早期生长快,以后逐渐停止生长,他们在病理上往往为良性的毛细胞型星形细胞瘤,肿瘤内缺乏有丝分裂,其良性的特征和非侵袭性过程曾导致某些学者强调肿瘤的生长不是由于细胞的有丝分裂和肿瘤向周围侵犯所致,其生长同肿瘤周围胶质和结缔组织增生,产生细胞内和细胞外黏液,形成微间隙有关。NF-Ⅰ型患者的视胶质瘤甚至可以发生自发性退缩。传统的观念认为患此肿瘤的患者有一个非常良性的病程,但近来研究表明其长期预后并不好。肿瘤的病理改变往往同视胶质瘤发生的部位有关。约5%视神经胶质瘤和50%的视交叉胶质瘤更具侵袭性。

4.视交叉胶质瘤往往侵犯下丘脑,与下丘脑分界不清,因此又可称为视交叉下丘脑胶质瘤,进一步侵犯第三脑室、引起脑积水。在5岁以下的儿童中,视交叉和下运脑胶质瘤具有更多的复发性和死亡率,其40%为弥漫性纤维性星形细胞瘤,在很少情况下,可以是神经节胶质瘤。伴NF-Ⅰ型患者的视胶质瘤比不伴NF-Ⅰ型的预后更好。视交叉胶质瘤可以经蛛网膜下腔中的脑脊液播散,这种播散甚至可见于低级别的肿瘤中。

三、临床表现

1.视胶质瘤发病高峰年龄为2~7岁,75%的病例发生于10岁之下,90%以上的病例在20岁以下,很少发生于中老年个体中。成人视神经胶质瘤的病理类型与儿童不同,常为间变性星形细胞瘤。视胶质瘤无明显性别差异,不过视神经胶质瘤女性发病率稍高于男性。

2.最初的症状包括进行性非搏动性突眼伴眼球活动受限和视神经萎缩。最常见的视力受损通常发生于详细的眼科检查中,早期症状是视敏度下降,根据病变发生的部位,可以发现各种不同的视野缺损。眶内胶质瘤相对早期出现的突眼往往是轻度的。

3.视交叉胶质瘤对下丘脑的侵犯可以引起下丘脑和垂体的功能紊乱。由于生长激素减少引起身材矮小，20%3岁以下患儿可出现消瘦、苍白、惊厥和反应过度等间脑综合征表现。肿瘤向上侵犯阻塞室间孔产生脑积水，在婴幼儿中表现为头大、严重脑积水、眼球呈落日征表现。眼底检查可见视盘水肿或视神经萎缩。

四、影像表现

(一)概述

视神经胶质瘤在眶内表现为视神经增粗。正常儿童视神经的宽度不超过5mm，成人不超过7mm，超过此标准称为视神经增粗。增粗的视神经呈管状或梭形，也可以见到偏心性增粗或结节状改变，偶然，NF－Ⅰ型患者增粗的视神经周围可见由于硬膜发育不良所致的积液（图5－9，图5－10）。较大的肿瘤在球后肌锥内形成圆形或椭圆形肿块，肿块与视神经相连续，肿瘤段视神经形态消失。当它占据眶内较大空间时可以压迫眶壁形成弧形压迹。

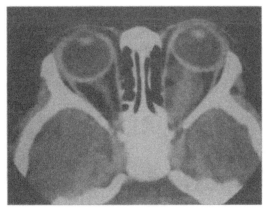

图5－9 NF－Ⅰ

女，5岁。CT平扫：左侧视神经明显增粗，周围见积液

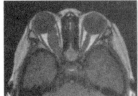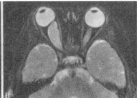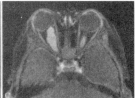

图5－10 NF－Ⅰ

女，3岁。图A. T_1W 双侧视神经增粗，右侧明显，呈等信号；图B. T_2 压脂序列：视神经呈稍高信号；图C. T_1W 压脂增强：视神经明显强化，为毛细胞星形细胞瘤

(二)CT表现

1.平扫为等密度肿块，未进行放射治疗的肿瘤中一般不发生钙化。在增强扫描上有不同程度的强化，大的肿瘤常呈不均匀强化。视神经胶质瘤可沿视路扩展，大的视神经胶质瘤向视管内扩展时往往首先累及眶尖部脂肪间隙使其部分或完全消失，在骨窗观察下可见病侧视神经管扩大，扩大的视神经管边缘光滑整齐。

2.所有视路胶质瘤中50%～85%有视交叉和下丘脑的侵犯，在CT上表现为视交叉的增厚增大，在鞍上池内形成团块，受侵犯的颅内段视神经和视束增粗，呈H形或X形的形状。

较大的视交叉肿块伴双侧颅内段视神经呈结节状扩展,在鞍上池形成三叶草样改变(图5—11)。视胶质瘤也可沿视束向后扩展至外侧膝状体,视放射和视皮质,形成两侧对称性病变。

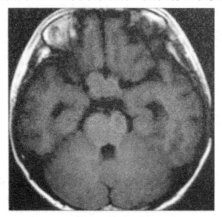

图5—11 NF—I患者

MRI T₁ 加权像见鞍上池视胶质瘤呈三叶草样改变

3.较小的视交叉肿块在CT平扫上为等密度,较大的视交叉肿块呈不均匀低密度,其中囊变后密度更低。在增强扫描上有不同程度的强化,强化均匀或不均匀,囊变区不强化。

(三)MRI表现

1.视神经胶质瘤的信号特征随肿瘤在视路上所侵犯的部位而变化,眶内的视神经胶质瘤在 T₁ 加权上与白质相比为等低信号,在 T₂ 加权上与白质相比为等信号。当肿瘤侵犯视交叉,在 T₂ 加权上具有特征性的高信号。

2.通过视神经管扩散的肿瘤在MRI上可以呈哑铃状改变,尤其是视神经管轻度扩大时,在CT上视神经管内的肿瘤往往由于骨性伪影不能清楚显示,在MRI上可以清楚的显示视神经管内的肿瘤,把眶内壁和颅内段病变连接起来。

3.视胶质瘤可以引起脑脊液播散,在鞍上池、侧裂和脑沟等部位的播散性病灶(图5—12),CT和MR增强扫描均能清楚显示,但靠近颅板脑表面的播散性病灶,由于骨性伪影,CT难以显示,MR检查有明显优势。

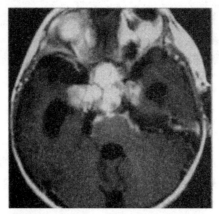

图5—12 视交叉毛细胞星形细胞瘤

MRI Gd—DTPA增强,肿块显著强化并伴脑脊液播散

五、鉴别诊断

1.视神经脑膜瘤　肿瘤多见于成年人,单侧发病,肿瘤呈偏心性生长,CT可能看到钙化。脑膜瘤MRI T₁W及T₂W均为等信号,而胶质瘤呈 T_1W 低信号,T_2W 呈明显高信号,两者鉴别不难。

2.视神经炎　青年女性多见,双侧发病为主,临床症状重,疼痛、视力下降明显,多为多发性硬化的部分表现。影像学上表现为视神经增粗,但不形成肿块。如果颅内或脊髓存在斑块则诊断明确。

儿童、尤其是NF-Ⅰ患者,临床仅表现为视力下降,影像表现为一侧或两侧视神经增粗,或视神经、视交叉同时增粗,视胶质瘤诊断即确立。

(陈忠飞)

第五节　神经母细胞瘤眼眶转移

一、概念与概述

1.神经母细胞瘤眼眶转移(orbital involment by neuroblastoma)。
2.眼眶转移性肿瘤可发生于眼球、球后软组织和眼眶骨壁。
3.眼眶转移在儿童中不如在成人中常见,眼球内转移在儿童中也是非常少见的,在婴儿及年幼儿童中转移至眼眶最常见的肿瘤是神经母细胞瘤。

二、病因与病理

神经母细胞瘤通常经血源性扩展达硬膜外间隙和颅骨,侵犯最通常的部位是与脑膜表面相邻的骨结构区域。蝶骨大翼是神经母细胞瘤转移至眼眶最通常的部位,该处得转移性病变可以同时向中颅窝前部的硬膜外以及眼眶肌锥外间隙扩展。

三、临床表现

在神经母细胞瘤的患儿中有8%病例出现的眼眶症状。突眼是球后软组织转移最常见的表现,还可以伴有疼痛、视力下降、眶周水肿、眼肌麻痹和复视。眼眶转移是颅面部骨转移的一部分。在颅部常有多发向外隆起的转移性肿块,眼球周围常常出现淤斑,呈现熊猫眼表现。

四、影像表现

1.神经母细胞瘤眼眶转移中的40%病例为双侧性转移,可以侵犯眼眶壁的任何部位,但最常侵犯的部位为蝶骨大翼、中颅窝前壁。

2.当转移扩展超过骨皮质范围时,它侵占眶外侧肌锥间隙和中颅窝这两者。眶顶也是好发部位,在眶顶下和前颅窝分别形成肌锥外和脑外肿块。在骨质破坏所形成的软组织肿块中有时可伴有放射状骨针(图5-13)。

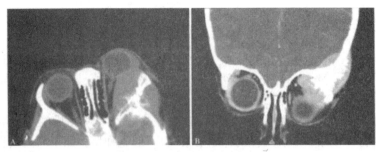

图 5—13　神经母细胞瘤眼眶转移

女,7岁。图 A. CT 平扫左眼眶外侧壁及颞骨破坏,见放射样骨针。肿块呈等密度;图 B. 冠状面增强;肿块显著强化,并侵犯颅内硬膜外间隙。

肿块在 CT 平扫上呈稍高密度伴均匀或不均匀强化,在 MR 的 T_1 加权上肿块与肌肉相比为等信号。其中所伴随的高信号影,往往代表肿瘤内出血。在 T_2 加权上往往呈等信号。

五、鉴别诊断

郎格汉斯细胞组织细胞增生症:此病也好发于 1～4 岁儿童,一般眼眶前外侧受累为主,表现为溶骨性破坏并形成软组织肿块,当合并尿崩、突眼时称韩雪柯病。所形成的软组织肿块触诊常较柔软,而神经母细胞瘤软组织肿瘤质硬。

有神经母细胞瘤病史的患儿,当眼眶发生溶骨破坏伴软组织质硬肿块,应考虑转移。

（陈忠飞）

第六节　早产儿视网膜病

一、概念与概述

早产儿视网膜病(retinopathy of prematurity),又名晶状体后纤维增生(retrolental fibroplasia)。

二、病因与病理

1.早产儿视网膜血管尚未成熟,对氧特别敏感,新生儿因呼吸窘迫症接受长时间吸氧治疗后,高浓度的氧对视网膜有一定的毒性作用,可以引起血管收缩、闭塞。

2.可分为活动期、退缩期和疤痕期,通常为双眼受累。视网膜损伤后,新增生的血管深入玻璃体内,新生血管可出血、发生瘢痕、视网膜剥离和视网膜下渗出等。随后发生退变,形成慢性视网膜剥离以及眼后形成成纤维细胞瘤。最后瘢痕形成使眼球缩小,晶状体后纤维增生。

三、临床表现

1.主要发生在早产儿或低体重儿,出生后有接受高浓度氧气治疗的病史。

2.常见症状和体征为双侧白瞳症、小眼球、玻璃体混浊和视网膜剥离等,晶体多正常。

3.眼底检查急性期可见视网膜血管闭塞和扩张,视网膜和玻璃体内出血和渗出,慢性期和疤痕期分别可见新生血管和纤维组织增生,晶体后白色机化膜等表现。

四、影像表现

1.典型表现为双侧小眼球(图 5－14)

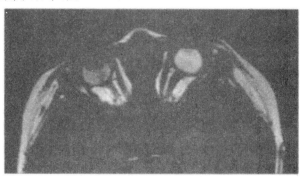

图 5－14 早产儿视网膜病

男,1 岁,早产儿,有吸高氧史。MRIT$_1$W 显示双侧小眼球,伴视网膜剥离伴出血,玻璃体明显受压变形

2.CT 可见晶体形态及密度正常,前房浅,玻璃体密度略增高,钙化很少见。

3.MRI 可见晶体信号正常,玻璃体 T$_1$W 呈等或稍高信号,T$_2$WI 也呈高信号,晶体后方与视盘之间可见条索状软组织影在 T$_2$W 呈低信号,增强后无明显强化,眼球后部常见视网膜剥离和出血,有时玻璃体受压变形呈新月形改变(图 5－15)。

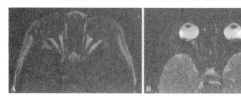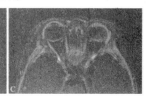

图 5－15 早产儿视网膜病

男,10 个月,早产儿,有吸高氧史。MRI:图 A. T$_1$W;图 B. T$_2$W;图 C. 增强。双侧眼球略小,双侧视网膜剥离伴出血

五、鉴别诊断

1.本病需与永存原始玻璃体增生症、渗出性视网膜病变、视网膜母细胞瘤等导致小儿白瞳症的疾病鉴别。

2.永存原始玻璃体增生症 本病在晶体与视神经之间条状影以及伴发的视网膜剥离出血等,需要与永存原始玻璃体增生症鉴别。后者患儿一般无早产和吸氧史,晶体可见形态变小,密度增高以及移位等,增强扫描条索状影可见轻度强化。

3.视网膜母细胞瘤 本病形成的成成纤维细胞瘤性瘢痕需要与视网膜母细胞瘤鉴别。后者多数病例眼球大小正常或增大,一侧性多见,眼球后部可见实质性肿块,伴多发钙化灶,T$_1$WI 和 T$_2$WI 均为中等信号,增强后明显强化。

4.Coats 病 本病形成的视网膜剥离需要与 Coats 病鉴别,后者一般发生于儿童,单侧为主,眼球大小基本正常,晶体后无条索影。

早产儿有吸高氧病史,双侧小眼球伴视网膜剥离。

(陈忠飞)

第六章　胸部疾病的影像诊断

第一节　胸膜疾病

一、脓胸

胸膜腔受化脓性病原体感染,产生脓性渗出液积聚,称为脓胸。按病变范围分为全脓胸和局限性脓胸。全脓胸是指脓液占据整个胸膜腔。局限脓胸是指脓液积存于肺与胸壁或横隔或纵隔之间,或肺叶与肺叶之间,也称"包裹性脓胸"。按病原体不同可分为非特异性脓胸和特异性脓胸。一般性细菌感染为非特异性脓胸,结核菌或阿米巴原虫感染为特异性脓胸,亦可直接称之为结核性脓胸或阿米巴脓胸。包含厌氧菌在内的混合菌种感染引起的脓胸,其脓液呈暗灰色、较稠、有恶臭,称为腐败性脓胸。病程在 3～6 周以内为急性脓胸。

（一）病因病理

在广泛使用抗菌素以前,脓胸的致病菌多为肺炎球菌及链球菌,现则以金黄色葡萄球菌为主。脓胸多为继发性;由胸腔内或胸腔附近脏器或组织间隙感染蔓延而来,多继发于肺部感染如细菌性肺炎、支气管扩张感染、肺脓肿破溃等;也可由临近组织的化脓性病灶如肝脓肿、膈下脓肿、纵隔脓肿、肾脓肿破溃穿入胸腔所致;血源感染较少见,主要为婴幼儿和年老体弱、免疫缺陷者;手术和胸外伤引起的胸腔感染也是脓胸的发病原因;其他原因如自发性气胸或其他原因所致的胸腔积液,经反复穿刺或引流后并发感染;自发性食管破裂,纵隔畸胎瘤感染,穿入胸腔也可脓胸。

脓胸的病理过程表现为三期:渗出期、纤维脓性期和纤维化期。渗出期胸膜毛细血管通透性增高,大量渗出液积聚于胸膜腔内。如在渗出期排出渗液,控制感染,脓胸可获得治愈,肺可获良好复张。若渗出液未能清除,病变进展胸水内白细胞和细菌增多,转为脓性,继之脏壁胸膜间纤维蛋白沉着,肉芽组织增生,则进入到纤维脓性期。病变继续进展,纤维素膜机化形成纤维板并钙化,则进入纤维化期,即为慢性脓胸。慢性脓胸的胸膜高度增厚形成纤维板,机化固定、胸廓塌陷、肋间隙变窄,使肺活动受限,严重影响肺功能。大量脓液形成及持续发热的消耗,使患者呈现消耗状况,重者表现恶液质。

（二）临床表现

急性期可有发热、胸痛、呼吸困难、咳嗽、咳痰等症状,患者有时不能平卧,查体患侧胸部语颤减弱,叩诊呈浊音并有**叩击痛**,听诊呼吸音减弱或消失。白细胞计数增高,中性粒细胞增至 80％以上,有核左移。慢性期可出现消瘦、乏力、发绀、杵状指、患侧胸廓塌陷等。出现支气管胸膜瘘时可有脓痰、咳嗽加剧、体温升高等症状。

（三）影像学表现

1. CT　可显示胸膜增厚,但一般不超过 5mm,可伴有胸膜钙化,如出现气体影形成脓气胸则多为产气杆菌感染或并发支气管胸膜瘘或食管胸膜瘘。增强扫描临近的壁层胸膜可呈紧贴胸壁边缘的弧形线状强化,脓液不强化。约 60％可见胸膜外组织增厚,近 1/3 可见胸膜外脂肪组织密度增高。

2.MRI　脓胸呈长 T_1、长 T_2 信号,强化特点同 CT。

(四)诊断与鉴别诊断要点

脓胸的确诊,须依靠胸腔穿刺病原学检查,影像检查主要用于明确病变范围,随访观察疗效和鉴别诊断。合并支气管胸膜漏的脓胸主要与胸膜下肺脓肿鉴别,胸膜下肺脓肿多呈不规则形,病灶与胸壁交角为锐角,壁内多不规则,边缘因渗出而显模糊,周围可有不同程度的模糊影,变化体位病灶形态不变,周围肺纹理呈截断征象;脓胸合并支气管胸膜漏则多呈新月形或梭形,与胸壁交角为钝角,壁内光滑,外缘清除锐利,变化体位形态可改变,周围肺纹理呈推挤征象。

二、胸膜外伤

(一)病因病理

锐器、枪弹、撞击、坠落等外部原因可直接致胸膜损伤或致肋骨骨折刺破胸膜,引起气胸、液气胸、血胸、肺不张和皮下气肿。

(二)临床表现

明确的外伤史和相应的症状。

(三)诊断与鉴别诊断要点

结合病史可明确诊断。影像检查的目的在于准确评估胸壁的损伤范围和程度、积液性质、气胸量及有无合并其他脏器损伤等。

三、胸膜肿瘤

胸膜肿瘤以胸膜转移瘤最常见,原发肿瘤中胸膜间皮瘤最为常见。

(一)胸膜转移瘤

1.病因病理　胸膜转移瘤约占胸膜肿瘤的 95%,最常来源于肺肿瘤,其次为乳腺、消化道、肾脏及卵巢肿瘤,表现于弥漫分布于胸膜表面的结节或肿块,多伴有血性胸水。其病理与原发肿瘤表现一致。

2.临床表现　临床主要表现为进行性加重的胸痛,合并胸腔积液可有相关症状如胸闷、呼吸困难等。另可伴有原发肿瘤的症状,如肺癌可伴咳嗽、咯血。

3.影像学表现

(1)CT 表现:可见弥漫性或结节状胸膜增厚,常大于 1cm。

(2)MRI 表现:转移灶呈长 T_1、较长 T_2 信号,胸水为长 T_1、长 T_2 信号。

4.诊断与鉴别诊断要点　结合原发病变一般不难诊断胸膜转移瘤,胸水中查到与原发病变细胞学类型一致的恶性肿瘤细胞更能支持诊断。作为首先发现的胸膜转移,应与胸膜间皮瘤鉴别。

(二)胸膜间皮瘤

1.病因病理　胸膜间皮瘤是最常见的胸膜原发肿瘤,起源于胸膜间质及间皮下层细胞。发病年龄为 40～70 岁,多为 50 岁以上,男性多于女性,男女之比约为 2∶1,恶性多于良性。国外发病率高于国内,死亡率占所有肿瘤的 1% 以下,但近年有明显上升趋势。本病分为局限型和弥漫型,其中弥漫型恶性间皮瘤是胸部预后较差的肿瘤之一。目前已知本病的发生与石棉接触有关。据统计,70% 以上的弥漫性间皮瘤患者有石棉接触史,长期接触石棉者,其发患者数比一般人群高100～300倍。从接触石棉到发现间皮瘤,时间可长达13～45年。另有研究表明,恶性胸膜间皮瘤的发生还可能与恒河猿病毒SV_{40}有关。

2.临床表现　首发症状以胸痛、气促和咳嗽最为常见,疼痛甚至可是本病的唯一症状;也有以发热、出汗或关节痛为主诉症状者。约50%以上的患者有大量胸腔积液伴严重气短。无大量胸水者胸痛常较为剧烈,体重减轻常见。局限型者可无明显不适或仅有胸痛、活动后气促;弥漫型者有较剧烈胸痛、气促、消瘦等。患侧胸廓饱满,活动受限;查体患侧呼吸音减低或消失,叩诊呈浊音,可有锁骨上窝及腋下淋巴结肿大。

血清间皮瘤相关蛋白(SMRP)水平升高见于84%的恶性间皮瘤的患者,而其他肺部或胸膜疾病的患者,仅有2%升高。

3.影像学表现

(1)CT:局限型间皮瘤常呈半球形及扁平状肿块,边缘清楚(图6—1);弥散型常呈广泛不均匀增厚或结节。合并胸腔积液可有相应征象。胸部X线检查和CT检查,对建立初步诊断有一定价值。

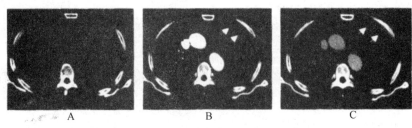

A.CT平扫示左侧大量胸腔积液,叶间胸膜增厚;

B.增强扫描示左侧胸膜结节状增厚(白箭头所示),边缘清楚,轻度强化

图6—1　胸膜间皮瘤

(2)诊断性胸腔穿刺活检:在B超、透视或CT定位下,经皮胸膜病变穿刺针吸做活检及胸液病理细胞学检查时,可获阳性诊断。

(3)经胸腔镜检查及胸膜活检:不仅可观察整个胸腔的胸膜病变,并可取得大块的病变胸膜,诊断正确率更高,并有助于鉴别诊断。

4.诊断和鉴别诊断　对患有持续胸痛、气促和消瘦等症状的中老年人,对于可疑恶性胸膜间皮瘤的患者,X线检查对诊断有提示作用。CT为最有价值的影像检查方法,表现为胸腔积液及胸膜增厚、胸膜结节影。根据临床表现、影像学图像(B超、X线、CT等)、胸水细胞学、针刺胸膜活检、血清间皮瘤相关蛋白(SMRP)水平检查以及胸腔镜检查,约95%以上的病例可以确诊。对于常规检查不能明确诊断的,可用胸腔镜做胸膜活检。

胸腔镜检查是诊断间皮瘤最好的方法,能窥视整个胸膜腔,观察肿瘤的形态、分布及邻近组织累及情况,可在直视下多部位取到足够的活检标本,因此诊断率高。临床上,本病须与结核性胸膜炎、包裹性胸腔积液、周围型肺癌及胸膜转移性肿瘤相鉴别。

（马守成）

第二节 纵隔疾病

一、纵隔肿瘤和囊肿

纵隔常见肿瘤是神经源性肿瘤、淋巴瘤、畸胎瘤、胸腺瘤、甲状腺肿、支气管囊肿,且多有一定的发病部位。其他各种组织类型的肿瘤较少见,散发于纵隔各处。

纵隔肿瘤以各种压迫症状为主,如上腔静脉压迫、肺静脉受压、心脏受压、动脉受压、气管受压、食管受压和神经受压等,腔静脉和神经受压多提示恶性肿瘤。

(一)胸内甲状腺肿

1.临床、病理、实验室 胸内甲状腺肿是常见的纵隔肿瘤之一,包括胸骨后甲状腺肿和迷走甲状腺肿,后者较少见。

病理上甲状腺肿可分为甲状腺增生、甲状腺囊肿、甲状腺瘤、甲状腺癌。肿瘤较大时压迫邻近结构而出现相关症状。

2.影像学表现

(1)CT:①气管前方及侧方软组织肿块,邻近结构受压、移位(图6—2)。②肿块与颈部甲状腺组织相连续。③肿块密度稍高而不均匀,可见囊变、出血及钙化。④增强扫描时肿块实质强化明显并持续较长时间。

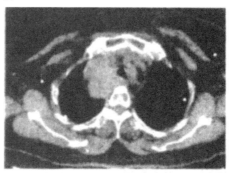

上纵隔气管右侧见块状影,密度高于周围组织,气管右侧受压

图6—2 胸内甲状腺肿

(2)MRI:①肿块呈长 T_1 长 T_2 信号。②肿块内部信号不均。③增强扫描后实质明显强化。

3.诊断与鉴别诊断 上纵隔肿块与颈部相连,并随吞咽上下移动,CT 及 MRI 增强时明显强化,则可确定胸内甲状腺肿的诊断。右上纵隔肿块有时可为无名动脉迂曲或动脉瘤,但其透视时可见明显搏动。

(二)胸腺瘤

1.临床、病理、实验室 胸腺瘤起源于未退化的胸腺组织。病理上分为上皮细胞型、淋巴细胞型、混合型。包膜完整者为非侵袭性、包膜不完整者为侵袭性,大体标本可为实性或囊性。是前纵隔最常见的肿瘤。

临床除一般性压迫症状外,与重症肌无力关系密切。

2.影像学表现

(1)CT:①前纵隔中部类似圆形肿块(图6—3)。②肿块向中线一侧或双侧突出。③部分组织可以囊变和钙化。④增强时实质近似均匀强化。⑤肿块边缘不规则、侵及周围结构时边界模糊,多为侵袭性胸腺瘤。

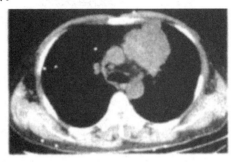

前上纵隔肿块,密度较均匀,边缘较规则,向左侧胸腔突出

图6－3　胸腺瘤

(2)MRI:①肿块 T_1WI 低信号,T_2WI 呈高信号。②放疗后 T_2WI 肿瘤为高信号,而纤维化组织呈低信号,可以区分是否有肿瘤残余或复发。

3.诊断与鉴别诊断　胸腺瘤应与胸腺增生鉴别,后者体积增大、形态正常、密度较高而均匀。

(三)畸胎瘤

畸胎瘤多为胚胎时期部分多潜能组织随心血管发育进入纵隔所致。囊性畸胎瘤(皮样囊肿)含外、中胚层组织,实性畸胎瘤含内、中、外三个胚层组织。

本病多在成年后发现。肿瘤较大可产生压迫症状,发生支气管瘘时可出现咳嗽、咯血,咳出毛发、骨骼或脂溢性物质为特征性表现。

1.影像学表现　①前纵隔厚壁囊肿。②肿块内有骨骼或脂肪成分(CT 值－50～－25HU)。③肿块内囊实性混杂密度,增强时不均匀强化(图6－4)。④增强时一过性显著强化提示为侵袭性。⑤MRI 对脂肪的显示极具特异性,T_1WI 和 T_2WI 均呈高信号。

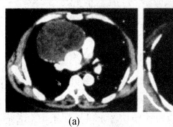

(a)　　　　　　　　　(b)

(a)前中纵隔内混杂低密度灶,病灶无明显强化,边缘见壳样钙化;(b)前纵隔囊实性肿块,内见钙化

图6－4　畸胎瘤

2.诊断与鉴别诊断　前纵隔中部混合性肿块,内含脂肪或成形钙化是畸胎瘤的典型表现。浸润性生长和增强时一过性显著强化提示为恶性或恶变。

(四)淋巴瘤

1.临床、病理、实验室　淋巴瘤是起源于淋巴组织的恶性肿瘤。病理上霍奇金淋巴瘤可发现 R－S 细胞,以侵犯淋巴结为主,颈部先发。而非霍奇金淋巴瘤无 R－S 细胞,容易出现多器官受累,病变呈跳跃式发展。

临床上本病多发于青少年,主要表现为淋巴结肿大,晚期可有发热、疲劳、消瘦、压迫症状。

2.影像学表现

(1)CT:①前纵隔、支气管旁组和气管支气管组、隆突下组淋巴结增大(图6-5)。②肿大淋巴结独立或融合。③增强扫描时轻度强化。④可出现胸膜、心脏和肺组织浸润病灶。⑤腹膜后可见淋巴结增大。

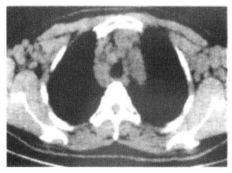

纵隔及双侧腋窝内淋巴结肿大

图6-5　淋巴瘤

(2)MRI:增大淋巴结 T_1WI 为等信号, T_2WI 为中高信号。MRI平扫借助流空效应可明确肿大淋巴结的分布。

3.诊断与鉴别诊断　患者出现表浅淋巴结增大、发热,影像检查发现前纵隔及中纵隔淋巴结增大,一般诊断不难。鉴别诊断需考虑以下几种情况。

(1)结节病:症状轻微而影像表现重,肺门淋巴结增大为主。

(2)淋巴结核:单侧出现,容易发生干酪样坏死,肺部有结核灶。

(3)纵隔转移:有原发灶,偏侧性肿大,老年人多见。

(五)神经源性肿瘤

1.临床、病理、实验室　神经源性肿瘤是最常见的纵隔肿瘤,病理上包括交感神经来源的节神经瘤、交感神经母细胞和周围神经来源的神经鞘瘤、神经纤维瘤、恶性神经鞘瘤等。除个别患者出现压迫症状外,本类疾病多为偶然发现。

2.影像学表现

(1)CT:①脊柱旁沟类圆形肿块(图6-6)。②密度均匀而略低于肌肉。③相邻骨结构压迫吸收。④跨越椎间孔生长时呈哑铃状。

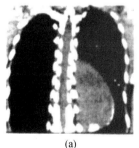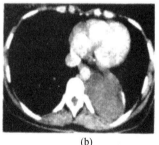

(a)　　　　　　　　　　　(b)

(a)CT、MPR重组;(b)轴位显示左后纵隔脊柱旁见椭圆形肿块影,密度均匀,边缘见不规则钙化

图6-6　神经源性肿瘤

(2)MRI:①后纵隔长 T_1 长 T_2 信号,囊变后更显著。②增强时瘤体明显强化。③更清楚地显示脊髓是否受压。

3.诊断与鉴别诊断　年龄较小的患者,后纵隔脊柱旁沟内软组织肿块合并相邻骨质压迫或破坏,则容易诊断,鉴别诊断如下。

(1)椎旁脓肿:多为梭形,中心坏死液化,相邻骨质破坏,椎间隙狭窄。

(2)脊膜膨出:脊椎骨质结构畸形,其内为液体成分。

(六)其他纵隔肿瘤或囊肿的特点

1.支气管囊肿　中纵隔中上部紧邻气管支气管的类圆形肿块,囊性,靠近支气管一侧较平直,增强时不强化。

2.食管囊肿　中后纵隔食管走行区域椭圆形影,边界光滑,CT值10～15HU。

3.淋巴管瘤　症状轻微而体征明显,前纵隔上部囊性肿块,可与颈部相连,水样密度。

4.间皮囊肿　紧邻右侧心膈角的水滴状囊状病变,改变体位形态可变但不缩小。

5.脂肪瘤　纵隔内肿块,脂肪密度(CT值在－30HU以下或脂肪信号)。

6.神经性肠囊肿　后纵隔脊柱旁类圆形囊影,局部脊柱畸形,可与肠管相通而含有气体。

二、纵隔非肿瘤性病变

(一)纵隔气肿

1.临床、病理、实验室　纵隔气肿是纵隔内气体异常聚集。可为纵隔穿透伤、肋骨骨折、气管食管破裂、颈胸部手术、肺空洞性病变破裂和纵隔穿刺等引起。

临床表现为突发胸骨后闷胀、疼痛、向颈部放射,气急、发绀、颈部粗胀、声嘶、吞咽困难,体检颈胸部皮下饱满、捻发音。

2.影像学表现　X线、CT:①正位显示纵隔内条状透亮气体影(图6－7)。②侧位显示胸骨后透亮区。③纵隔内部分结构边界异常清晰,如胸腺帆状影、动脉周围环状影、双重支气管征等。④颈部和胸壁可见皮下气肿。⑤大量气肿可出现膈肌连续征。

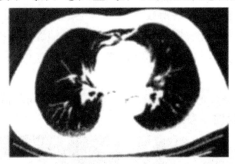

前纵隔内气体密度影

图6－7　纵隔气肿

3.诊断与鉴别诊断　胸片发现纵隔内气体即可诊断。少许气体可被漏诊,必要时CT检查。

(二)纵隔血肿

1.临床、病理、实验室　纵隔血肿可因外伤、异常主动脉结构破裂、凝血功能障碍所致,也可因其他部位出血蔓延而致。少量血肿常无症状,严重者出现胸痛、气急、颈静脉怒张、休克。

2.影像学表现　①明确血肿存在和范围。②可确定出血是否为大血管病变所致。

3.诊断与鉴别诊断　有外伤史和出血性体质患者,纵隔内异常血液积聚即可诊断,CT、MRI尚可确诊造成出血的主动脉疾患。

(马守成)

第三节　膈肌疾病

一、膈肌位置及运动的变化

1.胸腔及腹腔压力的改变,可影响膈的位置。①胸腔压力减低如肺不张、肺纤维化,腹腔压力升高如妊娠、腹水、腹部巨大肿块等均可使膈升高。②胸腔压力升高可使膈位置降低,如肺气肿、气胸、胸腔积液等。

2.一侧膈肌发育不良张力低,位置可以升高,称膈膨升。

3.膈神经麻痹时,膈也升高。

4.上述引起膈位置改变的因素以及胸腹腔的炎症可使膈动度减低。

5.膈麻痹时由于自主运动丧失可出现呼吸时的矛盾运动,即吸气时患侧升高,健侧下降,呼气时反之。

二、膈肌轮廓的改变

1.横膈轮廓模糊,多为胸膜反应或粘连造成,致横膈毛糙不整。

2.膈影部分消失,为膈肌先天性缺损或脆弱,腹腔内脏器部分疝入胸腔所致。

3.局部半圆形隆起,多因膈神经麻痹造成,常在左侧,并可出现反常运动。

4."幕顶"状突起,是因胸膜与横膈粘连造成,常见于斜裂与膈顶交接区域。

三、膈疝

(一)据病因可分两类

1.先天性膈疝

(1)由于膈肌结构缺损或脆弱,致腹腔内或腹膜后组织器官疝入胸内。

(2)食管裂孔疝最为常见:①Ⅰ型,也称为滑动型食管裂孔疝,膈食管韧带薄弱,胃食管交界区和部分胃可移动到膈肌的食管裂孔以上,进入后纵隔。滑动型食管裂孔疝的患者可无症状或出现反流的症状。②Ⅱ型,少见,也称为食管旁型食管裂孔疝,膈食管韧带断裂,使部分胃或其他结构沿着胃食管交界区疝至食管裂孔以上,而胃食管交界区仍然位于膈肌以下。当食管旁型疝很小时可无症状,不会产生胃灼热或反流性食管炎,但可导致餐后不适、胸骨后胀满感和嗳气。

(3)胸腹膜裂孔疝、腰肋三角区裂孔疝(Boch－dalek疝):①胸骨旁裂孔疝(胸肋三角区裂孔疝,Morgagni疝)。②主动脉及下腔静脉裂孔疝极少见。

2.外伤性膈疝

(1)可因直接穿通伤,或因撞击等间接暴力引起。

(2)常发生在左侧,多位于膈顶部。

(3)经胸腹膜裂孔疝入的脏器可压迫肺脏造成发育不良,并产生呼吸道症状,如发生胃肠道嵌顿绞窄则出现相应症状。

(4)胸骨旁裂孔疝一般较小,常无明显症状。

(5)外伤性膈疝除呈现脏器疝入胸腔的症状外,尚可合并脏器及大血管损伤。

（二）影像学表现

1.可显示膈肌的缺损或天然孔道的扩大,多可见相似的表现,小的局部膈肌缺损或不连续。

2.可显示疝入胸腔的内容物　如网膜、结肠、胃、小肠和肝脏等。

3.矢状位或冠状位影像有助于显示膈肌缺损及疝入内容物。

四、膈肌肿瘤

（一）临床特点

1.膈肌的原发性肿瘤非常罕见,大多起源于腱部或其前方肌性部分。

2.良性肿瘤的发生率等于或稍高于恶性肿瘤,左右侧受累概率相同。

3.良性肿瘤包括间皮瘤、畸胎瘤、支气管囊肿、脂肪瘤、血管瘤、神经源性肿瘤、纤维瘤和肌肉的良性肿瘤。

4.原发性恶性肿瘤大多数是起自纤维或肌肉的肉瘤,其中以纤维肉瘤最为常见。

5.转移性肿瘤多来自邻近肿瘤的直接侵犯如间皮瘤、胸腺瘤、胸部网状细胞肉瘤,也可为淋巴道或血行转移至膈肌。

（二）影像学表现

1.软组织肿物的表现通常没有特异性。

2.由于膈肌为薄的软组织密度结构,采用 CT 可明确发现膈肌起源的肿物,而邻近肝脏或胸膜起源的肿物通常较困难或不容易发现。

（马守成）

第四节　胸部外伤

一、胸壁骨折

（一）X 线、CT 表现

1.肋骨骨折可单发或多发,可一侧或两侧,CT 优于普通 X 线胸片,能显示普通 X 线胸片上不能显示的骨折。

2.肋骨骨折常伴有气胸、液气胸、肺挫伤和皮下及纵隔气肿。

3.胸骨骨折因普通胸片后前位胸骨与脊柱前后重叠,常显示不清,侧位胸片可有利于显示胸骨骨折,而 CT 可通过薄层扫描和冠状位重建清楚地显示骨折线和移位的程度。

4.胸椎骨折 CT 可显示椎旁血肿,椎管内有无骨折碎片和血肿以及脊髓受压情况。

（二）检查选择

胸部 X 线平片及 CT 检查为首选。

二、肺挫伤及肺撕裂伤

（一）X 线、CT 表现

1.胸片上可见肺内单发或多发的大小不等的片状阴影,形态不规则,边缘模糊。

2.CT 上散在的斑片状密度增高影,大小范围不等,边缘模糊。部分病灶融合呈大片状阴影,病灶不按肺叶或肺段分布,而与受伤部位有关。

3.病灶通常在24～48h开始吸收,如继续发展,可提示继发感染可能。

4.如有血块阻塞支气管,可造成肺段或亚肺段的不张,增强扫描时,该区域不强化或轻度强化。

5.如发生肺撕裂伤时,在肺外周胸膜下肺组织内可见含气液平的空腔,壁薄,或边缘光整的球形阴影,密度均匀(图6-8)。

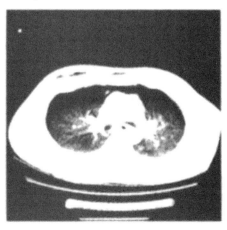

两侧气胸,纵隔及前胸壁皮下气肿

图6-8 胸部外伤

(二)检查选择

胸部X线平片检查为首选。

三、气管及支气管撕裂伤

(一)X线、CT表现

1.多发生于支气管隆突上方至支气管隆突下2cm之内。

2.严重的撕裂伤,常引起纵隔和皮下气肿、气胸。

3.主支气管或叶支气管断裂时,可造成一侧肺或肺叶的不张。

4.CT重建可显示断裂的支气管。

(二)检查选择

胸部CT检查为首选。

四、纵隔气肿及纵隔血肿

(一)CT、MRI表现

1.纵隔气肿多由肺损伤,气体沿支气管血管束进入纵隔或气管、食管撕裂所致。

2.CT可发现平片上不能显示的少量气体影。

3.CT、MRI可显示血肿的大小,并根据血肿的部位推测出血的来源。

(二)检查选择

胸部X线平片及CT检查为首选。

(马守成)

第五节　微小肺癌的 CT 影像诊断

一、肺原位腺癌的 CT 影像特征、病理基础及鉴别诊断

肺原位腺癌（adenocarcinoma in situ，AIS）的发生、发展是一个多基因参与、多步骤渐进的过程。由于细支气管肺泡干细胞位于细支气管和肺泡交界处，有修复细支气管和肺泡损伤、自我更新和分化的能力，可传代分化出 Ⅰ 型和 Ⅱ 型肺泡细胞与细支气管细胞，细支气管肺泡干细胞在细支气管和肺泡损伤修复和内环境稳定中起重要作用。在外环境诱导及某些特定基因突变（如 K-ras 突变）的内外因素作用下，易发生转化、扩增或增殖成为肿瘤干细胞，进而发展成 AAH、AIS 和腺癌。这一系列过程（BASCs→AAH→AIS→Adenocarcinoma）是在基因与微环境的调控下逐步演进的。由于在这个发生、发展过程中，不同阶段相互关联，相互交错，导致了 AIS 在影像学与形态学上的多样化表现，但在主体上仍呈现为纯磨玻璃样结节。

目前，AIS 在肺癌中所占的比例逐年升高，由 20 世纪 80 年代占非小细胞肺癌的 5% 升至现在的 30%，且 50% 以上的患者为女性，62% 的患者无吸烟史。局灶性 AIS 最常见，约占 50%。患者通常无临床症状，仅在 CT 查体时偶然发现，与其他类型的肺腺癌相比预后较好，术后的 7 年生存率达 100%。临床上对 AIS 的诊断和治疗常常存在极大的差异，而诊断错误和治疗不当是造成患者预后不良的主要原因。鉴于对 AIS 的临床－影像－病理等综合诊断的逻辑思维、诊断要点尚缺乏一致、完整、全面的认识，尽快提高业界的认知能力和诊断水平至关重要。

影像学上，AIS 与 AAH 相似，绝大多数的 AIS 在 CT 影像上同样表现为局灶性纯磨玻璃结节，云雾状，边缘光整，直径≤3cm；较具特征性的表现是在云雾状磨玻璃结节周边常见横径≤2mm 微细血管移动进入病灶，同时在其内部还可有横径≤2mm 的微血管分支出现，形成"肿瘤微血管 CT 成像征"（图 6－9）。这是它与非典型腺瘤样增生最为关键的不同之处（图 6－10）。

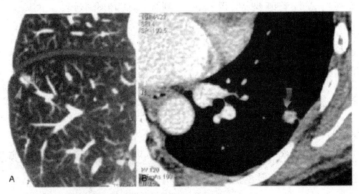

图 6－9　肿瘤微血管 CT 成像征

A. 肿瘤微血管 CT 成像征：MIP 图像显示肿瘤血管（箭）移动进入瘤结节内（箭头）；B. 肿瘤微血管 CT 成像征：在瘤结节的外周带可见强化的新生微血管（箭）

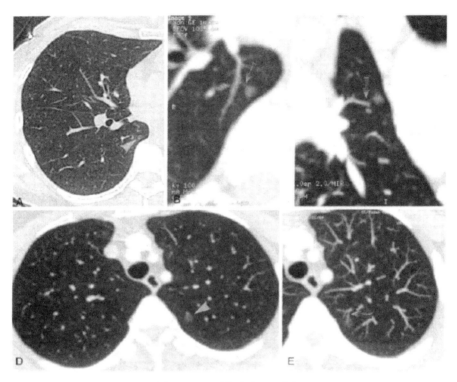

图 6－10　原位腺癌 CT 特征

A－C. 女,45 岁,体检发现右下肺内基底段 4.5mm GGN;D－E. 女,50 岁,体检发现左上肺尖后段 7mm GGN;对于此 2 例患者,在横断面薄层图像上无法观察肺内病灶的周边微细血管情况,因而很难对病变进行定性(A,D.箭头);图像后处理,包括 CPR(B－C)和 MIP(E)有助于多方位、多力向观察评估病灶周围血管情况:可见细小血管(B－C,E.箭)移动进入病灶内部,同时在其内部还可有(无)小点状、细线状增强影出现,这是原位腺癌与非典型腺瘤样增生最为关键的不同之处,藉此两者可以鉴别;2 例均行手术切除,病理证实为 AIS

从 GGN 的大小、密度方面分析,AAH 一般小于 5mm,密度很低,绝对 CT 值在－600HU 左右,可以保持数年不变,其边缘较 AIS 模糊,增强扫描无肿瘤微血管 CT 成像征。AIS 一般 >5mm,多数在 5～30mm。但需要注意的是,也有部分 AIS 病例≤5mm,此时仔细观察有无血管移动进入病变显得尤其重要(图 6－11)。AIS 密度稍高于 AAH,若以 CT 密度值的量化标准计算,通常认为在动态随访期间,GGN 病灶的 CT 值前后相差超过 100HU 方具临床指导意义,提示已出现 AIS 的特征,即 AAH 在向 AIS 转化和演变。此为鉴别要点之二。

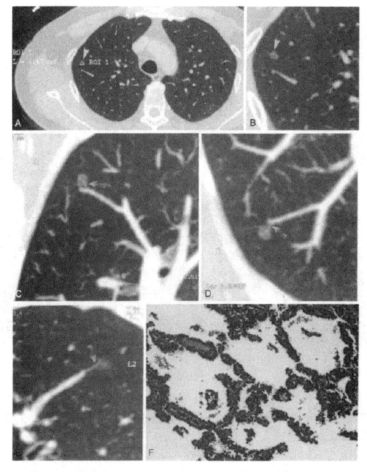

图6-11 原位腺癌与非典型腺瘤样增生的鉴别要点

男,59岁,右上肺GGN 4.4mm在横断面薄层图像上是无法观察到周边有无微细血管的,无法区分AAH、AIS或其他病变(A-B.箭头),经图像后处理(C-D.MIP,E.CPR)可观察到有横径≤2mm的微血管分支(C-D,E.箭)移动进入病灶,同时在其内部还可见横径≤2mm的微血管分支断面出现,可与不形成"肿瘤微血管CT成像征"的AAH鉴别;F.手术病理为原位腺癌(4.4mm),肺泡结构存在,非黏液型肿瘤细胞沿肺泡贴壁生长,细胞间相互粘连(HE×200倍)

最后,在病理上AIS病灶内的肿瘤细胞单纯地沿肺泡壁呈伏壁式生长,形态多样,可呈柱立方状、钉状、圆顶状,而无间质、血管或胸膜的侵袭,可出现入量残存气腔,但无肺泡塌陷。癌细胞紧密、连续、叠层排列,与AAH病灶内的细胞呈不连续、疏散的排列不同,此为鉴别要点之三。AIS既无肺泡塌陷,也无间质、血管或胸膜的侵袭,属于非浸润性的腺癌。由于AAH与AIS两者是一个替代、演变、转化的连续过程,所以在同一侧患者或同一(不同)肺叶上可以先后出现或同时存在。根据2011版病理分类,AIS与非典型腺瘤样增生(AAH)同被列入浸润前病变(preinvasive lesions)。因此,对CT常规查体中发现的、无任何症状的5~9mm的pGGN应引起重视。由于肺内发生AIS后往往可以持续一段很长的时间,手术切除后的病理证实肿瘤并未发生浸润性改变,术后也无须任何后续治疗,在TNM分期上它属于$T_{is}N_0M_0$,stage 0。根据第7版TNM病理分期标准ⅠA、ⅠB、ⅡA、ⅡB、Ⅲ和Ⅳ期肺癌的5年生存率分别为73%、58%、46%、36%、20%和13%,而0期(原位癌T_{is})的5年,甚至10年生存率是 100% 或接近 100%。因此把握好 AIS 的诊断,提高 0 期肺腺癌检出率,影像诊断是关键,这对于肺癌的早发现、早诊断、早治疗及预后都有着很重要临床价值和现实意义。当前全球肺癌的 5 年总体生存率仅为 16% 左右,在中国情况更差,主要原因在于 66% 的肺癌在发现时已为晚期。因此,须把握好对 AIS 的诊断,提高 0 期肺腺癌的检出率,及早启动干预,以改善肺癌患者的生存率,从而保证患者的生活质量和预期寿命,必将产生极高的社会和经济效益。

根据 2011 版肺腺癌的 IASLC/ATS/ERS 新的病理分类,肺黏液性腺癌(mucin—producing adenocarcinoma of the lung,MPA)可见于各期腺癌之中,不再将其单列一类。MPA 是一组临床上少见的肺部原发性恶性肿瘤,属于肺腺癌的一种特殊类型,其组织学特点是肿瘤内含有丰富的黏液,具有独特的临床病理特征和免疫表型。MPA 的临床症状和影像学表现与肺腺癌的其他亚型相似,缺乏特异性表现。总体预后也较普通型肺腺癌差。MPA 多见于中老年患者,早期无特异症状和体征,容易误诊,患者确诊时大多已属中晚期,其中一部分患者已错过手术治疗最佳时机。MPA 主要的 CT 影像学表现有磨玻璃结节、肺实变、多囊腔、空洞、空泡样透亮影、支气管充气征、小叶间隙增宽等多种形态表现,其中约 75.0% 的病灶中心区域内可见低密度影,内含有丰富的胶质黏液物质,形成独特的"中央空泡征"CT 征象(图6—12)。MPA 的确诊主要依靠病理学检查,争取手术完全切除是关键。

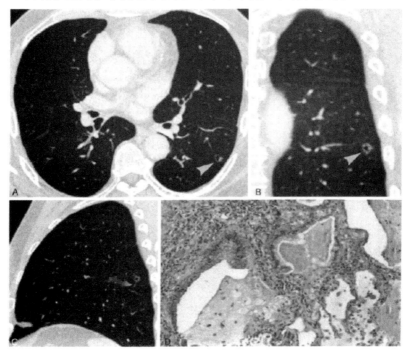

图 6—12 黏液型原位腺癌

A. 男,74 岁,左下肺见一含"中央空泡征"的 9mm 小病灶(箭头);B. CT 随访 10 年,病灶形态、大小、密度、位置始终无动态改变(箭头);C. CT 增强扫描,在矢状面重组图像上可见肿瘤血管进入病灶边缘,具恶性征象(箭);D. 手术病理:黏液型原位腺癌(1×0.6cm),伴间质肺炎。间质内见炎症细胞浸润,肺泡结构存在,肺泡腔扩张、内含黏液,被覆单层分化较好的黏液性肿瘤性上皮,无纤毛分化(HE×100 倍)。

由于正常细胞向肿瘤细胞转化时可以不依赖于直接的血供,所以当癌前期的非典型结节样增生出现后,首先要经历一个少(乏)血管生长期,这是肿瘤细胞无血管的缓慢克隆性增殖阶段,这个时期很长,可达数年之久。非典型腺瘤样增生具有惰性,生长十分缓慢,其代谢所需要的养分主要由细胞外基质通过简单扩散方式提供,其供应范围也十分有限。但若肿瘤继续生长则必须形成专门的血供系统。所以,当非典型腺瘤样增生从癌前期向恶性转化的过程中,也就是从少(乏)血管生长状态向多(富)血管生成状态过渡、转化的过程,即转变为有血管生成的肿瘤持续性生长阶段,以利于肿瘤的生长。所以血管生成是促成上述转变的关键环节。

在早期的研究中,人们已发现肿瘤新血管的生成影响患者的愈后,猜测血管生成可能是重要的预后因素。20 世纪 90 年代初期,Weidner 报道乳腺癌中每高倍视野下的血管数与转移有明确的相关性,首次提出肿瘤组织中微血管密度(microvessel density,MVD)这一概念及测定方法。随后,不同的研究者对不同的实体瘤进行的研究进一步证实:MVD 的增高预示着瘤体增长速度加快,转移可能性增大和患者生存期缩短,MVD 可作为独立的预后判断因素。肺癌组织中的微血管密度与肺癌患者术后生存时间呈非常显著负相关。肿瘤组织中的平均微血管密度可从一个侧面反映出肿瘤组织和肿瘤细胞的微环境状态,对肿瘤细胞的增殖、生长、侵袭及转移均起重要作用,并将影响肿瘤的病理生理特点和患者预后。

肿瘤血管生成的来源之一是由于肺癌细胞会释放血管生成因子(angiogenic factors),特别是其中的血管内皮生长因子(vascular endothelial growth factor,VEGF),刺激肿瘤周围附近的微细血管及其分支,长出毛细血管芽后形成迁移性的、新生的微血管,逐渐移动进入肿瘤,可直接供应肿瘤细胞所需要的营养物质,使肿瘤内的代谢得以进行,即外源性肿瘤血管生成学说。肿瘤的血管生成的来源之二是血管内皮生长因子进一步促使病灶区原有宿主血管加快增殖,形成并建立肿瘤内部的新生微血管,逐渐互相联通成网,从而促使肿瘤进一步生长,即内源性肿瘤血管生长学说。肺癌的肿瘤血管形成过程极为复杂,肺癌组织不仅通过微血管的外部移动和内部联通获得丰富的营养,而且也可以通过肺泡间质的这些微血管输出癌细胞,导致肿瘤不断生长和转移。这就是肿瘤供血系统由少血管生成状态→外源性血管生成状态→内源性血管生成状态发展的全过程。

按照肿瘤血管结构特征及分布,可将肺腺癌的结节病灶分为 3 个区带:①外带,即肿瘤的边缘,是癌细胞增殖、活跃生长的区域,也是肿瘤微血管主要分布区域。其血管形态和数目与肿瘤的转移有很大关系。②间带,或称过渡带,即肿瘤边缘和中心之间的区域。③中心带,是肺组织被破坏、再重建的区域,可以再产生新生血管和基质。由于 AIS/MIA 肿瘤外带有丰富的微血管分支结构,在 CT 增强扫描时可以见到瘤外带边缘有微血管移动进入其内,同时在瘤内还有少许的微血管互相联通强化,形成有特征性的肿瘤微血管 CT 成像征,根据这一特点可以与非典型腺瘤样增生进行鉴别;而原位癌与微浸润癌鉴别时则以"移动"血管的粗细、"联通"血管的多寡来判定,微浸润癌的外部移动血管比 AIS 更粗(横径≥2mm)、内部联通血管比 AIS 更密、更丰富。

以往要研究肺癌组织内的微血管密度,在体观察非常困难,只能在术后的标本组织切片上利用免疫组化的方法进行。常用的免疫组化血管染色方法有Ⅷ因子法,生物素-抗生物素复合物(ABC 法),抗 CD34 单克隆抗体法及 LSAB 法等较为烦琐。目前已经可以在治疗前通过无创的 CT 增强来评价肿瘤的微血管密度,从而对肿瘤的恶性度和预后进行评估,并且通过对比肿瘤治疗前后的微血管密度的改变评估治疗的效果。需要强调的是,正确和合理应用 CT 血管成像及图像后处理(MIP,CPR,MPR)的重要性,以有效地显示肿瘤周边部丰富的微血管密度和与其密切相关的、增强前后相对 CT 值的变化以及完整的肿瘤微血管 CT 成像征，这些特征是影像诊断肺原位腺癌的关键依据(图 6－13)。相对于肿瘤发展至微浸润或浸润甚至更后期才会出现的征象，如深分叶征、棘突征、毛刺征、胸膜凹陷征、胸膜切迹征、支气管充气征、空泡征而言，认识和熟练掌握上述特征将有助于在疾病的更早期(AAH、AIS 或 MIA)明确肺癌的诊断。

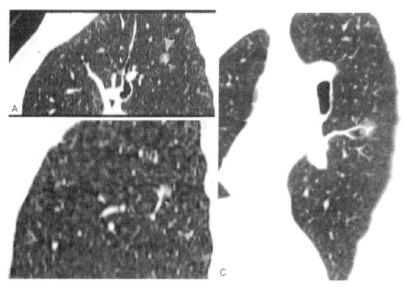

图 6－13　CT 血管成像和图像后处理是显示肿瘤微血管 CT 成像征、诊断微小肺癌(AIS/MIA)的关键步骤

　　A. 矢状位，可见肿瘤微血管(箭)移动进入结节(箭头)；B. 冠状位，同样显示肿瘤微血管(箭)移动进入结节，血管显示更为清楚；C. 曲面重组斜位观察，肿瘤微血管发自于肺动脉的分支(箭)

　　支气管、肺血管与肺癌结节的关系对 CT 影像作出正确诊断非常重要。无论是支气管动脉的分支还是肺动脉的分支在解剖结构上都与相对应的支气管伴行，沿途分支形成毛细血管网，分布于肺泡壁，营养肺泡壁、肺内支气管壁和脏层胸膜。在显示 AIS 病灶与支气管、肺动脉、支气管动脉之间的形态关系上，运用 CT 多平面重组(MPR)、最大密度投影(MIP)、曲面图像重组(CPR)等图像后处理方法观察 GGN 与肺动脉/支气管动脉间关系及进行形态学分型，对 GGN 的定性有很大的实用价值。

　　肺癌的强化程度并不与外源性血管的大小成正相关性，肺癌的强化程度及峰值与内源性新生的肿瘤小血管(0.02～0.10mm)是具有一定相关性的。肿瘤强化程度低，提示肿瘤内的新生血管密度较小；强化程度高，则提示新生血管密度较大。定量上分析，强化净增值或绝对增加值(＝增强后 CT 值－增强前 CT 值)≤20HU 时，表示肿瘤强化程度低，手术残留肿瘤血管的概率亦较低，术后肿瘤复发的概率较小，患者生存时间长。有研究认为肺静脉受累时，应该高度提示肺癌，这是因为肿瘤呈膨胀性生长，常侵及相邻的肺段和亚肺段，肺静脉位于肺小叶的周边部位，肺静脉受累对于判断肿瘤的侵袭性更具指标意义。此外，肺静脉也可能一定程度地参与肿瘤供血。因此，肺血管与 GGN 的关系对病灶的定性诊断有肯定的实用价值。

　　再次强调，肿瘤微血管 CT 成像征是指在云雾状磨玻璃结节周边有直径 2mm 左右的微细血管移动迁入其内部，同时在其结节内部还可有直径 2mm 左右的微血管相互联通的 CT 征象。肿瘤微血管 CT 成像征是周围型微小肺癌与其他单发肺结节鉴别的一个重要依据。

它与周围型肺癌的 CT 影像上所观察到的血管集束征不同。后者是由增粗的血管（扩张的小动静脉）、相应的支气管及部分纤维成分组成。血管集束征一般认为是从肺门侧走向肿瘤的多条血管因反应性纤维结缔组织增生显著聚拢，同时邻近血管被牵引拉向结节或被卷入结节所形成的。它并非是真正的肿瘤供血血管，也不能显示出肿瘤内的血管联通征象，而是肿瘤体内纤维化和肿瘤增殖、破坏造成肺支架结构塌陷、皱缩对周围血管的牵拉或肿瘤对经过血管的包绕所致。比肿瘤微血管 CT 成像征的肿瘤供血血管粗大得多。血管集束征既可以是动脉也可是静脉，或两者兼有，所以良性病变也可见到血管集束征。此外，肿瘤微血管 CT 成像征必须经过图像后处理的方法才能满意显示，而血管集束征不必经过图像后处理即能较清晰地显示。

　　磨玻璃密度影亦可见于肺实质和肺间质性病变，可以是肺泡腔或腔壁的炎性细胞浸润，本身无特异性。过敏性肺泡炎和间质性肺炎可表现为小叶中心磨玻璃密度影；肺泡蛋白沉着症，类脂质肺炎，结节病，卡氏囊虫性肺炎表现为全小叶分布的磨玻璃密度影；特发性肺间质纤维化，闭塞性毛细支气管炎伴机化性肺炎表现为边缘分布的磨玻璃密度影。凡是正常人体检发现的长期存在的偶发性磨玻璃结节，经过抗感染或较长时期的观察不消失，且具有"肿瘤微血管 CT 成像征"时，要考虑肺原位癌的诊断。由于"肿瘤微血管 CT 成像征"的含义是：肿瘤血管移动进入瘤体＋瘤体内微血管的互相联通，因此对于肺原位腺癌的 CT 诊断也可以简化为如下公式。

　　肺原位腺癌＝体检发现的、长期存在的、偶发性纯磨玻璃结节＋肿瘤微血管 CT 成像征

　　尽管肿瘤微血管 CT 成像征在周围型肺微小腺癌的鉴别诊断中有很高的特异性，但是这一公式的应用前提仍然是建立在既往病史、体检和基本的影像形态特征评价基础上，既不可偏废，也不能误解。在此必须强调指出这只是一个共性规律的表现，特殊的个性（个案）表现不能包括在内，但也不必对所有结节全都套用此一共性规律，譬如对 6～10mm 的、有血管移动和强化的实性/半实性结节，可以是炎性肉芽肿，并非是腺癌（图 6—14，图 6—15）。所以对每一个病例都应该是具体情况，具体分析。在解读这些多元性影像（CT、MRI、DSA、PET/CT）发现的变化多端的征象时，要注意由表及里、去粗取精、去伪存真、细致分析、审慎鉴别、结合临床、找出规律、扬长避短、互相验证、互相补充、做出判断、完善结论。而绝不能采取仅凭一种征象或特征对病灶做出定性诊断。医学影像的诊断思维属逻辑推理学范畴，所获得的影像学信息和临床资料越多，平时掌握的病种越多，对解剖知识及正常变异了解越多，推理就越符合逻辑，诊断就越完善、准确。

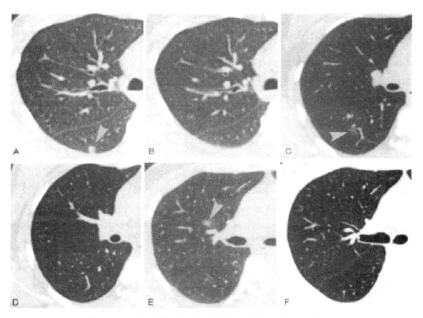

图 6—14　抗感染治疗在结节鉴别中具有重要作用

A—B. 良性实性微结节,女,45 岁,体检发现右下肺背段胸膜下 8mm 实性结节(A. 箭头),无任何临床主诉及体征,经抗感染治疗,3 个月后复查胸部 CT,病灶完全消失(B);C—D. 良性伴实性磨玻璃微结节,女,48岁,CT 查体示右下肺背段血管旁 6mm 磨玻璃微结节(C. 箭头),无任何症状及体征,经抗感染治疗,2 个月 CT复查病灶完全消失(D);E—F. 良性磨玻璃微结节,男,31 岁,体检发现右上肺前段 7mm 磨玻璃结节(E. 箭头),无不适主诉,经抗感染治疗,2 个月后 CT 复查示病灶完全消失(F)

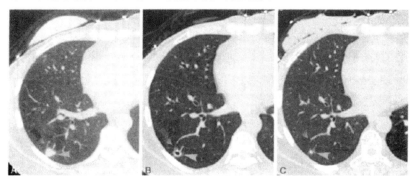

图 6—15　良性实性小结节

A. 女,40 岁,右乳腺癌术后 1 年,定期 CT 随访时发现右下肺后基底段 11mm 实性结节(箭头),边缘可见数条微小血管进入病灶(箭),结合病史,考虑转移性病变可能性大,但患者拒绝手术,遂给予短期抗感染治疗、观察;B. 抗感染治疗后 2 个月 CT 复查,病灶实性成分明显减少,结节中心呈空洞化改变(箭头),病灶周围血管亦减少(箭);C. 继续随访至 7 个月,CT 示病灶继续缩小,残留约 3mm 的粟粒灶(箭头),原与病灶相连的血管均退缩(箭)

二、肺微浸润腺癌的 CT 影像特征、病理基础及鉴别诊断

微浸润腺癌(minimally invasive adenocarinoma,MIA)的定义为孤立性、以鳞屑样生长方式为主且浸润灶≤5mm 的小腺癌。对于这种混合密度结节,磨玻璃密度中的实变影在病理上是肿瘤细胞的浸润性生长。在最大径≤3cm 的 AIS 病变内若出现实变灶,且实变范围的

最大直径≤5mm时,提示 AIS 已移行演变为 MIA。

在原位癌生长、演变、转化成微浸润腺癌的过程中,除了有来自肺/支气管动脉细小分支的肿瘤供血血管移动进入病灶外,在病灶内肿瘤血管增生,互相联通,形成肿瘤内部的血管系统。这些肿瘤内部新生的微血管主要分布在癌结节外带区域,此处是癌细胞增殖和生长最为活跃的区域,肿瘤内部微血管的互相联通在增强 CT 扫描时将造成肿瘤的明显强化,与移动进入病灶的肿瘤供血血管一并构成"肿瘤微血管 CT 成像征"。微浸润癌与原位癌鉴别时,要以移动的血管粗细、联通的血管多寡来判定,微浸润癌的移动血管比原位癌更粗(横径≥2mm)、血管互相联通比原位癌更丰富,甚至形成血管湖。

由于存在相当数量的经病理证实的微浸润癌病灶大小仅约 5mm,在 CT 上很难发现≤5mm 实变灶,因此只能凭借 CT 增强扫描观察"肿瘤微血管 CT 成像征"来评估和诊断病变。增强前后病灶区域的 CT 差值(净增值)一般都大于 30HU。这是微浸润腺癌与其他单发良性肺结节鉴别的重要 CT 特征之一。

微浸润癌的病理特征为肿瘤细胞沿肺泡壁伏壁生长伴有肺泡塌陷、弹性纤维中/重度增生和网状结构断裂,癌组织可在纤维瘢痕化区域内开始侵犯周围间质,形成早期微浸润性病灶;影像学上则表现为部分实性即混合密度的磨玻璃样病灶(mGGN)。1995 年,野口将其划分到 Noguchi C 型,即微浸润腺癌(MIA)。在 CT 影像上,除了在磨玻璃结节中存在≤5mm 的较高密度的实性浸润灶及肿瘤微血管 CT 成像征外,其外缘还可有细小毛刺,但是尚未出现胸膜牵拉或凹陷征,受累的肺泡框架基本完整;内部亦可见空泡征及细支气管充气征,这些征象发生的概率高于实性肺癌结节。临床上经抗感染或抗结核治疗后,病变往往无缩小,甚至继续增大(图 6—16)。所以当原位癌一旦发生微浸润,其病程将明显加快,浸润性肿瘤组织将逐步蚕食纤维瘢痕,最终纤维瘢痕会被浸润性腺癌完全取代,进一步发展成为伏壁式生长为主的浸润腺癌,后者将进一步发展为各类型浸润性腺癌(AIS→MIA→IAC)。因此,实性成分对于判断病情预后有着重要作用。实性成分所占比例越多,病变的恶性程度相对更高,局部切除术后的复发率亦更高,预后较差。

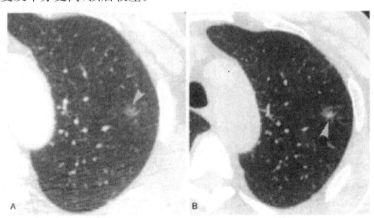

图 6—16 微浸润腺癌(MIA)的 CT 表现

A. 体检行胸部 CT,左肺上叶见一直径约 8mm 的 GGN 病灶(箭头),边界较模糊,内部未见明显实性成分,拟诊为 AIS,未手术,定期随访;B. 1 年后随访,原 GGN 病灶内出现较高密度的实性成分(箭头),范围≤5mm,考虑为 MIA。遂行手术,术后病理证实为 MIA

在微浸润腺癌的磨玻璃区域内的空泡和细支气管充气征,具有很高的诊断价值。空泡征及细支气管充气征的病理基础包括:①未被肿瘤组织占据的含气肺泡腔。②未闭合的或扩张的细支气管。③融合、破坏与扩大的肺泡腔(图6-17)。它们与空洞征不同,后者是肿瘤坏死物经支气管排出后形成,或肿瘤压迫、阻塞邻近支气管致肺气肿、肺大疱形成以后肿瘤向肺大疱壁靠近生长而成,或与终末支气管的活瓣阻塞有关。癌灶内空泡的大小可从5mm至数厘米不等,有时称为肺癌假性空洞征(pseudocavitation)或称"气泡样征"(bubble-like lucencies),这是肺腺癌的一个重要的CT征象(图6-18,图6-19)。在鉴别诊断上要详细观察空洞的部位、大小、数量;空洞壁厚度;空洞的内壁、外壁、周围结构;是否增强;有无空洞内容物;有无引流支气管;有无胸膜凹陷征、晕征等,区分是真性空洞还是假性空洞。只有掌握好这些要点才能与肺结核空洞、肺真菌感染空洞、肉芽肿性空洞等加以鉴别。

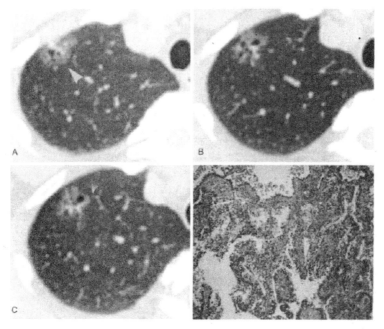

图6-17　微浸润腺癌(腺泡为主型)影像及病理

A. 男,54岁,右上肺尖段见直径约15mm的混合密度GGN病灶(箭头);B. 在磨玻璃区域内可见多个大小不超过5mm的小空泡和细支气管充气征;C. 肿瘤边缘可见肿瘤微血管CT成像征(箭);D. 手术病理:腺泡为主型微浸润腺癌(1.5cm×0.7cm),不规则腺体浸润性生长,周围可见原位腺癌区域(HE×100倍)

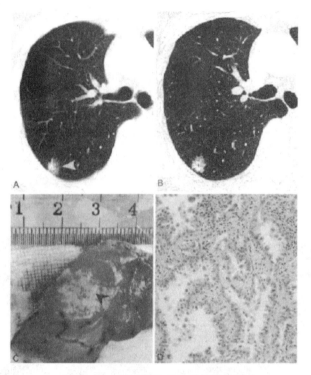

图 6—18 微浸润腺癌的影像及病理

A. 右下肺背段胸膜下见一直径约 12mm 半实性磨玻璃结节（箭头），其内可见≤5mm 的较高密度实性浸润灶；B. 在紧邻的下一个层面影像上，病灶内可见空泡征、毛刺征、棘突征及浅分叶征；C. 手术大体标本（箭头）；D. 病理证实为 MIA，镜下可见肿瘤细胞在间质内呈浸润性生长

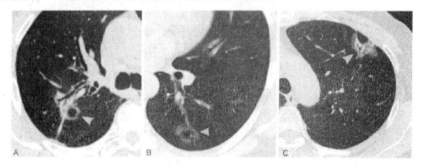

图 6—19 肺癌假性空洞征、"气泡样征"和细支气管充气征

A. 右上肺癌假性空洞（箭头），肿瘤细胞呈环形生长，形成中间的低密度区；B. 左下肺癌假性空洞（箭头），注意近端的肿瘤血管；C. 微浸润腺癌的"气泡样征"和细支气管充气征（箭头）

AIS 和 MIA 通常表现为非黏液型或罕见的黏液型亚型，这两类患者若接受根治性手术，疾病特异性生存率分别为 100% 或接近 100%。绝大多数患者术后无须辅助化疗或放疗。因此，把握好 AIS 的 CT 影像诊断，及时进行胸腔镜手术或其他有效的治疗，将可以显著提高肺癌的 5 年生存率。根据第 7 版 TNM 病理分期标准，ⅠA、ⅠB、ⅡA、ⅡB、Ⅲ 和 Ⅳ 期肺癌的 5 年生存率分别为 73%、58%、46%、36%、20% 和 13%，而 0 期（原位癌 T_{is}）的 5 年生存率是 100%。由此可见，肺癌的早期发现、早期诊断和早期治疗至关重要。所以在偶发性 GGN 的定期随访时，一旦出现病灶增大、增密、增强、增粗（肿瘤血管，图 6—20）的征象，应停止随访，

给予多学科会诊,尽可能手术切除,以免贻误早期肺癌(AIS 或 MIA)的诊治。

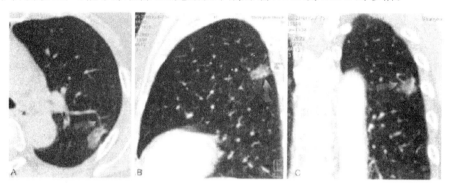

图 6-20　肺微浸润腺癌的肿瘤微血管 CT 成像征

A. 男,70 岁,横断位图像示左肺上叶后段混合密度结节灶,边界清楚,边缘可见横径约 2mm 的细小血管(箭)移动进入病灶内;B. 矢状位图像示左上肺后段结节强化明显,内部有新生成的微血管强化影(箭);C. 冠状位图像示左上肺后段癌结节有血管进入(箭)

鉴于此,针对"第一杀手"肿瘤—肺癌的策略可以归纳为如下"四抓"。

抓早:即抓住 0 期肺癌。

抓小:即在病灶较小的时候,特别是≤10mm 时给予明确诊断,降低时间延误导致远处转移的风险。

抓准:即在术前进行准确的影像诊断和病灶定位。

抓好:即通过临床、影像、病理多科互相协作,在确保有效地切除病灶后,准确地进行病理取材,防止出现病理科取材不准或无法发现病灶的局面。

Hasegawa 采用高分辨率 CT 对单纯 GGN、伴有中心实性的 GGN 和实性结节的倍增时间进行了研究,三者的平均倍增时间分别为 813d、457d 和 149d。说明对于肿瘤性病变而言,单纯性 GGN 的倍增时间明显长于混合性 GGN 和实性结节。这进一步证明了当原位癌发生微浸润演化后,其病程将明显加快,因此抓早和抓小具备非常现实的临床意义。

三、肺实性结节 CT 影像特征及病理基础

(一)肺实性结节的周围 CT 特征及病理基础

1.病灶整体形态为非圆形、不规则形、多角形、深分叶形提示恶性可能性大　分叶征是由于肿瘤各部分非均匀生长而使肿瘤边缘形成凹凸不平的分叶状,其次是由于瘤体向肺小叶生长时受到血管和支气管的阻碍,结节向周围组织内伸展不均一所致。主要见于以膨胀性或填充性(肺泡腔被肿瘤细胞填满)方式生长的恶性肿瘤,凹凸不平的边缘可能是肿瘤切迹或分叶的一部分。恶性肿瘤的毛刺征多细短僵直,也无分支,呈细线状。其病理基础是癌组织沿血管、支气管向外浸润;肿瘤纤维化成分收缩牵拉周围的小叶间隔;或者是周围边缘有炎性反应及结缔组织增生所致。棘突征是指瘤块边缘出现一条或数条小圆顶状棘状突起,常为 1~2mm 大小,其病理基础是腺泡间隔局限性纤维增生所致,多见于恶性肿瘤。毛刺和棘突征在肺癌中的出现频率较高,以往被认为是肺癌的特征性表现。侣是在良性结节,如结核球中亦可出现,是这部分结节被误诊为肺癌的原因之一。因此,对这些征象应加以仔细分析和慎重对待。结核球有时可见边缘毛刺征,多分布在部分边缘上,呈梳齿状向一个方向排列;而肺癌的短细毛刺多呈放射状排列。相对非实性结节而言,空泡征和支气管充气征在恶性的实性结

节中出现较少,分叶征、毛刺征、棘突征出现较多,这与肿瘤的病理类型及生物学行为有关(图6—21)。

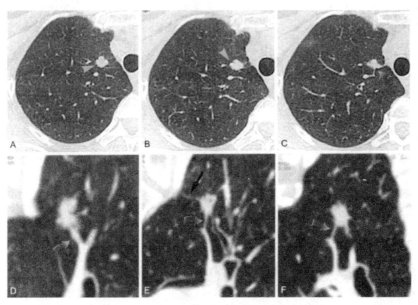

图6—21 恶性肺实性结节的CT影像学表现

女性,39岁。A—C.横断面图像,右上肺上叶尖段见1枚直径约10mm实性结节,病灶有毛刺(A.箭头)、深分叶(B.箭头)、棘突、胸膜凹陷、空泡、肿瘤血管移入(C.箭)等多种CT征象;D—F.多方位图像重组可更全面、充分、无遗漏地显示病灶的形态和外周特征,包括深分叶,肿瘤血管(箭),胸膜牵拉(E.黑箭)等。手术病理证实为浸润性腺癌

2.胸膜凹陷征在文献上又有胸膜尾征、兔耳征等名称 形成胸膜凹陷征的主要病理基础是肿瘤方向的牵拉和局部胸膜无粘连或仅有点、条状较松散粘连。关于这一征象也可见于一些良性肿瘤与炎性肉芽肿等。胸膜凹陷征的CT表现为肿瘤通过线条影牵拉相邻的脏层胸膜面,使之向内凹入形成喇叭口状,这是由于增厚的小叶间隔、肿瘤内纤维增生、纤维瘢痕组织收缩所致脏层胸膜受牵拉而内陷。这些征象多见于周围型肺癌,出现率较高,可见于50%～80%的病例内。该征象以往亦曾被认为是肺癌的独有表现,但在10%～30%的良性结节中也可观察到此征象,因此亦须针对具体病例,具体分析和综合判断。

3.增强CT薄层扫描有助肺结节的定性诊断 在增强扫描中,由于恶性结节的血管外间隙扩大,微血管床增加,内皮细胞的基底膜不完整,导致对比剂容易透过血管壁,弥散至肿瘤细胞间隙内,因而在肿瘤内滞留的时间较长,因此其强化程度明显高于良性结节。美国学者Swensen曾把增强前后CT值相差20HU作为良性、恶性结节鉴别的临界值。此后,又调整至15HU。日本学者Yamashita等则认为增强值介于20～60HU的结节高度提示恶性。急性炎症导致肺循环细小动脉弥散性血栓形成,使其接受的肺动脉供血明显减少,而由支气管动脉代替,小动脉扩张,微循环加速,造成单位组织血流量增加,故其强化远高于良性结节,也高于恶性结节。炎性肉芽肿的强化程度高于恶性结节,往往呈周围强化型,中心为坏死的无强化区,借此可与恶性结节鉴别。结核球由于中央干酪样坏死,血供很少;非活动性炎性假瘤因发生机化,病灶周围纤维增生包裹,血供也很少,强化都不明显。活动性结核或增殖结节,中央有较多血管,增强峰值可以增高。肺血管性肿瘤,如海绵状血管瘤和动静脉畸形多显著

均匀强化且强化高峰与肺内正常血管一致。

恶性结节血供系统的形成可分为两个步骤:第一步,由促血管生成因子参与的诱导肿瘤附近正常血管通过发芽的方式形成分支移动迁入肿瘤内;第二步,长入肿瘤内的血管在瘤体内部再形成新生的、互相联通的、有动静脉短路的微小血管。当肿瘤体积达到 $2\sim3mm^3$ 时,其体积的继续扩大需要有效的肿瘤血供来维持,否则肿瘤将进入休眠或惰性生长状态。

(二)肺实性结节的内部 CT 特征及病理基础

CT 薄层扫描能更好的观察病灶内密度是否均匀、有无钙化或脂肪成分;良性病变通常密度均匀,或有脂肪成分(-40～-90HU 为脂肪成分依据);恶性病变内部通常密度不均匀,可见空泡征、空洞、细支气管充气征、细沙砾钙化、磨玻璃征等。空泡征为结节内的小灶性透亮影,小空洞、细支气管充气征等为空泡征的不典型改变:空泡征为病灶内直径≤5mm 的中、低密度透亮影,而直径大于 5mm 的则称之为小空洞,细支气管充气征指相邻两个以上层面的低密度影或同层面内长管形透亮影,为肿瘤内尚未被侵及的细支气管和肺组织。细支气管充气征、空泡征很少见于良性结节,其存在多提示为恶性肿瘤,尤其是腺癌,因而此征的出现对早期肿瘤的定性诊断有重要意义。需特别强调的是,空泡征对早期肺癌的诊断有重要价值,尤以空泡征透亮影内缘有结节状或不规则突起,更提示为恶性可能。

空泡征表现为病灶内单个或多个直径小于 5mm(有别于小空洞直径大于 5mm)的小类圆形透亮区。病理基础为病灶内癌细胞沿肺泡壁伏壁生长,肺泡中尚存少许含气空隙;结节内未受肿瘤累及的肺支架结构,如细支气管、肺泡及含黏液的腺腔形成囊状扩张;空泡征以腺癌较为多见。若病灶内原有的支气管充气征及空泡征消失,代之以实性成分,提示肿瘤增长迅速,需及早给予治疗。

裂隙样或新月形空洞多见于结核:而恶性肿瘤形成的空洞多不规则、壁厚薄不均,常见壁结节。钙化均可见于良性、恶性结节。恶性结节中的钙化常呈无定形细沙砾状分布,或偏在一侧,不超过结节 10% 的面积;而良性结节的钙化多呈中心性、片层状、爆米花样及弥漫型。空气支气管征一般认为是病变内尚未破坏的肺支架结构。脂肪见于良性结节。

(三)肺实性结节的大小、位置、倍增时间

通常而言,结节越大,恶性的概率越高。结节直径<5mm(结节体积<100mm³)与无结节患者的肺癌发病率无显著差异,均约 0.6%;结节直径 5～10mm(结节体积 100～300mm³),肺癌概率 0.9%～5.8%,需要随访 CT;结节直径≥10mm(结节体积≥300mm³),肺癌概率 11.1%～26.2%,须即刻采取进一步措施,对结节进行定性分析。有研究认为,计算结节的体积倍增时间较单纯计算结节的体积对于判断结节的性质更具特异性:体积倍增时间(VDT)>600d,肺癌概率为 0～0.9%,VDT 400～600d,肺癌概率为 4.0%,VDT<400d,肺癌的概率为 6.7%～25.0%。

部分结节有好发部位。结核球多位于上叶尖、后段和下叶背段。肺隔离症好发于下肺叶。结节的倍增时间应以体积计算为准,如结节在 5 年内体积保持不变,一般认为是良性结节,但测定结节的体积,特别是小于 1cm 的结节体积有难度,计算机辅助三维体积测量方法或有帮助。

随访观察病变的发展变化对于肺癌的早期诊断有重要作用。对于初诊时不能确定的小病变,应定期 CT 薄层扫描随访复查,动态观察其变化,以利于早期做出诊断。由于磨玻璃结节具有惰性生长的生物学行为特点,90% 的 GGN 在长期随访中未见明显动态变化,因此对于

GGN 的影像随访时间不应低于 3 年,最好能够连续随访 5 年或以上,才不至于遗漏早期肺癌的诊断。总之,GGN 病变的正确诊断和鉴别诊断依赖于详细观察各种影像学表现和对上述表现的综合分析;对于不典型病例,还需要随访观察 10 年以上,甚至只有通过有创检查才能最终确定病灶性质。

四、肺浸润性腺癌的 CT 影像特征、病理基础及鉴别诊断

MIA 病灶内的实性成分继续增多,范围扩大,可致肺泡塌陷,形成不规则的巢状结构,并浸润间质;当实性范围超过 5mm 时,病灶则进展到浸润性腺癌(invasive adenocarcinoma, IAC)阶段。IAC 内实性成分的病理基础与 MIA 内的实性成分并无不同,主要还是肿瘤细胞的增殖堆叠和纤维组织(成纤维细胞的增生)及塌陷的肺泡,在肺 CT 影像上呈相对较高密度影。实性成分的体积取决于病变进展的程度和速度。进展期病变的实性成分明显多于早期的病变,最后可以形成一个完全是软组织密度的实性局灶性结节。此时,CT 增强扫描可发现分叶状强化实性结节或在结节边缘部分出现肿瘤微血管 CT 成像征。由于具有侵袭性倾向,病灶常向胸膜侧浸润,出现胸膜凹陷征。此外,在结节的周边还可出现小棘状突起或细毛刺征。这些都是浸润性腺癌的典型 CT 征象(图 6-22)。

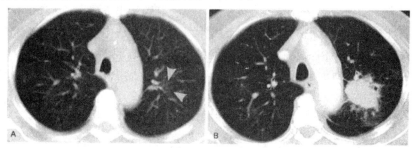

图 6-22　肺浸润性腺癌(IAC)的典型 CT 征象

A. 体检发现左上肺尖后段 5mm GGN(箭头),建议定期随访;B. 该患者未能遵医嘱按时定期随访,4 年后出现胸痛,行胸部 CT 检查,发现原 GGN 病灶增大实变形成肿块,其周边见小棘状突起、细毛刺及晕征。手术证实为浸润性肺癌

IAC 伴有淋巴结转移和血管侵犯的可能性很大,癌性淋巴管炎症显示为结节向肺门侧的数条细线样淋巴管引流。病理为肺癌渗透淋巴管进入间质,刺激其增生,造成小叶间隔和血管支气管束的间质不同程度增厚。因此,对肿瘤性 GGN 病灶的 CT 特征进行细致分析有助于肿瘤的预后评估。病灶中磨玻璃样成分多的患者预后明显比病灶内存在较大实性结节患者的预后好,浸润性腺癌在病理上可表现为细支型、腺泡型、乳头型和实变型等病变特征的不同程度的混合,与磨玻璃结节型 AIS 截然不同。虽然理想的情况是在术前能够明确病变的性质,以避免不必要的手术,但对于微小肺癌,穿刺活检非常具有挑战性,而且根据有限的活检标本(穿刺或纤维支气镜)要做出一个非常准确的腺癌病理分型也很困难,因此结合影像特征就显得非常重要。在对偶发性 GGN 随访期间,病变一旦出现增大、增密、增强、增粗(肿瘤血管)时,应停止随访,建议 VATS 手术切除,以免延误早期肺癌(AIS 或 MIA)的诊治。

在 CT 随访检查中,如果 GGN 经过抗感染等各种内科处理后,GGN 没有缩小,甚至增大,须要考虑到癌前病变,如非典型腺瘤样增生(AAH)、原位癌(AIS)和肿瘤性病变,如MIA、IAC 等浸润性腺癌。这些病变均具有互相替代、移行、演变、转化的生长过程。许多研

究报道表明,长期持续存在的 GGN 可以是癌前病变或早期腺癌的征象。在 Nakata 等的病例研究中,所有持续存在的 GGN 均为肿瘤性病变,其中 AIS 占 53.5%,MIA 占 25.6%,AAH 占 20.9%,在含有实性成分的 GGN 病变中,恶性比率达 93%。Kim 等报道了 49 例 53 个持续存在的 GGN 病灶,75%为 AIS 或 MIA,6%为 AAH,仅有 19%为非特异性纤维化或机化性肺炎。

再次指出和强调的是,由肿瘤干细胞发展成 AAH、AIS 至腺癌的一系列事件是在肿瘤细胞的内在基因与外部微环境内的诸多因子共同参与和调控下逐步演进的,AAH、AIS、MIA 与 IAC 相互之间是一个替代、演变、转化的连续过程(图 6-23),因此,在同一例患者或同一/不同肺叶上可以同时存在不同的疾病发展阶段,最终导致影像学与形态学的多样化表现(图 6-24)。如果同时存在多个病灶,则称为同时性多原发肺癌(synchronous multiple primary lung cancer,SMPLC);如果多个病灶间隔一定的时间先后出现,则成为异时性多原发肺癌(metachronous multiple primary lung cancer,MMPLC)。

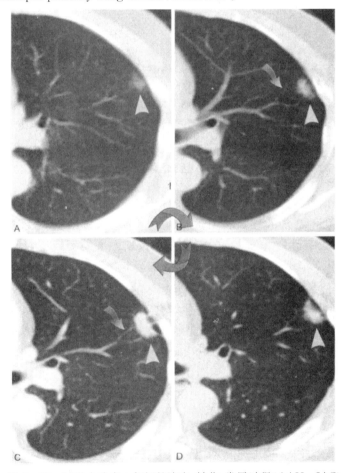

图 6-23　肺微小腺癌 4 年间的演变、转化、发展过程(AAH→IAC)

A. 体检发现左上肺直径约 5mm 的 GGN 病灶(箭头,AAH 可能);B. 第 2 年随访,左上肺 GGN 病灶增大、增密(AIS,箭头),可见微细血管(箭)移动进入病灶(AIS 可能);C. 第 3 年左上肺结节实性成分显著增加,病灶变实(箭头),出现胸膜侧浸润、小棘状突(MIA 可能,箭);D. 第 4 年,病灶继续增大、增实、增密、增强(箭头),周边出现小棘状突起、毛刺及胸膜凹陷征多支血管进入病灶,手术病理:IAC

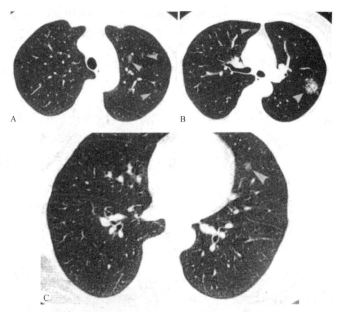

图 6-24 肺微小腺癌 CT 影像的多样化表现（SMPLC）

A. 女性，47岁，体检发现左上肺存在多发性磨玻璃结节，左主动脉弓层面可见 3 个 4~5mm 大小的 pG-GN（病理：AAH，箭头）；B. 在左肺动脉层面上见直径约 2cm 的部分实性结节（病理：IAC，大箭头），结节周边见棘突、毛刺及支气管充气征；右上肺纵隔旁还有一个 3mm pGGN 病灶（AAH 可能，小箭头）；C. 在两下肺静脉层面左上肺舌段见 1 枚混合性密度 GGN 病灶（病理：AIS，箭头）

五、浸润性腺癌变异型的 CT 影像特征及病理基础

非黏液性 AIS 继续发展将成为具有侵袭能力的含腺泡型、乳头型和实变型等混合性成分的肺腺癌（MIA→IAC），而黏液性腺癌则向周围间质、血管、淋巴组织侵犯或转移，也可以在肺内沿小叶中心发生无规律转移，从而发展成多结节或弥漫型变异型肺浸润性腺癌（IMA），此即肺腺癌的发生和发展的全过程。黏液型肺腺癌与非黏液型肺腺癌相比，其病变范围更广泛，并且大都是多灶性的，即呈多发结节或肺炎样实变，常累及整个肺叶。特殊情况下，甚至表现为两肺广泛弥漫播散的结节，类似于粟粒性肺结核、肺转移瘤或间质性肺炎的 CT 表现。这些弥漫性多发结节和实变均属于肺浸润性腺癌变异型的 CT 影像学表现。黏液型 IAC 患者 TNM 分期较高，突变率较低，对 EGFR 靶向治疗药物不敏感，患者预后和生存均较相对差。

（一）多发结节型

当结节病灶继续生长，阻塞了段/亚段支气管，可引起肺段的阻塞性肺炎和肺不张；病灶也可呈一侧或双侧肺内弥漫性结节状或斑点状分布，呈多中心发展。诸结节大小不等，每个结节形态与单发结节型相同，也可以互不相同。结节边缘可具深分叶征、毛刺征和棘突征（图6-25）。深分叶征是指肿瘤边缘凹凸不平，呈花瓣样突出，弧距与弧长之比≥0.4，系肿瘤各个方向生长速度不同或生长过程中受到血供及支气管阻碍造成；毛刺征表现为自肿瘤边缘向周围肺组织内呈放射状伸展的无分支细短线条影，这是瘤组织向肺间质浸润并牵拉周围小叶间隔的结果；棘突征表现为自肿瘤边缘突向肺组织的形态介于分叶与毛刺之间呈尖角样的棘状突起，通常被认为是分叶征的一部分，是肿瘤浸润的先端部位，提示肿瘤细胞在血管周围的结缔组织内浸润和沿淋巴管蔓延。深分叶征、毛刺征和棘突征的存在提示肺腺癌的生物学行为恶性程度可能更高,因此准确识别这些征象对小肺癌的诊断非常重要。

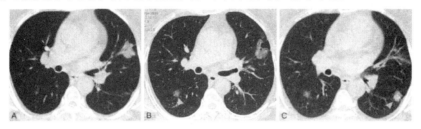

图 6—25 多发结节型肺浸润性腺癌(变异型)CT 表现

A. 女,61 岁,体检发现两肺多发结节,左上肺 GGN 较大,边缘呈深分叶征;B. 在相邻的下一个 5mm 层面,在右下肺另见 1 枚混合密度 GGN 病灶(箭头),形态上似 AIS;C. 再向下一个 5mm 层面,左下肺胸膜缘见第 3 枚 GGN 病灶(箭头),有胸膜凹陷,影像学诊断为 IAC,经肺穿刺病理证实

(二)实变弥漫型

当原位癌一旦发生微浸润,其病程将明显加快,浸润性肿瘤组织将逐步蚕食纤维瘢痕,最终纤维瘢痕会被浸润性腺癌完全取代,近一步发展成为伏壁状为主型的浸润腺癌,后者将进一步发展为各类型浸润性腺癌。

肿瘤持续生长导致整个受累支气管腔内无气体充填时,病变区呈一团状或大片实变影,密度较高且均匀一致,易与炎症混淆。偶尔在实变影中也可见较大的充气支气管,而较小的支气管多不能显示,呈"枯树枝"征;也可形成楔形肺段致密影,病变尖端直向肺门,外围与胸膜相连,密度均匀一致,边缘平直,也可稍外凸或内凹,无支气管充气征,很易误诊为节段性肺炎(图 6—26),另外,在实变型的肺腺癌周围或对侧肺内常合并存在一些小斑片状或腺泡样结节影,这也是一个重要的佐证,如能仔细地观察,还可在节段性肺不张的均匀影中见密度更高的肿块影,增强扫描时强化明显;也可在均匀一致的低密度区内见树枝状的血管影,从而与炎症及肺不张相鉴别。弥漫性的变异型肺浸润腺癌可表现为弥漫分布于两肺的小斑片影或小结节影,部分结节内或可见小空洞或小囊影,其成因可能与终末细支气管的活瓣阻塞有关(图 6—27)。

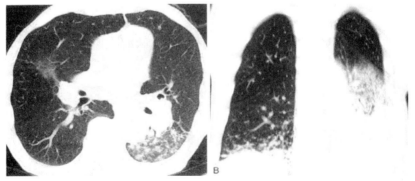

图 6—26 实变型肺浸润性腺癌(变异型)CT 表现

男,72 岁,患者有大量白色泡沫痰伴血丝;肺部 CT 扫描示:左下肺后外基底段广泛分布的多发磨玻璃状结节灶(GGN)伴左肺门淋巴结增大(A);经抗感染治疗后,病灶无吸收;8 个月后 CT 冠状面示左下肺病灶范围扩大、数量增多、互相融合、部分实变(B);遂行胸穿,发现腺癌细胞

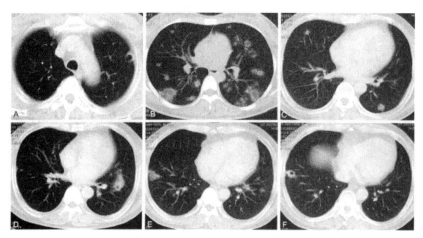

图 6－27　弥漫型肺浸润性腺癌(变异型)CT 表现

　　男,45 岁,不吸烟,无症状,两肺多发 GGN 病灶,大小不等,形态多样:磨玻璃状、小空洞、小囊、部分实性,在肺内沿小叶中心或随机发生播散,呈弥漫型(A－F);小空洞或小囊影的成因与终末细支气管的活瓣阻塞、实性等有关;穿刺证实为腺癌

　　大多数浸润性腺癌为混合型,存在不同程度的细支气管肺泡、腺泡、乳头和实变成分,具有较强的侵袭性生物学行为。

(马守成)

第七章　乳腺疾病的影像诊断

第一节　乳腺感染性疾病

常见的乳腺感染性疾病包括急性乳腺炎(acute mastitis)、慢性乳腺炎(chronic mastitis)和乳腺脓肿(abscess of breast)。乳腺炎多见于产后哺乳期,尤其是初产妇更多见,少见于青春期和绝经后。急性乳腺炎具有典型的症状及体征,很少需行影像学检查。

一、临床与病理要点

1.致病菌　常为金黄色葡萄球菌,少数为链球菌。

2.病理改变　感染初期以渗出、组织水肿为主,病理学表现腺体组织中存在大量中性粒细胞浸润。炎症可累及一个、几个腺小叶或全部乳腺组织。

3.临床表现　急性乳腺炎初期可无全身反应,严重时可有寒战、高热,患侧乳腺肿大,表面皮肤发红、发热,并有跳痛及触痛,常伴有同侧腋下淋巴结肿大、压痛。若治疗不及时,可形成慢性乳腺炎或乳腺脓肿。少数乳腺脓肿则来自囊肿感染。

4.实验室检查　常有白细胞总数及中性粒细胞数增高。

二、影像学表现

1.X线表现

(1)急性乳腺炎常累及乳腺的某个区域或全乳,表现为片状致密影,乳腺小梁增粗,边缘模糊,结构扭曲,血供增加,患处皮肤水肿、增厚,皮下脂肪混浊及出现粗大的网状结构。

(2)慢性乳腺炎病变多较局限,呈致密影,皮肤增厚亦较局限且轻微。有些病例并有多发且大小不等的脓肿,根据脓液成分不同所表现的密度有所不同,可呈类圆形低、中或高密度灶,边界清晰或部分清晰(图7-1)。

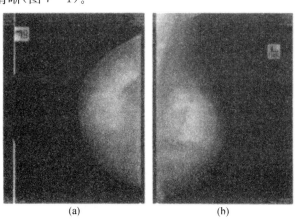

图7-1　左侧乳腺慢性炎症合并脓肿形成
(a)左乳:CC位;(b)左乳:MLO位:显示左乳外上象限局限性致密部分边缘清楚

(3)脓肿破溃后可造成皮肤窦道,X线上表现为局限性皮肤缺损,亦可因纤维瘢痕而造成皮肤增厚、凹陷等改变。

2.CT 表现

(1)急性乳腺炎与 X 线表现大致相同,增强 CT 检查病变区常呈轻至中度强化。

(2)慢性乳腺炎 CT 表现为边界较清晰的局限性致密影,皮肤增厚亦较轻微。

(3)乳腺脓肿在 CT 平扫上表现为类圆形、边界清晰或部分清晰的低或中等密度灶,脓肿壁密度较高。增强后脓肿壁表现为厚薄一致或不一的环状强化,中心脓液部分无强化。若脓腔内有气体,则可见更低密度区或气液平面。当慢性脓肿的脓肿壁大部分纤维化时,则强化较轻。

3.MRI 表现

(1)急性或慢性乳腺炎在 T_1WI 上表现为片状低信号,T_2WI 上呈高信号,且信号强度不均匀,边缘模糊,皮肤水肿、增厚。增强 MRI 检查常表现为轻至中度强化,且以延迟强化为主。

(2)乳腺脓肿在 MRI 上表现较具特征,T_1WI 上表现为低信号,T_2WI 上呈中等或高信号,边界清晰或部分清晰,壁较厚,增强后与 CT 强化表现基本相同。

三、诊断与鉴别诊断

急性乳腺炎根据病史、典型症状及体征,临床上不难作出诊断,当部分急性乳腺炎与炎性乳腺癌鉴别时,需行影像学检查。两者的鉴别要点是:①炎性乳腺癌患者多无发热和白细胞数升高,疼痛亦不明显。②炎性乳腺癌 X 线上常表现为乳腺中央部位的密度增高,乳晕亦因水肿而增厚,皮肤增厚则多以乳房下部明显。③炎性乳腺癌增强 MRI、CT 检查通常表现为快速明显强化。④炎性乳腺癌抗生素治疗后短期复查无明显变化,而急性乳腺炎经 1~2 周治疗可很快消散。

乳腺脓肿形成后需与良性肿瘤和囊肿鉴别。乳腺脓肿在 MRI 或 CT 上具有特征性表现,可显示脓肿壁较厚,增强后呈环状强化,而囊肿壁一般无强化。DWI 检查,乳腺脓肿与良性肿瘤或囊肿表现不同,脓液的 ADC 值较低,而良性肿瘤和囊肿 ADC 值较高。

四、比较影像学

对于乳腺炎患者,由于 X 线投照中需对乳房施加一定的压迫,除增加患者痛苦外,还可能促使炎症扩散,故对急性乳腺炎患者应尽量避免 X 线检查。对于少数为鉴别急性乳腺炎与炎性乳腺癌而需作 X 线摄影的患者,应注意轻施压,适当增加千伏和毫安秒以获取足够的穿透力。MRI 检查无需压迫,可作为首选检查方法。

(马华)

第二节 乳腺增生

乳腺增生是乳腺组织在雌、孕激素周期性作用下发生增生与退化的过程,并非炎症性或肿瘤性疾病,大多数情况下都是乳腺组织对激素的生理性反应,而不是真正的病变。仅少部分可能属于病变,其中出现非典型增生或发展成原位癌,甚至最终演变成为浸润性乳腺癌,但其过程并非呈线性进展。

一、临床与病理要点

1.发病年龄　多为 30~40 岁,可单侧或双侧,多为双侧。

2.病理改变　一般组织学显示乳腺组织增生和退变为特征,伴有上皮和结缔组织的异常组合,包括囊性增生(eystic hyperplasia)、小叶增生(lobular hyperplasia)、腺病(adenosis)和纤维性病(fibrous disease),其中囊性增生病包括囊肿、导管上皮增生、乳头状瘤病、腺管型腺病和大汗腺样化生,它们之间存在一定关系,可同时存在。

3.临床表现　乳房胀痛和乳腺内多发肿块,症状常与月经周期有关。

二、影像学表现

1.X线表现

(1)乳腺内局限性或弥漫性片状、棉絮状或大小不等的结节状阴影,边界不清(图7-2)。

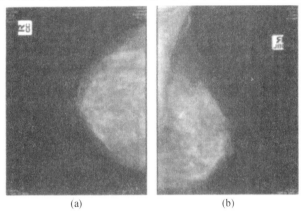

(a)　　　　　　　　　　　　　(b)

图7-2　乳腺小叶增生

(a)右侧乳腺CC位;(b)右侧乳腺MLO位:显示右侧乳腺弥漫性结节状增生

(2)反复增生退化交替的过程中,可出现组织退化、钙盐沉积,表现为边界清晰的点状钙化,大小从微小钙化至直径0.2~0.4cm,轮廓多光滑、清晰、单发、成簇或弥漫分布,若钙化分布广泛且比较散在,易与恶性钙化区别,若钙化较局限而成簇,则易被误诊为恶性钙化。

(3)当小乳管高度扩张时可形成囊肿,大多数微小囊肿在X线上无法显示。少数囊肿较大时X线表现为圆形或卵圆形,密度较纤维瘤略淡或近似的阴影,单发或多发,边缘光滑、锐利,局限性或弥漫性遍布全乳(图7-3)极少数病例因囊内含乳酪而呈低密度影。乳腺囊肿如有钙化多表现为囊壁弧线样钙化。

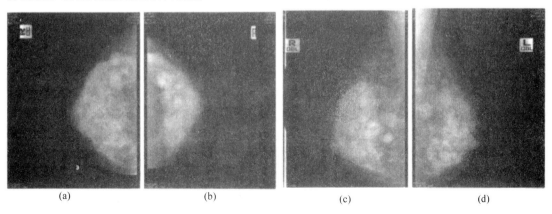

(a)　　　　　　(b)　　　　　　(c)　　　　　　(d)

图7-3　显示双侧乳腺小叶增生伴多发囊肿形成

(a)右侧乳腺CC位;(b)左侧乳腺CC位;(c)右侧乳腺MLO位;(d)左侧乳腺MLO位

2.CT表现　可见乳腺组织增厚,呈片状或块状多发致密影,密度略高于周围腺体,在增厚的组织中可见条索状低密度影。当有囊肿形成时,表现为圆形或椭圆形水样密度区,密度均匀,无强化。

3.MRI表现　增生的导管腺体 T_1WI 表现为低或中等信号,与正常乳腺组织信号相似;在 T_2WI 上,信号强度主要依赖于增生组织内含水量,含水量越多,信号强度越高。动态增强检查,多数病变表现为多发或弥漫性斑片状或斑点状轻至中度渐进性强化,强化程度通常与增生的严重程度成正比,严重时强化表现可类似乳腺恶性病变,应注意鉴别。

三、诊断与鉴别诊断

乳腺增生的诊断要点是:①患者多为 30～40 岁,病变常为两侧多发,乳腺胀痛和乳腺内肿块在月经前期明显。②X 线和 CT 上多表现为弥漫性片状或结节状致密影。③动态增强MRI 或 CT 增强病变多表现为缓慢渐进性强化,随时间的延长,强化程度和范围逐渐增加或扩大。

局限性乳腺增生需与乳腺癌鉴别:局限性增生常无血供增加、皮肤增厚等恶性征象,且增生多为双侧。MRI 增强检查有助于两者的鉴别,局限性乳腺增生的信号强度多表现为缓慢渐进性强化,而乳腺癌则呈快速明显增高且快速减低表现。

囊性增生需与良性肿瘤如多发纤维瘤鉴别:囊性增生病一般为双侧发病,较密集的多发大囊肿,可依据其边缘的特征性弧形压迹而有别于多发纤维瘤;孤立的囊肿多呈圆形或卵圆形,边缘光滑而密度较纤维瘤略淡;边缘弧形钙化亦为囊肿的特征 X 线表现,而纤维腺瘤的钙化呈粗颗粒状或融合状,位于肿块内。

四、比较影像学

对于乳腺增生,常规 X 线检查即可诊断。MRI 检查有助于局限性增生与乳腺癌、囊性增生与良性肿瘤的鉴别诊断。

(马华)

第三节　乳腺纤维腺瘤

乳腺纤维腺瘤(fibroadenoma)是最常见的乳腺良性肿瘤,可见于一侧或两侧,可单发或多发。

一、临床与病理要点

1.发病年龄　多发生在 40 岁以下妇女。

2.病理改变　组织学上以纤维组织为主要成分,也可以腺上皮为主要成分,多数肿瘤以纤维组织为主要改变。纤维腺瘤是由乳腺纤维组织和腺管两种成分共同构成的良性肿瘤。

3.临床表现　一般无自觉症状,常为偶然发现的乳腺肿块,少数可有轻度疼痛,为阵发性或偶发性,或在月经期明显。触诊时多为类圆形肿块,质地实韧,表面光滑,边界清楚,活动度好,与皮肤无粘连。

二、影像学表现

1. X 线表现

（1）通常表现为圆形或卵圆形肿块，亦可呈分叶状，直径多在 1～3cm 之间，边缘光滑，密度近似正常腺体，肿块周围可见晕圈征，为肿块周围被推压的脂肪组织（图 7－4）。

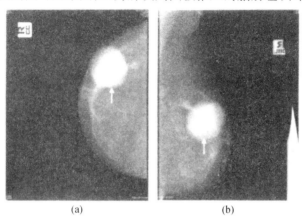

图 7－4　右侧乳腺纤维腺瘤

（a）右侧乳腺 CC 位；（b）右侧乳腺 MLO 位；显示右乳腺外上象限边缘光滑的圆形致密阴影（↑）

（2）部分纤维腺瘤可见钙化，钙化可位于肿块的边缘或中心，呈蛋壳状、粗颗粒状、树枝状或爆米花样，钙化可逐渐发展，相互融合而成为大块状钙化或骨化，占据肿块的大部或全部（图 7－5）。

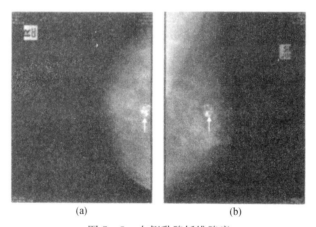

图 7－5　右侧乳腺钎维腺瘤

（a）右侧乳腺 CC 位；（b）右侧乳腺 MLO 位：显示右乳内上象限圆形影伴钙化（↑）

2. CT 表现

CT 平扫与 X 线表现一致，当肿瘤发生于致密型乳腺内时，密度与腺体组织近似，CT 平扫常常漏诊。增强 CT 检查，纤维腺瘤一般呈轻中度均匀强化，强化后 CT 值常增高 30～40HU。

3. MRI 表现

平扫 T_1WI 上，肿瘤多表现为低信号或中等信号，边界清晰，圆形或卵圆形，大小不一。T_2WI 上，依肿瘤内细胞、纤维成分及水的含量不同而表现不同的信号强度，可为中等信号或高信号。约 64％ 的纤维腺瘤内有由胶原纤维成分形成的分隔，分隔在 T_2WI 上表现为低或中等信号强度，此征象为纤维腺瘤较具特征性表现。钙化区无信号。DWI 检查

ADC值多较高。

动态增强 MRI 检查,大多数表现为缓慢渐进性的均匀强化或由中心向外围扩散的离心样强化,少数者亦可呈快速显著强化(图7-6)。

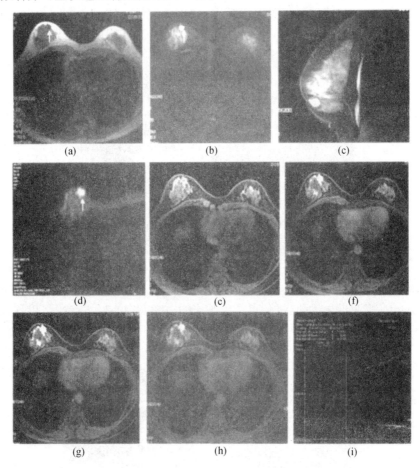

图7-6　右侧乳腺纤维腺瘤

(a)T₂WI轴位;(b)T₂WI压脂轴位;(c)T₂WI矢状位;(d)DWI轴位;(e)动态增强早期;(f)动态增强中期;(g)动态增强后期;(h)动态增强延迟期;(i)动态增强曲线示右侧乳腺内下象限小结节,大小约为11mm×12mmT₂WI呈低信号(↑)T₂WI呈高信号(↑)边界清晰,DWI呈高信号(↑),动态增强扫描呈持续强化,增强曲线呈缓慢持续上升型

三、诊断与鉴别诊断

对于本病的诊断:X线上表现为类圆形肿块,边缘光滑、锐利,可有分叶,密度均匀且近似正常腺体密度,部分可有粗颗粒状钙化;MRI 增强检查,大多数纤维腺瘤表现为缓慢渐进性的均匀强化或由中心向外围扩散的离心样强化,DWI 检查 ADC 值多较高。结合临床多为 40 岁以下的年轻女性,无明显自觉症状等特点,容易作出诊断。

乳腺纤维腺瘤需与乳腺癌鉴别,后者:①发病年龄多在 40 岁以上,常有相应的临床症状。②X线上显示形态不规则,边缘不光滑,有毛刺,密度较高,钙化细小。③增强 MRI,强化方式呈向心样强化。④DWI 上大多数 ADC 值较低。

四、比较影像学

乳腺 X 线、超声检查是乳腺纤维腺瘤的主要影像学检查方法，X 线检查对脂肪型乳腺中纤维腺瘤检出率非常高。致密型乳腺超声检出率较高。MRI 检查则有助于进一步确诊及鉴别诊断。

（马华）

第四节　乳腺大导管乳头状瘤

乳腺大导管乳头状瘤(major duct papilloma)是指发生于乳晕区大导管的良性肿瘤，又称为中央型乳头状瘤(central papilloma)，有别于发生在终末导管小叶单位的外周型乳头状瘤(peripheral papilloma)。由于乳腺导管上皮增生突入导管内并呈乳头样生长，因而称为乳头状瘤。

一、临床与病理要点

1. 发病年龄　以 40～50 岁多见，常见于经产妇。常为单发，少数也可同时累及几支大导管。

2. 病理改变　病变大导管明显扩张，内含淡黄色或棕褐色液体，腔内壁有乳头状物突向腔内，可有蒂或无蒂，大小不等。组织学上起源于乳导管上皮，由肌上皮细胞及腺上皮细胞的纤维脉管束构成树枝状结构。

3. 临床表现　主要症状为浆液性或血性乳头溢液，可为自发性或挤压后出现。多数患者在乳晕下区域可触及肿块，挤压肿块可出现乳头溢液。

二、影像学表现

1. X 线表现

(1)较小的乳头状瘤在 X 线片上常无阳性发现，较大时可表现为乳晕下区域圆形或卵圆形肿块，边界清楚或不清。

(2)乳腺导管造影表现为扩张的乳导管中断，断端呈光滑杯口状，导管腔内可见类圆形或卵圆形充盈缺损，管壁光滑整齐。无蒂的乳头状瘤可表现为导管壁不规则。

2. CT 表现　由于肿瘤较小且位于乳晕附近，CT 平扫常难以显示，当导管内乳头状瘤较大或形成较大囊肿后，CT 上可显示圆形或卵圆形肿物，边缘光滑，多在乳晕下大导管处。

3. MRI 表现　T_1WI 上多呈低或中等信号，T_2WI 上呈中等或较高信号，边界清楚，边缘多不光滑，发生部位多在乳晕下大导管处。增强检查时肿瘤纤维成分多无明显强化，而细胞成分多可有明显强化，部分患者动态增强时间－信号强度曲线可呈流出型，DWI 上 ADC 值较低，类似于恶性肿瘤，但早期强化程度低于乳腺癌。重 T_2WI 可使扩张积液的乳导管显影，类似乳腺导管造影。

三、诊断与鉴别诊断

X 线发现肿物在乳晕下大导管处，乳腺导管造影具有特征表现，结合临床表现可作出本病的诊断。本病与其他良性肿瘤鉴别并不困难,前者具有典型发病部位、特殊病史和特征性造影表现即可鉴别。

四、比较影像学

乳腺导管造影是诊断乳头状瘤最准确、最有效的检查方法,也是首选的影像学检查方法。CT 和 MRI 不作为乳头状瘤的常规检查方法。

(马华)

第五节　乳腺叶状肿瘤

乳腺叶状肿瘤(plyllodes tumor of the breast)是由间质细胞和上皮两种成分组成的肿瘤。

一、临床与病理要点

1. 发病年龄　可发生于任何年龄的妇女,但以中年女性为多见。

2. 病理改变　根据肿瘤间质细胞密度、异型性和核分裂多少,分良性(Ⅰ级)、交界性(Ⅱ级)和恶性(Ⅲ级)。均具有术后易复发特点。主要发生血行转移,腋窝淋巴结转移较少。

3. 临床表现　无痛性肿块,少数可有疼痛。生长速度不一。肿块边界清楚、可活动。

二、影像学表现

1. X 线表现　较小的肿瘤呈圆形、卵圆形结节,酷似纤维瘤;较大时可表现为分叶状、高密度、边缘光滑的特征性表现,血管增粗,无明显钙化形成(图 7-7)。

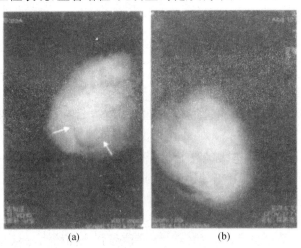

(a)　　　　　　　　(b)

图 7-7　左侧乳腺叶状肿瘤

(a)左侧乳腺 CC 位;(b)左侧乳腺 MLO 位:显示左乳多个圆形及分叶状致密阴影(↑)

2. CT 表现　CT 平扫与 X 线基本相同。增强扫描显示明显强化。

3. MRI 表现　T_1WI 上多呈不均匀低信号,T_2WI 上呈不均匀较高信号。肿瘤在动态增强早期呈明显渐进性强化,延迟时相时间—信号强度曲线可呈平台型,囊腔无强化。DWI 上

ADC 值较低。

三、诊断与鉴别诊断

乳腺叶状肿瘤的诊断要点是：①X 线上肿块呈分叶状、高密度、边缘光滑。②T_1WI 上多呈不均匀低信号，T_2WI 上呈不均匀较高信号。③肿瘤在动态增强早期呈明显渐进性强化，延迟时相时间－信号强度曲线可呈平台型。④临床上可触及边缘光滑的无痛性肿块。

鉴别诊断主要是肿块较小时需与纤维瘤鉴别；肿瘤较大时需与乳腺癌鉴别，根据其影像表现结合临床不难鉴别。

四、比较影像学

本病的诊断主要依赖 X 线检查，MRI 检查能显示肿瘤血供，对鉴别诊断具有重要意义。

（马华）

第六节　乳腺癌

乳腺癌(breast carcinoma)占乳腺恶性肿瘤约 98%。我国乳腺癌发病率较欧美国家为低，但近年来在大城市中发病率正呈逐年上升趋势，已成为女性首位或第二位常见的恶性肿瘤。乳腺癌的 5 年生存率在原位癌为 100%，Ⅰ 期为 84%～100%，Ⅱ 期为 76%～87%，Ⅲ 期为 38%～77%，表明乳腺癌早期发现、早期诊断、早期治疗是改善预后的重要因素。目前乳腺癌一级预防尚无良策，所以乳腺癌的早期诊断显得尤其重要，而影像学检查对早期检出及早期诊断具有重要价值。

一、临床与病理要点

1. 发病年龄　好发于绝经前后的 40～60 岁妇女，偶有男性乳腺癌发生。
2. 病理改变　肿瘤广泛浸润时可出现整个乳腺质地坚硬、固定，腋窝及锁骨上窝可触及肿大的淋巴结。通常将乳腺癌分为三类：①非浸润性癌。②浸润性非特殊型癌。③浸润性特殊型癌(乳头 paget 病)。
3. 临床表现　常为乳房肿块，可有疼痛，也可有乳头血性溢液、乳头凹陷、皮肤增厚等。

二、影像学表现

1. X 线表现　常见表现包括肿块、钙化、肿块伴钙化、结构扭曲或结构扭曲伴钙化和局限性不对称致密等。另外还可见乳腺癌引起的异常征象包括导管征、皮肤增厚和局限性凹陷、乳头内陷、异常血管影、腋下淋巴结肿大等，这些征象可伴随出现，也可单独出现。

(1)肿块：肿块是乳腺癌最常见、最基本的 X 线征象。肿瘤大小对判断良恶性没有实际意义，但 X 线摄片肿块大小明显小于临床触诊测量的大小，则提示恶性可能性较大。约 70%的乳腺癌患者在 X 线片上能清晰显示肿块影。肿块形状多呈分叶状或不规则形(图 7－8)；肿块边缘多呈小分叶、毛刺，或两者兼有，毛刺可表现为较短的尖角状突起，或呈粗长触须状、细长状、伪足状等(图 7－9)；肿块密度多较高，通常高于同等大小的良性肿块，其内可伴或不伴有多发细小钙化。

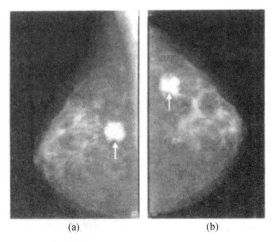

(a)　　　　　　　　(b)

图 7－8　左侧乳腺癌

（a）左侧乳腺 MLO 位；（b）左侧乳腺 CC 位：肿块形状多呈分叶状或不规则形，内含点状钙化（↑）

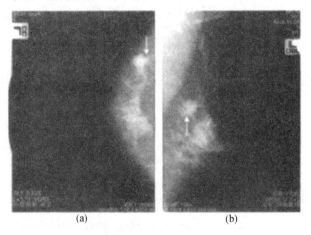

(a)　　　　　　　　(b)

图 7－9　左侧乳腺癌

　　（a）左侧乳腺 CC 位；（b）左侧乳腺 MLO 位：显示左侧乳腺外上象限不规则肿块，边缘毛刺呈细长状、伪足状等（↑）

　　（2）钙化：钙化作为乳腺癌的另一个主要 X 线征象，它不仅可帮助对乳腺癌的确诊，而且 4%～10% 的病例，钙化是诊断乳腺癌的唯一征象。恶性钙化多表现为成簇细砂粒状、针尖状、线样或线样分支状，大小不等、浓淡不一，常呈簇状、线性或段性分布。钙化可在肿块内或在肿块外（图 7－10），也可看不到肿块，只见成簇钙化（图 7－11）。钙化的形态和分布也是鉴别良恶性病变的重要依据。

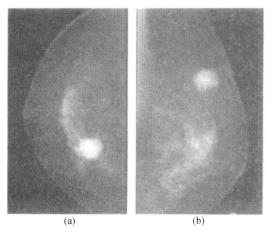

图 7—10 右侧乳腺癌

(a)左侧乳腺 CC 位;(b)左侧乳腺 MLO 位:显示右乳内上象限分叶状肿块,局部皮肤增厚,细小钙化分布在肿块外

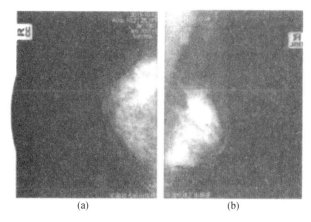

图 7—11 右侧乳腺癌

(a)右侧乳腺 CC 位;(b)右侧乳腺 MLO 位:右乳显见弥漫分布点状钙化,未见肿块

(3)结构扭曲:是指乳腺实质与脂肪间界面发生扭曲、变形、紊乱,但无明显肿块,可伴或不伴钙化。结构扭曲可见于乳腺癌,也可见于良性病变,如慢性炎症、脂肪坏死、手术瘢痕、放疗后改变等,应注意鉴别。此征象易与乳腺内正常的重叠纤维结构相混淆,需在两个投照位上均显示时方可判定。对于结构扭曲,如除外手术或放疗后改变,应考虑乳腺癌,需行活检。

(4)局限性不对称致密:当乳腺某一区域的密度异常增高,或两侧乳腺比较发现不对称的致密区时,即为局限性不对称致密(图 7—12)。此征象在多数情况下为良性病变,如增生、慢性炎症等,但约 1/3 为癌瘤,特别是小叶癌。与以前 X 线片比较,如果发现新出现的局限致密区或两侧乳腺对比不对称的局限性致密区,特别是当致密区呈进行性密度增高或扩大时,应考虑有浸润性癌的可能,需进行活检。

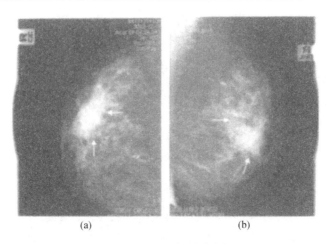

图 7－12　右侧乳腺癌

（a）右侧乳腺 CC 位；（b）右侧乳腺 MLO 位：显示右乳可见局限性致密影（↑）周围可见点状钙化，右腋下淋巴结增大

（5）导管征：在 X 线片表现为乳头下一支或数支增粗乳导管阴影，并指向癌灶方向。此征象非乳腺癌特异征象，有时也可出现在部分良性病变中。

（6）皮肤增厚、凹陷：乳腺癌中的皮肤增厚是由于癌瘤越过浅筋膜浅层及皮下脂肪层而直接侵犯皮肤，或由于血运增加、静脉瘀血及淋巴回流障碍等原因造成。增厚的皮肤可向肿瘤方向回缩，即酒窝征（dimpling sign）（图 7－13），也可为手术后瘢痕。

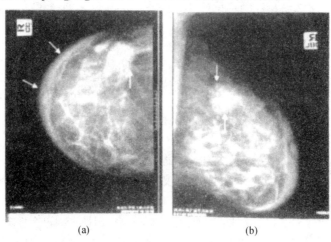

图 7－13　右侧乳腺癌

（a）右侧乳腺 CC 位；（b）右侧乳腺 MLO 位：显示右乳外上象限肿块（↑），其内可见钙化，周围有毛刺，乳晕区皮肤增厚（↑）

（7）乳头内陷：乳头内陷多见于中晚期的乳腺癌，是指乳头后方的癌瘤与乳头部有浸润时，导致乳头回缩、内陷，即漏斗征（funnel sign）（图 7－14）。判断乳头内陷，必须是标准的侧位片，即乳头应处于切线位投照。

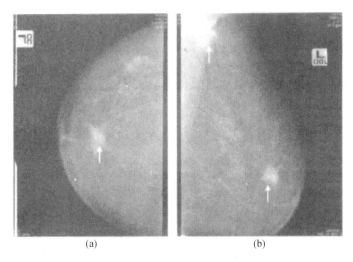

图 7—14　左侧乳腺癌

（a）左侧乳腺 CC 位；（b）左侧乳腺 MLO 位：显示左乳头后方可见结节影（↑），乳头回缩，左腋下见淋巴结肿大、密度增高（↑）

（8）异常血管：由于乳腺癌的血供增加所致。患侧乳腺血管直径较健侧明显增粗、迂曲；病灶周围出现多数细小血管丛，病变区出现粗大的肿瘤引流静脉。

（9）腋下淋巴结肿大：病理性淋巴结一般呈圆形或不规则形，外形膨隆，边界模糊或毛刺，密度增高，淋巴结门的低密度脂肪结构消失、实变。淋巴结肿大可为癌瘤转移所致（图 7—14（b）），也可为炎症所致。

2.CT 表现　CT 表现与 X 线表现基本相同，两者各有优缺点。对致密型乳腺，CT 发现病变的能力优于 X 线检查。但由于 CT 电压高、穿透力强，且受部分容积效应的影响，对细微钙化的显示比普通 X 线检查差。动态增强 CT 检查，乳腺癌多明显强化，且表现"快进快出"特点。但少数良性肿瘤亦可为较明显强化，此时需结合病变的形态学表现进行综合判断。

3.MRI 表现

（1）T_1WI 上表现为低信号，肿块边缘多不规则，可见毛刺或呈放射状改变。在 T_2WI 上，其信号常不均匀，且强度取决于肿瘤内部成分，成胶原纤维所占比例越大则信号强度越低，细胞和水含量高则信号强度亦高。

（2）动态增强检查：乳腺癌信号强度趋于快速明显增高且快速减低，时间—信号强度曲线常呈流出型。强化方式多由边缘向中心渗透，呈向心样强化；而表现为非肿块性病变的乳腺癌，可呈导管或段性分布强化，特别是见于导管内原位癌。

（3）DWI 显示乳腺癌多呈高信号（图 7—15），ADC 值较低。在 ^1H-MRS 上，部分乳腺癌可出现增高胆碱峰。

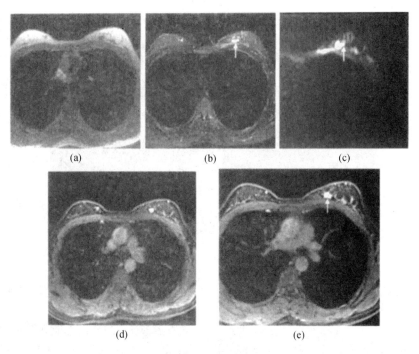

图 7-15　左侧乳腺癌

(a)T₁WI 轴位;(b)T₂WI 压脂轴位;(c)DWI 轴位;(d)动态增强早期;(e)动态增强晚期:显示左侧乳腺内上象限小结节,大小约 12mm×17mm,T1WI 压脂呈高信号(↑),边界清晰,DWI 呈高信号(↑),动态增强扫描早期明显强化,晚期轻度下降,周边星芒状(↑)

三、诊断与鉴别诊断

对于乳腺癌的诊断:影像学检查发现乳腺内肿块,边缘不规则,多有小分叶及毛刺,密度较高;钙化多表现为成簇细砂粒状、针尖状、线样或线样分支状,大小不等、浓淡不一,常呈簇状、线性或段性分布;肿块与皮肤粘连,皮肤增厚回缩,乳头内陷;CT 及 MRI 增强扫描肿块呈向心样强化等诸多特点,结合临床诊断不难。

鉴别诊断:需与纤维腺瘤区别,后者:①多发生在 40 岁以下,无明显症状,多为偶然发现。②影像表现为类圆形肿块,边缘光滑、锐利,密度均匀且近似于正常腺体,部分可见粗颗粒状钙化。③MRI 动态增强检查,大多数为缓慢渐进性的均匀强化或由中心向外围扩散的离心样强化。

四、比较影像学

乳腺 X 线和超声检查为乳腺癌的主要影像检查方法,尤其是 X 线检查对乳腺癌的钙化显示非常敏感。MRI 和 CT 对致密型乳腺内瘤灶、乳房假体后方乳腺组织内癌瘤的观察以及对多中心、多灶性病变的检出,对胸壁侵犯和胸骨后、纵隔、腋窝淋巴结转移的显示要优于其他方法,这对于乳腺癌的诊断、术前分期及临床选择适当的治疗方案非常有价值。此外,MRI 对乳腺病变不仅可行形态学观察,还可通过动态增强检查,了解血流灌注情况,从而有助于乳腺癌与其他病变鉴别,并能间接评估肿瘤的生物学行为及其预后。

(马华)

第八章　消化系统疾病的 CT 诊断

第一节　正常消化道及实质脏器 CT 表现

1. 食管　食管全程大部分被脂肪所包绕,在胸部 CT 横断面图像呈圆形软组织阴影,位于胸椎及胸主动脉前方区域。充分扩张食管壁厚度约 3mm,>5mm 为异常改变。胃食管连接部管壁较厚,切勿诊为病变。约 50%食管 CT 检查时食管内含有气体,气体应位于中央。

2. 胃　胃体积较大,应常规做空腹准备,检查前口服 800~1000ml 清水,使胃充分扩张。胃壁厚度因扩张程度而异,充分扩张时正常胃壁厚度不超过 5mm。如胃充盈时胃壁厚度>10mm 多提示异常。正常贲门及窦部胃壁较厚,有时形成假肿块,需注意鉴别。

3. 小肠及结肠　CT 能较好显示结肠内结构及肠壁厚度,小肠充盈时管腔直径为 2.0~3.5cm;结肠壁厚 1~3mm。若小肠肠管直径>2.5cm,结肠肠管直径>6.0cm;根据此标准,肠梗阻 CT 诊断的敏感性、特异性均最佳。若小肠扩张肠襻壁厚>2.0mm,结肠壁厚度超过 5.0mm,亦应考虑异常。

4. 肝　肝是人体最大实质器官,大部分位于右上腹部,表面上分为左、右两叶。肝有肝动脉、肝门静脉双重血供,2 支血管进入肝门称第一肝门,分别发出不同分支经小叶间动脉、肝门静脉汇入肝血窦,混合成静脉血液;再经中心静脉、小叶下静脉汇合成肝左、中、右 3 条静脉,自肝顶(第二肝门)汇入下腔静脉。其中门静脉、肝动脉进肝后与胆道共同组成 Gllisson 系统。

肝 CT 扫描呈密度均匀软组织影,CT 值 40~60Hu,高于脾胰密度,平扫肝脏内见低密度线状、分支状结构,为肝门静脉和肝静脉分支。增强扫描后肝组织呈均匀强化,肝门和肝韧带表现为低密度。螺旋 CT 动态增强扫描时动脉期见肝动脉显影;门脉期则门静脉显影。肝轮廓及其形态结构依层面而不同,如图 8-1。

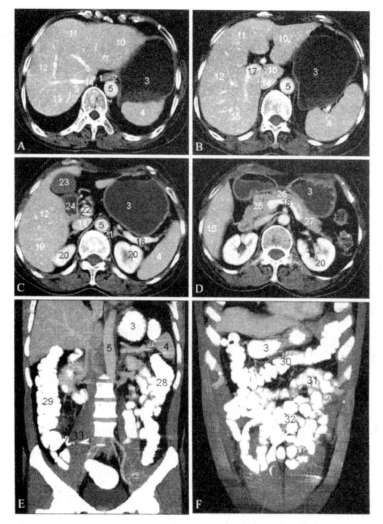

图 8—1　肝及毗邻关系

1.食管;2.贲门;3.胃;4.脾;5.腹主动脉;6.第 10 胸椎;7.肝左静脉;8.肝中静脉;9.肝右静脉;10.左外叶;11.左内叶;12.右前叶;13.右后叶上段;14.下腔静脉;15.右后叶下段;16.尾状叶;17.肝门静脉右支;18.脾静脉;19.右后叶下段;20.肾;21.左侧肾上腺;22.肝门静脉;23.胆囊;24.十二指肠;25.胰头;26.胰体;27.胰尾;28.降结肠;29.升结肠;30.横结肠;31.空肠;32.回肠;33.阑尾(无尾箭头)

肝段的概念:依肝外形简单分叶远不能满足肝内占位病变对位诊断和手术治疗的需要,1954 年 Couinaud 根据 Gllisson 系统的分布和肝静脉的走行,把肝分为左、右半肝,五叶和八段,具体如下:段Ⅰ(尾状叶),段Ⅱ(左外叶上段),段Ⅲ(左外叶下段),段Ⅳ(左内叶),段Ⅴ(右前叶下段),段Ⅵ(右后叶下段),段Ⅶ(右后叶上段),段Ⅷ(右前叶上段)。

5.胆道　胆囊位置、大小及形态变异大,正常时位于肝左内叶下方胆囊窝内,胆汁密度接近水。胆囊边缘清晰,壁菲薄,厚 1～2mm。左、右肝管在肝门部汇合成肝总管,胆囊管汇入肝总管后延续成胆总管,胆总管直径一般 4～6mm。

6.脾　脾位于左上腹后方,上方为横膈,外接胸壁,内侧为胃底。脾前部较细,后部较饱满,内缘多呈轻微波浪状或分叶状。脾大小个体差异较大,在横断位正常脾长径不超过10cm,短径不超过 6cm(一般脾大指前后径>5 个肋单位)。脾 CT 值低于肝,平均为 49Hu。

增强扫描动脉期呈花斑样强化,门脉期后脾均匀强化。脾动脉走行于胰腺上方,脾静脉走行于胰体尾部后方。

7.胰腺　胰腺位于上腹部腹膜后,胰尾紧贴脾门,胰体在中线,胰头位于肝尾叶下方十二指肠弯内,胰头向内延续形成钩突,肠系膜上动、静脉位于钩突前方。脾静脉总是沿胰体尾后方走行。胰腺大小因人而异,一般胰头 3.0cm,胰体 2.5cm,胰尾 2.0cm,胰腺实质体积随年龄增加而萎缩。胰腺实质内有主副胰管,主胰管从尾部贯穿体、颈部及部分头部,与胆总管汇合开口十二指肠大乳头,副胰管主要引流胰头副侧胰液,开口于十二指肠小乳头。

(孙国荣)

第二节　食管常见疾病

一、食管裂孔疝

1.病因病理和临床表现　食管裂孔疝(esophageal hiatal hernia)指腹腔内脏器通过膈食管裂孔进入胸腔,疝入内脏多为胃。病因分先天性及后天性,以后天性多见。依据其形态可分为先天性短食管型、滑动型食管裂孔疝、食管旁裂孔疝及混合型食管裂孔疝。临床有胃食管反流,消化道溃疡等症状。

2.诊断要点　膈肌食管裂孔增大,膈上见腹腔内疝入脏器,即疝囊,如为胃疝入,则可见胃黏膜阴影(图 8-2)。

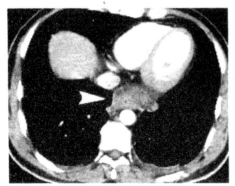

图 8-2　食管裂孔疝
CT 检查示食管胃环扩大,胃囊疝入胸腔(无尾箭头)

3.鉴别诊断　需与食管变异和横膈裂孔相鉴别,行钡剂造影即可鉴别。

4.特别提示　钡剂造影是本病的主要诊断依据,CT 对该病发生胃扭转时可提供有价值的观察。

二、食管良性肿瘤

食管良性肿瘤(benign tumor of esophagus)主要讲述食管平滑肌瘤(leiomyoma of esophagus)。

1.病因病理和临床表现　起源于食管肌层,为黏膜下壁内肿瘤,肿瘤质硬,呈膨胀性生长,有包膜。好发于食管中下段。临床表现病程较长,症状多不显著,主要为胸骨后不适或喉部异物感。

2.**诊断要点** 食管壁肿块,圆形或椭圆形,向腔内或腔外生长,外缘光滑,密度均匀;增强后均匀强化。

3.**鉴别诊断** 需与食管癌相鉴别。食管平滑肌肉瘤,肉瘤一般较大,容易出现出血坏死。

4.**特别提示** 一般病程长,不影响进食。CT检查意义在于发现邻近结构侵犯情况。

三、食管癌

1.**病因病理和临床表现** 食管癌(esophageal carcinoma)为我国最常见恶性肿瘤之一,与多种因素有关,如饮酒过量,以及亚硝胺、真菌毒素、遗传因素等。好发于食管中下段,以鳞状上皮癌多见。据病理解剖及X线表现将食管癌分为蕈伞型、浸润型、髓质型及溃疡型。持续性进行性吞咽困难为其典型临床表现。

2.**诊断要点**

(1)管壁增厚:早期为偏心性,进一步发展可致整个管壁增厚,黏膜破坏,相应段管腔狭窄,龛影形成;局部形成软组织肿块,增强扫描肿瘤中等度强化(图8-3)。

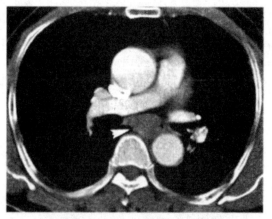

图8-3 食管癌

CT检查示食管中段管壁明显增厚,局部形成软组织肿块,相应段管腔狭窄(无尾箭头)

(2)侵犯食管周围结构:表现为周围脂肪间隙模糊消失,侵犯气管表现为食管-气管瘘形成,可伴有纵隔淋巴结增大。

3.**鉴别诊断** 需同食管平滑肌瘤相鉴别。平滑肌瘤边缘规则,周围黏膜不是破坏而是受压改变。

4.**特别提示** 食管癌一般行食管钡剂造影即可,CT检查主要判断食管癌的病变范围及壁外侵犯情况。

(孙国荣)

第三节　胃和十二指肠常见疾病

一、溃疡性疾病

1.**病因病理和临床表现** 胃十二指肠溃疡(ulcer of stomach or duodenum)是消化道常

见疾病,十二指肠较胃多见,与胃酸水平及幽门螺杆菌感染有关。病理表现为胃壁溃烂缺损,形成壁龛。临床表现为长期反复上腹疼痛。

2.诊断要点　CT、MRI 对胃十二指肠溃疡的诊断价值不大,尤其是良性溃疡;恶性溃疡较大、不典型时表现为胃壁不规则增厚或腔外软组织肿块。

3.鉴别诊断　需行活检与溃疡型胃癌鉴别。

4.特别提示　溃疡性病变主要靠钡剂造影或胃镜诊断,CT 在观察溃疡穿孔、恶变等方面有一定优势。

二、憩室

1.病因病理和临床表现　十二指肠憩室(diverticulum)占消化道憩室首位,胃憩室少见。病因不清,可能与先天性肠壁发育薄弱有关,病理为多层或单层肠壁向腔外呈囊袋状突出,多位于十二指肠内侧。单纯憩室无症状,合并憩室炎或溃疡可有上腹痛、恶心、呕吐等症状。

2.诊断要点　表现为圆形或卵圆形囊袋状影,与肠腔关系密切,三维重组常见一窄颈与肠腔相连。其内密度混杂,含有气体、液体或高密度对比剂。十二指肠乳头旁憩室常引起胆管及胰管扩张(图 8—4)。

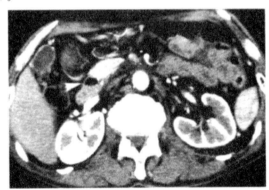

图 8—4　十二指肠球后憩室

CT 检查可见十二指肠降部前方类圆形空气集聚(无尾箭头)

3.特别提示　胃十二指肠憩室具有典型表现,行钡剂造影检查一般可确诊。

三、胃淋巴瘤

1.病因病理和临床表现　胃淋巴瘤(gastric lymphoma,GL)原发性起源于胃黏膜下层淋巴组织,肿瘤局限于胃肠壁及其周围区域淋巴结;也可继发全身恶性淋巴瘤。临床症状除上腹痛、消瘦及食欲缺乏外,还可有胃出血、低热等。

2.诊断要点　胃壁广泛或节段性增厚,胃腔变形缩小,增厚胃壁密度较均匀。增强扫描增厚胃壁均匀强化,其强化程度较皮革样胃低(图 8—5)。肾门上下淋巴结肿大或广泛主动脉旁淋巴结肿大,常侵犯胰腺。

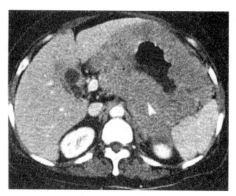

图 8—5 淋巴瘤

CT 检查示胃体部胃壁弥漫性增厚，强化均一，胃腔狭窄（无尾箭头）

3.鉴别诊断 需与胃癌鉴别。胃壁增厚大、胃腔缩小不明显、较少侵犯胃周脂肪层及增强强化效应不及胃癌等征象有助于胃淋巴瘤诊断。

4.特别提示 CT 对检出早期淋巴瘤比较困难，但能充分显示中晚期淋巴瘤的病变全貌。病变确诊依靠活检。

四、胃间质瘤

1.病因病理和临床表现 胃间质瘤（gastric stromal tumors）是一类独立来源于胃间叶组织的非定向分化肿瘤，以往将其诊断为平滑肌或神经源性肿瘤，多数间质瘤为恶性，好发胃体，以膨胀性、腔外性生长为主，肿瘤越大恶性可能性越大。临床表现呈进行性上腹疼痛，有呕血及柏油样便，可触及包块。

2.诊断要点 肿瘤较大，常在 5cm 以上，腔外肿块常向腹腔薄弱区域突出，肿块密度不均，有坏死囊变，增强扫描中等度不均质强化；肿块腔内部分凹凸不平，可见溃疡龛影。腔外肿块有向邻近结构浸润现象（图 8—6）。

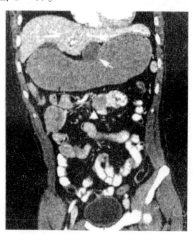

图 8—6 多发间质瘤

CT 检查示胃小弯及十二指肠旁腔外肿块，密度不均，有坏死囊变，增强扫描中等度不均质强化（箭）

3.鉴别诊断 同胃癌、肝肿瘤、淋巴瘤等鉴别。膨胀性、腔外性生长有助于间质瘤诊断。

4.特别提示 CT 重建有助于判断肿瘤起源部位。要明确病理诊断必须进行光镜检查及免疫组化检测，包括 c—KIT、PDGFRα 和 CD34。

五、胃癌

1. 病因病理和临床表现　胃癌(gastric carcinoma)在我国居消化道肿瘤首位。病因至今不明，好发年龄为 40～60 岁，可发生在胃任何部位，以胃窦、胃小弯、贲门常见。胃癌起于黏膜上皮细胞，都为腺癌。早期胃癌临床症状轻微，进行期胃癌表现为上腹痛、消瘦及食欲缺乏。

2. 诊断要点　胃壁局限或广泛增厚，胃腔狭窄，胃腔内形成不规则软组织肿块，表面凹凸不平，早期扫描肿瘤强化明显。周围组织受侵时表现为胃周脂肪层模糊消失，腹腔腹膜后淋巴结增大，常伴肝转移(图 8－7)。

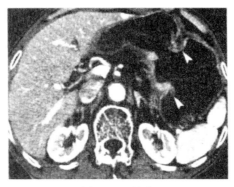

图 8－7　胃癌

CT 检查所示胃角小弯侧前后壁不规则增厚，后壁见浅大腔内溃疡(无尾箭头)，增强扫描动脉期明显强化

3. 鉴别诊断

(1)胃平滑肌瘤：边界光整规则，瘤内易出现出血、坏死、囊变及钙化，有套叠征。

(2)胃溃疡：多见于小弯侧，胃壁局限性凹陷，边缘光整。

4. 特别提示　胃肠造影检查只能观察胃腔内结构，CT 检查的意义在于发现胃周结构侵犯情况，腹腔腹膜后有无淋巴结转移等，对临床分期有重要意义。

(孙国荣)

第四节　肝常见疾病

一、肝囊肿

1. 病因病理和临床表现　肝囊肿(hepatic cyst)是比较常见的良性疾病，根据发病原因不同，可将其分为非寄生虫性和寄生虫性肝囊肿。非寄生虫性又分为先天性和后天性(如创伤、炎症性和肿瘤性，又称为假性囊肿)。以先天性肝囊肿最常见，先天性肝囊肿起源于肝内迷走的胆管或因肝内胆管和淋巴管在胚胎期发育障碍所致。可单发或多发，肝内 2 个以上囊肿者称为多发性肝囊肿。有些病例两肝散在大小不等的囊肿，又称为多囊肝，通常并存有肾、胰腺、脾、卵巢及肺等部位囊肿。本部分内容主要讨论先天性肝囊肿表现。临床一般无表现，巨大囊肿可压迫肝和邻近脏器产生相应症状。

2. 诊断要点　CT 上表现为单个或多个、圆形或椭圆形、密度均匀、边缘光滑的低密度区，CT 值接近于水。合并出血或感染时密度可以增高。增强厚囊肿不强化(图 8－8)。

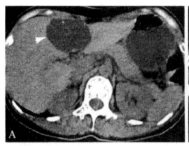
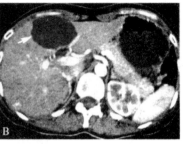

图 8-8　肝囊肿

A. CT 平扫可见左侧肝叶呈低密度囊性改变(无尾箭头),张力较高;B. CT 增强扫描可见左侧肝叶囊性病变未见强化(箭)

3. 鉴别诊断　需与囊性转移瘤和肝包虫囊肿相鉴别。肝囊肿无强化,密度均匀可鉴别。

4. 特别提示　肝囊肿的诊断和随访应首选 B 超,其敏感度和特异性高。对于疑难病例,可选用 CT 或 MRI。其中 MRI 对小囊肿的准确率最高,CT 因部分容积效应有时不易区分囊性或实质性。

二、肝内胆管结石

1. 病因病理和临床表现　我国肝内胆管结石(intrahepatic bile duct stone)发病率为 16.1%,几乎全是胆红素钙石,由胆红素、胆固醇、脂肪酸与钙组成。可为双侧肝内胆管结石,也可限于左肝或右肝的肝内胆管。肝内胆管结石的形成与细菌感染、胆汁滞留有关。肝内胆管结石与肝内胆管狭窄、扩张并存较多见,因此有胆汁的滞留。狭窄于两侧肝管均可见到,以左侧多见,也可见于肝门左、右肝管汇合部。主要临床表现有:①患者疼痛不明显,发热、寒战明显,周期发作。②疼痛放射至下胸部、右肩胛下方。③无黄疸。④多发肝内胆管结石者易发生胆管炎,急性发作后恢复较慢。⑤肝大、肝区叩击痛。⑥多发肝内胆管结石者,多伴有低蛋白血症及明显贫血。⑦肝内胆管结石广泛存在者,后期出现肝硬化,门静脉高压。

2. 诊断要点

(1)单纯肝内胆管结石或伴肝外胆管结石、胆囊结石:按结石成分 CT 表现可分为 5 种类型:①高密度结石。②略高密度结石。③等密度结石。④低密度结石。⑤环状结石。胆管结石的 CT 表现与其成分有关,所以,CT 可以提示结石的类型。肝内胆管结石主要 CT 表现为管状、不规则高密度影,典型者在胆管内形成铸型结石,密度与胆汁相比以等密度到高密度不等,以高密度为多见(图 8-9)。结石位于远端较小分支时,肝内胆管扩张不明显;结石位于肝内较大胆管者,远端小分支扩张。

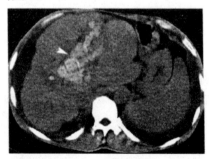

图 8-9　肝内胆管结石

CT 示左肝内胆管内多发结节状高密度灶(无尾箭头),肝内胆管扩张,肝、脾周围少量积液

（2）肝内胆管结石伴感染：肝内胆管结石可以伴感染，主要有胆管炎、胆管周围脓肿形成等。CT 表现为胆管壁增厚，有强化；对胆管周围脓肿，CT 可以表现为胆管周围可见片状低密度影或低信号，呈环形强化及延迟强化等表现。

（3）肝内胆管结石伴胆管狭窄：CT 可以显示结石情况及逐渐变细的胆管形态。

（4）肝内胆管结石伴胆管细胞癌：CT 增强扫描可以在显示肝内胆管结石外及扩张的胆管的同时，对肿块的位置、大小、形态及其对周围肝实质侵犯情况精确分析，动态增强扫描有特异性的表现。依表现分 2 型，肝门型和周围型。肝门型主要表现有：占位近侧胆管扩张，70％以上可显示肿块，呈中度强化，局限于腔内的小结节时，可以显示胆管壁增厚和强化、腔内软组织影和显示中断的胆管，动态增强扫描其强化方式呈延迟强化，具有较高的特异性。周围型病灶一般较大，在平扫和增强扫描中，都表现为低密度或低信号灶，多数病例有轻度到中度强化，以延迟强化为主，常伴有病灶内和（或）周围区域胆管扩张。

3. 鉴别诊断　肝内胆管结石容易明确诊断，主要需要将肝内胆管结石伴间质性肝炎与胆管细胞癌相鉴别。

4. 特别提示　肝内胆管结石的影像学检查一般首选 B 超、CT 和 MRI，由于单纯的胆管结石较少，伴有胆管炎、胆管狭窄的居多，所以，MRCP 因其可以完整显示胆管系统又成为一项重要的检查项目；但单纯 MRCP 对伴有胆管细胞癌或不伴胆管扩张的胆管结石显示效果不佳，CT 和 MRI 及增强扫描的价值重大。

三、肝挫裂伤

1. 病因病理和临床表现　肝挫裂伤（contusion and laceration of liver），肝由于体积大，肝实质脆性大，包膜薄等特点，在腹部受到外力撞击容易产生闭合伤，多由高处坠落、交通意外引起。临床表现为肝区疼痛，严重者还会发生失血性休克。

2. 诊断要点

（1）肝包膜下血肿：包膜下镰状或新月状等低密度区，周围肝组织弧形受压。

（2）肝实质血肿：肝内圆形、类圆形或星芒低密度灶。

（3）肝撕裂：为多条线状低密度影，边缘模糊（图 8—10）。

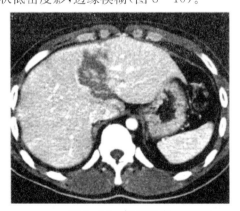

图 8—10　肝挫裂伤

CT 检查示肝左叶内片状低密度灶（尢尾箭头），边缘模糊，增强扫描内部轻度不均质强化

3. 鉴别诊断　结合病史，容易诊断。

4. 特别提示　CT 检查能准确判断肝外伤的部位、范围、肝实质损伤和大血管的关系、腹

腔积血的量,为外科决定手术或保守治疗提供重要依据。

四、肝脓肿

1.病因病理和临床表现 肝脓肿(hepatophyma)是肝内常见炎性病变,分细菌性、阿米巴性、真菌性、结核性等,以细菌性、阿米巴性肝脓肿多见。肝脓肿病理改变可分为3层结构,中心为组织液化坏死,中间为含胶原纤维的肉芽组织构成,外周为移行区域,为伴有细胞浸润及新生血管的肉芽组织。临床表现为肝大、肝区疼痛、发热及白细胞升高等急性感染表现。

2.诊断要点 平扫肝实质圆形或类圆形低密度病灶,中央为脓腔,密度均匀或不均匀,CT值高于水低于肝,有时可见积气或液平面。脓腔壁为较高密度环状阴影,急性期可见壁外水肿带,边缘模糊。增强扫描脓肿壁明显环状强化,中央坏死区无强化,典型称"双环"征,代表强化脓肿壁及水肿带。

环征和脓肿内积气为肝脓肿特征性表现(图8-11)。

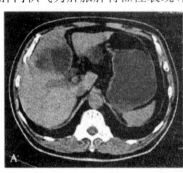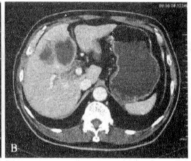

图8-11 肝脓肿

A.平扫示肝右叶类圆形混杂密度团块;B.增强扫描脓肿壁见环状强化,外缘见晕征,中心区域低密度脓腔未见强化

3.鉴别诊断 需与肝癌、肝转移瘤相鉴别,典型病史及"双环"征有助于肝脓肿诊断。

4.特别提示 临床起病急、进展快有助于肝脓肿诊断,不典型病例需随访观察。

五、肝硬化

(一)病因病理和临床表现

肝硬化(cirrhosis)是以肝广泛纤维结缔组织增生为特征的慢性肝病,正常肝小叶结构被取代,肝细胞坏死、纤维化,肝组织代偿增生形成再生结节,晚期肝体积缩小。引起肝硬化的主要原因有乙型肝炎、丙型肝炎、酗酒、胆道疾病、寄生虫等。早期无明显症状,后期可出现腹胀、消化不良、消瘦、贫血及颈静脉怒张、肝大、脾大、腹水等症状。

(二)诊断要点

1.肝叶比例失调 肝左叶尾叶常增大,右叶萎缩,肝裂增宽,肝表面凹凸不平,表面呈结节状,晚期肝硬化体积普遍萎缩。

2.肝密度不均匀 肝硬化再生结节为相对高密度,动态增强扫描见强化。

3.脾大(>5个肋单位) 脾静脉、肝门静脉扩张及侧支循环建立,出现胃短静脉、胃冠静脉及食管静脉曲张,部分患者见脾肾分流。

4.腹水 表现为腹腔间隙水样密度灶。少量腹水常积聚于肝、脾周围,大量腹水时肠管受压聚拢,肠壁浸泡水肿(图 8-12)。

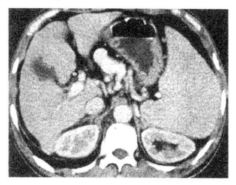

图 8-12 肝硬化

CT 示肝体积缩小,肝叶比例失调,脾大,肝门静脉扩张伴侧支血管形成

(三)鉴别诊断

需同弥漫型肝癌相鉴别。增强扫描动脉期肝内结节明显强化及门脉癌栓,AFP 显著升高等征象均有助于肝癌诊断。

(四)特别提示

CT 可直观显示肝形态和轮廓改变,观察肝密度改变,可初步判断肝硬化程度。同时可全方位显示肝内血管,为 TIPSS 手术的操作进行导向。

六、脂肪肝

(一)病因病理和临床表现

脂肪肝(adiposis hepatica)为肝内脂类代谢异常,诱发三酰甘油和脂肪酸在肝内聚积、浸润和变性,分局灶性脂肪浸润及弥漫性脂肪浸润 2 种。常见原因有肥胖、糖尿病、肝硬化、激素治疗及化疗后等。临床表现为肝大、高脂血症等症状。

(二)诊断要点

1. 局灶性脂肪浸润　表现为肝叶或肝段局部密度减低,密度低于脾,无占位效应,其内见血管纹理分布。

2. 弥漫性脂肪浸润　表现为全肝密度降低,肝内血管异常清晰(图 8-13)。

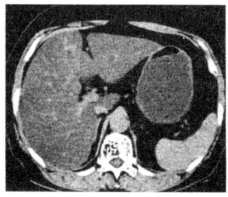

图 8-13 脂肪肝

CT 检查所示肝平扫密度均匀性减低,低于脾密度,肝内血管纹理异常清晰

3. 其他　常把肝/脾 CT 比值作为脂肪肝治疗后的观察指标。

（三）鉴别诊断

需与肝癌、肝血管瘤、肝转移瘤相鉴别。局限性脂肪肝或弥漫性脂肪肝中残存肝岛有时呈圆形或类圆形，易误诊为肿瘤或其他病变。增强扫描示无占位效应、无门静脉肝静脉阻塞移位征象，可作为鉴别诊断依据。

（四）特别提示

对于肝岛，局灶性脂肪浸润及脂肪肝基础上伴有病变的检查，MRI 具有优势。

七、肝良性肿瘤或肿瘤样病变

（一）肝细胞腺瘤

1.病因病理和临床表现　肝细胞腺瘤（hepatocellular adenoma）与口服避孕药或合成激素有关，肿瘤由分化良好、形似正常的肝细胞组织构成，无胆管，表面光滑，有完整假包膜。主要见于年轻女性，多无症状，停用避孕药肿块可以缩小或消失。

2.诊断要点　平扫为圆形低密度块影，边缘锐利。少数为等密度，增强扫描动脉期较明显强化。有时肿瘤周围可见脂肪密度包围环，为该肿瘤特征。

3.鉴别诊断

（1）肝癌：与肝细胞癌相比，腺瘤强化较均匀，无结节中结节征象。

（2）肝局灶性结节增生：中央瘢痕为其特征。

（3）肝血管瘤：强化模式呈"早出晚归"，可多发。

4.特别提示　肝腺瘤在 CT 上与其他实质性肿瘤表现相似，不易做出定性诊断。若有长期口服避孕药史，可供诊断参考。

（二）肝局灶性结节增生

1.病因病理和临床表现　肝局灶性结节增生（focal nodular hyperplasia，FNH），是一种相对少见的肝良性富血供占位病变。常为单发，易发生于肝包膜下，边界多清晰，但无包膜，其病理表现为实质部分由肝细胞、Kupffer 细胞、血管和胆管等组成，肝小叶的正常排列结构消失；肿块内部有放射性纤维瘢痕、瘢痕组织内包含一条或数条供血滋养动脉为其病理特征。临床多见于年轻女性，通常无临床症状。

2.诊断要点　平扫表现为等或略低密度，中央瘢痕为更低密度；动态增强扫描 FNH 表现基本恒定，表现为动脉期明显均匀强化（中央瘢痕除外），程度强于肝细胞肝癌及海绵状血管瘤，门脉期强化程度降低，略高于正常肝组织，中央瘢痕一般延时强化（图 8—14）。

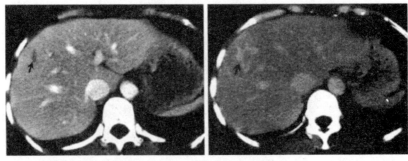

图 8—14　肝局灶性结节增生
CT 检查显示增强扫描肝右前叶类圆形团块强化（箭），中央瘢痕延迟期强化（箭）

3.鉴别诊断　主要与肝细胞肝癌鉴别，FNH 无特殊临床症状，中央瘢痕为其特征。

4.特别提示　CT可动态反映病灶血供特点,定性能力强。对于不典型者,以放射性核素扫描和MRI检查意义大。

(三)肝血管平滑肌脂肪瘤

1.病因病理和临床表现　肝血管平滑肌脂肪瘤(angiomyolipoma,AML),是一种较为少见的肝良性间叶性肿瘤,由血管、平滑肌和脂肪3种成分以不同的比例组成。随着病理诊断水平的不断提高,近年来对其报道逐渐增多,但由于该瘤的形态学变异多样化,因此大多数病例误诊为癌、肉瘤或其他间叶性肿瘤。

2.诊断要点　肝血管平滑肌脂肪瘤病理成分的多样化导致临床准确诊断肝血管平滑肌脂肪瘤存在一定困难。根据3种组织成分的不同比例将肝血管平滑肌脂肪瘤分为以下4种类型。

(1)混合型:各种成分比例基本接近(脂肪10%~70%)。混合型肝血管平滑肌脂肪瘤是肝血管平滑肌脂肪瘤中常见的一种类型,CT平扫为含有脂肪的混杂密度,各种成分的比例相近,增强扫描动脉期软组织成分有明显强化,多数能持续到门脉期,病灶中心或边缘可见高密度血管影(图8-15A,B)。

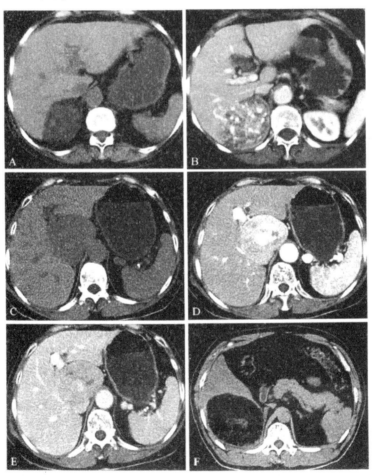

图8-15　肝血管平滑肌脂肪瘤

A、B.为混合型:可见脂肪低密度及软组织影、增强的血管影;C~E.为上皮样型:实质内未见明显脂肪密度,中央可见粗大畸形的血管影,增强扫描为"快进快出"模式;F.脂肪型:大部分为脂肪密度

(2)平滑肌型:脂肪<10％,根据其形态分为上皮型、梭形细胞型等。平滑肌型肝血管平滑肌脂肪瘤中的脂肪含量<10％,动脉期及门脉期强化都略高于周围肝组织,但术前准确诊断困难(图8－15C～E)。

(3)脂肪型(脂肪≥70％):脂肪型肝血管平滑肌脂肪瘤影像学表现相对有特征性,脂肪是其特征性CT表现之一。其他成分的比例相对较少。因此在CT扫描时发现有低密度脂肪占位则高度怀疑肝血管平滑肌脂肪瘤(图8－15F)。

(4)血管型:血管型肝血管平滑肌脂肪瘤诊断依靠动态增强扫描。发现大多数此类的肝血管平滑肌脂肪瘤在注射对比剂后40s,病灶达到增强峰值,延迟期(>4min)病灶仍然强化,强化方式酷似血管瘤,造成鉴别诊断困难,主要靠病灶内含有脂肪及中心高密度点状血管影加以区别。

3.鉴别诊断

(1)脂肪型肝血管平滑肌脂肪瘤:首先要与肝含脂肪组织的肿瘤鉴别。①脂肪瘤及脂肪肉瘤,CT值多在－60Hu以下,而且无异常血管及强化组织,脂肪肉瘤形态不规则,边缘不光滑。②肝局灶性脂肪浸润,常呈扇形或楔形,无占位表现,其内有正常血管穿过。③肝癌病灶内脂肪变性,分布弥漫,界限不清,伴有液化坏死和血管侵犯,有肝硬化和甲胎蛋白升高。④髓源性脂肪瘤,由于缺乏血供,血管造影呈乏血供或少血供。

(2)平滑肌型肝血管平滑肌脂肪瘤:需要与肝癌、血管瘤、腺瘤等相鉴别:①肝细胞癌,增强扫描"早进早出",动脉期多为明显强化,呈高密度,但门脉期及平衡期强化不明显,密度相对低于周围正常肝组织。肝血管平滑肌脂肪瘤的软组织成分在门脉期仍呈稍高密度,尤其对于脂肪成分少的肝血管平滑肌脂肪瘤(HAML)容易误诊为肝癌。②肝转移瘤或腺瘤,鉴别诊断主要依赖病史,瘤内出血、坏死有助于鉴别肝腺瘤。

(3)血管型平滑肌脂肪瘤:强化方式和血管瘤的强化方式相似,在平衡期仍然为较高密度。肝血管瘤由扩张的血管及血窦组成,血窦内衬内皮细胞。有厚薄不一的纤维隔,其血供特点为"快进慢出",在增强扫描时强化密度与肝动脉相近,动脉期、门脉期均为明显强化,而平衡期多为稍高密度。较大的肝血管瘤内可有纤维化,呈低密度,与肝血管平滑肌脂肪瘤内含脂肪的低密度明显不同,因而鉴别诊断主要依靠肝血管平滑肌脂肪瘤内有脂肪成分及中心血管影。

4.特别提示　动态增强多期扫描可充分反映肝血管平滑肌脂肪瘤的强化特征,有助于提高肝血管平滑肌脂肪瘤诊断的准确性,但是对不典型病灶必须结合临床病史和其他影像学检查方法,在CT引导下细针抽吸活检对肝血管平滑肌脂肪瘤诊断有帮助。少脂肪的肝血管平滑肌脂肪瘤可以行MRI同相位、反相位扫描。

八、肝恶性肿瘤

(一)肝癌

1.病因病理和临床表现　肝癌(liver cancer)是成人最常见的恶性肿瘤之一,肝癌患者大多具有肝硬化背景。有3种组织学类型:肝细胞型、胆管细胞型、混合细胞型。肿瘤主要由肝动脉供血,易发生出血、坏死、胆汁淤积。肿块>5cm为巨块型;<5cm为结节型;细小癌灶广泛分布为弥漫型。纤维板层样肝细胞癌为一种特殊类型肝癌,以膨胀性生长并有较厚包膜及瘤内钙化为特征,多好发青年人,无乙型肝炎、肝硬化背景。

2. 诊断要点

(1)肝细胞型肝癌(hepatocellular carcinoma):表现为或大或小、数目不定低密度灶。CT值低于正常肝组织20Hu左右。有包膜者边缘清晰;边缘模糊不清,表明浸润性生长特征,常侵犯肝门静脉及肝静脉。有些肿瘤分化良好、平扫呈等密度。增强扫描表现多种多样,通常动脉期癌灶明显不均匀强化,门脉期及延迟期快速消退,即所谓"快进快出"强化模式(图8-16)。

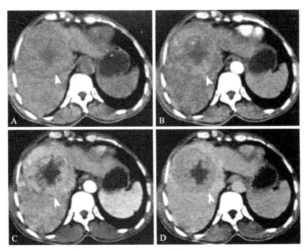

图.8-16　肝癌的平扫、动脉期、静脉期及延迟期扫描

A~D.为CT显示平扫肝左右叶交界处低密度病灶,动脉期扫描病灶明显强化,见条状供血血管影,静脉期及延迟期病灶强化程度降低,见假包膜强化(无尾箭头)

(2)胆管细胞型肝癌(intrahepatic cholangio-carcinoma):平扫为低密度肿块,增强动脉期无明显强化,门脉期及延迟期边缘强化、并向中央扩展。发生在较大胆管者,可见肿瘤近端胆管呈节段性扩张(图8-17)。

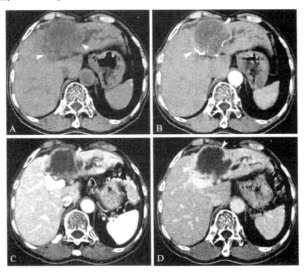

图8-17　左肝外叶胆管细胞型肝癌

A. 左肝外叶萎缩,平扫可见肝内低密度肿块(无尾箭头);B~D. 左肝肿块逐渐强化,边缘不规则(无尾箭头)

3.鉴别诊断　同肝血管瘤、肝硬化再生结节、肝转移瘤等相鉴别。乙肝病史、AFP升高、并肝内胆管结石及门脉癌栓等均有助于肝癌诊断。

4.特别提示　一般肝癌通过典型CT表现、慢性肝病史、AFP升高可确诊。部分不典型者可通过影像引导下穿刺活检明确诊断。

（二）肝转移瘤

1.病因病理和临床表现　由于肝为双重供血，其他脏器恶性肿瘤容易转移至肝，尤以经肝门静脉为多，故消化系统肿瘤转移占首位，其次为肺、乳腺等肿瘤。肝转移瘤（hepatic metastasis），多为结节或圆形团块状，中心易发生坏死、出血和囊变，钙化较常见。

2.诊断要点　可发现90%以上肿瘤，表现为单发或多发圆形低密度灶，大部分病灶边缘较清晰，密度均匀，CT值15～45Hu，若中心坏死、囊变则密度更低。若有出血、钙化则局部为高密度。

增强扫描瘤灶边缘变清晰，呈花环状强化，称"环靶征"，部分病灶中央延时强化，称"牛眼征"（图8－18）。

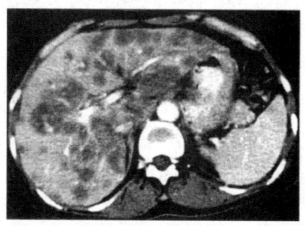

图8－18　乳腺癌肝转移

CT检查示肝内广泛低密度结节及团块状转移瘤，境界较清晰，增强扫描边缘环形强化

3.鉴别诊断　需与肝癌、肝血管瘤、肝硬化再生结节、肝局灶性脂肪浸润等鉴别。结合原发病灶，一般诊断不难。

4.特别提示　多血供肿瘤有平滑肌肉瘤、肾癌、甲状腺癌、胰岛细胞瘤；少血供肿瘤有胃癌、胰腺癌及恶性淋巴瘤；黏液癌易产生钙化，结肠癌、平滑肌肉瘤易发生出血、坏死；直肠癌可为单发巨大肿块；卵巢癌常见肝包膜种植转移。

九、肝血管性病变

（一）海绵状血管瘤

1.病因病理和临床表现　海绵状血管瘤（angiocavernoma），起源于中胚叶，为中心静脉和肝门静脉发育异常所致。由大小不等血窦组成，血窦内充满血液，与正常肝组织间有薄的纤维包膜。瘤体小至数毫米，大至数十厘米，直径＞4cm称巨大血管瘤。小血管瘤无症状，巨大血管瘤引起压迫症状，血管瘤破裂致肝内或腹腔出血。

2.诊断要点　平扫为圆形或类圆形低密度灶，边缘清晰，密度均匀。动态增强扫描动脉期病灶周边结节或环状强化，门脉期逐渐向中心充填，延时期（5～10min）病灶大部或全部强化。整个强化过程呈"早出晚归"为血管瘤特征性征象。

巨大血管瘤可见分隔或钙化。大血管瘤内部多有纤维、血栓及分隔而不强化(图8-19)。

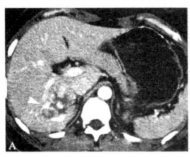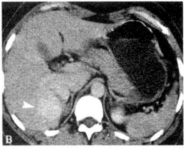

图8-19　肝海绵状血管瘤
CT增强扫描右肝病灶边缘结节环状强化,平衡期病灶被充填呈高密度改变(无尾箭头)

3.鉴别诊断

(1)肝细胞癌:肝细胞癌的"快进快出"强化模式与血管瘤容易鉴别。

(2)肝转移瘤:转移瘤一般有原发病史,且呈环状强化。

4.特别提示　CT是诊断血管瘤主要手段,但若未做延迟扫描或时间掌握不好,可能会误诊;特别是伴有脂肪肝的患者,CT诊断较困难,可选用MRI检查,MRI诊断血管瘤有特征表现。

(二)巴德-吉亚利综合征

1.病因病理和临床表现　巴德-吉亚利综合征(Budd-Chari syndrome,BCS)是指肝静脉流出道阻塞和由此引起的相应表现,阻塞可以发生于肝与右心房之间的肝静脉或下腔静脉内。BCS是一全球性疾病,其发病率、病因、病变类型及临床表现具有一定地域性。在亚洲,BCS多由下腔静脉膜性闭塞所致,多无明确病因。临床主要表现为下腔静脉梗阻和门脉高压症状,发病年龄以20~40岁为多见,男性略高于女性,如诊断不及时可以导致肝实质纤维化、肝硬化,甚至肝衰竭而死亡。临床上依据BCS病变类型和阻塞部位将其分为肝静脉阻塞型、下腔静脉阻塞型及肝静脉下腔静脉均阻塞型。

2.诊断要点　CT表现有以下特征。①肝静脉和(或)下腔静脉明显狭窄或闭塞。CT可以直接显示肝静脉和下腔静脉的情况。②肝实质内呈网格状改变或局部低密度影,增强扫描时呈渐进式强化,为肝淤血所致的局部区域有相对减弱的动脉血流,窦后压力增高,门脉血流减慢所致。显示门静脉高压征象包括腹水、胆囊水肿,以及胆囊静脉显示和侧支循环形成等。③肝内侧支血管,在CT增强上表现多发"逗点状"异常强化灶,为扭曲襻状血管,尤其在延迟期扫描可以显示肝内迂曲高密度影。④肝硬化改变,伴或不伴轻度脾大。⑤肝再生结节,病理检查中,60%~80%的BCS患者肝内可见到>5mm的多发的再生结节,也称腺瘤性增生结节或结节样再生性增生。通常为散在多发,圆形或类圆形,边界清楚,大小不等,通常直径0.2~4.0cm,少数可达7~10cm。部分位于周边的结节可引起肝轮廓改变(图8-20)。

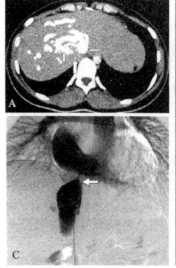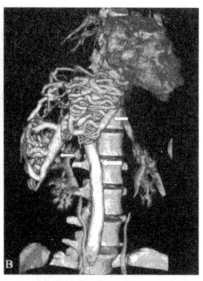

图8-20 巴德-吉亚利综合征患者

A、B.CT 增强延迟扫描和 VRT 重建,可见肝中、右静脉造影剂滞留(细箭),下腔静脉内造影剂滞留明显(粗箭)(B);C.DSA 下腔静脉造影可见膜状物(粗箭)

3.鉴别诊断

(1)多发性肝转移瘤:其强化多为边缘强化,多个转移结节呈明显均一强化者少见,与 BCS 再生结节不同,结合其他影像学表现及临床资料不难鉴别。

(2)与可能合并的肝细胞癌进行鉴别:肝细胞癌有其特征性的"快进快出"强化模式,血浆甲胎蛋白浓度的升高可提示肝细胞癌的发生。

(3)肝局灶性结节增生(FNH):FNH 在延迟扫描可以有进一步强化。但鉴别意义不大,因为两者都是属于肝细胞及血管等间质过度增殖形成的良性结节。

4.特别提示 MRI 和 CT 能很好地显示肝实质信号或密度的改变,增强以后能清楚地显示血管结构及血供变化情况。另外,MRI 可以多方位做肝血管成像,最大限度显示血管结构而不用静脉注射造影剂。特别对于那些因血管病变严重或肝静脉开口闭塞即使行血管造影也难以显示的血管结构,能够清楚地显示。相位敏感技术及 MRI 血管造影有助于评价门静脉通畅度和血流方向。B 型超声检查是诊断 BCS 的首选检查方法,可为临床病变的定位、分型提供可靠的诊断,但超声的局限性在于不能全面评价凝血块或肿瘤累及下腔静脉或肝静脉的情况。静脉造影是诊断的金标准,目前采用介入方法治疗 BCS 已十分普遍。

(三)肝小静脉闭塞病

1.病因病理和临床表现 肝小静脉闭塞病(veno-cclusive disease,VOD)是指肝小叶中央静脉和小叶下静脉损伤导致管腔狭窄或闭塞而产生的肝内窦后性门静脉高压症。本病的致病原因据目前所知有2大类,一是食用含吡咯双烷生物碱植物或被其污染的谷类;二是癌肿化疗药物和免疫抑制药的应用。另有文献认为,肝区放疗3~4周,对肝照射区照射剂量超过35Gy 时也可发生本病。含吡咯双烷生物碱的植物与草药有野百合碱、猪屎豆、千里光(又名狗舌草)、珠子参(土三七)等。

病理表现:急性期肝小叶中央区肝细胞由于静脉回流不畅致出血坏死,无炎细胞浸润;亚急性期肝小叶、肝小静脉支内皮增生、纤维化致管腔狭窄,出现血液回流障碍。周围有广泛的纤维组织增生;慢性期呈同心源性肝硬化的表现。

临床表现:急性期起病急骤,上腹剧痛、腹胀、腹水;黄疸、下肢水肿少见,有肝功能异常;亚急性期的特点是持久性的肝大,反复出现腹水;慢性期表现以门静脉高压为主。

2.诊断要点

(1)平扫:肝大,密度降低,严重者呈"地图状"、斑片状低密度,呈中至大量腹水。

(2)增强动脉期:肝动脉呈代偿改变,血管增粗、扭曲,肝脏可有轻度的不均匀强化。

(3)门静脉期:特征性的"地图状"、斑片状强化和低灌注区;肝静脉显示不清,下腔静脉肝段明显变扁,远端不扩张亦无侧支循环,下腔静脉、门静脉周围"晕征"或"轨道征",胃肠道多无淤血表现(图8-21)。

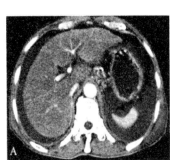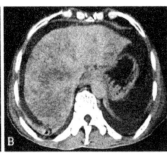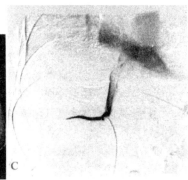

图8-21 肝小静脉闭塞病

患者服用"珠子参"20d后出现腹水,肝功能损害。A、B.CT示肝淤血改变,肝静脉未显示,门静脉显示正常,侧支循环较少;C.造影见下腔静脉通畅,副肝静脉显示良好

(4)延迟期:肝内仍可有斑片、"地图状"的低密度区存在。

3.鉴别诊断 需与巴德-吉亚利综合征相鉴别。主要指慢性型约有60%的患者伴有躯干水肿、侧腹部及腰部静脉曲张等下腔静脉梗阻的表现,而VOD无这种表现;CT平扫及增强可发现BCS的梗阻部位,肝内和肝外侧支血管形成等血流动力学改变。

4.特别提示 对临床有明确病史、符合肝脏CT 3期增强表现特征者,可以提示VOD的诊断,并根据平扫和增强前后的肝实质密度改变程度和肝内血管的显示清晰程度,提供临床对肝损害程度的判断。明确诊断应行肝静脉造影和肝穿刺活检。临床无特异性治疗。

(四)肝血管畸形

1.病因病理和临床表现 肝血管畸形(hepatic vascular malformations)分为先天性和特发性两类,前者为遗传性出血性毛细血管扩张症(hereditaryhemorrhagictelangiectasia,HHT)的肝血管异常表现的一部分,较为多见;后者为单纯肝血管畸形,而无其他部位或脏器的血管畸形。文献报道HHT有4个特征:家族性,鼻咽部出血,脏器出血及内脏动静脉畸形。一般认为如果上述症状出现3项即可诊断HHT,在肝的发生率占总发生率的8%,主要的临床表现为肝硬化,继而出现肝性脑病,食管静脉曲张及充血性心力衰竭等。HHT的病变主要累及毛细血管、小静脉及小中动脉,表现为毛细血管扩张、动静脉畸形及动静脉瘘。这种改变可累及皮肤、黏膜、肺、胃肠道、肝和中枢神经系统,肝受累概率8%~31%,可形成肝硬化改变。

特发性肝动脉畸形仅指肝动脉异常,而无其他脏器和部位相应血管畸形,但同HHT比较两者的肝动脉畸形改变是类似的。

2.诊断要点　CT和增强造影示患者有典型的肝内动静脉瘘,轻度门静脉、肝静脉瘘,肝血管畸形有许多伴发改变,如增粗肝动脉压迫局部胆管,可使胆管扩张,由于血流动力学改变致肝大、肝尾叶萎缩等(图8-22)。

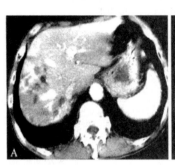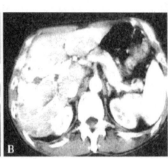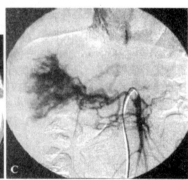

图8-22　特发性肝血管畸形

男,59岁。A、B.CT示动脉期肝内异常强化灶,门静脉提前出现;C.造影见肝动脉杂乱,肝静脉、门静脉提前出现。该患者给予2次NBCA栓塞畸形血管,肝功能良好

增强扫描动脉期肝实质灌注不均匀,可见斑片状强化区并其间夹杂散在点状强化,腹腔动脉干及肝内动脉明显增宽、扭曲改变,同时伴肝增大,动脉期全肝静脉清晰显影,门静脉期肝实质密度强化基本均匀,门静脉一般无明显异常改变。

3.鉴别诊断　肿瘤所致动静脉瘘,可见肝肿块,有临床病史,一般可以鉴别。

4.特别提示　双期螺旋CT、CTA、MRA能特别有助于显示血管畸形的血流特征及空间关系,同时可以发现肝动静脉畸形的其他伴发表现,这些很难被其他影像技术很好地显示,可以充分认识病灶的影像学特征,为诊治提供可靠的影像学信息。动态增强MRA也可以直观显示肝动脉畸形改变,是超声和传统CT不可比拟的。肝动脉造影是诊断肝血管畸形的金标准。

(孙国荣)

第五节　胆囊常见病变

一、胆囊结石伴单纯性胆囊炎

(一)病因病理和临床表现

胆囊结石伴单纯性胆囊炎(cholecystolithiasis with purely cholecystitis),急性胆囊炎病理改变是胆囊壁充血、水肿及炎性渗出,严重者胆囊壁坏死或穿孔形成胆瘘,常合并结石。临床常有慢性胆囊炎或胆囊结石病史,症状为右上腹疼痛,放射至右肩,为持续性疼痛并阵发性绞痛,伴畏寒、呕吐。

(二)诊断要点

平扫示胆囊增大,直径>15mm,胆囊壁弥漫性增厚>3mm,常见胆囊结石,增强扫描增厚胆囊壁明显均匀强化。胆囊窝可有积液,若胆囊壁坏死穿孔,可见液平面(图8-23)。

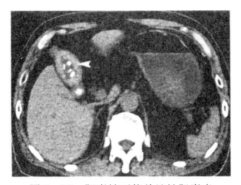

图8—23　胆囊结石伴单纯性胆囊炎

CT检查示胆囊壁明显增厚,胆囊内见多发小结节状高密度结石(无尾箭头)

（三）鉴别诊断

需与慢性胆囊炎、胆囊癌相鉴别。

1.慢性胆囊炎　常表现为胆囊缩小,壁较均匀增厚强化。

2.胆囊癌　常表现为胆囊壁不规则增厚,伴相邻肝浸润。

（四）特别提示

USG为急性胆囊炎、胆囊结石最常用检查方法。CT显示胆囊窝积液、胆囊穿孔及气肿性胆囊炎方面有较高价值。

二、黄色肉芽肿性胆囊炎

（一）病因病理和临床表现

黄色肉芽肿性胆囊炎（xanthogranulomatous cholecystitis，XGC）是一种以胆囊慢性炎症为基础,伴有胆汁肉芽肿形成,重度增生性纤维化,以及泡沫状组织细胞为特征的炎性疾病。常见于女性,患者常有慢性胆囊炎或结石病史,临床表现与普通胆囊炎相似。

（二）诊断要点

1.不同程度胆囊壁增厚,弥漫性或局限性,胆囊增大。

2.胆囊壁可见大小不一、数目不等的圆形或椭圆形低密度灶,病灶可融合,增强无明显强化。胆囊壁轻中度强化。

3.可显示黏膜线。

4.胆囊周围侵犯征象,胆囊结石或钙化（图8—24）。

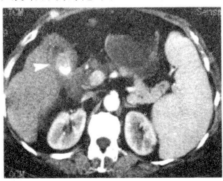

图8—24　黄色肉芽肿性胆囊炎

CT检查示胆囊壁弥漫性不均性增厚,中央层可见低密度,呈"夹心饼干"征。胆囊壁轻中度强化,胆囊腔内见高密度结石,胆囊窝模糊不清(无尾箭头)

（三）鉴别诊断

需与胆囊癌、急性水肿或坏死性胆囊炎相鉴别，鉴别困难。

（四）特别提示

CT常易误诊为胆囊癌伴周围侵犯。诊断需由切除的胆囊做病理检查后才能最终确诊。

三、胆囊癌

（一）病因病理和临床表现

胆囊癌（carcinoma of gallbladder）病因不明，可能与胆囊结石及慢性胆囊炎长期刺激有关。多见于中老年，以女性多见，早期无明显症状，进展期表现为右上腹持续性疼痛、黄疸、消瘦、肝大及腹部包块。约80%合并胆囊结石，70%～90%为腺癌，80%呈浸润性生长。晚期肿瘤侵犯肝、十二指肠、结肠肝曲等周围器官，可通过肝动脉、门静脉及胆道远处转移。

（二）诊断要点

分胆囊壁增厚型、腔内型、肿块型和弥漫浸润型。表现为胆囊壁不规则性增厚或腔内肿块，增强扫描明显强化，常并胆管受压扩张，邻近肝组织受侵表现为低密度区（图8－25）。

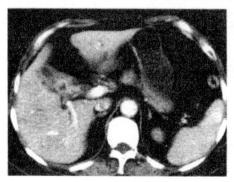

图8－25　胆囊癌侵犯局部肝

CT增强扫描可见胆囊正常结构消失，胆囊壁不规则增厚伴延迟不均匀强化，局部肝可见受累

（三）鉴别诊断

有时与慢性胆囊炎或胆囊腺肌增生症鉴别困难。

（四）特别提示

CT虽然在诊断胆囊癌上很有价值，但有一定的局限性，如早期胆囊癌，CT易漏诊；而晚期胆囊癌，CT不易区分肿瘤来源；胆囊癌胆管内播散不易发现等。

（孙国荣）

第六节　胰腺常见疾病

一、胰腺炎

胰腺炎（pancreatitis）分为急性胰腺炎和慢性胰腺炎、自身免疫性胰腺炎。

（一）急性胰腺炎

1.病因病理和临床表现　急性胰腺炎（acute pancreatitis）为常见急腹症之一，多见于成年人,暴饮暴食及胆道疾病为常见诱因。按病理可分水肿型及出血坏死型两种。水肿型表现为胰腺肿大、间质充血水肿及炎症细胞浸润,出血坏死型表现为胰腺腺泡坏死、血管坏死性出血、脂肪坏死。伴胰周渗液及后期假性囊肿形成。临床起病急骤,持续性上腹部疼痛,放射至胸背部,伴发热、呕吐、甚至低血压休克。实验室检查见血和尿淀粉酶升高。

2.诊断要点

(1)水肿型:轻型 CT 表现正常,多数表现为胰腺不同程度增大,密度正常或稍低,轮廓清或欠清,可有胰周渗液,增强后胰腺均匀性强化。

(2)出血坏死型:胰腺体积弥漫性增大,密度不均匀,常见高低混杂密度区,增强扫描见低密度坏死区,胰周脂肪层模糊消失,胰周见低密度渗液,肾前筋脉增厚。常并发胰腺蜂窝织炎及胰腺脓肿(图 8-26)。

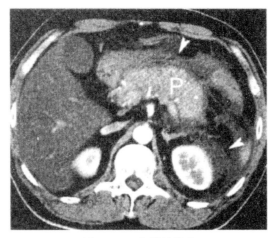

图 8-26　急性胰腺炎
CT 扫描示胰腺弥漫性肿胀、密度减低,胰周见低密度渗液,左侧肾前筋膜增厚

3.鉴别诊断　需同胰腺癌、胰腺囊腺瘤相鉴别。典型临床病史及实验室检查有助于胰腺炎诊断。

4.特别提示　部分患者早期 CT 表现正常,复查时才出现胰腺增大、胰周渗液等征象。CT 对出血坏死性胰腺炎诊断有重要作用,因此临床怀疑急性胰腺炎时应及时行 CT 检查及复查。

(二)慢性胰腺炎

1.病因病理和临床表现　在我国慢性胰腺炎(chronic pancreatitis)以胆道疾病的长期存在为主要原因。病理特征是胰间质纤维组织增生或胰腺腺泡广泛进行性纤维化和胰腺实质破坏,以及有不同程度炎症性改变。临床视其功能受损不同而有不同表现,常有反复上腹痛及消化障碍。

2.诊断要点

(1)胰腺轮廓改变:外形可表现为正常、弥漫性增大或萎缩,或局限性增大。弥漫性增大常见于慢性胰腺炎急性发作者。

(2)主胰管扩张,直径>3mm,常伴导管内结石或导管狭窄。

(3)胰腺密度改变:钙化是慢性胰腺炎特征,胰腺实质坏死区表现为不均质边界不清低密度区,增强扫描早期可见强化。

(4)假囊肿形成(图8—27)。

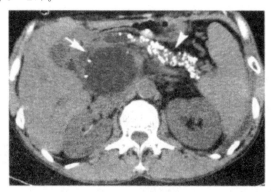

图8—27　慢性胰腺炎

CT扫描示胰腺萎缩,广泛钙化,胰管局部扩张,胰头后方区域见假性囊肿形成

(5)肾前筋膜增厚。

3.鉴别诊断　需同胰腺癌相鉴别。慢性胰腺炎常表现为胰管不规则扩张、胰周血管受压;而胰腺癌常表现为胰管中断、胰周血管侵犯。

4.特别提示　CT诊断慢性胰腺炎时,最关键就是要排除胰腺癌或是否合并胰腺癌。行MRCP检查观察病变区胰管是否贯穿或中断,有助于提高诊断正确性。

(三)自身免疫性胰腺炎

1.病因病理和临床表现　自身免疫性胰腺炎(autoimmune pancreatitis,AIP)是一种与自身免疫相关的特殊类型的慢性炎症,病理主要表现为胰腺的淋巴浆细胞浸润及纤维化。主要见于老年患者,男女发病无明显区别。起病隐匿,患者症状一般比较轻微,若胰头发病可表现为梗阻性黄疸。实验室检查特点是丙种球蛋白升高,IgG及IgG4升高。

2.诊断要点　典型的AIP表现为胰腺弥漫性肿胀,呈腊肠样,密度减低,胰周出现低密度鞘膜样边缘,境界清晰,一般不出现渗液,增强表现为均匀延迟性强化;胰管呈弥漫或节段性不规则狭窄或扩张,胰管钙化及假性囊肿少见,不累及邻近系膜及血管(图8—28)。

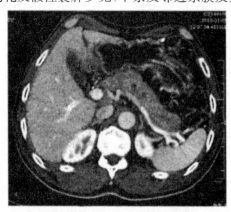

图8—28　自身免疫性胰腺炎

CT表现示胰腺弥漫性肿大,局部密度不均,胰周间隙清晰,胰管局部稍扩张

3.鉴别诊断　主要与胰腺癌鉴别,门脉期及延迟期均匀强化、鞘膜征、无血管受侵及激素治疗有效等可与胰腺恶性肿瘤相鉴别。

4.特别提示　部分AIP患者不经治疗可自行缓解,绝大部分患者不必给予针对急性胰腺炎的治疗,仅口服糖皮质激素后临床症状明显缓解。

二、胰腺良性肿瘤或低度恶性肿瘤

(一)胰岛细胞瘤

1.病因病理和临床表现　胰岛细胞瘤(islet cell adenoma)起源于胰腺内分泌细胞,根据有无激素分泌活性,分功能性和非功能性两大类。90％功能性胰岛细胞瘤直径不超过2cm,85％为良性;非功能性胰岛细胞瘤瘤体总是很大。不同肿瘤其临床表现不一样,非功能性胰岛细胞瘤小者无症状,大者以腹部肿块为主诉;功能性胰岛细胞瘤因分泌不同激素而症状不同,如胰岛素瘤表现为持续性低血糖,胃泌素瘤表现为胰源性溃疡等。

2.诊断要点　动态增强扫描因肿瘤血管丰富而增强显示。非功能性胰岛细胞瘤瘤体很大,平扫呈等或低密度,肿块呈椭圆形或分叶状,可出现囊变坏死,少数有钙化,邻近器官受压改变。增强扫描实质部明显强化,肿瘤不侵犯腹腔干及肠系膜血管根部周围脂肪层(图8—29)。

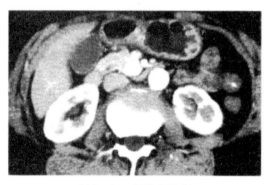

图8—29　胰岛细胞瘤

CT表现示胰腺钩突旁明显强化结节,边缘规则,与周围血管界清

3.鉴别诊断　非功能性胰岛细胞瘤需与胰腺癌鉴别,瘤体大、富血管、瘤体内钙化及无胰腺后方血管侵犯等征象有助于诊断胰岛细胞瘤。

4.特别提示　功能性胰岛细胞瘤由于肿瘤小,常规CT检出的敏感性不高。判断胰岛细胞瘤良、恶性影像学检查不可靠,需应用免疫化学检查和内分泌标识来分类。

(二)胰腺囊性肿瘤

1.病因病理和临床表现　胰腺囊性肿瘤(cystica tumor of pancreas)比较少见,病理上分为大囊型及小囊型。好发于胰体、尾部,高龄女性多见,一般无明显临床症状,肿瘤较大时可触及腹部包块,胃肠道可有不适症状。

2.诊断要点　胰腺内壁较厚的囊性肿块,大囊型直径＞2cm,小囊型直径＜2cm,囊壁可见向腔内突出乳头状肿瘤,或表现为多个小囊状肿物,中心呈放射状间隔。增强扫描较明显强化(图8—30)。

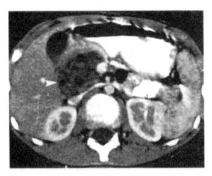

图8-30 胰头囊性腺瘤

CT显示胰头区囊性占位,前缘见受压推移正常胰腺组织,增强扫描病灶内部环状化

3.鉴别诊断 囊性腺瘤与囊性腺癌很难鉴别,血管造影有利于鉴别。

4.特别提示 发现胰腺小囊性占位病灶,特别是发生在体尾部,不要轻易诊断胰腺囊肿或囊性瘤,一定要密切随访。

(三)胰腺实性假乳头状瘤

1.病因病理和临床表现 胰腺实性假乳头状瘤(solid pseudopapillary tumor of the pancreas,SPT)是发生于胰腺的一种罕见低度恶性肿瘤,好发于青年女性,偶发于老年女性和男性。发生部位多位于胰头或胰尾部,偶有报道位于腹膜后、肠系膜和肝者。曾用名有胰腺实性和囊性肿瘤,乳头状囊性肿瘤,乳头状上皮肿瘤等。近年,WHO肿瘤组织学分类中将其统一命名为实性假乳头状瘤。该病的发病率很低,占所有胰腺肿瘤的1%以下,临床上常易误诊。

2.诊断要点

(1)胰腺囊实性肿块,大部分位于胰头部,少部分发生于胰体、胰尾或邻近后腹膜间隙。

(2)肿块境界清楚,有纤维包膜;肿块较大,直径一般>5cm。

(3)肿块密度不均,肿块囊性、坏死部分位于肿块中心区,实性部分呈结节状或絮状位于周围,肿块实性部分与肌肉组织密度类似,坏死和囊变区密度高于水;CT增强囊壁和实性部分明显增强,而囊变坏死区未见强化。囊壁和肿块内偶见钙化。部分病例可见较粗的分隔,分隔可见钙化。

(4)在囊性结构为主的胰腺实性假乳头状瘤中,CT往往表现为小片状实性部分,平扫呈等密度,增强后有明显强化,其漂浮在低密度的囊性部分中,称为"浮云征",或呈附壁结节样改变。肿瘤强化在门脉期明显高于动脉期,强化曲线为逐渐上升型,与肿瘤具有类似于海绵状血管瘤的血窦有关。平衡期肿瘤强化程度有减退(图8-31)。

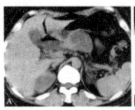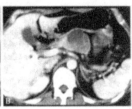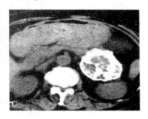

图8-31 胰腺实性假乳头状瘤

A.CT平扫,表现为胰腺体部囊实性肿块,直径约6.8cm,肿块右部小片状实性成分,呈等、稍低密度;B.增强扫描门脉期,肿块实性部分明显强化,漂浮在低密度的囊性部分中,呈"浮云征";C.胰尾囊实性肿块,肿块大部分钙化,内部可见粗大钙化的分隔

3.鉴别诊断

(1)胰岛细胞瘤:非功能性胰岛细胞瘤无性别倾向,发病年龄偏大,不引起内分泌症状,临床上被发现时肿块常较大,50%以上位于胰腺体、尾部,肿瘤即使很大也不发生中心坏死或囊变,发生肝转移及淋巴结肿大较多见。功能性胰岛细胞瘤,包括胰岛素瘤、胃泌素瘤等,有相应内分泌症状,如低血糖、严重消化性溃疡等,功能性胰岛细胞瘤大多很小,90%直径<2cm,可以多发,增强动脉期整个瘤体显著均匀强化。

(2)黏液性囊腺瘤:多见于女性年长者,多位于胰腺体尾部,通常较大,平均直径为10cm,CT特征为大囊,囊内见细的纤维分隔,增强后可见囊壁和间隔相对正常胰腺实质的低强化,囊壁与间隔具有相似的厚度。

(3)微囊腺瘤:多见于老年人,肿块呈圆形或分叶状,分界清楚,可呈囊性、囊实性或实性改变,中央条片状不规则或日光放射状钙化为其特征性表现,但发生率比较低,增强后肿块不规则强化。

(4)胰腺癌:患者年龄多在40~60岁或以上,男性多于女性,肿块一般较小,边界模糊,增强呈轻度强化,易引起胰管、胆总管扩张,可直接侵犯或包埋邻近后腹膜间隙大血管,如肠系膜动静脉、腹腔动脉等,易发生肝门区及邻近后腹膜间隙淋巴结转移。胰腺实性假乳头状瘤即使位于胰头部,也很少引起胰胆管扩张。

4.特别提示 胰腺囊性肿瘤,体积较大,出现明显钙化或增强呈浮云征时可考虑本病。

三、胰腺癌

(一)病因病理和临床表现

胰腺癌(pancreatic cancer)主要源于导管细胞,无明确诱发因素,慢性胰腺炎是个重要因素。多见于60~80岁,男性好发。按临床表现为胰头癌、胰体尾部癌及全胰腺癌。腹痛、消瘦和乏力为胰腺癌共同症状,黄疸是胰头癌突出表现。

(二)诊断要点

1.胰腺局限或弥漫增大,肿块形成。

2.胰腺内不均质低密度肿块,内部可有液化坏死区,增强扫描病灶轻度强化(图8-32)。

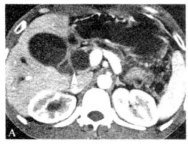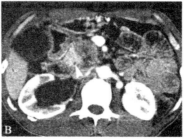

图8-32 胰头癌

CT显示胆道胰管扩张呈"双管征",胰头区见低密度肿块,增强扫描轻度不均质强化,正常胰腺实质仍明显强化(无尾箭头),右肾盂积水

3.病变处胰管中断,远侧胰管扩张、周围腺体萎缩。胰头癌可出现"双管"征。

4.胰周脂肪层模糊消失伴条索状影,血管(腹腔干、肠系膜上动静脉多见)被包埋。

5.腹膜后淋巴结增大及远处转移,以肝多见。

（三）鉴别诊断

主要与囊性腺瘤、胰岛细胞瘤及慢性胰腺炎鉴别。胰管中断征象是胰腺癌特征征象。囊性腺瘤表现为大小不等囊腔；胰岛细胞瘤为富血供肿瘤，强化明显；慢性胰腺炎一般有典型病史。

（四）特别提示

CT 是诊断胰腺癌的金标准。胰周侵犯及胰周血管包绕是胰腺癌不可切除的可靠征象。

（孙国荣）

第七节　脾常见疾病

一、脾梗死及外伤

（一）脾梗死

1.病因病理和临床表现　脾梗死（spleen infarction）指脾内动脉分支阻塞，造成脾组织缺血、坏死所致。风湿性心脏病二尖瓣病变和肝硬化是引起脾梗死常见原因。临床多无症状，有时可有上腹痛、发热、左侧胸腔积液等。

2.诊断要点　平扫表现为脾内三角形或楔形低密度区，多发于脾前缘近脾门方向。增强扫描周围脾组织明显强化，而梗死灶无强化，境界变清楚（图8—33）。

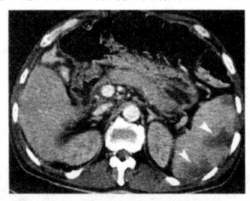

图8—33　脾梗死

CT 显示脾内多发楔形低密度灶，尖端指向脾门，增强扫描未见强化（无尾箭头）

3.鉴别诊断　脾梗死容易诊断，慢性期有时需与脾肿瘤鉴别，增强有助于鉴别。

4.特别提示　脾梗死一般不需要处理。CT 扫描的目的在于观察梗死的程度。MRI 价值同 CT 相仿。

（二）脾挫裂伤

1.病因病理和临床表现　脾挫裂伤（contusion and laceration of spleen）绝大部分为闭合性的直接撞击所致。脾是腹部外伤中最常累及的脏器。病理包括脾包膜下血肿、脾挫裂伤、脾撕裂、脾部分血管阻断和脾梗死。临床表现为腹痛、腹腔内出血、失血性休克等。

2.诊断要点

（1）脾包膜下血肿：包膜下新月形低密度灶，相应脾实质呈锯齿状（图8—34）。

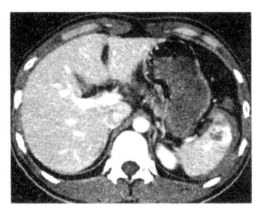

图 8-34 脾挫裂伤

CT 显示脾包膜下新月形血肿,脾实质内不规则低密度灶,增强扫描不均质强化(无尾箭头)

(2)脾实质内出血:脾内多发混杂密度,呈线状。圆形或卵圆形改变,增强扫描斑点状不均质强化。

(3)其他:腹腔积血。

3.鉴别诊断 平扫脾挫裂伤与脾分叶、先天性脾切迹及扫描伪影有时难以鉴别,应行增强扫描观察。

4.特别提示 急性脾损伤患者平扫有时可表现正常,应行增强扫描观察。CT 检查对脾挫裂伤诊断非常准确,累及脾门时应考虑手术。

二、脾血管瘤

1.病因病理和临床表现 脾血管瘤(spleen haemangioma)是脾最常见的良性肿瘤,多发生于 30～60 岁,女性稍多。成人为海绵状血管瘤,小儿多为毛细血管瘤。较大血管瘤可有上腹痛、左上腹肿块、压迫感及恶心、呕吐症状。约 25% 产生自发性破裂而以急腹症就诊。

2.诊断要点 平扫为比较均匀低密度影,多为单发,边缘清晰,形态规则,合并出血时密度增高或不均匀,瘤体较大可伴有钙化。增强扫描瘤体边缘见斑点状强化,逐渐向中心部充填,延迟期整个瘤体增强(图 8-35)。

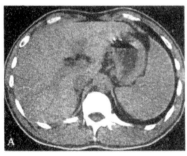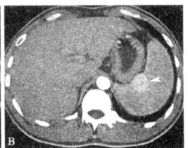

图 8-35 脾血管瘤

CT 平扫及增强扫描,可见脾门处结节状稍低密度灶,增强扫描明显强化(无尾箭头),边缘光整

3.鉴别诊断 脾错构瘤,密度不均匀,发现脂肪密度为其特征。

4.特别提示 因脾血管瘤网状内皮较厚及中心血栓、囊变等原因,少部分脾网状血管瘤强化充填缓慢。MRI 显示脾血管瘤的敏感性高于 CT。

三、脾淋巴瘤

1.病因病理和临床表现　脾淋巴瘤(spleen lymphoma)分脾原发性恶性淋巴瘤及全身恶性淋巴瘤脾浸润两种。病理上分为弥漫性脾大、粟粒状肿物及孤立性肿块。临床表现有脾大及其相关症状。

2.诊断要点

(1)脾原发性恶性淋巴瘤:表现脾大,脾内稍低密度单发或多发占位病变,边缘欠清,增强扫描不规则强化、边缘变清。

(2)全身恶性淋巴瘤脾浸润:表现脾大、弥漫性脾内结节灶,脾门部淋巴结肿大(图8—36)。

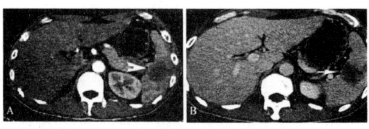

图8—36　脾淋巴瘤

CT显示脾内多发类圆形低密度灶(无尾箭头),边缘不规则强化,胰尾受累(箭)

3.鉴别诊断　需与转移瘤相鉴别。有时鉴别困难,需密切结合临床。

4.特别提示　淋巴瘤的诊断要依靠病史,CT上淋巴瘤病灶可互相融合成地图样,此点同转移瘤不同。MRI平面梯度快速回波增强扫描对淋巴瘤的诊断很有帮助。

（孙国荣）

第八节　肠道常见疾病

一、杨梗阻

肠梗阻(bowel obstruction)是临床最常见的急腹症之一,可见于各年龄段。肠梗阻的病因很多,其临床表现复杂多变且无特异性,不但引起肠管本身解剖和功能的改变,并且导致全身性正常生理机制紊乱。腹部平片对肠梗阻的诊断具有重要作用,但对20%～52%的病例尚不能做出肯定诊断,对梗阻原因、有无闭襻和绞窄的诊断价值十分有限。钡剂检查对明确结肠肠梗阻有一定的诊断价值,并对小儿肠套叠有重要治疗意义,但对不完全性小肠梗阻价值有限,并存在使完全性小肠梗阻患者梗阻程度加重的危险。螺旋CT作为一种先进的无创性检查技术具有良好的密度分辨率和时间分辨率,对气体和液体分辨均很敏感,将X线腹部平片上相互重叠的组织结构在横断面显示清晰,结合其强大的后处理功能,能全面显示和判断肠梗阻是否存在、梗阻部位及程度、梗阻原因,CT发现有无闭襻和绞窄比出现临床症状、体征早数小时,并且对肿瘤引起梗阻的病灶性质判断、周围情况显示、分期等具有显著的优越性,越来越被广泛认可。

肠梗阻一般可以分为机械性、动力性(包括假性肠梗阻)、血运性梗阻三大类,其中大部分为机械性肠梗阻。机械性肠梗阻按照梗阻的病变位置可以分为肠壁、肠腔内和肠腔外三种。按照有无绞窄又可分为单纯性机械性肠梗阻和绞窄性机械性肠梗阻。下文特简单介绍几种常见的和部分罕见但可能会导致严重并发症的机械性肠梗阻类型,以便读者获得感性认识,在临床工作中能综合分析和进行正确诊断。

(一)肿瘤性肠梗阻

1.病因病理和临床表现　肿瘤性肠梗阻(bowel obstruction of tumor),肠道肿瘤是引起肠梗阻重要原因之一。临床表现为腹痛,腹胀,呕吐,肛门停止排便、排气。

2.诊断要点　可显示梗阻近、远段肠管情况,以阳性对比剂充盈肠管并追踪梗阻点,以重组分析梗阻段情况,常能显示肠腔或肠壁肿块,同时显示供血动脉及引流静脉。

以下CT表现支持肠道恶性肿瘤:①肠壁肿块局部僵硬,较明显强化,中央有坏死。②移行带狭窄不规则,肠壁不规则增厚。③淋巴结肿大(图8-37)。

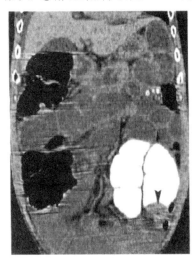

图8-37　肿瘤性肠梗阻
三维重建显示降结肠腔内充盈缺损,手术病理为降结肠腺癌

3.鉴别诊断　需与炎症、粘连、粪石性肠梗阻相鉴别。发现肠道内不均匀肿块和淋巴结肿大有助于肿瘤性肠梗阻的诊断。

4.特别提示　小肠是内镜检查盲区,螺旋CT应用使诊断肠梗阻发生了革命性变化,它能分析肠梗阻原因、明确梗阻部位。

(二)肠扭转

1.病因病理和临床表现　肠扭转(volvulus)是严重急腹症,以小肠多见,原因有先天发育异常、术后粘连、肠道肿瘤、胆道蛔虫及饱餐后运动等。另外,小肠内疝(部分小肠疝入手术形成空隙内)实质上也是肠扭转。临床表现为急性完全性肠梗阻,常在体位改变后剧烈腹痛。

2.诊断要点

(1)漩涡征:为肠曲及肠系膜血管紧紧围绕某一中轴盘绕聚集。

(2)鸟嘴征:扭转开始后未被卷入"涡团"的近端肠管充气、充液而扩张,紧邻漩涡肠管呈鸟嘴样变尖。

(3)肠壁强化减弱、把环征及腹水:为肠扭转时造成局部肠壁血运障碍所致,靶环征指肠壁环形增厚并出现分层改变,为黏膜下层水肿增厚所致(图8-38)。

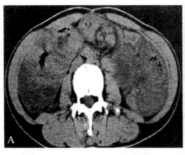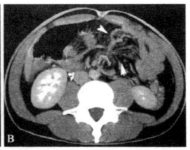

图 8—38 肠扭转

CT 显示肠系膜血管 360°旋转,呈典型漩涡征(无尾箭头),同时见肠道梗阻,肠壁水肿及腹水

3.鉴别诊断 需与肠道肿瘤、其他原因肠梗阻相鉴别。肠道肿瘤常表现为肠壁不规则增厚强化或软组织肿块形成,近端肠管梗阻扩张。

4.特别提示 诊断肠扭转必须具备肠管及肠系膜血管走行改变,即肠管及血管漩涡征。CT 扫描结合后处理诊断肠扭转具有明显优势。

(三)肠套叠

1.病因病理和临床表现 肠套叠(intussusception)是一段肠管套入邻近肠管,并导致肠内容物通过障碍。常因系膜过长或肠道肿瘤所致,以回盲部/升结肠多见。婴幼儿表现为突然发生的阵发性剧烈腹痛、哭闹、果酱样血便。成人肠套叠常继发于肿瘤、炎症、粘连及坏死性肠炎等,最常见是脂肪瘤。临床表现为不全性肠梗阻或完全性肠梗阻,症状不典型,并可以因反复肠套叠,反复出现腹部包块。

2.诊断要点 可以分三类:小肠—小肠型,小肠—结肠型和结肠—结肠型,以小肠—结肠型为最常见。

典型征象:出现三层肠壁,外层为鞘部肠壁,第二、三层为套入之折叠层肠壁,第三层内部为中心为套入部肠腔。鞘部及套入部均可有对比剂或气体,呈多层靶环状表现,即"同心圆征"或"肠内肠征"。原发病灶一般位于肠套叠的头端(图 8—39)。

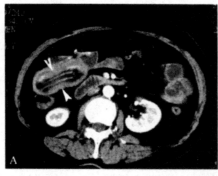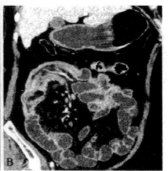

图 8—39 肠套叠

斜冠状位重组示肠管套入呈多层靶环状表现,即"肠内肠征"及"血管卷入征"(无尾箭头),其头端可见低密度的脂肪瘤

CT 重建可见肠系膜血管卷入征。

3.鉴别诊断 需与肠道肿瘤相鉴别。CT 重建有助于鉴别。

4.特别提示 CT 扫描及重建对肠套叠有非常重要的价值,对原发病的检出也有重要意义。少部分坏死性肠炎所致及慢性肠套叠 CT 征象不典型,需密切结合临床。

（四）粘连性肠梗阻

1.病因病理和临床表现　粘连性肠梗阻（adhesive ileus）的诊断与治疗是临床上一个棘手问题，而能否及时正确诊断，对患者治疗效果甚至预后有重大影响。以往，肠梗阻的诊断一般依赖于传统X线平片，但螺旋CT的应用显著提高了粘连性肠梗阻的定性、定位诊断正确率。粘连性肠梗阻主要继发于腹部手术后，由于以不全性肠梗阻为主，大部分病例临床症状较轻，以反复腹痛为主。

2.诊断要点

（1）梗阻近段的肠管扩张和远端肠塌陷。

（2）在梗阻部位可见移行带光滑。

（3）增强扫描肠壁局部延迟强化，但肠壁未见增厚。

（4）局部见"鸟嘴征"、粘连束带及假肿瘤征（图8—40）。

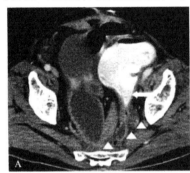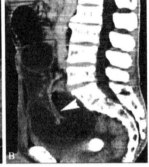

图8—40　粘连性肠梗阻

A.在梗阻部位可见移行带光滑，肠壁未见明显增厚，但局部后期强化更明显，近段肠管扩张，并可见局部粘连束带，局部呈"鸟嘴征"（箭）；B.在单纯回肠末段粘连性肠梗阻病例的MPR重建，可见回肠末段呈"鸟嘴征"（无尾箭头），梗阻段肠管明显变细，可见束带影

3.鉴别诊断　其他原因所致肠梗阻，如肠道肿瘤、扭转等。

4.特别提示　一些有反复不全性肠梗阻症状患者，行螺旋CT扫描及各种方法重组，对肠梗阻定性、定位诊断具有重要临床价值。

（五）肠内疝

1.病因病理和临床表现　肠内疝（entocele），小肠内疝是罕见的肠梗阻原因之一，及时正确诊断并进行手术治疗对抢救患者生命具有重大意义。分先天性、后天性小肠内疝两种。胚胎发育期，中肠的旋转与固定不正常将导致内疝。腹腔内会有一些腹膜隐窝或裂孔形成如十二指肠旁隐窝、回盲肠隐窝、回结肠隐窝、小网膜孔（Winslow孔）、肠系膜裂孔等。后天性小肠疝常见胃空肠吻合术后（如Roux—en—Y术），上提的空肠襻与后腹膜间可形成间隙，另外还有末端回肠与横结肠吻合后形成系膜间隙等。一个正常的腹腔内并无压力差，肠管的各种运动（主要是蠕动）和肠内容之重力作用以及人体位突然改变，而致使肠管脱入隐窝、裂孔或间隙，由于肠管的蠕动，进入孔洞的肠曲增多，无法自行退回则会发生嵌闭、扭转、绞窄，甚至坏死。部分内疝由于肠管的运动，可自行退回复位，这就是间断出现发作性或慢性腹痛的原因。小肠内疝临床表现不典型，一直以来，正确的术前诊断是难点和重点。

2.诊断要点

（1）左侧十二指肠旁疝

1）胃、胰腺之间囊性或囊袋状肿块，重建观察与其余腹内肠管相连，为移位、聚集的小肠。

2)肠系膜血管异常征,包括肠系膜血管聚集、牵拉、扭转与充盈,肠系膜血管干左移或右移,超过一个主动脉宽度,并可见粗大的肠系膜血管进入病灶内。

3)肠系膜脂肪延伸进入病灶内。

4)STS—MIP观察有时可见疝口。

5)其他肠段移位,可见十二指肠第四段受压移位。

(2)经肠系膜疝的主要征象

1)肠管或肠襻聚集、移位及拥挤、拉伸及"鸟喙征"。肠襻经肠系膜裂孔疝入后,继续蠕动进入更多肠襻,可以显示聚集拥挤的肠襻。

2)其附属肠系膜血管异常征,包括肠系膜血管聚集、牵拉、扭转与充盈等,上述征象在STS—MIP重建时可以观察到。

3)肠系膜脂肪延伸进入病灶内,可见附属于疝入肠襻的肠系膜脂肪受牵连进入。

4)其他肠段移位,原来位置的腹腔空虚及疝入小肠襻对该位置的肠管推移。

5)可见疝口。

6)并发肠扭转时,可以显示为肠管及附属肠系膜血管的"漩涡征"。

(3)其他继发性征象

1)肠梗阻,位于疝口附近的近段肠管有梗阻扩张、积液征象。

2)靶环征,为疝入肠管缺血、水肿所致。

3)腹水,早期可较少,位于疝入侧的结肠隐窝内,后期可以明显增加,提示绞窄性梗阻甚至有坏死并弥漫性肠膜炎趋势(图8—41)。

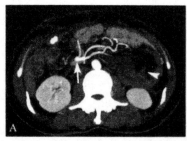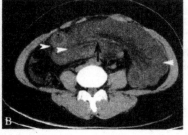

图8—41 肠内疝

A.左侧十二指肠旁疝STS—MIP重建,肠系膜上动脉主干移位,超过1个主动脉宽度(长箭),并可见肠系膜脂肪与病变内脂肪相连续(无尾箭);B.先天性肠系膜裂孔所致的空、回肠疝,部分肠襻经裂孔向左侧疝入(黑箭),肠系膜血管受牵拉,所累肠管因水肿呈"靶环征"及少量腹水(无尾箭)

3.鉴别诊断 需与粘连性肠梗阻,肠扭转,左侧十二指肠旁疝和腔外型胃间质瘤、肠道肿瘤、其他原因肠梗阻进行鉴别。

4.特别提示 螺旋CT扫描及MPR、STS—MIP重建对小肠内疝的诊断具有重要价值,在检查急腹症或肠梗阻患者时,发现肠管或肠襻聚集、移位及拥挤,拉伸及"鸟喙征",附属肠系膜血管有充盈、拥挤等异常征象,其他肠段移位等征象时,并且临床上有腹部手术史,尤其是Roux—en—Y术式,或有慢性间歇性腹痛史,应该考虑到此病的可能。

(六)胆石性肠梗阻

1.病因病理和临床表现 胆石性肠梗阻(gallstone ileus)最早(1896年)由Bouveret报道,以胃的幽门部梗阻为特征,主要是指由于胆结石(多数为较大的胆囊结石)通过胆肠瘘移行在胃的远侧部分或十二指肠近侧部分,所造成的胃肠输出段的梗阻,结石性肠梗阻是临床上极为少见的肠梗阻类型;已经发现许多较小的胆结石通过胆囊与十二指肠之间瘘管后,可以滑入小肠而引起小肠梗阻。患者有胆囊结石及慢性胆囊炎病史,胆石性肠梗阻临床症状和体征缺乏特异性,主要包括恶心、呕吐和上腹部疼痛等非特异性征象。

2.诊断要点　确诊胆石性肠梗阻的直接征象为:①肠腔内胆结石。②胆囊与消化道之间瘘管。

有第一直接征象,以下任 2 种间接征象以上可以确诊为胆石性肠梗阻:①肠梗阻。②胆囊塌陷及胆囊与十二指肠之间边界不清。③胆囊和胆管积气(图 8－42)。

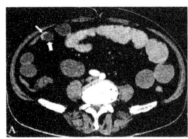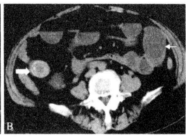

图 8－42　胆石性肠梗阻

A.阴性结石所致的肠梗阻,可见空回肠交界处低密度灶(粗箭),局部肠壁有强化(细箭);B 为阳性结石所致的肠梗阻,可见回肠近段同心圆样结石密度灶(粗箭),近段肠管扩张(细箭)

3.鉴别诊断　需与粪石性肠梗阻、肿瘤性肠梗阻、粘连性肠梗阻鉴别。

4.特别提示　胆石性肠梗阻是临床上极为少见的肠梗阻类型,由于胆石性肠梗阻发病年龄较大,并发症较多,手术的风险性也随之增加,据文献总结,其病死率可高达 33%。螺旋 CT 诊断胆石性肠梗阻具有高度的敏感性和特异性。

(七)粪石性肠梗阻

1.病因病理和临床表现　粪石性肠梗阻(bezoars ileus)粪石形成主要是因为某些食物中含有的鞣酸成分遇胃酸后形成胶状物质,胶状物质与蛋白质结合成为不溶于水的鞣酸蛋白,再有未消化的果皮、果核及植物纤维等相互凝集而成。粪石嵌入小肠引起粪石性肠梗阻。临床症状和体征同胆石性肠梗阻。

2.诊断要点

(1)大部分粪石 CT 上呈类圆形、相对低密度,有筛状结构及"气泡征",与大肠内容物相似,但小肠内容物一般无此形态,增强无强化。

(2)肠梗阻的一般 CT 征象(图 8－43)。

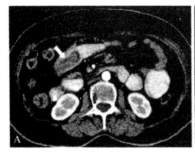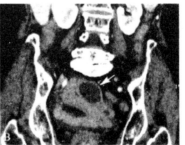

图 8－43　粪石性肠梗阻

A.空肠内粪石呈卵圆形低密度灶(箭),内部有气泡征;B.回肠粪石冠状位重建,可见粪石呈低密度影(箭),内有气泡及筛孔结构,其远段肠管塌陷

3.鉴别诊断　需与胆石性肠梗阻、肿瘤性肠梗阻、粘连性肠梗阻、肠套叠鉴别。

4.特别提示　结合临床病史,螺旋 CT 在粪石性肠梗阻的定位、定性上具有高度的敏感性和特异性,为临床正确诊断与治疗提供重要依据。

二、肠道炎症

(一)克罗恩病

1.病因病理和临床表现　小肠克罗恩病(Crohn disease)是一原因不明的疾病,多见于年轻人。表现为肉芽肿性病变,合并纤维化和溃疡。好发于末段回肠,同时常侵犯回肠和空肠。临床常表现为腹痛、慢性腹泻。

2.诊断要点　受累肠管的肠壁及肠系膜增厚,肠管狭窄,邻近淋巴结肿大和炎性软组织肿块,邻近腹腔内脓肿或瘘管形成(图 8-44)。

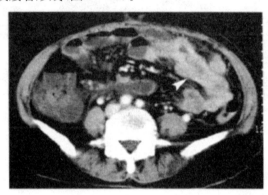

图 8-44　小肠克罗恩病

CT 检查显示左侧小肠肠壁增厚、强化,相应肠管狭窄,远段肠管正常(无尾箭头)

3.鉴别诊断

(1)肠结核:其他部位有结核病灶者有助于诊断,鉴别困难可行抗结核药物试验性治疗。

(2)肠淋巴瘤:小肠多发病灶,有腹腔淋巴结肿大,临床表现更明显。

(3)慢性溃疡性空回肠炎:肠管狭窄和扩张,临床腹痛、腹泻明显。

4.特别提示　小肠插管气钡双重造影是诊断克罗恩病的首选方法。CT 扫描的作用在于显示病变侵入腹腔的情况,可明确腹部包块的性质和腹腔内病变范围。

(二)肠结核

1.病因病理和临床表现　肠结核(intestinal tuberculosis)好发于回盲部,也可见于空回肠和十二指肠,多见于青壮年。以肠壁和相邻淋巴结的纤维化和炎症为特征。临床常表现为腹痛、腹泻和便秘交替、低热等。

2.诊断要点　病变肠管狭窄,肠壁增厚,邻近淋巴结肿大。若伴有结核性腹膜炎,则可显示腹水和腹膜增厚。

3.鉴别诊断　增殖型肠结核同淋巴瘤有时鉴别困难,淋巴瘤范围广,淋巴结肿大,肠道受压移位,伴有肝脾大。

4.特别提示　小肠钡剂造影是诊断肠结核的主要方法。

三、肠道肿瘤

(一)小肠腺癌

1.病因病理和临床表现　小肠腺癌(adenocarcinoma of small intestine)肿瘤起源于肠黏膜上皮细胞,好发于十二指肠降段和空肠。多见于老年男性。病理上分肿块型和浸润狭窄型。肿瘤向腔内生长或沿肠壁浸润,产生梗阻症状。

2.诊断要点　肠壁局限性增厚或肿块形成,近段肠腔梗阻扩张,增强扫描病变不均质强化,可伴肠系膜淋巴结肿大。

部分腺癌呈局部肠壁水肿增厚改变,但增强扫描有不均匀强化(图8—45)。

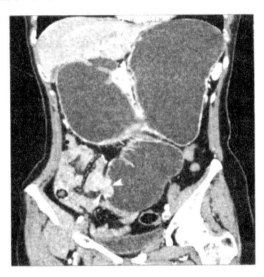

图8—45　空肠腺癌

CT冠状位重建见局部肠管狭窄(无尾箭头),肠壁明显增厚,增强扫描有不均匀强化,近段肠管明显扩张

3.鉴别诊断

(1)十二指肠布氏腺增生:增强扫描为均匀一致,同肠壁表现相仿。

(2)小肠淋巴瘤:病灶常呈多发改变。

4.特别提示　小肠造影是诊断小肠腺癌的常用方法。CT有助于显示肿块大小、形态、范围,以及同周围器官的关系、转移情况。必要时可行CT引导下穿刺活检。

(二)小肠淋巴瘤

1.病因病理和临床表现　小肠淋巴瘤(lymphoma of small intestine)可原发于小肠,也可为全身淋巴瘤一部分。淋巴瘤起源肠壁黏膜下层淋巴组织,向内浸润黏膜,使黏膜皱襞变平、僵硬,向外侵入浆膜层、系膜及淋巴结。临床常有高位肠梗阻症状。

2.诊断要点　肠壁增厚,肠腔狭窄,局部形成肿块,病变向肠腔内外生长,增强扫描病变轻中度强化。肠系膜及后腹膜常受累(图8—46)。

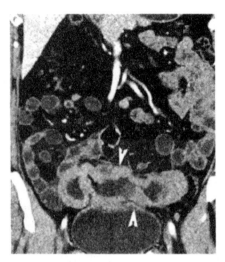

图 8-46 回肠淋巴瘤

CT 增强扫描后冠状位重建可见下腹部回肠肠壁明显增厚（无尾箭头），范围较广，肠腔未见明显狭窄，增强扫描呈中度均匀强化

3. 鉴别诊断 需与小肠腺癌、小肠克罗恩病等鉴别。

4. 特别提示 小肠造影是诊断小肠淋巴瘤的常用方法。CT 有助于显示肿块大小、形态、范围，以及同周围器官的关系、转移情况。必要时可行 CT 引导下穿刺活检。

（三）结肠癌

1. 病因病理和临床表现 结肠癌（colon carcinoma）为常见消化道肿瘤，好发于直肠及乙状结肠。病理多为腺癌，分增生型、浸润型、溃疡型。临床常有便血及肠梗阻症状。

2. 诊断要点 结肠或直肠壁不规则增厚，累及部分或全周肠壁，肠腔内见分叶或菜花状肿块，晚期肠腔狭窄并侵犯浆膜，肠外脂肪层密度增高，周围淋巴结肿大。增强扫描病灶强化较明显（图 8-47）。

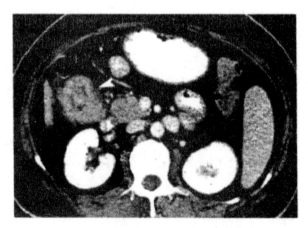

图 8-47 结肠肝曲癌

CT 检查显示结肠肝曲肠壁不规则增厚，局部见菜花状肿块突入肠腔，相应肠腔狭窄（无尾箭头）

3. 鉴别诊断

（1）肠结核：病灶多同时累及盲肠、升结肠和回盲部，表现为管腔狭窄变形，三维重建有助于诊断。

（2）溃疡性结肠炎：常先累及直肠和左半结肠,病变呈连续状态,无明显肿块。

4.特别提示 在日常工作中,部分肠梗阻患者因梗阻存在,临床不能行内镜检查,常不能明确梗阻原因,行CT检查,能较明确诊断结肠癌。

（孙国荣）

第九节 消化系统常见疾病CT鉴别诊断

一、常见肝肿瘤的CT鉴别诊断

常见肝肿瘤的CT鉴别诊断,见表8-1。

表8-1 常见肝肿瘤的鉴别诊断

病变种类	临床及实验室检查	边缘形态	囊变或出血	平扫	增强	门脉血栓肝静脉侵犯
肝细胞癌	常有肝炎或肝硬化病史,AFP常升高	结节、团块或弥漫型,边缘清或欠清	常有	多为低密度灶	早期明显强化,延时强化减退,即"早进早出"模式	常有
胆管细胞癌	常伴肝内胆管结石,AFP阴性	结节、巨块型,边缘不清	有	不均低密度灶	早期边缘较度强化,延时期局部向中央扩张强化,但不完全充填	较少
转移性肝癌	一般多发,CEA高	多发结节或圆形,边缘欠清	常有	低密度,平扫易漏诊	少血供肿瘤延时边缘环状强化,富血供肿瘤强化明显,呈花环或牛眼征	局部侵犯血管,很少有门脉癌栓
肝腺瘤	罕见,有长期口服避孕药史,无任何临床症状	单发圆形结节,边界清晰,包膜完整	无囊变,有自发破裂出血倾向	等或略低密度	早期明显强化,延时期呈等或略低密度	无
肝局灶性结节增生	一般体检发现,无临床症状,女性多见	结节或类圆形,边缘清晰	中央瘢痕	稍低密度灶,边缘欠清	增强早期均匀强化,中央瘢痕延迟强化为特征	无
海绵状血管瘤	一般无临床症状,成年女性多见	多呈囊性结节或类圆形,边界清,多无包膜	中央瘢痕或血栓	低密度	早期边缘结节状强化,延时逐渐向中央扩张充填,即"早进晚出"模式	无

二、常见胰腺肿瘤的CT鉴别诊断

常见胰腺肿瘤的CT鉴别诊断,见表8-2。

表 8-2　常见胰腺肿瘤的鉴别诊断

肿瘤	好发年龄	部位	钙化	胰管	胰周血管侵犯	平扫	增强
胰腺癌	40～80岁，老年男性	好发胰头，胰管中段，远侧扩张	少见	胰管中断，远侧胰管扩张	>3cm肿瘤或多或少侵犯胰周血管	等密度或局限性轮廓改变	动脉期均匀或不均匀性低密度灶，边缘环状强化
囊腺癌	40～60岁	胰体尾	囊内钙化多于胰腺癌	胰管推移	周围血管推压改变	囊性，形态可不规则，可有壁结节	边缘环状强化
胰岛细胞瘤	任何年龄	胰头或胰腺旁	无	胰管不扩张	不侵犯	等或稍低密度结节	明显强化
囊实性乳头状瘤	20～30岁，女性	胰头或胰腺旁	有	压迫胰管	推移	混杂密度，中央见出血、坏死	不均质强化
淋巴瘤	罕见	胰腺体尾部	无	胰管不扩张	局部包绕血管	肿块较大，分叶状，周围见肿大融合淋巴结	轻度强化
转移瘤	少见	胰周淋巴结转移累及	无	一般不扩张	不侵犯	多发圆形小结节，密度较均匀，边缘清晰	边缘环状强化

三、常见肠梗阻的 CT 鉴别诊断

常见肠梗阻的 CT 鉴别诊断，见表 8-3 和表 8-4。

表 8-3　肠壁病变、肠腔内病变与肠腔外病变的肠梗阻鉴别诊断

	肠壁病变	肠腔内病变	肠腔外病变
病变位置	位于肠壁	位于肠腔内	肠腔内及肠壁常未见占位
与肠壁关系	宽基于肠壁，少数可以窄基相连	病变与肠壁无明显相连	病变与肠壁外侧关系密切
与周围肠管关系	一般无明显关系或有浸润	边界清楚	关系密切
增强扫描	有强化	无强化	有强化
肠系膜血管走行情况	走行可不变化，有供血血管进入病变	一般无变化，肠套叠时可见卷入	通常可见走行改变，有漩涡征或走行异常
常见肠梗阻类型	肿瘤性肠梗阻、术后炎性梗阻	胆石、粪石或异物等蛔虫梗阻	粘连、肠扭转、腹内疝、外疝等

表 8-4　单纯性肠梗阻与绞窄性肠梗阻的 CT 鉴别诊断

	单纯性肠梗阻	绞窄性肠梗阻
常见肠梗阻类型	肠套叠、胆石、粪石、蛔虫及粘连、肿瘤性肠梗阻等	肠内疝（十二指肠旁疝除外）、腹外疝、肠扭转等
直接征象	肠套叠、胆石、粪石、蛔虫及肿瘤、粘连束带等	肠襻集聚、移位、局部肠襻受压，腹壁或腹股沟、闭孔等处出现肠管，有漩涡征等形成
肠襻走行	正常	异常，移位或受压等
肠系膜血管走行情况	走行可不变化，有供血血管进入病变	走行异常，肠系膜上动脉移位、供血血管漩涡征等
腹水	一般无	有
靶环征	无	有
肠壁强化情况	有强化或肿瘤性强化	强化程度减弱，提示肠壁缺血、水肿等

（孙国荣）

新编临床医学影像诊断学精要

（下）

孙国荣等◎主编

吉林科学技术出版社

第九章 消化系统疾病的 MRI 诊断

第一节 胃肠道和腹膜腔病变

一、食管癌

食管癌(carcinoma of esophagus)是常见的恶性肿瘤,在消化道肿瘤中居首位,好发年龄为 40～70 岁,男女发病之比为 8∶1～3∶1。食管癌是由食管黏膜上皮或腺体发生的,90% 以上是鳞癌,少数是腺癌,以中段最多见,其次为下段,而上段最少。病理上分三型:①浸润型。②增生型。③溃疡型。

(一)诊断要点

1.症状和体征

(1)早期:可无明显症状,部分患者有食管内异物感、吞咽食物哽噎感、胸骨后针刺样疼痛或烧灼感。

(2)中、晚期:主要表现为进行性吞咽困难,甚至不能进食,最终导致恶病质及全身衰竭。

(3)如癌肿已侵犯食管外组织,多有持续性胸骨后疼痛或背痛;侵犯喉返神经可致声音嘶哑;侵犯气管形成食管-气管瘘,进食时有呛咳。

2.食管造影

(1)食管黏膜皱襞中断、破坏和消失。

(2)管腔狭窄见于各型食管癌的进展期,表现为食管轮廓不规则,管壁僵硬;典型浸润型食管癌表现为环状向心性狭窄,范围局限,分界清楚,边缘较光整。

(3)腔内充盈缺损是增生型食管癌的主要表现。

(4)溃疡型食管癌典型表现为轮廓不规则的长形龛影,长径与食管纵轴一致,位于食管轮廓之内,周围有不规则充盈缺损。

(5)病变段食管壁僵硬,蠕动消失。

3.带网气囊食管脱落细胞检查 是一种简便易行的诊断方法,早期病例阳性率可达 90%。

4.食管镜检查 对临床高度怀疑而又未能明确诊断者,应进行此项检查,并取组织活检。

5.CT 表现 食管壁增厚,可以是偏心性的或环形的;食管腔变形、狭窄甚至闭塞,局部可见软组织肿块,其上方管腔不同程度扩张,可伴有积气或积液;增强扫描增厚的食管壁或肿块有轻中度强化。

(二)MRI 表现

1.扫描方法 空腹扫描,T_1WI 和 T_2WI,局部薄层连续无间隔扫描,横断面、矢状面扫描可以显示肿瘤与周围组织的关系,冠状面有助于观察纵隔淋巴结。正常食管充分扩张时食管壁厚度<3mm,>5mm 为异常;食管与周围器官间有脂肪间隙,MRI 表现为高信号。

2.食管癌表现为食管壁增厚,可以是偏心性的或环形的;腔内肿块轮廓不规则,T_1WI 呈等或低信号,T_2WI 呈稍高信号,信号强度不均匀;食管腔变形、狭窄甚至闭塞,其上方食管不同程度扩张,可伴有积气或积液。

3.增强扫描 增厚的食管壁或腔内肿块有轻中度强化(图9-1)。

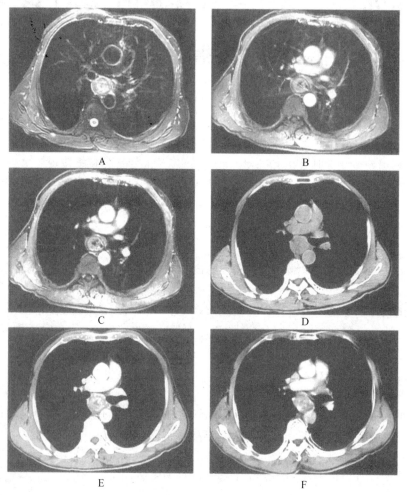

图9-1 食管癌

A~C.A为T₂WI,B和C为增强扫描,食管中段管壁增厚,管腔狭窄,T₂WI呈不均匀高信号,增强扫描呈明显不均匀强化病灶累及食管肌层;D~F.分别为CT平扫和增强扫描动脉期、静脉期,食管中段可见软组织肿块影,增强扫描呈不均匀明显强化

4.食管癌外侵时,食管周围脂肪间隙模糊或消失,可在纵隔内形成肿块,邻近器官受侵犯;淋巴结转移以纵隔、颈部淋巴结多见。

5.食管癌MRI分期

(1)Ⅰ期:食管腔内肿块,或局限性食管壁增厚(3~5mm)。

(2)Ⅱ期:食管壁增厚>5mm,未向外浸润和远处转移。

(3)Ⅲ期:癌肿已经侵犯食管周围组织,可有纵隔淋巴结肿大,但无远处转移。

(4)Ⅳ期:有远处转移。

6.鉴别诊断

(1)食管静脉曲张:常有肝硬化病史,食管下段和胃底胃壁均增厚,可见较多流空血管信号。增强扫描曲张的静脉呈条纹状、分叶状及蚯蚓状强化,其强化程度基本与腔静脉同步。

（2）食管平滑肌瘤：表现为突入腔内或腔外的类圆形软组织肿块，表面一般光滑，边界清楚，T_1WI 表现为等信号，T_2WI 呈稍高信号，病灶内钙化表现为低信号影，一般无邻近脂肪层和纵隔侵犯。

（3）食管炎症及瘢痕：可引起食管壁增厚，但增厚程度轻且均匀，周围脂肪间隙存在。

二、胃癌

胃癌（carcinoma of stomach）是最常见的消化道恶性肿瘤之一，好发年龄为 40～60 岁，男性多于女性，常见于胃窦部小弯侧，是由胃黏膜上皮发生的恶性肿瘤。早期胃癌是指癌组织浸润仅限于黏膜及黏膜下层者，未侵及肌层，不论其有无淋巴结转移；中晚期胃癌（进展期胃癌）指癌组织浸润超过黏膜下层或浸润胃壁全层。

（一）诊断要点

1. 早期胃癌临床症状不明显。

2. 中晚期胃癌表现为上腹部疼痛、纳差、黑便、体重减轻等症状。疼痛多无节律，进食后不能缓解。

3. 主要体征为上腹部扪及肿块，触及区域肿大淋巴结，如锁骨上淋巴结。

4. 实验室检查：粪便隐血试验常呈持续阳性，有辅助诊断意义。CEA 明显增高。

5. 上消化道造影

（1）早期胃癌

1）隆起型（Ⅰ型）：高度＞5mm、小而不规则的充盈缺损。

2）表浅型（Ⅱ型）：胃小沟、胃小区破坏呈不规则颗粒状，可见轻微凹陷小龛影。

3）凹陷型（Ⅲ型）：深度＞5mm，形态不规则的龛影，并可见黏膜皱襞中断。

（2）进展期胃癌

1）蕈伞型：多为界限清楚的不规则分叶状充盈缺损、胃腔狭窄及胃壁僵硬。

2）浸润型：胃腔变形和胃壁僵硬，病变部位蠕动消失；当全胃广泛受累时，胃容积缩小且形态固定则谓之"皮革胃"。

3）溃疡型：恶性龛影往往大而浅，位于胃轮廓之内；外形不规则呈半月形，多尖角；龛影周围绕以较宽的透亮带即"环堤征"；环堤内见结节状、指压迹状充盈缺损；上述征象称"半月综合征"。

4）黏膜皱襞破坏、中断、消失，局部胃蠕动消失。

6. 内镜检查　是诊断早期胃癌的有效方法，与细胞学检查、组织病理学检查联合应用，可大大提高诊断阳性率。

7. CT 表现　正常胃壁厚度＜5mm，注射对比剂后有明显强化，可表现为单层、部分二层或三层结构。胃癌可表现为胃壁不规则增厚，增厚的胃壁内缘多凹凸不平；也可表现为突入腔内的分叶状或菜花状软组织肿块，表面不光整，常有溃疡形成；伴或不伴胃腔狭窄。增强扫描增厚的胃壁或腔内肿块有不同程度的强化。胃周围脂肪线消失提示癌肿已突破浆膜层。CT 对诊断肝脏、腹膜后等部位转移很有帮助。

（二）MRI 表现

1. 胃壁局限性不规则增厚或表现为突入胃腔内的分叶状或菜花状软组织肿块，表面不光整，常伴有溃疡形成；T_1WI 上呈等信号或稍低信号，T_2WI 呈高信号或稍高信号；增强扫描呈中等至明显强化（图 9—2）。

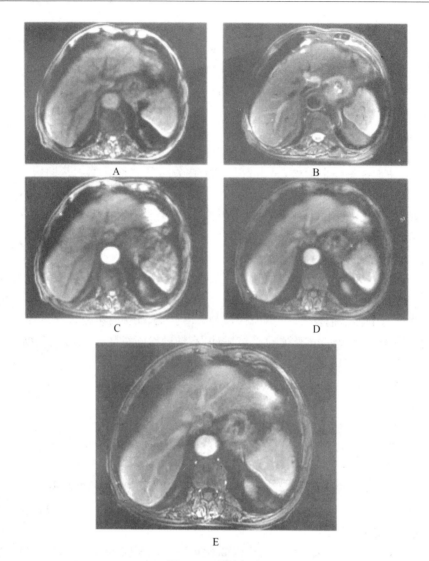

图 9—2　胃贲门癌

A. T_1WI,贲门部菜花状软组织肿块,表面不光整,呈等低信号;B. T_2WI,病灶呈稍高信号,肿块伴有溃疡,溃疡内可见高信号积液;C~E. 增强扫描肿块呈不均匀中等度强化

2.伴有溃疡的肿块在 T_2WI 可见溃疡内高信号的积液;胃周围脂肪线消失提示癌肿已突破浆膜层;肝脏内转移表现为多发结节状病灶,T_1WI 呈稍低信号,T_2WI 呈高信号。

3.腹腔内及腹膜后淋巴结增大提示淋巴结转移可能,增强扫描肿大淋巴结有轻度强化。

4.胃癌的 MRI 分期

(1)Ⅰ期:胃腔内肿块,无胃壁增厚,无邻近或远处转移。

(2)Ⅱ期:胃壁厚度>10mm,但癌肿未超出胃壁。

(3)Ⅲ期:胃壁增厚,并侵犯邻近器官,但无远处转移。

(4)Ⅳ期:有远处转移。

5.鉴别诊断

(1)胃淋巴瘤:单发或多发结节、肿块,边缘光滑或轻度分叶,T_1WI 呈等或稍低信号,

T_2WI 呈等或稍高信号,增强扫描呈轻中度强化;病变范围广泛可越过贲门或幽门侵犯食管下端或十二指肠,胃壁增厚明显,常>10mm,但仍保持一定的扩张度和柔软性。胃与邻近器官之间的脂肪间隙存在,常伴有腹腔内淋巴结肿大。

(2)胃间质瘤:是发生于胃黏膜下的肿瘤,病变部位黏膜撑开展平,但无连续性中断,胃壁尚柔软,T_1WI 呈等或稍低信号,T_2WI 呈稍高信号,增强扫描一般呈明显强化;肿瘤大多位于胃体呈外生型生长,腔内型少见;当黏膜表面受侵破溃时,可见气体、液体或口服对比剂积聚。

三、直肠癌

直肠癌(carcinoma of rectum)是发生于乙状结肠直肠交界处至齿状线之间的癌肿,是消化道常见的恶性肿瘤,男性多见,好发年龄为 40～50 岁。

(一)诊断要点

1.直肠癌早期无明显症状。

2.直肠刺激症状,排便习惯改变,便意频繁,便前肛门有下坠感、里急后重、排便不尽感,晚期有下腹部疼痛。

3.癌肿侵犯致肛管狭窄时,大便变形、变细,当造成肠管部分梗阻后,有腹痛、腹胀、肠鸣音亢进等症状。

4.癌肿破溃或感染时大便表面带血及黏液,甚至是脓血便。

5.直肠指检　是诊断直肠癌最重要的方法,可了解癌肿的部位、距肛缘的距离及癌肿的大小、范围、固定程度及其与周围脏器的关系。

6.内镜检查　包括直肠镜、乙状结肠镜和结肠镜检查,内镜检查不仅可在直视下肉眼观察病变,而且可取活体组织进行病理学检查。

7.腔内超声　用腔内探头可检测癌肿浸润肠壁的深度以及有无邻近脏器的侵犯。

8.CT 表现　早期仅一侧直肠壁局限性增厚,随着病变发展可侵犯肠管全周,肿瘤向内外扩展形成肿块,侵犯直肠周围间隙。直肠周围淋巴结肿大表现为直肠周围脂肪间隙内(直肠系膜)出现直径>1cm 的结节状软组织影。

(二)MRI 表现

1.肠壁局限性或全周弥漫性不规则增厚,伴有蕈伞状肿块,管腔不规则狭窄。$SE-T_1WI$ 肿瘤表现为等信号或等、低混杂信号,T_2WI 肿瘤为高或稍高信号。

2.增强扫描直肠癌呈均匀或不均匀强化,延迟期肿瘤边界、病变段肠壁的外缘显示更加清晰,有利于判断肿瘤在肠壁的浸润深度及直肠系膜受侵的程度(图 9-3)。

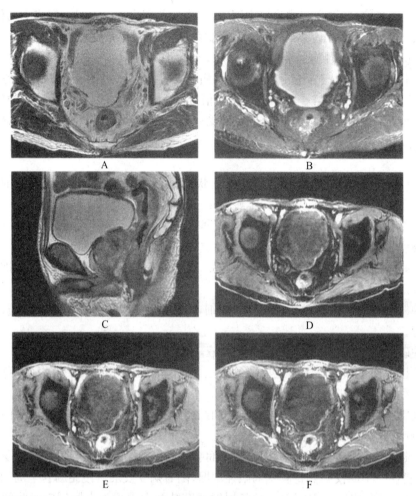

图 9-3 直肠癌

A~C. 分别为 T_1WI 横断面、抑脂 T_2WI 横断面和 T_2WI 矢状面,直肠中上段管壁不规则增厚,管腔狭窄、变形、黏膜破坏,病灶沿管壁浸润呈等 T_1、稍长 T_2 信号;D~F. 增强扫描病灶不均质明显强化

3. MRI 检查可以明确诊断直肠系膜是否受侵,在临床外科手术治疗中具有重要意义。当 T_2WI 脂肪抑制序列显示肠周脂肪间隙出现肠壁外结节状软组织影,并 T_1WI 动态增强扫描明显强化,则为直肠系膜受侵的特征性表现。

4. 直肠癌 Dukes 分期(改良方案):

(1)A 期:肿瘤局限于肠壁。

A_0 肿瘤局限于黏膜层或原位癌

A_1 肿瘤侵及黏膜下层

A_2 肿瘤侵犯肌

(2)B 期:肿瘤穿透肠壁,侵入肠周脂肪间隙或邻近器官,无淋巴结转移,可切除者。

(3)C 期:不论肿瘤局部浸润范围如何,已有区域淋巴结转移者。

C_1 肿瘤附近淋巴结有转移

C_2 肠系膜血管根部淋巴结有转移

(4)D 期:远处脏器有转移,如肝、肺、骨骼、脑等;远处淋巴结如锁骨上淋巴结转移;肠系膜血管根部淋巴结伴主动脉旁淋巴结有转移;腹膜腔广泛转移;冰冻盆腔。

四、胃肠道间质瘤

胃肠道间质瘤(gastrointestinal stromal tumors,GIST)是发生于胃肠道黏膜下的间叶源性肿瘤,占胃肠道肿瘤的 1%～3%,好发年龄为 40～69 岁。可发生于从食管至直肠的消化道任何部位,多发生于胃和小肠,其中胃占 60%～70%,小肠占 30%,男女发生率无明显差异,但小肠间质瘤多见于女性。

(一)诊断要点

1.临床表现与肿瘤的大小、发生部位,肿瘤与胃、肠壁的关系以及肿瘤的恶性程度有关,缺乏特异性。肿瘤较小时多无症状,往往偶然发现。

2.最多见的首发症状为不明原因的腹部不适、隐痛或扪及腹部肿块,其次是肿瘤引起的消化道出血或贫血,还可引起腹泻、便秘和肠梗阻症状。

3.消化道造影

(1)肿瘤向胃腔内生长表现为形态规则、边缘光整的充盈缺损,中心有溃疡可见"龛影"。

(2)肿瘤向胃腔外生长表现为局部胃腔受压变窄,呈推移改变,病变部位黏膜撑开展平,但无连续性中断,胃壁柔软,蠕动正常。

(3)小肠间质瘤表现为沿小肠长轴发展的偏侧性肠腔狭窄,可伴有多发溃疡。腔外型肿块表现为肠管呈外压性改变,相邻肠管受推移,显示无肠管的空白区。

4.CT 表现　多表现为大小不等、圆形或类圆形软组织肿块,少数呈不规则形;因肿块易发生坏死、囊变或出血而致密度不均,少数病变可见钙化灶;肿块形成溃疡可见"气一液"或"液一液"平面。低度恶性肿瘤直径多<5cm,密度较均匀,边缘锐利;高度恶性者直径多>6cm,可见分叶,边界不清,与周围器官有粘连,密度不均匀。增强扫描肿瘤呈中等度均匀或不均匀强化,门脉期强化比动脉期明显,中心坏死、囊变区域较大时可出现厚壁囊肿样强化。

5.免疫组织化学表现　CD117 阳性、CD34 阳性,Actin 和 S一100 阴性或弱阳性,是诊断胃肠道间质瘤的金标准。

(二)MRI 表现

1.分型　依据肿块与胃、肠壁的关系分为腔外型、腔内型及混合型(同时向腔内外生长),以腔外生长为主,MR 多方位成像可清楚显示肿瘤起源部位以及肿瘤向腔内、腔外或跨壁生长的情况(图 9-4)。

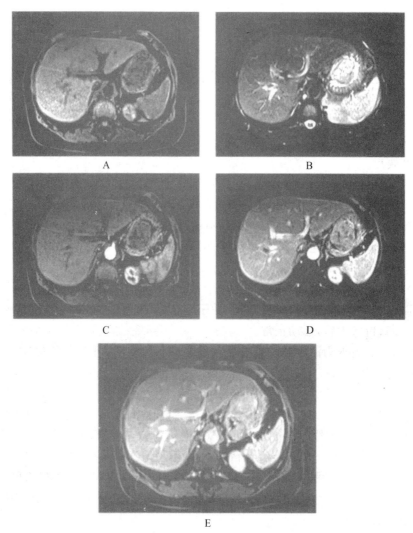

图 9-4 胃间质瘤(腔内型)

A、B. T_1WI 横断面和抑脂 T_2WI 横断面胃腔内见息肉状肿块,T_1WI 以低信号为主,T_2WI 呈混杂信号;C~E. 分别为动态增强扫描的动脉期、门静脉期、延迟期,肿块不均匀中度强化,静脉期强化程度高于动脉期

2.肿瘤多表现为大小不等、圆形或类圆形软组织肿块,边界清晰,T_1WI 以低信号为主,T_2WI 以高信号为主,信号不均匀,可伴有出血、钙化、坏死。增强扫描肿块中度至明显不均匀强化,静脉期强化程度高于动脉期,DWI 呈高信号,ADC 值不同程度降低。

3.胃间质瘤 大多位于胃体,呈外生型生长,腔内型少见。典型的胃间质瘤 MR 表现为起源于胃壁的不均匀强化的外生型肿块,黏膜表面可有溃疡,可见气体、液体或口服对比剂进入。

4.小肠间质瘤 以空肠多见,肿瘤通常较大,绝大多数为偏心性,无肠壁向心性环状受累,病变主体位于腔外,肿瘤黏膜面溃疡时,可见气体、液体或口服对比剂进入其内;增强扫描大多数病灶呈周边不均匀性强化。

5.远处转移 具有较高的转移率,肝脏和腹膜是最常见的转移部位,转移灶大小不一,边缘清楚,T_1WI 呈等或低信号,T_2WI 呈高信号,增强有明显强化。

6.鉴别诊断

(1)胃淋巴瘤:多表现为胃壁明显增厚,病变范围广泛,常伴有腹腔内和腹膜后淋巴结肿大。

(2)胃癌:黏膜破坏比较明显,胃壁僵硬,蠕动消失,多直接侵犯邻近器官,胃周围可见多发大小不等的淋巴结。

(3)胃肠道神经鞘瘤:起源于胃肠道壁内,在壁内生长或向腔外突出,呈圆形或卵圆形,T_1WI 呈低信号,T_2WI 呈高信号,信号均匀,出血、囊变少见,增强扫描动脉期强化不明显或仅轻度强化,延迟期强化;间质瘤信号多不均匀,常伴有坏死、囊变、出血,增强后中度或明显强化。另外,免疫组织化学检查胃肠道神经鞘瘤 S-100 蛋白和 NSE 呈强阳性反应,而 CD117、CD34 呈阴性。

五、胃肠道淋巴瘤

胃肠道淋巴瘤(lymphoma)约占全身淋巴瘤的 0.9%,以非霍奇金淋巴瘤(non-Hodgkin's Lymphoma,NHL)多见,占 NHL 的 4%~20%,可以是全身淋巴瘤的局部表现,也可以是局部原发的淋巴瘤,以前者多见。原发性胃肠道淋巴瘤起源于胃肠道黏膜固有层和黏膜下层的淋巴组织,多属于 B 细胞起源。淋巴瘤在消化道的好发部位是胃和小肠。

(一)胃淋巴瘤

胃淋巴瘤以非霍奇金淋巴瘤多见,在消化道淋巴瘤中发病率最高,占 50%以上,发病年龄较胃癌为轻,多在 40~50 岁,男女发病率无差异。病变起自胃黏膜下的淋巴组织,常多发,也可单发,与幽门螺旋杆菌慢性感染有关,属于低度恶性黏膜相关淋巴瘤(mucosa associated lymphadenoma,MAL)。

1.诊断要点

(1)早期无任何症状。

(2)随着病变进展,可有上腹疼痛、食欲不振、恶心、呕吐、黑便、体重下降、弛张热,很少出现幽门梗阻。

(3)80%可触及上腹部肿块,也可有浅表淋巴结肿大,或肝脾肿大。

(4)分型

1)肿块型:为境界清楚的隆起性块影,基底宽大,表面可见多发小溃疡或有粗大迂曲的黏膜。

2)溃疡型:呈腔内巨大溃疡,外形多样,深浅不一,边缘不规则,周围呈弥漫隆起,浸润范围广泛,与正常胃壁分界不清楚。

3)浸润型:病变主要在黏膜下沿胃壁蔓延,以致胃壁增厚、变硬,胃腔狭窄变形,黏膜皱襞粗大、迂曲,表面可有多发小溃疡和小结节,也称为巨大皱襞型。

4)息肉结节型:多发息肉状小隆起,大小不一,状如鹅卵石。

(5)上消化道造影

1)胃黏膜粗大,但无明显破坏。

2)充盈缺损,边缘光整,如有表面溃疡可见龛影,溃疡周围的环堤常较光整。

3)全胃浸润时表现似浸润型胃癌的"皮革胃",但仍有一定的扩张度及柔软度,胃壁伸展性良好,不引起梗阻。

(6)CT 表现:胃内可见单发或多发结节、肿块,或广泛的黏膜增厚、增宽,而黏膜表面相对正常。病变范围广泛,可以是胃窦部、胃体和胃底部,也可以是全胃;增强扫描病灶呈轻到中度均匀强化,或呈黏膜线完整的分层强化。

(7)胃镜活检正确诊断率只有 50%~60%。

2.MRI 表现

(1)胃腔或胃壁黏膜下层结节或肿块,胃壁增厚,黏膜肥大;受累范围相对较大,但无明显胃、肠梗阻表现。

(2)病灶累及范围广,边界清楚,边缘光整。T_1WI 呈等、低信号,T_2WI 呈等、稍高信号,T_2WI 病灶信号比大多数原发恶性肿瘤信号要低(图 9-5A、B),DWI 均呈高信号,注射对比剂后呈轻至中度强化(图 9-6C)。

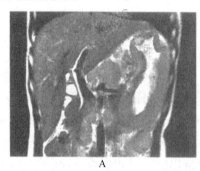
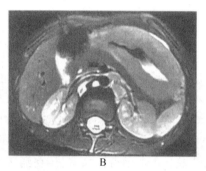

图 9-5　胃非霍奇金淋巴瘤

A、B. T_2WI 冠状面和抑脂 T_2WI 横断面图像,胃壁弥漫性增厚,主要累及胃体和胃窦,胃外壁光整,胃周脂肪线清晰,肝胃韧带处巨块状肿大淋巴结,腹膜后可见多个肿大淋巴结(↑)

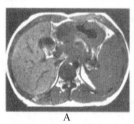
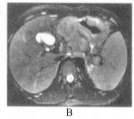
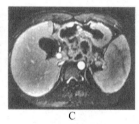

图 9-6　胃淋巴瘤

A、B. T_1WI 和抑脂 T_2WI 横断面见胃壁弥漫性增厚,胃外壁较光整,周围脂肪间隙清晰,T_1WI 为等、低信号,T_2WI 为等、高信号;C. 为增强扫描增厚胃壁,呈中等度均匀强化

(3)胃外壁较光整,周围脂肪间隙清晰,可见脾脏增大及弥漫性腹膜后或肠系膜淋巴结肿大(图 9-5,图 9-6)。

4.鉴别诊断

(1)胃癌:黏膜破坏比较明显,胃壁僵硬,蠕动消失,多直接侵犯邻近器官,但腹腔内巨块转移的淋巴结罕见,极少有肾门以下淋巴结肿大。淋巴瘤多呈全周性胃壁增厚,厚度为 1.2~7.7cm,平均为 4cm,胃壁光整,胃周脂肪线清晰。

(2)息肉结节型胃淋巴瘤需与多发息肉、胃内转移瘤(如黑色素瘤转移)鉴别。

(3)浸润型胃淋巴瘤需与胃黏膜巨肥厚症鉴别。

(二)小肠淋巴瘤

小肠淋巴瘤是常见的小肠肿瘤,以继发性非霍奇金淋巴瘤多见。好发于青壮年,男性多于女性。可发生于小肠的任何部位,以淋巴组织丰富的回肠远端多见,起源于小肠黏膜下淋巴组织,病变局限于一段肠管或散在分布于多段肠管。

1.诊断要点

(1)早期:局限于肠壁黏膜下淋巴瘤可无症状。

(2)晚期:可出现持续性脐周疼痛、不规则发热、腹泻或腹泻与便秘交替、肠道出血、贫血、消瘦乏力或肠梗阻等表现。

(3)体检:可触及腹部包块,继发性淋巴瘤常有浅表淋巴结肿大。

(4)肿瘤浸润肠壁造成肠蠕动失常,可引起肠套叠。

(5)消化道造影

1)早期局限于黏膜下层,消化道造影常无异常表现,局部也可能有黏膜增粗、变平表现。

2)进展期病变表现为多发性腔内充盈缺损,肠管边缘可呈不规则改变,但肠蠕动仍存在,无僵硬现象。

3)病变发展到后期可显示局部肠管变形、僵硬,肠腔节段性狭窄或增宽,黏膜增粗呈雪花片状或消失,肿块较大者相邻肠管间距离增宽。

(6)CT 表现:多为小肠壁增厚(>1cm)、僵硬,受累的肠管较长,形成多个圆形或卵圆形的厚环,伴节段性肠腔狭窄或“动脉瘤样”扩张。也可表现为单发或多发软组织肿块,突向肠腔内或突出于肠壁外和浆膜面,肿块密度多较均匀。增强扫描增厚的肠壁、肿块或淋巴结呈轻到中度均匀强化。

(7)分型与胃淋巴瘤相同。

2.MRI 表现

(1)肿瘤浸润小肠壁可造成肠壁增厚(>1cm)、僵硬,受累肠管范围较大,形成多个圆形或卵圆形的厚环,伴节段性肠腔狭窄或“动脉瘤样”扩张。也可表现为单发或多发软组织肿块,突向肠腔内或突出于浆膜面和肠壁外,少数肿块表面可发生溃疡或瘘道。

(2)病灶 T_1WI 呈等、低信号,T_2WI 呈等、稍高信号,DWI 序列呈高信号;增强扫描增厚的肠壁、肿块或淋巴结呈轻到中度均匀强化(图 9—7);肠腔内的液体 T_1WI 呈低信号,T_2WI 呈高信号,形成较好的影像对比。

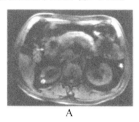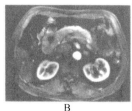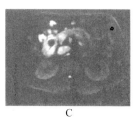

A　　　　　　　　　B　　　　　　　　　C

图 9—7　小肠淋巴瘤

A. 脂肪抑制 T_1WI 小肠肠壁明显增厚,形成肿块(↑),呈较均匀低信号;B. 增强扫描病灶呈轻度到中度强化;C. DWI 病灶呈高信号

(3)晚期病变肠腔的肿块和肠系膜、腹膜后淋巴结融合并包绕肠系膜血管形成“夹心面包征”。

(4)鉴别诊断

1)小肠间质瘤:肿瘤多较大,呈圆形或椭圆形,境界清楚,多向腔外生长,瘤体信号不均匀,可发生坏死、液化,因此鉴别不难。

2)局限性肠炎(Crohn病):病变呈跳跃性改变,与正常肠管境界清楚,管腔狭窄呈偏心性,黏膜溃疡,肠腔轮廓常呈锯齿状,肠管外形固定,蠕动消失。晚期由于大量纤维组织增生,肠腔呈不规则线状狭窄,有假息肉形成,出现典型的"卵石征"。

3)肠结核:好发于回盲部,受侵肠管很少见巨大软组织肿块。由于结核性干酪样坏死,受累肠管以痉挛收缩为主,可出现激惹征象,肠管外形常不固定。

六、腹膜假性黏液瘤

腹膜假性黏液瘤(pseudomyxoma peritonei,PMP)是一种少见的腹膜肿瘤,发病年龄为17～79岁,平均为53岁。本病多由具有分泌黏液功能的黏液腺瘤或黏液腺癌破裂,种植转移到腹膜、网膜所致,其原发病常见于卵巢或阑尾,病理特点为腹腔内充满大量黏液样液体以及腹膜和网膜等处多发胶冻样肿物,被形象地称为"果冻腹"。

(一)诊断要点

1.多数患者起病隐匿,进展缓慢,症状缺乏特异性,因此经常是在拟诊为卵巢肿瘤或阑尾炎进行剖腹探查时才意外发现。

2.主要表现为腹痛、腹胀、恶心、呕吐、乏力、食欲不振、腹部肿块、腹围进行性增大及体重下降等。

3.常为大量黏液样腹腔积液,流动性较差,腹腔穿刺常不易抽出,部分患者亦可以表现为无明显黏液的渗出液,甚至是血性液体。

4.实验室检查　CEA、CA19-9、CA125等可有升高,尤其是CEA具有重要的诊断意义,明显升高往往提示病变趋于晚期、恶性程度较高及预后不良等。治疗后复查肿瘤标志物,有预测肿瘤复发的意义。

5.超声检查　腹腔内可见无数大小不等液性暗区,呈蜂窝状,边界欠清晰,肝脏、脾脏边缘可见"扇贝样"压迹,改变体位无腹腔积液流动征象。

6.CT表现　腹腔、盆腔内有大量液性低密度区,呈多囊状改变,其内伴有絮状、结节状或线样高密度分隔;网膜增厚,密度增高,伴有网膜饼样肿块或结节,有时可见弧形钙化更具有意义。

(二)MRI表现

1.腹腔、盆腔内有大量多囊状液性区,其内伴有絮状、结节状或线样分隔。肝脾等实质脏器边缘见"扇贝样"或"结节状"压迹(图9-8)。

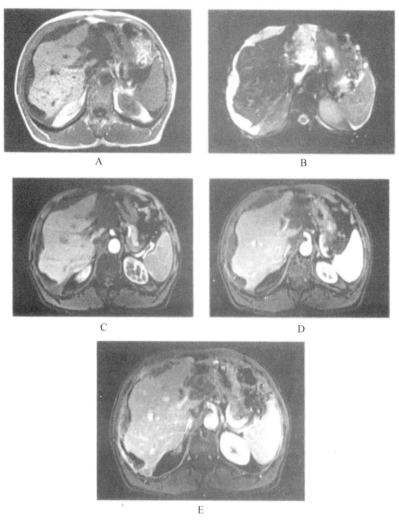

图 9－8 腹膜假性黏液瘤

A、B. T$_1$WI 横断面和抑脂 T$_2$WI 横断面，病灶在 T$_1$WI 略低于肌肉信号，T$_2$WI 高信号，肝脏边缘见"扇贝样"压迹；C～E. 分别为动态增强扫描动脉期、门静脉期及延迟期，囊实性病变的囊壁、网膜、腹膜渐进性轻度强化，囊内容物无明显强化

2. 腹膜、大小网膜弥漫性不规则增厚呈"饼状"，肠管受压移位，走行僵硬，厚度为 1.0～2.0cm。

3. 病灶信号在 T$_1$WI 呈略低于肌肉信号，T$_2$WI 呈高信号，但低于水的信号。小肠集中于腹部中央，但无明显压迫改变，肠管内径多正常。

4. 增强扫描显示囊实性病变的囊壁、网膜、腹膜轻度强化，而囊内容物无明显强化。

5. 根据病变分布的范围可分为弥漫性和局限性，局限性腹膜假性黏液瘤边缘界限清楚，或无明显的壁结构。

6. 鉴别诊断

(1)结核性腹膜炎：临床常有午后低热、消瘦、盗汗等结核中毒症状，体检腹部柔软，有揉面感，MR 表现为肠系膜增厚合并大结节，结节中央可见坏死，增强扫描为边缘环状强化，多伴有淋巴结肿大或钙化，肝脏、脾脏表面一般不受侵犯。

（2）腹膜间皮瘤：表现腹膜结节性病灶合并大量腹腔积液，肝脏、脾脏表面可形成梭形压迹或凹陷，与腹膜假性黏液瘤表现相似，但腹膜间皮瘤增强扫描结节呈均匀强化，且极少伴有肠系膜或网膜异常。

（3）非黏液性腺癌的腹膜癌性转移：临床多表现为血性腹腔积液，MR 见散在腹膜实质结节伴局限性腹膜增厚，且常合并腹腔脏器和淋巴结转移。

（4）胰腺假性囊肿：局限性腹膜假性黏液瘤与胰腺假性囊肿相似，但后者临床常有胰腺炎病史，囊肿壁薄，信号不均匀。

（孙国荣）

第二节　腹膜后病变

一、腹膜后肿瘤

腹膜后肿瘤（retroperitoneal tumor）是指原发于腹膜后间隙中各种组织的肿瘤，其主要来自腹膜后间隙的脂肪组织、纤维结缔组织、筋膜、肌肉、血管、神经、淋巴以及胚胎残余组织或组织来源不明，但不包括腹膜后间隙内各器官的肿瘤，占全身软组织肿瘤的 10%～20%，以恶性多见，约占 80%。本病可发生于任何年龄，多见于 50～60 岁，10 岁以下约占 15%。

（一）诊断要点

1. 症状与体征

（1）腹部肿块：80%的患者有腹部肿块，肿块多较大、深而固定，畸胎瘤、纤维瘤或纤维肉瘤质地较硬，脂肪瘤或脂肪肉瘤质地较软。

（2）腹痛与腹胀：腹痛多为肿块压迫邻近神经丛或神经干所致。腹胀多因肿块巨大，或压迫消化道引起部分梗阻所致。腰背痛与腿痛多因压迫腹膜或腰骶部神经所致。

（3）其他：发热、体重减轻以及较大肿块压迫邻近器官的症状，如压迫膀胱可有尿频、尿急，压迫直肠可有便秘，压迫门静脉或下腔静脉可出现腹腔积液、腹壁静脉曲张。

2. 消化道造影　钡餐或钡灌肠可见胃肠被肿块推压的征象，并能排除消化道本身病变。

3. 静脉尿路造影　观察肾及输尿管被推压移位情况、肾轴的改变、肾和输尿管造影的形态改变等，以明确肿块与肾和输尿管的关系。

4. 超声检查　对肿块定位有一定帮助，能明确肿块的大小、数目、囊性或实性以及与毗邻器官的关系。

5. CT 表现　CT 可清楚地显示腹膜后肿瘤及其与邻近结构的关系，尤其是能早期发现病变；根据某些特殊征象可以对部分肿瘤进行定性诊断。

（二）MRI 表现

1. 腹膜后肿瘤共同的特点

（1）腹膜后肿瘤一般都较大。

（2）较大的肿瘤信号不均，常出现坏死、囊变。

（3）推压邻近结构，这一征象有助于腹膜后肿瘤定位。

2. 解剖定位

（1）肾旁前间隙肿瘤：肿瘤起自左肾旁前间隙可将胰体、尾部向前推移，甚至可使胰腺的长轴呈前后走行,同时也可将降结肠向前推移。起自右肾旁前间隙的肿瘤可将十二指肠降部和升结肠向前推压。有时可致不同程度的肾前筋膜增厚。

(2)肾周间隙肿瘤:常可使肾脏移位,肾轴旋转,肾周脂肪囊受压、变形、缩小。

(3)肾旁后间隙肿瘤:可将肾旁后间隙撑大,腰大肌受压变形。

3.定性诊断

(1)脂肪肉瘤:为腹膜后最常见和最大的肿瘤。

1)实质型:以纤维组织为主,脂肪含量少,MR信号缺乏特异性,与纤维肉瘤不易区分(图9—9)。

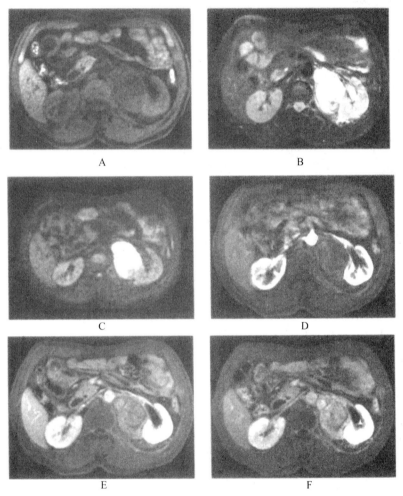

图9—9　肾周间隙去分化脂肪肉瘤

A、B.T$_1$WI横断面和抑脂T$_2$WI横断面见病灶位于左肾内侧间隙,T$_1$WI呈低信号,T$_2$WI呈不均匀高信号;C.DWI病灶呈显著高信号;D~F.分别为动态增强扫描皮髓期、实质期及排泄期,病灶呈延迟强化,病灶内含有少量无强化的脂肪成分

2)假囊肿型:此型最常见,SE序列上表现为与脂肪相似的信号特征,即T$_1$WI为高信号,T$_2$WI为高或等信号,在脂肪抑制图像上病灶内脂肪信号被抑制。

3)混合型:以纤维组织为主的实体成分与散在的脂肪组织成分混合存在,纤维部分于T$_1$WI、T$_2$WI呈低或等信号,脂肪成分在T$_1$WI为高信号,T$_2$WI为高或等信号,脂肪抑制像上脂肪信号被抑制(图9—10)。

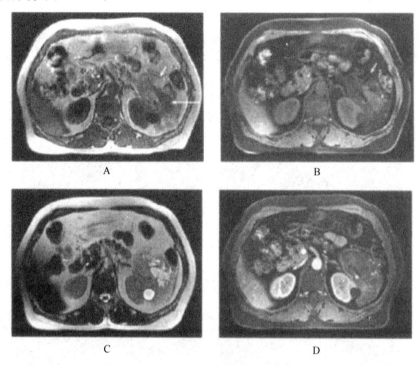

A

B

C

D

图9—10 肾周间隙脂肪肉瘤(混合型)

A~C.分别为 T_1WI 横断面、抑脂 T_1WI 横断面和 T_2WI 横断面,左侧肾周间隙(紧贴左肾上极,但没有侵犯左肾)可见混杂信号肿块,T_1WI 高信号区域(↑)在脂肪抑制序列上呈低信号,在 T_2WI 上呈等信号,代表成熟脂肪信号;肿块其他区域 T_1WI 呈低信号(长↑),T_2WI 呈高信号;另见左肾单、囊肿;D.增强扫描皮髓期病灶不均匀强化,可见间隔样明显强化

4)脂肪肉瘤具有侵袭性生长方式,它可侵入各种间隙内,此为脂肪肉瘤的特点。

5)MR 对肿瘤内钙化的显示不如 CT 敏感。

(2)平滑肌肉瘤

1)平扫为软组织信号肿块,中心多有不规则坏死或囊变。当坏死区较大时,肿块表现为内缘不规则的厚壁囊肿。

2)多表现为 T_1WI 等、低混杂信号,T_2WI 呈高、等混杂信号。

3)有出血时,可见 T_1WI 呈高信号,T_2WI 呈低或高信号。

4)增强后肿块强化明显,强化常不均匀,坏死区无强化。

5)平滑肌肉瘤常见的转移部位为肝脏,肝内转移灶为典型的"牛眼征",有助于本病的诊断。

(3)纤维组织细胞肉瘤

1)MR 表现为 T_1WI 略低信号,T_2WI 高信号,T_1WI 和 T_2WI 信号多不均匀(图9—11)。

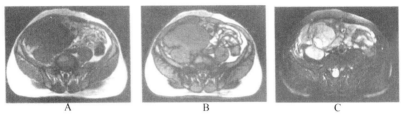

图 9－11 纤维组织细胞肉瘤

A、B. T₁WI 同相位和 T₁WI 反相位见右侧腹膜后肿块,T₁WI 同反相位均为不均匀低信号;C. T₂WI 病灶呈混杂高信号

2)增强扫描肿瘤明显强化。

3)约 25%的病例可见瘤内不规则钙化,但 MR 不敏感。

（4）神经母细胞瘤

1)恶性度高,转移快,见于婴幼儿和儿童,3 岁以下占 80%。

2)呈不规则形、有分叶无包膜的软组织肿块,瘤内可有不同程度的坏死、囊变导致病灶在 T₁WI、T₂WI 均为混杂信号,增强扫描为不均匀强化(图 9－12B～D)。

3)75%以上病灶有斑点状及斑片状钙化灶(图 9－12A),但 MR 对显示钙化不敏感。

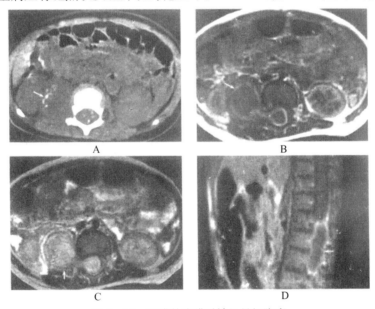

图 9－12 硬膜外腹膜后神经母细胞瘤

A. CT 平扫见肿块位于右侧腰大肌,沿椎间孔向椎管内延伸至硬膜外间隙,肿块边缘可见沙砾样钙化(↑);B. T₁WI 横断面肿块边缘呈环形高信号(↑);C. T₂WI 横断面肿块呈混杂高信号(↑);D. 抑脂 T₁WI 矢状面增强扫描肿块边缘环形强化(↑)

（5）畸胎瘤

1)绝大多数为良性,病理包括内、中、外三个胚层成分。囊性多见,少数为实性。

2)MR 对钙化不敏感,较大的骨性或钙化成分在 T₁WI 及 T₂WI 上均为低信号。

3)脂类成分与囊性区域 MR 信号均有典型表现,并可见"液体－脂肪"交界形成的不同信号平面。

（6）异位嗜铬细胞瘤:肾上腺以外的嗜铬细胞瘤,是起源于交感性副神经节细胞的肿瘤,故又称副神经节瘤。

1）主要沿腹主动脉旁交感神经链分布，占所有嗜铬细胞瘤的10%，分为功能性和无功能性两种。

2）肿瘤为圆形或卵圆形，血供丰富，增强扫描一般强化明显，瘤内常有坏死、囊变。

3）绝大多数异位嗜铬细胞瘤表现与肾上腺内者相仿，但有少数病例强化不明显，与病理上脂肪含量较高有关。

4）无功能性和恶性嗜铬细胞瘤瘤体均较大。

（7）神经源性肿瘤：包括神经纤维瘤、神经鞘瘤和神经节细胞瘤。

1）均为良性肿瘤，沿脊柱两侧分布。

2）神经鞘瘤T_1WI信号高低不定，多为稍低或等信号，信号较为均匀；T_2WI为不均匀高信号，有时中心可见更高信号，与神经鞘瘤的囊变、坏死有关；增强扫描实性部分明显强化。神经纤维瘤通常为双侧性，T_1WI较肌肉组织信号略高，T_2WI为高信号（图9—13）。

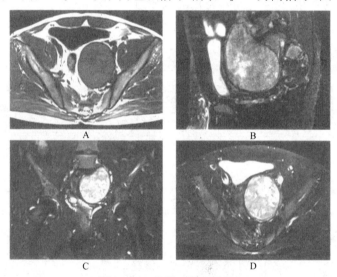

图9—13 腹膜后神经鞘瘤

A～D. A为T_1WI横断面，B～D分别为抑脂T_2WI矢状面、抑脂T_2WI冠状面、抑脂T_2WI轴位，肿块T_1WI呈等、低信号，与肌肉组织信号接近；T_2WI为不均匀稍高信号，中心可见更高信号囊变、坏死区

3）神经节细胞瘤呈卵圆形或不规则形，境界清楚，T_1WI示肿瘤信号等或稍低于腹壁肌肉信号，T_2WI呈高信号，一般不发生坏死、囊变；增强扫描病灶呈轻、中度强化，多强化不均匀，肿瘤可向周围器官间隙嵌入式生长，当其包绕血管时，血管并无明显受压变窄。

（8）淋巴瘤

1）MR平扫表现为腹膜后多个淋巴结肿大，肿大的淋巴结直径在1.5cm以上，后期淋巴结肿大融合成团块状。

2）病变信号强度在T_1WI为等或稍低信号，略高于肌肉而低于脂肪；T_2WI上呈稍高信号，明显高于肌肉信号，并与周围脂肪信号类似。脂肪抑制序列淋巴结仍呈较高信号，有助于小的病变淋巴结检出。

3）MR检查不用对比剂即能区别增大的淋巴结与血管，并显示血管被包绕、移位等情况。另外，可以鉴别淋巴瘤治疗后的肿瘤残余、复发与纤维化。若发生纤维化，则T_1WI、T_2WI均表现为低信号。

4)应与转移性淋巴结肿大鉴别：①后者多有原发肿瘤病史。②淋巴瘤患者常有发热、贫血以及全身浅表淋巴结肿大，并可有骨髓象异常。

二、腹膜后纤维化

腹膜后纤维化(retroperitoneal fibrosis)少见，发病率约为 1/20 万，发病年龄为 8～75 岁，平均约 50 岁，男女发病之比为 3∶1～2∶1。按病因可分为原发性和继发性：原发性占 2/3，目前倾向认为与血管炎、免疫性疾病、从事石棉职业有关；继发性占 1/3，考虑与下列因素有关，可继发于麦角胺、β受体阻滞剂、甲基多巴或盐酸肼苯哒嗪等药物的使用，有结核、梅毒、放线菌病和各种真菌感染等特异性感染病史，或患有 Crohn 病、憩室炎、阑尾炎等非特异性感染，有乳腺癌、肺癌、甲状腺癌、胃肠道癌、泌尿生殖器癌以及淋巴瘤和肉瘤等，或曾有腹膜后出血、尿外渗、辐射、手术等病史。

（一）诊断要点

1.症状和体征

(1)腰背酸痛、疲乏、体重减轻、发热等。

(2)压迫症状：75％～80％的患者出现输尿管部分或完全梗阻的表现，如肾盂积水、尿路刺激征、少尿或无尿、慢性肾衰竭和氮质血症等，淋巴管和下腔静脉压迫可引起下肢水肿。

(3)腹部肿块：大约 1/3 的患者可在下腹部或盆腔触及肿块。

2.实验室检查　贫血，血沉加快，碱性磷酸酶升高等。

3.超声检查　肾盂及输尿管积水，肾门水平以下的腹膜后发现边界清晰的无回声肿块，腹主动脉前方及双侧被片状低回声包绕，腹主动脉及髂血管显示不同程度的狭窄。

4.静脉尿路造影　一侧或双侧输尿管受压变窄、僵直、扭曲且向中线移位但不超过中线，有不同程度的肾盂、输尿管扩张积水。

5.CT 表现　病变沿着血管走行分布并包绕腹主动脉、下腔静脉的片状、板状或边界清晰的软组织密度肿块，增强扫描呈不同程度强化。

（二）MRI 表现

1.病变部位　多发生在腰 4、5 水平腹主动脉、下腔静脉周围，上缘很少超过肾动脉水平。

2.急性期肉芽肿组织内含毛细血管、细胞成分较多，在 T_2WI 上信号较高，增强扫描强化较明显。

3.慢性期由于成熟纤维组织含有较多胶原纤维多在 T_1WI、T_2WI 上呈低信号，早期增强不明显，延迟期可有轻度强化(图 9－14)。

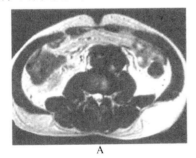 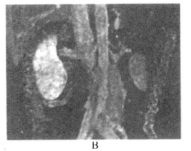

图 9－14　腹膜后纤维化

A.T_2WI 横断面见腹主动脉周围团块状混杂信号，和腰大肌信号相似；B.增强扫描冠状面纤维性肿块轻度强化，腹主动脉及下腔静脉被包绕呈显著受压改变

4. MR 评价肿块与血管的关系较 CT 更为清晰(图 9—14B)。

5. 鉴别诊断　本病需要与腹膜后的原发性恶性肿瘤(包括脂肪肉瘤、纤维肉瘤、淋巴瘤等)、转移瘤和某些良性病变(如腹膜后黄色肉芽肿、腹膜后血肿和腹膜后淀粉样变性等)鉴别。

(孙国荣)

第三节　肝脏弥漫性病变

一、肝硬化和肝硬化结节

肝硬化(cirrhosis of liver)是一种以肝细胞变性、坏死、再生、纤维组织增生、肝结构和血管循环体系改建为特征的常见的慢性肝病。发病高峰年龄为 35～48 岁,男女之比为 8：1～3.6：1。主要病因为病毒性肝炎、酗酒、血吸虫病、营养缺乏和慢性胆道梗阻等。临床上以肝功能损害和门静脉高压为主要表现,晚期常有消化道出血、肝性脑病、继发感染和癌变等。

(一)诊断要点

1. 病史　既往有乙型肝炎、酗酒等病史,血吸虫性肝硬化者有疫水接触史,胆源性肝硬化者有长期胆管阻塞性胆管炎病史,在我国病毒性肝炎是导致肝硬化最常见的原因。

2. 症状和体征　代偿期症状较轻,多无特异性。出现较早且突出的症状有乏力和食欲减退。失代偿期主要为肝功能减退和门静脉高压。

(1)消化道症状:主要有纳差、厌食、腹胀、恶心和呕吐等,与门静脉高压引起的胃肠道淤血、水肿及腹腔积液等有关。

(2)出血倾向:如鼻出血、齿龈出血、皮肤紫癜、消化道出血等,主要是因肝脏合成凝血因子减少所致。

(3)内分泌功能紊乱:主要是雌激素增多,临床表现有肝掌、蜘蛛痣和皮肤色素沉着等。男性还可表现为性欲减退、毛发脱落及乳房发育,女性有月经失调和不孕。

(4)脾脏肿大和脾脏功能亢进:是因为门脉高压引起的淤血性脾肿大。

(5)侧支循环形成:食管和胃底静脉曲张、腹壁静脉怒张和痔静脉扩张痔核形成。

(6)腹腔积液:为肝硬化最突出的临床表现,静脉回流受阻引起,失代偿期患者 75% 以上有腹腔积液。

(7)其他:消瘦、乏力、肝病面容,可有不规则低热、夜盲、水肿和黄疸。触诊肝脏质地较硬,晚期肝表面可触及结节。

3. 并发症

(1)上消化道出血:多为呕血,因食管胃底静脉曲张破裂所致。

(2)肝性脑病:肝功能损害致氨代谢障碍,血氨升高,氨基酸失衡,侧支循环建立,导致氨中毒所产生的精神及神经系统症状。

(3)感染:多数为肠道菌群引起,大肠杆菌是主要致病原,常见自发性细菌性腹膜炎、尿道感染、呼吸道感染、胆道感染、胃肠道感染、败血症等。

(4)肝肾综合征:仅因肝脏病变所引起的急性肾衰竭。

(5)肝癌:30%～50% 的肝硬化患者并发肝癌。

(6)水、电解质紊乱。

4. 实验室检查

(1)血常规：白细胞(WBC)、红细胞(RBC)、血小板(PLT)计数、血红蛋白(Hb)含量、红细胞比容(HCT)下降，平均红细胞体积(MCV)、红细胞体积分布宽度(RDW)、血小板体积分布宽度(PDW)升高。

(2)肝功能检查

1)总胆红素(TBIL)升高，>17.1μmol/L。

2)转氨酶(ALT)>40U/L(37℃)。

3)血清白蛋白(ALB)<35g/L，球蛋白(GLB)>30g/L，A/G比值倒置。

4)凝血酶原时间(PT)延长，注射维生素K后不能纠正。

5)血清Ⅲ型前胶原肽(PⅢP)>3.3μg/L(RIA法)，透明质酸(HA)>77μmol/L。

(3)腹腔积液检查：一般为漏出液，如并发自发性腹膜炎，则腹腔积液比重介于渗出液与漏出液之间，WBC增多，常在$500×10^6$/L以上。

5. 超声检查

(1)肝内致密光点增强，分布不均。

(2)肝包膜回声增强、增粗，边缘凹凸不平。

(3)脾脏肿大，腹腔探及无回声区提示腹腔积液。

6. 上消化道造影(GI)：

(1)食管静脉曲张：表现为食管下段黏膜增粗，呈虫蚀样、串珠状或蚯蚓状充盈缺损。

(2)胃底静脉曲张：表现为胃底结节状或菊花状充盈缺损。

7. 内镜检查　可观察静脉曲张的部位和程度，判断出血部位和原因，并可进行止血治疗。

8. 肝穿刺活检　有假小叶形成可确诊肝硬化。

9. CT表现

(1)早期肝脏体积正常或稍增大，中晚期肝脏体积缩小，各叶比例失调，肝右叶缩小，尾状叶和左叶外侧段相对增大。

(2)肝脏表面凹凸不平，肝裂增宽。

(3)早期肝硬化肝实质密度均匀，中晚期肝脏密度不均匀，为高低密度相间的稍高密度结节样增生和不同程度的低密度脂肪浸润改变。

(4)增强扫描时再生结节多为等密度，少数延迟可呈高密度或低密度。

(5)血吸虫性肝硬化多伴有线条状钙化；胆源性肝硬化可见胆管结石、肝内外胆管感染征象。

(6)继发改变如门静脉增宽、脾脏肿大、腹腔积液等表现。

(二)MRI表现

1. MRI平扫

(1)形态改变：①肝硬化早期或伴有脂肪肝时肝脏体积可以增大。②大多数情况下肝脏因纤维瘢痕收缩而变小，肝脏外形不规则，呈波浪状或驼峰样改变，有时可类似于肿瘤。③肝叶比例失常，常见的是尾状叶和左叶外侧段代偿性增大而右叶萎缩，通常右前叶的萎缩比右后叶更加明显，导致肝脏前缘变平坦。④肝裂增宽，其内可见到间位结肠和胆囊。

(2)信号改变：①肝硬化时肝脏信号强度可以均匀或不均匀。肝硬化伴有肝炎或脂肪沉积时肝内信号不均匀，在T_1WI上表现为斑片状的高信号区。另外肝硬化时可伴有铁的沉积，导致肝脏信号的下降。②MRI对肝硬化的重要价值在于能显示再生结节，而CT和US一般难以显示。再生结节在T_1WI上呈等信号或稍高信号，在T_2WI上呈低信号或稍低信号，结节内部信号均匀，无包膜(图9-15)。

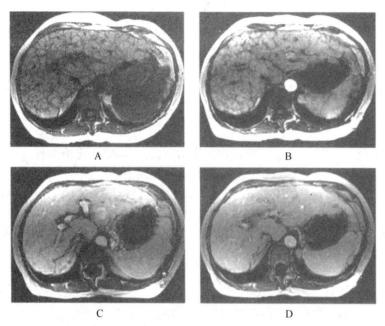

图9-15 肝硬化再生结节

A. T_1WI肝脏轮廓呈波浪状,肝实质信号不均匀,见多发小结节状稍高信号影;B~D.动态增强扫描动脉期肝脏呈不均匀结节样强化,门静脉期及延迟期全肝均匀强化

2.增强扫描

(1)肝硬化再生结节与正常肝实质强化相似,少数延迟可呈高信号或低信号。

(2)在T_2WI上可见到的不规则线状异常信号为纤维组织带,在动态增强早期可有轻度强化,而延迟强化比较明显。

(3)再生结节可压迫肝内血管,表现为管径变细、管腔变窄;压迫胆管时可以引起胆道梗阻。

3.肝外表现

(1)脾脏肿大,信号均匀,脾脏下缘超过肝脏下缘。

(2)门静脉高压,门静脉增宽,并可见侧支血管影,食管、胃底静脉曲张,T_2WI上呈迂曲的条状、团状流空信号,增强后明显强化,CE-MRA可清楚显示侧支血管的走行和引流途径。

(3)腹腔积液,少量时表现为肝、脾周围弧形长T_1、长T_2信号,多量时表现为腹腔脏器周围长T_1、长T_2信号,肠管聚集于腹部中央。

二、脂肪肝

脂肪肝(fatty liver)又称肝脏脂肪浸润,为肝脏的代谢功能异常,是由于过量的脂肪尤其是甘油三酯在肝细胞内过度沉积,从而引起肝脏脂肪变性。好发于中年人,常见病因有肥胖、糖尿病、肝硬化、酗酒、慢性肝病、肝代谢性疾病、高脂血症、营养不良、化疗和激素治疗等。根据肝脏脂肪浸润的范围分为弥漫性和局限性。

(一)诊断要点

1.症状和体征 轻度或局限性脂肪肝多无临床症状。重度脂肪肝且伴有肝功能损害者,常有体态肥胖、肝脏肿大、肝区胀痛不适,或出现与病因有关的相应症状。

2.实验室检查

1)血清甘油三酯(TG)升高,>1.71mmol/L。

2）血清总胆固醇（TC）升高，＞5.68mmol/L。

3）β—脂蛋白（VLDL）升高，＞7.0g/L。

3.超声检查　肝脏肿大，轮廓不清。肝内回声增强，血管结构回声不清。

4.CT 表现

1）CT 平扫：肝实质密度普遍降低，CT 值多在－25～35HU。肝脏密度低于脾脏，肝脾CT 值比值≤0.85 时脂肪肝诊断成立，肝内血管显影呈"枯枝状"，其密度高于肝实质密度。弥漫性脂肪肝中未被脂肪浸润的肝组织，被衬托为相对高密度区，称为肝岛。肝叶或肝段局部脂肪浸润称之为局限性脂肪肝。

2）增强扫描：肝脏脂肪浸润区均匀强化，但仍低于强化后的正常肝脏和脾脏密度，无占位效应。肝内血管走行分布正常，可有受压变细。

（二）MRI 表现

1.MRI 平扫　SE 序列对脂肪肝的敏感性较低，理论上讲脂肪肝的肝脏实质在 T_1WI 和T_2WI 上的信号增加，但实际工作中仅有少数病例可见到肝脏信号强度增加。化学位移成像对脂肪肝的检出敏感性较高，在高场强 MRI 多采用梯度回波成像，脂肪肝在反相位（Out—phase）上的信号强度与同相位（In—phase）相比有明显下降（图 9—16）。

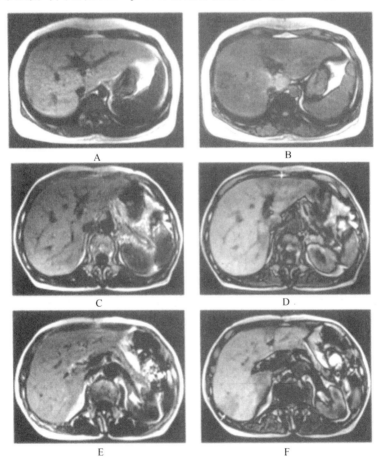

图 9—16　脂肪肝

A、B.T_1 同相位和反相位，弥漫性脂肪肝，反相位图像上肝脏信号较同相位弥漫性显著下降；C～F.C 和 E 为同相位，D 和 F 为 T_1 反相位，局灶性脂肪肝，反相位图像上肝左、右叶分别见局部信号下降（↑）

2. 增强扫描　弥漫性脂肪肝肝实质强化均匀一致。局灶性脂肪浸润其强化不及周围正常肝实质,边界可较平扫时清楚,呈片状或楔形低信号区,多位于肝裂周围、肝脏边缘部分。无占位效应,有时病灶内可见血管影通过。

三、门静脉海绵样变性

门静脉海绵样变性(cavernous transformation of portal vein,CTPV)是指由腹腔脏器炎症、癌肿转移、局部压迫和慢性肝病等原因,引起门静脉主干和/或肝内门静脉分支部分性或完全性阻塞后,导致门静脉血流受阻,引起门静脉压力增高,在其周围形成大量的侧支旁路静脉血管或阻塞后的再通。这些血管增粗扭曲,与淋巴管、胆管、血管伴行,越过阻塞段进入肝内与门静脉分支吻合。CTPV 发生于门静脉阻塞后的 1～12 个月,是门静脉阻塞后病理改变的最终结局。临床并不少见,发病年龄为 35～67 岁,平均 51.6 岁,性别差异与原发病相关。

(一)诊断要点

1. 症状和体征　除基础疾病的临床表现之外,常见症状和体征有:

(1)门静脉高压:反复大量呕血,常伴有黑便,失血量大时出现失血性休克。

(2)脾脏肿大和脾功能亢进:表现为血细胞减少,脾脏体积正常或轻微肿大。

(3)腹腔积液形成。

(4)胆汁淤积性黄疸。

(5)胰腺功能不全:发生率为 85%,表现为食欲不振、腹痛、腹胀、恶心、消瘦和腹泻等症状;儿童可致营养不良和生长发育迟缓。

2. 实验室检查

(1)红细胞(RBC)减少,白细胞(WBC)和血小板(BPC)也显著减少。

(2)血清白蛋白(ALB)减少,A/G 比值倒置。

(3)总胆红素(TBIL)、碱性磷酸酶(ALP)增高,尿胆红素阳性

(4)胆总管阻塞严重时,出现持续性黄疸。

(5)血清淀粉酶(AMY)增高。

3. 内镜检查　胃镜检查可发现食管、胃底静脉曲张的程度和范围;经内镜逆行胰胆管造影(ERCP)可观察胆管受压情况和狭窄程度。

4. 超声检查

(1)B 型超声:肝脾肿大、门静脉和脾静脉增宽、腹腔积液等门静脉高压征象。

(2)超声多普勒:门静脉血流持续性运动减退。

(3)彩色多普勒超声(CDUS)诊断 CTPV 敏感性更高,阳性率高于血管造影,可探测门静脉栓塞处的血流类型,有利于病因诊断。

5. CT 表现　CTPV 除了原发病的 CT 表现外,CT 增强扫描门静脉期可显示其特征性表现:门静脉主干和/或主要分支闭塞;门静脉走行区迂曲的或网状的侧支静脉自肝门部向肝内门静脉周围延伸,相互之间分界不清;有时可见肝实质灌注异常、门静脉高压侧支循环建立、脾脏肿大等非特征性表现。

(二)MRI 表现

1. 直接征象

(1)平扫示肝门部及门静脉走行区正常门静脉流空信号消失,在门静脉、胆囊周围可见由

侧支静脉形成的圆点状、短条状异常流空信号影。

（2）增强扫描门静脉期门静脉主干不显示或显示不良，上述异常流空信号明显强化，表现为扩张迂曲的网状血管，呈海绵样结构。

（3）CE－MRA 可以更直观准确地显示 CTPV，了解门静脉栓塞程度、侧支静脉情况等（图 9－17）。

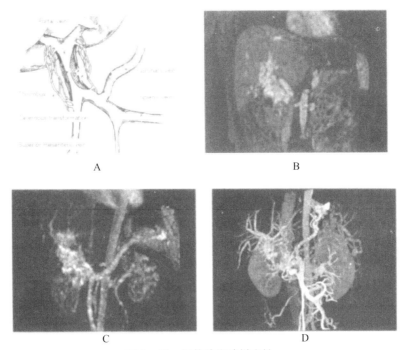

图 9－17　门静脉海绵样变性

A. 门静脉海绵样变性示意图；B. MRI 增强扫描冠状面，门静脉期示正常门静脉结构消失，门静脉走行区周围可见由侧支静脉形成的团块状和网状异常信号影；C、D. CE－MRA 血管成像，肝门区可见扩张迂曲的网状血管结构，肝内门静脉呈细条状延伸

2.间接征象

（1）增强扫描动脉期肝实质出现异常灌注，即肝脏边缘局部区域出现强化。

（2）肝动脉管径增粗、扭曲，还可见门静脉提前显影，提示有肝动脉－门静脉分流。

（3）肝外胆管低位梗阻，胆管壁增、厚、强化。

诊断 CTPV 目前尚没有公认的诊断标准，普遍认为临床上有侧支循环建立、脾肿大、腹腔积液等门静脉高压表现，影像学上有门静脉阻塞、侧支旁路静脉形成表现，可临床诊断为 CTPV。

四、肝豆状核变性

肝豆状核变性（hepatolenticular degeneration，HLD）也称 Wilson 病，是一种常染色体隐性遗传铜代谢障碍性疾病。由先天性酶缺陷导致铜代谢异常，引起神经系统豆状核变性和肝脏坏死后肝硬化、角膜色素环（即 K－F 环）形成等全身性疾病，多于 10～40 岁出现症状。

（一）诊断要点

1.起病缓慢，首发症状在 10 岁以前以肝损害多见，10 岁以后以神经系统损害多见，部分患者有家族史。

2.肝脏损害　表现为非特异性慢性肝损害症状,如食欲不振,肝区疼痛,肝肿大,脾功能亢进,病情加重则有黄疸、腹腔积液、肝性脑病等。

3.神经系统损害　主要表现为锥体外系症状,可出现多种多样的不自主运动,如肢体震颤、舞蹈样动作及共济失调,构音不清等。

4.精神症状　主要表现为情感障碍和动作、行为异常,如表情冷漠或兴奋躁动,动作幼稚或攻击行为,少数可有幻觉妄想。

5.角膜检查　可见 K—F 环。K—F 环为角膜边缘部铜沉着形成的绿褐色环,一般在裂隙灯下能见到。

6.铜生化测定　血清铜降低,铜蓝蛋白显著降低(正常值 20～40mg/dl),24 小时尿铜量显著增加。

7.CT 表现　主要是非特异性肝硬化表现。

(二)MRI 表现

慢性肝炎或肝硬化表现,肝内可见结节影,T_1WI 呈高信号或稍高信号,T_2WI 呈低信号,这可能与在肝硬化出现之前,铜在肝脏内聚集的顺磁作用有关。T_2WI 上低信号结节周围有时可见高信号的炎性分隔(图 9—18)。

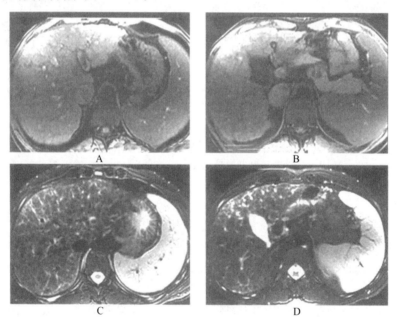

图 9—18　肝豆状核变性

A、B. T_1WI 示肝内弥漫分布结节,呈高信号或稍高信号,脾脏明显肿大;C、D. T_2WI 示多发结节呈低信号,其周围分隔呈高信号

五、血红蛋白沉着症

血红蛋白沉着症(hemochromatosis)又称血色素病,是一种铁代谢紊乱性疾病,铁沉积于肝脏和其他器官(包括脾脏、胰腺、心脏、肾脏、胃肠道和内分泌腺)的实质细胞内,可造成该器官损伤。多在 40～60 岁发病。按病因分为原发性和继发性,原发性血红蛋白沉着症是一种

常染色体隐性遗传病,经肠道过多吸收铁质;继发性血红蛋白沉着症主要是由于反复多次输血导致铁质在肝脏、脾脏及骨髓的网状内皮细胞内过度沉着。

（一）诊断要点

1.90%有肝脏增大,皮肤色素沉着,50%有关节病,30%有糖尿病。

2.14%并发肝癌。

3.超声检查　表现为弥漫性或局限性回声增强。

4.实验室检查　血清铁蛋白(SF)增高达 $200\mu g/dl$ 以上,平均约 $250\mu g/dl$。血清转铁蛋白(TRF)的铁饱和度高达 70%～100%。骨髓涂片或切片见含铁血黄素明显增多。

5.肝脏活检和普鲁士蓝染色是明确器官内过多铁沉积最简单、准确的方法,并能明确肝脏纤维化程度和排除其他疾病。

6.CT 表现　①肝血红蛋白沉着症的 CT 扫描具有特征性表现,平扫可见全肝密度增高,CT 值为 86～132HU。CT 值的高低大致反映肝内的铁含量,病情越严重,肝脏密度增高越明显。②肝硬化、门静脉高压或并发肝癌也是本病的重要特征。③血红蛋白沉着症在分别采用80kVp 与 120kVP 扫描时肝脏的 CT 值有明显差异,这点有助于本病与糖原累积症的鉴别,后者采用两种扫描条件时肝脏 CT 值变化不大。

（二）MRI 表现

1.肝血红蛋白沉着症时,肝细胞内三价贮存铁失去顺磁特性,T_1WI、T_2WI 信号均明显降低,形成全肝低信号的"黑肝"表现。

2.肝内的铁含量与 T_2 或 T_2^* 的弛豫时间之间密切相关。当肝内含铁量＞2mg/g 时,T_2 值显著缩短。

3.对于原发性血红蛋白沉着症,MRI 扫描表现为肝脏信号降低,而脾脏信号正常(图 9－19)。继发性血红蛋白沉着症则肝、脾都呈低信号。血红蛋白沉着症经治疗后,肝脏含铁量可逐步恢复至正常,其信号亦逐步增高恢复正常。

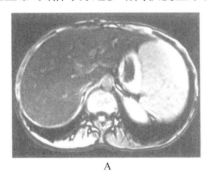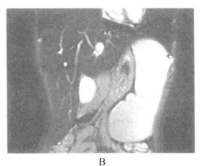

A   B

图 9－19　原发性血红蛋白沉着症

A、B. T_1WI 横断面和 T_2WI 冠状面全肝信号均明显降低,形成"黑肝"表现,脾脏肿大但信号正常

六、肝窦阻塞综合征

肝窦阻塞综合征(hepatic sinusoidal obstruction syndrome,HSOS)是由于肝窦内皮细胞损害致肝窦流出道阻塞引起的肝内窦性门脉高压。既往被称之为肝小静脉闭塞症(hepatic veno－occlusive disease,HVOD),后来的研究表明本病的发展可以没有小静脉的参与,并且发生最早、最根本的病理改变是肝窦阻塞,因此更名为 HSOS。最常见的致病原因有两种:一

是抗肿瘤化疗药物和免疫抑制剂,二是食用含吡咯双烷类生物碱的植物或被其污染的谷物。国内报道的患者多数有服用土三七史。肝窦阻塞后,肝细胞由于淤血、缺氧而发生变性、坏死,造成肝功能损害;中央静脉等小静脉的内皮细胞也可受累而导致管壁水肿、纤维化等,从而产生一系列的临床表现。

(一)诊断要点

1.病史 有应用化疗药物、土三七等病史。

2.症状和体征

(1)乏力、食欲不振和厌油、尿黄和眼黄。

(2)上腹疼痛、黄疸、肝脾肿大,不明原因的体重增加。

(3)腹腔积液:顽固性腹腔积液,腹腔积液为漏出液,腹壁浅静脉无曲张。

(4)肝硬化:病程较长者可出现肝脏质地变硬、下肢水肿、脾肿大等。

3.实验室检查 可见 ALT 和 TBIL 升高,也可能有血清 ALB 降低,ALT、GGT、AST、ALP 升高和 PT 延长,血小板减少等。早期肝功能损害较轻,晚期可发生肝衰竭。

4.超声检查 表现为肝肿大、腹腔积液,肝区回声增粗、增密、分布不均,肝内血管网络不清,三支肝静脉内径变小,血流速度正常或减慢。下腔静脉内径变小,血流速度加快,出现湍流,均无阻塞。

5.CT 表现 ①平扫除了肝硬化表现外,肝实质内见斑片状不均匀的略低密度影,形态不规则呈"地图样"或"浮雕状"。②增强门静脉期表现为特征性的地图状、斑片状强化,强化区密度较均匀且明显高于低灌注区密度。③病变沿肝内静脉血管放射状分布,肝内门静脉及肝静脉血管显示纤细扭曲伴有明显的"晕征",肝脏周边、尾状叶及左叶外侧段受累较轻。④肝段下腔静脉无扩张。⑤平衡期强化程度略有下降,密度趋向均匀,与正常肝组织分界不清。

(二)MRI 表现

1.MRI 平扫 肝脏肿大,T_1WI 肝脏信号不均匀,肝静脉周围可见云絮状高信号(图 9－20A),T_2WI 上呈片状高信号(图 9－20B)。

2.增强扫描 肝脏不均匀强化,肝静脉和下腔静脉周围肝实质渐进性强化,强化范围逐渐扩大,呈"爪"形。外围肝实质呈不均匀性强化,肝静脉无强化或呈线样的轻度强化(图 9－20C)。

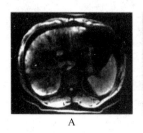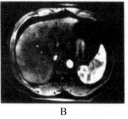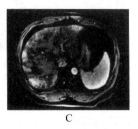

A   B   C

图 9－20 肝窦阻塞综合征

A. 平扫 T_1WI 肝脏信号不均匀,可见云絮状高信号;B. 增强扫描动脉期肝内信号较低;C. 增强扫描门脉期肝脏不均匀强化,表现为特征性的地图状、斑片状强化

3.腹腔积液常见,可有门静脉高压表现。

(孙国荣)

第四节 肝脏炎症和寄生虫病

一、肝脓肿

肝脓肿(abscess of liver)是在化脓性细菌作用下发生的肝组织局限性化脓性炎症。根据病因分细菌性和阿米巴性两类,前者多见。发病年龄以50~70岁男性居多,主要感染途径有细菌经血液(门静脉、肝动脉)进入肝脏,或邻近脏器感染直接蔓延。急性期局部肝组织充血水肿,液化坏死,形成脓腔,可以是单房或多房,脓肿直径可在数毫米至十几厘米。周围肉芽组织增生形成脓肿壁,外周肝组织可有水肿,病情进展时,脓肿扩大、穿破、侵犯周围组织引起继发性脓肿。阿米巴性肝脓肿以20~50岁多见,为溶组织阿米巴原虫经门静脉侵入肝脏所致。

(一)诊断要点

1.症状

(1)发热:多为弛张热,发热前常有寒战。

(2)肝区痛:为持续性钝痛、胀痛。

(3)其他:腹胀、纳差、恶心、呕吐、乏力和消瘦,部分患者可出现黄疸。

2.体征 肝脏肿大,肝区有压痛或叩击痛。

3.并发症 脓肿侵犯周围组织器官,可继发膈下脓肿、脓胸、肺脓肿,可出现胸痛、咳痰等。

4.实验室检查

(1)血白细胞(WBC)计数增高>$10×10^9$/L,中性细胞比例>0.7,可有血红蛋白降低。

(2)阿米巴性肝脓肿血白细胞及中性粒细胞不增多。粪内可找到阿米巴滋养体。

5.X线检查

(1)腹部立位平片:右侧膈肌升高,活动受限;右侧胸腔积液,少数患者肝内可见"气—液"平面。

(2)肝动脉造影:动脉期可见"抱球征",新生血管或脓肿壁染色。

6.超声检查 肝内低回声或无回声液性暗区,脓肿壁呈强回声。可见"环中环征"和"彗星尾征"。

7.经皮肝脏穿刺 可抽出脓液。阿米巴肝脓肿则为棕红色果酱样物。

8.CT表现 ①平扫见肝内单发或多发类圆形低密度占位,中心液化坏死区CT值略高于水,部分病灶内可见气体。②病灶边缘多不清,可见"环征"或"靶征",完整或不完整,可单环、双环或三环。③增强扫描中心坏死区无强化,脓肿壁及分隔可见强化,"环征"显示更清楚。

(二)MRI表现

1.MRI平扫

(1)T_1WI上多表现为圆形、类圆形或分叶状的低信号区,其内信号可不均匀,脓肿壁的信号略高于脓腔而低于肝实质,厚薄不一,壁的外侧可见到低信号的水肿带。

(2)T_2WI上脓肿表现为大片状高信号,由肝组织广泛水肿和脓液所致,其中心部分信号可以更高,类似于"靶征"。

(3)脓肿壁的信号低于水肿和脓液,呈相对低信号。

(4)DWI序列上呈高信号表示脓液扩散受限(图9—21B)。

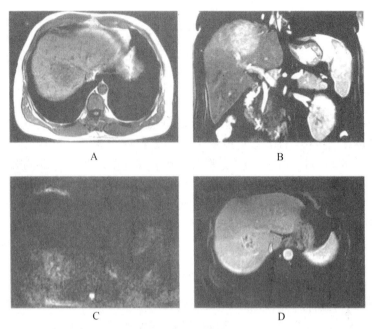

图 9—21　肝脓肿

A、B. 分别为 T_1WI 和 T_2WI，肝右叶见类圆形长 T_1、稍长 T_2 信号影；C. DWI 病灶呈不均匀高信号，边界模糊；D. 增强扫描延迟期可见间隔明显强化呈蜂窝状表现

（5）病灶内有气体高度提示肝脓肿的诊断。

（6）多房性肝脓肿可在高信号区内见到低信号的分隔（图 9—22A，B）。慢性肝脓肿水肿减轻或消失，病灶内信号较为均匀，边界显示清楚。脓肿壁也显示清楚，呈单环或双环。

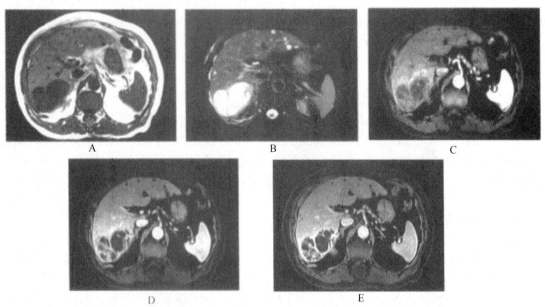

图 9—22　多房性肝脓肿

A. T_1WI 示肝右叶多房囊性病灶；B. T_2WI 示病灶以高信号为主，内可见低信号分隔；C～E. 增强扫描动脉期、门静脉期和延迟期见分隔强化，病灶呈蜂窝状表现

2. 增强扫描

(1)动脉期脓肿壁即可有强化,程度较轻,而脓肿周围的肝实质因充血可有明显的高灌注。

(2)门静脉期和延迟期病灶边缘仍有持续强化,病变边界显示清楚,其内液化坏死区无强化。

(3)多房性脓肿其内分隔可有强化,呈蜂窝状表现(图 9-21C;图 9-22D～E)。

(4)慢性脓肿其内有较多炎性肉芽组织,也可有强化表现。

(5)延迟扫描脓肿周围的充血水肿带与肝实质的强化趋于均匀一致,与平扫 T_2WI 所显示的病变范围相比似有缩小的感觉。

二、肝结核

肝结核(tuberculosis of liver)为结核病全身性播散的局部表现,结核杆菌经肝动脉或门静脉进入肝脏而发生的特异性炎症,常继发于肺结核或肠结核。按病理分为粟粒型和结节型。

(一)诊断要点

1. 一般起病缓慢,重者有低热、乏力、盗汗、消瘦及肝区疼痛,症状无特异性。

2. 实验室检查　血沉增快,>20mm/h。肝功能无明显异常。

3. 结核菌素实验(PPD)　活动性结核为阳性。

4. 超声检查　肝内可探及混杂回声区,没有特异性征象。

5. CT 表现

(1)粟粒型肝结核:又称小结节型,病灶 0.5～2cm,此型多见。CT 平扫可见肝肿大,肝内多发粟粒状低密度灶;或仅见肝脏肿大伴密度减低,对多发细小病灶分辨不清。增强扫描病灶无明显强化。

(2)结节型肝结核:①又称大结节型(结核瘤型),病灶>2cm,可为单个或多个小结节融合而成。②CT 平扫表现为肝内单发或多发结节状低密度或不均匀混合密度灶,病变边缘模糊不清。③增强扫描动脉期病灶周围高灌注,边缘轻、中度强化静脉期及延迟期纤维包膜强化稍高于肝实质密度,中心干酪样坏死无强化。

(二)MRI 表现

根据肝结核所处病理时期的不同,其 MRI 表现多样。

1. MRI 平扫　T_1WI 无特异性,结核的干酪样坏死、纤维组织和钙化在 T_1WI 均为低信号。T_2WI 上病灶信号多种多样,结核性肉芽组织炎性细胞浸润和毛细血管增生,表现为高信号,而病灶中央干酪性坏死为凝固性蛋白,自由水少,表现为低信号。因此病灶在 T_2WI 上表现为:①早期肉芽肿伴或不伴有液化、干酪样坏死时为边界清或不清的高信号,此种表现不具特征(图 9-23A)。②伴干酪样坏死或钙化时为低信号,周围有高信号环绕,此种表现最具特点。③后期病灶周围纤维结缔组织增生包裹,表现为低信号,低信号内可见高信号,此种 MRI 表现亦具有特征性,尤其是多种不同改变的病灶同时存在。

2. 增强扫描　具有一定特征性,早期无明显强化,延迟期呈轻中度环状强化(图 9-

23B)。

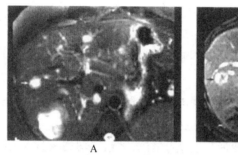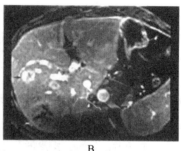

图9-23 肝结核

A. T₂WI示肝内多发高信号病灶(↑),边界清楚;B.增强扫描延迟期病灶呈环状强化

3.鉴别诊断

(1)肝转移瘤:多发结节型肝结核需与肝转移瘤鉴别,转移瘤边缘延迟强化较结核明显,病灶内可有不均匀强化。肝结核患者多有肺或肠结核病史,病灶中心干酪性坏死部分无强化。

(2)肝脓肿:常有多个小脓肿聚合成单一大脓腔倾向,即"成簇征"或"集合征"。肝脓肿一般范围大,边缘强化更为显著,可显示双环或三环征,病灶内可有气泡或"气-液"平面,肝结核则无此表现。

三、肝炎性假瘤

肝炎性假瘤(inflammatory pseudo-tumor,IPT)是非肝实质性细胞成分的炎性增生病变,是一种良性增生性瘤样结节。发病机制不明,可能与创伤、感染及免疫、变态反应等因素有关,是各种致炎因子引起的肝脏局部组织炎性细胞浸润和纤维组织增生。临床少见,发病年龄为12~62岁,以中老年男性多见,平均年龄45.7岁,男女发病之比为2.5∶1。多为单发病灶,部分为多发。

(一)诊断要点

1.临床多无症状,部分病例可有上腹部隐痛不适,伴有发热、乏力、纳差。

2.实验室检查 血沉增快,大于20mm/h,C反应蛋白阳性。

3.超声检查 肝内不均匀低回声区,边缘不清,无声晕,内无血流。

4.CT表现 ①平扫多为单发,形态多样,以类圆形结节或肿块居多,边界欠清。②多数病灶为低密度,密度均匀或不均匀,少数病例呈稍高密度。③增强扫描动脉期病灶不强化或部分边缘强化,病灶周边肝实质异常高灌注。门静脉期病灶强化逐渐增强并向病灶中心延伸,部分病灶出现"核团状"强化或强化更加明显,伴有不强化间隔平衡期病灶周边纤维组织和病灶内间隔强化与肝实质呈等密度,病灶中心低密度区缩小,但不能完全充填。

(二)MRI表现

1.MRI平扫

(1)炎性假瘤可单发或多发,可由多个病灶融合而成,病灶直径多小于3cm。

(2)病灶形态各异,可为圆形、椭圆形、葫芦形或香蕉形,边界清楚或不清楚。

（3）在 T_1WI 上多为略低信号或等信号,其内信号不均匀。在 T_2WI 上病灶也多为等信号或略低信号,其中可夹杂小片状或斑片状高信号。

2.增强扫描　增强早期病灶一般无强化表现,边界不清楚,偶见轻度的早期强化。增强扫描门脉期及延迟期,病灶常有强化表现,强化方式多样,如周边环形强化、偏心结节状强化、中央核心样强化,可交叉出现其中以周边环形强化最为常见。(图 9—24)

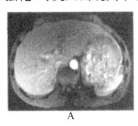 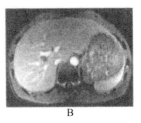 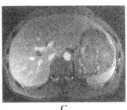

A B C

图 9—24　肝炎性假瘤

A～C.动态增强扫描动脉期、门静脉期及延迟期,肝右叶病灶增强动脉期无强化,以略低信号为主,边界不清;门静脉期,延迟期病灶边缘可见轻度强化

四、肝孤立性坏死结节

肝孤立性坏死结节(solitary necrotic nodule,SNN)是病因不明的肝脏 Glisson 包膜下灶性凝固性坏死,多数病灶内找不到明确的病原菌,可有少量嗜酸性粒细胞浸润,外层为纤维组织、淋巴细胞以及增生的小胆管构成的炎性纤维带,病灶边界清楚,可有纤细的纤维包膜以中老年男性多见。

（一）诊断要点

1.症状和体征　临床上无明显症状和体征,多在行影像检查时偶然发现。

2.实验室检查　无明显异常。

3.超声检查　肝脏 Glisson 包膜下椭圆形实性结节,包膜不明显。

4.CT 表现　平扫见肝脏包膜下稍低密度结节,边界清楚,密度均匀,大小在 5cm 以内。增强扫描动脉期病灶无强化或轻微强化,门静脉期病灶边缘强化。

（二）MRI 表现

1.MRI 平扫　在 T_1WI 上多呈低信号,T_2WI 可为低信号、等信号、稍高信号或高信号(图 9—25A,B)。T_2WI 上的信号表现不一致,可能与病灶内含水量多少有关。

2.增强扫描　SNN 动脉期及门静脉期无明显强化,部分边缘有强化,且在延迟期图像上更为明显(图 9—25C,D)。

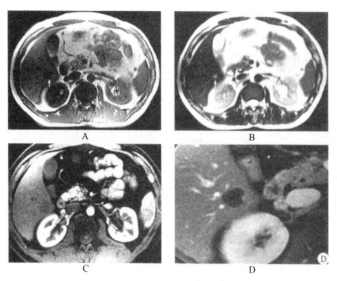

图 9-25　肝孤立性坏死结节

A、B. T_1WI 和 T_2WI 肝右叶病灶(↑)呈小分叶状,边界清晰,T_1WI 呈低信号,T_2WI 呈等信号,病灶中心可见点状长 T_1、长 T_2 液化坏死区;C、D. 增强扫描动脉期和门静脉期,动脉期未见明显强化,仅在门静脉期病灶边缘出现轻度环形强化

五、肝包虫病

肝包虫病又称肝棘球蚴病(hydatid disease of liver),是棘球绦虫的幼虫寄生在人体内引起的疾病,是牧区危害人畜健康的重要寄生虫病,属法定丙类传染病。在我国包虫病有两种类型。一种是由细粒棘球绦虫虫卵感染引起的囊型包虫病,即通常所称的包虫囊肿,此型多见;另一种为泡状棘球绦虫虫卵感染所致的泡型包虫病,此型罕见,仅占 $1\%\sim2\%$。肝脏是包虫病最为常见的受累器官,肝包虫病占人体包虫病的 $53\%\sim75\%$。

(一)诊断要点

1.病史　有疫区生活史。

2.症状和体征　早期无症状,病灶较大时可有压迫症状,触诊上腹部可扪及囊性包块。

3.实验室检查　包虫抗体阳性,嗜酸性粒细胞增高。

4.超声检查　肝内可探及多发囊性暗区。

5.X 线检查　肝区有环形或斑点状钙化。

6.CT 表现　①平扫细粒棘球蚴囊表现为肝实质内单发或多发、大小不等、圆形或类圆形的低密度囊性病灶,边界清晰,CT 值为 $14\sim20$HU。②囊壁一般不显示,有时可见环状、半环状、条索状或结节状钙化。③囊内囊为其特征性表现,呈多房状或蜂窝状。④囊内分离表现为特征性的"双边征""浮莲征""飘带征"。⑤泡状棘球蚴囊表现为境界不清的低密度或高低混合密度区,可见广泛的颗粒或不规则钙化,大量的颗粒状钙化是其特征性表现,囊壁一般无钙化。⑥增强扫描囊性病灶无强化,外囊壁和周围肝组织强化而显示边界清楚。

(二)MRI 表现

1.MRI 平扫

(1)细粒棘球蚴囊表现为 T_1WI 低信号、T_2WI 高信号的圆形或类圆形病灶,境界清楚,其内信号强度多不均匀。

（2）子囊的信号不同于母囊，T_1WI 表现为更低信号，T_2WI 表现为更高信号，呈现囊中囊的特点。

（3）囊壁和囊内容物均可发生钙化，在 T_1WI、T_2WI 上均为低信号，有时难以与低信号的囊壁区分开来（图 9—26A～C）。

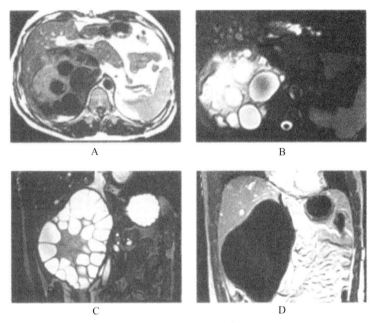

图 9—26　肝包虫病

A. T_1WI 示肝内见一大囊性病灶，其内见多个类圆形小囊状更低信号灶；B、C. T_2WI 横断面与冠状面，病灶为高信号，信号不均匀，境界清楚，呈"囊中囊"表现，子囊呈更高信号，囊壁和囊内容物可见 T_1WI、T_2WI 上均为低信号的钙化成分；D. 增强扫描冠状位示囊肿无强化，囊壁可见轻度强化

（4）内囊分离，表现为"浮莲征"或"飘带征"，在 T_2WI 上可以见到，但不及 CT 敏感和清晰。

（5）包虫囊肿也可并发感染，表现为囊壁增厚，且可见囊内气体影或"气—液"平面。没有形成子囊和囊壁钙化的病例和肝囊肿难以鉴别。此外因手术或自发破裂后，可种植于腹腔内形成包虫囊肿，偶尔也可破入胸腔内。

（6）泡状棘球蚴囊肿在 T_1WI 上为地图样的低信号区，边界不清，T_2WI 上多为高信号，部分病灶可有低信号表现，可能由于病灶内慢性炎症反应或广泛钙化所致。病灶中心有坏死时，在 T_1WI 上为更低信号，在 T_2WI 上为更高信号。

2. 增强扫描　囊肿无强化，有时囊壁轻度强化（图 9—26D）。

（孙国荣）

第五节　肝脏原发性恶性肿瘤

一、原发性肝细胞性肝癌

原发性肝细胞性肝癌(hepatocellular carcinoma,HCC)是肝脏最常见的恶性肿瘤。肝细胞性肝癌地区性发病明显,可发生于任何年龄,以 40～49 岁多见,男女之比为 5∶1～2∶1。本病可能与病毒性肝炎、肝硬化、黄曲霉素摄入和饮用水污染等因素有关。

肝细胞性肝癌的大体分类有①巨块型:单个肿块或多个结节融合而成,病灶直径≥5cm。②结节型:单个结节、融合结节或多结节,直径≤5cm。③弥漫型:多发小结节弥漫性分布。④小癌型:单个结节最大直径≤3cm,多个癌结节数目不超过 2 个,其最大直径总和≤3cm。

肝细胞性肝癌常侵犯门静脉形成瘤栓或肝内播散;肝外血行转移多见于肺、肾上腺、骨、脑等;淋巴转移至肝门淋巴结最常见,其次为胰头周围、腹膜后及锁骨上淋巴结;还可向膈肌及邻近脏器直接侵犯和腹腔种植。

(一)诊断要点

1.症状与体征　肝细胞性肝癌亚临床期缺乏典型症状,中晚期患者有如下表现。

(1)肝区疼痛:多为持续性钝痛或胀痛,肝区压痛或叩痛。

(2)肝脏肿大:肝脏进行性增大,质地坚硬,表面凸凹不平,可触及结节或肿块。

(3)黄疸:一般在晚期,可因肝细胞损害或因胆管梗阻所致。

(4)肝硬化门静脉高压表现:脾脏肿大、腹腔积液(漏出性)和静脉侧支循环形成。腹腔积液可因门静脉高压所致,也可因癌肿侵犯肝脏包膜而引起。

(5)全身及消化道症状:低热、纳差、恶心、呕吐、腹泻、乏力、进行性消瘦、恶病质等。

2.并发症

(1)肝性脑病、上消化道出血及继发感染等。

(2)肝癌破裂出血:引起肝内或腹腔内出血,临床有肝区剧痛及急腹症症状,甚至有出血性休克。

(3)肝外转移症状:①胸腔转移可有下胸痛及胸腔积液征阳性;肺内转移可有咳嗽。②骨和脊柱转移可有局部压痛和神经受压症状。③胰头或肝门淋巴结转移可压迫胆管出现黄疸。

3.实验室检查

(1)血清甲胎蛋白(AFP):在排除妊娠和生殖腺胚胎瘤的基础上,AFP＞500μg/L 持续 4 周;或 AFP 低浓度逐渐升高不降;AFP＞200μg/L 持续 8 周,应考虑肝细胞性肝癌。

(2)AFP 阴性者下列检查对肝细胞性肝癌的早期诊断有帮助:

1)γ－谷氨酰转肽酶Ⅱ(γ－GT2)＞40U/L 为阳性,肝细胞性肝癌的阳性率为 67％。

2)异常凝血酶原(AP,又称 γ－羧基凝血酶原)＞250μg/L 为阳性,肝细胞性肝癌的阳性率达 90％,特异性为 97％。

3)α－L－岩藻糖苷酶(AFU)活性升高,AFU＞110Kat/L 时应考虑为肝细胞性肝癌,敏感性为 75％,特异性为 90％。对 AFP 阴性的小肝癌,AFU 的阳性率均在 70％以上。

(3)肝功能正常或不同程度的损害。

4.超声检查

(1)肝内实质性不均匀回声包块,坏死区可见液性暗区;包膜呈低回声。

(2)肝脏表面隆起变形。

(3)扩张的血管或胆管内高回声灶提示有瘤栓形成。

5.X 线检查

(1)胸部平片:癌肿蔓延侵犯膈肌和胸膜时,可见右侧膈肌升高、胸腔积液。肺内血行转移可见结节影。

(2)肝动脉造影:在小肝癌的定位诊断中,优于其他各种检查,但有一定创伤性。表现为:①肿瘤供血动脉扩张,动-静脉瘘形成。②新生肿瘤血管(肿瘤染色)。③肝血管包埋在肿块内,或血管受压弯曲,呈"手握球征"。④门静脉内充盈缺损提示瘤栓形成。

6.CT 表现

(1)平扫多为圆形或类圆形低密度灶,边界可清楚或不清楚。

(2)病灶密度可不均匀,中心可发生坏死;肿瘤钙化和出血少见。

(3)动态增强扫描典型强化曲线为速升速降型,即动脉期明显强化呈高密度,而门静脉期强化峰值迅速下降呈等或低密度,延迟期扫描为低密度,瘤灶内可见更低密度区,瘤灶边界较平扫显示更清晰。

(二)MRI 表现

1.MRI 平扫

(1)病灶形态:肝细胞性肝癌绝大多数呈圆形或类圆形,少数呈分叶状,个别浸润性生长的肿瘤形态极不规则。部分瘤体可突出于肝外生长。

(2)病灶边缘:以浸润性生长的肿瘤,无包膜,边缘显示模糊;以膨胀性生长的肿瘤,多有假包膜,边缘显示清晰。

(3)病灶信号:T_1WI 上多为低信号,少数为等或高信号;T_2WI 上大多为中等高信号。病灶信号可均匀或不均匀,病灶内有囊变、坏死、出血、脂肪变性和纤维间隔等改变时,信号不均匀,T_1WI 上的低信号中可混杂有不同强度的高信号,而 T_2WI 上的高信号中可混杂有不同程度的低信号。假包膜可以是低信号或等信号,在 T_1WI 上显示清楚。

(4)病灶分布:肿瘤可单发,也可多发;可位于肝脏深部,但以表面为主;肝右叶最多见,左叶次之,尾叶最少。

(5)不同类型的肝癌 MRI 表现

1)结节型肝癌:<5cm 的单发病灶,边界大多较清晰,部分可见完整或不完整的环状带—假包膜。

(2)巨块型肝癌:病灶>5cm,边缘不锐利,周围常有子灶;中心见坏死区。

(3)弥漫型肝癌:多发小结节弥漫性分布,平扫有时难以发现(图 9-27)。

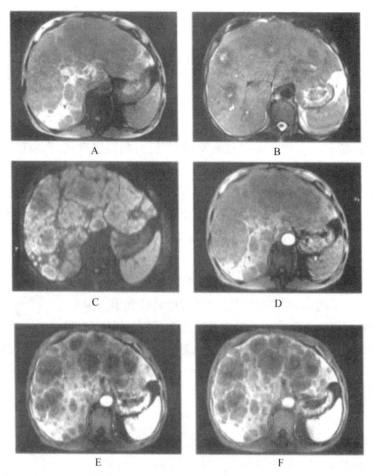

图9-27 肝细胞性肝癌(弥漫结节型)

A、B. T₁WI和T₂WI见肝脏体积增大,边缘呈波浪状,肝内见多发团块状、结节状长T₁、长T₂信号病灶,部分病灶内见斑片状更长T₁、更长T₂坏死信号;

2. MRI动态增强扫描 时间信号曲线呈速升速降型,是肝癌的特征性表现。

(1)动脉期:①富血供病灶强化明显高于肝实质,少血供病灶不强化或仅有轻度强化,为低信号或等信号改变。②较大病灶多为不均匀强化,信号差别较大,多为周边强化,有的病灶有分隔,可见到分隔强化,整个病灶呈"多房状"改变。③病灶内或附近的门静脉分支在动脉期显影,与腹主动脉信号相近提示有动静脉分流,此征象是肝癌特征之一。④假包膜强化程度不同,可表现为低信号、等信号或高信号。

(2)门静脉期:①病灶强化信号开始下降,多数表现为低信号,这是因为肝细胞性肝癌主要靠肝动脉供血;门静脉期肝实质强化达到峰值,与病灶信号差别最大。②假包膜可强化为高信号环带,无强化者为低信号或等信号环带,厚薄不一,完整或不完整;有时包膜可显示为双层改变,内层为丰富的纤维组织成分,外层为大量受压的血管和新生胆管。③门静脉内瘤栓形成,主要表现为门静脉主干及其分支内低信号充盈缺损及管腔的扩大,管壁可有强化。④肝门区可见到强化扭曲的侧支循环血管,称为海绵样变。⑤由于门静脉瘤栓可造成肝脏局部供血不足,形成低灌注,表现为区域性低信号改变。⑥肝静脉与下腔静脉亦可受侵犯或瘤栓形成。

(3)延迟期:3~5min 或更长延迟扫描对不典型病例定性诊断有一定帮助。动脉期高信号而门静脉期表现为等信号的病灶,延迟期扫描若为低信号,符合肝细胞癌的表现;若延迟期扫描病灶仍为等信号,则倾向于肝脏良性肿瘤。

3.并发症

(1)肝外转移:肝门、胰头周围及腹膜后主动脉旁淋巴结转移;血行转移常见部位有肺、肾上腺和骨骼。

(2)肝内胆管扩张:局部或普遍性胆管扩张,严重者左右肝管均见扩张,多因肝癌肿块或肝门区转移性淋巴结肿大压迫胆管或癌肿直接侵犯胆管所致。

(3)肝癌破裂出血:慢性亚急性出血可积聚在肝包膜下。

4.小肝癌 单结节直径在 3cm 以内的小肝癌因肝动脉和门静脉供血量不同,动态增强表现各异:

(1)MRI 平扫病灶在 T_1WI 上为低信号,T_2WI 上为高信号,动脉期强化明显高于肝实质信号,门静脉期呈轻度强化,为稍高信号,延迟扫描为等或稍低信号。

(2)MRI 平扫病灶在 T_1WI 上为低或等信号,T_2WI 上为稍高信号,动脉期强化明显高于正常肝实质信号,门静脉期为低信号。

(3)MRI 平扫病灶在 T_1WI 上为低或等信号,T_2WI 上为稍高信号,动脉期为稍高信号,门静脉期病灶边缘高信号环形强化,延迟期强化的瘤体降为等或低信号。

(4)MRI 平扫病灶在 T_1WI 上为低或等信号,T_2WI 上为稍高信号,动脉期边缘高信号环形强化,门静脉期强化环信号仍高于肝实质。

5.鉴别诊断 HCC 以肝动脉供血为主,可有假包膜,>3.0cm 的病灶多发生中心坏死;动脉期强化不均,动态增强呈"快进快出"特征;有肝硬化基础,门静脉癌栓多见;AFP 多有升高。分化良好的 HCC 需与肝脏局灶性结节增生(FNH)、肝细胞腺瘤(HCA)和肝脏血管瘤等鉴别,MRI 征象相似之处是增强扫描动脉期强化明显,主要鉴别点有:

(1)肝海绵状血管瘤:平扫 T_1WI 上为低信号,T_2WI 为高信号,增强动脉期病灶周边结节状强化,动态增强扫描逐渐向中心扩展,延迟扫描呈等或稍高信号充填并保持数分钟以上。

(2)肝细胞腺瘤(HCA):好发于中年女性,与长期服用避孕药有关,MRI 平扫病灶表现多样,缺乏特征性表现,T_1WI 多呈类圆形高信号,边界相对不清。增强动脉期多均匀强化,门静脉期呈等或稍高信号,延迟期呈等或稍低信号,无血管侵犯表现。

(3)肝脏局灶性结节增生(FNH):好发于青年女性,无肝硬化病史,AFP 阴性;MRI 平扫 T_1WI 上为等或稍低信号,T_2WI 上为等或稍高信号,中央瘢痕呈长 T_1、T_2 信号,增强扫描动脉期除中央瘢痕组织外,病灶呈全瘤均匀强化,信号接近同层主动脉信号;门静脉期等于或稍高于肝实质信号,中央瘢痕呈延迟强化。

二、特殊类型肝癌

(一)外生型肝癌

外生型肝细胞肝癌(extrahepatic growing hepatocellular carcinoma,EG-HCC)是 HCC 的一种特殊类型,肿瘤组织向肝外生长且肝外部分大于肝内部分,仅有小部分或通过"蒂"与肝脏相连。外生型肝癌多为原发,好发年龄为 40~60 岁,男性多于女性,1/3 的病例由突出于肝外的肝硬化再生结节恶变而来,可侵犯周围组织器官并与周围组织建立新的血供。

1.诊断要点

(1)临床症状和体征、实验室检查同肝细胞性肝癌。

(2)超声检查:肿块大部分位于肝轮廓之外,或有蒂与肝脏相连,边缘光整。

(3)CT 表现:好发于肝脏脏面,以左叶和右叶后下段多见;肿块大部分向肝外突出,小部分位于肝内;少数瘤体完全位于肝外,有瘤蒂与肝脏相连并获取血供;肿块密度、增强表现特征与肝内原发性肝细胞性肝癌相似。

2.MRI 表现

(1)外生性肝癌好发于肝脏脏面,以左叶和右叶后下段多见。

(2)带蒂型罕见,瘤体完全位于肝外,有明确的瘤蒂与肝脏相连并获取血供。

(3)突出型相对多见,肿瘤大部分向肝外突出,小部分位于肝内。

(4)肿块信号、增强表现与肝内原发性肝细胞性肝癌相似(图 9-28)。

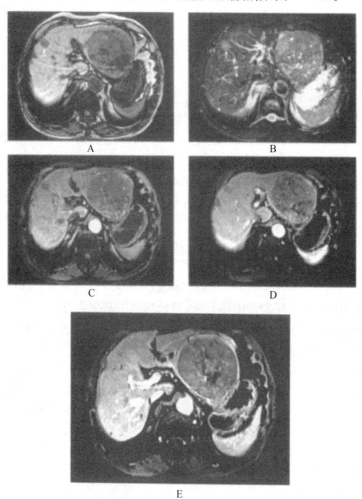

图 9-28　外生性肝癌

A、B.T₁WI 和 T₂WI 见肝左叶肿块向肝外突出,部分位于肝内,肿块信号特征与肝内原发性肝细胞性肝癌相似,肝内见播散病灶(↑);C~E.增强扫描动脉期、门静脉期及延迟期,动脉期肿块不均匀强化,门脉期及延迟期病灶强化程度有所减退,呈"快进快出"表现

（5）鉴别诊断：该病需要与后腹膜肿瘤及胃肠道肿瘤相鉴别。部分外生型肝癌是由于肝硬化再生结节突出于肝外恶变而来，因此，发现肝硬化基础及肝内子灶、门静脉癌栓可以提示诊断。

（二）纤维板层样肝细胞癌

纤维板层样肝细胞癌（fibro－lamellar hepatocellular carcinoma，FL－HCC）是肝细胞癌的一种罕见的特殊类型，占肝细胞癌的 1%～2%，好发于无肝硬化的年轻患者（15～35 岁），无明显性别差异，肝功能良好，乙肝表面抗原（HBsAg）阴性，AFP 增高的患者不足 10%。

1. 诊断要点

（1）症状和体征：无病毒性肝炎和肝硬化病史，以肝大或腹部肿块和上腹部不适为主。

（2）实验室检查：HBsAg 阴性，AFP、CEA、AKP 正常，异常升高者不足 10%，CA19－9 正常。

（3）超声检查：肝内低回声肿块，病灶周围可出现声晕，可探及卫星灶、肝内胆管扩张、血管移位。

（4）CT 表现

1）边界清楚的低密度肿块，多为单发，可有分叶。

2）病灶内可见条索状结构，自中心向周围辐射状排列，伴有点状钙化和坏死区，纤维间隔为相对低密度。

3）20% 的病灶周围有子灶，无肝硬化表现。

4）增强扫描除具肝细胞癌的影像学特征外，可见肿瘤中心呈低密度区，中央瘢痕大多无明确强化，5% 的病例可出现延迟强化，是由于其内含有血管间质成分所致。有肝内胆管扩张、血管受压或推移、肝内播散、肝门部淋巴结转移等继发表现，极少有动－门静脉短路和门静脉内瘤栓形成。

2. MRI 表现

（1）MRI 平扫

1）病灶多为单发，边界清楚，可有分叶；T_1WI 多为较均匀略低信号，T_2WI 信号不均匀，可为等信号或略高信号，偶尔还可以呈低信号（图 9－29）。

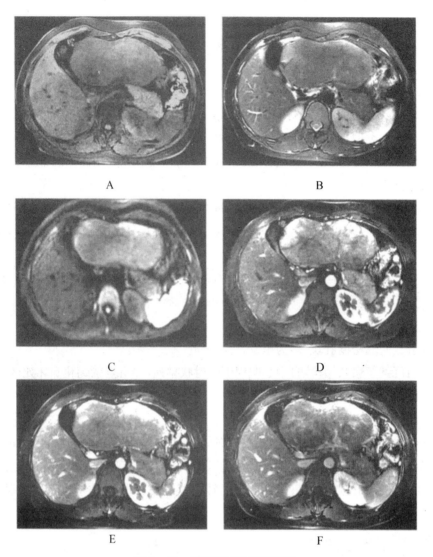

图9—29 纤维板层样肝细胞癌

A. T$_1$WI肝左叶等低信号病灶;B. T$_2$WI病灶可见分叶,以等信号和稍高信号为主;C. DWI病灶呈稍高信号;D～F.增强扫描病灶明显不均匀强化,以边缘强化为主

2)病灶内可见条索状结构,T$_1$WI及T$_2$WI上均为低信号,自中心向周围辐射状排列,伴有点状钙化和坏死区,纤维间隔为相对低信号。

3)20%的病灶周围有子灶。

4)一般无肝硬化表现。

(2)增强扫描

1)动脉期肿块不均匀或弥漫性强化。

2)肿块可表现为边缘强化,假包膜不强化。

3)门静脉期肿瘤实性部分强化消退快,信号低于正常肝实质信号。

4)假包膜信号高于肿块,与正常肝实质呈等信号。

（3）中央瘢痕：在动脉期、门静脉期及平衡期大多无明确强化；25％的病例出现延迟强化，是由于少数中央瘢痕内含有血管间质成分所致。

（4）继发改变：有肝内胆管扩张、血管受压或推移、肝内播散、肝门部淋巴结转移等。

三、肝癌肝动脉化疗栓塞（TACE）前后

肝动脉化疗栓塞（transhepatic artery chemo－embolization,TACE）是根据正常肝脏与肝癌血供特点的不同，对晚期肝癌进行治疗的有效方法。TACE 的治疗机制是：①通过肝动脉灌注的化疗药物进入肿瘤内，形成一个高浓度首过效应，达到较好的化疗效果。只有少量化疗药物进入全身，毒副反应较小。②通过肝动脉注入栓塞物质，阻塞肝癌的大部或全部血供而不影响正常肝组织。③由于肝动脉与门静脉之间有交通支，这样不仅可以栓塞肝癌的动脉血供而且可以栓塞肝癌的门静脉血供。

（一）诊断要点

1.超声检查　能较好地显示癌组织的血供、残存及复发情况，但对大血管周围肝组织存在运动伪影。

2.CT 检查　可以判断有无栓塞禁忌证，依据病灶强化程度预测和评价 TACE 效果。

（1）病灶内有明显粗大的动－静脉短路，提示有畸形肿瘤血管，不宜盲目栓塞，以防栓塞物经分流静脉进入心肺脑引起梗死。

（2）有门静脉、下腔静脉癌栓的患者不宜栓塞治疗。

（3）弥漫性肝癌不宜做灌注栓塞治疗。

（4）增强扫描动脉期强化明显的病灶血供丰富，化疗药物和栓塞物质易进入瘤体内，TACE 效果好，不强化或强化不明显的乏血供病灶化疗药物和栓塞物质不易进入瘤体内，TACE 效果不佳。

（5）CT 上碘油的沉积情况能较好地代表肿瘤的坏死，从而反映 TACE 的疗效，但是由于碘油沉积易产生高密度伪影，因此多在 TACE 术后 2～4 周行 CT 复查。

（二）MRI 表现

由于碘油的沉积不影响 MRI 的信号强度，因此它能较好地评价 TACE 的疗效，动态增强 MRI 可较好地显示肿瘤残存的情况。

1. MRI 平扫

（1）病灶在和 T_2WI 上信号多变。

（2）T_1WI 上高信号者为肿瘤内出血、凝固性坏死，等信号者为肿瘤、凝固性坏死或炎性细胞浸润，低信号者为肿瘤、液化性坏死及炎性细胞浸润。

（3）T_2WI 上高信号者为肿瘤、出血、液化性坏死及炎性细胞浸润，等信号者为肿瘤、炎性细胞浸润，低信号者为凝固性坏死。

2.增强扫描　动态增强扫描早期有强化者为存活肿瘤，无强化区为坏死组织，瘤周肿瘤浸润和炎性反应均可表现为延迟强化。

四、肝胆管细胞癌

肝脏原发性恶性肿瘤中胆管细胞癌(cholangiocellular carcinoma)发生率居第二位,仅次于肝细胞性肝癌,占原发性肝癌的 2.6%~35.5%,平均为 20% 左右,我国发生率相对偏低。男女患病比例约为 1.7:1。胆管细胞癌的发生主要和胆管疾病有关,其中主要是肝内胆管的华支睾吸虫病。在有食用生鱼习惯的东南亚部分地区,胆管细胞癌患者中华支睾吸虫的感染率很高,该寄生虫所致的慢性胆管损害是胆管上皮细胞癌变的重要原因,其他地区则例外。

起源于小叶间胆管的常称为外周型胆管细胞癌;原发于胆囊管开口以上肝总管与左、右二级肝管起始部之间,主要侵犯肝总管、肝总管分叉部和左、右肝管的称为肝门胆管癌。肿瘤的大体形态有单发型、多发型、巨块型、结节型和弥漫型之分,在病理形态上和 HCC 有较明显的区别,极少合并肝硬化。由于间质结缔组织较多,癌细胞内无胆色素,因此肿瘤为灰白色,质地较 HCC 为硬,侵犯血管也少见。胆管细胞癌比 HCC 更易发生肝门区及腹腔淋巴结转移,但很少发生肺转移。

(一)诊断要点

1.症状与体征　外周型胆管细胞癌早期无症状,晚期可有上腹部不适,局部扪及肿块及体重下降等;肝门胆管细胞癌常以黄疸为首发症状。

2.超声检查　显示肝内实质性占位病变,内部回声多不均匀,与肝细胞癌相似;但可显示扩张的肝内胆管。

3.X线检查　肝动脉造影肿瘤血管和肿瘤染色不明显,肿瘤侵犯肝内血管引起血管边缘不规则,甚至血管狭窄或阻塞。

4.CT 表现　平扫表现为边缘不清的低密度肿块,有时肿瘤内可见钙化灶;增强扫描肿瘤多表现为不均匀强化,30% 的肿瘤在动脉期强化不明显,延迟期对比增强逐渐明显,这与原发性肝癌不同。肿瘤位于肝门附近时,肝内胆管明显扩张,常可见附近肝叶萎缩和门静脉分支闭塞等征象。

(二)MRI 表现

1. MRI 平扫

(1)2/3 的患者发生在肝左叶,单发圆形、类圆形或不规则形,大小不一,边界不清,无包膜。

(2)T_1WI 上常为低信号,T_2WI 上常为略高信号(图 9-30A~E)。

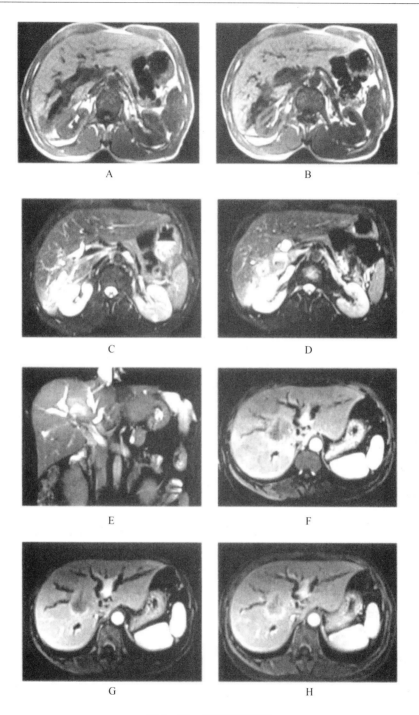

图 9-30　肝胆管细胞癌

A～D. A 和 B 为 T_1WI，C 和 D 为 T_2WI 横断面，肝右叶见稍长 T_1、稍长 T_2 信号病灶，边界不清，信号不均，其上方肝内胆管扩张；

E. T_2WI 冠状面示肝门部胆管受压、截断，肝内胆管明显扩张；

F～H. 分别为增强扫描动脉期、门静脉期及延迟期，病灶呈环形强化，并逐渐向中心扩展

（3）如肿瘤内含黏液成分多，特别是黏液湖形成时，则在 T_1WI 上为明显的低信号，在

T_2WI 上为明显的高信号。

(4)肿瘤内偶尔可见到纤维组织形成的纤维瘢痕,其在 T_1WI 和 T_2WI 上均为低信号。

2.动态增强扫描

(1)动脉期肿瘤周边轻度强化呈连续或不连续环状,部分病灶可见明显强化的轮廓线,反映肿瘤血管位于周边。

(2)门静脉期病灶强化增加或无明显强化,病灶中心间隔强化。

(3)延迟期病灶边缘强化逐渐向中心扩展,呈现不均匀强化,动脉期强化的轮廓线信号低于肝脏信号(图 9—30F~H)。

3.病灶以上胆管可有扩张和结石形成(图 9—30)。

4.病灶局部肝包膜回缩。

5.肿瘤累及的肝叶萎缩,且可伴有其他肝叶代偿性增生,这可能是因为门静脉灌注减少,或慢性纤维化,或长期的胆管阻塞所致。

6.分型 ①肿块型:T_1WI 上为低信号,T_2WI 上为略高信号。②管壁浸润型:胆管壁不规则增厚、闭塞,病变处以上胆管扩张。③腔内结节型:扩张的胆管内有结节状软组织信号。

7.鉴别诊断

(1)肝脏转移癌:多有消化道原发恶性肿瘤病史,右肝多见,常为多发病灶。MRI 平扫 T_1WI 上多为低信号,T_2WI 上多为高信号,中央为液化坏死区;增强扫描时周边强化出现"牛眼征"。结肠黏液腺癌肝转移可有不定形钙化,需与胆管细胞癌包埋结石相鉴别。

(2)肝脓肿:MRI 表现为"簇征"或"靶征",DWI 上脓腔呈明显高信号,穿刺引流出脓液可确诊,肝胆管细胞癌的特征表现有延迟强化向中心扩展。

(3)管壁浸润型胆管细胞癌表现为管壁增厚,需与原发性硬化性胆管炎鉴别,后者为胆管扩张与狭窄相间呈"串珠样",须注意原发性硬化性胆管炎可合并胆管细胞癌。

五、胆管囊腺癌

胆管囊腺癌为极罕见的肿瘤,具有分泌黏液的功能在病理学上和胆管囊腺瘤相对应,胆管囊腺瘤可恶变为胆管囊腺癌。

(一)诊断要点

1.症状和体征 常见右上腹疼痛或腹胀等非特异性慢性胆囊炎症状,少数可有肩背放射痛、恶心、呕吐及黄疸。

2.实验室检查

(1)肝功能损害:总胆红素和结合胆红素升高,无特异性。

(2)肿瘤标志物:血清 CA19—9>40U/ml;CA50 升高,CEA 升高;AFP<20μg/L。

3.超声检查 肝内探及液性暗区,可显示病灶数量、大小、有无间隔,肝内外胆管扩张的程度,有无合并结石,但定性有困难。

4.经皮肝穿刺胆管造影(PTC) 胆管扩张,可抽出黏液或黄绿色液体,囊腔与胆管相通者有对比剂进入,多房的可部分充盈。

5.CT 表现 单房性或内部有分隔的多房性囊性病变;囊壁及分隔厚薄不均,并有小乳头状实性结节从囊壁突向囊腔,也称壁结节;增强扫描可见囊壁、壁结节及分隔有明显强化,囊内无强化;CTA 可显示粗大的供血动脉及肝静脉、门静脉受压移位。

（二）MRI 表现

1. MRI 平扫　 T_1WI 多表现为囊状低信号影， T_2WI 病灶以高信号为主，囊内分隔、壁结节及软组织呈相对低信号；单房或多房，囊壁、分隔厚薄不均，囊内壁有结节状突起，少数病例囊壁有粗大的钙化（图 9－31A，B）。

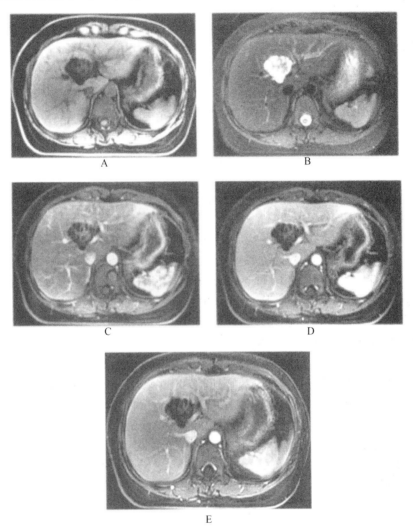

图 9－31　胆管囊腺癌

A. T_1WI 示肝门部可见囊状低信号病灶，病灶内分隔、壁结节等实性部分呈稍低信号；B. T_2WI 示病灶以高信号为主，囊壁、分隔厚薄不均；C～E. 增强扫描动脉期、门静脉期及延迟期，动脉期囊壁及分隔有明显强化，门静脉期、延迟期仍有持续强化，囊液无强化

2. 薄层扫描有利于显示囊内壁结节和间隔不完整，囊内多房之间相通。

3. 部分表现为胆总管黏液性阻塞和肝内外胆管扩张，但无结石和肿瘤性阻塞的特异性表现。

4. 增强扫描　动脉期见囊壁、壁结节及分隔有明显强化，门静脉期、延迟期仍有持续强化；囊内无强化，与正常肝组织信号差异更大（图 9－31C～E）。

5.鉴别诊断

(1)先天性胆管囊肿:扩张的胆管较为局限,沿胆管分布,没有间隔或间隔不完整,常合并结石,增强可见"中心静脉点征"。

(2)胆管胆固醇结石阻塞:黏液的信号略高于水,有时很难与等信号结石区别,但结石者肝内没有囊性肿块,肝内胆管扩张呈"枯枝状"。

(3)肝胆管囊腺瘤:与单房囊腺癌不易鉴别,囊壁厚度相对均匀,没有壁结节,胆管受压平面以上扩张,囊腔与胆管不相通,CA19-9 和 CEA 正常。

六、肝母细胞瘤

肝母细胞瘤(hepatoblastoma,HB)为小儿最常见的肝脏恶性胚胎性肿瘤,占小儿肝脏恶性肿瘤的 2/3,多见于 3 岁以下婴幼儿,尤其是 6 个月以下婴儿,性别无明显差异。以肝右叶常见,占 60%～70%。多为孤立实性肿块。根据肿瘤细胞学分为上皮型、胚胎型、间质型和混合型。

(一)诊断要点

1.肝肿大、右上腹无痛性包块;可有大便异常,如"白陶土样"改变;后期出现生长发育迟缓、食欲下降、发热、贫血、黄疸和腹腔积液等;可伴发偏侧肥大、性早熟、高血钙和 Bedcwith-wiedmann 综合征(突脐、巨舌、巨体综合征)等。

2.实验室检查 80%～90%的病例血清 AFP 呈阳性。由于婴儿出生大约 6 个月以后 AFP 才能达到正常水平(<25ng/ml),因此评价婴儿 AFP 时应谨慎。

3.超声检查 为本病首选检查方法。肿块呈境界清楚的不均匀回声增强区,常可见小片状无回声区。出血坏死呈低回声,钙化呈强回声。

4.腹部平片 肝肿大,下缘圆钝、隆起,膈面升高,部分可见条片状钙化。

5.CT 表现 ①多为单发性巨型肿块,呈圆形或不规则形,边界较为清楚,密度不均,可有低密度囊变坏死区以及弧形、细条状或结节状钙化。②增强扫描肿块呈不均匀强化,强化程度不及正常肝实质,可见 1 条纹状增强分隔,坏死区不强化。③动脉期包膜可明显强化。④肝内血管及邻近器官可受压移位。

(二)MRI 表现

1.MRI 平扫

(1)与肝细胞肝癌相似。

(2)肿块多为单发巨大肿块,呈圆形或不规则形,边界较为清楚,信号不均,T_1WI 呈低信号,T_2WI 呈高信号。

(3)可有囊变坏死区(图 9-32A,B),50%病灶内可见钙化,呈弧形、细条状或结节状低信号。

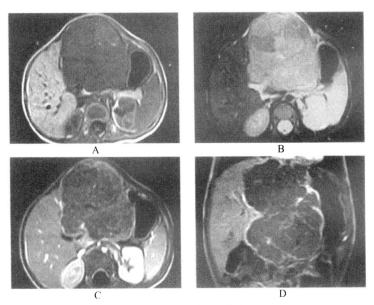

图 9－32　肝母细胞瘤

A、B. T_1WI 和 T_2WI 示肝脏左叶肿瘤突向腹腔,边界较清晰,T_1WI 以低信号为主,内可见高信号出血灶,T_2WI 表现为不均匀高信号;C、D. 增强扫描横断面和冠状面肿瘤呈不均匀强化,边缘强化更为明显,肿瘤内坏死及出血灶无强化

（4）如果病灶内有纤维间隔存在,则在 T_2WI 表现为带状低信号区。

2.增强扫描　肿块强化不及正常肝实质,呈不均匀强化,病灶内实性部分及纤维间隔在动脉期有明显强化,门静脉期强化峰值下降;病灶内液化坏死部分不强化;钙化灶呈低信号（图 9－32C、D）。

3.肝内血管及邻近器官可受压移位。

4.鉴别诊断

（1）肝细胞癌:本病和肝母细胞瘤的病理差别在于细胞的成熟程度。肝细胞癌 5 岁前发病罕见,罕见钙化,增强时间信号曲线呈速升速降型。

（2）婴儿血管内皮细胞瘤:多发生在 6 个月以下婴儿,增强扫描病灶明显强化,由周边向中心区进行性增强。

（3）间叶性错构瘤:为境界清楚的多囊性或囊实性肿块,内见分隔,无钙化,增强时囊腔不强化。

（4）肝转移瘤:小儿肝转移瘤以神经母细胞瘤转移最多见,钙化多见。肾母细胞瘤和淋巴瘤也可发生肝转移,结合临床病史和 MRI 表现不难鉴别。

七、肝恶性纤维组织细胞肉瘤

恶性纤维组织细胞肉瘤（malignant fibrous histiocytoma,MFH）起源于间叶组织,主要由组织细胞和恶性梭形细胞组成。可见于任何年龄,男性多于女性。可发生于全身各个器官,原发于肝脏者少见,但为高度恶性的肿瘤。

（一）诊断要点

1.症状和体征　无明显症状,当病灶较大时,可有上腹部包块或压迫症状。

2.实验室检查　AFP、CEA 等均正常。

3.超声检查　易于发现病灶,但定性困难。

4.CT 表现　多为不规则、密度不均匀的低密度肿块;病灶浸润性生长,边界不清;周围器官和膈肌受侵,钙化少见;增强扫描肿瘤实性部分逐渐强化,有延迟强化特点,无强化部分逐渐缩小,呈蟹足样或间隔样改变。

（二）MRI 表现

1.外形多不规则,边界不清,信号不均匀,T_1WI 上多为低信号,与肌肉信号相当;T_2WI 上为相对高信号;瘤内出血为混杂信号。

2.肿瘤实性部分逐渐强化,有延时强化特点,无强化部分逐渐缩小,呈蟹足样或间隔样改变。

3.周围器官和膈肌受侵。

4.鉴别诊断

(1)肝细胞癌:"快进快出"强化特点与本病不同。

(2)胆管细胞癌:病灶虽可延迟强化,但多有周围胆管被包埋、上方胆管扩张,多并发胆管结石,CA19－9、CEA 升高。

八、肝未分化性胚胎肉瘤

肝未分化性胚胎肉瘤(undifferentiated embryonal sarcoma)又称为恶性间叶瘤,为一种罕见的恶性肿瘤。肿瘤主要由未分化的原始间质细胞组成,恶性程度高。好发年龄为 6～10 岁,男女发病率大致相仿。

（一）诊断要点

1.多表现为腹痛、腹部包块、发热、黄疸、体重下降。

2.肺和骨骼是该肿瘤常见转移部位。

3.实验室检查　AFP 阴性。

4.CT 表现　多位于肝右叶,边界清楚,偶有假包膜。肿瘤内见大小不等的囊变区,内含坏死碎屑、血液或胶样物质;部分以囊性病变为主,或囊实参半;增强扫描实性成分呈持续性强化(图 9－33)。

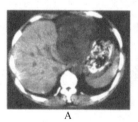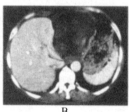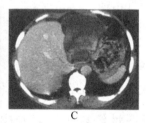

A　　　　　　　　B　　　　　　　　C

图 9－33　肝未分化性胚胎肉瘤

A.CT 平扫可见肝左叶巨大不均质低密度肿块,边缘较清,肿块有包膜,压迫周围组织;B、C.CT 增强扫描动脉期和门静脉期见动脉期肿块轻度强化,可见边缘及分隔强化,静脉期强化更明显

（二）MRI 表现

1.MRI 平扫

(1)肿块多位于肝脏右叶,边界清楚。

（2）T_1WI 多为低信号为主的多房样囊实性肿块，或为伴有多发小囊的实性肿块。

（3）T_2WI 以高信号为主；囊壁内缘可不光整，有结节状突起，囊内可有厚薄不等的纤维间隔影。

2.增强扫描　肿瘤实性部分或间隔有持续性强化，囊性部分不强化（图 9－34）；有时在肿瘤边缘可见环形增强的假包膜影。

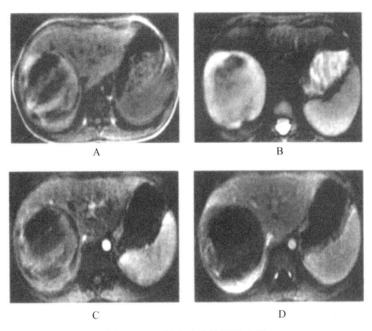

A

B

C

D

图 9－34　肝未分化性胚胎肉瘤

A、B. 肝右叶病灶 T_1WI 表现为囊实性混杂信号影，T_2WI 显示病灶以高信号为主；C、D. 动脉期病灶实质部分强化，延迟扫描病灶持续强化

（孙国荣）

第六节　胆道炎症

一、急性胆囊炎

急性胆囊炎（acute cholecystitis）是胆囊发生的急性化学性和/或细菌性炎症，为临床常见的急腹症，多发于 50 岁以下女性。95％的患者合并有胆囊结石，通常由于胆结石嵌顿，引起胆囊管阻塞，胆汁淤滞，胆囊内压力增高，压迫胆囊壁血管和淋巴管，胆囊血供障碍导致炎症发生。常见致病菌为大肠杆菌、副大肠杆菌和葡萄球菌。病理上分为：单纯性急性胆囊炎、化脓性急性胆囊炎和坏疽性急性胆囊炎。

（一）诊断要点

1.症状

（1）胆绞痛：突发右上腹持续性绞痛，常在饱餐、进食油腻食物后或夜间发作。疼痛常放射至右肩部、肩胛部和背部。如病变发展,疼痛可转为持续性并阵发性加剧。

(2)发热:常有轻度发热,通常无畏寒。如有寒战、高热提示病情加重或有并发症,如胆囊积脓、急性胆管炎或穿孔。

(3)黄疸:10%~25%的患者可出现轻度黄疸。

(4)其他:常伴有恶心、呕吐、厌食。

2.体征

(1)右上腹不同程度、不同范围的压痛、反跳痛及肌紧张。

(2)Murphy 征阳性,有的患者可扪及肿大而有触痛的胆囊。

(3)胆囊病变发展缓慢,大网膜可粘连包裹胆囊,形成边界不清、固定的压痛性包块。

(4)如病变发展快,胆囊发生坏死、穿孔,可出现弥漫性腹膜炎的表现。

3.实验室检查

(1)血白细胞(WBC)升高至$(12\sim15)\times10^9$/L。

(2)血清转氨酶(ALT)升高(>40U/L,37℃)。

(3)ALP 增高[连续检测法(AMP)>120U/L]。

(4)1/2 的患者血清胆红素轻微增高(>17.1μmol/L)。

(5)1/3 的患者血清淀粉酶升高(PNP 法>90U/L)。

4.超声检查　是胆道疾病首选的检查手段。

(1)胆囊增大,胆囊壁增厚(>3mm),甚至有"双边征"。

(2)胆囊积脓可见弥漫性斑点、云雾样低回声。

(3)超声 Murphy 征阳性,在检查中将探头压迫胆囊区腹部,患者疼痛增加或突然屏气停止呼吸,称为超声 Murphy 征阳性。

(4)胆囊窝无回声带提示积液或胆囊穿孔。

(5)合并结石可见强回声光团伴声影。

5.X 线检查　腹部平片可显示胆囊阳性结石,间接提示急性胆囊炎的可能。

6.CT 表现

(1)胆囊增大,胆囊壁弥漫性增厚,增厚的胆囊壁常呈分层状强化。

(2)胆囊密度增高:胆汁密度增高可接近肝脏实质密度。

(3)多并发胆囊结石、胆囊周围积液,甚至坏疽穿孔。

(二)MRI 表现

1.胆囊壁增厚　胆囊壁弥漫性增厚(壁厚>3mm)是诊断胆囊炎的重要依据,增厚的胆囊壁因水肿而出现 T_1WI 低信号,T_2WI 高信号,且边缘模糊(图 9-35)。增强扫描增厚的胆囊壁明显强化,以黏膜首先强化为特征,且强化均匀。

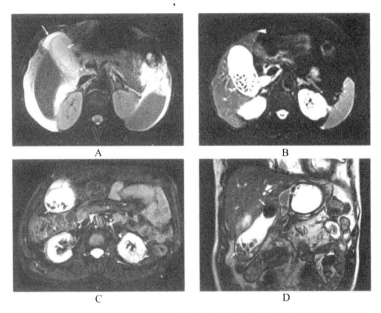

图 9-35　急性胆囊炎,胆囊结石(不同患者)

A. T_2WI,胆囊炎:胆囊壁增厚(↑),胆囊窝内可见长 T_2 液体信号(长↑);B. 抑脂 T_2WI,胆囊体积增大,高信号胆汁内可见多发低信号结石呈石榴籽样(↑);C. 抑脂 T_2WI,胆囊内多发低信号结石(↑);D. 冠状位 T_2WI,胆囊体积增大,胆囊壁增厚,胆囊内多发大小不等的类圆形低信号结石(↑)

2.胆囊肿大　胆囊体积明显增大(直径>5cm),其内常见低信号结石影(图 9-35)。

3.胆囊周围积液　增厚的胆囊壁周围环绕长 T_1、长 T_2 液体信号(图 9-35)。

4.并发胆囊积脓　胆囊周围脂肪间隙消失,胆囊内形成有液平的脓肿。

二、慢性胆囊炎

慢性胆囊炎(chronic cholecystitis)多为急性胆囊炎反复发作的结果,也可没有明显的急性过程,常与胆结石并存且互为因果。本病女性多见,发病年龄在 30～50 岁,男女之比为 1∶1.5。由于炎症、结石等反复刺激,胆囊有不同程度的炎性细胞浸润,纤维组织增生,胆囊壁增厚,与周围组织粘连等慢性炎症表现,严重者可致胆囊萎缩或积水。

(一)诊断要点

1.症状

(1)常不典型,多数患者有胆绞痛史和急性胆囊炎发作史。

(2)右上腹及剑突下隐痛不适。

(3)常有厌油、餐后饱胀、嗳气等消化不良症状,多在进食油腻食物后症状加重。

2.体征　右上腹局限性压痛,Murphy 征阳性。

3.实验室检查　收集十二指肠引流液进行胆汁检查,可发现胆汁内有脓细胞、胆固醇结晶、胆红素钙沉淀、寄生虫卵等,胆汁培养可发现致病菌。

4.超声检查

(1)胆囊壁增厚,胆囊缩小,回声增强,轮廓声影模糊。

（2）腔内探及团块状、长条状低回声，提示有浓厚的胆汁潴留。

（3）合并结石时可见囊壁、结石、声影"三合征"。

（4）胆囊功能减弱或消失。

5.X 线检查　胆囊阳性结石在右上腹部平片表现为环形或石榴籽样密度增高影。X 线检查主要作用在于发现是否同时存在阳性结石和少数胆囊壁钙化。

6.CT 表现　胆囊壁增厚；胆囊体积缩小或增大；胆囊壁钙化；胆囊结石等。

（二）MRI 表现

1.胆囊体积变小（图 9－36A），部分胆囊由于胆囊积水引起体积增大。

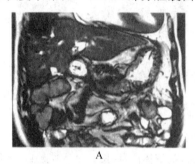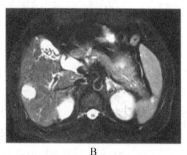

图 9－36　慢性胆囊炎（不同患者）

A. 冠状位 T_2WI，胆囊体积变小，胆囊壁弥漫性均匀增厚，胆囊内见小圆形低信号结石（↑）；B. 抑脂 T_2WI，胆囊内多发低信号结石（↑）

2.胆囊壁均匀增厚，胆囊壁、胆囊窝 T_2WI 上信号增高（图 9－36B），增强后胆囊壁呈轻到中度均匀强化，内壁光整。

3.胆囊内结石　T_2WI 表现为胆囊腔内低信号影（图 9－36A，B）。

三、黄色肉芽肿性胆囊炎

黄色肉芽肿性胆囊炎（xanthogranulomatous cholecystitis，XGC）又称为纤维性黄色肉芽肿性胆囊炎、胆汁肉芽肿性胆囊炎，是胆囊炎中一种少见的特殊类型，以胆囊慢性炎症为基础，伴有黄色肉芽肿形成、重度增生性纤维化以及泡沫状组织细胞为特征的炎性病变。发病率仅占胆囊炎症性疾病的 0.7%～13.2%，以中老年人多见，无明显性别差异。术前容易误诊为胆囊癌。

（一）诊断要点

1.症状和体征

（1）临床上无特异性表现，患者常有慢性胆囊炎及胆囊结石史。

（2）右上腹反复发作性疼痛，Murphy 征阳性。急性发作时伴有恶心、呕吐、体重下降等。

（3）常导致胆囊与周围脏器之间形成内瘘，亦可出现 Mirizzi 综合征，也常见到胆囊壁坏死、穿孔等。

2.实验室检查　同急性胆囊炎偶有血红蛋白下降，WBC 增加不明显，血沉增快；血淀粉酶和 ALP 增高少见。

3.超声检查　胆囊壁增厚,壁厚4～10mm占90％,内壁光滑或有充盈缺损,轮廓不规则,少数探及壁间低回声结节及胆囊内结石。

4.CT表现　胆囊壁增厚,壁内有低密度结节,胆囊周围炎性浸润呈不均匀稍低密度增强扫描增厚的胆囊壁显示强化,结节多无强化,多伴有胆囊或胆管结石。

(二)MRI表现

1.胆囊体积增大,胆囊壁增厚,以弥漫性增厚为主,胆囊底部更为突出(图9-37A)。

2.增厚胆囊壁内见大小不一、数目不等的圆形或椭圆形异常信号,T_1WI呈等或低信号、T_2WI呈等或高信号。增厚的胆囊壁内异常信号结节是其特异性MR表现(图9-37B)。

3.绝大多数病例胆囊腔内见低信号结石(图9-37C)。

4.MR动态增强扫描　胆囊壁肉芽组织动脉期仅轻度强化,门脉期及延迟期强化逐渐明显,强化过程呈现炎性特点,典型者表现为“夹心饼干征”,即增厚的胆囊壁内外环状强化(图9-37D)。

5.增强后胆囊轮廓逐渐清晰,肝胆界面较清晰(图9-37D)。

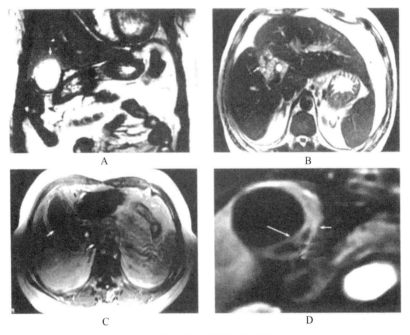

图9-37　黄色肉芽肿性胆囊炎

A.冠状位T_2WI,胆囊壁局限性不规则增厚,以胆囊底部明显(↑);B.T_2WI,增厚的胆囊壁内可见数目不等、大小不一的小圆形等及稍高信号(↑),呈串珠状镶嵌样表现;C.T_1WI,胆囊壁不规则增厚,以胆囊底部明显,胆囊腔内可见多个低信号结石(↑);D.增强扫描,可见增厚的胆囊壁肉芽组织强化明显,局部“夹心饼干征”(↑),胆囊黏膜线完整(长↑)

6.黏膜线　由于胆囊壁内多发肉芽肿的存在,将薄层肌层连同黏膜层推向胆囊腔,MR表现为强化的线状信号,黏膜线一般完整或部分完整。

四、急性梗阻性化脓性胆管炎

急性梗阻性化脓性胆管炎(acute obstructive suppurative cholangitis,AOSC)或急性重症

胆管炎(acute cholangitis of severe type,ACST)是常见的胆管外科急症,病情凶险,常导致多器官功能障碍。主要发病年龄为22～72岁,平均47岁。在我国,引起AOSC的最常见原因是胆管结石、胆道蛔虫和胆管狭窄。AOSC的基本病理改变是胆管完全性梗阻和胆管化脓性感染。

(一)诊断要点

1.症状

(1)以往多有胆道疾病发作史和胆道手术史。

(2)发病急骤,病情进展快,Charcot三联征(上腹部胀痛或绞痛,寒战、高热,黄疸),还可出现休克、中枢神经系统受抑制表现,即Reynolds五联征。

2.体征

(1)不同程度的右上腹或剑突下压痛,可出现腹膜刺激征,有时可扪及肿大的胆囊。

(2)体温高于39℃,少数低于36℃,脉搏大于120次/分。

3.实验室检查

(1)白细胞计数(WBC)多高于20×10^9/L,中性粒细胞升高,胞浆内可出现中毒颗粒。

(2)血小板计数(PLT)降低,最低可为$(10 \sim 20) \times 10^9$/L,表示预后严重。

(3)凝血酶原时间延长,肝功能有不同程度受损。

4.临床诊断标准　临床出现感染性休克或下列指标中的两项可确定AOSC的诊断。①精神症状。②脉率>120次/分。③WBC>10×10^9/L。④体温高于39℃或低于36℃。⑤胆汁为脓性,胆管内压力明显升高。⑥细菌学培养阳性。

5.分级　按AOSC病情分四级。1级为单纯性;2级伴有感染性休克;3级伴有胆源性肝脓肿;4级伴有多器官功能衰竭。

6.CT表现　肝内胆管扩张,脓性胆汁淤积,胆管壁水肿,增强扫描肝内外胆管壁强化,并发胆源性肝脓肿、胆管内积气、胆管结石。

(二)MRI表现

对肝内外胆管扩张、结石和胆囊病变显示非常满意。

1.炎性狭窄　表现为胆管壁增厚,增强后见胆管壁持续强化,MRCP胆管呈锥形逐渐狭窄(图9-38A)。

2.胆管结石所致AOSC　表现为胆管内类圆形短T_2信号影,MRCP显示胆管呈"杯口状"狭窄或阻塞(图9-38B)。

3.蛔虫性狭窄　胆管内线样异常信号影,因蛔虫存活或死亡,其信号表现不同(图9-38C)。

4.壶腹部肿瘤　MRCP显示胆总管、胰管全程扩张,肝内胆管扩张呈"软藤征"(图9-38D)。

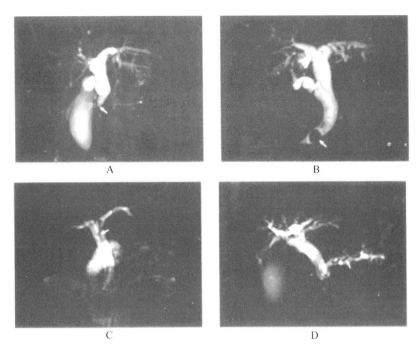

图 9—38 急性梗阻性胆管炎(不同患者)

A. MRCP,胆总管下段炎症性狭窄,胆总管下段管腔逐渐变细(↑),管壁柔和;B. MRCP,胆总管下段结石,阻塞平面胆总管呈"杯口状",结石呈低信号,边缘清晰(↑);C. MRCP,胆道蛔虫,胆总管内可见线条状低信号(↑),边缘清晰;D. MRCP,壶腹部肿瘤合并低位胆道梗阻,肝内胆管、肝总管、胆总管及胰管(↑)全程扩张,肝内胆管扩张呈"软藤征"

五、硬化性胆管炎

硬化性胆管炎(sclerosing cholangitis)是一种淤胆性疾病。胆管弥漫性炎症、广泛纤维化增厚和胆管狭窄是本病的病理特征。胆管病变可为均一性、节段性或不规则性。病变可侵犯整个胆道系统,以肝外胆管病变明显,胆囊一般不受侵犯并逐渐发展致胆汁性肝硬化、门静脉高压症、肝衰竭而死亡。

本病病因不明。目前认为与自身免疫性疾病、慢性肠源性感染、病毒感染、中毒等因素有关。合并肠道炎性疾病者常见,50%～70%的患者合并溃疡性结肠炎。另外,还可合并腹膜后纤维化、类风湿关节炎等疾病。本病约 2/3 的患者发生在 45 岁以下,男女之比为 3∶2。

(一)诊断要点

1.症状和体征

(1)起病缓慢,黄疸初期呈间歇性加重,后期呈慢性持续性梗阻,伴瘙痒及间歇性右上腹疼痛、恶心、呕吐、乏力、体重减轻等。

(2)偶有畏寒、发热等胆管炎症状。

(3)常出现肝硬化、门静脉高压症的表现。

(4)体征:右上腹压痛。

2.X 线检查 以经皮肝穿刺胆道造影(PTC)显示为好,但是 PTC 检查操作难度大。造影表现为:肝内胆管分支减少;肝内、外胆管节段性狭窄和扩张,呈"串珠"样。

3.CT 表现　胆管粗细不均,狭窄与扩张并存,胆管壁增厚。

(二)MRI 表现

1.MRCP 特征性表现为渐进性胆管周围纤维化造成的肝内外胆管多发性狭窄,狭窄段胆管之间可见胆管扩张(图 9-39B),形成特征性的胆管"串珠样"表现,肝内胆管分支减少。

2.常侵犯全部肝外胆管,狭窄段长短不一。

3.胆管壁增厚,增强后胆管壁强化,但厚度不超过 5mm(图 9-39A)。

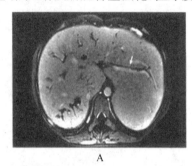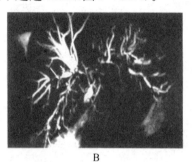

A　　　　　　　　　　　　　B

图 9-39　硬化性胆管炎

A.增强扫描:部分胆管壁轻度强化(↑),厚度不超过 5mm(此征象是与肝内胆管癌的重要鉴别点),肝内胆管明显扩张;B.MRCP 示胆总管明显变窄、显示不清;肝内胆管不均匀扩张(↑),节段性狭窄(长↑)

4.合并肝硬化时,肝内可见再生结节。

(孙国荣)

第七节　胆石症

胆石症(cholelithiasis)包括发生在胆囊和胆管的结石,是常见病、多发病,发病率为 20%～40%,以成年女性多见,男女之比为 1:5～1:2。

结石的成分不同,其发生部位也不同:80% 的胆固醇结石位于胆囊;胆管结石以胆色素结石多见,胆管结石常与胆道感染有关;混合性结石约 60% 发生在胆囊内,40% 在胆管内。

胆管结石易合并急性化脓性梗阻性胆管炎和胆道出血。病史长者多并发淤胆性肝硬化和胆源性胰腺炎。

一、诊断要点

1.症状　较大结石可长期无症状,当合并胆道梗阻和感染时可有如下症状。

(1)急性胆囊炎

1)上腹或右上腹剧烈绞痛,可放射至右肩背部,甚至可诱发心绞痛。

2)可有不同程度的发热。

3)常有恶心、呕吐、腹胀和食欲下降等。

4)可出现不同程度的黄疸。

(2)急性胆管炎:腹痛、寒战、发热和黄疸是胆总管结石并急性胆管炎的典型表现,称为 Charcot 三联征。

(3)慢性结石性胆囊炎:多有反复发作或绞痛史,每于冬秋之交发作较频繁。

(4)慢性胆管炎与胆管结石的临床表现不典型,可无症状或类似慢性胆囊炎的征象。

2.体征

(1)剑突下和右上腹压痛,肝区叩击痛。

(2)胆囊肿大时,可扪及肿大的胆囊,有触痛,Murphy征阳性。

(3)可有不同程度和不同范围的腹膜炎体征。

3.实验室检查

(1)胆囊炎胆石症急性发作期,血白细胞计数和中性粒细胞计数增高,血白细胞>10×10⁹/L,中性粒细胞>0.7。

(2)胆(肝)总管或双侧肝管梗阻时,肝功能测定显示有一定的损害:血清胆红素波动性升高;血清转氨酶升高。

(3)尿中胆红素升高,尿胆原降低或消失。

(4)粪中尿胆原减少。

4.超声检查

(1)胆囊或胆管内强回声光团伴声影,充满型胆囊结石可见囊壁、结石、声影所形成的"三合征"。

(2)泥沙样结石也呈强回声,声影不明显。

(3)肝外胆管结石常因肠道气体重叠显示不清而漏诊。

5.X线检查

(1)右上腹平片可显示胆道内阳性结石。

(2)经皮肝穿刺胆道造影(PTC)或内镜逆行胰胆管造影(ERCP):可显示胆管结石呈充盈缺损,并显示胆道梗阻的部位和程度。

6.CT表现

(1)胆囊结石:根据结石成分不同,可分为高密度、低密度或等密度结石,混合性结石边缘呈高密度而中心呈低密度;钙胆汁罕见,表现为胆囊内呈均匀高密度。

(2)肝内胆管结石:扩张的肝管内高密度结石,常为管状和不规则状结石,典型者表现为与门静脉伴行的胆管铸型,其上方的胆管可扩张。

(3)肝外胆管结石:胆总管内高密度影,梗阻以上胆管扩张;高密度或软组织密度结石位于胆管中心,其周围被低密度胆汁环绕形成"靶征";如结石紧贴胆总管一侧管壁,而余下的管腔被胆汁充盈形成"新月征"。

二、MRI表现

1.由于成分不同,结石在MRI上信号强度变化很大,特别是在T₁WI上,结石可以是低信号、等信号或高信号,但大部分结石相对于胆汁为低信号,中间可伴有高信号上均呈低信号,MRCP上表现为低信号的充盈缺损。

2.胆囊结石　表现为胆囊内单发或多发充盈缺损,形态上有圆形、多面体形或分层状(图9-40A,B);增强扫描结石没有强化,此点可与胆囊息肉鉴别。

3.胆道结石　肝内、外胆管内单发或多发低信号充盈缺损(图9-40C,D);常合并梗阻以上胆管扩张。肝外胆管内结石,较大时可完全阻塞胆管,阻塞端呈杯口状;结石较小不阻塞胆管时,结石位于胆管中央,周围被胆汁包绕。增强扫描结石无强化。

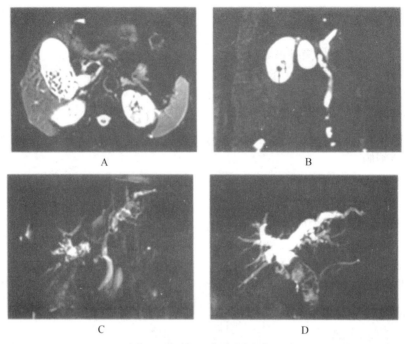

图9—40 胆石症(不同患者)

A. 抑脂 T_2WI 横断面,胆囊内多发低信号结石,大小不一(↑);B. MRCP 原始图像,胆囊内多发异常信号,上方结石以等信号为主(↑),下方结石以低信号为主(长↑);C. MRCP 示肝内胆管内多发低信号影,呈"串珠状"分布于肝内胆管管腔内,伴肝内胆管扩张(↑);D. MRCP 示胆总管管腔明显扩张,管腔内见多发大小不等、形态不规则低信号充盈缺损,边缘清晰(↑)

(孙国荣)

第八节 胆道恶性肿瘤

一、胆囊癌

胆囊癌(carcinoma of gallbladder)是胆道系统常见的恶性肿瘤,好发于 60～70 岁,女性多见,男女之比为 1:1.98。70%～98% 的胆囊癌合并有胆囊结石。与胆囊癌形成有关的四个最重要因素为基因异常、胆囊结石、胆胰管连接处先天异常和瓷胆囊。胆囊癌多发生在胆囊体部和底部,80% 为腺癌。胆囊癌可经淋巴、静脉、腹腔内种植等途径转移和直接侵犯周围组织器官,以淋巴转移多见。

按病变侵犯范围不同,Nevin 将胆囊癌分为 5 期。Ⅰ期:黏膜内原位癌;Ⅱ期:侵犯黏膜和肌层;Ⅲ期:侵犯胆囊壁全层;Ⅳ期:侵犯胆囊壁全层并有周围淋巴结转移;Ⅴ期:侵及肝脏和/或转移至其他脏器。

(一)诊断要点

1.临床表现 胆囊癌的临床表现因其分期而不同。

(1)非浸润期:癌肿原位,未穿透胆囊壁。临床表现无特殊,或仅有类似慢性胆囊炎和胆囊结石的症状。

(2)早期浸润:肿瘤可侵犯胆囊浆膜和胆囊床,并可发生淋巴结转移。能引起腹痛并放射至肩背部。肿瘤侵犯、阻塞胆囊颈或胆囊管后,可产生类似结石梗阻和急性胆囊炎的表现。

(3)晚期浸润:肿瘤已广泛转移,主要表现有腹痛、黄疸、恶心、呕吐、体重减轻、腹部包块、腹腔积液等。

2.实验室检查　CEA、CA－199 升高,CA－125[参考值(8.4±3.2)ku/L]可呈阳性,并随病情发展而进一步增高。

3.超声检查

(1)胆囊壁不均匀增厚。

(2)腔内有形态和位置固定、不伴声影、回声强度不一的肿块。

(3)发现侵犯肝脏和淋巴结转移等征象。

4.CT 表现

(1)直接征象:表现为胆囊壁局限性增厚、突入胆囊腔内乳头状结节影,或实质性肿块占据胆囊腔大部分。癌肿侵犯胆囊管可造成梗阻,胆囊积水增大。增强扫描病灶可见强化。

(2)转移征象:胆囊癌常伴有邻近器官和淋巴结广泛转移。

(二)MRI 表现

1.结合病理学改变及 MRI 和 MRCP 表现,将胆囊癌分为四期:

(1)Ⅰ期:病变局限于胆囊腔内,仅胆囊壁内层受累,无远处转移征象。

MRI 表现为胆囊壁局限性或弥漫性不规则增厚,胆囊内壁毛糙不光整或凹凸不平,可伴有突向腔内的菜花状或结节状肿块,T_1WI 呈低信号、T_2WI 呈等、偏高信号,MRCP 可见胆囊内充盈缺损影,但胆囊壁的浆膜面光整(图 9－41A)。

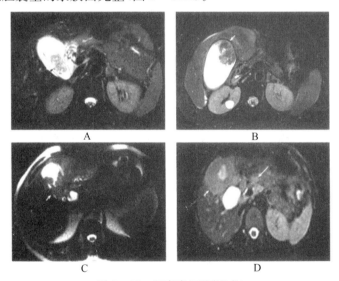

图 9－41　胆囊癌(不同患者)

A. 脂肪抑制 T_2WI,胆囊癌Ⅰ期,胆囊腔内结节状肿块(↑),胆囊外壁光整;B. 脂肪抑制 T_2WI,胆囊癌Ⅱ期,胆囊窝内不规则软组织肿块,与胆囊壁分界不清,胆囊壁外层即浆膜面毛糙,胆囊窝脂肪间隙模糊不清,但与胆囊窝邻近肝脏组织分界尚清晰(↑);C. T_2WI,胆囊癌Ⅲ期,胆囊窝脂肪间隙消失,胆囊区见不规则软组织肿块,呈稍高信号,肿块占据胆囊腔大部(↑);D. 脂肪抑制 T_2WI,胆囊癌Ⅳ期,胆囊窝内肿块(↑),侵犯邻近肝实质,肝门部见肿大淋巴结(长↑)

(2)Ⅱ期:病变侵及胆囊窝脂肪间隙,即胆囊壁外层受累,但无邻近脏器侵犯和远处转移征象。

MRI 表现为胆囊窝内不规则软组织肿块,与胆囊壁分界不清,胆囊壁外层即浆膜面毛糙,胆囊窝脂肪间隙模糊不清,但与胆囊窝邻近肝脏组织分界尚清晰(图 9—41B)。

(3)Ⅲ期:病变在Ⅱ期基础上侵犯肝脏实质,无其他脏器侵犯及远处转移征象。

MRI 表现为胆囊窝脂肪间隙消失,胆囊区见不规则软组织肿块,T_1WI 呈等、偏低信号,T_2WI 呈等、偏高信号,肿块占据胆囊腔大部分,胆囊基本形态不同程度消失,MRCP 表现为胆囊不显影或胆囊显示不清。胆囊窝周围邻近肝实质内出现异常信号,T_1WI 呈偏低信号、T_2WI 呈高信号,边缘不规则,与胆囊肿块分界不清(图 9—41C)。

(4)Ⅳ期:胆囊癌侵犯邻近 2 个或 2 个以上脏器,和/或合并淋巴结转移及远处其他脏器转移等。

MRI 和 MRCP 表现除了上述Ⅲ期的表现外,还可有直接侵犯胃窦部、十二指肠,侵犯邻近腹膜、肝十二指肠韧带,侵犯肝内外胆管和结肠等,以及腹腔肝门淋巴结转移、胰腺及胰头周围淋巴结转移、后腹膜淋巴结转移等(图 9—41D),MRCP 尤其能清晰地显示肝内外胆管受累所致胆道梗阻征象。

2.增强扫描 动态增强扫描时,动脉期肿瘤通常轻度强化,且不均匀,在门脉期强化明显,延迟期强化持续(图 9—41D)。

二、胆管癌

胆管癌(carcinoma of bile duct)是指发生在左、右肝管至总胆管下端的肝外胆管癌。50～70 岁的男性多见,胆管癌多发生在胆管的上 1/3 段,按发生部位分肝门部胆管癌(是指发生在左、右肝管汇合处上下 2cm 之内的胆管癌)和胆总管中下段胆管癌。主要为腺癌,大体病理分为浸润型、结节型和乳头型。其扩散方式主要为沿胆管壁向上、向下浸润扩散。淋巴转移主要至肝门淋巴结。高位胆管癌易侵犯门静脉,可形成癌栓。胆管癌可能的病因有胆管结石、原发硬化性胆管炎、先天性胆管扩张症以及胆系的寄生虫感染等。

(一)诊断要点

1.症状

(1)黄疸:为本病的早期主要表现,可见于 90%～98% 的患者,黄疸呈进行性加重,少数可呈波动性,但不会降至正常。常伴有皮肤瘙痒,尿色深黄,大便白陶土样。

(2)腹痛:为右上腹或剑突下隐痛、胀痛或绞痛,向腰背部放射。

(3)其他:恶心、呕吐、食欲不振、消瘦与乏力等。

2.体征

(1)肝脏肿大,触痛。脾肿大和腹腔积液提示门静脉受到侵犯,预后不良。

(2)肿瘤位于胆囊管开口以下者可扪及肿大的胆囊。

3.实验室检查 表现为梗阻性黄疸,血清胆红素升高,转氨酶升高;部分患者大便隐血试验阳性。

4.超声检查 可显示病变的部位和范围,但不能确定病变性质。

(1)肝内胆管扩张,扩张的胆管向下突然消失。

(2)肝门部胆管癌胆囊空虚,胆总管中、下段癌多伴有胆囊积水。

5.PTC 或 ERCP 可确定肿瘤位置、范围及胆道梗阻程度。表现为胆管内位置固定的不规则充盈缺损;或管腔不规则狭窄;病变以上胆管扩张。

6.CT 表现 肝门部或胆管内软组织肿块影,增强扫描肿块强化;肿块以上肝内、外胆管不同程度扩张,且扩张胆管突然截断。

(二)MRI 表现

1. 肝门部胆管癌 又称 Klatskin 瘤,占所有胆管癌的 56%～67%。临床常用的 Bismuth 分型将其分为 4 型:Ⅰ型,肿瘤位于肝总管,未侵犯汇合部;Ⅱ型,肿瘤侵犯肝总管及左、右肝管汇合部;Ⅲ型,肿瘤侵犯肝总管、汇合部,并右肝管(Ⅲa)或左肝管(Ⅲb);Ⅳ型,肿瘤侵犯肝总管,汇合部及左、右肝管。

(1)肝门部软组织肿块,肿瘤可呈结节型(扩张的胆管内有结节状软组织肿块)、浸润型(肿瘤沿胆管壁生长)和乳头型(少见)。T_1WI 为低信号,T_2WI 为等或略高信号(图 9－42A、B)。

(2)MRCP 表现为肝门部胆管突然截断或狭窄,肝内胆管呈"软藤样"扩张(图 9－42C)。

(3)动态增强扫描表现为肿块呈缓慢延迟强化,动脉期病灶轻度强化,门脉期及延迟期中度强化,且较大病灶呈向心性强化(中心区通常为不完全强化)(图 9－42D～F);浸润型者表现为肝门胆管壁增厚、强化;肝内胆管明显扩张聚拢伴有肝叶的萎缩为其较特征性改变。

(4)肝门周围肝组织受侵犯,表现为与肝门部肿块类似信号特征,增强后有强化(图 9－42F)。

(5)门静脉受侵,管腔内软组织肿块,增强后表现为充盈缺损;肝门区淋巴结肿大(图 9－42A、B)。

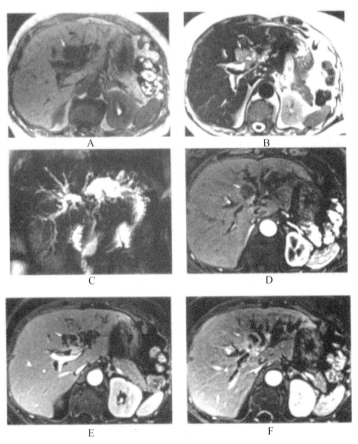

图 9－42 肝门部胆管癌侵犯门静脉左支,肝门淋巴结转移

A. 横断面 T_1WI,肝门部局限性软组织肿块,呈稍低信号(↑);B. 横断面 T_2WI,肝门病灶呈稍长 T_2 信号(↑);C. MRCP 示肝门部胆管中断,肝内胆管分支呈"软藤样"扩张(↑);D～F. 动态增强扫描,病灶呈渐进性、向心性强化,至延迟期病灶中心仍为低信号(↑)

2.胆总管中下段癌

(1)胆总管内结节样软组织肿块或胆管壁局限性不规则增厚,以后者多见,境界不清,T_1WI 呈低信号,T_2WI 呈稍高信号(图9—43A、B)。

(2)MRCP 表现为病变部位胆管突然截断,呈鸟嘴状、鼠尾状或偏心性狭窄,梗阻部以上胆管扩张呈"软藤样",病灶远端胆总管显影时,连同病变近端的胆管、胰管,称为"三管征",具有特征性(图9—43C)。

(3)增强扫描,肿块型表现为胆总管腔内软组织肿块渐进性强化(图9—43D),浸润型表现为胆管壁局限性增厚、强化,横断面呈环形,冠状面呈"V"字形。

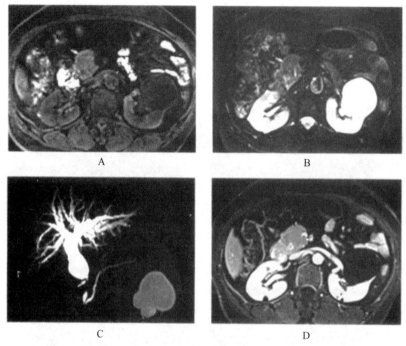

图9—43 胆总管下段癌

A、B. 为 T_1WI 和 T_2WI 脂肪抑制,胆总管下端局限性肿块呈等 T_1、稍长 T_2 信号(↑);C. MRCP 示胆总管下段呈"鼠尾状"突然中断(↑),胆总管中上段明显扩张、肝内胆管分支呈"软藤样";D. 增强扫描,胆管壁增厚,环形强化

(4)多伴有胆囊积液、增大。

(孙国荣)

第十章　泌尿及男性生殖系统的 MRI 诊断

第一节　泌尿系统感染

一、肾盂肾炎

肾盂肾炎(pyelonephritis)是肾盂与肾实质均发生炎症的一种常见病。感染途径主要有血行性感染和尿路逆行性感染两种,以逆行性感染为主,好发于女性。在逆行性感染中,细菌由输尿管逆行进入肾盂,再侵入肾实质,以大肠杆菌感染为主;在血行性感染中,细菌随血流到肾小管,从肾小管蔓延到肾盂,多为葡萄球菌和链球菌感染。肾盂肾炎分为急性肾盂肾炎和慢性肾盂肾炎。

(一)急性肾盂肾炎

急性肾盂肾炎病灶常源于肾髓质乳头部,然后累及皮质,在肾包膜下及肾实质内形成许多微小脓肿,肾盂黏膜充血水肿、坏死形成溃疡,常伴肾血管收缩和局部缺血,最后导致肾皮质瘢痕。肾周脂肪囊及肾周其他组织可受累。

1.诊断要点

(1)症状和体征

1)血行性急性肾盂肾炎:起病急而快,有畏寒、高热、头痛、恶心、呕吐和腰部酸痛等全身症状,可有全身性脓毒败血症表现。

2)逆行性急性肾盂肾炎:膀胱刺激症状明显,尿频、尿急、尿痛和血尿,患侧腰部疼痛。

3)患侧肌肉紧张,肋脊角叩痛明显。

(2)实验室检查

1)血白细胞总数升高,中性粒细胞增多,血沉加快。

2)尿中可见红细胞、大量脓细胞,偶见颗粒管型。

3)尿沉渣涂片可找到致病菌,细菌培养阳性。

(3)CT 表现:肾脏形态饱满,一般未见明显密度异常改变,增强扫描可见一个或多个楔形密度减低区,边缘欠清晰。

2.MRI 表现

(1)病灶可单发、多发或弥漫性分布,肾脏体积可增大,肾皮髓交界不清。

(2)T_1WI 病灶信号改变不明显,T_2WI 病灶与周围肾实质相比呈等或稍高信号。增强扫描病灶强化程度低于正常肾实质。在肾实质期,局灶性肾盂肾炎通常呈楔形低信号区,弥漫性肾盂肾炎患肾与健侧肾相比表现为患肾皮髓交界相延迟。

(3)肾周炎症:肾周筋膜增厚,肾周脂肪间隙模糊,T_1WI 信号降低。

(4)鉴别诊断:局灶型肾盂肾炎与肾梗死、肾癌影像学表现有时鉴别较困难,急性肾盂肾炎有发热、腰痛、尿路刺激等症状,病灶强化边缘模糊和较为特征性的延迟强化,肾周组织有浸润表现等有助于鉴别。

(二)慢性肾盂肾炎

慢性肾盂肾炎,为急性肾盂肾炎未及时控制及肾脏的长期炎性改变致肾脏进行性破坏,皮质与乳头瘢痕形成,皮质变薄、皱缩致肾脏表面凹凸不平,肾实质及肾小管进行性纤维化,肾体积缩小,晚期出现肾功能障碍。

1.诊断要点

(1)症状和体征

1)炎症静止期,常有肾区不适感,或有轻度的膀胱刺激症状。

2)炎症反复发作时,伴有肾区疼痛、畏寒、发热和膀胱刺激症状。

3)双肾受侵严重时,表现为慢性肾衰竭,患者有高血压,面部、眼睑等处水肿,恶心、呕吐、贫血等尿毒症症状。

(2)超声检查:肾轮廓不规整,表面不光滑,皮质不规则变窄。由于纤维化回声高,与低回声髓质可区别。

(3)排泄性尿路造影:肾盂扩张呈棒状,肾实质变薄,出现显影差、显影延迟等肾功能障碍表现。

2.MRI表现

(1)单侧或双侧肾脏体积缩小,轮廓不规则。

(2)T_1WI和T_2WI上显示肾实质信号不均匀,增强扫描肾皮质变薄,因瘢痕收缩肾盂、肾盏变形(图10-1)。

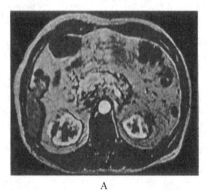

图10-1　慢性肾盂肾炎

A.增强示右肾轮廓不规则,肾实质厚薄不均;B.冠状位示右肾外下侧肾实质内可见片状低信号,并可见纤维瘢痕伴局部凹陷

(3)肾功能障碍:增强扫描肾脏强化程度较弱。

(4)肾周炎症:肾周筋膜增厚,肾脂肪囊内见条索状纤维化影,T_1WI和T_2WI均呈低信号。

(5)鉴别诊断

1)先天性小肾:肾体积小、边缘光滑,肾盂、肾盏无纤维化组织牵拉变形,静脉肾盂造影时其功能降低程度更明显。

2)肾结核:临床表现相似,肾结核者肾小盏边缘呈虫噬状改变,有时见空洞与钙化。

二、肾脓肿

肾脓肿(renal abscess)为肾实质内局灶性炎症液化坏死所致的脓液聚积,常由血行性感染或局灶性肾盂肾炎未及时治疗所形成,致病菌多为葡萄球菌,也有少数为逆行性感染所致。肾脓肿好发于25~30岁之间的男性,有统计约1/3的患者为糖尿病患者。初期微小脓肿局限于肾皮质,数个小脓肿可融合成较大的脓肿。当脓肿穿破肾包膜可形成肾周脓肿。

（一）诊断要点

1.症状和体征

（1）多为急性发作，伴寒战、高热、食欲不振和菌血症症状。

（2）可出现尿频、尿急、尿痛等泌尿系刺激症状。

（3）患侧腰痛、压痛，可触及肿大的肾脏，肌肉紧张，肋脊角叩击痛。

2.实验室检查

（1）早期无脓尿，发病2～3d后，尿中出现脓细胞，尿培养有细菌生长，尿沉渣涂片可找到病原菌。

（2）血白细胞计数增高，以中性粒细胞为主，血培养菌阳性。

3.X线表现　患肾肿大，外形不规则，周围水肿致肾影模糊腰大肌亦模糊不清晰。肾周脓肿时，患侧膈面抬高，活动度差。

4.超声检查　脓肿轮廓欠规则，表现为一透声波的肿块，常见不规则的壁，肾窦回声偏移，脓液为低回声。如病变未充分液化，常易误诊为肾肿瘤。

5.CT表现　典型肾脓肿平扫为圆形或类圆形低密度灶，部分可以见到密度稍高的脓肿壁，增强扫描脓肿壁呈环状强化，环厚薄均匀。

（二）MRI表现

1.肾实质内单发或多发圆形或类圆形液性病灶。

2.T_1WI呈低信号或等偏低信号，伴出血时可见高信号；T_2WI呈高信号，边缘较清晰（图10－2A、C）。DWI脓液一般呈高信号（图10－2B）。增强扫描脓肿壁呈环状强化，强化环厚薄均匀（图10－2D），部分可呈同心圆状改变，即强化环外围绕低信号水肿带。脓肿壁与液化区交界面锐利。脓腔内偶可见气体或"气－液"平面。

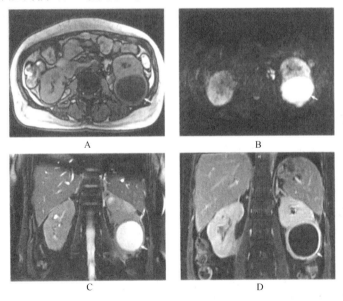

图10－2　肾脓肿

A～D，分别为轴位T_1WI、轴位DWI（b值＝800）、冠状位脂肪抑制T_2WI、增强脂肪抑制T_1WI，脓肿位于左肾下极呈类圆形（↑），脓液在T_2WI呈低信号，T_2WI呈高信号，DWI呈高信号，增强扫描脓肿壁明显强化，内壁光滑

3.当脓肿突破肾包膜时可形成肾周脓肿，于肾周可见弧形液体信号，肾周脂肪囊模糊，吉

氏筋膜及侧锥筋膜增厚,可累及腰大肌,致腰大肌肿胀、模糊。

三、肾结核

肾结核(renal tuberculosis)多继发于身体其他部位的结核病变,肺结核是其主要来源。本病常见于 20～40 岁的青壮年,男性多于女性。结核菌在肾髓质内形成结核结节,彼此融合,形成干酪样变,经乳头破溃入肾盏盂肾形成空洞。随着病程进展,在肾脏内形成大量的空洞及积脓。肾结核另一个重要的病理改变是肾内产生广泛的纤维组织增生和钙盐沉积,使整个肾脏遭受破坏肾结核晚期可形成全肾钙化,即所谓的自截肾。结核菌可经肾盏肾盂向下感染输尿管、膀胱甚至尿道,也可逆向感染对侧肾脏及输尿管。

(一)诊断要点

1.症状和体征

(1)早期多无症状。

(2)尿频、尿急和尿痛:尿频由含脓细胞及结核杆菌的尿液刺激膀胱所致,后期常因结核性膀胱炎所引起。每日小便次数明显增多,严重者达数十次甚至上百次。

(3)血尿和脓尿:多数表现为终末性血尿,少数为全程血尿。

(4)少数患者有肾区痛。

(5)全身症状:不明显,只有病情严重时可出现消瘦、乏力、发热及盗汗等全身症状。

2.实验室检查

(1)尿呈酸性。

(2)尿内有少量蛋白、红细胞及白细胞。

(3)尿中抗酸杆菌:检出率为 50%～70%。

(4)多聚酶链反应(PCR):阳性率较高。

3.X 线表现

(1)肾影增大或缩小,轮廓不规则。

(2)肾区局限性无定形钙化或弥漫性钙化。

4.排泄性尿路造影

(1)分泌功能异常:在早期,病变区的肾盏显影较淡;在后期,患侧肾脏显影普遍较淡,肾盂肾盏可扩大且边缘模糊,甚至完全不显影。

(2)形态异常

1)在早期,肾盏穹窿部或乳头部呈虫蚀状破坏,边缘模糊。

2)继之出现脓腔,肾盂肾盏积水、变形,边缘不规则。

3)至晚期,肾盏破坏或消失,形成多个不规则空洞。

4)当病变波及整个肾脏并形成全肾钙化时,则肾脏不显影,有时伴对侧肾积水。

5.CT 表现　CT 平扫显示肾实质内单个或多个囊状低密度区,其大小不一、边缘模糊、形态不规则、呈局限性或弥漫性分布,囊内或周边可见不规则块状或壳状高密度钙化灶。

(二)MRI 表现

1.早期结核病灶较小,边缘模糊;后期病灶扩大,边缘较清晰。

2.结核灶为类圆形或不规则形,T_1WI 呈低信号,T_2WI 呈高信号(有时其内夹杂低信号)(图 10-3)。增强扫描脓肿腔内不强化,周边可见环形轻度强化;排泄期有时可见囊腔与集合小管系统相通,对比剂进入囊腔内。肾结核多伴钙化灶,呈散在分布的小斑片低信号。

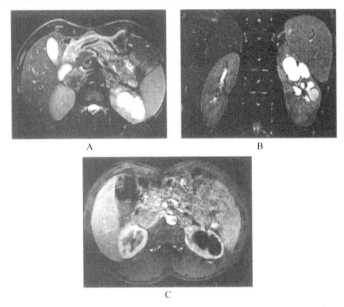

图 10-3　肾结核

A、B. 分别为抑脂 T_2 轴位及 T_2 冠状位示左肾上极见多发不规则长 T_2 信号,邻近肾盏受压;C. 增强示左肾囊状病灶未见明显异常强化,周边肾实质内可见斑片状轻度强化区

3. 肾结核累及输尿管产生狭窄,导致肾盂扩张积水,病变突破肾包膜可引起肾周脓肿和肾筋膜增厚。

4. 晚期肾皮质变薄,肾脏体积缩小,轮廓不规则;肾自截多表现为肾脏大部分甚至全部广泛性钙化,在 T_1WI、T_2W_1 均呈以低信号为主的混杂信号。

5. 鉴别诊断

(1)多囊肾:双侧肾脏内多发囊性占位,大小不一,边缘较清晰,囊肿间为正常肾组织,囊腔不与肾小管系统及肾盏相通,肾盂、肾盏受压、移位或变形,但无破坏。

(2)单纯性肾囊肿:单个或多个囊状病灶,轮廓规则,边缘清晰、锐利,不与肾盏相通。

四、黄色肉芽肿性肾盂肾炎

黄色肉芽肿性肾盂肾炎(xanthogranulomatous pyelonephritis,XGP)是一种少见的慢性炎症。主要表现为肾盂、肾盏梗阻积水、感染,炎症和细菌的代谢产物聚集形成脓肿,内含大量以巨噬细胞为主的脂类物质(黄色瘤组织泡沫细胞),肾实质进行性破坏,被黄色瘤组织替代,含坏死空洞及纤维化。

(一)诊断要点

1. 症状和体征

(1)好发于中年女性,但其他年龄均可发生。

(2)反复低热,局部疼痛,并可触及肿块。

(3)尿频、尿痛、夜尿增多,罕见血尿。

(4)肝、肾功能不同程度的受损,多伴有肾及输尿管结石。

2. 实验室检查　血白细胞升高,长期菌尿,大多数患者有典型的泡沫细胞。88%左右的患者出现脓尿和蛋白尿,尿培养阳性率高。

3.排泄性尿路造影　肾脏排泄功能较差,肾盂、肾盏变形呈球形及棒状,或肾盂、肾盏显影不良或不显影。无功能或功能差的大肾(假瘤)合并肾盂结石是其最典型表现。

4.超声检查　肾脏增大,轮廓不规则,肾实质内探及大小不等的低回声区及无回声区,低回声为坏死空洞,无回声为扩张的集合系统,结石多见。

5.CT 表现　肾脏体积增大,轮廓不规则,肾窦脂肪减少,密度增高,肾实质内多发低密度区。

(二)MRI 表现

1.患肾增大,或呈局限性隆起。

2.病变如以肉芽肿组织为主,则信号在 T_1WI、T_2WI 改变不明显;如以积脓为主伴较多脂质成分时,则信号增高。增强扫描表现为患肾或局部肾功能明显减退或无肾功能,扩张的肾盂肾盏壁增厚伴延迟强化。伴有结石时,结石呈低信号。

3.肾周炎性改变明显,累及腰大肌可形成腰大肌脓肿(图 10－4)。

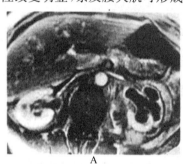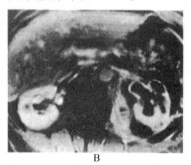

图 10－4　黄色肉芽肿性肾盂肾炎

A.增强示左肾皮质变薄,信号较低,左肾后缘信号不均匀,左侧肾盂明显扩张,边缘尚光整;B.延迟扫描示左肾肾旁筋膜增厚,并与左肾粘连,左侧腰大肌伴延迟强化

4.鉴别诊断

(1)肾癌:肾癌假包膜在 T_1WI、T_2WI 均表现为围绕肿块的低信号带,增强扫描肾癌一般在动脉期和实质期强化明显。XGP 强化区位于病变边缘。

(2)肾结核:通常为单个或多个肾盏的囊样扩张,伴肾内钙化灶。肾结核占位效应不明显,在 T_1WI 呈低信号,T_2WI 呈高信号。XGP 通常表现为肾轮廓增大或局限性隆起,以肉芽肿组织为主的 XGP 信号在 T_1WI、T_2WI 改变不明显。

五、膀胱炎

膀胱炎(cystitis)为常见的下尿路感染,分为急性膀胱炎和慢性膀胱炎。急性膀胱炎大多为大肠杆菌感染,以 20～40 岁女性多见。慢性膀胱炎常由上尿路急性感染的迁延或慢性感染所致,亦可诱发或继发于某些下尿路病变。膀胱感染、梗阻、结石等慢性刺激引起膀胱上皮化生而形成腺性膀胱炎,腺性膀胱炎被认为是一种癌前病变。

(一)诊断要点

1.急性膀胱炎

(1)尿频、尿急、尿痛、尿不尽,重者数分钟排尿一次。常见终末血尿,偶有全血尿或血块排出,有时会发生急迫性尿失禁。

（2）全身症状不明显，可有低热或体温正常。

（3）耻骨上膀胱区压痛。

（4）尿液中白细胞增多，可见红细胞。尿细菌培养阳性。

2.慢性膀胱炎

（1）持续存在或反复发作的尿频、尿急、尿痛。

（2）耻骨上区不适，膀胱充盈时疼痛明显，尿液混浊。

（3）尿中少量白细胞，可有红细胞，尿细菌培养可呈阳性。

（二）MRI 表现

1.急性膀胱炎　无异常所见或显示膀胱壁弥漫性稍增厚。

2.慢性膀胱炎

（1）膀胱壁局限性或弥漫性增厚（图 10—5），后者可致膀胱体积缩小。

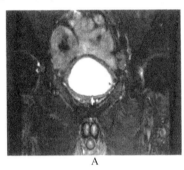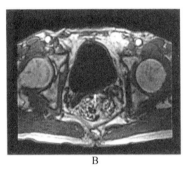

图 10—5　慢性膀胱炎

A、B. 分别为冠状位脂肪抑制 T_2WI 和轴位 T_1WI，膀胱壁广泛性增厚，局部见小突起（↑）

（2）增厚的膀胱壁呈带状，表面较平坦或稍毛糙。

（3）增强扫描增厚的膀胱壁强化不明显，部分见膀胱黏膜层呈线状强化。

（4）鉴别诊断：局限性膀胱炎需与膀胱癌鉴别，后者多见于膀胱三角及侧后壁，较小时呈乳头状，较大时多为菜花状，边缘不规则，多侵及膀胱周围组织，增强扫描强化较明显。

（刘波）

第二节　泌尿系统良性肿瘤

一、肾血管平滑肌脂肪瘤

肾血管平滑肌脂肪瘤（angiomyolipoma of kidney）又称肾错构瘤，为良性肿瘤。发病率约万分之一，多在 40 岁以后发病，女性居多，男女之比约 1：4。可伴有结节性硬化，表现为智力发育差、癫痫和皮脂腺瘤，占全部病例的 10％～20％，结节性硬化系常染色体显性遗传性疾病。伴结节性硬化者常为双侧多发，且发病年龄较轻。病理上由血管、平滑肌和脂肪组成，各成分所占比例个体差异较大，多以脂肪组织为主，呈膨胀性生长，不具侵袭性，镜下与周围组织分界清楚。

（一）诊断要点

1.多数无症状，当肿瘤较大时可引起腰部酸痛、腹部不适。

2.肿瘤内出血或肿瘤破裂出血会出现突发腹痛,肾区叩击痛,甚至伴发休克。

3.少数患者有高血压表现。

4.超声检查　肿瘤回声不均匀,可见脂肪组织形成的强回声光团。

5.排泄性尿路造影　当肿瘤较大和靠近肾盂肾盏生长时,可见肾盂肾盏受压、变形、移位,但边缘清晰。

6.CT表现　病灶密度不均匀,其内可见脂肪性的低密度(CT值常为-90～-50HU),其间为条状或网状的软组织密度。

(二)MRI表现

1.多数为单侧肾脏单发病灶,合并结节性硬化者为双侧多发。

2.病灶多呈圆形或类圆形,轮廓大多较规则,边界较清楚。病灶一般较小,只有少数直径超过5cm。

3.根据病灶内组织成分不同,MR信号表现不同,部分病灶内各种组织成分混合存在,呈高低混杂信号。典型病灶内有明显脂肪成分时,在 T_1WI、T_2WI 呈高信号(图10-6A～C),脂肪抑制成像时呈低信号(图10-6D),脂肪含量较少时,可采用化学位移成像来鉴别是否含有脂肪成分,病灶内的脂肪成分在反相位图像上信号降低;如病灶内不含脂肪成分,正相位和反相位信号无变化。少数病灶内无明显脂肪成分时,T_1WI 和 T_2WI 均呈较低信号,与肾髓质纤维瘤、乳头状肾细胞癌难以鉴别。

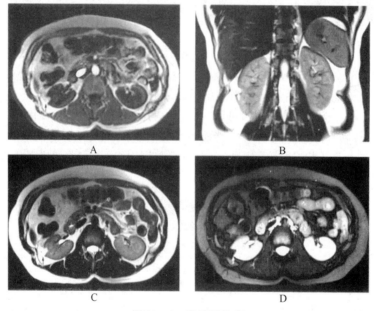

图10-6　肾脏错构瘤

A～D.分别为轴位 T_1WI、冠状位 T_2WI、轴位 T_2WI 和脂肪抑制 T_2WI,右肾中部斑片状异常信号,T_1WI 和 T_2WI 均呈高信号,抑脂 T_2WI 呈低信号,病灶边界清晰(↑)

4.增强扫描病灶呈不均匀中等度强化,脂肪成分不强化,部分病灶内可见强化的条状血管影。

5.鉴别诊断　典型的血管平滑肌脂肪瘤诊断不难。少数肾血管平滑肌脂肪瘤无明显脂肪成分时,需与肾癌等其他肾脏占位性病变相鉴别,大多数肾癌早期可见假包膜,假包膜在 T_1WI 和 T_2WI 均为围绕肿块的低信号带;大多数肾癌在 T_2WI 呈较高信号,与呈低信号的乏脂性肾错构瘤可进行鉴别。

二、肾腺瘤

肾腺瘤(renal adenoma)是一种少见的肾脏良性肿瘤,起源于近端肾小管上皮,多位于靠近包膜的皮质部。分为乳头状/管乳头状腺瘤、嗜酸细胞腺瘤和后肾腺瘤。①乳头状腺瘤在小于 40 岁的成人发病率约 10%,大于 70 岁者发病率约 40%。②嗜酸细胞腺瘤约占肾小管上皮肿瘤的 5%,好发年龄在 70 岁左右。③后肾腺瘤罕见,常见于 50~60 岁,男女之比约为 1∶2。

(一)诊断要点

1. 肿瘤生长缓慢,常无临床症状。

2. 偶有腰部胀痛,肿块较大时可触及腹部包块。

3. 侵及肾盂时可出现镜下血尿及肉眼血尿。

4. CT 表现:平扫呈等或稍低密度,偶可见点状钙化,增强扫描呈轻中度强化。

(二)MRI 表现

1. 乳头状腺瘤

(1)肾脏包膜下单发或多发结节状病灶,直径多小于 1cm,可突向肾皮质外,边缘清晰、规整(图 10-7)。

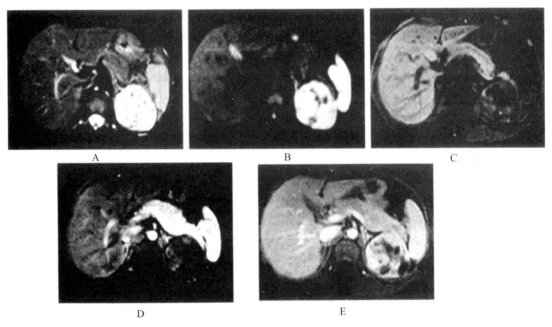

图 10-7　肾腺瘤

A. T_2WI 示左肾上极可见一类圆形长 T_2 信号,周边可见假囊膜信号,并可见囊状长 T_2 信号;

B. T_1WI 示左肾内病灶呈高信号为主;

C. 抑脂 T_1WI 示左肾内肿块内实质部分以等信号为主,内信号不均;

D. 增强后皮质期病灶呈轻度强化;

E. 增强后实质期病灶进一步强化,以明显不均匀强化为主

(2)在 T_1WI 上呈等或稍低信号,上呈稍高信号,增强扫描实质期轻度均匀强化。

2. 嗜酸细胞腺瘤

(1)肾脏实性肿块,直径多在 2~10cm,边缘清晰,大部分中央有低信号瘢痕。

（2）在 T_1WI 上呈低信号，在 T_2WI 上呈低信号或高信号，增强明显强化，较大肿瘤可呈轮辐样强化。

3.后肾腺瘤

（1）肾实质内较大类圆形肿块，为低信号，T_2WI 为低或稍高信号。

（2）肿瘤可有包膜或无包膜，部分轮廓不规整，部分呈分叶状，与周围组织分界清楚。

三、肾纤维瘤

肾纤维瘤（renal fibroma）是一种少见的肾脏良性肿瘤，好发于肾脏髓质，亦可发生于肾包膜。多见于女性，单侧为主。肾纤维瘤具有完整的包膜，镜下主要为梭形细胞，以纤维及致密纤维基质分隔，肿瘤内明显纤维化并伴不同程度的硬化，可有钙化和骨化成分。

（一）诊断要点

1.大多数病变很少引起临床症状。

2.极少数肿瘤因近期突然增大而出现肾区痛、尿频、尿急、尿痛或无痛性肉眼血尿，肾区叩击痛阳性。

3.CT 表现　平扫为等或高密度，密度均匀，病灶内可出现钙化或骨化。

（二）MRI 表现

1.肾脏内结节状病灶，体积较小，局部可突出于肾轮廓之外，轮廓规整，边缘清晰。

2.T_1WI 及 T_2WI 病灶均呈均匀低信号（图 10—8）。

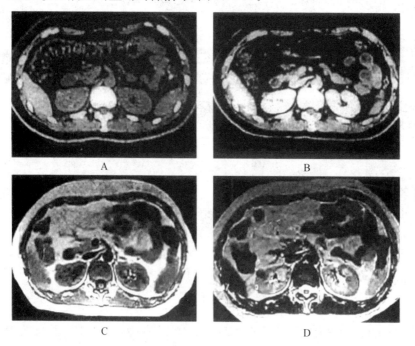

图 10—8　肾脏纤维瘤

A、B.CT 平扫示右肾中上部实质内可见外凸小圆形结节状等密度影，增强后病灶呈轻度欠均匀强化，强化稍低于正常肾实质密度；

C、D.T_1WI 示右肾内一类圆形等 T_1、短 T_2 信号占位，边界清晰，内信号尚均匀

3.增强扫描皮质期轻度强化，实质期中度至明显强化，强化幅度低于肾实质。囊变、坏死少见。

四、肾脏炎性假瘤

肾脏炎性假瘤(renal inflammatory pseudotumour)是一种罕见的肾实质非特异性炎症,亦称浆细胞肉芽肿,可发生于肾实质,亦可发生于肾盂。发病机制尚不明确,可能与慢性感染有关。病理上以慢性炎性细胞浸润和纤维增生为主,分为淋巴细胞型、浆细胞型、组织细胞型等类型。

(一)诊断要点

1.症状和体征

(1)以青年人发病为主。

(2)大部分患者临床表现缺乏特异性。

(3)部分患者可出现腰痛、血尿、发热,腰部可触及包块。

2.实验室检查 血沉增快,血白细胞计数增高。

3.超声检查 肾实质或肾盂内占位,以低等或中等回声为主,界限不清楚,无包膜。彩色多普勒见病变内有不同程度血流信号。

4.CT 表现 平扫病变为低密度或等密度,边界欠清晰,增强扫描呈中等至明显强化。

(二)MRI 表现

1.肾脏内圆形或不规则形软组织块影,占位效应轻,直径多在 2~5cm。

2.T_1WI 呈低信号,T_1WI 呈较高信号,边缘与肾实质分界不清。

3.当病变邻近肾包膜或突破包膜时,肾周脂肪间隙模糊不清(图 10-9)。

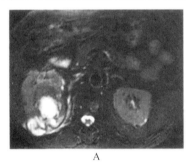
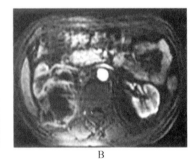

A   B

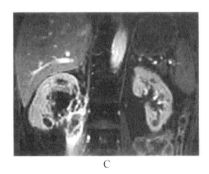

C

图 10-9 肾脏炎性假瘤

A. T_2WI 示右肾可见一不规则团块状混杂信号影,中心可见片状高信号,周边可见环状等信号实质部分;B. 增强后右肾病灶呈明显不均匀强化,强化低于正常肾实质强化,中心部分病灶不强化,周边边界欠清晰;C. 冠状位示右肾内病灶呈明显不均匀强化,并累及至右侧腰大肌

4.增强扫描病变呈中等至明显不均匀强化,强化程度由病变细胞类型所决定,但边缘强化程度与肾实质基本相同。

5.鉴别诊断

(1)肾细胞癌:多发生于50岁以上的老年人,全程肉眼血尿,强化后边缘较清楚,部分伴肾静脉癌栓形成。

(2)黄色肉芽肿性肾盂肾炎:尿路刺激症状明显,长期菌尿、脓尿及蛋白尿。可表现多发占位性病变,伴广泛的炎性浸润,腰大肌模糊。

(3)局灶性细菌性肾盂肾炎:临床感染症状较明显,占位效应不明显。

(刘波)

第三节　泌尿系统恶性肿瘤

一、肾癌

肾癌又名肾细胞癌(renal cell carcinoma),是成人最常见的肾实质恶性肿瘤,约占85%,多发生于40岁以上,男女之比为3∶1～2∶1。吸烟、暴露于镉污染则发病率高。肿瘤来自于肾小管上皮细胞,又称肾腺癌。肾癌的主要病理分类为透明细胞癌、乳头状癌和嫌色细胞癌,其他少见类型包括集合管癌和未分类肾癌等。大多数血供丰富,无组织学上的包膜,但周围受压的肾实质和纤维组织可形成假包膜。肿瘤内可发生出血、坏死、纤维化、钙化等。以3cm为界,将其分为小于3cm的小肾癌和大于3cm的肾癌。转移途径有直接蔓延、血行转移和淋巴转移。30%的肾癌有肾静脉癌栓,其中25%累及下腔静脉。常见转移部位有肺、纵隔、骨、肝等。

(一)诊断要点

1.症状和体征

(1)血尿:是肾癌的主要症状,发生率为60%,常为无痛性全程肉眼血尿。

(2)腹部疼痛:占35%～40%。

(3)腹部肿块:腹部可扪及软组织肿块。血尿、腹痛及腹部肿块同时出现即为本病典型的三联征,但不足10%。

(4)全身症状:体重减轻、贫血、发热、内分泌症状(高钙血症、红细胞增多症、溢乳、高血压)和肝功能异常等。

2.排泄性或逆行性尿路造影　可见肾小盏破坏、受压、不规则变形、变长、扭曲等,甚至使肾盏、肾盂分离、受压、变形,呈"蜘蛛足征"。

3.DSA检查

(1)动脉期

1)肾动脉主干增宽,瘤周动脉分支被分离、推移或拉直。

2)有时瘤周动脉包绕瘤体形成"手握球征",肿瘤内血管密集成团,形成血池或血湖。

3)出现动静脉瘘时可见静脉早期显影。

(2)实质期:主要表现为瘤内不均匀和不规则密度升高,即肿瘤染色。

(3)静脉期:显示肾静脉或下腔静脉内癌栓。

4.超声检查　多呈圆形或椭圆形低回声或不均匀回声区。

5.CT表现　平扫呈圆形、类圆形或不规则的低密度、等密度或少数稍高密度肿块,大小不一。瘤体亦常因出血、坏死和钙化而致密度不均匀,钙化多表现为外周不全环状或弧线状钙化增强扫描肾癌多为富血供肿瘤,强化明显,但仍低于周围正常肾实质。囊性肾癌增强扫描可见囊壁及肿瘤内分隔强化。

（二）MRI表现

1.平扫多呈圆形、类圆形或不规则形,T_1WI呈稍低或低信号,T_2WI呈稍高或较高信号（图10-10A、B）。

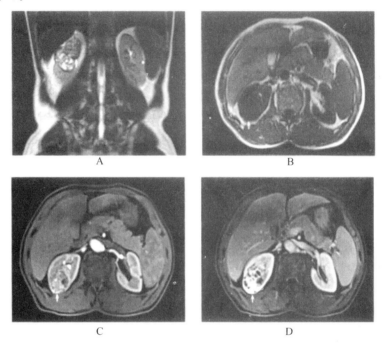

图10-10　肾脏透明细胞癌

A~D.分别为冠状位T_2WI、轴位T_1WI、轴位增强动脉期T_1WI和轴位增强实质期T_1WI,右肾上极团块状异常信号(↑),与正常肾脏信号相比,T_1WI呈稍低信号,T_2WI呈较高信号,信号不均,伴囊变,增强扫描T_1WI病灶实质部分呈明显强化。T_2WI可见病灶边缘较完整的低信号包膜

2.瘤体常因出血、坏死和钙化而致信号不均匀,T_1WI可出现信号增高,T_2WI可出现信号降低。

3.小肾癌大多有假包膜形成,肾细胞癌的假包膜是早期肾癌最常见的病理特征,由纤维组织和受压的肾实质构成,所以轮廓规则,边缘清楚。肾癌的假包膜在T_1WI和T_2WI呈包绕肿块的低信号带（图10-10A、B）。较大的肾癌多数呈浸润性生长,轮廓不规则,边缘模糊,与周围正常肾实质分界不清,常形成局部膨出或肾轮廓改变。

4.动态增强扫描对肾脏病灶显示和诊断有帮助,肾癌大多为富血供肿瘤,强化明显,但仍低于周围正常肾实质,出血、坏死区不强化（图10-10C、D）;瘤体较大时,呈不均匀或边缘强化。在增强扫描排泄期假包膜的强化可导致肿瘤和周围肾实质分界不清;极少数多房囊性肾癌增强扫描可见囊壁及肿瘤内分隔强化。

5.转移征象　肿瘤向周围直接蔓延侵犯邻近结构;经淋巴转移使肾门及腹膜后淋巴结肿

大;经血行转移可形成肾静脉和下腔静脉癌栓,表现为正常静脉流空消失,代之以条状软组织肿块,信号及强化程度与肾内肿块一致,部分阻塞血管时,表现为血管腔内充盈缺损。

6.MR 功能成像　^1H MRS 能够检测出肾脏中四组主要共振峰,分别为:$5.4\sim5.6ppm$ 的胆固醇和不饱和脂肪酸的混合峰(Chol＋Unsat)、4.7ppm 的水峰(Water)、3.2ppm 的胆碱峰(Cho)以及 1.3ppm 和 0.9ppm 的脂质峰(Lip)。肾癌组织 MRS 的 Chd＋Unsat/Lip 峰高比值较正常肾脏组织明显降低,对肾癌的诊断可提供一定的参考价值部分正常肾组织可见到 Cho 峰,可能是因为肾脏作为人体的排泄器官,人体绝大多数代谢产物包括胆碱复合物通过肾脏排出体外,造成肾脏 Cho 浓度升高。对于肾脏来说,Cho 峰不具有特异性,对肾癌的诊断作用有限。

7.鉴别诊断

(1)肾囊肿:单纯性肾囊肿一般呈圆形,囊壁菲薄光整,增强扫描肾实质信号明显升高使囊肿显示更清晰,囊壁菲薄不能显示。囊性肾癌通常表现为囊壁局部增厚或见隆起的实性部分,囊壁和分隔强化明显。

(2)肾血管平滑肌脂肪瘤:肿瘤内脂肪含量少时较难鉴别,如瘤体内发现脂肪成分则与小肾癌容易鉴别。

二、肾盂癌

肾盂癌(renl pelvic carcinoma)的发病率远低于肾癌和膀胱癌,约占肾脏恶性肿瘤的 8%,好发年龄在 40 岁以上,男女之比大约为 3∶1。单发或多发,双侧同时发病占 2%～4%。肾盂癌中最常见的是移行细胞癌,占 90%,其次是鳞癌,腺癌甚少见。肿瘤呈乳头状、菜花状或广基底浸润生长。

(一)诊断要点

1.血尿　是肾盂癌的主要临床症状,表现为间歇性无痛性肉眼血尿。

2.腰痛　大约 25% 的患者有腰痛。

3.体积大的肿瘤,或有肾积水时,还可触及肿块。

4.排泄性尿路造影　可发现肾盂积水、充盈缺损及肾功能异常。

5.尿液细胞学检查　低分化癌阳性率可达 60%,分化良好的肿瘤假阴性率较高。细胞学检查对诊断不明的输尿管梗阻有重要意义。

6.CT 表现　主要表现为肾盂肾盏内肿块,密度一般高于尿液,低于正常肾实质,较大的肿瘤内可见低密度坏死区或高密度钙化灶;增强扫描呈轻度至中度强化。

(二)MRI 表现

1.平扫　病灶呈圆形、分叶状或不规则形,T_1WI 呈稍低信号,T_2WI 呈较高信号(图 10－11A、B)。病灶较小时呈肾窦内的小圆形或分叶状肿块,较大的病灶多呈不规则形,可引起肾盂肾盏变形和肾积水,并可累及肾实质。

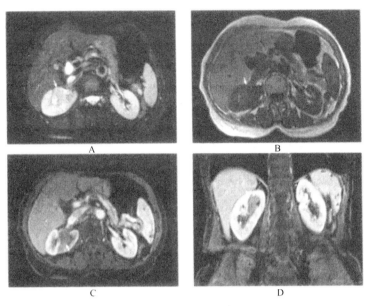

图 10—11 肾盂癌

A~D. 分别为轴位脂肪抑制 T_2WI、轴位 T_1WI、轴位脂肪抑制增强 T_1WI 和冠状位脂肪抑制增强 T_1WI。右肾盂团块状异常信号(↑) T_2WI 呈稍低信号, T_2WI 呈较高信号,增强扫描病灶轻度强化,强化信号低于正常肾实质

2.增强扫描 肾盂癌为少血供肿瘤,所以一般呈轻度至中度强化,与正常强化的肾实质对比鲜明,肿块显示更清楚(图 10—11C、D)。较大的肿瘤呈不均匀强化,排泄期小肿块表现为肾盂肾盏内充盈缺损,延时扫描有时更能明确肿块的形态和范围。

3.周围肾窦内脂肪受压、模糊,甚至消失,进一步发展则侵犯肾实质,表现为肾实质内不规则肿块,边界不清。

4.肾门及腹膜后淋巴结可肿大。

5.MRU 显示为肾盂内的局部充盈缺损。

6.鉴别诊断 侵犯肾实质的肾盂癌应注意与侵犯肾盂的肾细胞癌鉴别。肾细胞癌常引起肾轮廓异常,局部膨隆,肿瘤呈偏心性生长。另外,肾细胞癌血供丰富,增强扫描强化明显。而肾盂癌肾轮廓多保持正常,肿瘤向心性生长,强化不如肾癌明显,较少引起肾静脉或下腔静脉癌栓。

三、肾母细胞瘤

肾母细胞瘤(nephroblastoma)又称肾胚胎瘤或 Wilms 瘤,系恶性胚胎性混合瘤,是小儿腹部最常见的恶性肿瘤之一,在儿童所有恶性肿瘤中排第 5 位,在腹部肿瘤中排第 2 位,在小儿肾脏肿瘤中占 95%。5 岁以下儿童多见,发病高峰年龄为 1~3 岁,而新生儿较为罕见。

(一)诊断要点

1.临床症状 一般不典型,早期可无症状,中晚期可有低热、贫血、体重减轻等症状。

2.血尿 常为无痛性血尿,大量血尿只在肾盂肾盏受累时才出现。

3.季肋部无痛性包块,肿块巨大可越过中线,并产生相应的压迫症状。

4.肾母细胞瘤可伴有一些先天性畸形,如先天性虹膜缺如、Beckwith—wiedemann 综合征(表现为各器官过度生长和易患胚胎性肿瘤的一种综合征)。

5.超声检查　为首选检查方法。肿物多呈中等或稍高回声,坏死、囊变呈低回声,钙化为强回声。

6.排泄性尿路造影　根据肾盂肾盏位置、形态等征象确定其肾内肿块。主要表现为肾轮廓失去正常形态,肾盏伸长、变形、分离和旋转形成"爪形征",残余肾受压移位,部分肾盂肾盏受压呈轻、中度扩张积水。

7.CT表现　平扫为实性或囊实性肿块,边缘常光整清楚,与正常肾实质相比,肿瘤呈等密度或低密度。瘤体内可发生出血、坏死、囊变,少数可有细小斑点状钙化或弧形钙化。增强扫描肿瘤呈轻度强化,明显强化的正常残余肾呈新月状,形成所谓的"边缘征",为本病典型CT表现。

8.组织活检　为主要诊断手段。采用穿刺活检或开放活检有利于细胞学诊断和分子生物学检测。

(二)MRI表现

1.肾母细胞瘤多起自肾皮质,肿瘤较小时,可局限于肾实质内或轻度突向肾表面,呈球形或椭圆形;肿瘤较大时可向肾外突出,形态可不规则或呈分叶状。

2.肿瘤多位于肾上极,大部分具有完整的包膜,边缘较光滑。肿块巨大可超越中线或达盆腔,肿块包膜不光整或肾周脂肪层模糊、狭窄常提示肿瘤外侵。

3.肿瘤在 T_1WI 上呈等或低信号,在 T_2WI 上呈稍高或高信号,常伴坏死、囊变及出血信号(图 10-12A~C)。增强扫描肿瘤实质部分呈明显强化(图 10-12D)。偶尔可表现为巨大囊变型肿块,以厚壁伴有结节及分隔为特征。

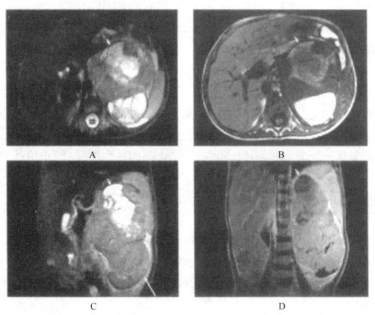

图 10-12　肾母细胞瘤

A~D,分别为轴位 T_2WI,轴位 T_2WI,冠状位 T_2WI 和冠状位增强 T_1WI,左肾上极团块状占位(↑),边界较清晰,病灶大部分向上突出肾脏外,病灶信号混杂,其实质部分 T_1WI 呈中等信号,T_2WI 呈稍高信号,增强 T_1WI 呈明显不均匀强化,病灶内可见明显囊变及出血。冠状位示病灶下方的正常残存肾实质(长↑)

4.可侵入肾静脉和下腔静脉形成瘤栓,肾门区、下腔静脉和腹主动脉旁的局部淋巴结转移常见,瘤体破裂扩散可发生腹膜后及腹腔种植。

5.鉴别诊断

(1)神经母细胞瘤:常位于肾上腺,对肾脏以压迫推移为主,肿块外形不规则,钙化多见(70%～80%),呈浸润性生长,可越过中线,大血管被肿瘤浸润包埋有助于神经母细胞瘤的诊断。

(2)肾细胞癌:儿童少见,多发生于成年人,肿块一般较小,常有血尿。

四、肾脏淋巴瘤

肾脏淋巴瘤(renal lymphoma)分原发性和继发性,二者均属于结外淋巴瘤,以继发性为主,原发性罕见。肾脏淋巴瘤绝大部分为非霍奇金淋巴瘤(NHL),以 B 细胞型为主。NHL各年龄段均可发病,以青少年及中老年人多见,儿童 NHL 更易侵犯淋巴结外组织。肾脏原发性淋巴瘤占结外原发淋巴瘤的 0.7%。肾脏继发性淋巴瘤多由腹膜后淋巴瘤浸润所致。

(一)诊断要点

1.症状和体征

(1)腰部疼痛,可伴有腹部包块、血尿等。

(2)常伴全身症状,如发热、消瘦、盗汗,最后出现恶病质。

(3)原发性淋巴瘤血常规及骨髓穿刺活检无明显异常,无其他部位淋巴结肿大。

(4)继发性淋巴瘤可触及全身多发浅表淋巴结肿大。

2.超声检查 双肾多发低回声肿块或结节,回声均匀,边界清晰。或腹膜后低回声肿块侵犯到肾脏。彩色多普勒病变内血流信号不明显。

3.CT 表现 双肾单发或多发异常密度区,平扫为低密度,密度均匀,边缘清楚,增强扫描轻度强化,与肾实质相比为明显低密度。

(二)MRI 表现

1.肾脏淋巴瘤影像表现形式多样,可表现为多发病灶、单发病灶、腹膜后淋巴肿直接蔓延、肾周淋巴瘤、肾脏弥漫性浸润和肾窦累及。

2.多发结节灶,可弥漫分布,局部融合成片。

3.肾脏大小正常或体积明显增大,引起肾弥漫性浸润致皮髓分界模糊、消失,局部肾脏轮廓不规则。

4.肾脏淋巴瘤的坏死相对少见,病灶信号比较均匀,平扫 T_1WI 呈低信号,T_2WI 呈等或稍低信号(图 10-13A、B),DWI 呈高信号(图 10-13C)。由于淋巴瘤血供不丰富,增强扫描轻度强化,在皮髓期、实质期和排泌期的强化程度均低于正常肾实质(图 10-13D、E)。

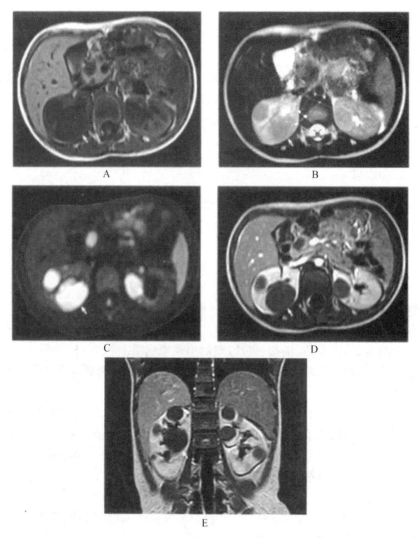

图 10—13 肾脏淋巴瘤

A～E. 分别为轴位 T_1WI、轴位 T_2WI、轴位 DWI、增强轴位和冠状位 T_1WI。双肾皮髓质交界处多发类圆形稍长 T_1、稍短 T_2 信号，DWI 呈高信号，增强扫描病灶强化不明显，境界清晰(↑)

5. 由于淋巴瘤比较柔软，肾血管的包绕和推移虽然常见，但肾血管的狭窄、闭塞和瘤栓相对少见。

6. 鉴别诊断

(1)肾细胞癌：单个病灶的肾淋巴瘤需与肾癌相鉴别，大部分肾癌为富血供肿瘤，其强化呈早期明显不均匀强化，而淋巴瘤呈轻度强化，少数乏血供肾癌则鉴别较困难，部分肾癌可见出血及坏死、肾静脉内见癌栓形成，而淋巴瘤则很少坏死，静脉瘤栓罕见，对血管以包绕为主。

(2)肾转移瘤：两者影像表现极为相似，转移瘤多有原发肿瘤病史，较大肾转移瘤坏死较常见。

五、肾转移瘤

肾转移瘤(metastalic tumor of kidney)是常见的肾继发性肿瘤。肾是继肺、肝、骨及肾上腺后常见的转移部位,尸检发现 7％～20％ 死于恶性肿瘤(特别是上皮来源恶性肿瘤)的患者有肾转移。肾转移瘤主要来源途径为血行转移,10％ 为淋巴转移及直接浸润。常见的原发肿瘤有肺癌、乳腺癌、胃癌、胰腺癌、结肠肿瘤、黑色素瘤及对侧肾癌等,其中以肺癌多见。

(一)诊断要点

1.绝大多数肾转移瘤患者无特征性临床表现。

2.有时有腰痛,部分出现镜下血尿、蛋白尿,肾衰竭者罕见。

3.晚期出现恶病质。

4.超声检查　主要为均匀的低回声结节,双肾多发,部分可为高回声结节,

5.CT 表现　肾脏单发或多发小结节灶,可表现为低密度、等密度或高密度,部分瘤灶内可见出血,较大病变中央可见坏死。

(二)MRI 表现

1.通常为多发,偶尔为单发,病变一般体积较小,不引起肾脏轮廓改变。

2.平扫一般呈 T_1WI 较低、T_2WI 中等或较高信号。增强扫描病变轻度至中等强化,大部分边缘尚清楚。少数转移瘤如淋巴瘤、白血病、未分化腺癌等可导致弥漫性浸润转移,引起肾外形增大以及皮髓交界区模糊、消失。

六、输尿管癌

输尿管癌(uleler carcinoma)有原发性和继发性之分原发性输尿管癌在泌尿系统肿瘤中相对少见,约占 1％。多见于 50～70 岁,男女发病之比约为 4∶1～2∶1。90％ 为移行细胞癌,少数为鳞状细胞癌,腺癌罕见。继发性输尿管癌以血行转移为主,输尿管周围肿瘤亦可向输尿管直接浸润。

(一)诊断要点

1.临床表现缺乏特征性,多数以肉眼血尿为首发症状而就诊,为无痛性、间歇性全程肉眼血尿。

2.腰痛和肾积水往往早于血尿出现,但易被临床忽略。肿瘤首先引起梗阻近侧端压力增高,继而发生肾盂和输尿管扩张积水,局部或腰部胀痛不适。

3.超声检查　可作为首选影像学检查,能较早发现肾积水、输尿管腔内占位病变,但特异性不高。

4.排泄性尿路造影　部分患者输尿管狭窄、不规则、充盈缺损,合并输尿管上段扩张。

5.CT 表现　病变区输尿管明显增粗,呈软组织样密度,增强扫描呈中度强化。

(二)MRI 表现

1.直接征象

(1)平扫表现为病变区输尿管明显增粗,形态尚规则,在腔内尿液的衬托下,可显示管壁不规则增厚及管腔狭窄(图 10－14A、B)。

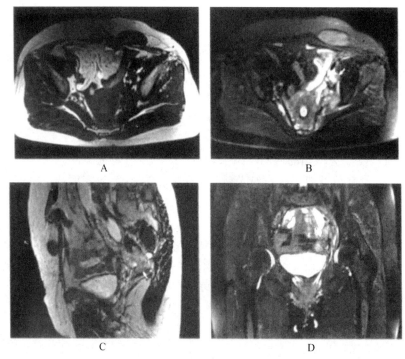

图 10-14　输尿管转移癌(直肠癌术后)

A~D. 分别为 MR 轴位 T_1WI、轴位脂肪抑制 T_2WI、矢状位 T_2WI 和冠状位脂肪抑制 T_2WI,左侧输尿管下段局部明显变窄,梗阻处见结节状软组织信号(↑),梗阻以上输尿管扩张。病灶附近见多个肿大淋巴结(长↑)

(2)病变直径较大者,形态不规则,边缘不光滑,因管腔极度狭窄不能显示,仅表现为局部的软组织肿块,有时中心可见坏死、囊变区,与周围组织分界不清,邻近脂肪间隙模糊。

(3)肿块长轴与输尿管走行一致。

(4)增强扫描病变呈轻度到中度不均匀强化。

2. 间接征象

(1)肾积水:梗阻部位以上输尿管、肾盂及肾盏扩大,肾皮质萎缩变薄(图 10-14C、D)。

(2)肾周尿瘤:肾集合系统或输尿管破裂所致。

(3)淋巴结转移:表现为沿腹主动脉周围、盆壁多发软组织结节。增强扫描呈轻度至中度强化。

(4)伴发肿瘤情况:可向下蔓延合并膀胱癌。

3. MRU 可直观地显示输尿管梗阻的部位及伴发的输尿管、肾盂扩张积水等。

4. 鉴别诊断

(1)输尿管炎性狭窄:输尿管移行性变窄,边缘光滑,或呈鸟喙样变细,移行段较长,管壁增厚不明显,无明显软组织肿块。

(2)副肾血管压迫肾盂、输尿管,多为左侧副肾静脉压迫肾盂输尿管,导致上尿路梗阻,局部管壁不增厚。

七、膀胱癌

膀胱癌(urinary bladdercarcinoma)是泌尿系统常见的肿瘤,但恶性程度不高。多见于 40

岁以上,50～70 岁发病率最高,男女发病之比为 4：1～3：1。肿瘤主要发生于移行上皮,鳞癌及腺癌少见。生长方式:一种是向腔内呈乳头状生长,另一种是向上皮内浸润性生长。转移方式:淋巴转移最常见,首先累及闭孔淋巴结;其次是直接扩散;肿瘤晚期会发生肝、肺及骨骼等的血行转移。

(一)诊断要点

1.症状和体征

(1)血尿:是大多数患者的首发症状,多为间歇性无痛性肉眼血尿,血尿量可较大,少数为镜下血尿。

(2)贫血:与肿瘤的严重性成正比,但极少数情况下一个小的乳头状癌也可导致严重贫血。

(3)尿路刺激征:尿频和尿急是由于肿瘤占据膀胱腔使其容积减小,以及膀胱三角区受刺激所致。

(4)梗阻症状:膀胱颈或带蒂的肿瘤可出现排尿困难或尿潴留。

2.排泄性或逆行性尿路造影 表现为膀胱腔内不规则的充盈缺损,但无法显示壁内浸润和腔外生长情况。

3.膀胱镜检查 直观显示腔内肿瘤情况,并可同时行活检作定性诊断。

4.CT 表现 平扫可见膀胱壁局部增厚,呈结节状突入膀胱内,呈软组织密度,肿瘤内有坏死和钙化者可显示密度不均匀。

(二)MRI 表现

1.膀胱腔内肿块

(1)乳头状癌向腔内生长,在尿液衬托下呈结节状或较大的软组织肿块(图 10－15)。

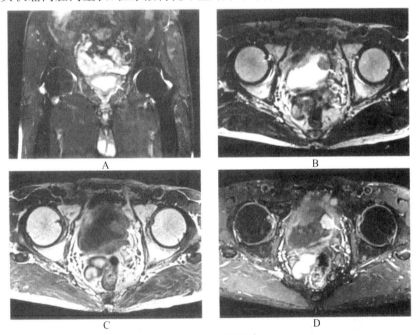

图 10－15 膀胱癌

A～D.分别为冠状位脂肪抑制 T_2WI、轴位 T_2WI、轴位 T_1WI 和增强脂肪抑制 T_1WI,膀胱左侧壁增厚呈乳头状突起(↑),T_1WI 呈中等信号,T_2WI 呈稍高信号,较明显强化,信号较均匀

（2）病灶信号在 T_1WI 呈中等信号，T_2WI 呈稍高信号，信号多较均匀。

（3）轮廓大多较规则，边缘清楚。

2.膀胱壁局限性增厚　是肿瘤浸润性生长所致。

3.增强扫描　肿瘤多呈均匀性明显强化。

4.转移征象

（1）首先表现为膀胱周围脂肪模糊不清，出现软组织信号。

（2）进一步发展则累及前列腺和精囊，使膀胱三角区变小、闭塞。

（3）中晚期病例，盆腔淋巴结转移较多见。

5.MR 应用于膀胱癌诊断的主要目的在于帮助肿瘤分期它不仅能观察肿瘤累及膀胱本身的范围和程度，还能显示病变对邻近脏器的侵犯以及是否存在淋巴结和远处转移。

6.鉴别诊断

（1）膀胱内血块：膀胱内血块 T_1WI 可呈较高信号，增强扫描不强化，常随着体位改变而发生位置改变。

（2）前列腺癌：晚期前列腺癌可侵犯膀胱，形似膀胱占位，但前者病灶主体位于前列腺，后者位于膀胱内。

八、膀胱、尿道横纹肌肉瘤

横纹肌肉瘤（rhabdomyosarcoma）为小儿下尿路发病率最高的恶性肿瘤。起源于膀胱三角区，向下蔓延侵犯尿道。占小儿全部横纹肌肉瘤的 10%～24%。多见于男孩，男女之比为4∶1。病理形态学分为：胚胎型、腺泡型、多形型或成人型及混合型，以胚胎型最常见。

（一）诊断要点

1.常有排尿困难，尿线中断，易发生尿潴溜。女孩有时可见颗粒状肿块经尿道口突出。

2.易发生尿路感染，引起尿频、尿急，偶有血尿。

3.直肠指检可触及肿块。

4.排泄性尿路造影

1）膀胱底部见充盈缺损，呈分叶状或葡萄状。

2）膀胱壁不光整。

3）输尿管及肾盂扩张、积水。

（二）MRI 表现

1.膀胱内乳头状肿块，可呈分叶状（图 10－16）。

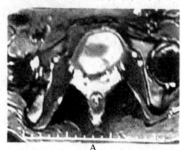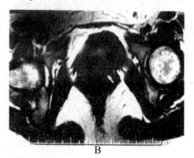

图 10－16　膀胱横纹肌肉瘤

A、B. 分别为轴位 T_2WI、轴位 T_1WI，膀胱后壁结节状中等 T_1、中等 T_2 软组织样信号，信号欠均匀（↑）

2.膀胱壁弥漫性或局灶性增厚。

3.肿块在 T_1WI 呈中等或稍低信号，T_2WI 呈中等或稍高信号，增强扫描有强化。

2.晚期肿瘤易侵犯邻近器官或组织。

（刘波）

第四节　泌尿系统畸形

一、额外肾

额外肾又称附加肾（supernumerary kidney），是一种少见的先天性畸形，指两个正常肾脏以外的第三个有功能的肾它有独立的收集系统、血供和肾被膜，与同侧正常肾完全分开，或由疏松的结缔组织与之连接，较同侧正常肾大，且常位于同侧较高位置。额外肾的发生为在胚胎发育过程中，一侧中肾管发出两个输尿管芽或分叉的输尿管芽。额外肾的输尿管可与同侧正常肾的输尿管相连而呈分叉状，也可与同侧正常肾的输尿管完全分开直接进入膀胱。额外肾可无任何临床症状，约 2/3 可合并肾积水、肾盂肾炎、囊肿、结石等，并产生相应的临床症状。此外，额外肾还可伴随马蹄肾、阴道闭锁等泌尿生殖器畸形。由于存在潜在的病理学改变，大多数额外肾需手术切除。

（一）诊断要点

1.可无临床症状。

2.如有尿路梗阻或感染时，可有腹痛、发热。

3.如额外肾尿路开口异位，可有尿失禁。

4.可扪及腹部肿块。

（二）MRI 表现

1.MR 平扫　在正常肾脏的上方或下方可见额外肾脏，外形各异，可呈正常肾形、球形、不规则形等。体积一般大于正常肾脏，少数病例与正常肾脏大小近似。

2.MRU　可显示额外肾的肾盂、肾盏及输尿管影，额外肾并发积水时，皮质变薄。

3.鉴别诊断　额外肾需与肾盂输尿管重复畸形鉴别，前者与正常肾脏完全分开，无实质连接；而后者位于一共同肾包膜内。

二、马蹄肾

马蹄肾（horse－shoe kidney）又称蹄铁肾，系先天性发育异常。属于融合肾中最常见的一种，每 400 人中有 1 人患病，多见于男性。病理改变为两肾下极由横越中线的实质性或纤维性峡部连接，峡部多位于第 3～4 腰椎水平。

（一）诊断要点

1.可无临床症状，仅偶然发现。

2.1/3 的患者并发其他系统畸形。

3.部分患者由于引流不畅，可并发肾积水、感染和结石。

4.腹部可扪及肿块。

5.超声检查　两肾上极远离脊柱，下极移向脊柱。纵切面上可显示峡部。

（二）MRI 表现

1.双肾位置低于正常，双肾中下极靠拢、以实质或纤维相连（图 10－17）。

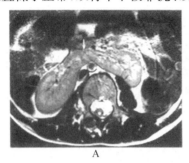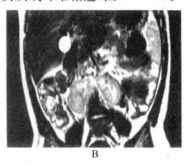

A　　　　　　　　　　B

图 10－17　马蹄肾

A、B. 分别为轴位和冠状位 T₂WI，双肾中下极靠拢、以实质相连，呈马蹄状（↑）

2.双肾旋转不全。肾盂向前，肾盏指向后方，输尿管上部靠外侧。

3.常并发肾积水、结石。

三、肾盂输尿管重复畸形

肾盂输尿管重复畸形（duplication of kidney）为胚胎期输尿管芽过度分支异常，尸检中每125 人中有 1 例。本病以女性多见，10％～42％的病例并发其他泌尿系畸形，有家族发病倾向6 病理上患肾与正常肾融合为一体，有共同的包膜，表面有浅沟，肾盂、上段输尿管及供血血管相互分开。上半肾占全肾的 15％～20％。双输尿管分为四型：①分支状肾盂单输尿管。②部分型双输尿管畸形，上部为两根、中部合成一根呈"Y"形输尿管。③不完全型输尿管畸形，两根输尿管在接近膀胱处或进入膀胱壁合成一根呈"V"形输尿管。④完全型双输尿管，通常上部肾盂输尿管开口于下部输尿管的内下方，可为盲端，形成巨大输尿管。开口于膀胱内则形成输尿管囊肿，往往伴有膀胱输尿管反流，亦可异位开口于阴道等处。

（一）诊断要点

1.多无临床症状，为偶然发现。

2.尿路感染　表现为尿频、尿急、尿痛、尿液白细胞数增高。

3.尿路梗阻和尿失禁　异位开口于外括约肌以上者，易并发尿路梗阻，但无尿失禁；开口于外括约肌以下者则有尿失禁症状。

4.超声检查　往往发现积水扩张的上半肾及输尿管，膀胱内输尿管囊肿呈"囊中囊"征象。

5.排泄性尿路造影　上肾盂的肾盏数目少，肾盂扩张积水，有时上半肾显影迟或不显影，下半肾呈倒垂的"百合花"样改变。输尿管扩张，有时见到双输尿管影。

6.逆行性尿路造影　可有膀胱输尿管反流，膀胱内有低密度囊肿影，与真性输尿管囊肿不同，后者因囊肿充盈对比剂和轻度扩张的输尿管相连构成"海蛇头"样改变。

（二）MRI 表现

1.单侧重复肾表现为患肾肾轴较对侧长，表面可见浅沟（图 10－18A）。

2.上半肾常显示积水，皮质变薄，少数上半肾实质萎缩、体积较小，下半肾肾大盏数目变少，肾轴外移，下半肾常有向外、向下移位，有时上下肾均可积水扩张，冠状面图像往往见到发育不良的上半肾和引流的输尿管（图 10－18B）。

3.MRU可见双肾盂、双输尿管影,引流的输尿管扩张、迂曲(图10－18C、D)。

4.膀胱底部可见圆形、薄壁、充满尿液囊肿影(图10－18E)。

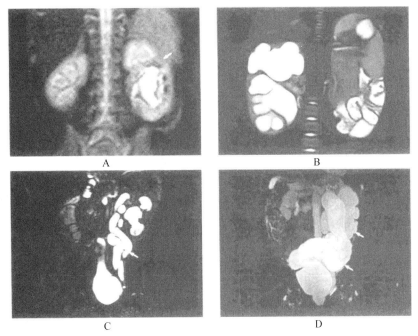

图10－18　肾盂输尿管重复畸形(A－E分别为不同患者)

A.为MR冠状位 T_2WI,左肾体积增大,肾轴延长,肾上极见浅沟(↑);

B.为冠状位 T_2WI,上半肾扩张,皮质变薄,下半肾肾大盏数目减少,下半肾向外、向下移位;

C.为MRU,左侧双输尿管扩张迂曲(↑),上肾发育不良,显示不清,下肾外移;

D.为MRU,左侧双输尿管明显迂曲、扩张(↑),下肾积水(长↑);

E.为冠状位 T_2WI,膀胱底部可见圆形、薄壁、充满尿液囊肿影(↑),引流输尿管扩张

四、髓质海绵肾

髓质海绵肾(medicullary sponge kidney,MSK)又称 Cacchi－Ricci disease,是一种先天发育性肾髓质囊性病变。发病率约 1：5000～1：2000 活婴,往往在年长或成年期发病。70%为双侧肾脏发病,病变局限于髓质范围内,常累及双肾的多数锥体和乳头,形成许多数毫米的囊腔使髓质如海绵状,故名海绵肾。病理特点为集合管远端扩张,形成圆形或不规则形囊腔,囊内壁衬以立方或扁平上皮,囊内含脱落的上皮成分及钙化形成的小结石。

(一)诊断要点

1.多数患者无症状,实验室检查正常。

2.若并发感染、结石可出现血尿、绞痛、尿路刺激症状。

3.X线表现　肾影正常或稍增大,两侧或单侧肾实质内多发圆形、类圆形或不规则形结石,直径 2～5mm,呈族状或扇形分布。

4.CT表现　一个或多个肾锥体内散在或密集的多发结石,呈花瓣样或扇形分布。

5.排泄性尿路造影　肾脏大小正常或轻度增大,对比剂在肾乳头或扩张的集合管呈放射条纹状、花束状分布,肾功能一般正常。

（二）MRI 表现

1.MR 平扫　肾锥体区放射状、条纹状分布大小不等的囊状异常信号呈低信号,T_2WI 呈高信号,边界清楚(图 10－19),MR 对小结石的显示不如 CT,在 T_1WI、T_2WI 均呈低信号。

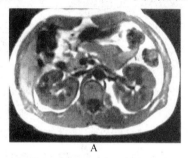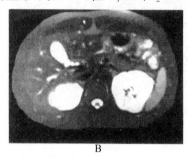

图 10－19　髓质海绵肾

A. T_1WI 轴位示双肾内多发大小不等长 T_2 信号,边界尚清晰;

B. T_2WI 轴位示双肾内多发圆形长 T_2 信号,边界清晰;部分病灶已达肾包膜下

2.鉴别诊断

（1）肾钙盐沉着症:多见于肾小管酸中毒、甲状旁腺功能亢进等,病变广泛,为肾集合管内及其周围弥漫性钙盐沉积。

（2）肾结核:病变累及范围广,多伴有输尿管、膀胱的结核病变,常见钙化为弧线状、斑点状,坏死空洞及钙化不仅仅局限于肾乳头,IVU 检查显示肾盏虫噬样改变。实验室检查也有助于鉴别。

（3）肾结石:肾小盏内散发性小结石,可并发肾盂、肾盏轻度积水,位置可变动。

五、婴儿型多囊肾

婴儿型多囊肾(infantile polycystic kidney disease)为 Potter I 型肾脏囊性病变,属常染色体隐性遗传病。以肾脏的多囊性改变为主要表现,常伴有肝脏纤维化。新生儿以肾脏受累为著,而肝脏病变轻,儿童期以肝脏纤维化为主,肾脏病变轻微。

（一）诊断要点

1.出生时或出生不久即发现腹部膨隆,两侧肋腹部可扪及肿块。

2.常有肾功能不良,可有明显氮质血症。

3.肝脏纤维化时,可出现门脉高压,也可因两侧肺发育不全而出现不同程度的呼吸窘迫。

4.排泄性尿路造影　①两侧肾脏增大。②肾实质显影时间延长。③肾小管扩张呈放射状排列向肾周围辐射,分布广泛。④肾盂、肾盏显影明显延迟,输尿管显示不清。

5.超声检查　肾脏增大,回声显著增强,皮髓质分辨不清,肾盏受压分离。

（二）MRI 表现

1.双肾体积增大,肾皮质变薄,皮髓质分界不清。

2.囊状结构呈不均匀长 T_1、长 T_2 信号,呈放射状排列,肾锥体显示不清晰(图 10－20)。

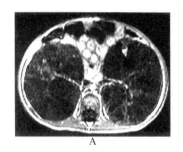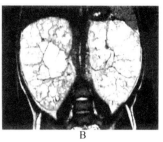

图 10—20 婴儿型多囊肾

A、B. 分别为轴位 T_1WI、冠状位 T_2WI，双肾体积明显增大，肾实质内大小不等的囊状 T_1WI 低信号、T_2WI 高信号，正常肾皮、髓质分界不清，肾锥体显示不清晰

3. 肾盏受压变窄，肾盂无扩张。

4. 肾小管扩张伴肝脏纤维化型的影像表现为肝脏明显增大，肝脏各叶比例失调，肝脏实质内见散乱分布的管状、分支状和小囊状阴影，以肝脏周边部位比较显著，门静脉扩张，门静脉周围见较厚的软组织信号，脾脏增大。

5. 鉴别诊断 中间型常染色体隐性遗传性多囊肾，该型患者年龄在 6 个月至 3 岁间，肾脏增大不如婴儿型明显。肾脏皮质与髓质界限较婴儿型略清晰。

六、成人型多囊肾

成人型多囊肾（adult polycystic kidney disease）属常染色体显性遗传性肾发育异常。发生率为 1∶1000～1∶500，绝大多数累及双肾，常伴肾外囊肿，如肝囊肿等。囊肿起源于肾小管，囊内充满液体，一般较清晰，合并感染或出血时则变为脓性或血性。囊壁为上皮细胞，具有增殖性，囊肿间存在正常的肾结构。随着病变发展，最终可导致终末期肾衰竭。

（一）诊断要点

1. 症状和体征

（1）腰背痛、腹痛：为最常见症状，呈持续性或间歇性。

（2）血尿或蛋白尿：为较早期表现之一。

（3）高血压：发生率为 55% 左右。

（4）上尿路感染症状：表现为发热、寒战、腰痛和尿路刺激症状。

（5）肾衰竭：见于 50% 的患者，表现为头痛、恶心、呕吐、疲乏无力、体重下降等。

（6）肾外表现：肝脏囊肿最为常见，占总数的 50%，胰腺和脾脏囊肿分别占 10% 和 5%。

2. 超声检查 可见肾内多发、大小不等的圆形或卵圆形无回声区。

3. 排泄性尿路造影 双肾增大，轮廓不整，肾实质影内显示多个大小不等的圆形透亮区且边缘锐利，肾轮廓呈不同程度的分叶状肾盂、肾盏受压、变形，似"蜘蛛足"样。

4. CT 表现 双侧肾实质内多发圆形或类圆形的水样低密度区，广泛分布，边缘清晰或欠清晰，增强扫描病灶不强化，边界更显清晰，感染时囊壁可增厚、强化。

（二）MRI 表现

1. 双肾轮廓增大变形，伴多发大小不等的肾囊肿。

2. 在病程早期，囊肿较小、较少，肾脏总体上仍保持肾形。随着囊肿的增多、增大，肾轮廓相应不规则增大。

3.囊肿一般呈 T_1WI 低信号、T_2WI 高信号,但小部分出血性或感染性囊肿,则在 T_1WI 及 T_2WI 上可有不同的信号强度,主要取决于出血的时间及囊液成分(图10—21)。

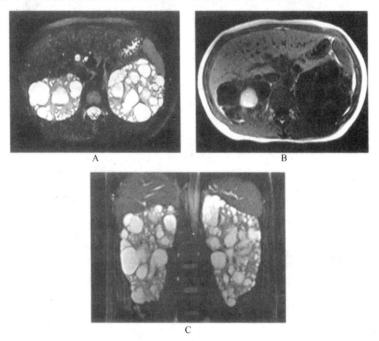

图10—21 成人型多囊肾

A～C. 分别为轴位抑脂 T_2WI、轴位 T_1WI、冠状位抑脂 T_2WI,双肾内布满大小不等的类圆形囊样异常信号,绝大多数 T_1WI 呈低信号,T_2WI 呈高信号,边缘清晰,右肾中部一囊肿 T_1WI 呈高信号,为出血性囊肿

4.鉴别诊断　成人型多囊肾属常染色体显性遗传性疾病,主要表现为双肾增大,皮髓质内布满大小不等的囊性病灶,常同时合并肝脏、胰腺、脾脏等脏器的先天性囊肿主要与肾脏多发单纯性肾囊肿鉴别,后者肾内囊肿数目相对较少,且多局限于肾内,少有全身性发病者。

七、单纯性肾囊肿

单纯性肾囊肿(renal simple cyst)是最常见的肾脏囊性病变。儿童不及成人常见,随着年龄增长,其发病率呈增高趋势,囊肿可单发或多发,累及一侧或两侧肾。发病机制可能为继发性肾小管阻塞、扩张,也可为退行性变。囊肿多位于肾皮质内,囊壁薄而透明,由单层扁平上皮细胞构成,囊液外观似尿液,偶为血性,伴感染后,囊壁可增厚、纤维化或钙化。

(一)诊断要点

1.多数患者无明显自觉症状,常在影像学检查时偶然发现,仅极少数有血压升高或血尿。

2.超声检查　呈圆形或类圆形低回声区,边缘清晰、光滑,囊壁呈强回声反射的弧形影。

3.排泄性尿路造影　当单纯性肾囊肿较小时往往难以发现,囊肿较大时,可见肾盂、肾盏受压、变形,其边缘光滑、锐利,受压肾盏远侧可出现积水扩张征象。

4.CT检查　平扫病灶呈圆形或类圆形的均匀水样密度;有出血、感染或蛋白样物质含量高时为高密度;囊内容物和囊壁有时可见钙化。

(二)MRI表现

1.病灶单发或多发,一侧或两侧肾受累,囊肿大小不一,较大囊肿可使肾盂、肾盏受压变形,肾包膜下较大的囊肿会突向肾轮廓之外。

2. MR表现典型,T_1WI呈低信号,T_2WI呈高信号,壁较薄,边缘清晰、锐利(图10-22)。

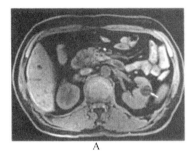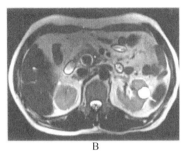

A   B

图10-22 单纯性肾囊肿

A、B. 分别为轴位T_1WI、轴位T_2WI,左肾一类圆形长T_1、长T_2信号,边界清晰(↑)

3. 当囊肿出血时,信号不均匀,T_1WI常为高信号,增强扫描不强化,但伴感染时囊壁增厚、边缘模糊,并可强化,周围可见长T_1、长T_2水肿信号。

4. 有时在肾周围或肾盂脂肪组织周围,囊肿边缘部可见化学位移伪影,不要误认为是囊肿壁增厚。

5. 鉴别诊断

(1)肾盂积水:肾盂旁囊肿应注意和肾盂积水鉴别。肾盂积水时,肾盏扩张、杯口消失,增强扫描肾盂期可见肾盂内有高密度对比剂,而肾盂旁囊肿无此表现,并可见肾盂受压征象。

(2)肾脓肿:肾脓肿壁较厚,边缘模糊,脓肿壁可强化。

(3)囊性肾癌:单纯性肾囊肿合并出血、感染或钙化而转变为复杂型囊肿时,与囊性肾癌不易鉴别,有时需要穿刺活检才能证实。

八、输尿管囊肿

输尿管囊肿(ureterocele)又称输尿管膨出,为输尿管下段先天性囊状扩张并突入膀胱内而形成,其外被覆膀胱黏膜,内衬输尿管黏膜,中间为肌肉及胶原纤维囊肿开口位于膀胱内者为单纯性囊肿,开口位于膀胱颈部、尿道、子宫等处者为异位输尿管囊肿。其病因尚无定论,可能是由于输尿管与中肾管结合处的残余破裂延迟所致,或者是由于胎儿输尿管开口处持续存在生理性狭窄的结果。本病为较少见的先天异常,女性多发,常合并重复肾、重复输尿管畸形,以单侧为主。

(一)诊断要点

1. 症状和体征

(1)尿淋漓(多见于异位输尿管囊肿,女性多见)。

(2)下尿路梗阻:尿潴留、排尿困难、输尿管扩张。

(3)继发感染:发热、腰背酸痛、血尿和脓尿。

(4)梗阻明显时出现肾区叩击痛,一般为肾积水所致。

2. 临床分型

(1)单纯性输尿管囊肿(也称常位性、成人性输尿管囊肿):输尿管开口位置正常合并囊肿。

(2)异位输尿管囊肿(也称婴儿性输尿管囊肿):输尿管开口异常,多为单侧性,女性多见,左侧多见,多伴重复肾、重复输尿管畸形。

3.超声检查　膀胱三角区类圆形低回声区、薄壁,输尿管扩张,肾盂分离。

4.排泄性尿路造影

(1)充盈对比剂的囊肿在膀胱内呈现"光晕征"或"海蛇头征",排空膀胱内尿液后仍可见囊腔内对比剂残留。

(2)不能充盈对比剂的囊肿呈圆形、椭圆形负性阴影。

5.CT表现　平扫膀胱内见类圆形低密度影;增强扫描,充满对比剂的膀胱内见低密度充盈缺损,延迟扫描其内有对比剂进入,但较输尿管、膀胱显影晚。排尿后扫描,病变区仍见对比剂充填。变换体位扫描变化不明显。

(二)MRI表现

1.单纯性输尿管囊肿

(1)MR平扫:在 T_1WI 上,囊肿壁呈线状等信号,膀胱及囊内尿液均为低信号;在 T_2WI 上,囊肿和膀胱内尿液均为高信号,囊肿壁呈均匀低信号,囊肿内结石也呈低信号(图10-23)。

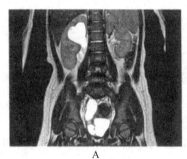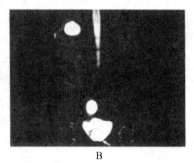

图10-23　输尿管囊肿

A、B.分别为冠状位 T_2WI、MRU,冠状位示右侧输尿管下段囊肿并突入膀胱内,合并右输尿管扩张、右肾盂积水;MRU示输尿管囊肿清晰可见(↑),呈"海蛇头征"

(2)MRU表现:类似增强CTU或静脉尿路造影,同样可显示囊肿的"海蛇头征",以及输尿管扩张积水。

2.异位输尿管囊肿

(1)通常伴重复肾畸形,积水扩张的上位肾挤压下位肾使下位肾向外下方移位。

(2)下位肾的长径较正常短,肾大盏数目减少,下位肾走行方向变为由外上往内下。

(3)MRU能清晰显示异位输尿管囊肿位置及重复肾、重复输尿管的形态走行。

3.鉴别诊断　输尿管囊肿须与直肠内气体、膀胱肿瘤及阴性结石相鉴别。

九、先天性巨输尿管症

先天性巨输尿管症(megaureter)又称为原发性巨输尿管、功能性巨输尿管,是一种少见的输尿管发育异常。男性较女性多见,左侧较右侧多见,双侧约占20%。其特点为输尿管末端功能性狭窄,缺乏正常动力。多数学者认为末端输尿管内仅存环肌而缺乏纵肌,使该段输尿管的蠕动功能减弱或消失,造成尿液排泄不畅,久而久之近段输尿管内压力增大,从而导致输尿管扩张及肾积水。

(一)诊断要点

1.临床表现　血尿、尿路感染、腹部肿块等症状。

2.排泄性尿路造影

(1)单侧或双侧输尿管扩张始于盆腔段,且呈渐进性上行发展,造成肾盂、肾盏扩张,扩张的输尿管发生迂曲改变。

(2)扩张输尿管末端近膀胱入口处为功能性梗阻段,长度为 3cm 以下,呈特征性鸟嘴样狭窄接入膀胱。除功能性梗阻段以外,其余部分输尿管的蠕动一般正常;扩张输尿管排空延迟。

(3)一般无膀胱输尿管反流。

(4)膀胱形态和功能正常,无神经源性膀胱改变。

3.超声检查 可直接观察输尿管和肾盂扩张情况。

4.CT 表现 可清晰显示肾脏形态、积水程度,输尿管扩张程度以及膀胱有无异常改变,MSCT 图像后处理可清晰显示尿路全貌。

(二)MRI 表现

1.扩张的输尿管末端近膀胱入口处狭窄,尤其是在矢状位像上可清晰显示输尿管末端从正常入口处进入膀胱。

2.输尿管远端有数毫米到数厘米的不扩张段,通常为轻到中度狭窄。

3.不扩张段近侧的输尿管扩张,向下逐渐变尖:轻症患者仅表现输尿管下半段扩张,而输尿管上半段及肾盂、肾盏扩张不明显,重症患者表现为输尿管及肾盂、肾盏均扩张积水(图 10-24)。

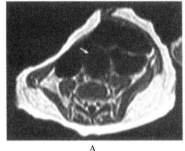 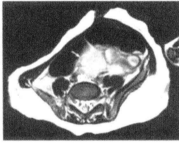 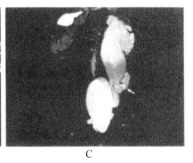

A   B   C

图 10-24 先天性巨输尿管症

A~C.分别为轴位 T_1WI、轴位 T_2WI、MRU,左侧及肾盂及输尿管全程迂曲、扩张(↑),膀胱入口处狭窄,未见明确充盈缺损,左肾积水

4.膀胱、尿道无器质性或功能性病变。

5.有些病例可并发膀胱输尿管反流。

6.巨输尿管症在 MRU 上能够立体直观显示输尿管全貌,显示输尿管扩张程度、走行方式。而超声不能观察输尿管远端的情况,于 IVU 上不显影的重度扩张输尿管在 MRU 上能准确完整地显示。因此,凡超声、IVU 怀疑输尿管扩张者,宜做 MRU 检查。

7.鉴别诊断

(1)输尿管下段结石:CT 可明确显示相对狭窄区有无结石。

(2)输尿管炎症:狭窄范围一般较长,管壁增厚,周围组织有炎性浸润。

(3)输尿管下段肿瘤:狭窄区输尿管不规整,管壁增厚,局部有软组织肿块。

十、膀胱憩室

膀胱憩室(bladder diverticulum)有先天性和后天性两种。主要是由于下尿路梗阻或排尿用力的情况下,引起膀胱内压力增高,膀胱壁肌束间或膀胱壁薄弱处向腔外膨出形成憩室,憩室壁含少量或不含逼尿肌,故收缩性较差。好发于膀胱后壁及两侧壁,病变一般位于输尿管开口旁,当憩室较大时,输尿管可伸入憩室内。5%的憩室可合并结石,偶见憩室内肿瘤。位于输尿管口头侧旁的膀胱憩室,称为 Hutch 憩室,多为双侧性,输尿管远端在接近憩室基底部进入膀胱,如果憩室较大,输尿管可直接开口于憩室内,并向其内排泄。

（一）诊断要点

1.症状和体征

（1）一般情况下无临床症状。

（2）排尿不尽、二次排尿或分段排尿是其特征性表现。

（3）合并感染时出现膀胱刺激症状。

2.超声检查　是最常用的诊断手段。膀胱轮廓外见液性暗区,壁薄、光滑,靠近膀胱。发现憩室口及排尿后囊腔缩小是超声特征性表现。

3.膀胱镜检查　是最直观的检查方法,可以明确憩室的数目、大小、形态,及有无伴发结石和肿瘤。但较小病变易漏诊,创伤较大。

4.CT 表现　平扫可见膀胱侧方囊性病灶,与膀胱相通,囊腔内可有结石,增强扫描示囊腔壁强化并与强化的膀胱壁相连,延迟扫描可见囊腔内有对比剂充填。

（二）MRI 表现

1.膀胱轮廓外单发或多发囊性病灶,囊内信号与尿液相同,囊腔与膀胱相通（图 10—25）。

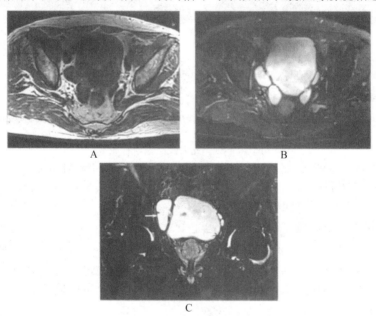

A

B

C

图 10—25　膀胱憩室

A～C.分别为轴位 T_1WI、轴位脂肪抑制 T_2WI、冠状位脂肪抑制 T_2WI,膀胱侧后方可见多个囊袋样病灶,与膀胱呈狭颈样相通,囊腔内信号与尿液信号一致(↑)

2.增强及延迟扫描,对比剂通过憩室口进入囊腔可确诊。

3.囊壁薄、光滑,与周围组织分界清楚,病灶较大时可推挤周围组织,囊壁强化与膀胱壁强化基本一致。

4.憩室内并发结石时则在 T_1WI、T_2WI 图像上为低信号。并发肿瘤在儿童少见,表现为憩室腔内见不规则软组织信号。

5.鉴别诊断

(1)膀胱耳:仅见于未充盈良好的膀胱内,膀胱两侧见对称性突出,膀胱充盈良好时膀胱耳消失。

(2)输尿管囊肿:与输尿管相连,增强扫描对比剂充填较膀胱晚。膀胱憩室基本与膀胱同步充填对比剂。

(3)重复膀胱:巨大膀胱憩室需与重复膀胱鉴别,完全性重复膀胱可见两个膀胱中间有一分割互不相通,左右两个输尿管分别开口于两个膀胱,如果同时有重复尿道,则每个膀胱经各自尿道排尿。常合并其他器官的发育异常,男性常合并双阴茎,女性则有双子宫、双阴道畸形。VCUG(排泄性膀胱尿道造影)检查时只要旋转至合适的体位都能看清憩室必然以狭窄的颈部与膀胱相连。

(刘波)

第五节　男性生殖系统病变

一、前列腺炎

前列腺炎(prostatis)是男性成人的常见病。前列腺炎分为细菌性急性、慢性前列腺炎,非细菌性前列腺炎和前列腺痛。细菌性前列腺炎常有菌尿,非细菌性前列腺炎及前列腺痛很少发生尿路感,但二者分泌物中均可见大量白细胞及巨噬细胞。急性前列腺炎病理上大致分为充血期、小泡期、实质期三个阶段,而慢性前列腺炎病理改变复杂多变。前列腺炎慢性者多,急性者少,慢性者也可呈急性发作,少部分前列腺炎可发展成前列腺脓肿。

(一)诊断要点

1.症状和体征

(1)急性前列腺炎

1)高热、寒战、后背及会阴痛,伴尿频、尿急、尿道灼痛及排尿困难,直肠刺激症状,夜尿增多及全身不适。

2)感染严重或脓肿形成时发生尿潴留。

3)直肠指检,前列腺肿大、压痛、局部温度增高。

4)急性前列腺炎可引起精囊炎、附睾炎、败血症,少数迁延成慢性前列腺炎。

(2)慢性前列腺炎

1)不同程度的排尿刺激症状,尿痛、尿频、尿急、夜尿多,疼痛常向阴茎头及会阴部放射。

2)部分患者尿后或尿末有白色分泌物自尿道口排出。

3)常有睾丸、精索、会阴、腰骶部疼痛,性功能障碍,神经衰弱等症状。

4)尿常规检查正常或有少量白细胞。

5)前列腺液有大量白细胞或脓细胞以及含脂肪的巨噬细胞,培养有大量的细菌生长。

2.TRUS(经直肠超声检查)　为首选的检查项目。前列腺病变弥漫,呈边界不清晰的低回声区,位于周围带,与前列腺癌鉴别困难。

3.CT 表现　前列腺体积增大,局灶性或弥漫性密度减低,边缘模糊。

(二)MRI 表现

1.急性前列腺炎或慢性前列腺炎急性发作时,T_2 表现为混杂信号,脓肿形成时表现为长 T_1、T_2 信号,增强扫描脓肿壁强化。

2.慢性前列腺炎 MR 主要表现为前列腺内信号混杂不均,T_2WI 可见外周带不均匀低信号(图 10—26A),部分病例伴更低信号的钙化。

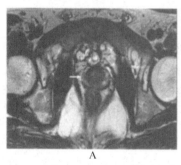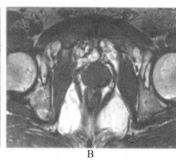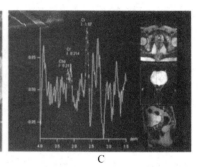

A   B   C

图 10—26 前列腺炎

A~C.分别为轴位 T_2WI、轴位 T_1WT 和 MRS,T_2WI 示外周带斑片状信号降低(↑),与中央腺体分界欠清晰,MRS 示 Cho 峰无明显升高,Cit 峰无显著降低

3.**鉴别诊断** 前列腺癌:前列腺癌和慢性前列腺炎均可表现为外周带 T_2WI 低信号,但前列腺癌低信号多呈结节状,慢性前列腺炎低信号表现为弥漫性、非结节样。MR 增强扫描前列腺炎多表现为动脉晚期强化,时间—信号强度曲线呈平台型;而前列腺癌表现多为动脉早期强化,时间—信号强度曲线呈廓清型 MRS 亦有助于两者之间的鉴别,前列腺癌 Cho 峰明显增高、Cit 峰降低,而前列腺炎波峰多无明显改变(图 10—26C)。

二、前列腺增生

前列腺增生(prostatic hyperplasia)是老年男性常见疾病,50 岁以上多见,60 岁以上发生率高达 75%。病变主要是尿道周围移行带腺体弥漫性增殖,逐渐增大占据中央带,将膀胱三角区抬高,使前列腺膀胱下部分(中叶)突入膀胱。这种增殖缓慢进展,最终导致尿道梗阻,引起膀胱逼尿肌增厚,黏膜表面形成小梁,出现假憩室,进一步发展可出现膀胱输尿管反流、肾盂积水及肾功能不全。

(一)诊断要点

1.**症状和体征**

(1)尿频、尿急:先为夜尿次数增加,其后昼夜均增加,每次尿量不多,部分患者伴尿急。当有膀胱结石或感染时,会出现尿痛。

(2)梗阻症状:排尿起始缓慢,时间延长,尿流断断续续,射程不远,有排尿不尽感,尿液自行溢出(即充溢性尿失禁)。这些症状可时好时坏。

(3)肾功能损害:表现为食欲不振、贫血、血压升高、嗜睡、意识迟钝。

(4)腹痛和血尿:腹痛有时出现,血尿少见。

2.**直肠指诊** 前列腺长度和宽度增大,表面光滑,边界清楚,质地中等并富有弹性,中央沟变浅或消失。

3.**膀胱残余尿量测定** 膀胱残余尿量达 60mL 提示膀胱逼尿肌处于早期失代偿,大于

150mL 为严重梗阻。

4.膀胱镜检查　可直观了解膀胱颈部凹面是否消失,腺叶突出程度等。

5.血清前列腺特异抗原(PSA)测定　单纯前列腺增生,PSA 一般正常。

6.CT 表现　前列腺增大,形态规则或不规则,平扫密度可欠均匀,呈中等或稍低密度,可伴钙化。

(二)MRI 表现

1.前列腺中央带不同程度增大,前列腺体积也增大,上界超过耻骨联合上缘(图 10－27A)。

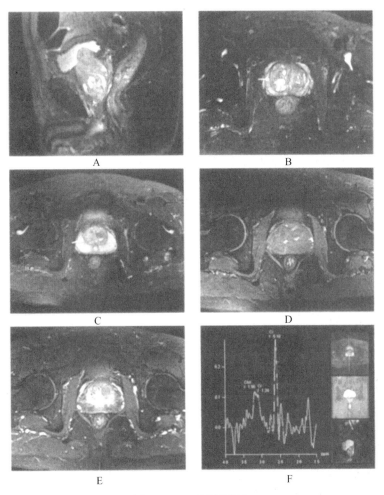

图 10－27　前列腺增生

A、B. 为同一病例,分别为矢状位脂肪抑制 T_2WI、轴位脂肪抑制 T_2WI,前列腺中央带明显增大呈结节状,信号明显不均,内伴囊变区,周围可见低信号的假包膜(↑)。增大的前列腺向上突入膀胱内。

C、F. 为同一病例,分别为轴位脂肪抑制 T_2WI、轴位脂肪抑制 T_1WI、轴位增强脂肪 T_1WI 及 MRS,前列腺中央带增大(↑),信号明显不均,其内伴囊变区,增强扫描呈明显不均匀强化。MRS 示 Cho 峰无明显升高,Cit 峰无显著降低

2.增生结节在 T_1WI 呈稍低信号,不易与周围前列腺正常组织区分,在 T_2WI 上增生结节随组织成分不同而信号多变,以肌纤维成分为主呈低信号,以腺体成分为主呈高信号,两种成

分混杂则为不均匀中等信号。增生结节周围可见光滑的低信号环,为纤维组织构成的假包膜(图 10－27B)。

3.增强扫描时增生结节血供相对丰富,强化较明显,但多不均匀(图 10－27E)。

4.增大的前列腺常向上推压膀胱,形成双叶征象。有时明显突向膀胱,形似膀胱内肿块,并可见精囊和直肠受压移位。

5.鉴别诊断 前列腺增生有时与来自中央带的前列腺癌不易鉴别,前列腺癌可见侵袭性表现和转移征象,MR 动态增强、DWI 及 MRS 等功能成像有助于鉴别(图 10－27F,详见前列腺癌部分)。

三、前列腺癌

前列腺癌(carcinoma of prostate)是老年男性生殖系统中较常见的恶性肿瘤。好发年龄在 50 岁以上,其发病率随年龄增加而递增外周带是前列腺癌好发区域,其次是移行带,少数起源于中央带。多数前列腺癌是多中心的,局限于前列腺内的肿瘤多侵犯前列腺尖部。

前列腺癌的扩散有三个途径,即直接蔓延、淋巴转移和血行转移。前列腺癌增大易突破包膜,晚期可侵犯尿道、膀胱和精囊,少数可累及直肠;淋巴转移最常累及髂内、髂外和腹膜后淋巴组;骨是血行转移最常见的部位。

临床上对前列腺癌多采用 Whitmore 法分期。A 期:无临床表现;B 期:肿瘤局限于包膜内,累及一叶或两叶;C 期:病灶侵犯包膜外,累及精囊、膀胱;D 期:盆腔淋巴结或远处转移。

(一)诊断要点

1.症状和体征

(1)部分患者无明显症状。

(2)梗阻症状:尿流缓慢、尿流中断、排尿不尽、排尿困难。

(3)尿频、尿急、尿失禁。

(4)血尿:并不常见。

(5)转移症状:腰骶部、膀胱区或会阴部疼痛,持续性骨痛等。

2.直肠指诊 触及前列腺内不规则硬结。

3.穿刺活检 是确诊前列腺癌的主要方法,经超声引导准确性更高。

4.实验室检查

(1)碱性磷酸酶升高:65%～85%有远处转移的患者碱性磷酸酶会升高。

(2)血清前列腺特异抗原(PSA)检测:PSA 的血清正常值为 0～4ng/mL,其升高预示可能存在前列腺癌,但特异性不高。

5.CT 表现 前列腺增大、不对称,轮廓不规则、边缘模糊,平扫呈中等或稍低密度,可有周围组织受侵犯表现。

(二)MRI 表现

1.前列腺癌多发于外周带,可表现为前列腺增大、轮廓不规则,边缘模糊为包膜受侵表现(图 10－28)。

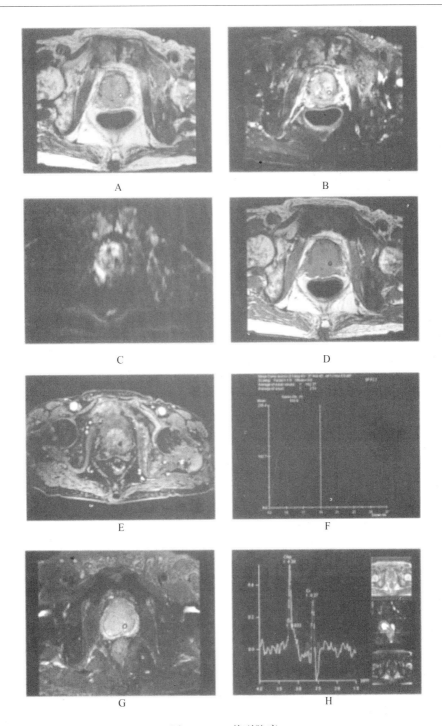

图 10-28 前列腺癌

A~F. 为同一病例,分别为轴位 T_2WI、轴位抑脂 T_2WI、轴位 DWI(b 值=800)、轴位 T_1WI、轴位抑脂增强 T_1WI 和 PWI,前列腺明显增大,中央带与外周带分界不清(↑), T_2WI 信号降低,DWI 信号增高,增强扫描呈早期强化,时间—信号曲线呈廓清型。病灶突破包膜,边缘毛糙,侵犯精囊(长↑),伴双侧股骨及骨盆多发转移灶。

G、H. 为同一病例,分别为轴位脂肪抑制 T_2WI、MRS,前列腺中央带明显增大,并可见较完全的假包膜,与外周带分界清晰,与前列腺增生不易鉴别,但 MRS 显示 Cho 峰增高,Cit 峰下降,(Cho+Cr)/Cit 比值为 1.2,提示前列腺腺癌,病理结果为前列腺腺癌(Gleason 评分:8 分)

2.发生于外周带的前列腺癌在 T_2WI 呈单发或多发结节状低信号,或一侧前列腺外周带弥漫性低信号影,T_1WI 呈中等信号。少数源于中央带的前列腺癌在 T_2WI 可表现为不规则低信号影,但病变与周围组织信号对比不甚明显。

3.动态增强扫描位于外周带的前列腺癌多数为早期强化,部分强化显著,位于中央带的前列腺癌则与良性增生结节不易区分。

4.T_2WI 联合灌注成像、DWI 以及 MRS 可提高前列腺癌诊断准确率,前列腺癌在 PWI 中多呈早期高灌注,在 DWI 中表现为高信号,在 MRS 中枸橼酸盐峰(citrate,Cit)降低及总胆碱峰(total choline,tCho)上升等均有助于前列腺癌的诊断(图 10-3C、F、H)。

5.转移征象

(1)前列腺周围及直肠周围脂肪信号消失或模糊:为肿瘤直接蔓延所致。

(2)膀胱精囊三角改变:精囊受侵后其周围脂肪层消失,膀胱精囊三角变窄或闭塞,两侧显示明显不对称。

(3)膀胱受侵:膀胱壁局限性不规则增厚和膀胱腔内肿块,表明膀胱受侵

(4)盆腔淋巴结肿大。

(5)前列腺癌骨转移以成骨性转移为主。

6.MR 分期　MR 用于前列腺癌的分期评价主要包括包膜侵犯和包膜穿破、精囊等周围软组织侵犯以及远处转移等。

四、精原细胞瘤

精原细胞瘤(seminoma)是原发性睾丸恶性生殖细胞肿瘤,约占睾丸肿瘤的 60%。好发于 20~45 岁中青年男性。精原细胞瘤恶性程度低,生长缓慢。绝大多数发生于阴囊内,少数发生于腹股沟区或腹腔隐睾,主要位于睾丸下降路径上。隐睾是睾丸肿瘤公认的危险因素,隐睾肿瘤的发生率是正常睾丸肿瘤发生率的 20~40 倍。

(一)诊断要点

1.腹膜后或盆腔肿块,大部分合并隐睾病史。

2.腹部不适,腹痛。

3.单侧阴囊空虚,并腹股沟区肿块进行性增大。

4.单侧阴囊下沉,睾丸沉重感、触痛。

5.CT 表现　肿块以实性密度为主,可伴有囊变、坏死及钙化,增强扫描可不均匀强化。

(二)MRI 表现

1.睾丸增大,病灶 T_1WI 信号与正常睾丸相仿,T_2WI 信号较正常睾丸信号低,信号较均匀。囊变、坏死较少见。精原细胞瘤为富血供肿瘤,视血睾屏障破坏程度可表现为轻度至明显强化(图 10-29)。

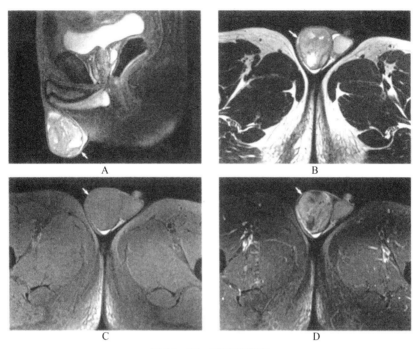

图 10-29　精原细胞瘤

A~D. 分别为矢状位脂肪抑制 T_2WI、轴位 T_2WI、轴位脂肪抑制 T_1WI、轴位增强脂肪抑制 T_1WI，右侧睾丸增大(↑)，病灶在 T_1WI 信号与正常睾丸相仿，T_2WI 上信号较正常睾丸信号低，伴有囊变、坏死，增强扫描呈明显不均匀强化

2. 精原细胞瘤并隐睾时，肿块可位于腹膜后、盆腔或腹股沟区，大部分肿瘤长轴与睾丸下行路径一致，呈圆形、类圆形或不规则肿块。

3. 肿瘤增大时可合并睾丸鞘膜积液。肿瘤转移至腹部时可形成软组织团块，与原发灶信号相仿。可随静脉及淋巴播散，右侧睾丸肿瘤首先播散至低位主动脉旁和腔静脉前淋巴结，左侧睾丸肿瘤首先播散至左肾门水平的主动脉旁淋巴结。

（刘波）

第十一章 骨与关节疾病的影像诊断

第一节 关节脱位

一、概述

（一）关节脱位的定义

关节脱位指构成关节诸骨离开其正常解剖位置称脱位。

（二）关节脱位的分类

1.依其程度可分为全脱位和半脱位。当关节各部分骨骼完全脱离其相对位置时称为全脱位；如其中一部分骨骼尚保持其原有位置时则称为不全脱位或半脱位。关节全脱位最常见于肩关节，半脱位则较多见于膝关节与踝关节。关节全脱位必发生关节囊撕裂，脱位之骨端则自其裂口向外脱出。半脱位者关节囊损伤较轻。

2.从病因上可分为外伤性、先天性和病理性三种。

（1）外伤性关节脱位系暴力造成关节的脱位。多发生于活动范围较大、关节囊和周围韧带较松弛，结构薄弱的关节，如肘、肩等关节，而膝关节少见。外伤性关节脱位常伴有关节囊、韧带及周围肌腱的撕裂，有时还伴有骨折。本章主要介绍外伤性关节脱位。

（2）先天性关节脱位系指骨关节发育畸形，婴儿出生时或出生后一段时间内出现关节脱位。多见于髋关节，也可见于其他关节。

（3）病理性关节脱位系指关节病变造成的关节脱位，多见于化脓性关节炎或关节结核等，炎性病变广泛破坏了骨组织、关节囊、韧带和周围软组织而继发脱位。除关节脱位的征象外，还有关节破坏的表现。

二、临床表现

外伤性关节脱位在临床表现上患者均有外伤史，受伤关节疼痛，肿胀，固定于受伤姿势的畸形位置，关节功能障碍。

三、关节脱位的 X 线表现

X 线检查常规投照正、侧位片，必要时可投照特殊体位或与健侧对照观察。对一些不明显的半脱位及结构复杂部位的脱位，应行 CT 检查，以明确诊断。对关节内结构及软组织损伤的观察应选 MRI 检查。

1.X 线表现　对绝大多数外伤性脱位 X 线检查可明确脱位的部位、程度、方向及有无骨折合并症等。

（1）成年人大关节全脱位，X 线征象明确，不难诊断。其 X 线表现为组成关节的诸骨端丧失正常的解剖对位关系，完全分离。半脱位：表现为关节面部分分离，失去正常时相互平行的弧度或间隙，其关节间隙增大或变窄、重叠、消失，甚至宽窄不均。成年小关节脱位，特别是半脱位，X 线征象不明显者诊断较难，常需加照健侧进行比较，或进行 CT 检查。

（2）儿童骨骼处于生长发育时期，骨骺未完全骨化，外伤性关节脱位，特别是半脱位，X线征象不明确，诊断较难，常需加照健侧进行比较，或进行CT检查才能确诊。

（3）阅片时不应忽略关节脱位时常合并骨折，如髋关节后脱位合并髋臼后缘骨折，肩关节前脱位合并肱骨大结节骨折等。关节脱位时，尤其是全脱位，关节囊、韧带等周围软组织损伤严重。若后期软组织修复不良，关节囊、韧带等结构松弛，易形成习惯性脱位。陈旧性脱位不能复位时，后遗关节畸形、关节受限，可合并关节周围组织异常骨化。

2.CT表现　CT显示关节轻微的脱位、关节内骨折及血肿等，较X线平片更好。

3.MRI表现　MRI对显示关节内结构及软组织损伤更好。

（马华）

第二节　上肢常见骨折脱位

一、肩部损伤

（一）锁骨骨折

锁骨骨折是肩部的常见损伤，以儿童最为多见。摔倒时手掌着地，外力通过上肢传至锁骨，造成骨折，是锁骨骨折的主要原因。也可因直接外力，如从前方打击、撞击锁骨，或摔倒时肩部直接着地，均可造成锁骨骨折。

以X线检查为主。投照锁骨前后位和肩关节轴位片。锁骨前后位投照时，X线球管向头侧倾斜15°，有助于发现骨折线。怀疑锁骨肩锁关节内骨折时需进行CT检查。

锁骨骨折根据骨折部位分为远端骨折、中1/3骨折、近端骨折。

1.锁骨中段骨折最多见。多为横断或斜行骨折，内侧断端因受胸锁乳突肌的牵拉常向后、上移位，外侧端受上肢的重力作用向内、下移位，形成凸面向上的成角、错位缩短畸形，有时断端间可见一直立的骨片。儿童还可发生青枝骨折，常表现为单纯性的锁骨轻度向上成角。少数情况可见锁骨粉碎性骨折（如图11－1所示）。

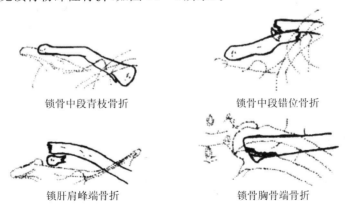

锁骨中段青枝骨折　　　　　　锁骨中段错位骨折

锁肝肩峰端骨折　　　　　　锁骨胸骨端骨折

图11－1　锁骨骨折

2.锁骨远端骨折常采用Neer分类

Ⅰ型：喙锁韧带没有断裂，没有发生移位的稳定骨折。

Ⅱ型：喙锁韧带断裂，近端骨片向上移位。

Ⅲ型:喙锁韧带没有断裂,肩锁关节内骨折。

(二)肱骨近端骨折

肱骨近端包括肱骨头、解剖颈、外科颈、大小结节。肱骨近端骨折为肩部常见损伤,好发于壮年和老年人。损伤多为间接外力所致,常为跌倒时肘部着地或肘伸直位时手掌撑地,外力传导至肱骨近端而致伤,也可直接暴力碰撞肩部引起,常合并肩关节脱位。

以 X 线检查为主,投照肩关节正位和轴位或肩胛骨 Y 摄片,基本可以判定骨折及移位情况、有无脱位等,骨片移位判定困难或合并肩关节脱位者应作 CT 检查。

1.肱骨近端骨折包括肱骨解剖颈骨折、外科颈骨折、大结节骨折及小结节骨折。其中以肱骨外科颈及大结节骨折最多见。肱骨近端骨折可以单独发生,也可合并发生(如图 11-2 所示)。

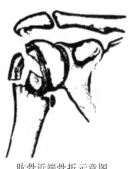 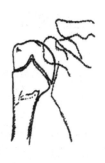 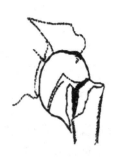

肱骨近端骨折示意图　　　　儿童肱骨近端青枝骨折　　　　儿童肱骨近端骨骺分离

图 11-2　肱骨近端骨折

2.肱骨外科颈骨折的 X 线表现　肱骨外科颈系指肱骨大小结节下部与肱骨干交界处。其损伤类型如下:

(1)内收或外展型损伤:最常见。X 线正位片所见骨折线为横行,外展型显示骨折端内侧骨皮质分离、外侧骨皮质嵌插,远折端呈外展状态,多见;内收型显示断端外侧骨皮质分离、内侧骨皮质嵌插,远折端呈内收状态,少见。侧位片上均无明显向前或向后成角、错位改变。肱骨外科颈骨折常合并肱骨大结节骨折,表现为撕脱的蝶形骨折片。

(2)伸展或屈曲型损伤:这是间接外力引起的损伤,较少见。X 线特点为伸展型骨折线横行,骨折向前成角,远折端向前错位,肱骨头后倾,关节面向后;屈曲型骨折向后成角畸形,远折端向后上移位。

(3)直接暴力可引起肱骨外科颈裂纹骨折,无明显移位(如图 11-3 所示)。

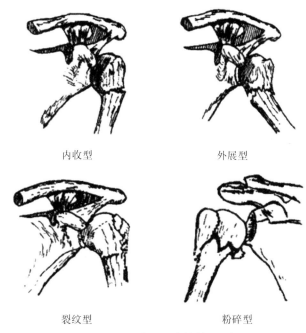

内收型　　　　　　　　外展型

裂纹型　　　　　　　　粉碎型

图 11-3 肱骨近端外科颈骨折

3.儿童可发生肱骨近端骨骺分离,以内收型多见。骨折线从外侧骺板进入穿过内侧干骺端,骨骺带干骺端骨片向内侧移位。

4.肱骨近端骨折目前被广泛采用的分类有以下两种:

(1)Neer(1970)分类法:将肱骨上端的骨折划分为 4 个组成部分,然后依据骨折片移位状况分类为Ⅰ型、Ⅱ型、Ⅲ型、Ⅳ型。

(2)AO/ASIF 骨折分类法:20 世纪 80 年代初由 AO/ASIF 提出,是一种字母-数字分类系统,用数字和字母代表骨折部位和类型,简洁明了。肱骨骨折上端骨折代号为"11",骨折分为①11-A1、A2、A3 型。②11-B1、B2、B3 型。③11-C1、C2、C3 型 9 型。其中 B 型和 C 型为粉碎骨折。

肱骨外科颈骨折:即 AO/ASIF 分类 11-A2 或 A3 骨折,Neer 分类为Ⅱ型骨折。

(三)肩胛骨骨折

肩胛骨骨折发生率较低,多为直接暴力,如碰伤、摔伤等引起。

肩胛骨骨折 X 线正位照片可显示肩胛盂位置内移。肩部腋窝位照片显示出肩胛盂向前旋转移位。CT 断面及三维重建更容易观察骨折移位情况。

肩胛骨骨折按其骨折部位可分为肩胛体骨折、肩胛颈部骨折、喙突骨折、肩峰骨折。临床常见为混合骨折,如肩胛体伴肩胛盂骨折、肩胛体伴喙突肩峰骨折。严重者可合并同侧肋骨骨折。骨折多为粉碎性骨折,骨折块可有移位(如图 11-4 所示)。

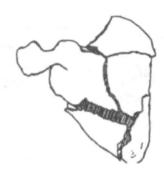

图 11－4　肩胛骨粉碎性骨折

（四）肩关节脱位

肩关节脱位很常见，占全身关节脱位的第二位，好发于青壮年，男性较多。肩关节的解剖特点是肱骨头大，关节盂浅而小，关节囊韧带松弛薄弱，关节活动范围大而灵活，遭受外力的机会多，易发生外伤性脱位。间接外力如跌倒时臂和肩部处于过度外旋和外展，间接外力通过上肢传递到肩部，造成关节囊破裂，肱骨头脱位。少数直接暴力撞击肩部，使肱骨头向前或向后穿破关节囊而发生脱位。

以 X 线检查为主，投照肩关节前后位和轴位片，或者肩胛骨 Y 摄片。CT 检查对判断脱位的程度及有无合并骨折有帮助，MRI 检查有利于判断关节内盂唇损伤及关节囊、肩袖损伤等，可联合应用。

按肱骨头脱位的程度和方向，在 X 线片上分以下几型：

1.肩关节半脱位　关节间隙上宽下窄，肱骨头部分下移。

2.肩关节前脱位　最多见（如图 11－5 所示）。正位片可见肱骨头与肩盂和肩胛颈重叠，多位于喙突下，称喙突下脱位。肱骨头位于锁骨下或盂下，称锁骨下脱位或盂下脱位。肱骨头呈外旋位，肱骨干轻度外展。肩关节脱位可合并大结节撕脱骨折。

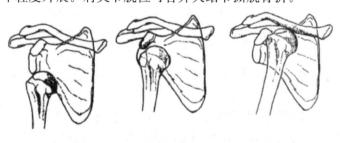

盂下脱位　　　　　　喙突下脱位　　　　　　锁骨下脱位

图 11－5　肩关节前脱位

3.肩关节后脱位　少见。正位片肱骨头与肩盂的对位关系尚好，关节间隙存在，极易漏诊，只有在侧位片或腋位片才能显示肱骨头向后脱出，位于肩盂后方。CT 检查有利于诊断。

4.肩关节习惯性脱位　在 X 线片上多见肱骨头后外侧及关节盂前下缘骨缺损变形，CT 观察更清楚。MRI 检查能观察到关节盂唇、关节囊及周围韧带的改变。

（五）肩锁关节脱位

多由于暴力作用于肩锁关节，导致肩锁关节部分或全部失去正常的对合关系。

X 线检查为主，投照采用上肢下垂双手持重（3～5kg），摄双肩锁关节正位像，与健侧比较。

根据损伤程度分类(如图 11－6 所示)如下:

Ⅰ型:没有肩锁关节移位。X 线片显示锁骨下缘在尖峰突起下缘的延长线上,不能发生明显异常,X 线表现正常。

Ⅱ型(肩锁关节半脱位):肩锁韧带和关节囊撕裂,但喙锁韧带仍然完整。其锁骨向上移位程度较轻,X 线显示肩锁关节间隙轻度增宽,锁骨下缘在尖峰突起延长线的上方。

Ⅲ型(肩锁关节完全脱位):肩锁韧带和喙锁韧带都撕裂,X 线显示肩锁关节间隙增大,一般大于 5mm,锁骨远端向上移位至少为一个锁骨的厚度,锁骨外侧端超过尖峰上缘,大幅度位置上移。

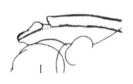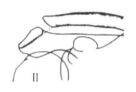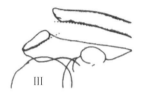

图 11－6　肩锁关节脱位

(六)胸锁关节脱位

胸锁关节脱位较少见损伤,大多发生前方脱位,后方脱位极其少见。强大暴力使肩向后向下,可发生胸锁关节脱位。重体力劳动者在无明确外伤史的情况下,也可发生胸锁关节逐渐脱位。

X 线检查投照胸锁关节轴位片。前方脱位时,患侧锁骨的胸骨端与健侧比,锁骨长轴向上移位,后方脱位时则向下方移位。严重者锁骨的胸骨端脱向胸骨后,甚至压迫气管或纵隔血管。

CT 检查不仅能判断脱位、半脱位,而且当后方脱位时还可以了解关节后方脏器有无受压迫。同时,与血管造影结合,能清楚地观察锁骨的胸骨端与大血管的关系。

二、肱骨干骨折

肱骨干骨折临床较为常见,可发于任何年龄,但多见于成年人。肱骨干骨折可因直接暴力打击引起,间接暴力也可引起,如跌倒时手或肘部着地,暴力经前臂或肘部传至肱骨发生骨折。

以 X 线检查为主,投照上臂正、侧位片(包肩、肘关节)。

肱骨干中上部骨折多因直接暴力打击引起,多为横断或粉碎性骨折,或为开放性骨折;间接暴力在肱骨下段发生斜形骨折;旋转暴力可使肱骨中、下段发生螺旋形骨折。

按外力方向及肌肉的牵拉,不同平面的骨折,移位不同:

1.骨折在三角肌止点以上时,骨折近端受胸大肌、背阔肌及大圆肌的牵拉向前、向内移位;骨折远端受三角肌、喙肱肌、肱二头肌等牵拉向外、向上移位。

2.骨折在三角肌止点以下时,骨折近端因受三角肌及喙肱肌牵拉向前、向外移位,远端受肱三头肌及肱二头肌的牵拉向上移位。

3.肱骨下段骨折随前臂的旋转和肘关节的屈伸变化,以成角为多见。

三、肘部损伤

肘关节由肱骨下端、尺桡骨上端组成,分别构成肱尺关节、肱桡关节、尺桡上关节,在临床上肘部损伤多见且复杂,直接暴力、间接暴力都可引起。

影像学检查以 X 线平片为主。常规投照肘关节正位和侧位片。复杂的骨折或关节内损伤应行 CT 检查。

(一)肱骨远端骨折

肱骨远端骨折的损伤原因较复杂,也常常包含一系列复杂的关节内损伤。影像资料对骨折分型及治疗具有很大的指导作用。

肱骨髁上骨折以小儿最多见,占儿童肘部骨折的 30%～40%,好发年龄为 5～12 岁。

1.分型

(1)伸直型—最多见,占 90% 以上。跌倒时肘关节处于伸直位手掌着地,暴力沿前臂传导至肱骨下端,将肱骨髁推向后方,造成肱骨髁上骨折。骨折线由前下斜向后上方,骨折远端向后上移位,严重时可损伤正中神经和肱动脉。按骨折的侧方移位情况,又可分为尺偏型和桡偏型。其中尺偏性骨折肘内翻发生率可高达 74%。

(2)屈曲型—较少见,约占 5%。肘关节在屈曲位跌倒,暴力由后下方向前上方撞击尺骨鹰嘴,髁上骨折后远端向前移位,骨折线由后下斜向前上方(如图 11－7 所示)。

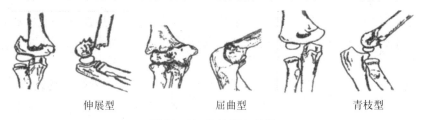

伸展型　　　　　　　　屈曲型　　　　　　　　青枝型

图 11－7　肱骨髁上骨折

2.桡偏或尺偏移位

(1)桡偏—远折端向桡侧移位,或折端向内侧成角,正常桡偏角(提携角 10°～15°)增大,为肘外翻畸形。远折端桡偏者多为外旋引起。

(2)尺偏—远折端向尺侧移位,或折端向外侧成角,正常桡偏角(提携角 10°～15°)减小,甚至为负角,为肘内翻畸形(如图 11－8 所示)。远折端尺偏者多为内旋引起,必须纠正。

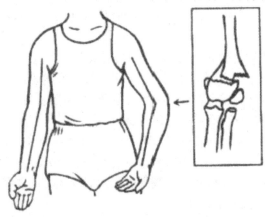

图 11－8　肱骨髁上骨折肘内翻畸形

3.旋转移位的判断—断面不等宽;近折端两侧鱼尾状骨皮质投影不对称,向内侧旋,内侧弧度加大;远折端鹰嘴窝两侧骨皮质投影不一致,向内侧旋,内侧骨皮质清楚。

4.肱骨髁上细微骨折的表现—髁上骨皮质轻度成角、皱褶;侧位片冠突窝、鹰嘴窝骨皮质投影呈 X 形，发生改变、中断、折裂、变形；关节囊外脂肪块外上移位，呈八字形，表明关节内有积液或出血，常有骨折存在。

（1）肱骨髁间骨折：肱骨髁间骨折多见于成人，是肘部较严重的关节内骨折，较少见。骨折线从肱骨两髁之间，纵形向上，把两髁劈裂为两半，又在两髁之上发生横断骨折，整个骨折线呈 T 形、Y 形或十字形。正位片见肱骨髁向尺侧偏斜，肱骨干向桡侧移位，内髁常见一较大骨块或粉碎。侧位片，与肱骨髁上骨折分型类似。骨折线波及关节面，局部软组织损伤严重（如图 11－9 所示）。

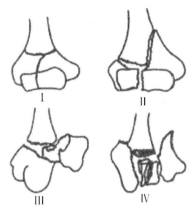

图 11－9 肱骨髁间骨折

（2）肱骨外髁骨折：肱骨外髁骨折在肱骨远端骨折中较常见，多见于儿童，又称肱骨外髁骨骺骨折。肱骨外髁包括肱骨小头及肱骨外上髁。肱骨小头骨骺是肘关节最早出现的二次骨化中心，1 岁左右出现，肱骨外上髁骨骺出现最晚，12～13 岁，在骨骼成熟时两个二次骨化中心融合在一起。损伤通常为肘关节伸直位摔伤所致。摔伤可产生内翻应力使外髁撕脱，或产生外翻使桡骨头直接撞击外髁而骨折。

骨折线经肱骨小头骨骺或向内经滑车沟进入关节，再纵行斜向外上方，穿过肱骨外髁骨骺板和干骺端，发生肱骨外髁骨折。因伸肌腱的牵拉肱骨外髁骨骺与干骺端骨块与肱骨远端分离明显，向外有反转移位。此型损伤的骨折线纵贯骨骺，易发生后遗畸形（如图 11－10、图11－11 所示）。

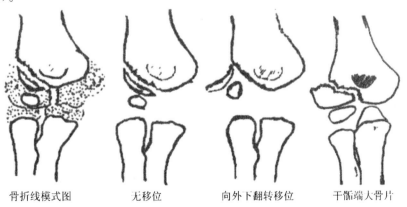

骨折线模式图　　　无移位　　　向外下翻转移位　　　干骺端大骨片

图 11－10 肱骨外髁骨骺骨折

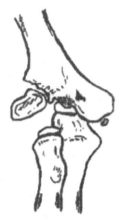

图 11-11　肱骨外髁骨骺骨折后遗畸形

（3）肱骨内上髁骨折：肱骨内上髁骨折多见于肘部外翻，如棒球运动员投球时，使前臂屈肌、旋前肌附着处的肱骨内上髁受到强力牵拉，产生撕脱性骨折。X 线片见肱骨内上髁处小骨片，多向下移位（如图 11-12 所示）。

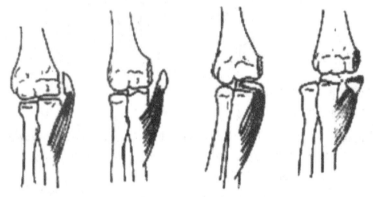

图 11-12　肱骨内上髁骨折

（二）尺骨鹰嘴骨折

尺骨鹰嘴骨折是临床上较常见的肘部损伤。尺骨鹰嘴处是肱三头肌的附着处，尺骨半月切迹关节面与肱骨滑车关节面构成肱尺关节，是肘关节屈伸的枢纽。尺骨鹰嘴的骨化中心在 8～11 岁出现，到 15 岁左右骨骺线闭合。

尺骨鹰嘴骨折多由间接暴力所致，急跑跌倒时，肘部突然屈曲，肱三头肌强烈收缩而发生尺骨鹰嘴的撕脱骨折，骨折近端因肱三头肌的牵拉而向上移位。少数尺骨鹰嘴骨折是因直接暴力所致，如肘后部受直接暴力打击或碰撞发生尺骨鹰嘴粉碎骨折，但多无明显移位，鹰嘴骨折线多数侵入半月切迹而为关节内骨折。尺骨鹰嘴骨折在青少年则常为骨骺分离。

分类：鹰嘴骨折根据骨片移位情况分为移位性和非移位性。根据骨折线走向分为分离骨折、横行骨折、斜行骨折和粉碎性骨折。

粉碎性骨折需 CT 扫描后三维重建判断骨折的移位情况（如图 11-13 所示）。

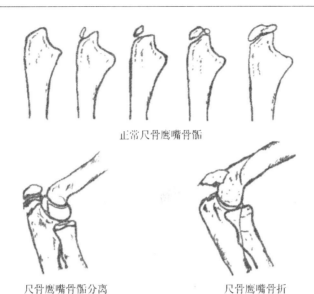

正常尺骨鹰嘴骨骺

尺骨鹰嘴骨骺分离　　　　　尺骨鹰嘴骨折

图 11-13　尺骨鹰嘴骨折

(三)桡骨小头骨折

桡骨小头骨折儿童和成人发生率都较高,直接外力引起的骨折,很少见,常见的是肘关节伸直位摔倒,手掌着地,外力使桡骨头在外翻位与肱骨小头撞击而产生骨折,常合并肱骨小头损伤与内侧副韧带损伤,若不能得到早期治疗,有些患者前臂旋转功能受到限制。

1.根据骨折形态分为以下类型

(1)裂纹骨折:为线状骨折无移位。骨折线多从外下斜向后上达关节面。环状韧带无损伤,对骨折起到稳定作用,故不易再移位(Ⅰ型)。

(2)塌陷骨折:桡骨头关节面被压而塌陷变形(Ⅱ型)。

(3)桡骨头颈嵌插骨折:桡骨头下横行骨折,桡骨头与桡骨颈干轻度嵌插(Ⅱ型)。

(4)粉碎骨折:无移位者,仍保持桡骨头的外形,仍有完整的关节面,环状韧带完整(Ⅱ型);有移位者,关节面破坏、不完整,环状韧带多有损伤(Ⅲ型)。

(5)桡骨小头骨骺分离(歪戴帽)儿童桡骨小头骨骺分离,骨骺向外前方倾斜移位,常带有干骺端骨折片(Ⅲ型)(如图 11-14 所示)。

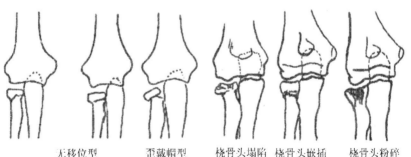

无移位型　　　歪戴帽型　　　桡骨头塌陷　桡骨头嵌插　桡骨头粉碎

图 11-14　桡骨小头骨折

2.根据桡骨头、颈骨折的移位情况分为以下 4 型:

Ⅰ型:没有移位的桡骨颈或桡骨边缘的骨折。

Ⅱ型:有移位的桡骨颈或桡骨边缘的骨折。

Ⅲ型：累及到桡骨头的粉碎性骨折，或大的移位性桡骨颈骨折。

Ⅳ型：肘关节脱位合并桡骨头或桡骨颈骨折。

（四）肘关节脱位

肘关节脱位在大关节脱位中最为常见，多发生于青壮年。多为间接暴力致伤，跌倒时肘关节伸直及前臂旋后位手掌触地，鹰嘴自肱骨下端滑车部向后脱出，形成肘关节后脱位。肘关节前脱位极少见，当肘关节屈曲位跌倒，肘尖着地，暴力由后向前，先发生尺骨鹰嘴骨折，暴力继续作用，可将尺桡骨上端推移至肱骨下端的前方，形成肘关节前脱位。

肱骨远端与尺桡骨近端的关节对位关系发生分离。以肱骨远端为标准点，桡尺骨近端向后上方移位为后脱位，向前下方移位为前脱位，向侧方移位为侧方脱位。以肘关节后脱位为最常见，脱位时尺骨冠状突和肱骨滑车相撞可导致尺骨冠状突骨折。脱位还常合并关节周围组织损伤（如图 11—15 所示）。

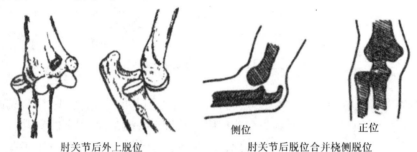

肘关节后外上脱位　　　　　侧位　　　肘关节后脱位合并桡侧脱位　　正位

图 11—15　肘关节后脱位

四、前臂损伤

前臂 X 线投照正位和侧位片，包肘关节和腕关节。

（一）尺、桡骨骨干双骨折

此种情况临床上比较常见，尤以青少年占多数。尺、桡骨干双骨折常发生在骨干之中 1/3，累及骨干下 1/3 者次之，而发生在上 1/3 者最少见。

1. 直接外力　重物直接砸伤或机器、车轮挤压伤，骨折端多在作用点同一平面上，呈横形、蝶形或粉碎形，常伴有严重的软组织损伤。

2. 间接外力　如跌倒时手掌触地，外力由桡骨向上传导，造成桡骨干中段以上横形骨折，尺骨中下 1/3 斜形骨折，致使尺骨干骨折线低于桡骨干骨折线。桡骨为横断形或锯齿形，尺骨为短斜形。骨折移位较大，但软组织损伤并不严重。

3. 扭转外力　如前臂卷入旋转的机器中致伤，前臂过度旋前或旋后扭转，造成两骨螺旋形或斜形骨折。骨折线多为从尺侧内上方斜向桡侧外下方，尺骨干的骨折平面高于桡骨干的骨折平面（如图 11—16 所示）。

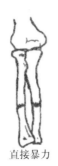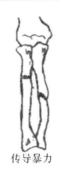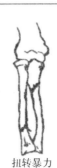

直接暴力　　　　　传导暴力　　　　　扭转暴力

尺桡骨干双骨折不同暴力造成不同平面的骨折

图 11—16　尺桡骨干双骨折

骨折端常出现侧方移位、重叠移位、旋转移位、成角畸形等。

（二）孟氏骨折

孟氏骨折系指尺骨近段 1/3 骨折合并桡骨头脱位。临床较常见，多发生于儿童，也见于成年人，多为间接暴力所致。

1.创伤机制

（1）根据受伤时肘关节的体位分类

1）伸展型：较常见，多发生于儿童，肘关节伸直前臂旋后跌倒，手掌触地，身体重力沿肱骨传向下方，先造成尺骨上 1/3 斜形骨折，骨折断端向掌侧及桡侧成角，桡骨头向前外方脱位。

2）屈曲型：多见于成人，肘关节半屈曲前臂旋前位掌心触地，作用力先造成尺骨较高平面横形或短斜形骨折，骨折端向背侧和桡侧成角，桡骨向后外方脱位。

3）内收型：多发生于幼儿，肘关节伸直，前臂旋前，上肢略内收位向前跌倒，暴力自肘内推向外方，造成尺骨上段横断或纵行劈裂骨折，移位较少，常向桡侧成角，桡骨头向外脱位（如图 11—17 所示）。

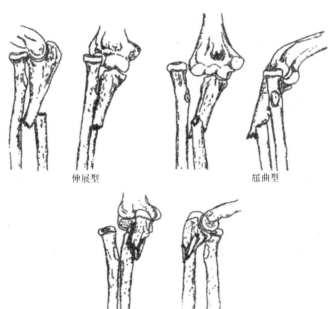

伸展型　　　　　　　　　　　　屈曲型

内收型

图 11—17　孟氏骨折

（2）根据尺骨骨折和桡骨头脱位情况分 4 类。

Ⅰ型：桡骨头向前方脱位伴有尺骨骨干前凸骨折。

Ⅱ型：桡骨头后方脱位伴有尺骨骨干后凸骨折。

Ⅲ型：桡骨头外侧，或前外侧脱位伴有尺骨干骨折。

Ⅳ型：桡骨头前方脱位伴有尺、桡骨双骨折。

（3）盖氏骨折：盖氏骨折是跟孟氏骨折相反，是桡骨干骨折伴有下尺、桡关节脱位或半脱位，也称反孟氏骨折。盖氏骨折可为直接暴力打击桡骨下段所致，有时可为尺、桡骨下段双骨折。亦可为间接暴力致伤，身体向前跌倒时手掌撑地，外力通过腕关节沿桡骨传导致伤。同时腕关节三角软骨盘、尺侧副韧带的撕裂而发生下尺桡关节脱位或半脱位。

2.X 线表现　桡骨中下 1/3 交界处骨折，骨折线多为横行或斜行，桡骨远折端由于受旋前圆肌的牵拉向尺侧和背侧移位，骨折端重叠，桡骨通常向掌侧成角，同时并有下尺桡关节脱位或半脱位，可发生尺骨茎突撕脱骨折；严重者还并有腕部舟骨、月骨的骨折（如图 11—18 所示）。

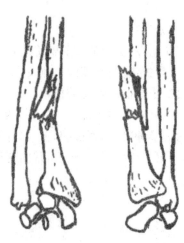

图 11—18　盖氏骨折

五、腕及手部损伤

腕部、手指损伤主要做 X 线检查，腕部常规投照正、侧位片，必要时加拍其他体位；手部投照正、侧位片，必要时加拍向内斜 45°斜位片。

（一）桡骨远端骨折

桡骨远端骨折是手着地时发生的骨折，分为 Colles 骨折、Smith 骨折、Barton 骨折和 Chauffeur 骨折（驾驶员骨折）

1.Colles 骨折（伸直型骨折）　即桡骨远端伸直型骨折，骨折发生在桡骨远端 2～3cm 范围内，是最常见的骨折之一，多发生于中老年，女性较多，常伴桡腕关节及下尺桡关节的损伤，多由于间接外力引起，摔倒时，肘部伸直，前臂旋前，腕部背伸，手掌着地。外力传导集中于桡骨远段而产生骨折。

（1）桡骨远端距关节面 2～3cm 处的横断性骨折，也可表现为碎裂成两块以上的粉碎性骨折,骨折线波及桡骨关节面,儿童可为骨骺分离;老年人由于骨质疏松,轻微外力即可造成骨折且常为粉碎骨折。

(2)骨折向掌侧成角,致桡骨远端关节面的掌侧倾斜角尺偏角减少、消失或呈负角。

(3)远折端向背侧移位,背侧骨皮质有嵌插或为粉碎,骨折端因嵌压而短缩。

(4)桡骨远端骨折块向桡侧移位,桡骨远端关节面尺倾角减少。

(5)桡尺下关节分离脱位,由于下尺桡韧带和三角软骨盘的撕裂,桡骨远端骨折向桡侧移位说明三角软骨边缘撕裂。常合并有尺骨茎突撕脱骨折。对轻微外力致伤的老年患者应做骨密度检查,以了解骨质疏松情况(如图 11-19 所示)。

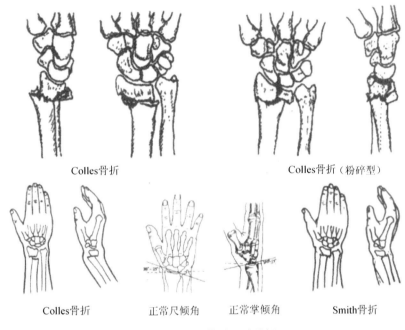

Colles骨折 　　　　　　　　Colles骨折（粉碎型）

Colles骨折　　　正常尺倾角　　　正常掌倾角　　　Smith骨折

图 11-19　桡骨远端骨折

2.Smith 骨折(屈曲型骨折)　骨折发生原因与伸直型骨折相反,故又称反柯利氏(Colles)骨折。跌倒时手背着地,骨折远端向掌侧及尺侧移位。

3.Barton 骨折　波及关节面的桡骨远端骨折,包括桡骨关节面的一部分的桡腕关节脱位骨折,三角形的远端骨片同腕骨一起向腕背侧移位的称为背侧 Barton 骨折。如果向掌侧移位则称为掌侧 Barton 骨折。掌侧型多见。CT 扫描及重建有助于观察骨片移位情况。

4.Chauffeur 骨折(驾驶员骨折)　Chauffeur 骨折(也称桡骨茎突骨折。Chauffeur 是法语,意思是驾驶员。以前驾驶员开车时,因手柄反向运动而导致桡骨茎突的骨折,故称驾驶员骨折。

(二)腕舟骨骨折

腕舟骨骨折为间接暴力致伤,摔倒时手掌着地,暴力从地面向上冲击舟骨结节,而身体的重力通过桡骨远端传导致舟骨近端,由此产生的剪式应力造成舟骨骨折。

舟骨骨折多发生在舟骨腰部骨折,近段骨折和结节部骨折较少见。骨折后错位多不明显。有时没有移位的骨折,早期 X 线片为阴性。对可疑病例应在两周后再照片复查,因伤后骨折处骨质吸收,骨折线增宽而显出。陈旧性骨折,若见骨折线明显增宽,骨折端硬化或囊性变,这是骨折不愈合的表现;若近端骨块密度增加、变形等则为缺血性坏死(如图 11—20 所示)。

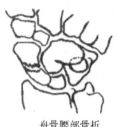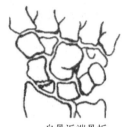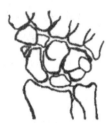

舟骨腰部骨折　　　　　　舟骨近端骨折　　　　　　舟骨结节部骨折

图 11—20　腕舟骨骨折

　　对腕舟骨的诊断应早诊断、早治疗。因诊断是否及时,整复合适与否,关系到腕舟骨的愈合及腕关节的功能。故对疑是腕舟骨骨折的患者,在正、侧位照片未能发现骨折时,需加照腕舟骨轴位片(腕尺倾,桡侧抬高 30°),或进行 CT 扫描以明确诊断。

　　(三)月骨骨折

　　月骨骨折也较常见,可分为撕脱骨折、裂隙骨折及粉碎骨折三型。

　　在诊断月骨骨折时,不要把正常的变异(副月骨)误为骨折片或骨折线。必要时,也可以加照不同角度的斜位像或 CT 扫描重建以明确诊断。

　　(四)腕骨脱位

　　手腕在背屈时腕部受重压、高处跌落或摔倒时手掌支撑着地,暴力集中于头月关节,致使头月骨周围的掌背侧韧带发生断裂,使之产生脱位。

　　1.月骨脱位　　表现为正位片上月骨发生旋转,由正常时的类四方形变为三角形,并与头骨重叠。头月关节和桡月关节间隙均可消失。侧位片可见特征性表现,即月骨向掌侧脱位,月骨凹形关节面向前。而舟骨、头骨和桡骨之间的关系不变。

　　2.月骨周围脱位　　实际上是头月关节脱位,月骨原位不动,与桡骨保持正常的对位关系。而其他腕骨都伴随头骨向背侧或掌侧脱位。

　　3.腕间关节前脱位,较少见。实际上是以头月关节为中心的近排和远排腕骨脱位。近排的舟、月、三角骨仍位于桡骨远端的关节窝内。正位片可见腕关节缩短,侧位片可见远排腕骨向前脱位,如图 11—21 所示。

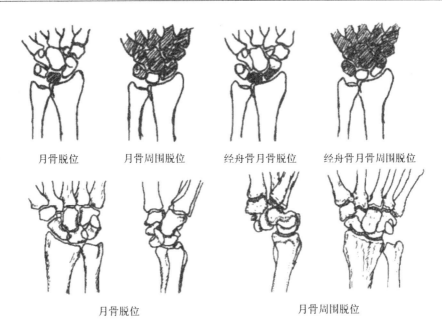

月骨脱位　　月骨周围脱位　　经舟骨月骨脱位　　经舟骨月骨周围脱位

月骨脱位　　　　　　　　月骨周围脱位

图 11－21　腕骨脱位

（五）第一掌骨基底部骨折

第一掌骨基底部骨折脱位（又称 Bennett 骨折脱位）是一种极不稳定的骨折。多为间接暴力传递至第一掌骨基底部所致。

本型骨折的 X 线特点是第一掌骨近端基底部凹形关节面的一半骨折，一半脱位。骨折线从凹形关节面的中心斜行向掌侧约 1cm 处，骨折块留在掌、尺侧多无移位，而第一掌骨基底部的其余部分受外展拇长肌的牵拉和拇屈肌的收缩向背、外侧半脱位（如图 11－22 所示）。

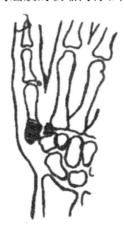

图 11－22　Bennett 骨折脱位

（六）第二至第五掌骨骨折

X 线检查投照手正、斜位片，可显示骨折的部位、走向、骨片移位方向及程度等。

直接碰伤、挤压伤，或间接外力均可致骨折。骨折可单发或多发。其分类如下：

1.掌骨头颈部骨折　第五掌骨多见。骨折线呈横形、短斜形或粉碎形，掌骨头向掌侧移位，出现背侧凸畸形，骨折多不稳定。

2.掌骨干骨折　骨折线为横行、斜形或螺旋形，断端向背侧成角。

3.掌骨基底部骨折　骨折可横行、斜形或粉碎形。一般稳定,很少移位。

（七）指骨骨折

指骨骨折在手部创伤中发生率最高,单发或多发,可见各种骨折类型。可向各方向错位、成角。近节指骨骨折因受伸肌牵拉突向掌侧成角,中节指骨如骨折发生在屈指肌腱止点的近端.则向背侧突出成角。末节指骨骨折,常因压迫性挫伤,致指甲及甲床同时受伤。末节指骨骨折常因与皮肤、指甲等有强的纤维连接,发生骨折后很少有大的移位、分离(如图11－23所示)。

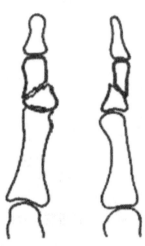

图11－23　中节指骨骨折

（八）掌指关节和指间关节脱位或半脱位。

1.掌指关节脱位或半脱位　手指扭伤、手指强力背屈等均可引起掌指关节脱位。多见于拇指和食指,脱位后指骨向背侧移位,掌骨头凸向掌侧,形成关节过伸位畸形。食指脱位后常偏向尺侧,指间关节半脱位。

2.指间关节脱位或半脱位　手过伸、旋转或侧向暴力可使指间关节脱位,以及侧副韧带损伤。脱位远端指骨多向背侧及侧方移位(如图11－24所示)。

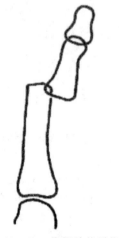

图11－24　指间关节脱位

（马华）

第三节　下肢常见骨折脱位

一、髋部损伤

髋关节由髋臼与股骨头、颈及大、小转子(粗隆)组成。髋关节为球窝关节,周围有坚强的韧带固定,是人体中最稳定的关节。髋关节的活动有前屈、后伸、内收、外展和内外旋转,在正常范围内活动时,关节既稳定又灵活。

髋关节的血液供应与髋关节损伤预后有密切关系。股骨头颈部血管如下:

(1)头上支血管来自旋股内侧动脉,是股骨头血运的主要来源,错位型股骨颈骨折最易损伤此血管。

(2)头下支血管亦来自旋股内侧动脉,供应股骨头之内下部。

(3)圆韧带血管来自闭孔动脉。婴儿发育期,这三组血管保持独自循环,股骨头骨骺愈合后,则互相吻合形成血管网。

(4)颈支血管来自旋股外侧动脉。所有头颈部的血管都由关节囊内滑膜骨面进入头颈部。髋关节脱位和股骨颈骨折极易损伤这些血管而发生骨缺血坏死。

髋关节虽稳定,但活动多、范围广,且为全身主要持重关节,损伤发生率亦较高,因血供原因,并发症、后遗症也多。

(一)股骨头骨骺滑脱

股骨头骨骺滑脱多发生于青少年。股骨头骨骺滑脱分为外伤骨骺分离及病理性滑脱。

外伤性骨骺分离因猛烈间接外力致伤。X线表现:股骨头骨骺分离向内后方移位,为内收型。股骨头骨骺向外分离,并可向外上方脱出于关节之外,为外展型。

病理性滑脱,病因不一,可为内分泌失调,或因股骨头血运障碍,或因肾性骨病等。常有潜在因素而轻度分离,再因外伤而造成骨骺明显滑脱。X线表现:骨骺多向内后方滑脱。

为防漏诊,可在股骨颈上缘任意取两点连一直线,正常时股骨头骨骺在此线之上,如股骨头骨骺在此线下,即可诊断股骨头骨骺滑脱(如图11-25所示)。

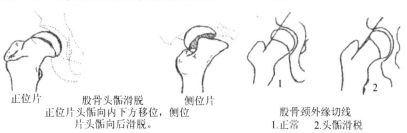

正位片　　股骨头骺滑脱　　侧位片　　　1　　　　2

正位片头骺向内下方移位,侧位　　股骨颈外缘切线
片头骺向后滑脱。　　　　　　　1.正常 2.头骺滑脱

图11-25　股骨头骺滑脱

(二)股骨颈骨折

股骨颈骨折是髋部最常见的一种创伤,50岁以上占74%,20~40岁青壮年占19%,儿童股骨颈为数极少。女性略多于男性,多为单侧,双侧股骨颈骨折甚为少见。

老人因骨质疏松,轻微外伤即可发生骨折,如滑倒、绊倒、站立不稳摔倒等。儿童和青壮年的股骨颈骨折则多为强大的暴力所致,若因轻微外伤而致股骨颈骨折者必须首先考虑病理骨折。

1. **按骨折线部位分型** 头下型:骨折线位于头颈交界处;颈中型:骨折线位于股骨颈的中段;头颈型:骨折线上端在头下,下端在股骨颈的中部,此型骨折近端的血供不好,不易愈合;基底型:骨折线位于股骨颈底部,大部分位于关节囊外(如图 11—26 所示)。

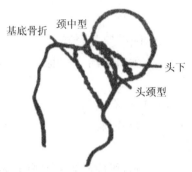

图 11—26 骨折线部位分类

2. **按股骨颈骨折的稳定性分型**

(1)外展型:股骨颈骨折表示两骨折端有嵌插,断端无明显错位,Pauwells 角<30°,通常股骨颈可见模糊的致密区,局部骨小梁中断,局部骨皮质出现小的成角或凹陷,此型骨折属较稳定性骨折。

(2)内收型:股骨颈骨折常见,骨折线的斜度较大,Pauwells 角>50°股骨干外旋并向上错位,股骨头向后倾,骨折端向前成角,骨折端分离明显,提示骨折不稳定。

Pauwells 角提示角度越大,剪式应力越大,骨折越不稳定(如图 11—27 所示)。

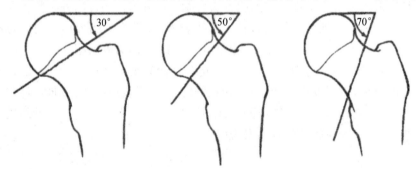

图 11—27 Pauwells 角:骨折线与两侧髂嵴连线所构成的夹角

3. **按移位程度分**(Garden 分型)

Ⅰ型:不完全骨折。

Ⅱ型:完全骨折,无移位。

Ⅲ型:完全骨折,部分移位。

Ⅳ型:完全骨折,完全移位。

Garden 分型临床意义较大(如图 11—28 所示)。

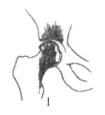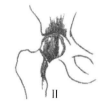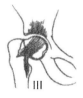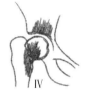

图 11-28　Garden 分型

(三)股骨粗隆间骨折

股骨粗隆间骨折是老年人常见损伤,患者平均年龄比股骨颈骨折患者高 5～6 岁。老年人骨质较疏松,当下肢突然扭转、跌倒时容易造成股骨粗隆间骨折。由于粗隆部血运丰富,骨折后极少不愈合,但其易发生髋内翻。高龄患者长期卧床引起并发症较多。

1.根据骨折线位置分型　顺粗隆型:骨折线自大粗隆顶点开始,斜向内下方行走,达小粗隆部,此型最多见。反粗隆型:骨折线自大粗隆下方斜向内上方,达小粗隆的上方,此型不稳定,少见。粗隆下型:骨折线在大小粗隆的下方。粗隆间粉碎型:粗隆部粉碎,大、小粗隆骨折块向上移位。由于转子部受到内翻及向前成角的复合应力,易引起髋内翻畸形(如图 11-29 所示)。

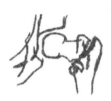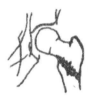

顺粗隆型　　　　粉碎型　　　　　反粗隆型　　　粗隆下骨折

图 11-29　粗隆间骨折

2.Jensen-Evans 分型　Jensen 对原有分型进行改进,提出随着小粗隆和大粗隆骨折的数量增加,骨折稳定性下降。

Ⅰ型:单纯二部分骨折,为稳定骨折。

Ⅰa 型:没有移位的骨折。

Ⅰb 型:有移位的骨折。

Ⅱ型:为三部分骨折,骨折有移位。

Ⅱa 型:有大粗隆分离骨折的三部分骨折,因为移位的大粗隆片段而缺乏后外侧支持。

Ⅱb 型:有小粗隆分离骨折的三部分骨折,因小粗隆或股骨矩骨折缺乏内侧支持。

Ⅲ型:为合并有大粗隆和小粗隆骨折的四部分骨折,缺乏内侧和外侧的支持,稳定性最差(如图 11-30 所示)。

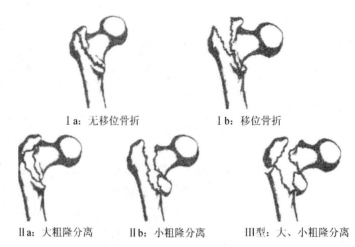

I a：无移位骨折　　　　I b：移位骨折

II a：大粗隆分离　　　II b：小粗隆分离　　　III型：大、小粗隆分离

图 11-30　Jensen-Evans 分型

（四）髋关节脱位

按受伤时髋关节所处的位置和外力方向，其创伤机制有三：①当大腿处于屈曲、内收位时，股骨头可穿破关节囊引起髋关节后脱位。②若受伤时大腿呈屈曲外展状态，可引起髋关节前脱位。③如大腿屈曲保持中立位或轻度外展时，使股骨头猛烈撞击髋臼底部，造成髋臼底骨折，股骨头部分或全部突入盆腔，发生髋关节中心性脱位。

1.髋关节后脱位　正位片可见股骨头脱出髋臼之外，重叠于髋臼外上方，髋关节的沈通氏线不连续，股骨处于内收内旋位。

2.髋关节前脱位　正位片显示股骨头向前下方移位，位于髋臼的下方。股骨干外展呈水平位。股骨头对向闭孔，与坐骨结节重叠。髋关节的沈通氏线不连续。

3.髋关节中心性脱位　髋臼底粉碎性骨折，股骨头从裂开的髋臼底突入骨盆。轻者可仅表现为髋臼内陷（如图 11-31 所示）。

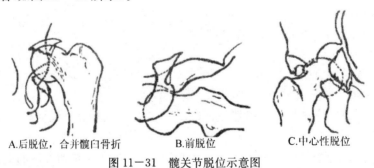

A.后脱位，合并髋臼骨折　　　B.前脱位　　　C.中心性脱位

图 11-31　髋关节脱位示意图

二、股骨干骨折

股骨是全身最大的，下肢主要负重骨之一，常发生于青壮年。股骨干骨折由直接暴力打击、挤压或间接暴力的杠杆作用、扭转作用所造成。

1.根据骨折线的形状分为横形骨折、斜形骨折、螺旋形骨折、粉碎性骨折、青枝骨折。由直接暴力打击所引起的骨折常常呈横断或粉碎状，而由于杠杆作用、扭转暴力引起的骨折多为斜形或螺旋形的骨折。儿童可出现青枝骨折。

2.Winquist 将粉碎性骨折按骨折粉碎的程度分为以下四型：

Ⅰ型：小蝶形骨片，对骨折稳定性无影响。

Ⅱ型：较大碎骨片，但骨折的近、远端仍保持50％以上皮质接触。

Ⅲ型：较大碎骨片，骨折的近、远端少于50％接触。

Ⅳ型：节段性粉碎骨折，骨折的近、远端无接触（如图11－32所示）。

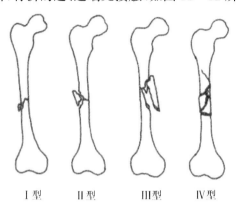

Ⅰ型　　　Ⅱ型　　　Ⅲ型　　　Ⅳ型

图11－32　股骨干骨折 Winquist 分型

3.骨折移位情况　骨折后一般断端移位较大，而且软组织的挫伤也较严重，出血较多，尤其以直接暴力打击、绞伤或挤压伤更明显。因外力作用、肌肉或韧带牵拉可出现横向移位、短缩、成角、旋转畸形等：

（1）股骨上段骨折。近折端受髂腰肌、臀中肌作用向前移位，并向外旋转，可向前成角。远折端受内收肌作用向内、后、上移位。

（2）股骨中段骨折。移位视暴力方向而异，无明显规律。

（3）股骨下段骨折。远折端受腓肠肌作用向后移位，远端向后成角，移位严重者可损伤或压迫腘静、动脉和神经。

股骨干骨折愈合主要依靠外骨痂。由于股骨干周围肌肉丰富，血供好，外骨痂出现早，量也多，愈合较快，大约2月。移位明显的，软组织损伤严重，血肿大，断端处软骨内形成的骨痂较多。

三、膝部损伤

（一）股骨髁骨折

股骨髁骨折较少见。

X线检查能确定骨折之诊断及骨折类型。

1.根据骨折的部位及形态一般将其分型如下：

（1）单髁骨折：单髁骨折指内髁或外髁仅一侧骨折者，其又可分为以下两型。①无移位型：无移位型指无移位之裂缝骨折，或骨折纵向移位不超过3mm，旋转不超过5°者。②移位型：移位型指超过前述标准的移位型骨折。

（2）髁间骨折：髁间骨折指内外髁同时骨折者，骨折线形状似V形或Y形者，一般多伴有程度不同之移位。

（3）粉碎骨折型：一般除股骨髁间骨折外，多伴有髁上或邻近部位骨折，骨折端移位多较明显（如图11－33所示）。

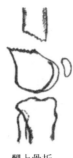

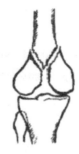
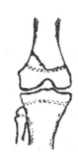

髁上骨折　　　　　　髁间骨折　　　　　　骨骺分离

图 11-33　股骨髁骨折

（二）胫骨髁骨折

胫骨髁骨折又称胫骨平台骨折,好发于青壮年,多为垂直压迫的间接暴力合并膝关节旋转、内翻或外翻应力所致骨折。

常规进行 X 线平片检查,而 CT 及三维重建更能显示骨折的全貌,合并有关节内结构损伤者,应行 MRI 检查。

1.X 线表现　胫骨髁骨折可表现为单髁、双髁骨折或粉碎性骨折。X 线片显示胫骨平台劈裂、压缩、塌陷呈阶梯状、断端嵌插或粉碎,关节面的断裂、变形,有时还可出现腓骨小头的骨折(如图 11-34 所示)。

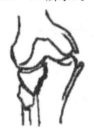
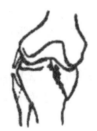
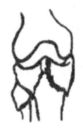

外髁骨折　　　　　　内髁骨折　　　　　　双髁骨折

图 11-34　胫骨髁骨折

胫骨髁骨折为关节内骨折,骨折波及胫骨近端关节面。严重者还可合并有半月板及韧带损伤,处理不当容易引起膝关节的功能障碍。

2.骨折分类(Schatzker 分型)

Ⅰ型:单纯外侧平台劈裂骨折。典型的楔形非粉碎性骨折块向外下劈裂移位,此型骨折常见于无骨质疏松的年轻患者。

Ⅱ型:外侧平台劈裂合并压缩骨折。侧方楔形骨块劈裂分离,并有关节面向下压缩陷入干骺端。此型骨折最常见于老年患者。

Ⅲ型:单纯外侧平台中央压缩性骨折。关节面被压缩陷入平台,外侧皮质完整。其易发生于骨质疏松者。

Ⅳ型:内侧髁骨折。此型骨折可以是单纯的楔形劈裂或是粉碎和压缩骨折,常累及胫骨棘。

Ⅴ型:双髁骨折。两侧胫骨平台劈裂。鉴别特征是干骺端和骨干仍保持连续性。

Ⅵ型:伴有干骺端和骨干分离的平台骨折,除单髁或双髁及关节面骨折外,还存在胫骨近端横形或斜形骨折(如图 11-35 所示)。

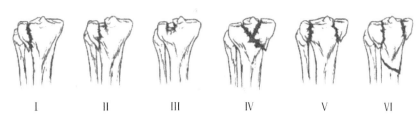

I　　　　II　　　　III　　　　IV　　　　V　　　　VI

图 11-35　Schatzker 分型

（三）髌骨骨折

髌骨骨折最常见，占膝部损伤的首位，多为青壮年，男性多于女性。其受伤机制多由股四头肌突然强烈收缩的间接暴力致使髌骨与股骨髁直接碰撞引起的髌骨横断性骨折最为多见，而髌骨的粉碎性骨折则是直接暴力打击的结果。

股四头肌突然猛力收缩，超过髌骨的内在的应力时，则引起髌骨骨折，骨折多为横形，髌骨上下分成两块，近折端受股四头肌腱牵拉向上移位，使断端分离。直接暴力如撞击伤、踢伤等，导致髌骨多为粉碎性骨折，因伸肌支持带损伤轻，故移位较少。

髌骨骨折应注意与二分髌骨鉴别，二分髌骨多位于髌骨外上极，子髌骨边缘光整，位置恒定，与主髌骨之间的间隙较整齐。

髌骨骨折后引起膝关节肿胀明显；骨折线波及髌骨关节面，移位多、复位差者，可后遗关节功能障碍和创伤性关节炎（如图 11-36 所示）。

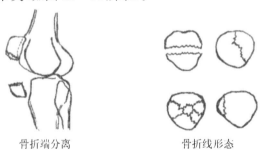

骨折端分离　　　　　　　骨折线形态

图 11-36　髌骨骨折

四、胫腓骨干骨折

胫腓骨干骨折为四肢好发骨折，开放性骨折发生率高，少年儿童多见。

1. 直接暴力　由重物打击、踢伤、撞伤、挤压伤等所致。暴力多来自小腿的外前侧，以横断、短斜形骨折最多，亦可造成粉碎性骨折，两骨折线多在同一平面，且常在暴力作用侧有一三角形碎骨片。直接暴力易造成开放性骨折。

2. 间接暴力　由高处坠落、扭伤或滑倒所致，多为斜形或螺旋形骨折，特点为腓骨的骨折线较胫骨的骨折线为高，软组织损伤少，偶有骨折移位。

3. 儿童可发生胫腓骨干青枝骨折。

间、直接暴力，均可造成两骨折段重叠、成角、旋转畸形，暴力的方向及小腿本身的重力是造成畸形的主要原因。因小腿外侧受外力的机会多和肌肉牵拉的自然趋向，使骨折端向内成角，而小腿重力使骨折端向后侧倾斜成角，足的重力可使骨远端向外旋转，肌肉的收缩可使两骨折端重叠。

五、踝及足部损伤

(一)踝关节骨折脱位

踝关节骨折脱位是骨科常见的损伤,其发病率占关节内骨折的首位。好发于青壮年。损伤多由间接外力所造成,如由高处坠下时,足踝处于内翻位,足外缘先着地,或在不平的道路上行走时等,则造成内翻损伤,多见。也有外力使足踝突然强力外翻,则造成外翻损伤。直接外力如踝部被踢伤、重物砸伤等均可造成骨折。

常规投照 X 线前后位、侧位片。Mortis 位(踝关节内旋 15°位)旋前—外旋型损伤注意腓骨近端损伤的可能性,应拍患侧小腿全长片。

首先观察骨折类型及其移位程度和方向,而后观察距骨的位置和踝关节间隙是否正常,向何方倾斜移位或脱位。

1.根据损伤机制分型—Lauge—Hansen 分型

(1)旋后—内收型(SA):受伤时足处于旋后内翻位,受到强力内翻应力所致。外踝受到牵拉,内踝受到挤压。

Ⅰ度:外侧结构损伤。距腓韧带的撕裂或外踝横行骨折,外踝骨折低于踝关节水平间隙。

Ⅱ度:Ⅰ型+内踝骨折。外踝骨折多位于踝关节水平间隙,内踝骨折与内侧与内侧水平间隙交界处。骨折线多呈倾斜性,向内上方,常合并踝穴内上角关节软骨骨折,压缩或软骨面损伤(如图 11—37 所示)。

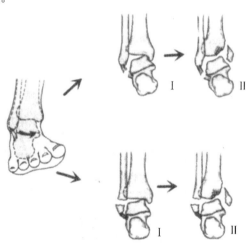

图 11—37　旋后—内收型

(2)旋后—外旋型(SER):足位于旋后位,距骨在踝穴内受到外旋外力或足固定小腿内旋外力,距骨在踝穴内以内侧为轴向外旋转,迫使外踝向后移位。

Ⅰ度:下胫腓前联合损伤。下胫腓前韧带断裂或胫骨前结节撕脱骨折。

Ⅱ度:Ⅰ型+外踝短斜形骨折,骨折平面在下胫腓联合水平,骨折线方向往往从前下到后上。

Ⅲ度:Ⅱ型+后踝骨折或下胫腓后联合损伤。后踝折片较大,可达胫骨远端关节面 1/3~1/4。

Ⅳ度:Ⅲ度+内踝骨折或三角韧带损伤(如图 11—38 所示)。

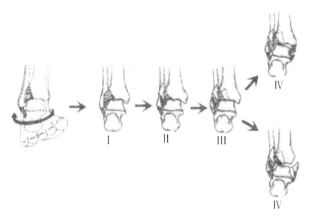

图 11-38　旋后-外旋型

（3）旋前-外展型（PA）：足位于旋前位，距骨在踝穴内受到强力外翻外力，内踝受到牵拉，外踝受到挤压。

Ⅰ度：单纯内踝骨折或三角韧带撕脱。

Ⅱ度：Ⅰ度＋下胫腓联合韧带损伤或撕脱骨折

Ⅲ度：Ⅱ度＋下胫腓联合处或以上的腓骨骨折，胫距关节顶部前外侧压缩（如图 11-39 所示）。

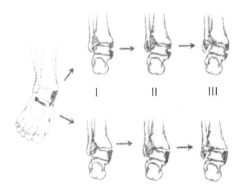

图 11-39　旋前-外展型

（4）旋前-外旋型（PER）：足受伤时位于旋前位，距骨在踝穴内受到外旋应力（或小腿内旋之相对外旋之外力）踝关节内侧结构首先损伤失去稳定作用，距骨则以外侧为轴向前外侧旋转移位。

Ⅰ度：单纯内踝骨折或三角韧带撕脱。

Ⅱ度：Ⅰ度＋下胫腓前韧带损伤或撕脱骨折。

Ⅲ度：Ⅱ度＋腓骨在下胫腓联合以上的螺旋形或斜形骨折。

Ⅳ度：Ⅲ度＋下胫腓后联合损伤或后踝骨折（如图 11-40 所示）。

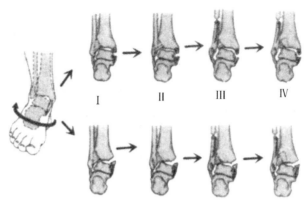

图 11-40 旋前—外旋型

(5)垂直压缩型:垂直压缩型多为高处坠落伤。伤时足底着地,距骨垂直向上撞击胫骨远端滑车关节面,造成胫骨下端粉碎骨折、滑车关节面压缩、胫腓联合分离、内外踝骨折并向两侧分离。此型骨折可分为单纯压缩外力与复合外力两种,后者于垂直压缩的同时可合并外旋、外展或内收外力。

2.Danis—Weber 分型(根据腓骨骨折分型)

A:腓骨骨折位于胫距关节顶部远端,下胫腓关节稳定。

B:腓骨骨折位于胫距关节顶部平面,下胫腓关节可能稳定。

C:腓骨骨折位于胫距关节近端,下胫腓关节不稳定。

踝关节的受伤机制复杂,损伤类型多种多样,病理变化包括踝内外侧副韧带撕裂,胫腓下联合韧带及骨间膜的撕裂,单踝、双踝、三踝骨折,踝关节脱位等。儿童可表现为胫腓骨下端的骨骺分离或骨骺骨折(如图 11-41 所示)。

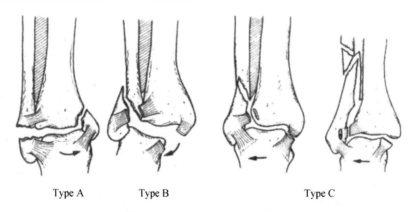

Type A   Type B   Type C

图 11-41 Danis—Weber 分型

(二)跟骨骨折

跟骨骨折在跗骨骨折中最常见,多为高处跌落足跟着地所致。跌落的高度、地面的软硬及体重均为损伤之要素。垂直压力基本上以压缩性骨折为主。少数直接撞击为跟骨后结节处骨折。腓肠肌突然收缩可致跟腱附着处跟骨结节撕脱。

投照 X 线侧位及跟骨轴位片,以便观察结节关节角和跟骨横径的改变。跟骨骨折常与脊柱骨折、颅底骨折合并发生,故检查时应注意这些部位的影像学检查,以免漏诊。

按骨折的部位、形态,跟骨骨折可分为以下两类。

1.跟骨体压缩骨折　系从高处跌下时，足跟先着地，造成跟骨压缩骨折，表现为跟骨压缩、塌陷、粉碎、变形。由于挤压程度不同，又可分为三度：①轻度跟骨体压缩骨折，结节关节角减小，但骨折线未进入关节面。②中度跟骨体压缩骨折，结节关节角减小，部分跟距关节面塌陷。③重度跟骨体压缩骨折，结节关节角明显减小或消失，跟距关节面严重粉碎塌陷（如图11—42所示）。

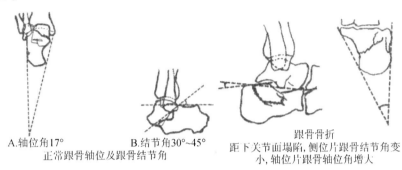

A.轴位角17°　　　　　B.结节角30°～45°
正常跟骨轴位及跟骨结节角

跟骨骨折
距下关节面塌陷，侧位片跟骨结节角变小，轴位片跟骨轴位角增大

图11—42　跟骨骨折示意图

2.跟骨周围边缘骨折　由高处跌下，跟骨后部着地造成的跟骨结节纵行骨折；或足尖先着地，腓肠肌突然收缩，跟腱猛然向上牵拉所造成的跟骨结节横行骨折；或跟骨前部扭转造成的载距突骨折和跟骨前外侧撕脱骨折等。

跟骨结节角（Bohler角）：跟骨侧位片上从跟骨的前关节突到后关节面画一线，再自后关节面到跟骨结节画一线，两线交角，正常为20°～40°。跟骨骨折塌陷，此角减小。跟骨轴位角：跟骨轴位片上跟骨内、外侧缘的切线，相交形成的夹角，正常时17°，跟骨骨折时此角增大（如图11—42所示）。

（三）距骨脱位

距骨脱位分为胫距关节（即踝关节）脱位、距下关节脱位。常因足跟猛烈内翻引起，距舟及距骨关节脱位，胫距关节正常，在X线正位片上见前足内翻，舟骨、跟骨向内脱位，距骨向外脱位；侧位片见距舟关节间隙消失，距跟关节分裂间隙增宽，或距跟关节前后脱位，跟骨向前，跟骨向后。此种脱位常有严重的软组织损伤。强大暴力作用引起胫距、距舟及距跟三关节完全脱位，在X线片中见距骨向前脱位，并有旋转，胫距关节可部分或完全分离，可合并踝部骨折或跗骨骨折。

距骨体的血运主要来自距骨颈，故距骨颈骨折距骨体旋转脱位，常引起营养血管撕裂，而易导致骨折愈合不良及距骨体缺血性坏死。距骨体缺血坏死在骨折1月后逐渐开始显示，数年后缺血坏死的征象可完全消失，多后遗创伤性关节炎。

（四）跖骨、趾骨骨折

跖骨、趾骨骨折是常见骨折，多因重物打击足背、辗压，足内翻扭伤或误踢硬物引起。

骨折部位以基底部骨折最多见，骨干骨折次之，颈部骨折最少。

1.跖骨骨折直接暴力打击者多为粉碎性骨折；间接或扭转暴力造成的也可能为单纯的横折或斜面骨折，单发及多发均常见。

腓骨短肌附着于第五跖骨基底部结节处，足严重内翻扭伤可造成第五跖骨基底部裂纹骨折或完全的撕脱骨折，X线照片检查时应注意与儿童的正常骨骺相区别（如图11—43所示）。

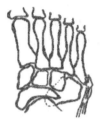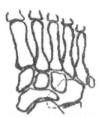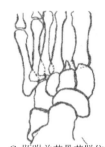

A.第五跖骨基底骨折,外侧有　B.第五跖骨基底外侧的　　C.跗跖关节骨节脱位
　　　撕脱骨块　　　　　　　正常骨骺　　　第一跖骨基底骨折,第一,第二跖
　　　　　　　　　　　　　　　　　　　　骨分离,第二至第五跖骨向外脱位

图 11-43　跖骨骨折、跗跖关节脱位

发生于足部的疲劳性骨折多见在第 2、3 跖骨颈或干。骨折线多不明显,无移位,可见有骨痂生长。

2.趾骨骨折以横形、斜形多见。

(五)跗跖关节脱位

跗跖关节由 3 块楔骨与骰骨和 5 块跖骨基底部的关节面所构成。其位置相当于足背中部。跗跖关节脱位多由直接暴力所致。伤后患足明显肿胀、疼痛、不能负重。足弓塌陷,足变宽畸形,在足内侧或外侧可触及突出的骨端。损伤初期患足远端皮肤青紫,足趾血运欠佳,活动受限或障碍,足背动脉常难于触及,肿胀较甚时足部可出现张力性水泡。

(六)跖趾关节脱位

跖趾关节脱位多为直接暴力作用,如挤压或严重的足部扭伤。以第一跖趾关节脱位多见,近节趾骨向背侧脱位。也可表现为第一、二趾骨分离,第二至五跖骨向外脱位;或第二、三跖骨分离,第三至第五跖骨向外脱位等。脱位种类较多,常合并跖骨及跗骨骨折。还容易造成足背动脉损伤,引起足前坏死。严重的脱位常后遗功能障碍。

(马华)

第四节　化脓性骨髓炎

化脓性骨髓炎系指骨的全部组织发生化脓性感染,包括骨炎、骨髓炎、骨膜炎,常由金黄色葡萄球菌引起,占 70%～90%,其他有白色葡萄球菌、链球菌、肺炎双球菌、大肠杆菌、伤寒杆菌等。病菌进入骨内的途径有:血行感染、直接蔓延、开放感染。化脓性骨髓炎主要是由血行感染引起,病菌也可直接由创口侵入,或因关节感染蔓延而来,临床上分急性和慢性两类。

一、急性血源性骨髓炎

急性血源性骨髓炎多为血源性感染。好发于儿童与青少年,男孩多见。好发部位是长管状骨的干骺端,多见于胫骨、股骨、肱骨及桡骨。

(一)病理表现

1.脓肿形成与扩散　血源性感染多因口腔、扁桃腺、呼吸道和皮肤之感染引起。细菌栓子经滋养血管进入髓腔,通常在干骺端松质骨中形成病灶,这是因为该区血管较细而且迂曲使细菌易于停留。如细菌毒性较低,或数量较少,病变可局限化,形成慢性骨脓肿。但病灶一般继续蔓延,局部骨脓肿扩散途径有三:①骨脓肿向外扩展,突破干骺端骨皮质,掀起骨膜,形成骨膜下脓肿,再经哈佛氏管侵入髓腔,可扩展至整个骨干。骨膜下脓肿还可破坏骨膜侵入软组织,形成软组织脓肿,甚至穿破皮肤形成窦道。②感染直接向髓腔蔓延,又经哈佛氏管向外蔓延,再形成骨膜下脓肿。③儿童的骨骺软骨板对化脓性感染具有阻力,所以感染一般不直接穿过骺板进入关节。在成人中由于缺乏这种阻力,故可直接侵入关节引起化脓性关节炎(如图11-44所示)。

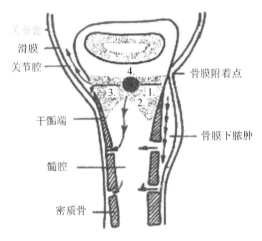

1、2、3扩散方向　4 感染病灶

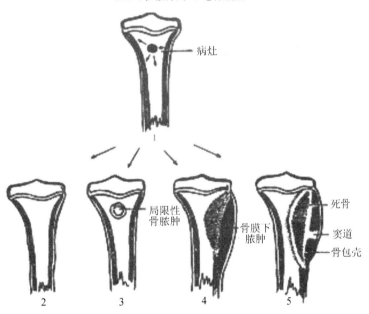

1.干骺端病灶;2.痊愈;3.局限性骨脓肿;4.骨膜下脓肿;5.死骨形成

图11-44　急性骨髓炎扩散途径图

2.破坏　病灶区脓肿引起骨质破坏、骨膜破坏、软组织破坏,易发生病理骨折。

3.骨坏死　化脓性病灶髓腔内可因血栓性动脉炎、静脉血栓形成及骨膜下脓肿形成骨膜被剥离骨面,骨干骨皮质内外失去血供而坏死形成死骨。死骨大小不定,形状不规则,多呈狭长片状,有时呈小碎片状。

4.骨增生修复　骨膜下脓肿后脓液刺激骨膜开始出现骨膜下新骨,逐渐形成骨壳包绕骨干,晚期病灶区骨增生硬化明显。

（二）临床表现

急性化脓性骨髓炎发病急,有寒战、高热、脓毒血症或菌血症的中毒症状。局部症状有患肢疼痛、肌肉痛等。查体可见局部红肿,在骨膜破坏期患处形成脓肿时可有波动。慢性者骨瘘孔反复流脓。白细胞总数升高,核左移,血沉增快,血培养阳性。

（三）影像学表现

1.X线表现

（1）早期:最初的7～10d内,常可见到软组织肿胀,其脂肪间隙模糊或消失。

（2）中期:①发病两周左右时,即可见到骨质改变:干骺端松质骨开始显示骨质稀疏、密度减低,骨小梁模糊不清、消失而形成边缘模糊的斑点状透亮区。骨皮质破坏,中断缺损,甚至病理性骨折。②由于骨膜下脓肿的刺激引起修复作用,在皮质周围产生明显的骨膜新骨,呈一层较淡而不规则的致密影,与骨干平行,有时骨膜新骨呈花边状。③由于骨膜掀起以及血栓性动脉炎,使骨质血液供应受阻,产生骨皮质坏死,沿长轴形成大片长条状死骨。因肉芽组织和脓液将其与骨干分离而在其周围呈现一透亮带,加之周围的骨质稀疏,使死骨显得相对浓白。这种较大的长条状死骨片是化脓性骨髓炎的特征（如图11－45所示）。

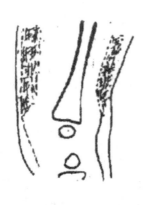

软组织肿胀

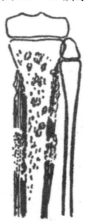

骨质破坏

图11－45　急性骨髓炎

2.CT表现　急性化脓性骨髓炎CT均能显示,特别对软组织肿胀和骨脓肿髓内延伸显示更好。

3.MRI表现　急性骨髓炎骨脓肿区T_1WI呈低或中等信号,T_2WI呈高信号,边界不清晰,骨膜反应在T_1WI和T_2WI均呈低信号。皮质性死骨T_1WI呈低至高信号,T_2WI呈高信号。骨硬化均呈低信号。软组织内脓液于T_1WI呈稍高信号,于T_2WI呈高信号。

（四）影像诊断要点

急性化脓性骨髓炎早期诊断关键在及时发现脓肿,X线表现以软组织肿胀为主,没有特征性,CT和MRI能发现骨内外脓肿的分布及蔓延途径,对早期诊断有帮助。发病10d后即有典型X线征象。急性骨髓炎以骨破坏为主,但增生修复作用已开始。除骨膜增生骨化外,在髓腔内的破坏透亮区周围可见骨质增生硬化,两者关系密切,此种改变见于整个病变区。

（五）鉴别诊断

急性骨髓炎与尤文氏肉瘤鉴别。尤文氏肉瘤常发生于骨干，常伴发热、白细胞增多，全身症状不如急性骨髓炎重，但有明显夜间痛，肿块逐渐增大，明显时皮肤可有静脉怒张。X 线片见"葱皮样"骨膜反应及 Codman 三角。急性骨髓炎发病急，多伴有高热，疼痛较尤文氏肉瘤剧烈，夜间痛并不明显。X 线片上在骨破坏的同时很快出现骨膜反应增生，多有死骨出现。局部穿刺吸取活组织检查，可以确定诊断。

二、慢性骨髓炎

急性骨髓炎治疗不及时或不彻底，即转为慢性骨髓炎。慢性期的特征之一为骨的修复作用占优势，患骨明显增生硬化，通常见于脓腔周围。骨膜因新骨形成而明显增厚，并与骨皮质融合。同时骨内膜也增生硬化可使髓腔变小，广泛的骨硬化可使髓腔狭窄甚至封闭。其特征之二为病灶内有脓腔、死骨的存在，脓腔多与瘘管相通，经久排脓不愈，或时愈时发。骨脓腔可单发或多发，其形状、大小不一。死骨多为一大块，亦可为多个小块，小的可由瘘管排出。

（一）影像学表现

1.X 线表现　表现为患骨不规则增粗，骨皮质增厚，髓腔狭窄，广泛的骨硬化可使髓腔闭塞。病灶区密度明显增加。有时需过度曝光或体层摄影才能显示。在骨硬化区内常见大小形状不一、数目不等的脓腔，脓腔内常见有条状的死骨。炎症未波及的周围区域常有骨萎缩、骨质疏松和软组织萎缩的存在（如图 11－46 所示）。

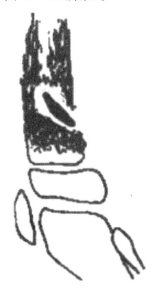

图 11－46　慢性骨髓炎（骨包壳、死腔、死骨）

慢性骨髓炎的 X 线愈合表现为死腔、死骨、窦道消失。骨质增生硬化逐渐吸收，骨髓腔贯通。如骨髓腔硬化仍不消失，虽然长期观察认为病变已静止，但当机体抵抗力降低时仍可突然复发。

2.CT 表现　对显示慢性骨髓炎隐蔽的死骨和脓腔较好。

（二）诊断要点

慢性骨髓炎的特点为不同程度的骨质增生硬化及残存的脓腔、死骨，X 线诊断不难。

但由于抗生素的广泛应用,细菌毒力较低或耐药菌株的增加,典型、严重、长期不愈的慢性骨髓炎已很少见。相反,却常有多种不典型的 X 线表现。如感染仅限于骨膜下,则表现为骨膜增生,而无明显破坏。

三、慢性骨脓肿（Brodie 氏脓肿）

慢性骨脓肿是一种局限性的慢性化脓性骨髓炎,在儿童及青年较为常见。脓肿大都局限于长骨的干骺端,以胫骨上下端及桡骨的下端多见。脓腔逐渐为肉芽组织所代替。

一般是由于致病菌的毒力小或是机体的敏感性不高所致。

1.X 线表现　其 X 线表现为长骨干骺端中心部位的圆形骨质破坏区,边缘较整齐,周围有一环形骨质硬化带。破坏区中很少有死骨,偶尔可见有小死骨。由于脓肿一般位于骨的深部,所以附近骨膜反应少见,周围软组织肿胀或窦道形成亦少见(如图 11-47 所示)。

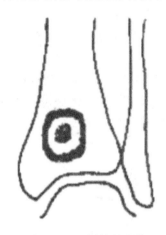

图 11-47　慢性骨脓肿

2.CT 表现　CT 除可见到平片之征象外,观察小死骨优于平片。

3.MRI 表现　T_1WI 干骺端脓肿呈低或中等信号,其内有碎小死骨呈高信号,T_2WI 脓肿呈高信号。脓肿周围硬化带 T_1WI 和 T_2WI 均呈低信号。

四、硬化型骨髓炎

硬化型骨髓炎又名 Garre's 病,特发性骨皮质硬化和干性骨髓炎,此病较少见。病因不明,不易找到致病菌,有时可能与损伤有关。损伤产生骨膜下血肿,形成钙化。本病多发生在青壮年,男多于女,体质多健壮,如运动员。长管状骨均可发病,但下肢以胫骨最为多见。

本病为骨的进行性、广泛性和硬化性炎症,因炎性反应致骨髓腔内发生广泛纤维化,血循环发生障碍,骨内的氧张力下降,促使骨内膜下骨样组织增生,沉积和钙化,Haver 管阻塞出现反应性骨内膜增厚,骨皮质呈梭形增生一系列病理变化。这种变化比较局限,也比较轻。和一般化脓性骨髓炎不同,它不会产生脓肿、死骨和形成瘘管。

1.X 线表现　发病初期 1 个月内无异常表现,时间长可见骨皮质弥漫性增厚,致密,呈硬化状,与正常骨无明显分界,骨髓腔较正常狭窄或闭塞,说明髓腔内膜也有增生和新骨形成。无明显死骨。

2.CT 表现　同 X 线所见,对观察髓腔及小死骨较佳。

五、外伤性化脓性骨髓炎

凡因严重创伤导致开放性骨折,细菌直接侵入骨内而引起的化脓性感染称之为外伤性化脓性骨髓炎。由于现代工业、交通的发达,因事故造成的严重的开放性骨折不断增多,开放性损伤所引起的感染也随之增加,感染率可高达 5%~25%。近年来,国外的一些调查资料表明,外伤性化脓性骨髓炎的发病率已超过血源性骨髓炎而居首位。如果治疗不及时、不当,可引起严重后果。

致病菌多为绿脓杆菌及其他革兰氏阴性杆菌(大肠杆菌等)。常见的发病部位以小腿的胫腓骨最多,其次为股骨、肱骨。

(一)病理表现

外伤性骨髓炎的病理特点有:①开放性创伤一般属于高能量暴力所致,多数病例为多发性、复合性损伤,创面污染严重。除有开放性骨折外,软组织损伤严重,血管撕裂损伤严重,肌腱、神经损伤也不少见,甚至可出现组织器官缺损。②开放性创伤多引起粉碎性骨折,骨膜撕裂损伤严重,由于血管损伤,骨碎片缺乏血供,更易发生坏死形成死骨,当死骨脱落、吸收或摘出后,局部造成骨缺损、骨不连。③有些开放性创伤创面污染严重,感染机会增加。发生感染后,化脓性感染形成的脓液容易直接堆积在骨及软组织的裂隙处,并从伤口处溢出,骨膜下脓肿形成较少,再加上骨膜本身的破坏,日后骨膜反应也较少,骨的修复受影响。④开放性外伤后引起的急性骨髓炎由于伤口的引流作用,使骨内感染不致在骨内及骨膜下广为扩散,病变较为局限,始终以骨折部位为中心,向两端发展,同时多在骨折部位形成脓腔,可形成长期不愈的窦道,发展成慢性骨髓炎。由于骨断端浸泡在脓液中,又缺乏血供,炎症刺激常致局部骨硬化。

(二)临床表现

外伤后引起的急性骨髓炎,除非有严重并发症或大量软组织损伤及感染等,一般全身症状较轻,感染多较局限而少发生败血症,但应注意并发厌氧菌感染的危险。

局部症状:血源性骨髓炎早期有局部剧烈疼痛和跳痛,肌肉有保护性痉挛,肢体不敢活动。患部肿胀及压痛明显。如病灶接近关节,则关节亦可肿胀,但压痛不显著。当脓肿穿破骨质、骨膜至皮下时,即有波动,穿破皮肤后,形成窦道,经久不愈。

(三)影像学表现

1.X线表现　外伤性骨髓炎,多伴有开放骨折及软组织损伤。根据局部损伤程度,感染范围而有不同表现。早期:可见到软组织肿胀,骨折常表现为粉碎性骨折。中期:骨折处开始显示骨质破坏:骨质稀疏、密度减低,骨小梁模糊不清、消失而形成边缘模糊的斑点状透亮区;骨皮质破坏,骨碎片浸泡在脓液里,形成死骨;由于骨膜下脓肿较少,在 X 线片上可见骨膜新骨范围小,包壳的长度及厚度都比血源性化脓性骨髓炎小;骨内膜的增生程度也轻。晚期:骨折部有增生硬化,但常出现骨缺损和骨不连,或有死骨存在而转化成慢性骨髓炎。

2.CT表现　与 X 线表现基本相同,但显示骨质异常改变更加清晰。

六、脊椎化脓性骨髓炎

脊椎化脓性骨髓炎又称化脓性脊柱炎,在临床上很常见,但急性发病者仅占 50% 左右,半数患者为亚急性或慢性过程,多由金黄色葡萄球菌经血液循环传播引起,也见于白色葡萄球菌、链球菌和绿脓杆菌等感染。其原发感染病灶可为疖肿、脓肿和泌尿生殖系下段的感染,少数为外伤、椎间盘手术或腰椎穿刺手术后感染所致,亦可由脊椎附近的软组织感染如肾周脓肿、褥疮等蔓延而来。由于临床表现不一,受累部位不同,出现症状及体征各异,导致化脓性脊椎骨骨髓炎常出现误诊或漏诊。

(一)病理表现

病变主要侵犯椎体,向椎间盘及上下椎体扩散,也有向椎弓附件扩散侵入椎管内的,少数单发于附件。病变发展迅速,椎体破坏,多数伴有椎旁脓肿,在腰椎则为腰大肌脓肿,在上颈椎则为咽后壁脓肿。后期破坏区增生硬化,形成骨赘,彼此融合成骨桥,甚至出现椎体融合。

(二)临床表现

此病常见于成年人,以 20～40 岁年龄段的成年人为常见,男性多于女性。腰椎发病较多,其次为胸椎、颈椎和骶椎。按起病急缓可分成急性型、亚急性型与慢性型三种类型。

1.急性型 这种类型通常来源于血液途径播散。患者起病急骤,有畏寒、寒战及高热,体温可达 40℃,毒血症症状明显。腰背痛或颈背痛明显,卧床不起,不能翻身或转颈。检查:椎旁肌肉痉挛,棘突压痛,明显叩痛,脊柱活动受限。血白细胞计数明显升高,可达数万,中性粒细胞占 80％以上,血培养可检出致病菌。高热可持续 2 周以上,部分病例出现肢体瘫痪。较大的腰大肌脓肿可在腰部或流至股部时被触及。少数患者则以急性腹痛,神经根性痛,髋关节痛为主要症状。

2.亚急性型 这类病例通常在近期内有过腹腔内炎症或腹内手术后感染病史。在感染病灶控制后或化脓性阑尾炎手术出院后不久发生腰背痛及发热,体温一般不超过 39℃,毒血症症状亦比较轻微,有血白细胞计数增加和血细胞沉降率加快。

3.慢性型 起病隐匿,患者在不知不觉中出现腰背痛,没有神经根症状,体温不高,或仅有低热,状如结核,血白细胞计数不高,但血细胞沉降率可增快。用抗生素后症状会改善,但会反复发作,因此整个病程表现为慢性迁延性病程。

(三)影像学表现

1.急性型 发病早期 X 线检查往往无异常发现,至少在 1 个月后才出现椎体内虫蚀状破坏。一旦出现 X 线征象后,骨破坏迅速发展,椎体形状不对称,成楔状改变,密度浓白成硬化骨,并向邻近椎体蔓延,使椎间隙变窄,并可见有椎旁脓肿。最后,形成骨桥或椎体骨性融合。CT 与 MRI 检查可以提前发现椎体内破坏灶与椎旁脓肿。

2.亚急性型 本型发生在椎体的边缘,早期的 X 线检查往往没有阳性发现,X 线表现往往延迟到 1～2 个月后出现,表现为椎体边缘破坏和椎间隙变窄以及进行性骨硬化。这类病例的致病菌大都毒性比较低,或是患者的机体抵抗力比较强,因此整个病程表现为良性过程。

3.慢性型 早期 X 线检查往往无阳性发现,1～2 个月后椎体呈对角线状,有半个椎体密度增高,出现骨硬化表现。随着病变发展,椎间隙进行性变窄,通常需半年之久。如果患者年龄较大,往往被诊断为转移性硬化性骨肿瘤。

(四)影像鉴别

1.脊柱结核,部分儿童椎体结核起病时亦可有高热,椎体破坏成楔形并有椎旁脓肿形成。但结核性病变不会出现骨硬化表现,X 线表现进展亦相应缓慢。

2.本病亦必须与有癌性发热的脊柱肿瘤相鉴别。本病大都局限于椎体,很少蔓延至附件;而脊柱肿瘤早期即侵犯椎弓根,可资鉴别。

3.硬化性脊柱肿瘤,特别是年老者更与前列腺癌骨转移难以鉴别。根据完整的椎弓根与进行性椎间隙变窄,诊断不难。由于影像学依据出现较迟,难以作出早期诊断,因此某些病例需做骨穿刺活检。

4.退行性病变　椎体边缘可有骨增生改变,无破坏缺损;椎间盘变性、狭窄,但一般无消失;椎旁软组织影正常。

(马华)

第五节　化脓性关节炎

化脓性关节炎指关节的化脓性感染,是较为严重的急性关节病。常由金黄色葡萄球菌经血液至滑膜而发病,也可因骨髓炎继发侵犯关节而致,多见于承受体重的关节,如髋和膝关节,常单发。

一、病因病理

化脓性关节炎感染途径有:①细菌经血流侵犯关节滑膜。②邻近骨软组织感染灶向关节侵犯。③关节开放性外伤后直接感染。外伤是发病的主要诱因。

化脓性关节炎的病理改变主要有三个方面:关节软骨的破坏、关节周围软组织的破坏和晚期的增生修复。早期,在发病的 2～3d 内,主要是关节滑膜的急性炎症反应,滑膜明显充血水肿及炎性渗出形成脓性关节积液,在病变发展的中期(发病两周左右),关节软骨可严重破坏,并累及软骨下骨性关节面,引起骨骺或骨端的骨质坏死。晚期,病理改变以滑膜、纤维组织的增生为主,造成关节的粘连和纤维愈合,最终关节纤维强直或骨性融合(如图 11－48 所示)。

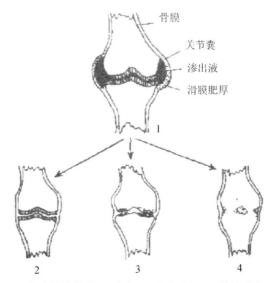

1.化脓性关节炎;2.痊愈;3.关节破坏;4.骨性强直

图 11－48　化脓性关节炎病理改变示意图

二、影像学表现

1. X 线表现

(1)早期：发病 2～4d，X 线见关节肿胀；关节囊密度增高、边界不清、关节间隙增宽及邻近软组织层次模糊，皮下组织出现网状结构等。部分病例关节可出现脱位或半脱位畸形。

在婴幼儿，受累关节骨端可见骨质疏松表现。

(2)进展期：关节内脓液大量积聚对关节软骨、骨端及关节囊产生破坏。X 线见关节间隙变窄，骨性关节面模糊、中断甚至消失和出现骨端缺损及干骺端骨髓炎，破坏区边缘模糊。软组织肿胀更为广泛和突出，脓肿所在部位出现局限膨隆，干骺或骨端可有骨膜反应。骨端破坏严重可出现脱位。儿童骨骺、骺软骨板和干骺端受累，使之血运遭受破坏，骨骺发生缺血坏死，日后造成生长发育畸形。

(3)修复期：由于关节面破坏可出现关节纤维强直和关节骨性强直，以骨性强直为多见。关节囊和周围软组织肿胀减轻、层次和轮廓变为清楚。

2. CT 表现　关节囊及周围软组织肿胀，关节间隙增宽，腔内呈水样密度，关节积液多见，时有关节半脱位及脱位，骨质破坏及增生硬化表现较 X 线所见显示更为清晰。

3. MRI 表现　早期关节腔积液表现明显，T_1WI 像积液信号低于肌肉信号；T_2WI 像显示关节面及其骨质破坏，T_1WI 呈低信号，T_2WI 呈高信号，边缘不清。

三、影像诊断要点与鉴别

化脓性关节炎特征是急性起病，症状明显，X 线早期即可出现关节间隙变窄，骨端破坏先见于关节的承重面，破坏区比较广泛，晚期表现关节骨性强直，可供与其他关节炎作鉴别。

本病应与滑膜型关节结核鉴别。化脓性关节炎发病急，体温高，病变关节红、肿、热、痛，患肢常处于关节囊松弛位置；脓液涂片和细菌培养可找到化脓菌；X 线表现是破坏与增生同见。滑膜型关节结核发病隐匿，初起全身及局部症状不明显；穿刺培养有结核杆菌；脓液清稀有干酪样物；X 线表现以骨质破坏为主。当结核脓液穿入关节刺激滑膜出现急性关节炎表现，此两种病易误诊，需详细询问病史，通过细菌培养、病理检查以明确诊断。

（马华）

第六节　骨关节结核

由结核杆菌引起的骨关节慢性感染性疾病。95％以上的骨关节结核继发于肺结核。骨关节结核多见于儿童及青年时期，10 岁以下居第一位，约 80％发生于 30 岁以下。结核杆菌经血行至骨或关节，易停留于血管丰富的松质骨内，如椎体、骨骺与干骺端，以及负重大、活动多的关节滑膜。全身骨骼中以脊柱最好发，其次为膝、髋、肘及掌指骨，长管状骨及扁骨少见。骨关节结核是一种慢性疾病，病变进展缓慢，常以月计。X 线征象迟于临床表现。

骨关节结核的病理改变早期以渗出性病变为主，巨噬细胞浸润、纤维蛋白渗出、多核细胞浸润；以后出现增殖性改变，结核性肉芽组织增生，巨噬细胞吞噬结核杆菌后变为上皮细胞，分裂或融合形成郎罕氏细胞；继续发展可有干酪样变性，组织坏死，细胞结构消失。整个病理过程以骨破坏为主要表现。骨关节结核转归：①渗出性病变吸收，纤维组织的浸润，以纤维化一钙化或骨化而治愈。②静止,纤维组织大量增生包裹病灶,处于暂时静止状态。③扩散,干酪样坏死液化,结核杆菌大量繁殖,病灶发展扩大。

一、骨干结核

骨干结核一般好发于短管状骨,常见于 5 岁以下儿童的掌(跖)骨及指(趾)骨,是儿童骨结核中相当常见的类型。此时期短管状骨富于松质骨,利于结核病灶的产生。短骨结核常为多发,也可单发。结核多自髓腔开始,以局限性溶骨性破坏为主,脓液经骨皮质外溢,形成骨膜增生,一般不形成大块死骨。儿童与青少年的骨干结核可有大量的骨膜新骨形成,成人则新生骨很少。长骨骨干结核则很少见。

(一)临床表现

短骨结核起病缓慢,一般多发。开始时多为掌(跖)及指(趾)部肿胀,呈梭形肿大,关节伸屈受限。

(二)影像学表现

1.短状骨结核早期 X 线表现是松质骨出现骨质稀疏,继而吸收消失,在骨内形成囊样破坏区,由内向皮质侵蚀破坏,骨皮质变薄,因幼儿骨膜再生能力强,其皮质外可产生分层状骨膜反应,使病骨增粗,形如纺锤,这种骨干呈膨胀的现象,称为"骨气臌"征。同时病骨周围的软组织亦有明显肿胀。

2.长骨骨干结核很少见,病变破坏的范围较小,通常不如化脓性骨髓炎广泛,脓腔内的死骨少见,若有亦多被吸收。病变破坏区周围亦无明显硬化现象。如病变侵及骨皮质,则可产生轻度骨膜反应,不同于干骺端结核不产生骨膜反应(如图 11-49 所示)。

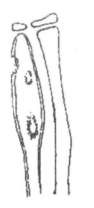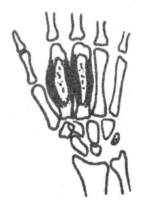

图 11-49 骨干结核

(三)诊断要点

短状骨干结核常为多发,骨内形成囊样破坏的"骨气臌"征,周围软组织肿胀,X 线诊断一般不难,但本病应与多发性内生软骨瘤相鉴别。

二、骨骺、干骺端结核

在四肢长骨中,结核最好发于骨骺及干骺端的松质骨内,并靠近骺软骨板。发生在松质骨中心部位时,病变特点是骨组织的炎性浸润和坏死,坏死与活骨分离后形成死骨,吸收后形成空洞。发生在松质骨边缘时仅形成局限性骨质缺损。

（一）临床表现

发病初期患者常有病灶附近关节僵硬、活动不灵，局部肿胀、疼痛，活动后加重，局部可有压痛。

（二）影像学表现

1.X线表现　位于骨骺、干骺端的病灶表现为局限性类圆形破坏区，边缘较清楚，周围一般无骨硬化，即使有也较轻微。其内可有砂粒样小死骨，从无骨皮质的大片坏死，小死骨吸收后即为空洞。多个病灶融合后破坏区呈分叶状。如不及时治疗，干骺端结核进一步发展，最易穿过骺板而侵及骨骺和关节，但极少向骨干发展，侵入关节者形成骨型关节结核。干骺端病灶即使靠近骨皮质，在其附近也无骨膜反应，这种以破坏为主而无明显增生反应的表现是骨结核的特征，与慢性骨脓肿不同。若病灶突破软组织形成瘘管继发化脓性感染时，可出现明显的骨膜反应和骨质增生（如图11-50所示）。

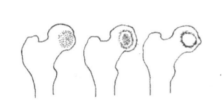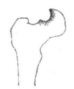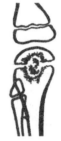

1骨质浸润、坏死　2死骨游离　3骨空洞形成　　边缘型结核　　中心型结核

图11-50　松质骨结核

2.CT表现　当病变侵犯关节时，CT显示关节软组织变化较平片好。

3.MRI表现　长骨干骺端破坏区T_1WI呈中等信号，边缘清楚，T_2WI信号不同程度增高。Gd-DTPA增强扫描病灶周围有异常对比增强。

（三）诊断要点

骨骺、干骺端结核以局限性类圆形破坏区，边缘较清楚，周围一般无或少有骨硬化，可有砂粒样小死骨为其特征。

应与化脓性骨髓炎鉴别（如表11-1所示）。

表11-1　化脓性骨髓炎与骨结核的鉴别要点

	化脓性骨髓炎	骨结核
发病	急性、发展快、病程以日计	慢性、发展慢、病程以月计
病灶范围、分布	范围广、可波及整个骨干	局限、常侵犯关节、少向骨干蔓延
骨骺改变	多不侵犯骨骺软骨	好侵犯骨骺软骨
骨质改变	骨破坏、骨增生常同时存在	骨破坏、骨疏松为主
骨膜改变	有骨膜反应，病程越长，增生越明显	少见骨膜反应
死骨表现	病灶区内常见大块死骨	少见死骨，若有也为小死骨

与慢性骨脓肿鉴别点有：前者破坏区常侵犯骺板，边界模糊，周围无骨质增生硬化，患肢有骨质疏松等，可资鉴别。

三、脊柱结核

脊柱结核占骨关节结核的首位，都为血行感染。好发于儿童及青年。发病以腰椎最多，胸椎次之,颈椎最少。儿童以胸椎结核多见,可累及多个椎体和椎间盘,容易产生脊柱后突畸形。颈椎结核亦以儿童多见,好发于第1、2颈椎,易造成病理性脱位。成人多发生在腰椎,一般涉及邻近的两个椎体,后突多不甚明显。

（一）临床表现

全身症状表现结核中毒症状,局部症状有脊柱活动障碍及强迫姿势,症状出现早。活动及劳累时疼痛加重,休息时轻,当神经根受刺激时可出现放射性疼痛,脊髓受压迫时出现下肢震颤,行动不便,无力,最终引起截瘫,后期可有脊柱后突、侧弯畸形。

（二）影像学表现

1. X线表现

（1）骨质破坏:以骨破坏为主,除合并感染和修复期外,骨质增生硬化少见。

早期按照骨质最先破坏的部位可分为中心型、边缘型、韧带下型及附件型。①中心型:多见于儿童,以胸椎多见。儿童椎体周围软骨成分多,病灶常初发于椎体中央部,早期仅表现为椎体内局限性骨质疏松,病变进一步发展,椎体呈圆形或不规则破坏,其内可有小死骨,严重者椎体塌陷呈楔形变,椎间隙尚在。②边缘型:发生在较大儿童或成人,腰椎结核多见,病变开始于椎体的上下缘,范围较局限,呈小缺损性骨破坏,边缘毛糙不整。病变常迅速破坏椎间盘组织,使椎间隙狭窄或消失,并波及邻近椎体。③韧带下型—成人多见,位于前纵韧带下,脓肿侵犯椎体前方,常扩散累及上下邻近脊椎,椎体前缘在脓液浸泡下,多表现为凹陷性破坏缺损,但椎间盘尚可保持完整。④附件型,较少见。病变可发生于棘突、椎弓、椎板、小关节,表现为骨小梁模糊,结构不清,可累及关节面。此型结核容易累及脊髓而引起各种神经症状（如图11—51所示）。

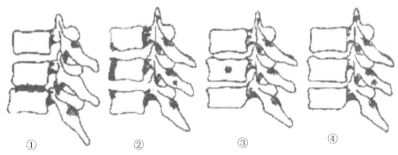

①　　　　②　　　　③　　　　④

图11—51　脊椎结核分型示意图（①边缘型。②韧带下型。③中心型。④附件型）

病变继续发展,椎体广泛破坏发生塌陷,并可破坏相邻椎体边缘,进而扩展到两个椎体的范围,严重时可使一个椎体嵌入另一个椎体中。广泛的病变可使几个被破坏的椎体融合在一起而不易分清。病变区内可见小死骨影。

（2）椎间隙变窄或消失:因相邻两椎体的软骨板被破坏,髓核疝入椎体并被破坏所致,此征象几乎见于所有脊椎结核,为诊断脊柱结核的重要依据。

（3）脊柱变形:椎体因病变和承重而发生塌陷,使脊柱形成后突、侧弯以及椎体嵌入畸形,以胸椎结核尤为明显。

（4）冷脓肿:脊柱结核极易产生冷脓肿,脓肿的发生与椎体破坏程度成正比,胸椎结核最易显示,表现为胸椎旁梭形软组织肿胀影,在颈椎为咽后部脓肿,表现为咽后壁软组织明显增厚,在腰椎为腰大肌脓肿,表现为腰大肌影增宽、凸出、边缘模糊,但因受肠内容物干扰,常不易观察。时间长的冷脓肿可产生钙化,有时相当明显（如图11—52、图11—53所示）。

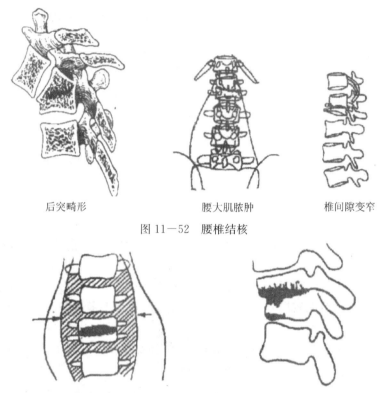

后突畸形　　　　　　腰大肌脓肿　　　　　椎间隙变窄

图 11－52　腰椎结核

两椎体破坏严重,椎间隙消失,椎旁脓肿呈梭形(箭头所指)

图 11－53　胸椎结核

(5)脊椎结核在好转过程中,病灶的破坏性产物,如脓肿、死骨等可逐渐被吸收,同时有纤维组织充填及少量骨质增生修复,表现为破坏区缩小、边界逐渐清楚,密度增高,最后形成纤维愈合和骨性愈合,病程很长。

2.CT 表现　骨质破坏呈"豆腐渣"样(斑片、斑点、洞穴或蜂窝状低密度区),破坏区常在椎体前中部,边缘模糊。对早期病变的发现 CT 优于 X 线,可显示结核冷脓肿的部位及范围,能明确骨内病变累及范围。

3.MRI 表现　破坏区 SE 序列 T_1WI 呈低信号,T_2WI 呈高信号。椎间盘破坏致椎间隙狭窄,T_1WI 和 T_2WI 均呈较低信号,冷脓肿和骨膜下脓肿在 T_1WI 像上其信号与肌肉近似,T_2WI 像上其呈高信号,有时脓肿壁呈低信号。

4.超声表现　显示冷脓肿较好,呈无回声或不均匀低回声。

(三)诊断要点及鉴别

脊椎结核以椎体骨质破坏,变形,椎间隙变窄或消失和冷脓肿为其特点。有时需与椎体压缩性骨折鉴别;前者的主要 X 线表现是椎体骨质破坏,塌陷变形,椎间隙变窄或消失和椎旁脓肿的出现;后者有明确的外伤史,椎体仅表现压缩楔状变形,无骨质破坏,多无椎间隙变窄,区别不难。

四、关节结核

关节结核是一种较为常见的慢性进行性的关节炎性疾患,多见于少年和儿童。本病好发于负重大的关节,多见于髋、膝关节,共占关节结核的 80% 左右。关节结核分滑膜型及骨型两种,以前者多见。

（一）概述

1.病因病理　病变初期,结核病灶在松质骨或滑膜,形成单纯的骨或滑膜结核。当单纯骨结核蔓延侵及关节,或单纯滑膜结核侵及关节软骨和软骨下骨组织时,则关节的全部主要组织均被侵犯,形成全关节结核。治愈后,关节的活动功能往往受到不同程度的限制(如图11—54所示)。

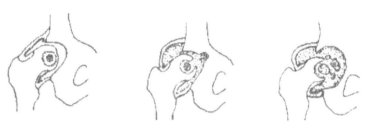

原发病灶→单纯骨或滑膜结核→早期全关节结核→晚期全关节结核

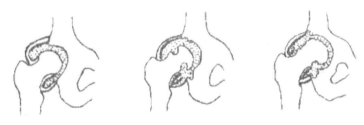

图11—54　骨关节结核的病理发展过程

2.临床表现　早期症状轻微。表现为关节酸痛和轻微肿胀,劳累后加重。随病变发展主要症状有:关节疼痛、肿胀,关节活动受限。患肢屈曲,关节有压痛。同时伴有不同程度的全身症状:患者常有食欲减退、消瘦、全身无力容易疲劳以及低热、盗汗等症。血沉增快等。病程长者,可出现关节邻近肌肉萎缩。

3.影像学表现

（1）X线表现

1）骨型关节结核:病灶多位于骨骺、干骺端处,形成类圆形骨破坏。

2）滑膜型结核:青年多于儿童。病变以髋关节及膝关节多见,其次为肘、腕及踝关节。发病缓慢。表现为关节周围软组织肿胀和关节间隙增宽,关节骨端出现普遍骨质疏松。这些表现无特征性,诊断需密切结合临床。病变发展由滑膜侵犯至关节软骨下面,侵蚀软骨下骨,使骨端关节面呈模糊、虫蚀样糜烂、破坏。因病变来自滑膜,故破坏多在关节滑膜附着处不承重的关节边缘产生,并往往波及关节间隙的两对应面。关节软骨可长时间保留,因此关节间隙虽然有时较窄,但可较长时间无改变,这与化脓性关节炎不同(如图11—55所示)。

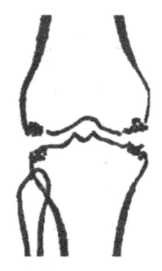

图 11-55 滑膜型关节结核关节边缘破坏

（2）全关节结核：当骨质和关节软骨破坏明显时，关节间隙狭窄亦趋明显。此时，关节常半脱位，附近骨质明显疏松与萎缩，长期病变则影响整个病肢的发育。关节结核强直较少见，但在破坏严重的病例中，可产生纤维性强直，而骨性强直则不如化脓性关节炎常见。

（3）CT 表现：早期关节软组织肿胀，关节囊内积液，呈水样密度。晚期关节面骨质呈虫蚀样或囊状破坏，并有小死骨，在低密度破坏区内出现高密度影，关节间隙不规则狭窄，部分病例出现脱位、半脱位，如继发感染则出现骨硬化。

（4）MRI 表现：关节囊肿胀和积液，T_1WI 呈低信号，T_2WI 呈高信号。结核性肉芽组织形成时，显示 T_1WI 呈低信号，与液体信号相似，T_2WI 呈不均匀高信号。当关节软骨破坏时，在 T_1WI 上正常软骨信号减低，边缘毛糙；进一步破坏时，在 T_1WI 见软骨信号不连续，厚薄不均，呈低信号，T_2WI 呈高信号。骨质破坏区呈半圆形、圆形，边界模糊，T_1WI 呈低信号，T_2WI 呈等高混杂信号。

4.诊断要点及鉴别　起病缓慢，有关节肿胀、疼痛、跛行、肌肉萎缩等症状，X 线特点为关节的非持重部位呈鼠咬状骨破坏，不伴有感染，无骨质增生样改变，一般确诊不难。有时需与化脓性关节炎鉴别（如表 11-2 所示）。

表 11-2　化脓性关节炎与滑膜型关节结核的鉴别要点

	化脓性关节炎	滑膜型关节结核
病变过程	急性,发展快,以日计	慢性,发展慢,以周和月计算
软骨破坏	软骨早期破坏、关节间隙变窄	软骨破坏较慢
骨质破坏	骨质破坏先见于承重部位	先见于非承重的关节边缘
其他骨质改变	破坏与增生同时存在,骨质疏松仅见于早期	破坏与骨质疏松,骨质增生少见
邻近软组织	附近肌肉很少有萎缩	附近肌肉往往萎缩
关节强直	严重者骨性关节强直	纤维性关节强直

（二）髋关节结核

髋关节结核在全身骨关节结核中约占 7.2%，在骨关节结核中居第三位。7%～10%病例可见同时患骶髂关节结核或下段腰椎结核。

1.病理表现 髋关节结核中,骨型较滑膜型多见。

发病部位以髋臼最好发,股骨颈和股骨头次之。病变多起自髋臼上方,亦可从股骨头及股骨颈开始而侵入关节,引起股骨头和髋臼广泛破坏。滑模型结核引起滑膜充血增厚和结核性肉芽组织增生,很少形成脓肿或窦道。开始时关节软骨和其下方的骨质多无变化,仅在关节边缘与滑膜连接处可有少许破坏。其后可侵及髋臼和股骨头的关节软骨以至骨质。骨型结合形成脓肿较多。晚期髋关节结核的脓肿常出现在关节的前、内侧,系由于该出关节囊较薄,与髂腰肌滑囊相通之故。

晚期髋关节结核可发生纤维性和骨性强直,也可因股骨头及关节囊破坏严重,而发生髋关节后脱位。此外,严重病例股骨头、颈完全破坏消失,而使股骨上端与髋臼之间形成假关节。儿童髋关节结核由于股骨上端骨骺早破坏,可引起肢体短缩。

2.临床表现 髋关节结核多见于儿童和青少年,60%的患者在 10 岁以下。成人患者,也多是在童年时患病,到后来由于机体免疫力的降低或其他不利因素的出现才发病。

全身症状主要有:患者常有食欲减退、消瘦、全身无力容易疲劳以及低热、盗汗等症。血沉增快等。

局部症状体征主要有:①疼痛。一般发病隐渐,最早出现的髋部疼痛比较轻微,活动加重,休息后减轻,往往伴有患侧卜肢的无力或沉重感。偶有少数患者发病急骤,髋部疼痛比较剧烈。儿童对疼痛的定位能力较差,往往陈诉疼痛在膝关节,较少在髋关节。有时夜间啼哭不绝,甚至不敢平卧睡觉。②跛行。轻微跛行多与疼痛同时发生,或者是其家长仔细观察而发现。早期患病小儿有曳足而行,常常绊倒。疲劳之后即开始跛行,尤其在傍晚。经过短时间的休息之后或在第二天晨起后可以消失。这时往往被误认为"扭伤"而不大引起重视。在成人,最早的症状大多是感到下肢酸困无力。当出现疼痛后患者不肯使用患肢负重而加重跛行。以后随着病情的发展,跛行逐渐加重,甚至完全失去行走能力。单纯骨结核患者跛行较轻,单纯滑膜结核者稍重,全关节结核者跛行最重。③肌肉萎缩。患侧肢体肌肉萎缩是髋关节结核的另一特征。由于肌肉营养不良和失用性萎缩,使髋关节周围及该侧肢体肌肉的张力减低,逐渐转为肌肉的体积缩小。早期通过测量可以发现,较晚的病例肉眼也能看出整个肢体消瘦,尤其是股四头肌。这时臀肌的萎缩也较明显,患侧臀部消瘦,臀沟展平和下垂。患肢皮下组织增厚,皮肤皱纹增厚的症状也具有一定的意义。髋关节结核后期,下肢各部位大腿、小腿及踝均发生显著的肌萎缩和营养障碍。④肿胀、脓肿或窦道形成。早期患者有关节之肿胀,但由于髋部肌肉肥厚不易被察觉。如果髋部出现了较为明显的肿胀时,则证明结核性炎症的变化显著增剧。⑤髋关节活动受限。最早表现为某种活动稍受限,因此在检查时要与健侧比较。常见的是外展和过伸活动受限,这只有在临床检查时被发现。

3.影像学表现 髋关节结核早期,X 线检查应两侧髋关节进行对比,仔细阅片,才能发现轻微的病理改变。

(1)单纯滑膜型结核:①髋臼与股骨头骨质疏松,骨小梁变细,骨皮质变薄。②关节间隙的改变,往往初期有增宽,可能是由于滑膜水肿和关节积液之故。以后,关节间隙变窄,主要在上外侧部,多是不均匀的。③髋关节关节囊肿胀,可清晰地见到关节囊外脂肪层的透亮影像扩大,并且向外侧膨隆。

(2)单纯骨结核:由于髋关节的位置比较深,其局部解剖关系也较复杂,所以其较早期的X 线检查骨改变不易被发现,特别是那些较小的病灶可作 CT 或 MRI 检查。

（3）早期全关节结核：来自滑膜结核的或来自骨结核的早期全关节结核的 X 线特点是：骨质疏松范围比较广泛。股骨头或髋臼缘局限性的骨质破坏较明显，关节间隙狭窄。

（4）晚期全关节结核：该期破坏加重，股骨头、髋臼可变形。关节间隙普遍狭窄，甚至半脱位，关节以纤维性强直为主。

（三）膝关节结核

膝关节结核的发病率仅次于脊柱结核，在大关节结核中居首位。膝关节结核以 10 岁以下儿童多发，性别上无明显差别，儿童膝关节结核由于病程长，易累及骨骺，故常常引起患肢的发育生长畸形。

1. 病理表现　膝关节结核分为单纯滑膜结核、单纯骨结核和全关节结核。

膝关节是滑膜最丰富的关节，故滑膜型结核的发病率相当高，可占膝部结核的 80%。结核杆菌侵袭滑膜后，滑膜表面出现炎症、水肿、充血、粟粒结节、溃疡和结核性肉芽组织。发展过程比较缓慢，病变可以长期地局限于软组织内，仅在后期结核性肉芽组织形成增多才破坏关节软骨和软骨下骨质。骨质破坏多从非承重力的部分即关节边缘开始。

骨型结核少见，原发病灶多见于股骨下端或胫骨上端的骨骺或干骺端，原发于髌骨者非常少见。病变发展时可产生严重破坏，甚至引起部分脱位。在膝关节周围多有脓肿形成，由于缺少肌肉保护，容易发生窦道和合并感染。愈合时无感染情况则可出现纤维性强直，若合并感染则可出现骨性强直。

2. 临床表现　膝关节结核患者多为儿童及青壮年，多以单侧关节发病。患者一般有结核病史或结核病接触史。通常膝关节结核患者全身症状较轻，如若合并有全身其他活动性结核时则症状可加重。全身症状可表现为低热、盗汗、贫血、消瘦、易疲劳、食欲不振和血沉加速等。儿童患者可因夜间自身暂时失掉对患病关节的保护后，突然引发的活动疼痛而产生夜啼、易哭闹等特有表现。

局部症状有：①疼痛与压痛。单纯滑膜结核一般疼痛较轻，以隐痛为特点；劳累加重，休息则轻。检查时压痛较普通而不局限。单纯骨结核也表现为膝痛较轻，但局部压痛明显而局限，这一点与单纯滑膜结核不同。全关节结核是在单纯滑膜结核和单纯骨结核的脓肿破溃进入关节腔后发生，此时因大量结核性物质倾泻入关节腔内，可引发滑膜的急性充血、肿胀。故可疼痛加重，有时可剧烈疼痛。特别是活动时痛甚，膝部广泛压痛。②肿胀。单纯滑膜结核可见关节呈普遍肿胀，无红、热等表现。当关节内渗液多时可查出浮髌试验为阳性，但后期的滑膜结核以肥厚增生为主，这时检查膝关节时手下可有揉面之感觉，浮髌试验可呈假阳性。单纯骨结核的肿胀常常局限在一侧，即在相应病变的一侧。在单纯骨结核时一般关节渗液较少，肿胀不如滑膜结核明显，浮髌试验常有阴性。全关节结核肿胀明显并且广泛，检查关节时肿胀呈硬皮球样感觉，当渗液少而滑膜增生、水肿、肥厚时，也可触及如揉面感或橡胶感。③肌肉萎缩与功能受限。单纯膝关节滑膜结核时因功能有一定程度受限，故以股四头肌萎缩为著，由于膝关节上下的肌肉萎缩而关节本身肿胀，则形成梭形关节。单纯骨结核一般早期膝关节功能受限较少，故其肌肉萎缩亦较轻。全关节结核因膝关节功能明显障碍，肌肉萎缩明显。⑤脓肿及窦道。单纯滑膜结核与骨结核形成脓肿、窦道相对少见。全关节结核于腘窝部可触及冷脓肿，破溃后形成慢性窦道。

3. X 线表现　单纯滑膜结核开始时表现为骨质疏松及软组织肿胀，髌下脂肪垫透明阴影消失，病程长者还可见关节边缘骨质被浸蚀破坏。单纯骨结核，中心型表现骨质破坏模糊，呈磨砂玻璃样,以后可形成死骨和空洞。边缘型者可见骨端边缘骨质被浸蚀破坏缺损。在全关节结核,骨质广泛疏松脱钙,关节面骨质破坏,关节间隙变窄或消失,破坏严重时可见胫骨向后半脱位,有时见膝外翻,外旋畸形,窦道长期不愈者可见骨质硬化现象。

4.鉴别诊断

(1)化脓性关节炎:化脓性关节炎发病较急,进展较快,破坏较为广泛。其关节承重面的明显破坏亦具有鉴别意义,因为膝关节结核破坏多在关节滑囊附着处,为不承重面的关节边缘,软骨通常可保存一个较长时间。

(2)关节肿瘤:关节肿瘤主要与滑膜肉瘤鉴别。膝关节是滑膜肉瘤的好发部位,常常是由关节旁滑囊发生的,恶性程度较高。表现为关节附近的软组织肿胀,其中可见不规则的钙化影,病变发展迅速。

(3)血友病性关节病:由于关节囊内出血,早期关节间隙增宽,关节囊肿胀,但有其特征表现。如骨膜下出血、髁间窝增深及骨骺内不规则囊状阴影及骨小梁增粗,结合家族史可以鉴别。

(4)色素沉着绒毛结节状滑膜炎:软组织肿胀内有结节或分叶状密度增高区,多无骨质疏松或死骨形成。

(5)类风湿性关节炎:类风湿性关节炎往往为双侧性,病变好发于关节囊或肌腱附着的末端结构处,病损是由关节软骨边缘开始,呈小囊状骨缺损,破坏并不显著。有时鉴别非常困难,需要做滑膜活检才能确诊。

(四)踝关节结核

踝关节结核发病率较低,多发生在30岁以前,尤其易见于10岁以下的儿童。

1.病理表现 踝关节周围软组织较少,踝部脓肿极易穿破皮肤,形成窦道,长期发生混合感染,窦道可以多发,以前侧和外侧最多。晚期可见足下垂和内翻畸形。由于踝关节和距下关节相通。故踝关节结核常并发距下关节结核。踝关节滑膜结核较多见,比骨结核更易转变为全关节结核,尤其是距骨结核和胫骨下端结核。

2.临床表现 踝关节结核发病比较缓慢,常有扭伤史,主要表现为踝部肿胀、疼痛和跛行。单纯骨结核初起疼痛不明显,休息则轻,劳累则重,转变为全关节结核时疼痛剧烈,本病晚期,关节呈纤维性或骨性强直时,疼痛会减轻或消失。

检查时单纯骨结核肿胀常限于骨病灶附近,滑膜结核和全关节结核肿胀可见于踝关节周围。踝关节功能受限,主要表现在背伸跖屈方面。如累及距跟关节,则内、外翻运动减少或消失。跛行与疼痛、畸形程度成正比。疼痛和畸形严重、跛行就显著;有时需扶拐行走。

3.X线表现 单纯性滑膜结核在X线片上表现为骨质疏松与软组织肿胀阴影。单纯性骨结核则表现为类圆形破坏区或毛玻璃样改变,其间小死骨并不多见。发展至全关节结核时则表现为进行性关节间隙变窄及不对称,并可看到边缘性骨破坏。随着病变发展,骨破坏加剧,软骨下骨皮质消失,至后期,踝关节毁损明显,但极少发生骨性强直。除非有继发感染存在,一般不会出现骨硬化表现。

(五)骶髂关节结核

骶髂关节结核占全身骨关节的2%,女性多于男性,多发生在10～30岁。

1.病理表现 由于单纯滑膜结核和单纯骨型结合症状较轻不宜早期诊断,故临床上所见病例大多为全关节结核。骶髂关节结核多由附近的腰椎、骶椎、髂骨结核侵袭而来,其途径为流注脓肿腐蚀、细菌栓子沿共同血液或淋巴液传播扩散形成病灶。病变部位有骨质破坏及骨空洞形成,关节病变发展穿破后方关节囊或髂骨时,脓液可汇集在臀肌深层;病变向前发展,突破骶髂关节囊时,脓液沿骶结节韧带或梨状肌流注到臀部或大转子附近。此外,少数病例关节的前、后都有脓肿,互相通连。脓肿向外面穿破则形成窦道,个别病例脓液可向直肠内或腹腔内穿破,形成内瘘。

2.临床表现 发病一般较脊椎结核缓慢,通常先发现脓肿,后出现下背及患侧骶髂部疼痛。也可有"坐骨神经痛"串至患侧臀部及股外侧。但与腰椎间盘突出症状不同,不放射至小腿及足部,感觉无改变,活动时疼痛加重,如翻身、坐久、弯腰、下蹲等,站立时一般身体向健侧倾斜;走路时不敢跨大步。脓肿或窦道可出现臀部、髋窝或股骨大粗隆等处。检查时在站立位脊柱前弯、后伸及侧弯均受限,并有局部疼痛,但座位时活动较好。卧位直腿抬高试验,患侧受限并有局部疼痛。压挤或分离髂骨时患部疼痛,骶髂关节患部有压痛,可有寒性脓肿或窦道。肛指检查有时可摸到局部脓肿及压痛。

3.X线表现 X线照片检查需照骶髂关节正位及斜位(关节的矢状面)。

早期X线照片可见骶髂关节边缘模糊,关节间隙可稍宽;晚期可见关节间隙狭窄或消失,局部常见骨破坏灶,有的可见死骨,关节破坏严重者可见同侧髂骨和耻骨向上脱位。长期混合感染则局部骨质明显硬化。

4.鉴别诊断

(1)强直性脊柱炎:强直性脊柱炎多见于青年男性,一侧发病,最后波及两侧,早期出现关节面模糊毛糙,小缺损,以后髂骨侧硬化,关节间隙变窄,最后骨性融合,累及腰椎出现竹节样改变。

(2)类风湿性关节炎:类风湿性关节炎常见于女性,多为双侧对称性发病。骶髂关节常显示狭窄,关节面可见到小的囊状、串珠状骨质吸收缺损,常易侵犯骶髂关节的上 1/2 部位或整个骶髂关节,骨质疏松较为广泛且明显。

(3)致密性髂骨炎:致密性髂骨炎常为对称性发病。常发生于骶髂关节中下 2/3 髂骨部位,呈三角形或梨形硬化,边缘清楚,一般不侵犯关节。

(马华)

第七节　常见良性骨肿瘤

一、骨瘤

骨瘤是起源于骨细胞的原发性骨肿瘤。骨瘤较常见,主要发生于膜内化骨的部位,多见于颅顶骨、面骨及鼻窦等处,少数发生于四肢称为骨旁骨瘤,偶尔发生于软组织称软组织骨瘤,多发性骨瘤合并肠道息肉者称为 Gardner 氏综合征。

(一)病理表现

按其密度可分为致密型、松质型和混合型。致密型多见,所含骨组织与正常骨组织相似,骨瘤骨质密实,如象牙质状,质地坚硬,但无哈氏系统,表面覆有骨膜;海绵型少见,瘤内为松质骨,可含骨髓组织。

(二)临床表现

本病在儿童时期发病,骨瘤生长缓慢,小骨瘤无症状。逐渐增大向外突出生长者,见到局部有骨性包块突出,质地光滑坚硬,一般无疼痛及压痛;有些出现局部压迫症状;向颅内生长的骨瘤可引起头晕、头痛、癫痫、颅内高压;额窦、筛窦的骨瘤,可有头痛及继发性鼻窦炎;眼眶内骨瘤可引起眼球突出、视力下降等。

（三）影像学表现

1.X线表现

（1）颅面骨骨瘤,多单发,为突出于颅板外的骨性突起,呈半球状半球状、乳头状或扁平状,边缘光滑。骨瘤大小不一,直径在1～2cm左右,偶有大如鸡蛋者。根据密度高低分:致密型,多见,骨瘤致密如象牙质,看不见骨质结构。松质型,少见,其内可见骨小梁;内为松质,外为密质者称混合型。骨瘤没有骨质破坏和骨膜反应。

（2）鼻窦骨瘤,常发生于额窦和筛窦。瘤体呈结节状或分叶状,可能有蒂,多为致密型。较大者可压迫眼眶,突入颅内等。

（3）骨旁骨瘤,好发于股骨远端后侧,与骨皮质相连,呈致密团块状。

2.CT表现　骨瘤的CT表现与X线所见相同。CT观察向内生长的骨瘤及与周围关系优于X线,能发现向颅骨内板下生长的骨瘤、鼻窦部的骨瘤,及对局部组织挤压情况。

（四）影像诊断与鉴别

骨瘤好发于颅骨、面骨、鼻窦等处,常为单发,表现为颅骨表面的骨性突起,边缘光滑,诊断不难。有时需与下列病变鉴别:

1.颅骨纤维异常增殖症　常为颅面骨多处受累;常同时累及颅板和板障;多骨受累常有偏侧倾向。

2.骨软骨瘤　好发于长骨干骺端;瘤基底部为正常骨皮质和松质的延续,其软骨帽可钙化。

二、骨样骨瘤

骨样骨瘤由骨细胞及其产生的骨样组织所构成,其发生率占良性骨肿瘤的10%。好发于青少年男性,胫骨、股骨多见。

（一）病理表现

肿瘤由瘤巢和周围骨硬化两部分组成,瘤巢的直径多在0.5～2cm,呈圆形或椭圆形,有富于血管的结缔组织、骨样骨小梁及少数骨化的骨小梁,瘤巢周围可见粗大、不规则的反应性骨硬化小梁或密质骨。肿瘤成熟后,一般不再生长,亦有发育成为正常骨质而自愈者。

（二）临床表现

患肢间歇性疼痛,逐渐加剧,尤以夜间为重,服用水杨酸类药物可缓解疼痛,局部可有明显压痛点。

（三）影像学表现

1.X线表现

（1）胫骨、股骨、脊椎、颅骨、肱骨等均可发病,尤以胫骨最为多见。病灶好发于骨干,也可发生在骨皮质、骨松质或骨膜下。

（2）肿瘤早期可见皮质部圆形或椭圆形透光区,即为瘤巢,直径为0.5～2.0cm,位于骨松质时,其直径可达4～5cm,多数为一个巢,也可有两个或两个以上聚集一起的瘤巢。有时在巢中可见不规则钙化影。

(3)随病变的发展可出现周围骨质增生硬化,皮质增厚,硬化范围广泛,可扩展至骨髓腔。成熟期瘤巢骨样组织钙化,与周围硬化融为一体。病变区有不同程度的骨膜反应。周围骨质硬化范围与病变部位有关,位于骨松质时,瘤巢可以较大,而周围骨质硬化则轻微或缺如。位于骨皮质时,周围骨质硬化明显,往往超过瘤巢本身较多。

2.CT 表现　CT 扫描观察瘤巢、巢内钙化和骨化灶、松质骨病灶、脊柱病灶明显优于平片,发现瘤巢为其特征性征象。

3.MRI 表现　瘤巢在 SE 序列 T_1WI 像呈圆形或椭圆形的中等信号区,T_2WI 像呈较高信号区;瘤巢内的钙化及其周围的骨硬化在 T_1WI 和 T_2WI 均呈低信号。

三、骨软骨瘤

骨软骨瘤是最常见的良性骨肿瘤,占骨肿瘤的 12%。分单发性及多发性两种,单发者多见,大都附着于长骨干骺端的表面,故又称外生骨疣。多发者又称遗传性多发性骨软骨瘤,是一种先天性骨发育异常,具有遗传性,可发生恶变。

(一)病理表现

骨软骨瘤仅发生于软骨内化骨的骨骼,肿瘤起源于软骨细胞。肿瘤由骨质组成的瘤体、透明软骨组成的帽盖和纤维组织组成的包膜三种不同组织所构成。瘤体外面与正常骨密质相似,内面与正常骨松质相似,软骨帽厚约 4~6mm,为透明组织,内面为生发层、产生软骨细胞。

多数骨软骨瘤生长缓慢,至成年时停止生长。少数可恶变,多恶变为软骨肉瘤。肿瘤突然增大,软骨帽不规则破坏,肿瘤侵入周围软组织。

(二)临床表现

多见于 10~20 岁的青少年,好发于长骨的干骺端,以股骨远端和胫骨近端最常见,约占 50%,其次为肱骨近端、桡骨远端和腓骨两端。少数见于掌、跖骨干骺端,也可发生于扁骨,如肩胛骨。多单发,多发者常为对称性生长,并多有遗传性及家族史。

肿瘤生长缓慢,早期无症状,逐渐增大可触及硬性肿块,表面光滑或凹凸不平,不能移动,无压痛或微痛,表面软组织无改变,但可引起骨畸形,关节附近之肿瘤可引起关节功能障碍,较大的肿瘤可对周围组织产生压迫,进而产生相应症状。

骨软骨瘤少数会恶性变,恶变率为 11%~20%,常见于多发者,在 30 岁以上的患者,若肿瘤突然增大及发生疼痛,应考虑恶性变。

(三)影像学表现

1.X 线表现

(1)单发者多见,肿瘤表现为位于干骺端骨表面的骨性突起,瘤体以蒂状或宽基底与骨相连,骨干皮质延续至肿瘤,肿瘤内有与骨干相连的松质骨。瘤体顶端多由软骨帽覆盖,软骨帽未骨化时不显影,软骨帽钙化及骨化可见不规则的斑片状、菜花状密度增高影。瘤包膜不显影。肿瘤背向关节或垂直于骨干生长。肿瘤表面多光滑。肿瘤压迫附近正常骨骼,使其移位变形或骨质缺损,伴硬化边缘(如图 11-56 所示)。

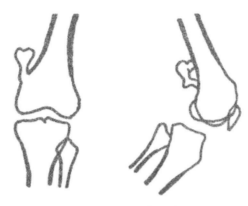

图 11-56　骨软骨瘤

（2）多发者，骨表面的多发骨性突起，形态多样，受累骨可扭曲、变形，突出的骨赘可以互相融合。

（3）骨软骨瘤生长随骨干的发育停止而停止，少数可发生恶变，X 线表现为肿瘤突然增大，软骨帽增厚，不规则钙化及骨化呈絮状，基底部有骨质破坏，出现软组织肿胀。血管造影可了解肿瘤是否压迫和破坏附近动、静脉，有无动脉瘤样扩张或出血。

2.CT 表现　对骨质的观察明显优于平片，特别是对软骨帽细小钙化灶的显示。

3.MRI 表现　MRI 检查能评价软骨帽是否处于生长、停止或复发状态；软骨帽呈分叶状，T_1WI 呈低或稍高信号，T_2WI 呈高信号。软骨帽呈高信号说明它处于生长阶段，看不到软骨帽则肿瘤停止生长，软骨帽内小叶间隔均呈低信号。

4.核医学表现　病区放射性浓集，放射性与病骨相似，当见放射性明显增加，应疑恶变。

（四）诊断要点

单发型骨软骨瘤表现典型，容易诊断，但需与正常变异鉴别。

四、软骨瘤

软骨瘤为起源于软骨的常见的良性骨肿瘤，发生于软骨内成骨的骨骼中，好发于四肢短状骨，分单发性软骨瘤、多发性软骨瘤。

（一）病理表现

软骨瘤多数认为与胚胎性组织残留或异位有关，主要成分为透明软骨，其次为软骨退化所形成的胶状假囊肿和钙化或骨化之软骨，有完整的纤维包膜。软骨瘤多为内生性，呈分叶状生长，首先破坏正常骨髓和骨小梁，进而破坏骨皮质内面，使骨膜增生出现骨包壳。逐渐增大的肿瘤呈分叶状形成多个隆起，隆起间为骨嵴，靠近皮质形成半球形的局限性膨出。肿瘤内软骨可钙化或骨化。多发性软骨瘤是一种良性软骨瘤病，由于骨骼在发生过程中部分错置的骨骺板衍变而形成，没有遗传性，又称为软骨发育不良。

软骨瘤少数恶变，发生率多于骨软骨瘤，多恶变为软骨肉瘤。多发性软骨瘤恶变率较高，约占 20%。

（二）临床表现

软骨瘤多见于青年人，男女差别不大。好发部位为四肢短骨，手部比足部多见，尤以指骨多发，占 90%。肱骨，股骨亦可发生，偶尔见于脊椎、肋骨、胸骨、骨盆等处，多发性软骨瘤常可同时波及一手中的多个掌、指骨或一侧肢体的多个骨骼。

肿瘤生长缓慢,早期无任何症状,肿瘤长大使骨干膨胀,出现肿胀畸形,表面光滑;皮肤表面正常;常因外伤、病理性骨折或其他原因 X 线检查时才被发现。

软骨瘤少数恶变,多见于扁骨如髂骨、肋骨处的肿瘤。如瘤体较大,近期生长迅速,疼痛加剧,软组织出现肿块,应考虑恶变现象。

(三)影像学表现

1. X 线表现

(1)单发性软骨瘤:肿瘤发生于髓腔内,一般为中心性向外生长,表现为骨内类圆形透亮区、边缘清楚。邻近的骨皮质呈梭形膨胀、变薄,肿瘤的周围有一薄层骨质增生硬化现象,肿瘤内可见散在的斑点状钙化,一般无骨膜反应,合并病理骨折时可出现。

(2)外生性软骨瘤:肿瘤发生于一侧的骨皮质较少见,多单发,表现为骨干一侧骨皮质局限性膨胀、变薄,外缘骨壳完整,内缘向髓腔内突出,边缘无或仅有轻微骨硬化现象,有时可有带蒂向外生长形成软组织肿块。肿瘤内可有钙化斑点。

(3)皮质旁型软骨瘤:肿瘤发生于皮质外的骨膜处,向软组织内生长,较罕见,多单发。X线表现可见皮质旁模糊的软组织肿块影,其内可产生斑点状钙化,而局部皮质可有轻微的骨质破坏形成的表浅缺损,缺损边缘常有增生硬化现象。

动脉造影显示瘤区缺乏血管,若肿瘤侵入软组织,则软组织动脉向瘤区供血,并见少数完整的瘤区血管。

软骨瘤少数恶变,X 线表现为瘤体较大,近期生长迅速,骨皮质侵蚀破坏,有骨膜反应,钙化斑变淡、变模糊,软组织出现肿块。

2. CT 表现　肿瘤为圆形、椭圆形或分叶状低密度区,其内可见点状钙化,周边清晰而有硬化边。

3. MRI 表现　肿瘤在 SE 序列,T_1WI 像呈低信号,T_2WI 像呈不均匀信号,高信号代表透明软骨,低信号代表钙化或骨化。骨皮质旁型肿块在骨旁软组织内,信号特征与骨内者一致。

4. 核医学表现　活动性软骨瘤,瘤区放射性浓集。良性肿瘤随访显像无明显变化,手术后复查病灶可显像。

(四)诊断要点

本病根据 X 线平片征象一般即可确诊,但应与以下疾病鉴别:骨囊肿,巨细胞瘤,上皮样囊肿及血管肉瘤等。

五、骨巨细胞瘤

巨细胞瘤是一种较常见的骨肿瘤,起源于骨骼非成骨性结缔组织。由于肿瘤的主要组成细胞之一类似破骨细胞,故亦称之为破骨细胞瘤。

(一)病理表现

起源于骨骼的非成骨性结缔组织,肿瘤的主要组成成分类似破骨细胞。肿瘤质软而脆,似肉芽组织,富含血管,易出血。有时有囊性变,内含黏液或血液。良性者邻近肿瘤的骨皮质变薄、膨胀,形成菲薄骨壳,生长活跃者可穿破骨壳而长入软组织中。肿瘤组织可突破骨皮质形成软组织肿块。一般肿瘤邻近无骨膜增生。镜下肿瘤主要由单核基质细胞与多核巨细胞构成,根据肿瘤细胞分化程度不同,病理上分为 3 级:1 级,约有一半的巨细胞瘤属于此类,为明显良性,巨细胞很多,少有细胞分裂。2 级,间质细胞较多,巨细胞较 1 级为少,为生长活跃或侵袭性。3级,为明显恶性,发生较少,间质细胞多,细胞核大,形态如肉瘤,细胞分裂多。1、2级可转化为3级。

(二)临床表现

巨细胞瘤以20～40岁为常见,约占65%。好发于骨骺板已闭合的四肢长骨骨端,以股骨下端、胫骨上端和桡骨下端为常见。主要临床表现为局部疼痛、肿胀和压痛。较大肿瘤可有局部皮肤发热、静脉曲张、压痛,部分肿瘤压之可有似捏乒乓球样的感觉。生长快、肿块大、疼痛加剧示恶性。

(三)影像学表现

1.X线表现

(1)好发于骨端关节面下,偏心,多横向发展。良性:病灶呈膨胀性骨破坏区,其中可见类似多房间隔的残留骨小梁,明显时可呈"肥皂泡样"改变。肿瘤边界清晰;骨皮质变薄,但尚完整;有时伴发病理性骨折;其周围无骨膜反应亦无软组织肿块。生长活跃:局部骨皮质断裂及出现软组织肿块。恶性:占骨巨细胞瘤10%～15%。分原发型、演变型(1、2级恶变为3级),见肿瘤骨破坏区边缘不清,骨皮质多处断裂,有明显软组织肿块及骨膜反应(如图11－57所示)。

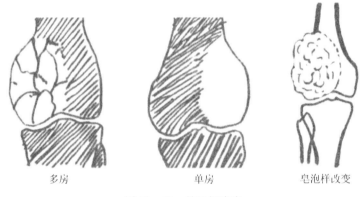

多房　　　　　　　单房　　　　　　皂泡样改变

图11－57　骨巨细胞瘤

(2)血管造影表现:良性者动脉期血运轻至中度增加,静脉期可能有瘤染。恶性者动脉期血运明显增加,瘤血管、血湖、血管破坏、动静脉瘘等。

2.CT检查　骨巨细胞瘤在CT平扫表现为位于骨端的囊性膨胀性骨破坏区,骨壳基本完整,但多数可有小范围的间断。骨破坏与正常骨小梁的交界部多无骨增生硬化带。骨壳外缘基本光滑,内缘多呈波浪状为骨壳内面的骨嵴所致,一般无真性骨性间隔,平片上所见的分房征象实为骨壳内面骨嵴的投影。骨破坏区内为软组织密度影,无钙化和骨化影,如肿瘤出现坏死液化则可见更低密度区。囊变区内偶尔可见液－液平面,即两种不同性质液体的水平界面,通常下部液体较上部液体密度高,并随体位而改变,其成因可能是坏死组织碎屑或血细胞的沉积,也可能伴有动脉瘤样骨囊肿。生长活跃的骨巨细胞瘤和恶性巨细胞瘤的骨壳往往不完整并常可见骨壳外的软组织肿块影。增强扫描肿瘤组织有较明显的强化,而坏死囊变区无强化。

3.MRI检查　肿瘤在T_1WI上多呈低或中等信号强度,在T_2WI上多为高信号。坏死液化区在T_1WI上信号较低而在T_2WI呈高信号。肿瘤内出血时,MRI表现视出血发生的时间远近不同而不同。液－液平面在T_1WI上常下部信号高于上部,而在T_2WI上则相反。若肿瘤内有含铁血黄素沉积区则在 T_1WI 和 T_2WI 上均为低信号。

（四）影像诊断与鉴别

骨巨细胞瘤成年发病，多见于长骨骨端，以膨胀性骨破坏、"皂泡样"改变为其特征。良性骨巨细胞瘤应与骨囊肿等鉴别，恶性骨巨细胞瘤应与骨肉瘤鉴别。

1.骨囊肿　骨囊肿青少年多见，常发生于干骺端及骨干，病灶纵轴与骨长轴一致，轻度膨胀，边硬化，可伴病理骨折。

2.溶骨型骨肉瘤　溶骨型骨肉瘤青少年多见，常发生于干骺端，破坏区边界不清，无膨胀，有软组织肿块及骨膜反应增生。

六、骨母细胞瘤

骨母细胞瘤又称成骨细胞瘤，有良恶性之分，前者称良性骨母细胞瘤，少数为恶性或发生恶变，称为恶性骨母细胞瘤，系局部恶性，无转移。

（一）病理表现

骨母细胞瘤起源于成骨性结缔组织，具有成骨性和骨样骨瘤的病理特点。肿瘤呈膨胀性生长，大小不一，直径为 2～10cm 不等，外观与骨样骨瘤相似，呈棕红色或棕色，易出血。肿瘤质地坚硬，质脆，有时含小骨片。较大者镜下可见在富有血管性结缔组织的间质中，有大量的成骨细胞和钙化骨化不一的骨样组织，偶有体积较小的多核巨细胞。

（二）临床表现

骨母细胞瘤较少见，占原发性骨肿瘤的 0.6％，发病年龄多在 30 岁以下，男女之比为 2.7：1。肿瘤好发于脊柱（占 44％），其次为长管骨（占 29％）及手足（占 18％）。本病大多仅感局部钝痛，可有肿胀和触痛，服水杨酸类药物疼痛不能缓解。

（三）影像学表现

1.X 线表现

（1）平片：平片主要特点为膨胀性骨质破坏，厚薄不一的硬化缘和不同程度的钙化和骨化。根据肿瘤的内部结构和发展过程，可分为囊肿型、云雾型、钙化骨化型。前者以溶骨为主，多见于四肢；后者有成骨倾向，多见于脊柱。根据受累部位可分为中心型、皮质型、骨膜下型和松质骨型。发生于脊柱者，病变多位于棘突、椎弓和横突，椎体病变多由附件蔓延所致。早期为毛玻璃样或云雾状，晚期因钙化或骨化而呈骨瘤样密度。

（2）动脉造影：供血动脉来源于病变附近的软组织，瘤区血管中度增多，无血管侵蚀和大的引流静脉，无软组织肿块。血管造影易于和骨肉瘤鉴别。

2.CT 表现　能显示平片所见，呈低密度病灶，内有高密度钙化，周围有骨硬化，病变发生于脊柱，CT 不仅可发现较小的病灶，而且可清楚显示其部位、大小、边缘、内部钙化以及与硬膜囊的关系。

3.MRI 表现　本病的特点与骨样骨瘤相似，无钙化骨化病灶，T_1WI 为中等信号，T_2WI 为高信号。病灶发生钙化骨化后，T_1WI、T_2WI 均出现低信号区，随着钙化骨化的进展，低信号区的范围可逐渐增大。恶性者边缘模糊，T_1WI 信号较良性低。Gd－DTPA 增强扫描，病区中度增强。观察脊髓是否受压优于其他检查。

（四）诊断要点

本病根据发病年龄在 30 岁以下，好发于脊柱、长管骨，一般仅感局部钝痛。影像学表现为膨胀性骨质破坏、厚薄不一的硬化缘和不同程度的钙化和骨化等，一般可确诊。

（马华）

第八节　常见恶性骨肿瘤

一、骨肉瘤

骨肉瘤又称成骨肉瘤或骨生肉瘤，是最常见的原发性恶性骨肿瘤，居原发恶性骨肿瘤首位。骨肉瘤恶性程度高，发展快，病程 0.5～1 年，常见肺转移，预后不良。

（一）病理表现

骨肉瘤起源于原始的成骨性结缔组织，主要成分为肿瘤性成骨细胞、肿瘤性骨样组织和肿瘤骨，部分骨肉瘤还可见数目不等的肿瘤性软骨组织和纤维肉瘤样结构。肿瘤细胞大小不一，染色质丰富，常见核分裂，较正常的骨母细胞大。大多数骨肉瘤血管丰富，故呈紫红色。成骨型骨肉瘤，肿瘤细胞分化较好，瘤骨显著，质硬如象牙，呈黄色。溶骨型骨肉瘤，分化差，成骨少，肿瘤质软如肉芽，易出血，呈红白相间色。介于两者之间称为混合型骨肉瘤。

（二）临床表现

骨肉瘤是最常见的原发性恶性骨肿瘤，占恶性骨肿瘤 44.6%，多见于青少年，15～25 岁者占大多数。男性是女性的 2.3 倍。好发于四肢长骨的干骺端，以股骨远端、胫骨近端及肱骨近端最常见；扁骨中，髂骨好发。一般四肢骨发病青少年多，扁状骨发病者老年多。

患者早期症状为患部疼痛，开始为间歇性，继而呈持续性剧痛，难以忍受，夜间尤甚。骨肉瘤生长快，病程短，局部很快形成梭形肿块，质硬有压痛，皮肤发红、皮温升高，表面静脉曲张，关节活动障碍，晚期出现恶病质、消瘦。实验室检查：血清碱性磷酸酶升高。骨肉瘤最常见肺转移，少见肝、骨和淋巴转移。

（三）影像学表现

1. X 线表现

（1）平片：①溶骨性骨破坏：骨肉瘤好发于干骺端，在髓腔内产生不规则的骨破坏，表现为虫蚀状、斑片状、筛条状密度减低区，边界模糊，并逐渐向周围或偏一侧扩展，破坏骨松质和骨皮质，侵占大部分干骺区。②肿瘤骨形成：骨肉瘤成骨在病灶区形成不规则的硬化，表现为絮状、象牙质样和针样密度增高影，并可向周围扩展。③骨膜反应：骨肉瘤侵至骨膜产生多种骨膜反应，呈线状、花边状、垂直状、放射针样等。肿瘤突破侵入软组织，残留端骨膜新骨呈三角形，称 Codman 三角。④软组织肿块：骨肉瘤进一步发展穿破骨膜侵入周围软组织中，形成软组织肿块，表现为患部软组织肿胀影或肿块影，于其中产生不同程度的肿瘤性新骨。⑤骨肉瘤一般不侵犯关节，在骨骺板未愈合前，骨肉瘤为软骨所阻，不侵及骨骺。

X 线分型：分化成熟的骨肉瘤新骨形成明显，骨质破坏较少，为成骨型骨肉瘤，其恶性程度一般较低，生长较缓慢。分化原始的骨肉瘤新骨生长很少，以溶骨破坏为主，为溶骨型骨肉瘤，其恶性程度一般较高，生长较迅速。介于两者之间的为混合型骨肉瘤，占多数（如图 11—58 所示）。

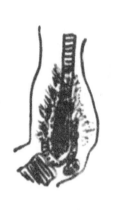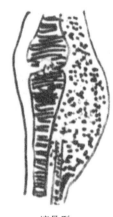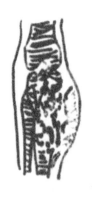

成骨型　　　　　　　　　　溶骨型　　　　　　　　　混合型

图 11-58　成骨肉瘤分型

(2)血管造影:动脉造影能够诊断一些平片难以确诊的恶性肿瘤,可用于鉴别诊断,骨肉瘤动脉造影一般可以见到:①局部血循环增多,有大量的肿瘤血管,粗细不均,走行不规则。②新生毛细血管网形成,多见于肿瘤或坏死肿瘤的周围,其粗细、排列和走行无规律。③肿瘤湖形成,肿瘤呈斑片状染色。④瘤性动静脉瘘,表现为静脉过早显影。⑤动静脉中断,提示有瘤性栓塞。

2.CT 表现　绝大多数患者 X 线平片基本可以确诊。CT 检查主要用于发现 X 线片难以显示的骨破坏和瘤骨,提供定性诊断的依据,明确髓腔及周围软组织内的浸润范围,确定肿瘤组织的血供情况。

3.MRI 表现　基本上已取代 CT,对肿瘤进行局部分期,可显示肿瘤组织在髓腔内或周围软组织内的浸润范围。其表现如下:

(1)骨质破坏:松质骨区破坏在成骨型骨肉瘤 T_1WI 和 T_2WI 上均呈低信号,瘤体周边水肿压脂像上呈高信号;溶骨型骨肉瘤在 T_1WI 上呈偏低至中等信号,T_2WI 上呈中等至偏高信号,压脂像上呈高信号;混合型者 T_1WI 和 T_2WI 上呈斑块状不均匀信号。骨皮质破坏在长轴观易显示正常骨皮质低信号带不连续、出现高信号及瘤体穿破区,穿破区信号表现和瘤体实质信号相仿。

(2)骨髓腔内转移:T_1WI 和压脂像上对病变显示较敏感,T_1WI 在正常骨髓质高信号的衬托下病变呈低信号,压脂像上则正好相反。MRI 具有大视野、骨骼不同方向长轴观等优势,故对髓腔内转移(尤其是跳跃性转移)的评价价值颇大。

(3)骨膜反应:轻微的骨膜反应 MRI 不易显示,不及 X 线平片和 CT,反应明显时可显示 Codman 三角。

(4)软组织肿块:肿瘤突破骨皮质侵犯周边软组织而形成软组织肿块,边界一般清晰,软组织信号表现同瘤体,但内部出现出血或液化时信号可杂乱。

(5)骨骺侵犯:对骨骺侵犯 MRI 的敏感性明显高于 X 线平片和 CT,其信号表现同骨皮质侵犯。

(6)Gd-DTPA 增强后表现:瘤体实质区及软组织肿块一般明显强化,但液化区、出血区和团块样骨化、钙化区均不强化。

4.核医学　病区放射性不规则浓集,局部呈纺锤状,肿瘤若发生转移,转移瘤易查出,也呈放射状浓集区。

（四）影像诊断与鉴别

1.骨肉瘤具有明确的好发年龄和侵犯部位，影像学表现亦具有特征性。表现典型的骨肉瘤 X 线平片即可确诊，但它无法判断骨髓受侵犯的程度，更不能检出骨髓内的跳跃性子灶，对准确判定软组织受侵犯的范围亦有较大的限度。因此在 X 线平片的基础上宜进一步行 MRI检查，为临床治疗提供更为直接与准确的信息。

2.骨肉瘤的早期诊断对预后及治疗意义重大。应注意髓腔：絮状瘤骨或局限骨内膜增厚。骨松质：虫蚀状骨破坏。骨皮质：筛孔状破坏。骨膜：局限性线状、多层状、针状骨膜反应。

3.鉴别　骨肉瘤应注意与化脓性骨髓炎鉴别，前者一般无急性发病，病变相对比较局限，无向全骨广泛蔓延的倾向；病区不但可有骨膜增生，且常见数量不等的瘤骨；可穿破骨皮质侵犯软组织，形成软组织肿块，可与后者鉴别。

成骨型需与以下病区别：成骨型转移瘤：红骨髓部位，病灶多发，少见骨皮质受侵及软块；有原发瘤。软骨肉瘤：发病年龄大于骨肉瘤；瘤软骨环状钙化：继发性者可见良性原发瘤。

溶骨型需与以下病区别：巨细胞瘤：发病年龄大，病灶骨端，偏心，骨破坏边界清晰，无骨膜反应。溶骨型转移瘤：红骨髓部位，多发病灶，少有骨膜增生及软组织肿块；有原发瘤。

二、骨旁型骨肉瘤

骨旁型骨肉瘤又称皮质旁骨肉瘤，起源于骨膜或骨皮质附近的成骨性结缔组织，是一种低度恶性或潜在恶性的肿瘤，预后较佳。

（一）病理表现

肿瘤大小不一，呈分叶状，附着于骨皮质表面上，早期很少累及骨皮质。肿瘤表面光滑，边缘清晰，常侵及附近软组织。

（二）临床表现

本病少见，占骨肿瘤的 1%，占骨肉瘤的 4%，发病年龄半数在 30 岁左右。以腘窝部好发，其次为胫骨、肱骨等。局部检查发现圆形或不规则的硬性肿块，质韧，不活动，压痛较轻，全身情况一般良好。

（三）影像学表现

1.X 线表现

（1）平片：平片好发于长管骨干骺端的一侧，以股骨下端腘窝部最为常见，肿瘤呈圆、半圆或分叶形，借骨性基底与皮质相连。瘤中央致密，边缘清晰。肿瘤与周围软组织界限分明，恶性度高或肿瘤晚期邻近的骨皮质和髓腔可出现破坏，但很少有骨膜反应。

（2）动脉造影：分化较好的肿瘤供血动脉轻度增粗或正常，但有移位变形，分化差的肿瘤造影表现同骨肉瘤。

2.CT 表现　可确定肿瘤的大小、范围、髓腔侵犯及其与周围正常组织的关系。肿瘤的窄蒂或广基与皮质相连，密度多不均匀，基底部高于边缘。早期以软组织密度为主，晚期可出现明显骨质样密度，相邻骨皮质不规则侵蚀、增厚及侵入髓腔。

3.MRI 表现　肿瘤内瘤骨和瘤软骨钙化，T_1WI、T_2WI 均呈低信号，瘤纤维与邻近肌肉信号相似。显示骨髓受侵犯及肿瘤与血管神经关系较好。

4.核医学表现　肿瘤放射性浓集在骨外,最常见于股骨远端。

(四)诊断要点

本病好发于下肢腘窝,起病缓慢,局部可扪及包块,质韧固定,有轻压痛。X 线、CT 影像表现为长骨端一侧性向骨皮质外生长的瘤骨影。

三、软骨肉瘤

软骨肉瘤起源于软骨或成软骨结缔组织,是一种常见恶性骨肿瘤,男性多见,青壮年好发,原发者多在 30 岁以下,继发者多在 40 岁以上。好发于长管骨,股骨下端和胫骨上端约占一半,其次见于肱骨上端及骨盆。

(一)病理表现

好发于软骨化骨的骨骼。肿瘤的大小形态与瘤细胞的分化程度密切相关。分化良好者,瘤细胞和正常骺软骨板肥大带的软骨细胞相似,肿瘤切面可见蓝灰色半透明的软骨被钙化或骨化间隔分为大小不等的多面体。肿瘤表面覆以纤维性假包膜,纤维伴随血管伸入瘤内,将肿瘤分隔为大小不等的小叶。软骨肉瘤分中心型和周围型,多数发展慢,病程长,少数发展快,颇似骨肉瘤。又分原发性和继发性(继发于软骨类肿瘤,骨纤维异常增殖症,畸形性骨炎等)

(二)临床表现

软骨肉瘤较常见,仅次于骨肉瘤。男比女多 2 倍,原发性 30 岁以下多见,继发性 40 岁以上多见,四肢骨好发于膝附近干骺端,扁骨好发于骨盆。

软骨肉瘤多数发展慢,病程长,症状较骨肉瘤轻,少数发展快,颇似骨肉瘤。一般青少年原发性进展快,症状重,中年患者症状轻,预后较骨肉瘤佳,症状有疼痛、肿块、活动障碍和压迫症状。

(三)影像学表现

1.X 线表现

(1)X 线平片主要表现为:①软骨钙化,呈密度不均、边缘模糊的环状致密影,或为絮状、块状致密影,其中环状钙化具有定性诊断价值。②骨质破坏,边界不清。③软组织肿块。

原发性:1)中央型。①长骨(分化好的骨破坏区有硬化,骨皮质轻度膨胀,可有反应性骨膜增生及骨皮质增厚。分化差者骨破坏区硬化表现不明显,骨膜反应明显)。②扁骨:具有基本 X 线征表现,但常有巨大软块,与骨肉瘤灶连成哑铃状。2)周围型:①巨大软块内含钙化瘤软骨。②邻近骨皮质破坏或增生硬化。③可有骨膜增生。

继发性:在原有良性病变的基础上出现大量密度不均、边缘模糊的钙化,瘤基底骨破坏,含有不规则钙化的软组织肿块。

(2)血管造影表现:①高度多血,细胞分化差,早期转移,预后差。表现为供血动脉增粗迂曲,瘤血管多,动脉分支被包埋、破坏和阻塞,血湖形成,出现动静脉瘘和早期静脉显影。②中度多血,瘤血管结构与其他恶性肿瘤相似。③轻度多血,有少量瘤血管,动脉可有侵蚀,被包埋和阻塞,提示肿瘤恶性程度低。

2.CT 表现　中心型表现为髓腔、骨破坏区和周围软组织内高低混杂密度灶,其中残留骨和钙化区呈高密度,坏死囊变区为低密度。增强扫描呈不均匀强化,不规则形无强化区多位于肿瘤中心部位,其内可有强化间隔。高分化软骨肉瘤除钙化外,密度趋于一致,强化程度较轻,软组织肿块边界清楚,破坏区边缘较锐利,有时可有硬化缘。

3.MRI表现　T_1WI像,软骨肉瘤为等或低信号,恶性程度高者信号强度更低;T_2WI像,低度恶性软骨肉瘤含透明软骨而呈均匀一致的高信号,高度恶性肿瘤信号强度不均匀。瘤软骨钙化,T_1WI、T_2WI像均呈低信号,软骨帽T_1WI像呈不均匀低信号,T_2WI像为高低混合信号,表示软骨帽内有钙化存在。注射Gd-DTPA后,肿瘤内部中度增强,软组织肿块周边部明显强化。

4.核医学表现　中心型瘤区有缺血坏死时,呈放射性缺损区;无缺血坏死区,呈浓集区或缺损区内斑片状浓集;周围型病例呈放射性浓集区。

(四)诊断要点

软骨肉瘤原发性常见于30岁以下,继发者40岁以上多见,好发于长管状骨,影像学表现干骺端髓腔内圆形、不规则形破坏区,边缘模糊,内有点状钙化或骨化,骨皮质变薄、破坏形成软组织肿块,周围型多继发于骨软骨瘤,一般据此可确诊。

四、尤文氏瘤

尤文氏瘤起源于骨髓间质性结缔组织,又名未分化网状细胞肉瘤,发病年龄多在10~20岁之间,好发于下肢长骨,半数以上在骨干,也可发生于干骺端,亦可在扁骨中发生,并有转移至其他骨的特点。

(一)病理表现

肿瘤组织常被纤维组织分隔,灰白或褐色,不规则结节,质地柔软。光镜下瘤细胞呈圆形或多角形,呈巢状。中心坏死呈假菊团。

(二)临床表现

较少见,占恶性骨肿瘤4%,男女发病率相似。青少年多为长骨病变,20岁以上扁骨多见。长骨多在股、胫、肱骨的骨干;扁骨多见于髂、肋等骨。症状似骨髓炎,但触之较硬。早期发生骨、肺等转移。肿瘤对放疗敏感。

(三)影像学表现

X线表现:

1.尤文瘤表现多样,较典型的在长骨骨干髓腔虫蚀状、斑片状骨质破坏,骨皮质筛孔状、花边状缺损破坏,其范围往往占病骨的1/3~1/2长度;骨膜反应明显呈分层状或(和)针状;早期出现软组织肿块。

2.位于骨盆的尤文瘤多见于髂骨,肿瘤呈卵圆形或球状,均匀或斑点状溶骨破坏区,肿瘤内可有骨质硬化,软组织肿块。

(四)影像诊断与鉴别

1.急性骨髓炎　病史短,骨破坏与增生平行存在,常有死骨,放疗无效。

2.应力性骨折　无骨破坏,但隐约见骨折线,骨膜增生,边光整。

五、多发性骨髓瘤

多发性骨髓瘤是浆细胞异常增生的恶性肿瘤,又称浆细胞骨髓瘤。其特征是单克隆浆细胞恶性增殖并分泌大量单克隆免疫球蛋白。恶性浆细胞无节制地增生、广泛浸润和大量单克隆免疫球蛋白的出现及沉积,正常多克隆浆细胞增生和多克隆免疫球蛋白分泌受到抑制,从而引起广泛骨质破坏、反复感染、贫血、高钙血症、高黏滞综合征、肾功能不全等一系列临床表现。

（一）临床表现

1.发病　占恶性骨肿瘤6%,多见于40岁以上,男多于女,好发于红骨髓存在部位,骨盆、肋骨、颅骨及胸腰椎等。

2.症状及体征

（1）骨骼以骨痛为早期的主要症状之一,并随着病情进展而加重。疼痛部位以腰背部及胸部为多见。发生病理性骨折和脊椎椎体压缩常见,可导致脊髓受压迫和截瘫。局部可有肿块出现。

（2）泌尿系统:慢性肾功衰竭为主。

（3）其他表现:发烧及反复感染等。

3.化验　血沉,血钙、尿酸高。尿本周蛋白阳性。骨髓浆细胞增高（可疑>3%,确诊>10%)。

（二）影像学表现

1.X线表现

①典型表现:骨盆、肋骨、颅骨及胸腰椎等处出现溶骨性破坏,呈凿孔样、虫蚀状或小囊状密度减低。肿瘤生长快者,骨破坏边缘模糊,可见软组织肿块;反之,边界清楚,有膨胀。

②骨质疏松以脊柱及骨盆为多见。

③病理性骨折常发生在肋骨、脊柱等处。

④骨质硬化少见。可有四种形态:单纯性、硬化环、放射骨针、弥漫性。

2.CT表现　约占10%,骨皮质未受侵或病灶太小,X线常规摄片阴性,因CT、ECT等往往可以发现病变。

（三）影像诊断与鉴别

1.骨质疏松症　老年性,颅骨无改变,无进行性加重,化验正常。无尿本周蛋白。

2.骨转移瘤　骨破坏边缘常模糊,一般破坏区无膨胀且周围骨质正常,椎弓根常破坏,常不伴软组织肿块。

（马华）

第十二章　临床超声诊断

第一节　甲状腺疾病的超声诊断

一、解剖概要

甲状腺位于颈前的中部,舌骨间隙内,上自甲状软骨,下至第六气管环平面,但有人可达胸骨上窝甚至延伸至胸骨柄后方,此时称胸骨后甲状腺。甲状腺由位于气管两侧的两侧叶和连接它们的峡部组成,峡部是位于气管壁浅层的薄层结构,是中下 1/3 甲状腺的连接部。甲状腺质量为 20～50g。

一些肥胖的患者部分甲状腺可以位于锁骨的后方,10％～40％的正常年轻人可以在峡部延伸向上探及锥状叶,但在成年人呈渐进性的萎缩而逐渐探不到。纵断时侧叶呈卵圆形,上极细长,下极呈圆形。峡部呈方形,位于第二至第四气管软骨环之前面。

胸骨甲状腺肌、肩狎舌骨肌是位于甲状腺前方的一薄层低回声组织,胸锁乳突肌位于甲状腺的外侧,呈卵圆形,颈长肌是一个重要的解剖学标志,位于两侧叶的后方,紧贴椎骨的表面。两侧叶的后外侧为纵行的颈总动脉和颈内静脉,也是甲状腺超声重要的解剖标志。

喉返神经和甲状腺下动脉在气管、食管和甲状腺侧叶间通过。经过仔细检查,彩色血流和能量多普勒可以把这些结构认定下来,在长轴断面,喉返神经和甲状腺下动脉表现为一薄的低回声带,在甲状腺侧叶和食管之间(左侧),右边在甲状腺侧叶和颈长肌之间。

食管是一个主要的中间结构,通常偏左,超声横断面表现为"靶环征",当患者吞咽时可见移动。

甲状腺解剖超声图像如图 12－1。甲状腺周围组织超声图像如图 12－2。

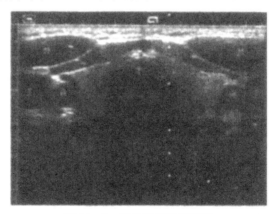

图 12－1　甲状腺横断声像图

M.肌肉;J.颈内静脉;A.颈总动脉;T.气管

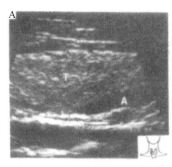 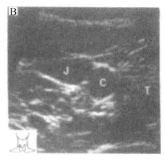

图 12-2　甲状腺周围组织二维图

图 A.喉返神经纵断面(箭头所示);图 B.迷走神经横断断面(箭头所示)

T.甲状腺;A.甲状腺下动脉;T.甲状腺;J.颈内静脉;C.颈总动脉

甲状腺的血液供应十分丰富,主要有两侧的甲状腺上动脉(颈外动脉的分支)和甲状腺下动脉(锁骨下动脉的分支)。甲状腺上、下动脉分支之间及甲状腺上、下动脉分支与咽喉部、气管、食管的动脉分支之间,都有广泛的吻合及交通。甲状腺有三条主要的静脉回流,即甲状腺上、中、下静脉,其中甲状腺上、中静脉回流入颈内静脉,甲状腺下静脉回流入无名静脉(图 12-3)。

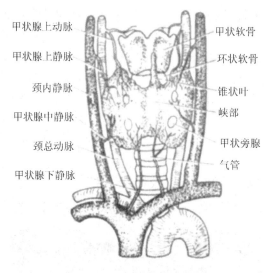

图 12-3　甲状腺血供示意图

甲状腺的主要功能是合成、储存和分泌甲状腺素。甲状腺素的主要功能包括:①增加全身组织细胞的氧消耗和热量产生。②促进蛋白质、碳水化合物和脂肪的分解促进入体的生长发育和组织分化,此作用与机体的年龄有关,年龄越小,甲状腺素缺乏的影响越大。

甲状旁腺的位置、数目多变。尸解中发现大部分上甲状旁腺(80%)直径在 2cm 以内,位于喉返神经和甲状腺下动脉的十字交叉上方。下甲状旁腺的位置较上腺多变,但通常(>60%)在甲状腺下极的后下方,约 25%的下腺不能和胸腺分离,异位于颈下部或进入纵隔,通常在甲状腺胸腺韧带内。少数明显的甲状旁腺异位于颈和胸骨的后方。下腺比上腺更容易异位。异位的上腺通常位于食管气管沟内,或者增大,或者继续向颈后部下移进入纵隔的后上方。上腺在颈上部和接近甲状腺侧叶上部的位置很少见到,在甲状腺内偶尔可见到。

异位的下甲状旁腺常见的位置在甲状腺下极的后内侧,或在下颈部或纵隔前上方,与胸腺相连。少见的位置有:在颈部高位没有下降的、伴有一个颈总动脉分叉处的残留胸腺旁,或者沿颈动脉鞘向颈下部分布。另外,罕见的位置在纵隔、主动脉与肺动脉窗之内,隆凸的后方,在心包之内或者在颈三角后方。

大多数成人有 4 个甲状旁腺(2 个上腺,2 个下腺),每个大小 5mm×3mm×1mm,重量 30~45mg。

甲状旁腺通常是卵圆形或豆形,但也可以类球形、长球形或分叶状(图 12—3)。正常甲状旁腺几乎不被超声所探及,即便是很高频率的探头。

甲状旁腺的血液供应 80%来自甲状腺上动脉,静脉回流到甲状腺下静脉。

甲状旁腺分泌甲状旁腺素(PTH),其生理功能是调节体内钙的代谢并维持钙和磷的平衡。

二、检查方法

(一)检查前准备

甲状腺和(或)甲状旁腺检查前受检者不需作特殊准备,只要宽松衣领,摘除金属项链,充分暴露颈前部至锁骨范围,对难以合作的患儿或对颈部受压特别敏感者,可适当用些镇静剂。

(二)仪器条件

甲状腺的检查可以应用二维灰阶超声诊断仪,线阵探头,探头频率 5.0~10MHz,或者更高频率,线阵探头的优势在于近场的宽视野。3~3.5MHz 探头虽可试用,但分辨力显然较差,并且需要加用水囊作透声窗并放大 1.5 倍观察。甲状旁腺的检查都需要采用高频探头,7.5MHz 以上者为好,可以明显提高其检出率。

需要做三维成像和(或)彩色血流检查者,则需配备相应的超声三维成像系统和(或)彩色多普勒超声装置。

(三)体位与扫查途径

探测时患者取仰卧位,在肩下垫一个枕头,使颈部保持过伸位,以便使胸骨下部分腺体升高,可扩大观察范围。做彩色多普勒血流检查时,患者需要平稳呼吸,必要时做适时的屏气以完成血流检测。

首先在颈前皮肤上涂耦合剂,高频探头者即可直接扫查,对用 3~3.5MHz 探头检查者,需要将装有除气水或耦合剂的水袋置于颈部检查部位。水袋深度以 2~3cm 为宜。冬季应加温至 37℃;左右。在水袋表面再涂上耦合剂,将探头置于水袋上作扫查。

甲状腺主要的检查方法是横断和纵断,患者的吞咽动作可以提高甲状腺下极的显示能力,因为吞咽使甲状腺上提。完整的甲状腺应包括峡部,同时应检查颈总动脉、颈内静脉及颈部外侧的结节,以便与扩大的颈总动脉、颈内静脉或肿大的淋巴结鉴别。

甲状旁腺的检查方法与甲状腺相似,主要是在甲状旁腺的常规位置做仔细的扫查,观察其形态、包膜及与甲状腺的关系,或者利用对侧扫查技术以提高显示率。

(四)注意事项

1.采用直接扫查法进行检查,要注意手法轻柔,适量增加耦合剂以便提高近区的显示,不恰当的加压,会造成患者的不适和图像的失真。如发现甲状腺局灶性改变,一定要扩大扫查范围,检查是否有颈部淋巴结的肿大,这对鉴别肿块的良恶性很有帮助。

2.甲状旁腺的检查要掌握两侧对称的关系,在发现一侧甲状旁腺后利用它的对称性便于另一侧甲状旁腺的寻找。正常甲状旁腺的超声检查满意度远不如甲状腺,超声医生都必须耐心,仔细进行检查。正常的甲状旁腺超声检出率,上海中山医院为 24%,第二军医大学长征医院报道的上甲状旁腺的检出率为 55.7%,下甲状旁腺的检出率为 44.3%。国外报道甲状旁腺检出率低于国内水平。

3.甲状腺可以作为甲状旁腺检查的一个透声窗,在甲状旁腺常见位置仔细观察甲状腺的包膜和局部回声,有利于发现甲状旁腺。有时可以通过对侧检查的方法来提高甲状旁腺的检出率。

三、正常声像图

(一)正常甲状腺声像图表现

在第 7 颈椎水平横断面上,甲状腺呈马蹄形横于气管两旁,轮廓清晰,包膜回声光滑完整。内部为均匀的细点状回声,回声强度大于胸锁乳突肌。甲状腺上动脉、上静脉位于甲状腺上极;下静脉位于甲状腺下极,而下动脉位于甲状腺下 1/3 的后方。动脉平均内径 1.2mm,但下静脉偶尔最大内径达 7~8mm。动、静脉分支在甲状腺实质内组建出浅表器官最密集的血管网络,CDFI 可以清晰地显示。正常甲状腺上动脉收缩期峰值流速为 15~30cm/s,这也是浅器官内的最高流速。

在两侧叶之间为峡部,其后方弧形暗区为气管,气管后方为颈椎椎体。在两侧叶的后外方,依次可见颈总动脉和颈内静脉。

(二)正常甲状旁腺声像图表现

大多数的甲状旁腺是卵圆形或豆形,包膜清晰、光滑,回声均匀,与甲状腺相类似(图 12－4)。部分超声显示的甲状旁腺 CDH 或 CDE 可以检查出短条状或点状血流。

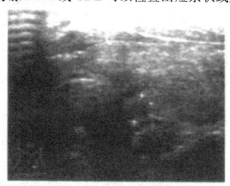

图 12－4　正常甲状旁腺声像图
箭头所示为右下甲状旁腺

四、测量方法

(一)甲状腺径线测量

测量甲状腺的大小,一般按两侧叶、峡部分别测横径、前后径和纵径。取最大横断面,然后沿气管强回声的两侧边缘向甲状腺前缘作垂线。此线中点与颈内静脉内侧缘之间的距离为侧叶横径。与此连线垂直的甲状腺前后缘之间的最大距离为侧叶前后轻。气管边缘垂线二中点的连线为峡部横径,与此线垂直的气管回声前缘与甲状腺前缘之间的最大距离为峡部前后径。纵断扫查时,甲状腺上下极之间的最大距离为侧叶纵径。在气管强回声的前面测量峡部上下极距离为峡部纵径(图 12－5)。甲状腺正常参考值:两侧叶纵径为 4～5cm,横径 2～3cm,前后径 1.5～2cm。峡部纵径和横径各约 2cm,前后径约 0.6cm。但是,甲状腺的大小多变,瘦者长径可达 7～8cm,但厚径小于 1cm;肥胖者,长径常小于 5cm,厚径可达 2cm,右叶常大于左叶。

甲状旁腺的测量按最大平面的长、宽及与此平面垂直平面的高三径计算,即长×宽×高。

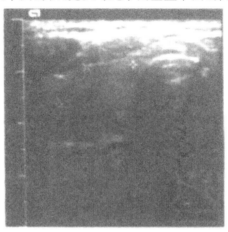

图 12－5　甲状腺右叶测量图

两个"＋"间为横径,两个"×"间为前后径

(二)甲状腺容积测量

甲状腺容积测定对外科治疗和^{131}I 治疗疗效判断有用。目前最常用的是椭圆形公式(长×宽×高×0.5)分别计算两侧叶,这种方法大约误差 15%,然而,最精确的计算方法是每个平面计算的综合,这种方法的误差 5%～10%。常常采用 Rasmussen 方法,即先确定两侧叶纵轴,然后每隔 0.5～2cm 作与纵轴垂直的横断面扫查,具体间距取决于腺体大小,但至少获得 5 幅断面。再测出纵轴上最头端和最尾端断面至上、下极之间的距离,由于大多数病例两侧叶大小不同,因此应对每叶分别测量。横断面积可用轨迹或半自动光笔测量。位于头端和尾端横断面之间的中间部分腺叶体积用积分公式计算。

$V_{A-An}=h/3(A_0+4A_1+2A_2+\cdots+4A_n-1+A_n)$(用于奇数断面)

$V_{A0-A}=h/3(A_0+3.875A_1+2.625A_2+2.625A_3+3.875A_4+A_5)$(用于 6 个断面)

$V_{A0-An}=h/3(A_0+3.875A_1+2.625A_2+2.625A_3+3.875A_4+2A_5+4A_6+\cdots+2A_n-2+4A_n-1+A_n)$(用于大于 6 的偶数断面)

由于头端横断面 A_0 以上和尾端横断面 A_n 以下部分的腺体近似于抛物体,它们的体积用下列公式计算:

V 头端＝0.67×头端高×头端断面面积

V 尾端＝0.67×尾端高×尾端断面面积

两种体积之和为甲状腺总体积。

也可应用公式计算:$Y=1.97+0.21\chi_1+0.06\chi_2$

Y 为甲状腺体积(mL),χ_1 为体重(kg),χ_2 为年龄(周岁)。

在正常成人没有碘缺乏的情况下,甲状腺体积为 10.5～11.5mL(SD±3.5)。在缺碘地区,急性甲状腺炎、慢性肾衰时甲状腺体积常增大。在慢性甲状腺炎,甲状腺素治疗和放射碘治疗的患者甲状腺常变小。

目前,部分高档的灰阶超声诊断仪和三维超声成像系统包含体积测量软件,故对任何形态的体积测量都比较方便,只要对所测物体进行多断面的勾勒,体积就自然计算出来了。

另外,利用三维体积测量技术和CDFI(或)CDE技术相结合可以计算出甲状腺内所含血管的容积。

五、甲状腺功能亢进症

甲状腺功能亢进症简称甲亢,又称毒性弥漫性甲状腺肿,指甲状腺肿大,伴有甲状腺激素分泌过多的状态,好发于20～40岁女性,女性发病率是男性的4～6倍。临床表现有心动过速、神经过敏、体重减轻、突眼等。

(一)超声表现

甲状腺多呈均匀性肿大,体积可为正常的2～3倍,严重者可压迫颈动脉鞘,使血管移位,部分老年人也可不肿大。甲状腺边缘往往相对不规则,可呈分叶状,包膜欠平滑。甲状腺实质回声正常或稍低,部分病例还可伴有细线状、线状中高回声。甲状腺上动脉增粗,一般大于2mm。彩色多普勒显示甲状腺周边和实质内布满弥漫的点状和分支状血流信号,呈"火海征"(图12－6);如果血流信号局限性增多,则可称"海岛征"。频谱多普勒甲状腺上、下动脉表现为低阻的高速动脉频谱,血流峰值速度可达50～120cm/s,甚至更高,还可见较高速的静脉宽带频谱。

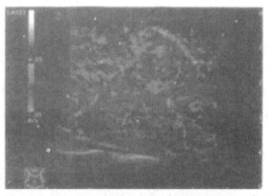

图12－6　甲状腺功能亢进症"火海征"

(二)鉴别诊断

甲状腺功能亢进症是甲状腺的一种弥漫性疾病,超声探测时要与其他甲状腺弥漫性疾病相鉴别,甲状腺功能亢进症与单纯性甲状腺肿、桥本甲状腺炎的鉴别要点见表12－1所示。

(三)探测要点

1.探测内容　灰阶超声甲状腺侧叶和峡部的横切扫查、纵切扫查,注意甲状腺内部回声水平,有无增高或减低,测量甲状腺左、右侧叶上下径,前后径和左右径,峡部厚径。彩色多普勒检测甲状腺实质内的血流信号,有无增多,及丰富程度,脉冲多普勒检测甲状腺上、下动脉的血流速度和阻力指数等,并观察其频谱形态特征。

2.注意事项

(1)甲状腺大小测值时,探头一定要轻放于皮肤上,并保持与皮肤垂直;横切时探头应尽可能处于水平状态,纵切时探头应与甲状腺长轴一致,否则会导致甲状腺测值的误差。

表 12-1　甲状腺功能亢进症与单纯性甲状腺肿、桥本甲状腺炎的鉴别诊断要点

	临床表现或实验室检查	灰阶超声表现	多普勒超声表现
甲状腺功能亢进症	临床表现有心动过速、神经过敏体重减轻、突眼等,实验室检查,T_3、T_4 增加	甲状腺多呈弥漫性、对称性、均匀性增大,内部回声减低,分布欠均匀或不均匀,少数可见条索状高回声,但一般不形成网格状	甲状腺实质内血流信号丰富,呈"火海征",部分病例呈"海岛征",甲状腺上、下动脉增宽,一般大于 2mm,血流速度增快,大于 40cm/s
单纯性甲状腺肿	一般不伴甲状腺功能异常和全身症状,是由缺碘等原因导致甲状腺代偿性增生	早期未形成明显结节,甲状腺呈弥漫性、对称性、均匀性增大,回声强度相对正常,分布较均匀;后期内部可见较多的大小不等的结节,结节间甲状腺实质回声欠均匀或不均匀	甲状腺实质内血流信号未见明显增加或减少,甲状腺上、下动脉内径正常,小于 2mm;血流速度小于 40cm/s
桥本甲状腺炎	一般无明显临床症状,是一种自身免疫性疾病,实验室检查抗甲状腺球蛋白抗体(TGAb)和抗甲状腺过氧化物酶抗体(TPO-Ab)阳性	甲状腺弥漫性增大,对称或不对称,峡部增大明显,内部回声减低,分布不均匀,可见较多条索状高回声,呈网格状,部分病例可见小片状低回声,或高回声结节形成	甲状腺实质血流信号表现各异,可以是正常范围,也可轻度或中等程度增多。甲状腺上、下动脉血流速度可大于 40cm/s,但内径一般 2mm 左右

(2)彩色多普勒检测时,注意速度标尺和增益的调节,若调节不当会引起甲状腺血流丰富程度的误判。

(3)脉冲多普勒测量甲状腺上、下动脉时,注意声束一血流夹角的调节,否则会引起血流速度测量的误差。

六、单纯性甲状腺肿

单纯性甲状腺肿亦称地方性甲状腺肿,我国山区农村甚多。

(一)病因病理

碘的缺乏使垂体前叶促甲腺激素分泌增加,促使甲状腺工作过度紧,因而发生代偿性肿大。在离海较远山区水和食物,所含碘量不足,造成较多人患病。特别在青春期、妊娠期、哺乳期和绝经期,身体代谢旺盛,甲状腺激素的需要量加,碘供应不足,使促甲状腺激素分泌增多,导致甲状腺肿大。部分单纯性甲状腺肿大也可由于甲状腺激素生物合成和分泌过程中某一环节的障碍,使甲状腺物质中的过氯酸盐、硫氰酸盐、硝酸盐等妨碍甲状腺摄取无机碘化物,磺胺类药、硫脲类药及含有硫脲的蔬菜(萝卜、白菜)能阻止甲状腺激素生物合成,增强了垂体前叶促甲状腺激素的分泌,促使甲状腺肿大。有的单纯性甲状腺肿是由于隐性遗传有关,先天性缺陷过氧化酶或蛋白水解酶,造成甲状腺激素生物合成或分泌的障碍。单纯性甲状腺肿主要病理改变是甲状腺滤泡高度扩张,充满大量胶体,滤泡壁细胞变为扁平,显示出了甲状腺功能不足表现。

(二)超声表现

1.二维声像图表现　①双侧甲状腺呈对称性弥漫性增大,表面光滑。②轻度单纯性甲状腺肿内部回声均匀,病情较长或病变较重者,内部普遍回声不均匀,回声光点增强(图12-7)。

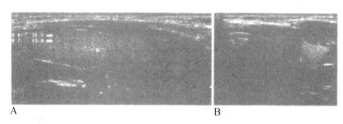

图 12－7　轻度单纯性甲状腺肿:弥漫性增大,回声均匀

A.甲状腺右侧叶纵切二维声像图;B.甲状腺左侧叶横切二维声像图

2.彩色多普勒表现为双侧甲状腺血流显像无明显改变。

3.甲状腺上下动脉血流速度、频谱形态无异常。

七、甲状腺腺瘤

(一)病因病理

甲状腺腺瘤为甲状腺良性肿瘤,以女性多见,可发生于任何年龄,以中青年为多发。腺瘤生长缓慢,一般无自觉症状,多偶然发现,部分患者在体检时被医师发现。腺瘤可突然出血,引起肿物迅速增大,并伴局部疼痛。少部分病例可发生功能性甲状腺瘤(毒性腺瘤),出现甲亢症状,约有 10％的腺瘤可以癌变。

腺瘤在大小和组织学特征上各不相同,一般有完整包膜,分 3 种主要类型:乳头状、滤泡状和 Hurthle 细胞性。根据滤泡大小又将其分成巨滤泡性或胶质性,胎儿性或小滤泡性及胚胎性,还有非典型性腺瘤。乳头状瘤较少见,多呈囊性,又称为乳头状囊腺瘤。滤泡性腺瘤最常见,组织高度分化接近正常组织。

(二)超声表现

1.甲状腺内显示圆形或椭圆形肿块,有完整、粗细相等包膜,边界光整,单发、极少多发(图 12－8)。

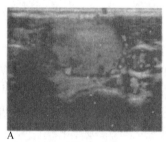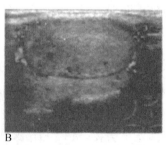

图 12－8　甲状腺腺瘤:单发,圆形,有完整包膜

A.腺瘤横切声像图;B.腺瘤纵切声像图

2.滤泡状腺瘤内可显示均质的低回声。但多为等回声或高回声。

3.出现囊性变时显示混合回声或无回声,但边界清楚,包膜光滑。

4.后方回声可增强或无变化,出现粗大钙化时后方出现衰减。

5.彩色多普勒显示周边呈环绕血流,一般大于 1/2 圈,外周血流显像多于内部(图 12－9)。

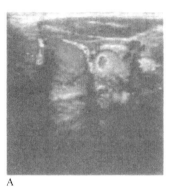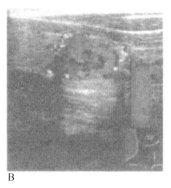

图 12-9 甲状腺腺瘤 CDFI:周边环绕血流信号

A. 腺瘤横切声像图;B. 腺瘤纵切声像图

6. 脉冲多普勒探测周边血流速度大于内部,周边和内部一般呈低阻力频谱,内部血流峰值一般呈后移。

(三)鉴别诊断

应与甲状腺癌鉴别:后者无包膜,边界不整齐,较模糊,呈锯齿状,内部呈低回声,一般可显示微小钙化,后方回声多衰减。内部血流显示多于周边,血管形态不规则、杂乱,呈高阻力型血流频谱。癌肿较大出现动静脉瘘时,同时可探测到高速低阻血流频谱。

八、甲状腺癌

甲状腺癌是人体内分泌系统最常见的恶性肿瘤,女性多见,可发生于任何年龄,20 岁以下并不少见。有的学者认为,10%～40%的普通人群患有甲状腺结节,其中 5.0%～6.5%为恶性,单发性结节有 20%～25%为甲状腺癌,多发性结节合并甲状腺癌占 4%～10%。癌结节≤1cm 称为甲状腺微小癌,因其病灶小不易触及,发病隐匿,又称为隐匿性甲状腺癌。近年来,高分辨力彩色多普勒超声仪能检出小至 2～3mm 的甲状腺结节,大大提高了临床不能触及的甲状腺微小癌的检出率。

(一)病因病理

甲状腺癌病理类型分为以下几种。

1. 乳头状癌 见于各种年龄,为低度恶性癌,生长慢(图 12-10)。

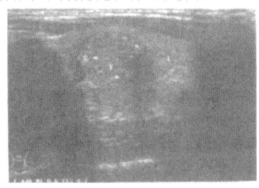

图 12-10 甲状腺乳头状癌二维声像图

2. 滤泡细胞癌 多见于中老年,趋向于经血流转移,故多见远处转移,而颈部淋巴结转移不多见(图 12-11)。

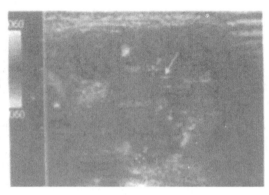

图 12-11 甲状腺滤泡细胞癌彩色多普勒声像图

3.未分化癌 主要见于老年,恶性程度高,生长快。

4.髓样癌 起源于甲状腺组织内的 C 细胞,见于各种年龄(5～80 岁),几乎总是发生在甲状腺上后部(图 12-12)。

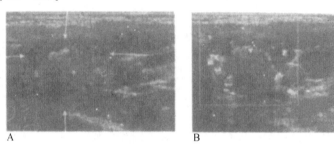

图 12-12 甲状腺髓样癌

A.二维声像图;B.彩色多普勒声像图

甲状腺癌有多种不同的病理类型和生物学特征,其临床表现各异。甲状腺乳头状癌分化良好,生长缓慢,可多年无症状。

(二)超声表现

1.实质性低回声 超声显示低回声不均质肿块。甲状腺微小癌为极低回声。这种超声征象有其病理基础,甲状腺癌细胞大而重叠,间质少,很少有引起强烈反射的界面,故病灶以低回声型多见。滤泡状甲状腺癌内部回声可呈等至高信号。

2.边界模糊 肿块无包膜,肿块越大,边界越模糊(图 12-13)。滤泡状癌边缘可光整,周边出现明显晕环。

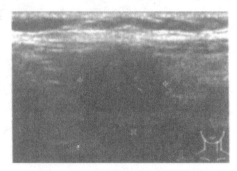

图 12-13 甲状腺癌二维声像图

肿块呈不均质低回声,边界模糊,无包膜

3.晕环　部分甲状腺癌可显示不规则声晕,声晕是指环绕于结节周围的带状低回声或无回声。

4.蟹足样改变　由于浸润性生长导致肿瘤边缘呈蟹足样改变。

5.形态不规则　肿瘤越大,越明显。甲状腺微小癌为圆形或类圆形,纵横径≥1mm。

6.微小钙化　肿瘤内显示针尖样钙化,可见1~2mm的点状强回声,后方无声影,呈堆积在一起或散在分布。病理研究显示,微钙化多为沙砾体所致,也可由细胞供血不足导致组织退变、坏死而使钙盐结晶沉积所致。滤泡状癌内无钙化。

7.癌肿后方回声衰减　一般癌肿内钙化比较多或肿瘤位于甲状腺后缘易出现衰减。癌肿位于甲状腺前缘钙化少后方可呈增强或不变,位于甲状腺中部钙化少的癌肿后方可无改变。

8.彩色多普勒　显示癌肿内血流供应丰富,明显多于周边,且肿瘤越大内部血流越丰富;血管形态不规则,分布杂乱;阻力指数增高,呈高阻力血流频谱,上升陡直,峰值前移。癌肿较大者可出现动静脉瘘血流频谱,呈高速低阻频谱,同时也可探测高阻力型血流频谱,需多探测几条血管(图12—14)。

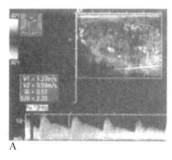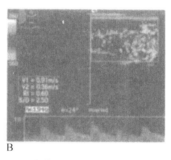

图12—14　甲状腺癌

A.频谱多普勒示肿块内高速低阻血流频谱;B.与A为同一肿块,另一血管则显示速度更慢但阻力更高

9.颈部转移淋巴结出现微钙化　甲状腺癌一般出现同侧颈部淋巴结转移,颈内静脉周围多发,淋巴结内可出现微小钙化(图12—15),肿大淋巴结长径与短径之比小于1.5~2,外形呈圆球形、近球形,形状不规则。皮质呈向心性增厚,髓质回声变形,变窄,偏心以至完全消失,较大的淋巴结内可出现囊性变。

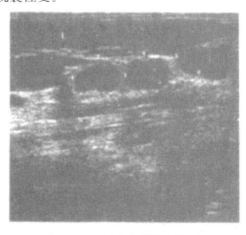

图12—15　甲状腺癌转移淋巴结

（三）鉴别诊断

1.与结节性甲状腺肿鉴别　结节性甲状腺肿有 4%～17%的病例合并甲状腺癌。当两者并存时,千万不要只注意到大的增生结节,而忽略了癌肿结节,需观察每个结节超声显像特点,增生结节有不完整包膜,钙化较粗大,血流供应周边多于内部,内部血流频谱一般低阻力,一旦发现结节性甲状腺肿中出现低回声结节,应注意与甲状腺癌鉴别。

2.与桥本甲状腺炎鉴别　桥本甲状腺炎可出现低回声结节,也可合并甲状腺癌。超声检查时要观察结节为无包膜,内有无微小钙化,血流供应丰富程度。

3.与甲状腺腺瘤鉴别(见甲状腺腺瘤部分)　值得注意的是,在甲状腺癌的超声诊断中,各种病变的超声征象存在交叉或并存造成诊断困难,如结节性甲状腺肿合并甲状腺癌时,结节性甲状腺肿内的良性结节均可表现为低回声,需分析符合甲状腺癌超声显像特征 9 条,如果符合 4 条以上就要高度怀疑甲状腺癌。甲状腺腺瘤和甲状腺癌结节内均可探及高速血流,不同之处良性结节周边有血流环绕,周边血流多于内部血流,只要诊断时抓住甲状腺癌超声表现的主要特点,就能提高甲状腺癌诊断的准确性。值得注意的是甲状腺滤泡状癌易误诊为甲状腺腺瘤,因它的二维声像图类似腺瘤,边缘有声晕,很光整,内部回声可呈等或高回声,内无钙化,超声诊断主要依靠彩色多普勒血流显像。滤泡型癌内部血流很丰富,血管不规则,分布杂乱,可测到高阻力血流频谱,多切面探测显示不出似腺瘤样主要出现周边包绕的血流信号(图 12—16)。

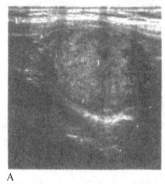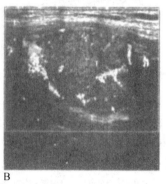

A　　　　　　　　　　　　　　B

图 12—16　甲状腺滤泡状癌

　A.图示甲状腺滤治癌内部回声较强,分布尚均匀,边界光滑清晰,并可见"声"晕,与腺瘤极相似;B.图为彩色血流图,显示其内部血流丰富并血管分布杂乱,这是与腺瘤的不同之处

（杨堃）

第二节　乳腺疾病的超声诊断

一、解剖概要

乳房两侧基本对称,位于胸大肌浅面,第 2～6 前肋之间,内侧至胸骨旁线,外侧可达腋中线。有些人乳腺外上部有一突出部分深入腋窝,称腋突,临床也称为腋尾部。

乳房体由皮肤、脂肪组织、纤维组织和乳腺实质构成。纤维组织包绕乳腺,发出许多纤维束(称 Cooper's 韧带),连于前面的皮肤、乳头以及深面的胸筋膜,对乳房起固定和支持作用,同时将乳腺分隔成15~20个乳腺叶。乳腺叶又分成若干乳腺小叶。每一乳腺叶有一条输乳管开口于乳头,并于乳头开口前形成壶腹状,称输乳管窦。输乳管向下延伸,构成导管系统,于小叶内成为末梢导管。末梢导管与乳腺小叶共同构成乳腺的基本单位(图12-17)。

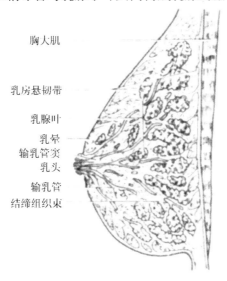

胸大肌

乳房悬韧带

乳腺叶
乳晕
输乳管窦
乳头
输乳管
结缔组织束

图12-17　女性乳房矢状面解剖图

乳腺由浅至深切而解剖层次依次为:皮肤,浅筋膜,皮下脂肪组织,腺体组织,乳腺后间隙,深筋膜,胸肌(图12-18)。

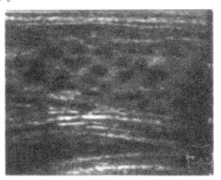

图12-18　正常女性乳腺声像图

A. 皮肤;B. 皮下脂肪组织;C. 腺体组织;D. 后间隙;E. 胸肌

乳腺动脉血供有:①起源于锁骨下动脉的胸廓内动脉,供应乳腺的内侧。②腋动脉供应乳腺的外侧部、上部和深部。③肋间动脉1~7侧支的分支,供应乳腺下方。乳腺的静脉分浅深两组,浅静脉网向上回流入颈前静脉,向内至胸廓内静脉,另有部分与对侧乳腺静脉相吻合。深静脉与同名动脉伴行,汇入同侧无名静脉、腋静脉和奇静脉。

乳房的淋巴引流方向主要有:①乳房外侧部和中央部的淋巴管注入胸肌淋巴结。②乳房上部的淋巴管注入尖淋巴结和锁骨上淋巴结。③乳房内侧部淋巴管注入胸骨旁淋巴结。另外,乳房内侧部的浅淋巴管与对侧存在交通,内下部通过腹壁和膈下的淋巴管与肝淋巴管交通(图12-19)。

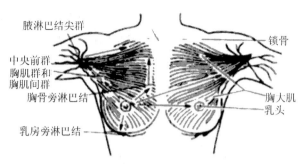

图 12-19 乳腺淋巴引流示意图

二、检查方法

（一）检查前准备

患者无需特殊准备。

（二）仪器条件

通常使用彩色多普勒超声诊断仪,宜用高频率宽频或变频探头,频率 5～10MHz。也可使用乳腺专用的超声诊断仪。

（三）体位与扫查途径

1. 体位　一般采用仰卧位或健侧卧位,必要时可结合坐位。乳腺专用超声诊断仪则取卧位,以将乳腺与特制的水槽充分接触。

2. 扫查途径　将乳腺分为六个区域:内上、内下、外上、外下、乳头与乳晕区、腋前与腋下区。按一定顺序对六个区域逐一进行系列扫查(图 12-20)。

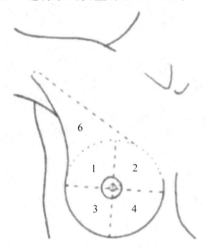

图 12-20 乳腺扫查途径示意图

（四）注意事项

1. 检查前应做到望、触、问,这样可以减少超声扫查时因乳房位置移动造成的漏诊,并对乳腺疾病的鉴别诊断具有重要意义。

（1）望:观察乳房外形、局部皮肤有无改变,乳头是否下陷等。

（2）触:触诊以了解肿块的位置、大小、活动度等。

（3）问:询问病史,了解有无疼痛、月经周期、疼痛及肿块与月经周期的关系、家族史等。

2. 进行超声扫查时应按一定顺序对乳房六个区域逐一检查,并具有连贯性,以防漏检。探头接触乳房时应轻重适度,过重会使局部组织变形,过轻会因衰减产生伪像。

3. 推动肿块,动态观察肿块的活动度,有助于鉴别病变的良恶性。

4. 对怀疑恶性病变的患者,应同时对患侧腋下、胸骨旁和锁骨上窝进行扫查,观察淋巴结情况,以为临床分期、治疗和预后估计提供依据。

三、正常声像图

乳房的外形、大小因年龄、体形、发育、营养、内分泌等多种因素影响,个体间存在差异。女性乳房于青春期开始发育,妊娠和哺乳期有分泌活动,绝经期后逐渐萎缩。

与乳腺切面解剖层次相对应,超声声像图上由浅至深层次依次如下所述。

1. 皮肤 为一薄而光滑的强带状回声,厚2~3mm。

2. 浅筋膜,皮下脂肪组织浅筋膜通常不易显示。皮下脂肪组织呈均匀低回声区,厚度因人而异。内见强回声带状分隔,排列不规则,连接皮肤与腺体组织。

3. 腺体组织 声像上显示为均匀点状和线状的中等偏强回声区,间以细小囊状或条状低回声或无回声区,表面起伏不平,乳头和乳晕下可见放射状分布的细管状低凹声或无回声区。乳腺厚度、回声与年龄、体形、生理周期、遗传等因素密切相关,个体差异较大。即使同一个体于不同年龄段和生理周期也存在变化。青年女性腺体厚实,常呈致密点状强回声混合细小条状低回声或囊泡样回声,中年女性尤其哺乳后多呈点状、线状强回声与细小条状、囊状低回声混合存在,腺叶间可有脂肪组织出现(图12—21)。哺乳期腺体组织致密、增厚,伴有导管扩张(图12—22)。绝经后妇女腺体变薄,并因腺体不均匀性萎缩而分布不均匀,多呈致密点状强回声,细小条状、囊状低回声减少或消失(图12—23)。

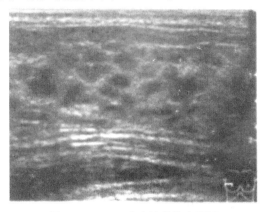

图12—21 35岁女性乳腺声像图

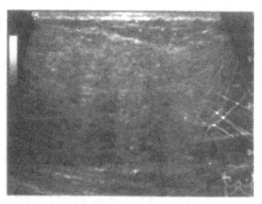

图 12-22 哺乳期乳腺声像图
"+"间示致密增厚的腺体组织

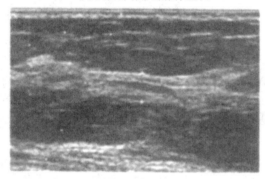

图 12-23 绝经后女性乳腺声像图
"+"间示萎缩腺体

CDFI 显示腺体内散在分布条状血流信号,与乳腺血供相对应。于乳头和乳晕区以及外上象限较易显示。

4.乳腺后间隙 位于乳腺体后面的包膜与深筋膜之间,有疏松结缔组织和脂肪组织充填,呈低回声区,清晰度个体间存在差异。隆乳术时常将假体植入此间隙。

5.深筋膜 为一弧形线条状强回声。

6.胸肌 位上述结构后方,为实质性中等回声区,间以条索状强回声带。

四、乳腺增生症

乳痛症为育龄妇女常见病,可发生于青春期后至绝经期前的任何年龄组,尤其以未婚女性或已婚未孕或已育未哺乳的性功能旺盛的女性多见,该病的发病高峰年龄为 30~40 岁。绝经后发病率逐渐下降。

该病的发生、发展与卵巢内分泌状态密切相关。当卵巢内分泌失调、雌激素分泌过多,而孕酮相对减少时,不仅刺激乳腺实质增生,而且使末梢导管上皮呈不规则性增生,引起导管扩张和囊肿形成,也因失去孕酮对雌激素的抑制影响而导致间质结缔组织过度增生与胶原化及淋巴细胞浸润。

乳腺增生症是以乳腺小叶、小导管及末梢导管高度扩张而形成的以囊肿为主要特征,同时伴有一些其他结构不良病变的疾病。两侧乳房同时或先后发生多个大小不等的结节,结节可为单一结节、多个结节或区段性结节。结节与周围组织界限不甚清楚,但与皮肤或胸大肌不粘连。触诊呈片状或结节状,大小不一、质地不硬和周围组织边界不清,可推动。肿块大小随月经周期变化,经期增大、变硬,经后缩小、变软。部分患者伴有乳头溢液。该病可不治愈,尤其结婚后妊娠及哺乳时症状自行消失,但时有反复;绝经后能自愈。不典型增生存在恶变危险,被视为癌前病变。

临床上主要表现为双侧乳腺胀痛和乳房肿块。患者的共同特点可表现为疼痛的周期性,即疼痛始于月经前期,经期及经后一段时间明显减轻,甚至毫无症状。疼痛呈弥漫性钝痛或为局限性刺痛,触动和颠簸加重,并向双上肢放射,重者可致双上肢上举受限,平时乳房胀痛,月经来潮前 3~4d 疼痛加剧,但月经一来潮,疼痛立即减轻。

(一)声像图特点

根据乳腺增生症病理基础的不同阶段出现不同的形态变化,可分为如下 3 型。

1.单纯小叶性增生 多见于 30~50 岁妇女,常在经前乳房胀痛、隐刺痛,其程度与月经周期有关。扪诊乳腺组织质地坚韧,肿块呈颗粒状、片状或结节状,界限不清。

超声表现:乳腺组织增厚、变粗,小叶间纤维组织结构紊乱,轮廓不清,境界模糊,典型时腺体层可表现为"豹纹征"或"斑马征",末梢导管可有轻度扩张。

2.囊性增生 即乳腺囊性增生症。多发于中年妇女,可有经前期乳房胀痛及月经紊乱。扪诊有坚韧的小结节,境界较清但不光滑,可有压痛,活动度好。

超声表现:受累腺体内可见大小不一的、数毫米到数厘米的圆形或椭圆形无回声区,囊壁大多光滑完整,囊腔内透声较好。如囊液浑浊,其透声差,超声表现似低回声结节。囊肿与其周边较强回声组织相间隔,构成"豹纹征"或"叠瓦征"。

3.乳腺腺病 由单纯性小叶增生和乳腺囊性增生的继续发展而来,小叶内腺泡及纤维结缔组织的中度增生或重度增生,小叶增大、多个小叶融合成块,呈肿瘤状。

超声表现:腺体层增厚或不厚,组织结构紊乱,回声强弱不一,导管可轻度扩张;内可见一个或多发回声强弱不等的瘤样结节,形态多不规则,内部回声不均匀或欠均匀,边界清晰或欠清晰;血流信号不丰富、无特点。

彩色多普勒超声:以上三型病变腺体内均无异常血流信号。有时乳腺腺体层内及结节内可探及少许血流信号,频谱为低速低阻型,阻力指数小于 0.70。

(二)鉴别诊断

1.本病如单侧乳房发生,应与乳腺癌相鉴别。有些乳腺癌可有类似增生症的表现,肿块固定不变,且有生长趋势,在月经周期变化中可表现增大,而无缩小趋势,有浸润性改变,发生转移可见淋巴结肿大。对两者难以鉴别时,应定期观察随访,必要时可行超声引导下穿刺活检组织病理学检查。

2.本病应与乳腺脂肪坏死相鉴别。后者好发于外伤后、体质肥胖的妇女,其肿块较表浅,位于脂肪层内,未深入乳腺腺体,肿块不随月经周期改变。针吸细胞学检查和组织活检即可明确诊断。

五、纤维腺瘤

(一)病因病理

一般认为本病发生与以下因素有关:性激素水平失衡,如雌激素水平相对或绝对升高,雌激素的过度刺激可导致乳腺导管上皮和间质成分异常增生,形成肿瘤;乳腺局部组织对雌激素过度敏感;饮食因素如高脂、高糖饮食;遗传倾向等是其易发原因。可发生在乳腺的任何部位,乳房的外上象限稍多见。肿瘤边界光滑,呈圆形,活动度大,质地坚硬。

乳腺纤维腺瘤的发病率在乳腺良性肿瘤中居首位,约占乳腺肿瘤的10%。乳腺纤维腺瘤可发生于任何年龄的妇女,好发年龄为18~25岁,月经初潮前及绝经后妇女少见。乳腺纤维腺瘤是良性肿瘤,少数可以恶变,纤维腺瘤恶变多见于40岁以上患者,尤其绝经期和绝经后期妇女恶变危险性较高。

多为无意中发现,往往是在洗澡时自己触及乳房内有无痛性肿块,亦可为多发性肿块,或在双侧乳腺内同时或先后生长,但以单发者多见。肿瘤一般生长缓慢,妊娠期及哺乳期生长较快。一般乳腺上方较下方多见,外侧较内侧多见,肿瘤多为单侧乳房单发性肿物,但单乳或双乳多发性肿物并不少见,有时,乳腺内布满大小不等的肿瘤,肿瘤多为圆形、椭圆形、质地韧实、边界清楚、表面光滑、活动,触诊有滑动感,无触压痛,肿瘤表面皮肤无改变,腋窝淋巴结不大。

(二)声像图特点

1.椭圆形(纺锤形)或轻微的分叶,较小时可呈圆形。

2.边界光滑,完整,有时边缘为很薄的较强回声包膜,较光滑。

3.内部多为等回声或稍低回声,分布均匀。部分纤维腺瘤内可见无回声区、粗颗粒状或棒状钙化等(图12—24)。部分纤维腺瘤内有横向的条状较强回声。

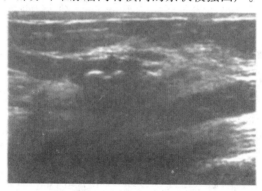

图12—24 肿瘤内可见粗大的钙化灶

4.部分纤维腺瘤后方有回声增强现象。

5.纤维腺瘤的横轴长度大于前后轴长度。

6.大多纤维腺瘤声像图存在双侧边声影。

7.探头压迫时,部分纤维腺瘤会改变其形状。

8.彩色多普勒超声。体积较小的乳腺纤维腺瘤多无血流或少许血流(0~Ⅰ级),为点状或棒状;体积较大的纤维腺瘤内部血流信号可较丰富;纤维腺瘤内部血流多为低速低阻型,血流速度据报道多在20cm/s以下,阻力指数一般小于0.70。

(三)鉴别诊断

1.本病应与乳腺癌相鉴别。后者边界不整,不光滑,内部钙化呈点状,有浸润现象。

2.本病应与乳腺囊肿相鉴别。后者为无回声区,后壁回声增强。较小的纤维腺瘤(通常小于1cm),会表现为圆形的肿瘤,需要与复合囊肿相鉴别。当复合囊肿内部回声为分布均匀的等回声或低回声时,这种囊肿与圆形的纤维腺瘤很难区别,复合囊肿通常内部常有清楚的多条分隔。

3.本病应与乳腺增生结节相鉴别。后者边界不清、无包膜,结节后方回声无改变,疼痛与月经周期相关,双乳多发。

六、乳腺癌

(一)病因病理

乳腺癌是从乳腺导管上皮及末梢导管上皮发生的恶性肿瘤。病因尚未完全明了。病因学研究与遗传、环境密切相关,与体内激素失调、外源性雌激素的应用、接触放射源等有关,还与饮食及肥胖等存在一定相关性。据我国统计,乳腺癌已成为妇女恶性肿瘤的第一位。男性也偶见患乳腺癌。早期无任何症状,最初表现为一侧乳房无痛性肿块,质硬,边界不清,多为单发,可以被推动。癌瘤逐渐长大时,可浸润筋膜或库伯韧带,肿块处皮肤出现凹陷,继之皮肤有橘皮样改变及乳头凹陷。早期乳腺癌也可以侵犯同侧腋窝淋巴结及锁骨下淋巴结,通过血液循环转移,侵犯肝、肺及骨骼。

(二)声像图特点

1.乳腺癌较小时,形态较规则;体积较大时,形态多不规则。

2.乳腺癌较小时,边界较规整,界限清晰;体积较大时,边界不整,无包膜,边界呈锯齿状或蟹足状,界限往往不清,有时可见较强回声晕。

3.肿块内部多呈实性低回声,少数呈等回声或强回声,分布不均,簇状点状钙化是其特征性表现(图12-25)。

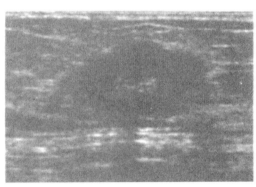

图12-25 肿块呈低回声,周边有强回声声晕,内见簇状点状钙化

4.癌瘤后壁回声及后方组织回声减低或消失。髓样癌后方回声可轻度增强。

5.许多癌瘤纵横比大于1。

6.多数情况下,肿块内部未见无回声区。少数癌瘤中心发生液化坏死时,可见低回声或无回声暗区。

7.癌瘤压迫或浸润库伯韧带造成移位或中断。

8.癌瘤发生转移,腋窝或锁骨上窝淋巴结肿大,也可经血行转移至肺、肝、骨等器官。

9.彩色多普勒超声。绝大多数肿块内或边缘血流信号增多,有棒状或条状,多为穿入型或中心型,一部分肿块内可见动静脉瘘出现。血流丰富程度多为Ⅱ～Ⅲ级。

10.脉冲多普勒。血流速度较高,呈高阻型,峰值流速常大于20cm/s,阻力指数高达0.7或以上。

（三）超声表现

1.髓样癌　一般体积较大,直径可达 4～6cm,圆球形,界限清晰,内部回声与脂肪层回声相近或部分为无回声,多位于乳腺腺体层的深面。多有同侧腋下淋巴结肿大,后期肿块可与皮肤界限不清。

2.乳腺硬癌　一般体积不大,形态不规则,边界不整,界限不清,内部回声呈低回声或极低回声,肿块后方回声衰减。肿块可压迫性差。

3.乳头状导管癌　常位于较大的导管内,肿块呈中等回声或低回声,形态不规则,部分边界呈蟹足状,肿块后方有回声衰减现象。

（四）鉴别诊断

乳腺癌是恶性肿瘤,其鉴别主要应与良性病变进行区分（表 12－2）。

表 12－2　乳腺良、恶性病变鉴别点

	良性	恶性
边缘与轮廓	整齐、光滑、多有侧方声影	不整、粗糙、侧方声影罕见
包膜	有	无
内部回声	无回声或均质低回声	分布不均、呈实性衰减
后壁回声	整齐、增强、清晰	不整、减弱、不清
肿物后回声	正常或增强	正常、增强或衰减
皮肤浸润	无	有
组织浸润	无	有

（王梅）

第三节　心脏疾病的超声诊断

一、检查方法

心脏超声检查包括影像超声和多普勒超声检查两部分。常用的影像超声检查方法有 M 形超声心动图和二维超声心动图;着重了解心脏的结构,包括腔室大小、壁厚度及运动、瓣膜情况、大动脉（主、肺动脉）以及心包等;多普勒超声检查分为频谱多普勒和彩色多普勒血流显像,频谱多普勒包括脉冲多普勒和连续多普勒,多普勒超声着重获取血流动力学方面的信息,如血流的速度和血流的方向等。临床检查时,应以二维超声心动图为基础,综合应用其他超声检查方法,以达到诊断的目的。

（一）检查前准备

1.受检者需要安静休息片刻,对儿童应做好说服工作,婴幼儿患者可适当应用镇静剂,防止躁动,以利检查。

2.检查时,嘱患者采取适当体位,充分暴露左侧胸部,并保持均匀呼吸,必要时可屏住呼吸。

3.于检查部位涂以声学耦合剂,保证探头与皮肤之间无空气间隙,以便取得良好声像图。

4.检查者一般位于受检查右侧,右手持探头,左手操作仪器,反之亦可。

5.检查时,应保持室内温度适宜、环境安静。

(二)仪器使用条件

1.电源电压必须恒定在仪器规定的范围内,最好应用稳压电源或不间断电源。

2.仪器各部件、导线连接与仪器组装相匹配,不得有松脱或错接插件情况发生。

3.仪器地线的连接应牢固准确。

4.仪器所需的室内温度、空气湿度及防尘等设施应符合要求。

5.操作者必须了解与熟悉仪器的各项性能指标,按仪器要求的操作程序开机,尽量做到专机专用。

6.仪器应具备多种超声检查功能,包括 M 形超声、二维超声和多普勒超声。兼有彩色多普勒血流显像功能更为理想。

7.超声检查时,应同步记录心电图,以明确所示声像图的心动时相。

8.选择合适发射频率的超声探头,成人宜采用的探头频率为 2.5～3.5MHz,儿童为 4.5～7MHz。

9.检查时,应进行仪器的调节,以确保获得良好的声像图。调节内容包括:①发射脉冲能量的调节。②扫描深度的调节。③灵敏度的调节,包括增益、抑制、深度补偿等。④显示器灰度和对比度的调节。⑤调整 CDFI 取样框,以保证帧频不低于 10 帧/s。

(三)体位与扫查途径

1.体位　一般取仰卧位或左侧倾斜 30°～45°位。特殊情况下,如呼吸困难时,取半卧位或坐位。

2.扫查途径　心脏超声扫查途径有:经胸体表扫查(TTE)、经食管扫查(TEE)以及经静脉心腔内扫查(ICE)。临床最常用的扫查途径为经胸体表扫查,扫查的常用部位(图 12-26)如下。

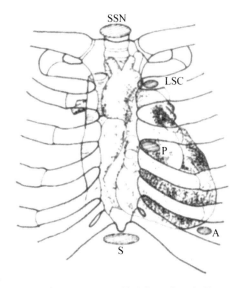

图 12-26　经胸体表扫查常用部位

(1)胸骨旁位:一般指左胸骨旁位(右位心则为右胸骨旁位),探头置于胸骨左缘第三至第四肋间隙。

(2)心尖位:探头置于心尖搏动处。

（3）剑突下位：探头置于胸廓正中线剑突下。

（4）胸骨上凹位：探头置于胸骨上窝。

（四）图像方位

心脏声像图应采用标准统一的方位表示，这一方位表示应以被检查者的解剖方位（图12—27）为准。

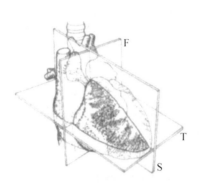
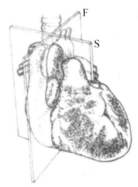

图12—27　心脏声像图方位

心脏超声声像图的方位标记，分别用以下字母表示：S（上）、I（下）、A（前）、P（后）、L（左）、R（右）、base（心底）、apex（心尖），值得注意的是，为避免产生歧义，心脏超声方位的描述，应以解剖学的实际方位上、下、左、右、前、后为标准

1.心脏长轴观　扇尖为前胸壁，扇弧为心脏后部，图右为头侧，图左为脚侧（此方位与腹部声像图相反）。

2.心脏短轴观　图像上下端分别为心脏的前后侧，图左为心脏右侧，图右为心脏左侧（此方位与腹部声像图相同）。

3.心脏四腔观　扇尖为心尖部，扇弧为心底部，图左为心脏右侧，图右为心脏左侧。

（五）注意事项

1.为了得到较理想的心脏声像图，超声探头位置应根据患者的体型、体位、有无心脏移位与肺气肿而定。肥胖者，因心脏横位，探头位置可高一肋间；消瘦者，因心脏垂位，探头位置可低一肋间；肺气肿患者，探头位置甚至可置于近剑突处。

2.做胸骨上窝探查时，应将肩部垫高，颈部裸露。对肋间隙较窄、声束进入有困难者，可上举左臂以增加肋间隙宽度。

3.二维超声检查时，超声束的方向应尽量垂直于被检部位，以避免假性回声失落。

4.多普勒超声检查时，声束方向应尽量与血流方向平行。取样门宽放置部位应避开心壁和瓣膜，以免把瓣膜和室壁的机械运动误认为血流信号而造成误诊。

二、先天性心脏病

先天性心脏病可分为发绀型和非发绀型两类，超声检测是诊断的必要手段，主要观测心脏方位、各房室有无增大、心内结构有无中断、房室连接及大动脉与心室连接是否异常，腔室有无异常结构、心脏内部血流是否异常。以下介绍最常见的几种先天性心脏病。

（一）房间隔缺损

房间隔缺损是最常见的先天性心脏病之一，其发病率占先天性心脏病的16%～22%。根据缺损部位不同，房间隔缺损可分为五型：①继发孔型房间隔缺损：最为常见，占房间隔缺损的 70％,缺损位于房间隔中部卵圆窝部位,男女比例约为 1：2。卵圆窝部位结构菲薄,在发育过程中,其上可出现多个小孔,形成所谓的筛孔样房间隔缺损。②原发孔型房间隔缺损:约占房间隔缺损的 15％～25％,男女发病率相近,缺损位于卵圆窝的下前方与室间隔相连的部位,可伴有房室瓣叶裂。③静脉窦型房间隔缺损:又分为上腔静脉型和下腔静脉型两种,占4％～10％,缺损位于上腔静脉或下腔静脉开口处,常伴有肺静脉异位引流。④冠状窦型房间隔缺损:缺损位于冠状静脉窦顶部及左心房后壁,发病率小于1％。⑤混合型房间隔缺损:具有上述两种以上的巨大缺损。

房间隔缺损患者,左心房压力高于右心房压力,故产生心房水平的由左向右分流,右心容量负荷增加,使右心房右心室扩大。后期,肺动脉压力升高,右心压力大于左心压力时,则可出现心房水平的右向左分流。单纯房间隔缺损时,于胸骨左缘第 2、第 3 肋间可闻及收缩期喷射性杂音,肺动脉瓣区第二心音固定性分裂。

1. 超声表现　胸骨旁心底短轴观、胸骨旁四腔心观、剑突下四腔心观及剑突下腔静脉长轴观是诊断房间隔缺损的常用切面。

(1)二维及 M 形超声心动图

1)房间隔回声中断是诊断房间隔缺损的直接征象,表现为正常房间隔线状回声带不连续。继发孔型房间隔缺损回声失落位于房间隔中部,其四周见房间隔回声;原发孔型房间隔缺损回声中断位于房间隔下部靠近十字交叉,静脉窦型房间隔缺损在剑突下腔静脉长轴观显示最清晰,于上腔静脉或下腔静脉开口处房间隔回声中断。大多数缺损处断端回声增强(图 12－28)。在所有的观察切面中剑突下四腔心观对观察和判断房间隔回声中断最具可靠性。

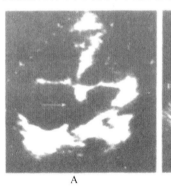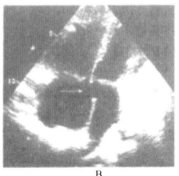

图 12－28　房间隔缺损

A. 继发孔缺损;B. 原发孔缺损,→示缺损处

2)右心房、右心室扩大,右心室流出道增宽,肺动脉内径增宽,室间隔与左心室后壁呈同向运动,这是诊断房间隔缺损的间接征象。

(2)多普勒超声心动图:彩色多普勒显示房间隔中断处以红色为主的中央为亮黄色的穿隔血流(图 12－29)。频谱多普勒于房间隔中断处右心房侧,显示来源于左心房的湍流频谱,其分流速度较低,占据收缩期和舒张期。当合并肺动脉高压时,若左、右心房压力相等则在房间隔中断处无分流。当右心房压力大于左心房压力时,缺损处显示从右向左的以蓝色为主的穿隔血流。此外声学造影和经食管超声检测对房间隔缺损诊断有重要意义。

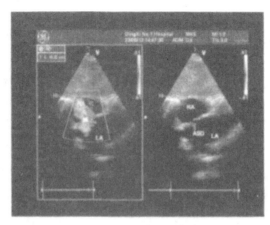

图 12—29 房间隔缺损声像图

2.探测要点 房间隔缺损超声图像上常常出现假阳性。心尖四腔心观房间隔因与声束平行而产生回声中断,可应用胸骨旁四腔心观或剑突下四腔心观扫查避免误诊。另外彩色多普勒血流显像心房水平见红色的穿隔血流,可能是切面中显示冠状静脉窦造成的假象,可多切面扫查是否其在其他切面也出现,并观察右心是否扩大,上述两条都出现时才能确定房间隔缺损。

(二)室间隔缺损

室间隔缺损是常见的先天性心脏病,其发病率约占先天性心脏病的 20%。室间隔缺损可单独存在,亦常为复杂的心血管畸形的组成部分。室间隔由膜部和肌部组成,膜部室间隔靠近主动脉瓣、二尖瓣前叶、三尖瓣隔叶与前叶的部分,肌部室间隔是由肌组织构成的部分。

通常左心室收缩压明显高于右心室收缩压,两者间存在压差。因此,室间隔缺损时,左心室的部分血流可在收缩期由缺损处进入右心室,产生左向右分流。分流量的大小取决于缺损的大小和两心室间的压力差。由于左向右分流,右心容量负荷增加,肺血流量增多,肺血管长期痉挛,使肺小血管内膜和中膜增厚,右心室阻力负荷便增加。当右心室压力负荷接近甚至超过左心室压力时,可发生心室水平的无分流或右向左分流,右向左分流时称为艾森曼格综合征。单纯室间隔缺损,于胸骨左缘第 3、4 肋间可闻及收缩期杂音并伴有震颤,肺动脉瓣区第二心音亢进。

室间隔缺损分型方法很多,一般多采用改良 Soto's 分类法,根据室间隔的解剖特点及缺损部位,将室间隔缺损分为四大类型:①膜周部室间隔缺损:此型最常见,占全部室间隔缺损的 70%～80%。②流入道型室间隔缺损:又称隔瓣下室间隔缺损,较少见,约占室间隔缺损的 5%～8%,位于三尖瓣隔叶根部下方。③双动脉下型室间隔缺损:又称干下型室间隔缺损,较少见,约占室间隔缺损的 5%～10%,位于主动脉及肺动脉根部下方。④肌部室间隔缺损:少见,缺损部位在室间隔肌部。

1.超声表现 室间隔缺损的常用切面有左心室长轴观、胸骨旁心底短轴观、心尖四腔心观、右心室流出道长轴观、左心室短轴观及心尖五腔心观等。

(1)二维超声心动图及 M 形超声心动图

1)典型的室间隔回声中断是诊断室间隔缺损的直接征象。膜周部缺损多在心尖五腔心观和胸骨旁心底短轴观显示。在胸骨旁心底短轴观,膜周部缺损室间隔缺损位于 10～12 点处,干下型缺损多位于肺动脉瓣下,相当于 1 点处;肌部室间隔缺损可应用心尖四腔心观及不同水平左心室短轴观显示,缺损位于室间隔中下段肌部;隔瓣下型室间隔缺损多于心尖四腔心观及右心室流出道长轴观显示,缺损多位于三尖瓣隔瓣下方(图 12-30)。

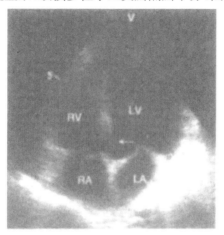

图 12-30　膜周部室间隔缺损

←示缺损处

2)左心室左心房扩大:缺损较小时左心室不扩大,中等以上的缺损左向右分流量多,出现左心室、左心房扩大,左心室壁搏动增强,二尖瓣活动幅度增大。

3)右心室流出道增宽及肺动脉扩张,搏动增强。

4)肺动脉高压:二维超声心动图显示肺动脉增宽,肺动脉瓣开放时间短及收缩期振动。M 形显示肺动脉雏曲线常表现为 a 波消失,EF 段平坦,CD 段见扑动波,呈 W 形。

(2)多普勒超声心动图

1)彩色多普勒:于室间隔缺损处显示一束红色为主的五彩镶嵌血流从左心室进入右心室(图 12-31)。

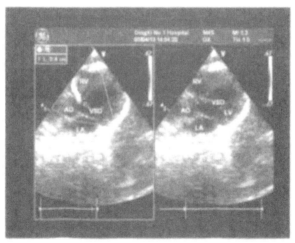

图 12-31　室间隔缺损声像图

2)频谱多普勒:将取样门置于室间隔缺损处的右心室侧,显示收缩期左向右分流频谱,呈单峰波形,速度较高;但缺损较小的肌部缺损、室间隔缺损合并肺动脉高压及室间隔缺损合并右心室流出道狭窄者,分流速度可较低。巨大室间隔缺损患者,两侧心室压力基本一致,分流速度很低,甚至无明显分流。分流量较大的室间隔缺损肺动脉压力明显增高,可显示收缩期心室水平右向左分流。

2.鉴别诊断

(1)主动脉窦瘤破入右心室流出道在二维超声心动图上,若主动脉瓣显示不太理想时,有可能将窦瘤破裂误以为是室间隔缺损。此外,主动脉窦瘤破裂也常合并室间隔缺损。主要鉴别在于主动脉窦瘤破裂为持续整个心动周期的左向右分流,因此,用彩色多普勒和频谱多普勒很容易鉴别。

(2)右心室流出道狭窄:右心室流出道狭窄患者在彩色多普勒探查时显示右心室流出道内的收缩期高速五彩镶嵌的血流。应观察其起始部位,避免误诊。另外,室间隔缺损也可合并右心室流出道狭窄,由于室间隔的过隔血流掩盖了右心室流出道狭窄的血流,更易使右心室流出道狭窄漏诊。

3.探测要点 较大的室间隔缺损通过二维超声及彩色多普勒血流显像较易于诊断,但较小的室间隔缺损二维超声不易发现,需配合彩色多普勒血流显像及多普勒频谱才能诊断,此时在室间隔处五彩血流上取频谱,可有收缩期高速的湍流频谱。

(三)动脉导管未闭

动脉导管未闭是常见的先天性心脏病,其发病率占先天性心脏病的21%。动脉导管是胎儿期连接主动脉与肺动脉的正常血管,一端起于肺动脉主干分叉处或左肺动脉近端,另一端与降主动脉近端相连。正常胎儿出生后动脉导管闭合形成动脉韧带。如果出生一年后动脉导管仍未闭合,则为病理状态。根据动脉导管的形态不同,可分为管型、漏斗型、窗型及主动脉瘤型四种。由于主动脉压力较肺动脉压力高,血流连续从主动脉经未闭的动脉导管进入肺动脉,造成肺动脉增宽,左心房左心室扩大。血流长期分流使肺动脉压力升高。当压力接近或超过主动脉压力时,产生双向或右向左分流(艾森曼格综合征)。患者胸骨左缘第2肋间外侧可闻及收缩期和舒张期连续性响亮、粗糙的杂音,伴有震颤,部分有水冲脉。

1.超声表现 左心室长轴观、胸骨旁心底短轴观、胸骨上窝主动脉长轴观及心尖四腔心观为动脉导管未闭探测常用的切面。

(1)二维超声心动图

1)多切面显示降主动脉(左锁骨下动脉开口水平)与主肺动脉之间异常通道,呈管状、瘤状、漏斗状或降主动脉与肺动脉紧贴并中间回声中断。

2)左心房、左心室扩大。

3)肺动脉增宽。

(2)M形超声心动图:肺动脉高压肺动脉瓣曲线a波变浅甚至消失,收缩期提前关闭,CD段有切迹,呈V形或W形。

(3)多普勒超声心动图

1)彩色多普勒:动脉导管较小时,从降主动脉向肺动脉的分流,呈红色为主的五彩血流,沿主肺动脉外侧壁走行,持续整个心动周期。舒张期因肺动脉瓣关闭,其高速分流可折返回主肺动脉的内侧缘,为蓝色,产生所谓舒张期前向血流。动脉导管较大时,分流束明显变宽,甚至充满整个主肺动脉(图12-32)。

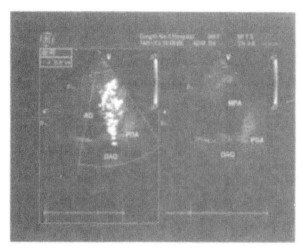

图 12—32　动脉导管未闭声像图

2)频谱多普勒:将取样门置于未闭的动脉导管口肺动脉侧,显示持续整个心动周期的连续性湍流频谱(图 12—33)。

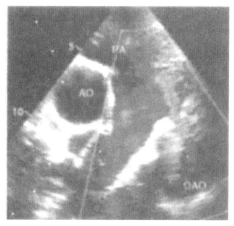

图 12—33　动脉导管未闭

大动脉短轴切面示动脉导管未闭 AO:主动脉;PA:肺动脉;DAO:降主动脉

2.鉴别诊断

(1)主动脉-肺动脉间隔缺损:又称主动脉-肺动脉窗,为先天性升主动脉和主肺动脉之间管壁发育障碍,形成大血管之间的交通并产生左向右分流,在主-肺动脉内见一连续性分流,鉴别要点见表 12—3。主动脉-肺动脉间隔缺损较罕见,患儿年龄小,因此青少年患者一般不考虑此病。

表 12—3　动脉导管未闭与主动脉-肺动脉间隔缺损的超声表现鉴别要点

	动脉导管未闭	主动脉-肺动脉间隔缺损
病变部位	降主动脉与主肺动脉分叉处或左肺动脉之间	升主动脉和主动脉间隔缺损
显示	易显示	不易显示
异常血流	朝向肺动脉瓣	几乎与主肺动脉垂直
频谱形态	为正向,分流速度较高,一般大于 4m/s,高峰在收缩期,呈双梯形	分流速度在收缩期早期达到高峰,然后在整个心动周期逐渐下降

（2）主动脉窦瘤破裂：主动脉右冠窦破入右心室流出道，临床表现有时很难与动脉导管未闭区别，超声鉴别在于清晰显示异常血流先进入右心室流出道，再进入主肺动脉。

（3）冠状动脉－肺动脉瘘：冠状动脉（以左冠状动脉多见）开口于肺动脉时，可在肺动脉内探及连续性左向右分流，此时要注意与动脉导管未闭鉴别。冠状动脉多开口于肺动脉的侧壁。另外，冠状动脉本身可有异常。

3.探测要点　于胸骨旁心底短轴观要注意显示主肺动脉长轴及其左右分支，此时降主动脉为横断面图，而未闭的动脉导管为降主动脉与肺动脉分叉处或左肺动脉之间短粗的管道回声。适当旋转探测角度以清楚显示动脉导管的全程。胸骨上窝观首先显示主动脉弓和降主动脉的长轴观，稍向逆时针方向旋转探头，即可显示肺动脉与降主动脉之间的导管回声。彩色血流显像显示从降主动脉流向肺动脉的五彩血流信号是确诊的重要步骤。同时显示双期分流频谱是必要的依据。

（四）法洛四联征

法洛四联征是复合性心脏畸形，约占发绀型先心病的60%～70%。法洛四联征包括以下四种心脏畸形：①肺动脉狭窄：胎心发育过程中，动脉干内主－肺动脉隔异常右移，导致肺动脉口狭窄和主动脉根部明显增宽。肺动脉狭窄好发部位依次为右心室流出道（漏斗部）、肺动脉瓣（膜部）、肺动脉干等。②室间隔缺损：由于主－肺动脉隔右移与室间隔不能连接，在主动脉口之下形成较大的室间隔缺损。如同时再伴有卵圆孔未闭或房间隔缺损者，则称法洛五联症。③主动脉骑跨：主动脉根部增宽，其右缘超越室间隔骑跨于左心室右心室之间，骑跨率为30%～50%不等。④右心室肥厚：因肺动脉狭窄，右心室排血受阻，压力增高，故继发右心室肥厚。

法洛四联征的血流动力学改变是主动脉增宽，肺动脉和（或）右心室流出道狭窄；右心室增大，取决于肺动脉狭窄的程度，肺动脉狭窄越严重，肺循环阻力越大，肺循环气体交换的血流量越少，发绀越重。另外由于室间隔缺损及肺循环阻力增大，引起右向左分流，更加重了发绀。患者胸骨左缘可闻及响亮的收缩期杂音，第二心音亢进。多伴有发绀及杵状指。

1.超声表现　左心室长轴观、胸骨旁心底短轴观、右心室流出道长轴观及心尖四腔心观为法洛四联征常用切面。

（1）二维超声心动图

1）肺动脉狭窄：胸骨旁心底短轴观见漏斗部、肺动脉瓣环（膜部）和（或）肺动脉主干有程度不等的狭窄或狭窄后扩张表现，肺动脉瓣叶位置正常。

2）室间隔缺损：表现为主动脉根部前壁与室间隔连续中断。

3）主动脉骑跨：主动脉增宽，主动脉前壁前移，后壁与二尖瓣前叶仍相连，形成特有的"骑跨"征象（图12－34）。

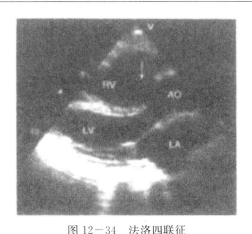

图 12-34 法洛四联征

↓示主动脉骑跨及室间隔缺损

4)右心室前壁增厚,右心房右心室增大,左心房左心室正常或略小。

(2)多普勒超声心动图

1)彩色多普勒:左心室长轴观,收缩期见一束红色血流信号从左心室流出道进入主动脉,同时右心室侧见一束蓝色分流经室间隔缺损处进入左心室及主动脉;舒张期见一束红色分流经室间隔缺损处从左心室进入右心室。心底短轴观,于收缩期在右心室流出道或肺动脉狭窄处见五彩镶嵌的湍流信号。

2)频谱多普勒:左心室长轴观,取样门置于室间隔缺损处,见收缩期向下,舒张期向上的双向频谱;胸骨旁心底短轴观,取样门置于右心室流出道和(或)肺动脉干内狭窄处可见全收缩期双向实填频谱。

2.鉴别诊断

(1)法洛三联症:其特点为肺动脉狭窄,右心室肥厚,房间隔缺损(多为卵圆孔未闭),但无室间隔缺损和主动脉骑跨。

(2)法洛五联症:在法洛四联征的基础上合并房间隔缺损或卵圆孔未闭。

3.探测要点 法洛四联征中右心室壁增厚通常测量左心室长轴观的右心室前壁厚度相对容易。主动脉骑跨是指主动脉前壁右移,右心室内血液可流入主动脉,也是通过左心室长轴观显示的。室间隔缺损多为膜周型室间隔缺损,二维超声可清晰显示。右心室流出道或肺动脉狭窄多通过右心室流出道长轴观或胸骨旁心底短轴观显示。

三、心脏瓣膜病

(一)二尖瓣狭窄

二尖瓣狭窄多数是风湿性的,极少数为先天性和退行性变。风湿性二尖瓣狭窄是反复发作的风湿性心肌炎损害二尖瓣造成的。其病变过程较长,病变初期为瓣膜前后叶交界处及根部发生水肿、炎症及赘生物形成,后期瓣膜粘连及纤维化,导致二尖瓣口狭窄。正常人二尖瓣口面积约 $4\sim6cm^2$,二尖瓣口面积小于 $2.0cm^2$ 为狭窄。先天性二尖瓣狭窄包括二尖瓣下伞状畸形和二尖瓣瓣上环所致的二尖瓣狭窄,其血流动力学、临床表现及超声心动图特点与风湿性二尖瓣狭窄相同。老年退行性病变引起二尖瓣狭窄表现为瓣环处钙化,交界处粘连,开放受限。

风湿性二尖瓣狭窄根据病变部位形态,可分为两种类型:①隔膜型:前后瓣叶交界处粘连,呈隔膜状,残留瓣口狭小,部分瓣叶增厚,瓣叶活动受限。②漏斗型:二尖瓣口广泛粘连,瓣叶增厚,腱索缩短纤维化,整个瓣口呈漏斗状,瓣叶活动明显受限。

由于二尖瓣狭窄,舒张期左心房血流排空受阻,使左心房压力增大,左心房扩大。长此以往,造成肺静脉和毛细血管压力升高,导致肺淤血,使肺动脉压力升高,右心负荷增大,最终造成右心室心功能不全。临床症状主要表现为呼吸困难、咳嗽及咯血。心尖部可闻及舒张中晚期隆隆样杂音,可伴有舒张期震颤。

1.超声表现　　常用扫查切面为左心室长轴观、二尖瓣水平短轴观、心尖四腔心观。

(1)二维超声心动图

1)二尖瓣开放幅度减小及二尖瓣口面积减小:是超声诊断二尖瓣狭窄最主要依据之一。于左心室长轴观测量舒张期二尖瓣开放时前后叶之间的距离即为开放幅度。瓣口开放幅度小于20mm,若开放幅度小于25mm,结合其他所见,也可诊断二尖瓣狭窄。于二尖瓣水平短轴观显示二尖瓣开放时呈"鱼口"形,取瓣口较大的时刻,沿二尖瓣口内缘包络一周,按面积键即可显示二尖瓣口面积,若小于 $2.0cm^2$ 即可诊断为二尖瓣狭窄。二维超声测量二尖瓣口面积精确度高,与手术测值相差约 $0.3cm^2$。测量误差一般为低估瓣口面积。其原因主要是由于瓣膜纤维化、钙化,使回声增强,声束在远场扩大。

2)二尖瓣口、腱索及乳头肌:二尖瓣尖增厚、钙化、呈团块状回声,瓣叶边缘粘连,瓣膜开放受限。轻度二尖瓣狭窄舒张期二尖瓣前叶呈圆顶状突向左心室流出道,呈"气球样"改变,后叶被前叶拉向前,形成前后叶同向运动,即隔膜型狭窄。重度二尖瓣狭窄舒张期二尖瓣前后叶呈裂隙样,腱索粘连、缩短及乳头肌肥厚,即漏斗型狭窄,从左心室长轴观及乳头肌短轴观均可清晰显示(图12—35)。

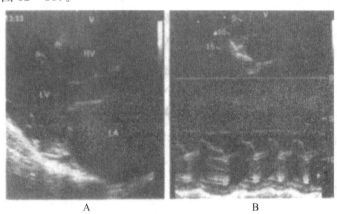

图12—35　二尖瓣狭窄

A.二维超声心动图;B.M形超声心动图 RV:右心室,LA:左心房,LV:左心室

3)左心房扩大:其是二尖瓣狭窄首先出现的腔室改变,左心房扩大与瓣口狭窄程度成正比。

4)右心室扩大,主肺动脉增宽:其是肺动脉高压造成的。

5)肺静脉扩张:心尖四腔心观可显示肺静脉明显扩张。

6)左心房血栓:左心房血流缓慢,致血液淤积,而形成云雾状流动性血栓。此外左心耳、左心房上壁、左心房后壁好发高回声血栓,可有蒂附着于左心房壁,随心脏运动而活动。

（2）M形超声心动图

1）"城墙波"出现：二尖瓣前叶波群可见EF斜率减低，E、A两峰间凹陷消失，两峰相连呈平顶形而称之为"城墙波"。

2）二尖瓣后叶与前叶呈同向运动：正常人二尖瓣前叶于舒张期向前运动，E、A两峰呈M形。后叶对应向后运动，呈W形，称E和A峰。二尖瓣狭窄时，前叶向前运动，后叶受牵拉亦向前运动，故呈同向运动。假性二尖瓣狭窄时，前叶呈平顶形，但后叶呈逆向运动，并且瓣叶不增厚，可以此鉴别。

（3）多普勒超声心动图

1）彩色多普勒：舒张期二尖瓣口见以红色为主的五彩镶嵌的血流信号。这种狭窄性血流信号，在中央部分彩色变化最明显，血流速度最高。

2）频谱多普勒：于尖二腔或四腔心观将取样门置于二尖瓣口左心室侧，显示舒张期宽大的湍流频谱；舒张早期血流速度峰值＞1.5m/s，舒张期平均血流速度＞0.9m/s，并依据柏努利方程：$PG=4V^2$，分别计算峰值压差（PPG）和平均压差（MPG）（图12—36）。

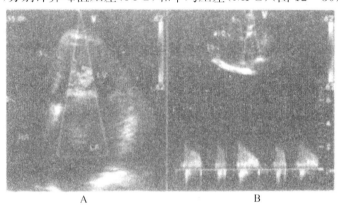

图12—36 二尖瓣狭窄

A.二尖瓣狭窄彩色多普勒；B.二尖瓣狭窄频谱多普勒 RA：右心房；LA：左心房；LV：左心室

2.二尖瓣狭窄的定量诊断 测量瓣口面积及血流压差是二尖瓣狭窄定量诊断的常用方法。

（1）正常：瓣口面积4～6cm²，平均压差小于0.7kPa（5mmHg）。

（2）轻度狭窄：瓣口面积1.5～2.0cm²，平均压差0.7～1.3kPa（5～10mmHg）。

（3）中度狭窄：瓣口面积1.0～1.4cm²，平均压差1.5～2.7kPa（11～20mmHg）。

（4）重度狭窄：瓣口面积小于1.0cm²，平均压差大于2.7kPa（20mmHg）。经食管超声探测作为心脏瓣膜病诊断的又一技术对瓣膜的形态结构显示更清晰，观察瓣膜活动情况更全面。

3.鉴别诊断 综合运用各种超声技术诊断二尖瓣狭窄具有很高的特异性，与其他引起左心房扩大的疾病鉴别并不困难。需注意的是左心房黏液瘤与左心房血栓的鉴别，主要是与活动性血栓的鉴别。鉴别要点是：黏液瘤根部在房间隔上，左心房血栓基底部宽，附在左心房其他壁上居多，对左心耳的血栓，用经食道超声更易检出。

4.探测要点 各个常用切面观察二尖瓣的形态、回声改变及活动幅度是首要目的。于左心室长轴观测量二尖瓣开放幅度；于二尖瓣水平短轴观测量二尖瓣口面积；于心尖四腔心观测量二尖瓣口舒张早期血流峰值速度、舒张期平均血流速度及平均压差。另外在定性诊断后，还应定量诊断，并结合病史和其他检查方法尽量做出病因诊断,为临床的进一步治疗提供依据。

(二)二尖瓣关闭不全

二尖瓣瓣环、瓣叶、腱索及乳头肌的任何部位异常,均可造成二尖瓣关闭不全,如老年性退行性改变、二尖瓣脱垂、风湿性二尖瓣病变、腱索断裂、冠心病乳头肌功能不全、扩张型心肌病、左心功能不全等。二尖瓣关闭不全时,左心房容量负荷增加,左心房代偿性扩张,舒张期由左心房流入左心室的血量增多,左心室容量负荷过重,导致左心功能不全。左心功能不全使左心室舒张末压升高,左心房压力进一步增高,导致肺淤血和肺动脉高压,最终导致右心室肥大和功能不全。轻度二尖瓣关闭不全可有轻微劳力性呼吸困难,重度二尖瓣关闭不全可引起左心衰竭。心尖部可闻及收缩期吹风样杂音。

1. 超声表现　常用扫查切面为左心室长轴观、二尖瓣水平短轴观、心尖四腔心观。

(1)二维超声心动图

1)风湿性二尖瓣关闭不全者,二尖瓣叶增厚,回声增强,收缩期二尖瓣前后叶不能对合。

2)左心房及左心室增大,室壁及室间隔搏动增强。

(2)多普勒超声心动图

1)彩色多普勒:收缩期从二尖瓣口向左心房方向的以蓝色为主的五彩镶嵌的反流束,方向为垂直左心房顶部或斜向左心房侧壁。二尖瓣口收缩期反流信号是诊断二尖瓣关闭不全的可靠指标(图 12—37)。

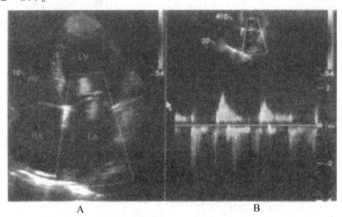

图 12—37　二尖瓣关闭不全

A. 彩色多普勒;B 频谱多普勒图

2)频谱多普勒:于心尖四腔心观将取样门置于二尖瓣口左心房侧,可显示收缩期的反流血流,其特征为:负向,单峰,频带增宽,内部充填,多数持续整个收缩期,最大速度可达 $3 \sim 4 m/s$ 以上。

2. 二尖瓣关闭不全的定量诊断　反流束长度、反流束面积、反流束面积/左心房面积、反流束窄径、频谱多普勒测量反流量和反流分数可作为二尖瓣关闭不全的定量指标,具有一定的临床意义,但都有局限性。

目前临床常用的、较简便的半定量方法是反流束面积法。反流束面积是通过心尖四腔心观,将收缩期左心房内蓝色为主的彩色血流信号的周边描记一周得出的数值。

(1)轻度关闭不全:反流束面积小于 $4.0 cm^2$。

(2)中度关闭不全:反流束面积介于 $4.0 \sim 8.0 cm^2$。

(3)重度关闭不全：反流束面积大于 8.0cm²。

3.鉴别诊断　二尖瓣关闭不全和二尖瓣生理性反流鉴别。后者一般反流束细小，并且血流峰值速度低，小于 2.0m/s，也不能引起左心房左心室扩大。

4.探测要点　二尖瓣关闭不全的重要诊断步骤是彩色血流显像和频谱多普勒检查，在左心室长轴观及心尖四腔心观清晰的图像下，定性诊断不难，但应该结合病史和其他的检查手段尽可能做出病因诊断。

（三）主动脉瓣狭窄

主动脉瓣狭窄是由于多种原因引起的主动脉瓣疾病。先天性瓣膜发育异常如二叶瓣、老年性瓣膜退行性改变、风湿性瓣膜病变均可引起主动脉瓣狭窄，即主动脉瓣口收缩期开放受限。主动脉瓣狭窄引起左心室与主动脉之间压差增大，左心室压力负荷增加，左心室肥厚，左心室扩大。临床症状表现为呼吸困难、心绞痛、晕厥。胸骨右缘第 2 肋间可闻及收缩期喷射性杂音，常伴有震颤。

1.超声表现　常用扫查切面为左心室长轴观、胸骨旁心底短轴观、心尖四腔心及心尖五腔心观。

（1）二维与 M 形超声心动图

1）主动脉瓣异常：先天性主动脉瓣狭窄可显示主动脉瓣无正常的三叶瓣，代之以回声增强的二叶瓣、单叶瓣或四叶瓣。风湿性主动脉瓣狭窄可显示主动脉瓣明显增厚，回声增强，伴有点状或团块状高回声或强回声附着，若伴有二尖瓣病变者则可同时合并二尖瓣增厚，回声增强。老年性退行性主动脉瓣狭窄与风湿性主动脉瓣狭窄回声改变相似，但瓣环钙化明显。

2）主动脉瓣开放幅度降低及面积减小：于胸骨旁左心室长轴观，可测量主动脉右冠瓣与无冠瓣之间开放幅度小于 16mm。胸骨旁心底短轴观收缩期主动脉瓣口面积测量小于 2.0cm²。

3）左心室向心性肥厚，晚期失代偿时可呈离心性肥大。

（2）多普勒超声心动图

1）彩色多普勒：心尖五腔心观及左心室长轴观显示收缩期五彩镶嵌血流从主动脉瓣口流向升主动脉（图 12－38）。瓣口越小，通过瓣口的彩色射流束越难显示。

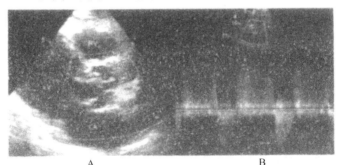

图 12－38　主动脉瓣狭窄

A. 彩色多普勒；B. 频谱多普勒

→示主动脉瓣狭窄频谱，↓示主动脉瓣关闭不全频谱

2）频谱多普勒：于心尖五腔心观取样门置于主动脉瓣上，可检测到收缩期的射流束，呈负向，频带增宽，峰值速度大于 2.0m/s，峰值时间后移。

2.鉴别诊断　主动脉瓣狭窄要与先天性主动脉瓣上、瓣下狭窄鉴别,后者于主动脉瓣上或瓣下出现膜状回声或瓣下漏斗状回声,左心室射血受阻,彩色多普勒血流显像见射流束,射流束的起始位置为主动脉瓣上或瓣下。

3.探测要点　主动脉瓣狭窄注意各切面显示主动脉瓣的数目、形态、回声改变、开放幅度及面积,尤其当怀疑有主动脉瓣开放受限时,用彩色多普勒血流显像观察有无五彩镶嵌血流信号,并一定用频谱多普勒检测有无高速的射流束。主动脉瓣狭窄的病因诊断对临床有着重要价值,需要尽可能做出完整诊断。

（四）主动脉瓣关闭不全

主动脉瓣关闭不全的病因有先天性主动脉瓣畸形或主动脉瓣脱垂、风湿性主动脉瓣病变、主动脉瓣老年性退行性改变、主动脉窦瘤样扩张等。由于舒张期主动脉瓣反流,左心室代偿性扩张,早期左心室收缩力增强,左心室射血分数增高,失代偿期左心室收缩力减弱,射血分数减低。轻者无症状,重者可出现急性左心衰竭和低血压。胸骨右缘第二肋间或胸骨左缘第三肋间可闻及舒张期叹气样杂音。

1.超声表现　左心室长轴观、胸骨旁心底短轴观、心尖五腔心观为常用的扫查切面。

（1）二维与M形超声心动图

1）先天性主动脉瓣关闭不全可显示主动脉瓣无正常的三叶瓣,而是回声增强的二叶瓣、单叶瓣或四叶瓣;风湿性主动脉瓣关闭不全可显示主动脉瓣明显增厚,回声增强,瓣膜上附着的强回声团块,瓣膜相互粘连;老年性主动脉瓣关闭不全瓣环钙化明显;主动脉窦瘤样扩张显示主动脉窦部向外膨出,呈瘤样改变。

2）主动脉瓣舒张期不能良好对合或对合对位欠佳,部分舒张期瓣口可见小裂隙。

3）由于主动脉血流反流冲击二尖瓣,二尖瓣前叶或前后叶产生舒张期振动,对主动脉瓣关闭不全有辅助诊断意义。

4）左心室扩大,主动脉瓣环轻度扩大。

（2）多普勒超声心动图

1）彩色多普勒:舒张期显示自主动脉瓣口流向左心室流出道的五彩镶嵌的反流血流束（图12-39）。

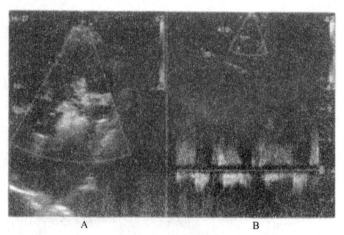

图12-39　主动脉瓣关闭不全
A.彩色多普勒;B.频谱多普勒↓示主动脉瓣关闭不全频谱

2)频谱多普勒:于心尖五腔心观显示,取样门置于主动脉瓣下左心室流出道内,可检测到舒张期正向的湍流频谱。频谱幅度高,上升支陡直,下降支斜率大,因此略呈梯形频谱增宽,内部充填。

主动脉瓣关闭不全的定量或半定量诊断方法较多,如主动脉瓣反流束的宽度、主动脉瓣反流束面积或长度、反流束面积/左心室流出道面积、反流束宽度/左心室流出道宽度,其中反流束宽度/左心室流出道宽度是较常用的方法,准确性接近90%。

2.探测要点　主动脉瓣扫查最常用的切面是胸骨旁心底短轴观,观察主动脉瓣的数目、形态、回声、运动情况,确定主动脉瓣病变的性质,分析病变的原因,同时结合心尖五腔心观及左心室长轴观,应用彩色多普勒血流显像和频谱多普勒明确诊断。

(五)二尖瓣脱垂

二尖瓣脱垂是由多种病因所致的综合征,主要特点是收缩期二尖瓣瓣体向左心房内膨出。病理改变通常为瓣叶黏液变性或黏液样物质增多,可累及一叶或两叶,以前叶为多见。患者多数无症状,听诊可有心尖部收缩中期喀喇音合并收缩晚期杂音。

1.超声表现　常用扫查切面有左心室长轴观、二尖瓣水平短轴观、心尖四腔心观。

(1)二维超声心动图

1)原发性二尖瓣脱垂,瓣叶增厚不明显,呈多层线状,活动度大,腱索松弛、过长、折叠,瓣环扩张。继发性二尖瓣脱垂,除上述所见外,还显示二尖瓣结构的原有疾病,如 Manfan 综合征、风湿性心脏病、冠心病等。

2)二尖瓣前叶和(或)后叶收缩期瓣体向左心房内膨出,前后叶任一瓣体超越瓣环连线>3mm 即诊断为脱垂。脱垂的前叶与主动脉后壁夹角、脱垂后叶与左心房后壁夹角<90°(图12—40)。

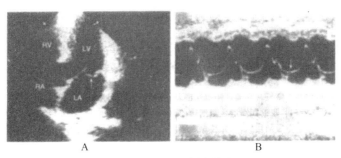

图 12—40　二尖瓣脱垂

A. 二维超声心动图↑示二尖瓣后叶脱垂;B. M 形超声心动图↓示"吊床样"改变

3)二尖瓣前后叶闭合点向房室环靠近。

(2)M 形超声心动图

1)二尖瓣曲线 CD 段于全收缩期,或收缩中晚期向下凹陷,呈"吊床样"改变,低于 CD 连线 3mm。

2)脱垂瓣叶活动幅度大。

(3)多普勒超声心动图

1)彩色多普勒:收缩期左心房内见五彩镶嵌反流信号。前叶脱垂时二尖瓣反流方向朝向左心房外侧壁,后叶脱垂时二尖瓣反流方向朝向房间隔。

2)脉冲多普勒:取样门置于二尖瓣口左心房侧,见收缩中、晚期或全收缩期负向湍流频谱。

2.探测要点　二维超声检测二尖瓣关闭时前后叶的最高点的位置过高,超过瓣环水平3mm是直接诊断标准,前后叶对合点靠近或超过二尖瓣环是间接诊断依据,因此通过静态回放图像,观察对合点的位置是必要的。由于二尖瓣为马鞍形,不在一个水平面,心尖四腔心观后叶脱垂可能不能显示,需多切面扫查。

（六）人工瓣膜

人工瓣膜的应用,改善了部分患者的心功能,提高了他们的生存质量,因而也挽救并延长了这部分患者的生命,在临床上愈显重要也为超声工作者提出了新课题、新要求。由于人工瓣膜与心脏组织和血液之间存在着明显的声阻抗差,使得超声对其显像成为可能。超声对人工瓣膜检查和观察的根本目的在于:通过观察人工瓣膜的工作情况,对其功能做出评价,以指导临床做出及时、正确的处理。人工瓣膜可分为金属球瓣和碟瓣及生物瓣三个类型。

1.球瓣　球瓣由瓣架（笼罩）、瓣座和瓣球三部分构成（图12－41）。

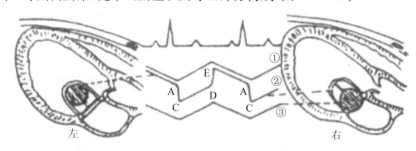

图12－41　S－E球形二尖瓣人造瓣膜

图示心电图与超声心动图的关系,①笼罩前缘。②瓣球活动曲线。③瓣座。左为舒张期,右为收缩期

（1）M形超声表现:舒张期二尖瓣开放,瓣球向前活动,瓣球活动曲线向上,形成DE段及EA段,收缩期二尖瓣关闭,瓣球向后活动,瓣球活动曲线向下,形成AC段及CD段,其前方之粗大曲线为笼罩前缘,收缩期向前舒张期向后①;在瓣球活动曲线后,与笼罩前缘曲线平行的粗大曲线为球瓣瓣座③。

据武汉协和医院资料,正常时AC幅度平均为11mm,下降速度为506mm/s,DE幅度平均为11.2mm,上升速度为318.2mm/s。当人工球瓣发生血栓及粘连时,瓣球活动受限,AC及DE之幅度和速度均会发生改变,笼罩内径亦可变小、整个人工瓣的各活动曲线会增粗并变得模糊不清。

（2）B型超声表现:二尖瓣位球瓣,在左心室长轴切面及四腔切面,于左心房和左心室之间,其前座呈强回声带,而瓣球呈强回声团并位于左心室侧。收缩期瓣球之强回声团移向瓣座之强回声带,舒张期瓣球离开瓣座移向左心室,在二尖瓣口水平左心室短轴切面,可见瓣球之强回声团随心脏舒缩而时隐时现。当人工瓣发生血栓及粘连时,瓣球活动受限,瓣座及笼罩回声增强并显得模糊不清。

2.碟瓣　碟瓣由瓣环、瓣架及一个倾斜的碟片三部分构成（图12－42）,是较多应用的一型。近时做成一种双瓣片碟瓣,既可置于二尖瓣位也可置于主动脉瓣位。

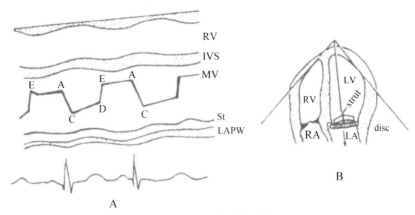

图 12－42　二尖瓣位碟瓣

A 图:碟瓣之 M 形曲线(从心尖探查);B 图:心尖四腔切面观察(收缩期)

(1)M 形超声表现:从心尖部探查,收缩期二尖瓣关闭,碟片远离探头,其活动曲线下降形成 AC 波及 CD 段。舒张期二尖瓣开放,碟片靠近探头,其活动曲线上升形成 DE 波及 EA 段。此曲线之后方出现一随心脏舒、缩而活动的粗大曲线即为瓣环后缘(ct),其收缩期向前,舒张期向后。

据武汉协和医院报道,正常时 DE 开放幅度均值为 11. 4mm,开放速度均值为 490mm/s,AC 关闭幅度为 10. 6mm,关闭速度为 596mm/s。

当人工碟瓣发生血栓或粘连时,瓣片活动受限,瓣片的开放和关闭的幅度与速度均会减慢,瓣片回声也会增粗增强,曲线模糊不清。

(2)B 型超声表现:二尖瓣位碟瓣,在左心室 K 轴切面及心尖四腔切面,于左心房与左心室之间可见一组增强回声,即为碟瓣的支架和碟片的回声,并见此组回声随心脏的舒缩活动而有规则地移动。在心尖四腔切面,由于声束与碟片活动方向一致,可看到呈"一"字形的强回声活动,舒张期向左心室侧开启,收缩期向左心房侧关闭,此时若使 M 形超声之取样线通过,则可显示碟片活动曲线。若有血栓及粘连等病损,除其回声异常增强外,还可见碟片活动明显受限(图 12－43)。

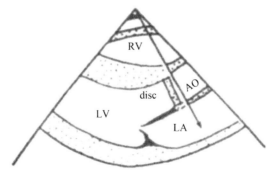

图 12－43　主动脉瓣位碟瓣

3. 生物瓣　用作生物瓣的材料有异种心包膜和心瓣膜、同种硬脑膜等,以牛心包制成的生物瓣并缝在钛钢支架上为多见。这种瓣膜既可置于二尖瓣位也可置于主动脉瓣位。

(1)M 形超声表现:图 12－44,图 12－45 为二尖瓣位人工生物瓣,在左心室内可见两条平行移动的、类似主动脉前、后壁的粗黑曲线,此即为支架的前、后缘(St)。在两曲线中间有一类似主动脉盒样曲线的淡色曲线(MV):舒张期瓣膜开放,曲线分离靠近支架,收缩期瓣膜关闭,合拢成一条较粗的曲线。生物瓣发生病损时,这种规律性的曲线活动会发生改变。

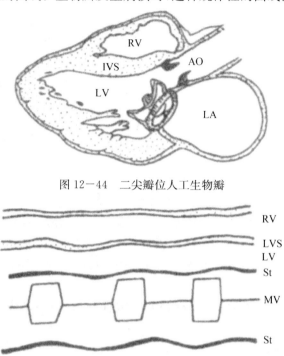

图 12—44　二尖瓣位人工生物瓣

图 12—45　生物瓣 M 形曲线

(2)B 型超声:如图 12—44、图 12—45 所示,二尖瓣位人工生物瓣位于瓣环部,靠近主动脉根部和左心房部的两条强回声为金属支架(St),其内之纤细回声为生物瓣膜(MV),它完全依照正常二尖瓣的功能,于舒张期开放,瓣膜靠近支架,收缩期关闭,于支架中心形成一条细线状回声。

据武汉协和医院提出的正常生物瓣的标准如下:①支架和缝线环轮廓清晰光滑,没有不规则的块状物附着在表面。②支架和周围心壁的运动协调一致,不大于周围心脏组织的运动。③正常瓣叶厚度不大于 3mm,若大于 3mm 应考虑块状物形成。④正常瓣叶活动规则,不出现快速的颤动。

生物瓣植入日久有可能发生撕裂,他们又提出如下生物瓣撕裂的标准。

1)二尖瓣位生物瓣撕裂:①直接征象:M 形曲线生物瓣活动幅度增大(超过 19mm),并出现收缩期和舒张期扑动。在二维超声心动图上,收缩期可见生物瓣瓣叶回声向左心房突出。②间接征象:左心室增大,室间隔活动幅度增强等左心室容量负荷过重表现,并排除其他功能障碍者。由于大量二尖瓣反流,左心房亦明显增大。

2)主动脉瓣生物瓣撕裂:①直接征象:生物瓣活动幅度增大,出现高速扑动。②间接征象:有左心室容量负荷过重表现,但左心房并无扩大。二尖瓣受主动脉反流血流冲击,可出现高速扑动。

此外,无论是人工机械瓣还是人工生物瓣在植入之后,有可能发生血栓,感染以及瓣周渗漏,瓣环松脱等症。因而在做超声检查时必须细致观察,一经发现有过早的室间隔运动异常、瓣膜增厚、团块状回声、连枷状瓣膜、支架与心脏活动不协调、心脏明显扩大、瓣膜活动幅度过小以及多普勒超声探及异常血流等情况,应予严密观察,以便及时确诊,正确处理。

四、冠状动脉粥样硬化性心脏病

(一)冠状动脉解剖与生理

左冠状动脉起自左后主动脉窦,在肺动脉干和左心耳之间沿冠状沟向左前方走行,一般长 1.0～2.82cm,壁厚 1.4～2.0mm,内径 3～6mm,平均内径(4.0±1.0)mm。由左冠状动脉分出左前降支和左回旋支,左前降支供血左心室前壁、室间隔前 2/3 及心尖部,左回旋支供血左心室侧壁、部分后壁及乳头肌。

右冠状动脉发自右的主动脉窦,长约 1.0～2.8cm,平均内径(3.8±0.4)mm,在肺动脉与右心耳之间的冠状沟向右下行,绕过心右缘至心脏膈面,循冠状沟后部向左至房室交界处,向深面弯绕心中静脉而形成"U"字形弯曲,并分为终支即左心室后支及后降支,前者至左心室后壁,后降支沿后心室间沟下行。右冠状动脉供血右心室、左心室后壁,室间隔后 1/3 及下壁。

冠状动脉供血以右冠优势型占多数,约 88%,左冠优势型及均衡型占 12%。其供血范围可因供血类型不同而略有差异,冠状动脉狭窄 50%以上才可能引起供血不足。冠状动脉供血主要在舒张期,占 2/3,收缩期占 1/3。舒张期流速 30～60cm/s,收缩期流速 12～20cm/s。

(二)室壁运动及其记分

冠心病的超声表现主要为节段性心室壁运动异常(RWMA),即病变冠状动脉供血的心室壁运动异常。根据目测法心室壁运动可分为:①运动正常。②运动减弱。③运动消失或无运动。④反向运动或矛盾运动。⑤心室壁瘤样运动。⑥运动超声影像学增强。所谓运动正常,指收缩期心内膜向心腔方向运动,幅度≥6mm,心室壁增厚≥30%;运动减弱的幅度≤5mm;无运动的幅度≤2mm,仅有牵拉运动;反向运动是指收缩期病变节段呈离心运动;心室壁瘤样运动表现为局部膨出,呈离心运动或不规则运动;比正常运动幅度增加者为运动增强。其中运动减弱、无运动、反向运动及心室壁瘤样运动为冠心病的特征性表现。但是目测法有一定的主观性,必须由有经验的医师才能准确判定。

所谓目测半定量法指采用心室壁运动记分(WMS),即运动正常记 1 分,运动减弱 2 分,无运动 3 分,反向运动或矛盾运动 4 分,心室壁瘤样运动 5 分,如某节段运动显示不清、无法测定记 0 分,然后将总分除以节段数即为"心室壁运动指数"。凡得分指数 1 者为正常,≥2 为异常。该指数与整体射血分数相关性甚好。

近年来推出的高档超声仪器,均有负荷超声心动图软件,可以记录四幅以上的动态图像,静息时与负荷后图像进行比较,并通过计算机自动分析,避免了目测法的主观与片面性。

(三)心室壁节段划分法

1. R. Bonsai 心室壁节段划分法 取二维心动图的左心长轴切面、二尖瓣水平短轴切面、乳头肌水平短轴切面、心尖四腔图以及心尖二腔图,其相应的冠状动脉供血见图 12-46。该划分法使用较早,且延续至今。

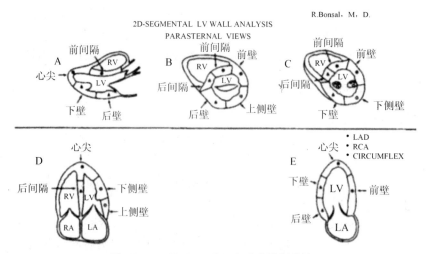

图 12—46　R.Bonsal 心室壁节段划分法

• 左前降支供血(LAD)；▲右冠状动脉供血(RCA)；○左回旋支供血(LCX)前间隔、后间隔、心尖、下壁、前壁、后壁、上侧壁、下侧壁、后侧壁

2.美国超声心动图学会心室壁节段划分法　　近年来许多单位引用美国超声心动图学会(ASE)的划分法,所取切面和节段划分以及相应冠状动脉供血与根据 R.Bonsai 节段划分相似,但左心室后壁供血二者不同、其实节段供血可因人而异,见图 12—47。

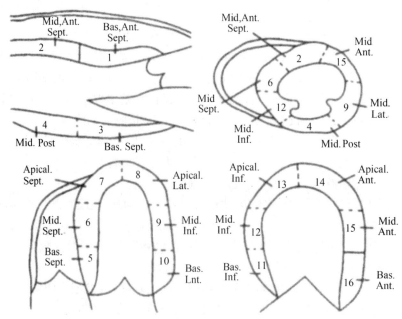

图 12—47　美国超声心动图学会心室壁节段划分法

1.前室间隔基底段；2.前室间隔中间段；3.后壁基底段；4.后壁中间段；5.后室间隔基底段；6.后室间隔中间段；7.后室间隔心尖段；8.侧壁心尖段；9.侧壁中间段；10.侧壁基底段；11.下壁基底段；12.下壁中间段；13.下壁心尖段；14.前壁心尖段；15.前壁中间段；16.前壁基底段

左前降支供血区:1、2、7、8、13、14、15、16

左回旋支供血区:3、4、9、10

右冠状动脉供血区:5、6、11、12

(四)冠心病超声表现及其诊断

1.心绞痛型冠心病　发作时出现病变冠状动脉所供血的节段运动异常,如左前降供血不足则表现为前壁、心尖部或前间隔运动减低;左回旋支供血不足表现为侧壁运动减低;右冠状动脉病变表现为后壁或下壁运动减低。

2.心肌梗死型冠心病

(1)梗死区:无运动,进而出现反向运动。

(2)心室壁瘤形成:表现为局部膨出,该区无论是收缩期还是舒张期都向外运动或不规则运动,并根据异常运动可勾画出心室壁瘤范围,见图12-48。

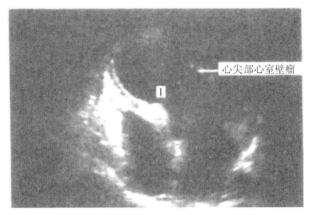

图 12-48　心肌梗死后心尖部心室壁瘤形成

1)附壁血栓:一般在梗死区,尤其是心室壁瘤区内形成一个向心腔内凸出的实质性回声团,并可测量其大小(图12-49)。

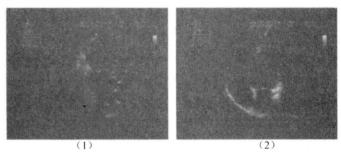

(1)　　　　　　　　　　　　　　(2)

图 12-49　心尖部附壁血栓

(1)左室心尖部血栓声像图;(2)心尖四腔左室心尖部血栓声像图

4)室间隔穿孔:临床上表现为突然出现的胸骨左缘 3～4 肋间收缩期Ⅲ级以上响亮的粗糙杂音,彩色多普勒显示该区收缩期有穿隔血流,连续波多普勒可测量分流速度,做出定量诊断。

5)腱索乳头肌断裂:如二尖瓣腱索断裂,则出现连枷二尖瓣(FMV),即二尖瓣随心动周期大幅度运动于左心房与左心室流入道之间,并伴有二尖瓣严重反流,此时在心尖区可听到响亮的收缩期杂音,彩色多普勒可见到收缩期异常血流自左心室反流至左心房。

6)右心室梗死:常并发下壁梗死,主要表现为右心室扩大,右心室运动异常,临床表现为右心衰竭和低血压。

7)左心室扩大:如急性心肌梗死早期左心进行性扩大,是猝死的主要因素之一。

3.隐匿型冠心病　冠状动脉狭窄 50％以上，但无临床症状，能胜任一般的工作和生活，静息时心电图及超声心动图等检查均正常。这类冠心病的诊断是医学上的重要难题之一。

为了提高检出率，需借助于运动试验或药物负荷试验，诱发心肌缺血，使之发生局部心室壁运动异常，从而达到诊断冠心病的目的，这种方法称负荷超声心动图，有平板运动、踏车运动及药物负荷等。运动负荷由于较难得到理想的二维图像而较少使用，药物负荷有双嘧达莫负荷、多巴酚丁胺负荷等。多巴酚丁胺半衰期短，类似于儿茶酚胺刺激，具有较高的安全性和准确性，同时也可检出存活心肌，有助于诊断心肌顿抑和心肌冬眠，是目前国内外使用最多的一种。剂量从 $5\mu g/(kg \cdot min)$ 开始每 3min 增加 $5\mu g/kg$，逐渐增至 $40\mu g/kg$ 止；或者负荷过程中出现心绞痛、严重心律失常、血压骤高或骤低以及已经出现节段性运动异常而终止。二维心动图所取切面应包括心尖四腔、心尖二腔、二尖瓣水平短轴、乳头肌水平短轴以及左心长轴切面等，检查全过程均予录像或光盘动态储存，分析方法主要靠有经验医师的目测法及计算机定量法。后者由于客观、准确，有条件的医院都应首先考虑。

药物负荷超声心动图的优越性有：①敏感性、特异性和准确性较高，据报道敏感性达92.3％，特异性为 84.6％，优于心电图运动试验，与冠状动脉造影及核素扫描有很高的符合率。②实时评价静息及负荷时的左心室整体和局部功能。③价廉，设备要求不高，可在床旁进行。④可评价心肌存活性。⑤能提供有意义的预后信息。但是也有一定的局限性，如病例的选择、负荷方法和判断的标准化、仪器的分辨率及数字化技术的应用等都有可能不同，对结果的正确判断可能会出现偏差。

(五)冠心病超声诊断特殊技术

1.心肌灌注显像　超声造影早期所用的造影剂由于气泡大于红细胞直径，静脉注射后只能诊断心内右向左分流的心脏病。虽然少数病例由于负造影阳性可诊断心内左向右分流先心病，但静脉法声学造影不能使心肌显像；而创伤性左心导管法在主动脉根部注射造影剂，或实验动物由冠状动脉直接注入声学造影剂使心肌显影，难以推广使用。近年来由于造影剂及显像技术的发展，经静脉法超声造影可以在毛细血管水平观察心肌灌注，不但可间接判断某支冠状动脉的病变，还可根据显像程度判断病变的严重程度，为进一步治疗提供有用的参考依据；此外，可对冠状动脉成形术是否成功做出评价。而冠状动脉造影只能显示 $>100\mu m$ 的心外膜下血管有无狭窄病变，不能提示心肌灌注情况。

心肌灌注显像的关键是对造影剂的要求和显影方法的突破。理想的造影剂应具备：①可供静脉注射。②无毒性及不良反应。③微气泡直径应小于红细胞，易于通过毛细血管。④体积和数量稳定。⑤持续时间长。

第一代造影剂包括 Albunex、Echovist(SHU－454)和 Levovist(SHU－508A)；第二代造影剂包括 Echogen(QW3600)、Optison(FS069)、Sonovist 等。其中 Albunex 和 Optison 已由美国 FDA 批准临床应用，Echovist 和 Levovist 已由欧洲批准临床应用，而 Levovist(利声显)是唯一被我国卫生部批准应用的声学造影剂，但是近期已退出中国市场。新近由瑞士 Bracco 集团公司推出的 Sono Vue(声诺维)已正式进入我国，它是一种白色冻干粉末上充无色气体，活性成分为六氟化硫，微气泡平均直径为 $2.5\mu m$ 左右，90％的微气泡直径小于 $6\mu m$，使用时用 0.9％氯化钠溶液重组，能在 6h 内保持物理及化学稳定性，可显著增强心肌显像的信号强度。

声学造影剂的使用有静脉注射和静脉滴注两种方法。如应用 Levovist，静脉注射剂量为

5～10mL,浓度为 300mg/mL;静脉滴注剂量为 5～6mL/min,浓度为 400mg/mL,如使用 Oprison(FS069),采用 0.3g 静脉内弹丸注射。若显像不满意可重复注射,为了减少信号衰减和定量分析心肌灌注,近年来推荐使用静脉滴注的方法。静脉注入后,可产生大量的微泡,包括由蛋白质、糖类、脂质和化合物构成的外壳以及由空气和特殊气体构成的核心。微泡直径为 1～12μm,多数为 5μm,可自由通过肺毛细血管,达到左心室心腔显像和心肌显像的目的。第二代造影剂最大的特点是包含有高分子量的气体(绝大多数为氟碳气体),因而较稳定,不易弥散。超声波入射到血液中的微泡时,微泡将向四周发生散射,其背向散射信号是心肌灌注显像图像形成的基础。

由于经静脉注入后,所产生的微泡经肺循环到达左心腔,但冠状动脉内含量很少,约占右心腔的 4%～5%,故心肌灌注显像比较困难,必须配合近年来出现的二次谐波技术,以能量多普勒谐波显像以及间歇式触发显像等加强心肌显像。尤其是二次谐波,其回声信号较人体组织强 1000 倍以上,谐波频率恰好是基波频率的一倍。由于谐振对伪差不敏感,因此可以减少伪差的发生。阶振的强度和微泡直径大小成反比,谐波技术可使超声,尤其是多普勒超声信号/噪声比明显提高。应用具有两倍于发射频率的探头,接受频率倍增的二次谐波背向反射信号,即可获得微泡灌注区心肌声学显像增强的效果。实验证明,持续发射声束时大部分或全部微泡被摧毁,二次谐波效应消失。因此,双重触发或间断性发射声束(每 2～10 个心动周期发射一次),结合能量多普勒、反向脉冲谐波成像以及微泡灌注相和破坏相的相关技术等,可以提高心肌显像,有效地对心肌灌注进行评价。

与常规的二维和多普勒超声检查不同,正确的仪器设置对于心肌灌注显像至关重要。使用同一种造影剂但不同的仪器,应采用不同的设置;使用一种仪器但不同的造影剂,也要采用不同的设置。

清晰的心肌灌注不仅能显示冠状动脉病变的部位和范围,评价急性心肌梗死溶栓治疗和介入治疗(如经皮冠状动脉成形术,PTCA)等的疗效,还能区别心肌顿抑、心肌冬眠或心肌坏死。

2.血管内超声显像　血管内超声显像(IVUS)是将超声换能器置于血管导管的顶端,进入血管腔内显像。用于冠状动脉显像的导管外径为 3.2(孔径为 1mm)～4.8F;用于心内及外周血管为 6～10F。探头频率 20～30MHz。扫描形式有机械旋转式与相控阵式两种。联合装置有显像治疗系统(如 PTCA 与超声显像相结合,加旋转切割刀片及可送血管内支架与显像相结合)以及二维显像与多普勒相结合的导管。IVUS 可显示早期冠心病患者的冠状动脉内膜下粥样斑块,其敏感性高于冠状动脉造影。可以识别软斑块、纤维化、钙化、坏死、血栓、夹层以及内膜剥脱,有助于介入治疗方法的选择和疗效评价。有一组报道,对 87 例患者包括 97 支病变冠状动脉在 PTCA 和经皮定向冠状动脉内斑块切除术(DCA),IVUS 对斑块钙化和冠状动脉夹层的检出率高于冠状动脉造影术(CAG),认为 IVUS 是一项可以对粥样斑块形态特征做出准确评价的敏感的影像技术,并能对各种介入性冠状动脉治疗后血管壁及斑块的形态改变做出定性和定量的评价。PTCA 后导致扩张的血管内腔面积增大,是由于血管壁扩张或夹层共同作用的结果,而 DCA 后管腔面积增加的主要机制是斑块的减少。

IVUS 还可以进行血管腔、血管壁的实时三维重建,对病变冠状动脉的检出有很高的价值。但由于是创伤性检查,且费用昂贵,设备及操作技术要求高,难以推广与普及。

3.实时三维超声心动图　实时三维超声心动图(RT-3DE)所建立的三维图像轮廓清

晰,形态直观,有利于解剖结构的辨别和空间方位的理解,是近年出现的心血管疾病超声检查的一种新技术。RT－3DE 可以从不同方位观察心脏,形象地判断左心室壁运动,完美地显示缺血心肌部位所在及面积大小,对心肌梗死的诊断价值尤佳。临床诊断还用于瓣膜病、先心病、主动脉的全程(升、弓、降部)显示、心内占位病变以及其他心血管病。

4.经食管超声心动图　经食管超声心动图(TEE),尤其是多平面经食管超声心动图是近年来超声技术的最新发展,探头多为相控阵扫描;频率自 3.5→5.0→7.5MHz 可变,可进行二维、M 形、脉冲波多普勒、连续波多普勒以及彩色多普勒显像检查,扫查平面自 0°～180°任意选择,可 360°进行观察,取得各种所需切面。如对食管下端切面,调整合适扫描角度,可清晰显示左、右冠状动脉以及左前降支和回旋支,测量其长度、壁厚和内径,观察走向和动脉壁;还可以彩色多普勒显示其血流,用脉冲波多普勒测量流速,正常 50cm/s。另外,当注射某些药物,如双嘧达莫前后计算某支冠状动脉或冠状静脉窦的血流速度之比,即可测得冠状动脉血流储备(CFR),即 CFR=最大血流/基础血流,CFR 可作为评价冠心病严重程度的可靠指标,正常值>2。

利用经食管超声心动图观察心室壁运动比经胸超声具有更高的清晰度,对判断心室壁节段性运动异常,尤其是诊断心肌梗死的部位具有更高的价值。

5.多普勒组织成像　多普勒组织成像(DTI)首先由美国推出,其后日本也有了该项技术,并有多种类似的名称。如组织多普勒成像(TDI)以及最新进展的定量组织速度成像(QT-VI)等。其原理正好和彩色多普勒血流显像(CDFI)相反。后者利用高频滤波器弃去组织运动的低频信号,保留高频的血流信号;而 DTI 则是滤去高频血流信号,保留组织运动的低频信号,并将其设置在已知的组织运动速度范围内(±0.24m/s),最后经自相关信号处理,对代表组织运动的多普勒频移信息进行彩色编码:向探头运动的组织编码为红色,背离探头运动的组织为蓝色,并以二维和 M 形实时显示。

DTI 有 3 种显示方式,即速度图(DTI－VEL)、加速度图(DTI－ACC)和能量图(DTI－ENE)。加速度图对室性早搏异位兴奋灶和预激证候群异常旁道的位置及传导途径的确定比较有价值,能量图对超声造影左心室心肌灌注显像有帮助,对冠心病的诊断则主要使用 DTI－VEL。

速度图有角度依赖性。当分析心室壁运动时,应尽可能改变二维切面以使所观察的心室壁对向探头运动或背离探头运动。如观察室间隔与左心室后壁可采用左心长轴切面;观察心尖部用心尖四腔图;观察前壁和前间隔用二尖瓣水平或乳头肌水平短轴;观察下壁用乳头肌水平短轴等。对心肌梗死的定位 DTI－VEL 显示该区五色彩,对应区则出现亮彩色。有动物实验表明,DTI 测定的梗死面积/左心室短轴心肌总面积值,与相应切面测得比值高度相关($\gamma=0.95$,$P<0.001$)。与二维心动图比较,DTI 不仅能直接显示心肌梗死的部位和范围,还能清晰勾画出梗死区的边缘,计算出心肌梗死面积。用心肌梗死区面积与左心室总面积之比值的百分比来衡量心肌梗死的严重度,对患者治疗方式的选择(如药物或介入治疗)以及疗效的评价和预后的估计都有重要的价值。

有医院对 200 余例患者进行了 DTI－VEL 研究,并以正常人作为对比,发现病变节段速度减低,且与病情的严重程度成正比。如病变的后壁峰值速度为(4.74±0.65)cm/s,前壁为(4.35±1.17)cm/s,而正常人分别为(7.83±1.18)cm/s 和(6.83±1.69)cm/s,两者差异有显著性($P<0.001$),提示 DTI－VEL 对冠心病心室壁节段运动的分析远比目测法的二维心动

图为佳,亦比 DTI 彩色图好,对冠心病和高血压进行了如心功能等多个项目的 DTI 研究,取得了较好的效果。参见图 12—50 和图 12—51 所示。

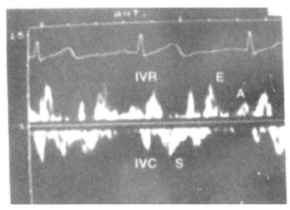

图 12—50　正常成年人前壁 DTI 速度图

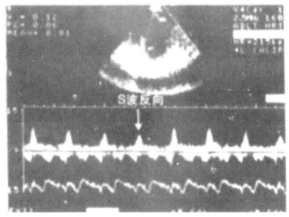

图 12—51　冠心病患者前壁 DTI 速度图
↓病变部位

6.彩色心室壁运动分析　彩色心室壁运动分析(CK)技术是在声学定量超声心动图(AQ)基础上发展起来的一种超声组织定征方法,即基于背向散射原理、利用心内膜自动边缘检测(ABD)功能,实时、动态地显示不同时相心内膜的运动移位。由于每隔 33~40ms 进行不同的彩阶变换,使肉眼更容易识别。国内有一组报告,分别由有丰富经验的医师、经验少的医师进行心室壁运动分析。所取切面有左心室长轴、乳头肌水平及二尖瓣水平短轴。将左心室划分成 9 个节段,将心室壁运动分为 5 个类型:高动力 1 分,运动正常 0 分,运动减弱—1 分,无运动为—2 分,矛盾运动为—3 分。CK 的评分方法,红色表示心室壁处于无运动或矛盾运动,记—2 或—3 分;其余亦通过肉眼对已进行显著彩色编码的心内膜移动幅度来进行评分。结果显示,CK 评分和有丰富经验的医师评分的总积分之间无显著性差异($P > 0.05$)。CK 评分和经验少的医师评分的总积分之间有显著性差异($P < 0.05$)。这表明 CK 技术可以对在心室壁各节段运动做出更直观、更准确的判断。

CK 技术是一种超声组织定征方法。它基于心肌与血液间的背向散射有较大差别,通过计算机辅助,实时显示心肌与血液界面即心内膜面,并将收缩期与舒张期不同时间心内膜的移动用不同颜色编码,红色定为零线表示收缩期的起始点(当某个节段处于无运动或矛盾运动也以引色显示),然后依次由黄→绿→蓝逐帧彩阶变换显示心室壁运动的全过程。优点在于加入了侧向增益补偿功能,明显提高了心内膜的显示率,而心室壁运动全过程不同时相的增幅以显著的色彩显示,提高了人眼对心室壁运动不同时相增幅的分辨率,避免了许多人为因素的影响。因为即使训练有素的医师对冠心病的诊断、负荷超声心动图的评价以及冠状动脉搭桥术后心肌存活性的判断等,都不可避免地带有很大的主观性。

AQ 是用声学自动边缘检测技术分析心脏收缩期和舒张期时容积和面积变化的定量方法。

智能声学定量超声心动图(AQI)是在 AQ 技术基础上发展起来的定量技术,用于定量左心面积、容积的变化,所显示的容积曲线可以实时检测心脏功能。

7.组织谐波成像　组织谐波成像(THI)分辨率高,伪像少,能提高心内膜显示率及心内微细结构的分辨率,并能显示心腔内缓慢流动的血流(SEC),增强造影剂回声强度,尤其适用于图像显示困难的患者,如肥胖、肺气肿、肋间隙狭窄等。

8.心肌组织背向散射积分　心肌组织背向散射积分(IBS)是用超声组织定征的方法来定量判断冠心病心肌供血不足所致的心肌病理改变。

五、原发性心肌病

(一)肥厚型心肌病

肥厚型心肌病(HCM)是一种较常见的(根据超声心动图判断的人群发病率为 1∶500)常染色体显性遗传性心脏病。临床表现差别很大,美国的数据提示 HCM 是年轻人包括运动员心源性猝死最常见的原因。

HCM 以左心室和(或)右心室肥厚为特征,常为不对称肥厚并累及室间隔,并且不能用全身性疾病或其他心脏疾病(如高血压、主动脉瓣狭窄)解释其左心室的显著肥厚。典型者左心室容量正常或下降。通常因为临床表现或因家族史而疑诊,通过二维超声心动图(或心脏 MRI)发现不能用其他原因解释的左心室壁肥厚而做出临床诊断,一般还伴有左心室腔小。典型的形态学变化包括心肌细胞肥大和排列紊乱,周围区域疏松结缔组织增多。常发生心律失常和早发猝死。

大多数 HCM 有发生动态的左心室流出道梗阻的倾向,左心室流出道梗阻在静息状态下或生理性应激状态下出现,左心室流出道梗阻是由于收缩期二尖瓣叶前向运动(SAM)与室间隔靠近所致。

超声心动图检查是最重要的诊断评价 HCM 的无创性方法。不仅可以明确诊断,而且可以区分有无流出道的梗阻以及梗阻的程度(图 12-52)。

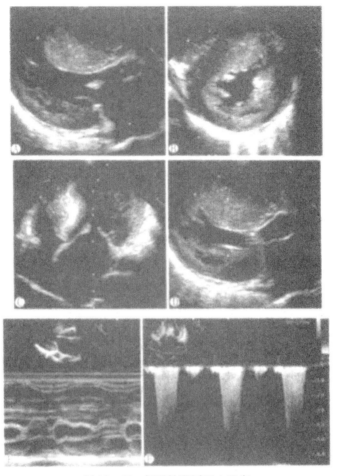

图 12－52　梗阻性肥厚型心肌病

A－D. 显示左心室长轴切面、左心室短轴切面、心尖四腔心切面，分别显示室间隔明显增厚；E. 二维及 M 形显示收缩期二尖瓣向前运动（SAM），致左心室流出道梗阻；F. 多普勒显示左心室流出道高速血流，压差明显增高

1. 超声表现

（1）二维超声心动图

1）多切面多角度探查室间隔和（或）左心室壁肥厚的部位及程度。

2）观察室壁运动情况，评价心功能。

3）左心室流出道是否狭窄。

4）胸骨旁和心尖左心室长轴切面以及 M 形超声仔细观察有无 SAM 征及程度。

（2）多普勒超声心动图

1）左心室流出道收缩期瞬时压差和评价压差，判断有无梗阻以及梗阻的程度，必要时用生理动作（如 Valsalva 动作等）或药物负荷影响血流动力学来观察有无梗阻或加重的程度。

2）二尖瓣及其他瓣膜有无反流及程度。

2. 鉴别诊断　主要应与高血压、主动脉瓣狭窄等后负荷压力增加所致的左心室肥厚相鉴别，根据左心室肥厚的形态及心肌回声并结合病史，鉴别并不困难。如果左心室壁肥厚程度轻，可能需要与生理性的运动员心脏相鉴别。

（二）扩张型心肌病

张型心肌病（DCM）的特征是左或右心室或双侧心室扩大，收缩功能下降而左心室壁厚度正常，常导致进行性心力衰竭及左心室收缩功能下降、室性及室上性心律失常、传导系统异常、血栓栓塞及死亡。病情一般呈进行性加重，死亡可发生于疾病的任何阶段。各种年龄均可发病，青年人发病最多，但也可发生于儿童。常常出现严重症状后才被发现。如果用超声心动图做家族筛查，可能发现无症状或症状轻微的病例。

散发的 DCM 可以发生于很多种原发性及继发性原因。最常见的是病毒、细菌、真菌、立克次体、组织胞浆菌病及寄生虫（如锥虫）感染。有报道称 20%～35% 的 DCM 为家族性，超过 20 个位点或基因与之相关。DCM 心腔明显扩张，而心室壁增厚不明显，心室壁收缩无力，射血分值下降，每搏量减少，心腔内残余血量增多，心室舒张末期压力增高，肺血回流受阻，则肺淤血。本病大约 1/3 先有左心衰竭，有的起始即为全心衰竭。扩大的心腔中，部分有附壁血栓形成，因而动脉栓塞常见，由于心肌纤维化可累及起搏及传导系统，易引起心律失常。左、右心室扩张，可致房室瓣口相对性关闭不全。冠状动脉一般正常，或有与患者年龄相适应的动脉硬化性病变。

超声心动图是最主要的检查方法，可以明确诊断，评价心脏的功能状态以及临床疗效观察。

1.超声表现

（1）二维超声心动图：二维超声心动图可以做出 DCM 诊断。一般表现为左心室扩大，左心室流出道扩张，右心室及双心房均可扩大。室间隔及左心室壁搏动幅度一般呈弥漫性减弱，室壁收缩期增厚率减低。如果累及右心室，右心室壁运动幅度及增厚率亦减低。二尖瓣叶可有轻度增厚，二尖瓣前后叶搏动幅度减弱。二尖瓣开口相对偏小。应用 M 形和二维超声心动图测算心功能，计算 EDV、ESV、SV、EF 等。

（2）多普勒超声心动图：由于二尖瓣及三尖瓣环增宽，常合并明显的二尖瓣和三尖瓣的返流。多普勒超声心动图可以显示有无瓣膜反流及反流程度。应用二尖瓣和三尖瓣反流的血流频谱可以测算左心室和左心室舒张末压以及肺动脉收缩压（图 12-53）。

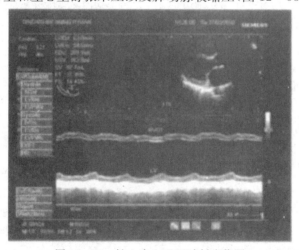

图 12-53　扩心病 LVEF 减低声像图

2.鉴别诊断　主要应与冠心病、瓣膜病、高血压、先天性等原因引起的心脏扩大，心功能减低相鉴别。根据病史、临床表现、超声心动图表现等，与这些疾病的鉴别并不困难。

（杨堃）

第四节 妇科疾病的超声诊断

一、子宫肌瘤

子宫肌瘤是女性盆腔最常见的肿瘤。肿瘤主要由平滑肌纤维组成,其内仅有少量的结缔组织纤维作为支撑结构,好发于中年妇女,35岁以上妇女发病率约20%,20岁以下少见。子宫肌瘤因其发生部位、数目、大小、有无变性等情况不同,而呈现出形态复杂、种类繁多的超声图像。

至今病因不十分清楚。可能与女性性激素相关。已经证实肌瘤中雌二醇向雌酮转化明显低于正常肌组织,肌瘤中雌激素受体浓度明显高于周围肌组织。

(一)二维声像图表现

1.子宫增大 由于子宫肌瘤大小、数目不同,子宫增大程度也有差异,仅有小肌瘤(<1.0cm)时子宫大小仍在正常范围内,巨大的、多个较大的肌瘤子宫明显增大,甚至可超出真骨盆达腹腔。

2.子宫形态不规则 浆膜下肌瘤形态改变明显,肌瘤所在处的表面隆起,肌瘤向宫腔生长时宫腔受压变形,宫腔拉长、增大、移位,甚至难以找到宫腔,黏膜下肌瘤常表现为宫腔回声增宽,内部见肿瘤回声(见图12-54所示)。宫颈肌瘤则表现为宫颈肥大。阔韧带肌瘤超声显示瘤体位于子宫侧方,将子宫推向对侧,子宫宫体形态可正常,推动宫体时与瘤体运动方向同步。

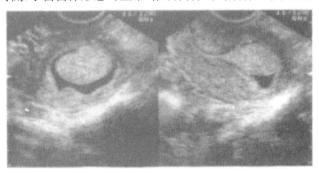

图12-54 阴超示子宫黏膜下肌瘤

3.瘤体回声 根据肌瘤内结缔组织纤维多少及有无变性,肌瘤回声常见有以下3种。

(1)回声减弱型(图12-55),最为常见,瘤体回声比子宫回声弱,呈实质性低回声。

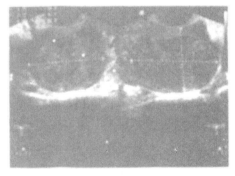

图12-55 肌壁间子宫肌瘤
子宫肌瘤位于肌壁间,呈回声减弱包膜清晰

(2)回声增强型,比子宫回声增强,为肌瘤内纤维组织相对较丰富。瘤体周围常可见到低回声环,为假包膜,也有较大的肌瘤呈栅栏样回声增强。

(3)混合型,肌瘤回声不均质,可见大小不等的低回声、等回声及稍强回声光团混合,其后方回声衰减。

4.子宫肌瘤变性的声像图表现

(1)玻璃样变:瘤体内表现为相应的低回声区,后部回声略增强,边界不清楚(图12—56)。

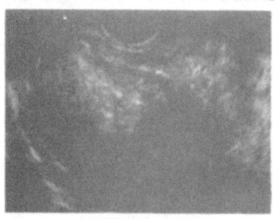

图12—56　子宫肌瘤玻璃样变
相应的低回声区,后方回声略增强

(2)囊性变:可见数目大小不等的无回声区,后方回声增强,暗区周围组织境界清楚,若有坏死或液化不全,则在暗区中出现散在的点状和条状回声,也可多处液化连成囊性暗区(图12—57)。

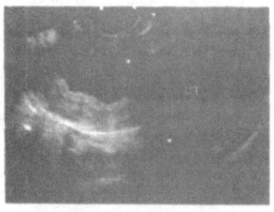

图12—57　子宫肌瘤囊性变
内部组织液化形成大小不等的囊腔呈不规则液性暗区

(3)红色样变:肌瘤超声表现为肌瘤内部回声偏低,无明显衰减。

(4)脂肪变性和钙化:脂肪变性时肌瘤回声增强,包膜仍清晰,后方无声影(图12—58)。可见肌瘤包膜呈弧形或环状强回声,或瘤体内弥漫性钙化斑或局灶性钙化斑,后方衰减明显伴声影。

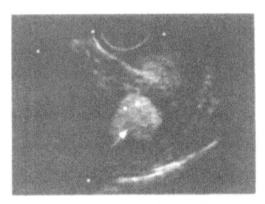

图 12－58　子宫肌瘤脂肪变性

（5）肉瘤变：声像图表现为肌瘤内部回声实性不均质或囊实性相间，或呈蜂窝状回声，边界不清，透声不良并有衰减。

（二）彩色血流显像和频谱多普勒表现

90％的子宫肌瘤由双侧子宫动脉供血，表现为子宫动脉主干不同程度迂曲延长，呈弧形包绕肌瘤并进入瘤体。小肌瘤边缘部与内部血流信号常为短线状或点状，较大肌瘤可于瘤体假包膜中见半环状或环状的彩色血流包绕，部分肌瘤甚至可以勾画出肿瘤的大小和形态，并可显示 1 支或数支血管从不同方向穿过假包膜进入瘤体，内部血流丰富。瘤体内病灶平均阻力指数 RI＞0.50 多见，周边部的动脉血流各参数均略高于瘤体内部，这可能与瘤体周边部的血管与瘤体内新生血管壁的组织构成有关。

根据肿瘤内部的血流情况，可以将肌瘤分为：①多血流型：瘤体内可见 3 条以上血管或弥漫性网状血管。如阔韧带肌瘤，肌瘤内出现坏死和炎症改变时，也可表现为此型。②少血流型：瘤体内见少量血流，点状、短棒状，一个断面上可见 1～2 条血管，其长度小于瘤体的半径。黏膜下肌瘤、肌壁间肌瘤常表现为此型。③无血流型：瘤体内部无血流信号，部分在彩色能量多普勒上可显示为点状信号。肌瘤钙化、囊性变和玻璃样变时此型多见。当瘤体内血流异常丰富，最大流速增加，RI＜0.40 时，应结合声像图表现、临床资料综合分析，要高度怀疑肉瘤变可能。

（三）鉴别诊断

需要与子宫肌瘤鉴别的疾病如下。

1. 子宫腺肌瘤　子宫腺肌瘤是子宫腺肌病的一种特殊类型，是指子宫内膜生长成结节状或团块状，局限于一处肌壁内，并被增生的平滑肌环绕成团块。声像图上也表现为子宫增大和回声不均，血供不良时边界较清晰，但子宫腺肌瘤多发于子宫后壁，常为单发，大多内部回声稍强可呈粗颗粒状、网格状、斑片状等，无假包膜存在，瘤体与周围组织界限不清，子宫腺肌瘤一般不突出于子宫表面，致宫体呈球形增大。而子宫肌瘤可发生于宫体各个部位，数目不等，以低回声多见，可见假包膜，边界清晰，子宫肌瘤因部位及数目不同，常致宫体表面形态不规则或凹凸不平。另外，子宫肌瘤的内膜常因受到肌瘤的挤压呈非一致性移位，而子宫腺肌瘤内膜一般呈一致性移位。

2. 卵巢肿瘤　卵巢实质性肿瘤有时会与浆膜下子宫肌瘤，尤其是蒂较细的浆膜下子宫肌瘤相混淆，囊性变的子宫浆膜下肌瘤则应与卵巢囊肿相鉴别。仔细寻找双侧卵巢是否完整，观察肿块的回声、活动度、与子宫关系，肿块内部血流分布情况，同时注意结合临床症状及相应的实验室检查结果可协助鉴别诊断。

3.子宫肥大症 子宫呈均匀性增大,一般不超过孕2个月,声像图表现为子宫增大,形态正常,宫腔线居中,肌层及宫腔内未见明显结节状回声。

4.葡萄胎 黏膜下肌瘤发生囊性变时,可在子宫中心部形成葡萄胎样大小不等的囊性蜂窝状回声,极易与葡萄胎混淆。但肌瘤囊性变有肌瘤结节轮廓,尿HCG检查阴性,近期无流产或停经史可鉴别。

二、子宫腺肌症

1.概念

(1)子宫内膜异位症:具有活性的子宫内膜组织出现在子宫腔以外部位时称为子宫内膜异位症。

(2)内在性子宫内膜异位症:指发生于子宫的内膜异位症,即子宫内膜侵入子宫肌层,又称子宫腺肌症。多发生于30~50岁经产妇,常合并子宫肌瘤或盆腔子宫内膜异位症。尸检发现,10%~47%的子宫肌层中有子宫内膜组织,但其中仅70%有症状。

(3)外在性子宫内膜异位症:指发生于子宫外盆腔组织的内膜异位症。以卵巢及宫骶韧带为多见。发生于卵巢的子宫内膜异位症如因异位的内膜反复出血形成囊肿,称卵巢内膜样囊肿。

2.超声表现

(1)子宫均匀性增大,但一般不超过妊娠2个月大小。

(2)子宫外形因病灶局限或弥漫而有不同,一般呈球形,或饱满,或欠规则,或不规则。

(3)子宫内部回声不均匀,肌层内光点增粗、增强、增多,且以后壁病变较多见。

(4)前后壁肌层厚度不一致,子宫内膜线因肌层内病变区的推压而向前壁或后壁偏移。

(5)局限性子宫腺肌症:可见肌层内局灶性回声增强区或回声紊乱区,但与肌层分界不清,无明显包膜。

(6)病变区彩色多普勒血流分布无特征性表现,子宫动脉及肌层内动脉血流阻力指数无特征性变化(图12-59)。

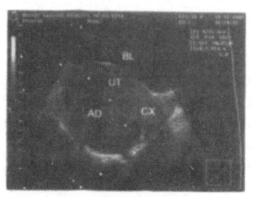

图12-59 子宫腺肌症超声图

BL:膀胱;UT:子宫;CX:宫颈;AD:腺肌症病变区

3.鉴别诊断 典型的子宫腺肌症不难诊断。但病变局限形成腺瘤样结节时,需与子宫肌瘤相鉴别。

4.探测要点

(1)探测内容:子宫的大小、形态及肌层回声,宫腔内膜线是否有偏移。

(2)注意事项:子宫腺肌症为妇科常见病,临床表现因人或病变部位、病变程度的不同而差异较大。故确立诊断应慎重,不宜过度诊断。

三、妊娠滋养细胞肿瘤

(一)概念

为一组来源于胎盘滋养细胞的肿瘤,一般指侵蚀性葡萄胎和绒癌。60％继发于葡萄胎,30％继发于流产,10％继发于足月妊娠或异位妊娠。组织学上,侵蚀性葡萄胎可见绒毛、绒毛退化或绒毛阴影。绒毛膜癌无绒毛形成,此为二者根本区别。一般继发于葡萄胎排空后半年以内的妊娠滋养细胞肿瘤多为侵蚀性葡萄胎;1年以上者多为绒毛膜癌(简称绒癌);半年至一年者绒毛膜癌和侵蚀性葡萄胎均有可能。

(二)超声表现

侵蚀性葡萄胎与绒毛膜癌的超声声像图表现基本相同,故一并阐述。

1.子宫大小改变 子宫饱满,或略大。

2.子宫回声改变 肌层回声不均、局部明显近似蜂窝状。宫腔可无异常发现,也可见少量中低回声区。

3.多普勒超声诊断 子宫肌层血管扩张,局部呈网状或蜂窝状。子宫动脉阻力降低。局部小动脉的搏动指数小于0.60,阻力指数小于0.40(见图12—60、图12—61所示)。

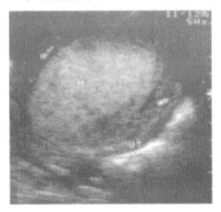

图12—60 阴超示恶性滋养叶细胞癌声像图

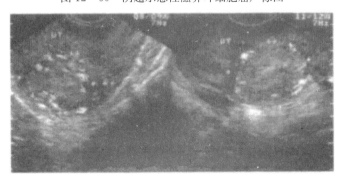

图12—61 阴超示绒癌声像图

（三）鉴别诊断

1.葡萄胎　葡萄胎伴宫腔出血、积血时，宫腔内部回声紊乱，需与滋养细胞肿瘤相鉴别。

2.胎盘部位滋养细胞肿瘤　是指起源于胎盘种植部位的一种特殊类型的妊娠滋养细胞肿瘤，临床较罕见。一般超声声像图类似普通类型的滋养细胞肿瘤，仅凭超声鉴别诊断困难，诊断需紧密结合临床及生化指标变化。

（四）探测要点

1.探测内容　子宫的大小及肌层回声，宫腔回声是否有改变，子宫与占位性病变处的彩色血流图，子宫与病灶处动脉阻力的变化。

2.注意事项　侵蚀性葡萄胎与绒毛膜癌除发病时间的差异，两者临床表现接近，声像图近乎相同，单凭超声难以鉴别。最终鉴别需以组织学上的改变为依据。

四、子宫内膜瘤

子宫内膜癌是女性生殖道常见的肿瘤之一，多发生在 55～65 岁。近年来发病率呈上升趋势，在许多国家子宫内膜癌已超过宫颈癌，而 5 年生存率却下降，其原因之一就是到目前为止子宫内膜癌还没有一种令人满意的有效筛查手段。

子宫内膜癌确切病因不明。可能与长期过量雌激素作用、肥胖、高血压、糖尿病等因素有关。雌激素依赖型的子宫内膜癌，其发生可能是在无孕激素拮抗的雌激素长期作用下，发生子宫内膜增生症，甚至癌变。患者较年轻，常伴有肥胖、高血压、糖尿病、不孕或不育。雌激素受体多阳性，预后较好。非雌激素依赖型者，发病与雌激素无明确关系，多见于老年体瘦妇女，病理形态属少见类型，雌激素受体多呈阴性，预后不良。预后与肿瘤生物学恶性程度、患者全身状况以及治疗方案有关。经阴道超声盆腔扫查则是治疗后随访采用的重要方法之一。

（一）病理特征

是原发于子宫内膜的上皮性恶性肿瘤。多发生于宫底和后壁，一般有两种生长方式：局部生长和弥漫生长。局部生长占多数，肿瘤局限于某一部位，局部肌层浸润多见；弥漫生长少见，肿瘤可累及整个宫腔，常伴有出血、坏死，较少有肌层浸润。肿瘤可呈肿块状、息肉状、乳头状或菜花状，灰白色，质脆。镜下最常见的是子宫内膜样腺癌。根据癌细胞分化程度可分为高分化、中分化和低分化腺癌。腺癌组织中伴化生鳞状上皮成分者称为腺棘皮癌，伴鳞癌者称为腺鳞癌。

子宫内膜癌一般生长缓慢，局限于宫腔和内膜时间较长，也有极少数发展较快者。直接蔓延可侵犯输卵管、宫颈管、阴道、子宫浆膜层，并可广泛种植于盆腹膜、直肠子宫陷凹及大网膜。转移途径主要是通过淋巴管转移，因癌生长部位不同，可累及腹主动脉旁淋巴结、腹股沟淋巴结、闭孔淋巴结、髂内淋巴结、髂外淋巴结和髂总淋巴结。晚期可通过血行转移到肺、肝、骨等处。

表 12－4 是 FIGO 妇科肿瘤委员会推荐子宫内膜癌使用手术分期，可能有少数子宫内膜癌患者初始治疗为放疗，这些病例仍可用 FIGO1971 年的临床分期，但必须注明。

表 12－4　子宫内膜癌分期

0 期原位癌(浸润前癌)	
Ⅰ期	肿瘤局限于宫体
ⅠA	肿瘤局限于内膜
ⅠB	肿瘤浸润深度＜1/2 肌层
ⅠC	肿瘤浸润深度＞1/2 肌层
Ⅱ期	肿瘤侵犯宫颈,但未超越子宫
ⅡA	仅宫颈黏膜腺体受累
ⅡB	宫颈间质浸润
Ⅲ期	局部和(或)区域的扩散(在ⅢA、ⅢB 及ⅢC 中详述)
ⅢA	肿瘤侵犯浆膜层和(或)附件(直接蔓延或转移),和(或)腹腔积液或腹腔积液中有癌细胞
ⅢB	阴道浸润(直接蔓延或转移)
ⅢC	盆腔和(或)腹主动脉旁淋巴结转移
Ⅳ期	肿瘤侵犯膀胱和(或)直肠黏膜
Ⅴ期	远处转移(包括腹腔内淋巴结转移,不包括阴道、盆腔浆膜和附件的转移以及主动脉旁和/或腹股沟淋巴结转移)

(二)临床表现

早期无明显症状,后期出现绝经后阴道出血、月经增多、经期延长,阴道流液,常为血性或浆液性分泌物。此外,还有疼痛等症状。

(三)超声表现

超声对子宫内膜原位癌的诊断率很低,确诊常需要诊断性刮宫,而对Ⅰ期及以上的子宫内膜癌,超声诊断率明显升高,尤其判断肌层浸润程度方面,经阴道超声判断深肌层浸润的准确率可达 88.9%,敏感性和特异性分别可达 84.2%、94.9%。部分患者行超声检查之前已行诊断性刮宫术,由于刮宫术带有创伤性,可引起出血、感染等并发症,从而对超声声像图表现产生干扰。

1.二维声像图表现

(1)子宫内膜厚度:子宫内膜癌患者内膜厚度的观察是超声检查的一个主要内容。大部分学者赞同将子宫内膜厚度(双层)＜5mm 作为正常标准,并将 5mm 作为区分内膜良恶性病变的临界值。当内膜厚度＞5mm 时,应列入高危人群,需连续进行监测和随访。

(2)子宫内膜回声:子宫内膜癌内膜回声粗糙、不均,与子宫肌层分界不清。局限型时,宫腔内病灶呈回声稍强区域,形态欠规则;弥漫型时,病灶充满宫腔,如有肌层浸润,增厚的内膜基底层不完整(图 12－62)。

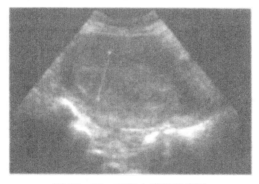

图 12－62　子宫内膜样腺癌图
子宫内膜极度增生,肥厚,回声欠均匀

（3）子宫肌层浸润程度：经阴道超声可较为准确地判断子宫内膜癌的肌层浸润程度，准确率可高达84.4%，甚至有学者认为经阴道超声观察子宫内膜癌侵犯肌层的程度与手术切除标本所测得的肿瘤浸润程度误差仅在1mm以内。正常的子宫内膜与肌层间有一完整的低回声晕环，子宫内膜癌浸润肌层时，内膜与子宫肌层间的低回声晕环消失，肌层内也可有低回声区域，形态不规则。根据浸润肌层程度不同，超声表现也有差别，浅肌层（图12-63）浸润时内膜周围低回声晕中断或内膜呈锯齿状侵入肌层，其浸润深度小于肌层厚度的1/2，而深肌层浸润（图12-64）时内膜周围低回声晕环模糊不清甚至消失，与肌层界限不清，其病灶边缘距浆膜层的厚度不到肌层最厚处的一半，即浸润深度＞肌层厚度的1/2。肌层病变区呈片状或不规则不均匀回声。严重的可使整个子宫不规则增大变形，宫腔内因出血坏死而表现为杂乱回声和无回声，如伴宫旁浸润，超声表现为宫旁混合性团块，内部回声不均，与子宫分界不清。

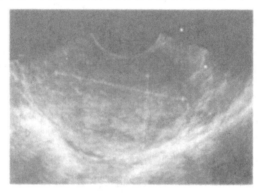

图12-63　子宫内膜样腺癌

浸润浅肌层，子宫内膜与子宫肌层间低回声晕环消失，肌层内不规则低回声

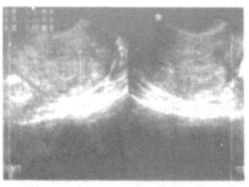

图12-64　子宫内膜样腺癌

病灶与肌层界限不清，深肌层浸润

2.彩色和频谱多普勒超声表现　彩色多普勒血流成像显示内膜基底部彩色血流信号增多，增厚的内膜处可见多条异常增粗的血管，血流极丰富且走行紊乱，局灶性或弥漫性血流丰富区与内膜厚度呈不平行关系。检查内膜的血流比厚度更有助于判断子宫内膜癌的分化程度和预测肌层浸润深度（图12-65）。脉冲多普勒显示内膜癌患者子宫动脉的血流速度较正常绝经后妇女增快。由于肿瘤内部有散在的新生血管及动静脉吻合支，脉冲多普勒表现为舒张期血流丰富呈低阻特征，子宫动脉和病灶处血流的阻力指数下降，病灶平均阻力指数（RI）0.45。近年来彩色多普勒能量图逐渐被应用于鉴别良恶性疾病的鉴别，它可显示管径

0.7mm、血流速度为 0.8cm/s 的低速血流,且夹角较大时敏感性基本不受影响,因而能良好的显示子宫内膜癌病变内部的低速血流。

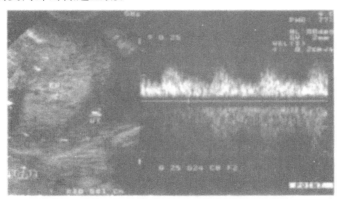

图 12－65　阴超示子宫内膜癌

(四)鉴别诊断

1. 子宫内膜息肉　典型的子宫内膜息肉以高回声为主,形态规则,呈椭圆形或水滴状,回声均匀,内部有时可见形态规则、边界清的囊性暗区,彩色多普勒超声显示的 1 根血管由内膜基底层延伸到瘤体,RI 值一般在 0.6 以上。这种息肉与子宫内膜癌较易区别,不典型和多发的息肉可表现为宫腔杂乱,内膜毛糙,回声不均,或表现为宫腔形态不规则,较难与子宫内膜癌区别。子宫内膜腺肌瘤样息肉是一种少见的内膜息肉,病理改变为息肉间质内含有平滑肌纤维,腺体增生明显及部分腺体扩张,超声特征性表现为边界清晰的宫腔占位内多个细小无回声区,腺肌瘤样息肉表面糜烂出血坏死时超声容易也易误诊为子宫内膜癌,仔细观察宫腔占位血供及肌层浸润情况可以减少误诊。同时要注意子宫内膜恶变。年轻妇女子宫内膜息肉恶变率为 0.5%～4.8%,更年期和绝经后子宫内膜息肉癌变率可达 10%～15%,超声表现为不规则的强回声,边界欠清,部分血供较丰富,此时超声难以与子宫内膜癌鉴别,需通过诊断性刮宫、宫腔镜确诊。

2. 子宫黏膜下肌瘤　典型的子宫黏膜下肌瘤表现为形态规则的低回声团块,有时有假包膜,内回声均匀,由一侧壁突向宫腔,瘤体深部与内膜分界不清,仔细观察其余子宫内膜,可见两层内膜分离,厚度一致均匀,彩色多普勒血流显示血流信号丰富,常呈环状或半环状血流信号,RI 值一般在 0.5 以上。当黏膜下肌瘤伴变性时,内部回声不均,或瘤体较大而正常内膜无法显示时,与子宫内膜癌难以鉴别。

3. 子宫内膜增生过长　子宫内膜增生过长仅表现为子宫内膜厚度增加,回声增强,局限性或弥漫性增生,多为非对称性,增厚的内膜内常可见散在的小囊样无回声,宫腔线正常,内膜与肌层间界限清晰,彩色多普勒超声一般未见明显血流信号,重度增生者内膜内见细条状血流信号。不典型子宫内膜增生因不规则阴道出血可表现为子宫内膜回声不均,厚度不一,与不典型子宫内膜癌声像图较相似,此时应注意观察子宫内膜与肌层间的低回声晕环是否完整,必要时可建议行诊断性刮宫。

五、卵巢肿瘤

(一)概述

卵巢肿瘤为女性生殖器三大肿瘤之一。因卵巢组织成分复杂,卵巢肿瘤形态及组织学变化亦复杂。1973年,世界卫生组织(WHO)制定并发布了卵巢肿瘤组织学分类法。但随着时间的推移以及卵巢肿瘤的组织学、形态发生学以及预后判断研究的进展,WHO组织了病理专业委员会对卵巢肿瘤的分类进行了修改,历经10年努力几易其稿,最终在1999年正式颁布了第2版卵巢肿瘤组织学分类。2003年WHO又根据卵巢肿瘤病理及遗传学的特点,对卵巢肿瘤分类又进行了更新,将卵巢肿瘤分为表面上皮一间质肿瘤、性索一间质肿瘤、原始生殖细胞肿瘤、生殖细胞一性索一间质瘤、卵巢网肿瘤、杂交肿瘤、瘤样病变、淋巴及造血组织肿瘤八大类。

因卵巢肿瘤组织学起源及细胞分化不同而分类复杂,超声表现亦多样。一般卵巢肿瘤在超声物理性质表现上分为囊性肿瘤、(囊实)混合性肿瘤、实性肿瘤三大类。虽然超声不一定能在术前确定卵巢肿瘤的病理类型,但根据一些特殊的声像图改变,超声常常可以对卵巢肿瘤的病理分类做出一定的判断。

(二)卵巢肿瘤的特征性超声表现

1.浆液性或黏液性囊腺瘤 属于上皮一间质肿瘤,也是最常见的卵巢肿瘤,多见于中老年妇女。其恶性者称"癌",也可为交界性肿瘤。浆液性囊肿一般内部回声较少,黏液性囊肿则因内部较多光点存在而呈弱回声。①如为囊腺瘤,一般包膜完整,囊壁光滑且较薄,内部分隔较薄、较规整(图12—66)。②如为囊腺癌,则囊壁较厚且厚薄不均,内部分隔较厚、且较杂乱,内壁可有乳头突起(图12—67),包膜有可能不完整。

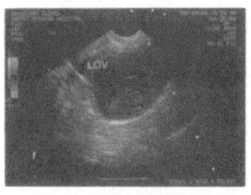

图12—66 卵巢黏液性囊腺瘤超声图
LOV:左卵巢(囊肿)

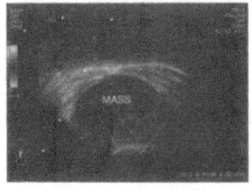

图12—67 卵巢浆液性乳头状囊腺瘤交界型
MASS:肿块

2.纤维瘤 属于性索一间质细胞肿瘤中一种,为实质性的良性卵巢肿瘤。但因常伴腹水或胸腔积液(称梅格综合征),需与卵巢恶性肿瘤鉴别。由于肿块内部组成成分有程度上的差异,声像图表现有两种类型。

(1)衰减型:肿块形态规则,呈球形或椭圆形,内部回声明显衰减,后壁及侧壁边界极不清晰,加大增益时肿块内部回声及光点均不增加。约1/10可在肿块表面探及星点状血流。

(2)混合回声型:肿块形态规则或不规则,内部回声不均匀,呈中等回声区与回声衰减区夹杂存在的回声紊乱区,侧壁边界欠清,后壁回声衰减、边界不清(图12-68)。约2/3可在肿块表面探及星点状血流。

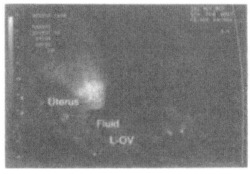

图12-68 卵巢纤维瘤超声图

Uterus:子宫;Fluid:积液;L-OV:左卵巢(肿块)

3.成熟畸胎瘤 即良性畸胎瘤,又称皮样囊肿,为原始生殖细胞肿瘤中最常见的类型。畸胎瘤为多个胚层组织结构组成,因此囊肿内部可见到各胚层的组织如毛发、脂肪、牙齿、骨质等,超声声像图多变。常见声像图特征如下。

(1)脂液分层征:肿瘤内部脂质成分密度与浆液不同而形成一高回声水平分界线,线上为脂质成分、呈均匀密集细小光点,线下为浆液、呈无回声暗区。

(2)面团征:因肿瘤内部毛发与脂肪裹成团块而成,囊性肿块内见边界清晰的高回声团块(图12-69A)。

(3)壁立性结节:指囊性肿块内壁突起的结节状强回声,如为牙齿等骨骼成分一起时后方可伴声影。

(4)线条征:当肿瘤内部主要含毛发时,超声可见囊性肿块内短线状强回声平行排列、并漂浮于囊液中,此征又被描述为"絮状光点"(图12-69B)。

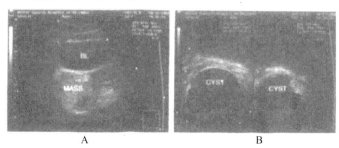

图12-69 卵巢成熟畸胎瘤超声图

A.面团征 BL:膀胱;MASS:肿块(畸胎瘤);B.线条征及壁立性结节;CYST:囊肿(畸胎瘤)

(5)杂乱结构征:当囊性肿块内部成分复杂,含牙齿、骨组织、钙化、油脂样物质时,囊性肿块内部回声杂乱,可见光点、光斑、光团伴后方声衰减或声影。

4.库肯勃瘤 又称印戒细胞癌,是一种特殊的卵巢转移性肿瘤(腺癌),原发灶主要来源于胃肠道。超声特征如下。

(1)肿瘤一般为双侧性,外形规整呈肾形。

(2)肿瘤内部呈中等回声或中低回声,内含一个或数个无回声区。

(3)常伴腹水征存在。

5.黄体囊肿 属卵巢瘤样病变。一般于月经后半期(即黄体期),并随着月经来潮而自动消退(图12—70)。

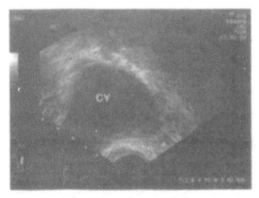

图12—70 卵巢黄体囊肿

CY:囊肿

6.子宫内膜异位囊肿 即卵巢内膜样囊肿,因子宫内膜异位症累及卵巢而形成的卵巢囊肿,属卵巢瘤样病变。典型者囊腔内可见特征性的密集光点分布(图12—71)。但发病时间长时,因囊腔内反复出血而表现为部分囊液稀薄、部分囊液稠厚时,囊肿内部可见液平面;或因反复出血有新的囊腔叠加、而呈多房性囊肿;偶有囊壁上少量钙化点沉积等变化。均需与卵巢肿瘤,特别是畸胎瘤相鉴别。

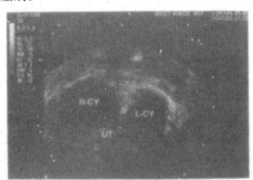

图12—71 双侧卵巢内膜样囊肿

R—CY:右侧囊肿;L—CY:左侧囊肿;UT:子宫

7.多囊卵巢 属卵巢瘤样病变。是一种生殖功能障碍与糖代谢异常的内分泌紊乱综合征在卵巢的表现,临床表现为月经稀发或闭经、不孕、多毛、痤疮和肥胖等,是生育期妇女月经紊乱最常见的原因之一。超声表现为一侧或双侧卵巢直径2～9mm的卵泡≥12个和(或)卵巢体积≥10mL(图12—72)。以上超声表现已纳入2003年欧洲人类生殖学(ESHRE)和美国生殖医学学会(ASRM)联合推出的诊断多囊卵巢的"鹿特丹"标准,成为诊断的三项标准之一。

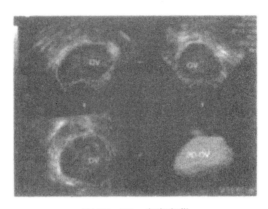

图 12-72　多囊卵巢

(OV:卵巢;3D-(OV:三维卵巢会(V=19.62cm²)

(三)卵巢肿瘤的鉴别诊断

1.卵巢真性肿瘤与瘤样病变的鉴别　WHO(2003 年)卵巢肿瘤分类中的第七大类为瘤样病变,包括卵泡囊肿、黄体囊肿、内膜异位囊肿、多囊卵巢等。这些瘤样病变都与一定的因素有关。其中卵泡囊肿、黄体囊肿与月经周期的生理性变化有关,内膜异位囊肿为子宫内膜异位症累及卵巢所形成,而多囊卵巢则为一种妇科内分泌紊乱的表现。因此诊断卵巢肿瘤,首先必须鉴别真性肿瘤与瘤样病变。

2.卵巢良恶性肿瘤的鉴别　根据肿瘤不同的生长特性,良恶性肿瘤在形态、边界、内部回声、生长速度、是否伴腹水等方面均有一定差异,超声声像图也发生相应改变(表 12-5)。

表 12-5　卵巢良、恶性肿瘤的超声声像图鉴别要点

卵巢肿瘤	良性肿瘤	恶性肿瘤
物理性质	大多为囊性	一般为混合性或实质性
肿瘤壁	规则、光滑、整齐、壁薄、清晰	不规则、不光滑、壁厚薄不均、不清晰、高低不平
内部回声	多为无回声,内部光点均匀一致、中隔薄而均匀、内壁光滑或有规则乳头	多为中等或中低回声,内部光点不均匀、不一致、中隔厚薄不均、内壁不平、有不规则乳头
腹水	一般无(除纤维瘤)	常有
生长速度	缓慢(肿块大小稳定)	迅速(肿块增大迅速)
彩色血流分布	无、稀少或星点状	短条状、繁星状或网状
多普勒阻力指数搏动指数 >1.0,阻力指数>0.55	搏动指数<1.0,阻力指数<0.55	

(四)探测要点

1.探测内容　测量卵巢大小,观察卵巢内部回声的改变。

2.注意事项　诊断卵巢肿瘤,首先,需对肿块的来源进行定位判断,与子宫的肿块鉴别。某些情况下,还应与低位肠道肿瘤、腹膜外肿瘤等相鉴别。其次,鉴别瘤样病变与真正肿瘤。最后,应熟悉卵巢肿瘤的组织学与遗传学分类,以便根据声像图特征对卵巢肿瘤的病理类型和良恶性倾向做出大致判断。

(刘丹娜)

第五节 产科疾病的超声诊断

一、流产

流产属妊娠时限异常。胚胎因素、母体因素、免疫功能异常和环境因素都可导致流产。妊娠终止于第 12 周前称早期流产,以胚胎因素中的胎儿染色体异常为最常见因素,约占 50%。妊娠 12~28 周前终止称晚期流产,常为各种综合因素所致。根据流产发展的不同阶段和临床症状,分为先兆流产、难免流产、不全流产、稽留流产、完全流产。

（一）先兆流产

1. 临床表现　停经后少量阴道出血或合并腹痛,但无妊娠物排出。经休息和治疗可症状消失。继续妊娠,也可加重发展成难免流产。

2. 超声表现　子宫大小与妊娠月份相符,宫腔内可见卵黄囊,卵黄囊圆形或椭圆形,壁厚均匀。胚囊大小与停经月份相符,2mm 以上的胚芽有原始心搏(图 12-73)。经阴道彩色多普勒超声仍可测得滋养层周围特征性的高速、低阻的血流信号,是螺旋动脉分流至绒毛间隙而产生的动静脉型波形。超声或许可在胚胎旁见到少量液性暗区,多为绒毛膜下积血。绒毛膜下积血在妊娠早期较为常见,可以是由于绒毛膜多叶状蜕膜基底接合部边缘破裂或边缘窦破裂引起,常伴有阴道出血。有报道在一组妊娠 10~20 周阴道出血的患者,如果血肿体积小于妊娠囊的 40%,则倾向预后较好。一些学者认为妊娠 12 周以内,少量绒毛膜下出血无明显临床意义,不影响妊娠结果。急性出血时,与绒毛膜相比可呈高回声或低回声,1 周后则变成等回声。

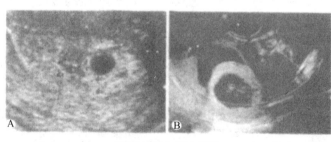

图 12-73　宫内早孕

A. 双层蜕膜征(妊娠 5 周)。壁蜕膜(dv)可与妊娠囊周围的包蜕膜(dc)和平滑绒毛膜相区别。＊是壁蜕膜层之间的少量绒毛膜下出血;B. 早孕活胎原始心管搏动

（二）难免流产

1. 临床表现　在先兆流产的基础上,临床症状加重,往往合并阵发性腹痛。有时宫口或有扩张。此时流产不可避免。

2. 超声表现　子宫大小与妊娠月份基本相符。宫腔内妊娠囊变形或位置较低。胚芽萎缩,胎心消失,妊娠囊周边绒毛稀疏,出血区域扩大。超声要考虑难免流产。

在超声诊断难免流产时要慎重,结合以往检查结果和病史很重要。很多患者在初始检查时看不见胚胎,因此不能仅根据胚胎心搏动有无诊断胚胎死亡。要结合孕期及胎囊的特征考虑妊娠结局。目前认为难免流产较可靠的超声指标有以下几条:①妊娠囊 20mm 以上未见卵黄囊,为无卵黄囊的异常巨大胎囊。②卵黄囊 5mm 以上未见胚芽。③胚芽 2mm 以上未见原

始心管搏动。由于分辨率和技术的变化,经腹部超声我们允许 2～3mm 误差作为误差界限,经阴道超声我们允许 1～2mm 误差作为误差界限。可以各个角度测量后综合决定是否符合难免流产。

（三）不全流产

1.临床表现　如有部分妊娠物排出宫腔,为不全流产。此时大多阴道出血较多,阵发性腹痛加剧。

2.超声表现　子宫小于停经月份。或胎儿已排出,胎盘或胎膜仍滞留宫腔,或嵌顿于宫颈口,宫腔内杂乱光团中有较丰富的血流信号,来自子宫肌层,可探及低阻力血流信号(图 12－74)。

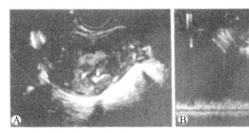

图 12－74　不全流产

A.宫腔内杂乱光团中有较丰富的血流信号,来自子宫肌层;B.可探及低阻力血流信号

（四）稽留流产

1.临床表现　以往又称过期流产,是指胎儿宫内死亡后,未及时排出长时间留在宫腔内。临床可有阴道出血,也可无明显临床症状,但早孕反应消失。妇科检查时可发现子宫质地已不软。

2.超声表现　子宫小于停经月份。宫腔内可探及孕囊变形及死亡胚胎,大多已变形,已成形的胎儿可见颅骨重叠状;或原宫腔内孕囊消失,代之以回声杂乱区,内可见枯萎的胚胎呈高回声团;可有积血;羊水较少或无羊水。CDFI:孕囊内无胚胎心血管搏动信号,但可测及低阻的滋养层血流频谱。

（五）完全流产

1.临床表现　妊娠物完全排出称完全流产。临床大多阴道出血已停止,腹痛好转,宫口关闭,子宫缩小。

2.超声表现　子宫大小正常或略大,宫腔线清晰,子宫内膜薄,肌层回声尚均匀。

（六）各型流产鉴别诊断

鉴别诊断各型流产(表 12－6)除超声影像学表现外,重要的是要结合临床病史。要以临床诊断为主,超声仅报告影像学所见。如有少量阴道出血或有腹痛,超声表现是宫内活胎,此时临床诊断为先兆流产,超声提示仍为宫内孕活胎。

表 12－6　各型流产鉴别诊断要点

流产类型	临床表现	超声表现				
		子宫大小与停经月份	妊娠囊	胚芽	心搏	其他
先兆流产	停经、腹痛、少量出血	相符	可见	有	有	
难免流产	停经、腹痛、出血最多	相符或较小	可见	有或无	无	
不全流产	停经、腹痛、出血多、有组织物排出	不符,子宫较小	未见	未见	无	宫腔内杂乱回声
完全流产	停经、腹痛、出血量少、妊娠物排出	子宫接近正常大小	未见	未见	无	宫腔线清晰

| 稽留流产 | 停经、腹痛、出血 | 子宫较小 | 可见 | 有或无 | 无 | 宫腔内杂乱回声 |

二、葡萄胎

(一)完全性和部分性葡萄胎

妊娠后胎盘滋养细胞增生,间质水肿,形成大小不等的水泡,水泡间借蒂连成串如葡萄,称为葡萄胎,有时也称水泡状块。是胎盘的一种良性病变。葡萄胎分为完全性葡萄胎和部分性葡萄胎。完全性葡萄胎(图12-75)是胎盘绒毛基本上全部变为葡萄胎组织,而胚胎早就停止发育并被吸收,此种类型比较常见,发病率约为1.4‰。有时胎盘绒毛仅部分发生增生水肿变性,胎儿和葡萄胎可同时在子宫腔内发育,这种情况称为部分性葡萄胎,发病率约为0.5‰。葡萄胎较多发生在年轻妇女(<15岁)和年长妇女(>40岁),以20~29岁年龄段发病率最低。但对于阴道不规则出血的围绝经期妇女,不能忽视葡萄胎的诊断,当超声图像不典型时,要注意结合血HCG的测定进行鉴别诊断,减少误诊率。

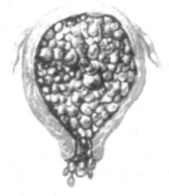

图12-75 完全性葡萄胎

1.病理特征

(1)完全性葡萄胎:大体解剖可见水泡状物形如葡萄,串珠状,直径数毫米至数厘米不等,由纤细纤维素相连。常伴有血块及蜕膜样物。有时水泡状物占满整个宫腔。显微镜下可见绒毛体积增大,轮廓规则,滋养细胞增生,间质水肿,间质内血管消失。

(2)部分性葡萄胎:仅可见部分绒毛变水泡,合并胚胎或胎儿,大多胎儿已死亡。也有部分性葡萄胎合并足月胎儿分娩的报道,较为罕见。显微镜下见绒毛常呈扇形,大小不等,轮廓不规则,部分间质水肿,滋养细胞增生程度较轻,间质中也可见胎源性血管和有核红细胞。

从病理和细胞核型角度可鉴别完全性葡萄胎和部分性葡萄胎(表12-7)。

表12-7 完全性和部分性葡萄胎核型和病理特征

项目	完全性葡萄胎	部分性葡萄胎
核型	46,XX/46,XY	三倍体
胚胎或胎儿	缺乏	存在
绒毛水肿	弥漫	局限
滋养细胞增生	弥漫	局限
绒毛呈扇形	缺乏	存在
滋养层基质内陷	缺乏	存在
羊膜、胎儿红细胞	缺乏	存在

葡萄胎另一较为重要和常见的病理变化是双侧卵巢的改变。增生的滋养细胞产生大量HCG，长期刺激卵巢内颗粒细胞和卵泡膜细胞发生黄素化形成囊肿，往往双侧性，称卵巢黄素化囊肿。在完全性葡萄胎，卵巢黄素囊肿的发生率在30%～50%。随着葡萄胎原发疾病的治疗，HCG的下降，卵巢囊肿在2～3个月或半年内逐渐缩小。

2.临床表现　由于超声检查的普及和血HCG测定的广泛应用，有很多患者尚未出现临床症状就被诊断。典型葡萄胎的症状为：①停经后阴道出血。②子宫增大超过停经月份，手感软。③较严重的妊娠反应，如妊娠呕吐等。④下腹疼痛，由于子宫增大较快和（或）双卵巢增大所致。

3.超声表现　B型超声检查是诊断完全性葡萄胎和部分性葡萄胎的重要辅助检查方法之一，超声检查对完全性葡萄胎和部分性葡萄胎的诊断正确率都可高达在95%以上，是临床疑诊葡萄胎的首选的辅助检查方法。

（1）完全性葡萄胎主要超声征象：①子宫增大：大多大于停经月份。②宫腔杂乱回声：宫腔内充满了"雪片状"或"蜂窝状"杂乱回声（图12-76），为水泡状胎块的囊壁回声；这是葡萄胎主要的超声所见，也是诊断葡萄胎主要的影像依据。③宫腔积血：大部分葡萄胎患者伴有宫腔积血，使得子宫较正常停经月份为大。超声可见宫腔内不规则液性暗区在"雪片状"或"蜂窝状"杂乱边缘回声中；部分性葡萄胎时，宫腔内尚可见胎儿组织或残留的绒毛膜囊；需超声仔细鉴别，彩色多普勒超声对鉴别有帮助。④双侧卵巢黄素化囊肿：超声往往表现为双侧性，中等大小（5～10cm）的囊肿，圆形或长椭圆形，囊壁薄，见分隔，囊内液清；但也有部分葡萄胎患者卵巢黄素囊肿较大，>10cm的囊肿有时会自发破裂，发生急腹症临床表现，此时超声可见原囊肿张力降低，皱缩状，盆腔内有游离液体。⑤CDFI表现：在完全性葡萄胎中可见子宫峡部动脉表现低阻抗高流速改变。在部分性葡萄胎中可见正常或子宫动脉高阻抗血流，但在宫腔内的"雪片状"和"蜂窝状"回声中未见血流，这是鉴别葡萄胎和妊娠滋养叶肿瘤的重要表现。

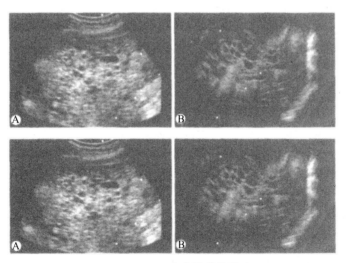

图12-76　完全性葡萄胎

宫腔内充满了"雪片状"或"蜂窝状"杂乱回声；A.经腹超声出；B.经阴道超声

（2）部分性葡萄胎超声表现（图12-77），主要是葡萄胎特征加上宫内妊娠囊或可见胎儿。无论胎儿是否存活。

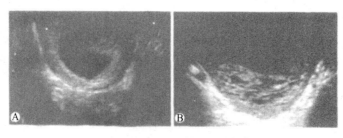

图 12-77　部分性葡萄胎
A.胎儿死亡；B.胎儿存活

4.鉴别诊断

(1)胎盘绒毛水泡样退行性变：过期流产胎盘绒毛组织水泡样变发生率约占过期流产的30%，与部分性葡萄胎在超声声像图上极为相似，且临床表现亦相同，均有停经史及阴道不规则出血。常难以鉴别。胎盘水泡样退行性变是一种胎盘的退行性改变，与葡萄胎增生性变化完全不同。表现为 HCG 上升不高，子宫增大不明显，但超声仍可见的胎盘绒毛内"水泡样"回声，较为稀疏，常偏向宫腔一侧，宫腔内也常见杂乱回声或停止发育的胚胎。在与部分性葡萄胎鉴别上较为有意义的是 CDFI，胎盘水泡样退行性变在超声"水泡样"组织及其旁可见较为丰富的血流。部分性葡萄胎肌层及宫腔组织内无明显血流或仅见稀疏星点状血流。

(2)子宫内膜腺肌瘤样息肉：超声检查时也有宫腔内蜂窝状回声，部分患者也有停经史，超声须鉴别。子宫内膜腺肌瘤样息肉患者大多有月经不调或应用孕激素病史，血 HCG 正常，无早孕反应。结合临床应可以鉴别。

(二)特殊部位葡萄胎的超声诊断

虽然葡萄胎的经典定义和特点是病变局限在宫腔内，不侵入肌层，也不远处转移。但从理论上讲，有宫外孕的发生也就有异位葡萄胎的可能。其中输卵管葡萄胎和卵巢葡萄胎屡见报道。

1.输卵管葡萄胎　输卵管葡萄胎发生概率较低，机制尚不明确。有报道认为可能与输卵管妊娠破裂较早，未发生成为葡萄胎就已经清除病灶，终止妊娠有关。综合文献报道共有30多例。国内报道大多为误诊报道，以误为输卵管妊娠为最常见，以急腹症为首先症状。也有报道输卵管葡萄胎致阔韧带破裂出血危及患者生命。

输卵管葡萄胎的超声诊断中要注意与异位妊娠绒毛水泡样变性及输卵管绒癌鉴别。除开拓思路，考虑少见病、罕见病以外，超声诊断也要充分利用临床病史及实验室检查结果修正诊断。尤其是血 HCG 水平，一般来讲，HCG 升高程度依次是滋养叶疾病＞正常妊娠＞异位妊娠。

2.卵巢葡萄胎　国内仅见数例报道，均为误诊。

三、异位妊娠

孕卵在子宫腔以外着床发育，称为异位妊娠。据报道本病95%～98%发生在输卵管，其中80%发生在输卵管壶腹部，有时也可发生在腹腔、卵巢、宫颈及子宫残角等。

目前研究认为以下病因与异位妊娠有关，盆腔炎症、输卵管结核、子宫内膜异位、输卵管手术、盆腔手术、宫内节育器、性激素与避孕药、血吸虫病、辅助生育手术、受精卵游走、输卵管发育异常、吸烟、多次流产史等。

建议采用经阴道检查法,提高早期检出率。先获取宫颈正中矢状切面,排除宫颈妊娠,再获取宫体矢状切面及横切面了解宫腔情况。然后探头向两侧摆动,在宫旁显示双侧卵巢声像,并在双侧附件区仔细扫查寻找类妊娠囊结构或肿块。有时卵巢内黄体与卵巢外肿块鉴别困难,可用手推压腹部或移动探头,卵巢外肿块与卵巢间有相对运动。对应用辅助生育技术、宫腔内放置两个以上胚胎者,扫查发现宫腔内妊娠囊后,仍要仔细扫查双侧卵巢旁,排除有无宫内宫外同期妊娠(图 12—78)。

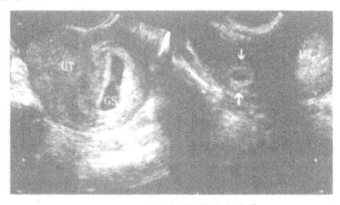

图 12—78 宫内宫外同期妊娠声像
箭头所示为宫外妊娠囊;UT. 子宫;GS. 宫内妊娠囊

(一)输卵管妊娠

1.临床表现 患者可出现以下的所有临床表现或不出现其中任一临床表现,停经史、腹痛、阴道流血、晕厥等。未破裂的输卵管妊娠无明显腹痛;流产型有腹痛但不剧烈;破裂型腹痛较剧烈,伴贫血;陈旧性输卵管妊娠不规则阴道流血时间较长,曾有剧烈腹痛,后呈持续性隐痛。体征:腹部压痛或反跳痛、一侧髂窝压痛、宫颈举痛(包括阴道超声检查时)、宫体增大柔软。后穹隆穿刺可抽出不凝血。

2.超声表现 输卵管妊娠的共同声像为子宫稍增大,子宫内膜大多有明显增厚,但宫内无妊娠囊结构,有时可见宫腔内积血,形成假孕囊声像。根据症状的轻重、结局分为 4 种类型。

(1)未破裂型:附件区可见类妊娠囊的环状高回声结构,内为液性暗区,又称 Donut 征(图12—79)。在类妊娠囊的周围可记录到类滋养层周围血流频谱。停经 6 周以上未破裂型异位妊娠胚胎多存活,经阴道扫查常可以见到卵黄囊和胚胎,此期盆腔和腹腔多无液性暗区。

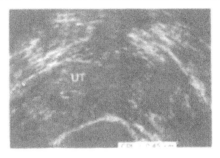

图 12—79 输尿管壶腹部妊娠(未破裂型)

37 岁孕妇,停经 6＋周,左侧附件区可见一实性包块,边界清,包块内可见环状强回声包绕无回声区,呈"甜面圈征",囊内可见卵黄囊及胚芽回声,胚芽可见胎心搏动,盆腔无明显积液暗区。UT. 子宫

（2）流产型：宫旁见边界不清的不规则包块，包块内部混合稍高回声和液性暗区，有时仍可见 Donut 征，经阴道超声可以辨认出子宫旁、卵巢外的妊娠囊，周围包绕不规则的暗区，呈管道样走行时有助于判断输卵管妊娠（图 12-80）；盆腔内见液性暗区，量较少。

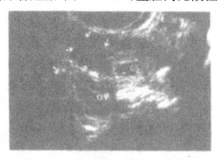

图 12-80　异位妊娠（流产型）

箭头所示输卵管积血；OV. 卵巢；GS. 妊娠囊

（3）破裂型：宫旁包块较大，无明显边界，内部回声杂乱，难辨妊娠囊结构，盆、腹腔内大量液性暗区（图 12-81）。

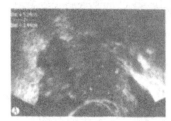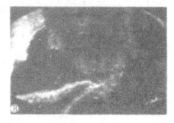

图 12-81　输卵管妊娠（破裂型）

18 岁患者，停经 56d，阴道少量出血并左下腹疼痛来诊，阴道超声检查宫内无孕囊结构，左侧附件区可见大小约 5.0cm×3.4cm 的肿块声像，边缘不规则，边界清，内部混合实性回声及无回声区，盆腔可见片状液性暗区，深约 3.5cm，内见点状回声漂浮

（4）陈旧型：宫旁见实性包块，包块呈不均质中等或高回声，可有少量盆腔积液。CDFI 检测肿块内血流信号不丰富（图 12-82），仔细扫查常可在肿块边缘部分显示 1～2 条血管，可记录到怪异型血流频谱，其表现具多样性，但以舒张末期出现反向血流为特征。是由于妊娠滋养细胞侵蚀局部血管形成小的假性动脉瘤所致。

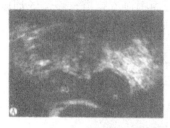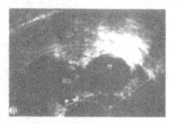

图 12-82　输卵管妊娠（陈旧型）

29 岁患者，不规则阴道流血，右下腹疼痛，阴道超声检查右侧附件区右侧卵巢旁（RO）见一不均质中等偏低回声包块（M），大小约 2.9cm×2.5cm，边界尚清，CDH 检测其内未见明显血流信号

3.超声诊断要点　宫腔内未见孕囊声像，子宫内膜增厚或宫腔内积液，宫旁见包块，包块内有时可见 Donut 征，盆腔内可见液性暗区。

4.超声鉴别诊断　典型的输卵管妊娠超声诊断并不困难。但对于不典型的需与以下疾病鉴别。

(1)宫内早早孕:早早孕时子宫稍增大,子宫内膜明显增厚,宫内未见明确妊娠囊声像,与输卵管妊娠的子宫声像表现一致,但附件区无明显包块回声,动态观察,宫内可出现孕囊声像。

(2)难免流产:难免流产时宫腔内孕囊变形,强回声环变薄,回声减低,与输卵管妊娠宫腔积血形成的假孕囊相似,但难免流产的孕囊内有时可见变形的卵黄囊(直径多>7mm)及无胎心搏动声像的胚胎,若孕囊未剥离,周边可记录到低阻力的滋养层血流,且双侧附件区未见包块声像。

(3)黄体破裂:黄体破裂一般无停经史,腹痛突起。超声表现子宫未见明显增大,子宫内膜无明显增厚,宫内未见明确妊娠囊,患侧卵巢增大,部分附件区可见低回声包块,对侧卵巢正常,盆腔、腹腔可见积液。

5.超声检查临床意义　超声检查是辅助诊断输卵管妊娠的主要手段。经阴道超声扫查较经腹扫查能较早检出附件区包块,早期治疗,避免出现腹腔内大出血等危急情况。超声检查还能描述输卵管妊娠肿块大小及盆腔出血多少,帮助临床医生决定治疗方案及手术方式。

(二)输卵管间质部妊娠

1.临床表现　输卵管间质部肌层较厚,妊娠可维持至14～16周才发生破裂。临床表现多为妊娠14～16周时突发性腰痛,伴有脸色苍白、手脚冰冷、大汗淋漓等休克症状。妇科检查:子宫不对称增大,一侧宫角明显突起。

2.超声表现　子宫增大,内膜增厚,宫腔内无孕囊结构,宫底一侧向外突出,内见妊娠囊结构,囊内可见胚芽或胎儿,妊娠囊周围有薄层肌组织围绕,但子宫内膜线在角部是闭合状,与包块无连续关系(图12-83)。

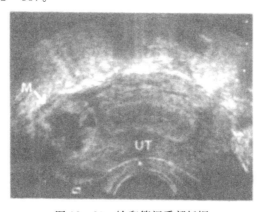

图12-83　输卵管间质部妊娠

23岁孕妇,停经6+周,右侧宫角外侧可见一包块(M),包块内可见环状强回声,强回声内为无回声区,大小约1.2cm×1.2cm,包块外周未见明显子宫肌层回声,包块与子宫内膜(UT)未见明显连续关系

3.超声诊断要点　子宫内膜增厚,宫腔内无孕囊声像,一侧宫角外侧膨大突出,内见孕囊结构,孕囊周围可见低回声肌性组织。

4.超声鉴别诊断　主要与宫角妊娠鉴别,宫角妊娠孕囊与子宫内膜相连续。

5.超声检查临床意义　输卵管间质部妊娠破裂会造成大出血,如处理不及时可迅速死亡,手术切除是唯一的治疗方法。由于临床上较难诊断间质部妊娠,超声的辅助诊断变得十分重要,超声诊断的准确性对指导临床及时处理起决定性的作用。

（三）宫角妊娠

1.临床表现　严格来说宫角妊娠不是异位妊娠,其临床转归有两种,如果追踪复查大部分绒毛种植于宫腔内膜,妊娠过程中随着孕囊的增大,妊娠囊突入宫腔,成为正常妊娠,临床表现无特殊;若绒毛种植面正位于输卵管开口处,孕囊向输卵管间质部方向生长,成为异位妊娠,会出现输卵管间质部妊娠相同的临床表现,破裂、腹腔内出血、失血性休克等。

2.超声表现　宫体正中矢状切面难以显示孕囊,探头从正中矢状切面向宫角侧偏,可见孕囊声像,位置高;宫底横切面示一侧宫角较对侧宫角增大,向宫外凸出,该侧宫角内探及孕囊声像,子宫内膜在角部呈喇叭状,与孕囊相连通(图12-84)。但此时超声检查很难预测其转归,因此宫角妊娠应该是一个临时的诊断,必须动态观察2~4周,当妊娠囊完全突入宫腔后方可排除输卵管间质部妊娠。

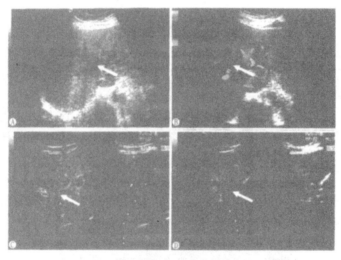

图12-84　右侧宫角妊娠

30岁孕妇,停经6周,孕囊(GS)位于右侧宫角右侧角部较左侧增大,孕囊外可见子宫(UT)肌壁回声孕囊与子宫内膜(EN)相连续

3.超声诊断要点　一侧宫角增大,向宫外凸出,该侧宫角内探及孕囊声像,子宫内膜在角部呈喇叭状,与孕囊相通。

4.超声鉴别诊断　主要与间质部妊娠鉴别,主要鉴别要点是观察孕囊与子宫内膜的关系,间质部妊娠孕囊与子宫内膜不相连续。

5.超声检查临床意义　超声可以对孕囊位置进行定位,能对间质部妊娠与宫角妊娠进行鉴别诊断,并能动态追踪复查孕囊位置,对临床处理起重要的指导作用。

（四）腹腔妊娠

1.临床表现　患者常呈贫血貌,早期妊娠时突然腹部剧痛或伴有少量阴道流血病史。如存活至足月,检查时可较清楚扪到胎儿肢体,却难以扪清子宫轮廓,胎心十分清晰。

2.超声表现　宫腔内无妊娠囊声像,或中晚孕期宫颈纵切面难以显示宫颈与宫体肌壁组成的倒喇叭口声像。早期腹腔妊娠较难定位,因为妊娠囊可以异位到腹腔内任何部位;较大孕周的腹腔妊娠孕囊或羊膜囊周围无光滑而较厚的低回声子宫肌壁包绕(图12-85)。中期妊娠后扫查胎儿与孕妇腹壁贴近。若胎儿死亡,胎体边界不清晰;由于羊水量不足,胎盘多处粘连及部分为肠管覆盖,胎盘呈境界不清的不均质性肿块回声。

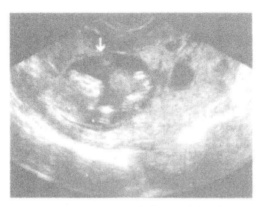

图 12－85　盆腔内妊娠声像(13 周胎儿存活)
箭头所示为妊娠囊,周围未见肌层结构

3.**超声诊断要点**　早期腹腔妊娠较难诊断;较大孕周时胎儿与胎盘周围未见子宫肌层回声,宫颈纵切面难以显示宫颈与宫体肌壁组成的倒喇叭口声像。

4.**超声鉴别诊断**　早期腹腔妊娠与输卵管妊娠不易鉴别。

残角子宫妊娠:较大孕周的残角子宫妊娠由于孕囊周边的低回声肌层十分薄难以与腹腔妊娠时孕囊周边的腹膜、大网膜包裹鉴别,易误诊为腹腔妊娠。但残角子宫妊娠包块经多切面扫查还是能够显示其与子宫相连,腹腔妊娠包块不与子宫相连。

5.**超声检查临床意义**　腹腔妊娠胎死腹腔时也引起继发感染、脓肿等并发症。超声检查是诊断腹腔妊娠的可靠方法,一经诊断,需及时剖腹取胎。

(五)宫颈妊娠

1.**临床表现**　有停经史及早孕反应,阴道流血,起初为血性分泌物或少量出血,继而出现大量阴道出血。出血多为孕 5 周开始,在孕 7 周至 10 周出血常为多量出血。

2.**超声表现**　子宫体腔内无妊娠囊声像。宫颈径线增大,宫颈和宫体呈葫芦样改变,妊娠囊附着在宫颈管内(图 12－86)。彩超显示宫颈肌层血管扩张,血流异常丰富,可见滋养层周围血流,宫颈内口关闭。早早孕时期,宫颈可不明显增大,而缺乏葫芦样声像特征。

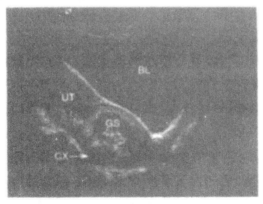

图 12－86　宫颈妊娠

33 岁孕妇,停经 10 周。宫颈(CX)径线增大,约 5.9cm×3.9cm,与宫体(UT)呈葫芦样改变,宫颈管可见妊娠囊(GS)声像,胎盘样稍强回声主要附着于宫颈后唇,妊娠囊内可见一胎儿声像,孕约 9 周,CRL 约2.4cm,可见胎心搏动

3.**超声诊断要点**　宫颈内口闭合,宫颈增大,与宫体呈"葫芦样"改变,宫颈内见孕囊,孕

囊内胚芽有胎心搏动。

4. 超声鉴别诊断　宫颈妊娠容易与难免流产孕囊脱落至宫颈管混淆。难免流产时宫腔内孕囊变形、下移,胚胎无胎心搏动,宫颈大小正常,宫颈内口张开,宫颈肌层无异常向流信号。

5. 超声检查临床意义　临床早期诊断宫颈妊娠比较困难,容易误诊为难免流产。超声对宫颈妊娠是十分重要的辅助诊断方法,据统计其准确率达 80% 以上。

(六)剖宫产术后子宫瘢痕处妊娠

1. 临床表现　患者有剖宫产史,有停经、早孕反应及阴道流血等。临床症状与宫颈妊娠及难免流产相似,容易误诊。

2. 超声表现　孕早期剖宫产瘢痕处妊娠的特征为宫腔及宫颈管内无孕囊,宫颈管为正常形态,内、外口紧闭;子宫峡部可向前突出,可见妊娠囊声像或杂乱回声结构,该处子宫肌层变薄(图 12—87),CDFI 检测局部肌层血流信号异常丰富,可记录到高速低阻力的血流频谱,胚胎存活时可见胎心搏动的闪烁血流信号。

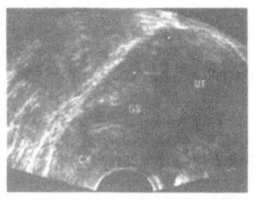

图 12—87　子宫瘢痕处妊娠

32 岁患者,剖宫产术后 1 年,停经 6 周,尿 HCG 阳性,经阴道超声检查,子宫(UT)后位,稍增大,剖宫产切口处可见一孕囊(GS)声像,大小约 2.0cm×0.5cm×1.0cm,其内可见卵黄囊声像,该处子宫肌层明显变薄,厚约 0.26cm,宫颈管(CX)为正常形态

3. 超声诊断要点　膨大的子宫峡部内可见孕囊回声或杂乱回声结构,前壁肌层菲薄,局部肌层血流信号异常丰富。

4. 超声鉴别诊断　应与难免流产及宫颈妊娠鉴别。

(1)难免流产:宫腔内孕囊变形、下移,孕囊位于宫腔或宫颈管内,宫颈内口可处于张开状态,孕囊周围肌层厚度正常,CDFI 检测宫颈无异常血流信号。

(2)宫颈妊娠:宫颈膨大,宫颈管内孕囊结构,宫颈内口闭合,子宫峡部不突出。

5. 超声检查临床意义　剖宫产术后子宫瘢痕处妊娠是一种宫内异位妊娠,胚胎着床于剖宫产子宫的瘢痕处,由于此处无正常肌层和内膜,绒毛直接侵蚀局部血管,局部血流异常丰富,如不警惕,行宫腔操作时极易造成子宫大出血及子宫穿孔,危及生命,一旦发现,刮宫手术应非常慎重。准确的超声诊断对于指导临床处理起到决定性的作用。

(七)卵巢妊娠

1. 临床表现　与输卵管异位妊娠表现相似,同样有停经、腹痛、阴道出血、腹腔内出血、腹部压痛、反跳痛,后穹隆触痛等,临床上很难区分,但卵巢妊娠症状、体征出现较早。

2.超声表现　卵巢妊娠的病理诊断必须符合 Spiege Lberg 的 4 条标准:患侧输卵管必须正常,胎囊必须位于卵巢内,卵巢与囊胚必须经卵巢韧带与子宫相连,胎囊多处应有卵巢组织。超声不能显示输卵管,超声诊断卵巢妊娠只通过显示孕囊与卵巢的关系来诊断。卵巢妊娠未破裂时,超声扫查可见一侧卵巢增大,形态不规则,其内可见一小的高回声环,卵巢周围无肿块(图 12-88)。破裂后形成杂乱回声的包块,与输卵管妊娠破裂难以鉴别。

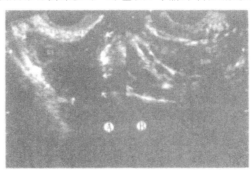

图 12-88　卵巢妊娠声像
箭头所示为右侧卵巢及其内的妊娠囊;GS.妊娠囊;LOV.左卵巢

3.超声诊断要点　卵巢妊娠未破裂时,可见一侧增大卵巢内高回声环;卵巢妊娠破裂时显示一侧附件混合回声包块,该侧不能显示正常卵巢声像。

4.超声鉴别诊断　输卵管妊娠:未破裂型输卵管异位妊娠肿块位于卵巢旁。卵巢妊娠破裂后与输卵管妊娠破裂难以鉴别,但输卵管妊娠破裂后经阴道超声部分卵巢未被包裹者能显示正常卵巢,卵巢妊娠则不能。

5.超声检查临床意义　卵巢妊娠未破裂时可以注射 MTX 保守治疗;破裂后一般需手术治疗。超声诊断为临床治疗方案的选择提供依据。

四、多胎妊娠

(一)双胎体重生长不协调

1.定义　双胎之间(可发生于双卵双胎或单卵双胎中)生长不协调的定义为双胎体重相差 20% 以上。据报道可发生于 23% 的双胎妊娠、46% 的三胎妊娠。

2.病因　生长不协调的原因很多:①双卵双胎中可能存在潜在的不同遗传因子,但通常不会引起明显严重的生长不协调。②双胎之一结构畸形或非整倍体染色体畸形可导致严重生长不协调。③胎盘的不平衡,双胎之一由不良胎盘支持,可能会影响该胎儿的生长。④在单绒毛膜囊双胎,两个胎儿共享一个胎盘,两胎儿通过胎盘产生不平衡的血管短路可引起严重的生长不协调,结果产生双胎输血综合征。

3.超声表现

(1)双胎体重之差值百分比的计算方法:$(A-B)×100\%/A$,A 为体重较重的胎儿,B 为体重较轻的胎儿。体重相差在 20% 或以上可提示双胎体重生长不协调。

(2)比较双胎的腹围可相对较准确预测双胎体重生长不协调(图 12-89),24 周后双胎腹围相差 20mm 或以上对预测双胎出生后体重相差 20% 的阳性预测值达 85%。

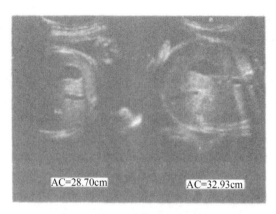

图 12-89　双胎体重生长不协调

29 岁孕妇,孕 36 周,双胎(FA、FB)腹围(AC)差 4.2cm,双胎体重相差约 28.5%

(3)超声发现体重较小的胎儿羊水过少也是危险因素。体重不协调和羊水容量均不协调的双胎的结局明显不同于仅有体重不协调而无羊水不协调的双胎,前者的死亡率、颅内出血、动脉导管闭锁、产后心肺复苏均较后者高。

4.超声诊断要点　双胎腹围相差 20mm 或以上,双胎体重相差 20% 或以上。

5.超声鉴别诊断　双胎输血综合征:双胎输血综合征常发生于单绒毛膜囊双羊膜囊妊娠,除了双胎体重相差 20% 或以上外,还存在其他异常,Ⅰ期一胎羊水过多、一胎羊水过少;Ⅱ期羊水过少的供血儿膀胱不充盈;Ⅲ期供血儿脐动脉频谱异常;Ⅳ期羊水过多的受血儿出现水肿;Ⅴ期出现 1 个或 2 个胎儿死亡。双胎体重生长不协调可以发生于单绒毛膜囊双羊膜囊双胎、单绒毛膜囊单羊膜囊双胎和双绒毛膜囊双胎。

6.超声检查临床意义　双胎生长不协调易发生早产、死产,较小胎儿发生低体温、低血糖和酸中毒的率明显增高。超声提示双胎生长不协调对临床监测、处理等有非常重要的指导意义。特别是早孕期判断绒毛膜囊数目、确定孕周极其重要。

(二)双胎之一死亡

1.定义　可以是双绒毛膜囊双胎或单绒毛膜囊双胎之一胎儿在妊娠的过程中发生死亡。

2.病因　与孕周有关,据报道,10%～20% 的双胎之一死亡发生在孕 12 周前,10～14 孕周双绒毛膜囊双胎之一死亡的发生率为 2%,单绒毛膜囊双胎之一死亡的发生率为 4%;33 周时发生率为 1/3333,36 周时为 1/313,39 周时为 1/69。也可以是胎盘血管异常吻合导致双胎输血综合征所致。也有报道发现这还与孕妇年龄有关。

3.超声表现

(1)如果早孕期超声确诊为双胎妊娠,而在以后的检查中仅发现一个存活的胎儿,则可证实有一胎死亡。

(2)早孕期双胎之一死亡者,宫腔内可以是两个孕囊回声,但只能显示一个孕囊内有发育正常的胚胎、心管搏动及卵黄囊,而另一个孕囊内胚胎组织少、无心管搏动且卵黄囊明显增大或消失。此种情况发育到中晚期时仅能显示一个存活的胎儿,而死亡胎儿很难显示。

(3)早孕晚期或中孕早期双胎之一死亡者,死亡胎儿可有人形,但内部结构难辨(图 12-90),有时可有少量羊水,较细的脐带回声;有时仅能见到一个空囊,内可无具有人形的胎儿结构而表现为杂乱回声,亦不能显示羊水、胎盘等结构。

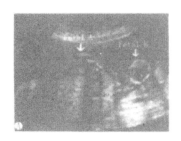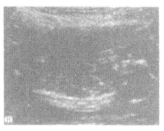

图 12—90 双胎之一死亡

23 岁孕妇,孕约 25 周,双羊膜囊双胎。A. 胎正常发育,大小相当于孕 25 周 3d;B. 胎于 13 周时停止发育, CRL 约为 7.7cm

(4)中孕中晚期及晚孕期双胎儿之一死亡者,可以显示出一个死亡胎儿的图像,表现为颅骨严重变形、重叠,形态小,头皮或全身皮肤水肿,内脏器官结构模糊,羊水少,无心脏搏动等死胎的特点。死亡时间距超声探查时间的不同,超声表现可各不相同。如能显示股骨或肱骨,可根据其测量数值来估计胎儿死亡时间。

4.超声诊断要点 早孕期或前次超声检查为双活胎,该次检查一胎无胎动及胎心搏动。

5.超声检查临床意义 早孕期双胎之一死亡,对孕妇和存活胎儿影响极少。但是,中、晚孕期双胎之一死亡,可明显增加存活胎儿的病死率和发病率,尤其在单绒毛膜囊双胎妊娠中发病率更高。据报道,10%～25%的双胎之一死亡会最后导致双胎均死亡,25%～45%会伴发另一存活胎儿的脑损害。存活胎儿中出现的病变主要有脑、肝、肾等器官的梗死或坏死病灶,从而导致存活儿严重的神经系统和肾等功能受损。出现这种情况的原因主要有死胎内血凝块或坏死物进入存活胎儿体内导致其血管栓塞或弥散性血管内凝血,如果这些物质进入母体血液循环,可导致母体弥散性血管内凝血等严重并发症。超声可以判断绒毛膜性,双绒毛膜囊双胎妊娠绝大部分活胎出生后无明显并发症。此外,超声可以监测另一存活胎儿的状况。

(三)联体双胎

1.定义 联体双胎是指单卵孪生体部分未分离,在身体某部位互相连接的先天畸形。联体双胎的分型有头部联胎、胸部联胎、腹部联胎、脐部联胎、臀部联胎、双头联胎、双上半身联胎、面部寄生胎、背部寄生胎等。

2.病因 卵裂发生在植入后的 12d 后为联体双胎。联体双胎是罕见的畸形,发生率约为 1/50000 到 1/100000。联体双胎为散发性,其发生与配偶、母体年龄、遗传无关。虽然大多数单卵双胎为男性双胎,但联体双胎却常发生在女性双胎,据报道可高达 70%。联体双胎的发生是随机事件,原因不清,有过联体双胎的孕妇复发的危险不容忽视。但到目前为止,尚无存活联体双胎的后代再出现联体双胎报道。

3.超声表现 联体双胎类型不同,超声表现亦不同,主要的超声特征有:①仅有一个胎盘,羊膜隔膜不能显示,仅有一个羊膜腔。②两胎胎体的某一部位相连,不能分开,相连处皮肤相互延续。③胎儿在宫内的相对位置无改变,总是处于同一相对位置,胎动时亦不会发生改变。④两胎头总是在同一水平,出现胎动后亦不会发生胎头相对位置的明显改变。⑤仅有 1 条脐带,但脐带内的血管数增多,有 3 条以上血管。⑥早孕期检查时,如果胎儿脊柱显示分叉时应高度怀疑联体双胎的可能,应在稍大孕周进行复查以确诊。⑦大多数联体双胎在腹侧融合,面部表现为面对面,颈部则各自向后仰伸。最常见的类型为胸部联胎、脐部联胎、胸脐联胎。⑧双头联胎时,常为侧侧融合,其融合范围广泛,可在颈以下完全融合在一起。⑨寄生胎为不对称性联体双胎,表现为两胎大小不一,排列不一,一个胎儿各器官可正常发育,而另一个较小的寄生胎则未能发育成形,声像图上有时类似一肿物样图像。⑩常伴发其他畸形,神经管缺陷、面裂、肛门闭锁和膈疝是本病的常见伴发畸形。

超声诊断联体双胎时要特别小心,国外专家推荐至少重复一次超声检查。扫查时应注意以下问题:①未分开的皮肤轮廓在同一解剖断面必须是恒定的表现,胎动时两胎之间的皮肤无错位表现,这样才能避免假阳性诊断。②双羊膜囊双胎妊娠之间的分隔膜可能显示不清,两胎儿的邻近部分紧挨在一起时易造成联体的假象,因此,未能显示两胎之间的分隔膜时,应警惕联体双胎但如果能显示出分隔膜,则可排除双胎的可能。③双胎大小不一致时,时,不能排除联体诊断,特别是腹部及背部寄生胎,较小的寄生胎可能漏诊或误诊。④非常严重的联体双胎可能掩盖双胎声像特征而形成一个巨体单胎妊娠的假象,应引起注意。

4.超声诊断要点　仅有1个胎盘、1个羊膜腔,羊膜隔膜不能显示,两胎胎体的某一部位相连,不能分开。

5.超声检查临床意义　大多数联体双胎出现早产,40%为死胎,35%在,出生后24h内死亡。是否存活取决于双胎的联合部位和伴发的畸形,如不伴脐膨出的脐部联胎预后较好,胸部联胎时共用一个心脏时预后极差。

五、前置胎盘

(一)定义

前置胎盘可发生于0.4%～0.8%的妊娠中,是指胎盘部分或全部位于子宫下段。临床上将其分为四级:Ⅰ级胎盘位于子宫下段,但胎盘下缘与子宫口有一定距离。Ⅱ级胎盘位于子宫下段,且胎盘下缘达子宫口,但未覆盖。Ⅲ级胎盘对称地覆盖子宫内口。Ⅳ级胎盘不对称地覆盖子宫内口。

(二)病因

未明,但已证实与孕妇年龄、经产数、剖宫产史有关,1次剖宫产史会增加0.65%的风险,两次剖宫产史会增加1.5%的风险,3次剖宫产史会增加2.2%的风险,4次或以上的剖宫产史会增加10%的风险。其他原因还有吸烟、酗酒、流产史、前置胎盘史。

(三)临床表现与体征

晚孕期常发生无痛性反复的阴道出血。但亦有少数完全性前置胎盘直至妊娠足月而无阴道流血,如出血多时,胎儿可发生窘迫,甚至胎死宫内。胎儿因子宫下段有胎盘占据,影响下降,故往往高浮,常伴有胎位异常,主要是臀位。

(四)超声扫查方法和切面

1.经腹壁扫查　经腹壁扫查时,避免以下可能产生假阳性的情况:①过度充盈的膀胱可压迫子宫下段,易将闭合的子宫下段误认为宫颈内口。为此,需在排出部分尿液之后复查1～2次,仔细观察胎盘附着部位变化。②子宫下段收缩可造成胎盘覆盖宫颈内口的假象,休息15～30min,待子宫收缩解除后再观察胎盘和子宫内口的关系(注:正常宫壁厚≤1.5cm,超过此值需考虑局部子宫收缩或肌瘤)。③若前置胎盘位于子宫后壁,在臀位或横位胎儿一般不难识别。但在头位时,胎盘回声常被胎儿颅骨声影遮住,难以看到前置胎盘的典型声像图。此时可试用以下方法:用手轻轻地向上推动胎头,或使孕妇头部放低,垫高臀部,使羊水流入胎头与胎盘绒毛膜板之间。在胎头上加压扫查,若有前置胎盘附着,胎头与子宫后壁的间隙无明显减小。反之,则间隙减小或消失。测量胎先露与母体骶骨岬之间距离,正常≤1.5cm,同时观察胎盘上缘至宫底的距离。

2.经会阴扫查(经阴唇扫描)　本方法可作为常规筛选诊断手段。

3.经阴道超声检查　经会阴检查不能明确者,可用经阴道超声检查,对于各种类型的前置胎盘,尤其是其他方法难以诊断的前置胎盘,如较薄的膜状胎盘前置、血管前置有很好的诊断价值。注意动作轻柔,探头置于阴道中上部,以能显示子宫内口与胎盘下缘的关系即可,不必将探头伸入到阴道最内端。

(五)超声表现

超声明确显示宫颈、宫颈内口及其与胎盘下缘的位置关系,是诊断或否定前置胎盘的技术要点。如果胎盘位置较低,附着于子宫下段或覆盖子宫内口时,可按以下标准诊断。

1.低位胎盘　胎盘最低部分附着于子宫下段,接近而未抵达宫颈内口(图12-91)。

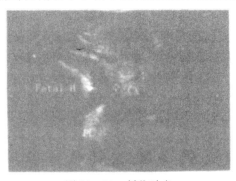

图12-91　低位胎盘

30岁孕妇,孕28周,经会阴超声检查示位于后壁的胎盘下缘(PL)接近宫颈(CX)内口

2.边缘性前置胎盘　胎盘下缘紧靠宫颈内口边缘,但未覆盖宫颈内口(图12-92)。

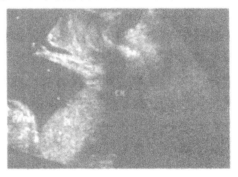

图12-92　边缘性前置胎盘

27岁孕妇,孕29周,经会阴超声示胎盘下缘(PL)紧靠育颈(CX)内口,但未覆盖

3.部分性前置胎盘　宫颈内口为部分胎盘组织所覆盖。胎先露与子宫壁间无羊水时,胎先露与膀胱后壁间距离或胎先露与骶骨岬间的距离加大。

4.中央性前置胎盘　宫颈内口完全被胎盘组织所覆盖。横切面时,宫颈上方全部为胎盘回声,无羊水间隙(图12-93)。胎先露至膀胱后壁或至骶骨岬的距离加大。

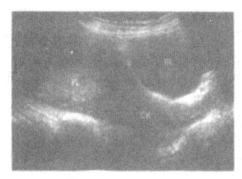

图 12—93　中央性前置胎盘

30 岁孕妇,孕 28^{+5} 周,经腹超声示宫颈(CX)内口完全被胎盘样回声(PL)覆盖。BL:膀胱

(六)超声检查注意事项

超声发现中期妊娠"前置胎盘"者高达 20%～45%,与足月妊娠实际发病率(<1%)相差甚大,中期妊娠"前置胎盘"在足月妊娠时 63%～91% 由于子宫下段延伸和"胎盘迁移",最终正常分娩。以下经验有助于避免中期妊娠超声诊断的假阳性。

1. 中期妊娠发现的边缘性或部分性前置胎盘,通常无临床意义,胎盘上缘已附着于宫底者尤其如此。

2. 中期妊娠出血,超声发现边缘性前置胎盘或部分性前置胎盘,需要超声随访检查,根据妊娠 31～34 周复查结果定论。

3. 中期妊娠发现中央性前置胎盘,无论孕妇有无出血,应引起高度重视。若不再出血,需在妊娠 31～34 周复查(Hadlock 主张在孕 36 周复查)。

(七)超声诊断要点

中央性前置胎盘,胎盘实质完全覆盖宫颈内口;边缘性前置胎盘,胎盘下缘紧贴宫颈内口,但未覆盖;低位胎盘,胎盘最低部分附着于子宫下段,接近而未抵达宫颈内口。

(八)超声检查临床意义

前置胎盘是妊娠晚期阴道出血的常见原因之一。严重出血不仅危及孕妇生命,而且常常因此必须终止妊娠。超声检查胎盘定位是诊断前置胎盘的首选方法,安全、简便、准确和可重复。

六、胎盘早期剥离

(一)定义

胎盘早期剥离在胎儿娩出前,胎盘部分从子宫壁分离,引起局部出血或形成血肿。

(二)病因

大多数病因不明。部分可因子宫外伤所致。也有研究与经产数有关,吸烟会增加胎盘早剥的风险。其他因素还包括羊水过少或多胎妊娠胎膜早破所致子宫突然减压、转胎位术、腹部外伤、α—胎儿球蛋白增高等。

(三)临床表现与体征

临床上分为轻、重两型。轻型者胎盘剥离面不超过胎盘面积的 1/3,包括胎盘边缘血窦破裂出血,以阴道出血为主要临床表现,体征不明显。重型以隐性出血为主,胎盘剥离面超过胎盘面积的 1/3,同时有较大的胎盘后血肿。主要症状为突发性剧烈腹痛,可无或仅有少量阴道出血,贫血。腹部检查:子宫压痛、硬如板状,胎位不清,胎儿严重宫内窘迫或死亡。

（四）超声扫查方法和切面

位于前壁及侧壁的胎盘可较易获得矢状切面、冠状切面、横切面；扫查位于宫底的胎盘时，探头长轴与子宫长轴平行，获取胎盘矢状切面，然后旋转探头 90°获胎盘冠状切面；后壁胎盘较难显示，侧卧位比仰卧位好，但仍难以显示胎盘的所有部分。

（五）超声表现

1.胎盘剥离早期　正常胎盘在声像图上紧贴子宫壁。胎盘剥离时胎盘与子宫壁间见边缘粗糙、形态不规则的液性暗区，其内可见散在斑点状高回声、不均质低回声或杂乱回声，有时为条带状回声（图 12－94）；也可表现为胎盘后方不均质回声团块，该处胎盘胎儿面突向羊膜腔，CDFI 检测无明显血流信号；有时胎盘后无明显血肿声像，仅有胎盘异常增厚，呈不均质增强回声；有时凝血块突入羊膜腔，形成羊膜腔内肿块，为重型胎盘早剥的声像。

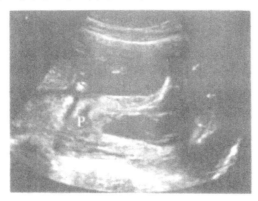

图 12－94　胎盘早期剥离

箭头所示为胎盘后血肿；P.胎盘

2.胎盘剥离后期　胎盘剥离出血不多自行停止后，胎盘后血肿数天后逐渐液化，内回声变为无回声，与子宫壁界限分明；以后血肿机化，表现为不均质高回声团，当胎盘与血肿的界线不清楚或呈等回声包块时，有血肿处的胎盘比正常者明显厚，胎盘的胎儿面向羊膜腔内膨出。产后检查胎盘局部有机化血凝块。

3.胎盘边缘血窦破裂　如果胎盘边缘由子宫壁剥离，胎盘边缘胎膜与子宫壁分离、隆起，胎膜下见不均质低回声，而不形成胎盘后血肿。

（六）超声诊断注意事项

1.附着在子宫侧壁的胎盘，易因超声扫查平面与胎盘面不够垂直，产生胎盘斜断图形，而被误认为胎盘增厚。故须尽量使探头与胎盘面垂直进行纵断和横断扫查，将不同断面图像结合起来分析。附着在子宫后壁的胎盘，由于胎儿的影响及位于超声远场区，图像不清晰，影响观察。

2.要与胎盘附着部位有子宫壁间肌瘤或因局部子宫收缩造成子宫肌层隆起的图像相鉴别。

3.应当与正常胎盘基底部常出现的低回声区特别是扩张的血窦鉴别，注意避免假阳性。

（七）超声诊断要点

胎盘后方与子宫肌壁间异常回声，彩超未见明显血流信号。

（八）超声鉴别诊断

胎盘早期剥离应与以下疾病鉴别。

1.胎盘内血池　位于胎盘实质内，在胎盘切面内呈不规则形液性暗区，内有云雾状回声呈沸水状（沸水征）。

2.胎盘后方子宫肌瘤　边缘较清,形态规则,常呈圆形或类圆形,多呈不均质低回声。

3.胎盘囊肿　位于胎盘的羊膜面或母体面,边缘清楚,圆形,壁薄内为无回声。

4.胎盘血管瘤　位于绒毛膜下胎盘实质内,可突向羊膜腔,回声较均匀,边界清,CDFI检测可见血流信号。

5.子宫局部收缩　若发生在胎盘附着处,可见一向胎盘突出的半圆形弱回声区,可根据子宫舒张后图像恢复正常与血肿鉴别。

(九)超声检查临床意义

如果血肿较小,临床尚无明显症状,要求超声检查的概率亦少。一般因症状已明显,或有阴道出血才申请超声检查。超声检查可以提示诊断胎盘早剥,临床及时处理可避免出现子宫胎盘卒中、产后大出血等危重情况。但胎盘位于后壁时,诊断胎盘早剥较困难,应结合患者病史和体征做出判断。

七、胎儿先天畸形

(一)胎儿无脑畸形

1.定义　无脑畸形系前神经孔闭合失败所致,是神经管缺陷的最严重类型。基本脑组织结构紊乱,常不对称、不完整。其主要特征是颅骨穹隆阙如(眶上嵴以上额骨、顶骨和枕骨的扁平部阙如),伴大脑、小脑及覆盖颅骨的皮肤阙如,但面部骨、脑干、部分枕骨和中脑常存在。眼球突出呈"蛙状"面容。

可分为三类:完全性无脑畸形,颅骨缺损达枕骨大孔;不完全性无脑畸形,颅骨缺损局限于枕骨大孔以上;颅脊柱裂畸形,为完全性无脑畸形伴开放性脊柱裂畸形。

2.超声表现　通常孕12周后颅骨才骨化完成,此前超声诊断无脑畸形要谨慎。无脑畸形超声表现为颅骨强回声环缺失,仅在颅底显示部分强回声的骨化结构及脑干与中脑组织,有人称之为"瘤结"。头颅形态严重异常,无法显示双顶径,无大脑半球。脊柱矢状切面示颅部仅见颅底强回声骨性成分及少许实性回声(图12—95)。面部冠状切面与双眼球横切面均可显示双眼球向前突出,呈蛙状面容,眼眶上方无颅盖骨(图12—96)。实时超声下,有时可显示胎手碰触搔扒暴露在羊水中的脑组织。脑组织破碎,脱落于羊水中,使羊水变"浑浊",回声增强,大量点状回声在羊水暗区中漂浮,即"牛奶样羊水"。尤其在孕妇侧动体位或胎动时更为明显。50%经常合并颈段或腰骶段的脊髓脊膜膨出,妊娠后期,吞咽反射缺乏致羊水增多。

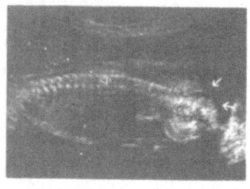

图12—95　无脑儿

30岁孕妇,孕18周,脊柱矢状切面(SP)显示颅部仅见颅底强回声骨性成分(箭头所示)

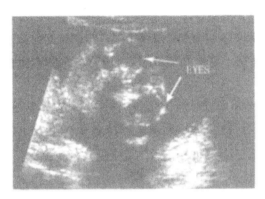

图 12—96 无脑儿

面部冠状切面呈蛙状面容,眼眶上方无颅盖骨

3.超声诊断要点 颅脑有强回声环及脑组织缺失。

4.预后 无脑畸形预后极差,一般在出生后几小时内死亡。因此,无脑畸形一旦做出诊断,均应终止妊娠。

(二)胎儿露脑畸形

1.定义 露脑畸形通常认为它是无脑畸形的前身。研究表明,无脑畸形与露脑畸形是同一病变的两个阶段,但此类畸形较无脑畸形为少。本病主要特征为颅盖骨部分或完全缺失,脑组织直接暴露、浸泡于羊水中,脑的表面有脑膜覆盖,但无颅盖骨及皮肤,脑组织完全但是发育异常,包括脑组织结构紊乱、变性、变硬。

2.超声表现 胎儿颅骨阙如,颅骨强回声环消失,大脑半球被薄薄的一层脑膜包裹,可见丰富但是发育异常的脑组织,脑的表面不规则,脑内结构紊乱,脑组织回声增强,不均匀(图 12—97)。羊水暗区浑浊,大量点状中等回声物漂浮于羊水中。常伴羊水过多。当脑组织可见但是脑组织看上去较小时,可以表现为部分无颅骨畸形或部分无脑畸形。

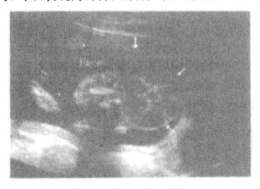

图 12—97 露脑畸形

20 岁孕妇,孕 21 周,颅骨强回声环消失,大脑实质裸露于颅外(箭头所示),脑的表面不规则,脑内结构紊乱

3.超声诊断要点 颅骨强回声环缺失,脑组织存在,外露于羊水中。

4.预后 与无脑畸形一样,超声检查发现露脑畸形,预后极差,一般在出生后几小时内死亡。因此,露脑畸形一旦做出诊断,均应发现后终止妊娠。

(三)脊柱裂和脊髓脊膜膨出

1.定义 脊柱裂是后神经孔闭合失败所致。主要特征是背侧的两个椎弓未能融合在一起而引起的脊柱畸形,脊膜和(或)脊髓通过未完全闭合的脊柱膨出或向外暴露。可以发生在脊柱的任何一段,常见于腰骶部和颈部。主要类型有:隐性脊柱裂、囊状脊柱裂、脊髓外翻或脊柱裂。迄今,筛查脊柱裂的方法除产前超声筛查外,羊水 AFP 也能筛查部分脊柱裂,据报道羊水中 AFP 和乙酰胆碱酯酶都增高胎儿脊柱裂的概率为 99.5%。

2.超声表现 隐性脊柱裂在产前超声检查中常难发现,极少部分病例在隐性脊柱裂处的皮下出现较大脂肪瘤时有可能被检出。其他类型的脊柱裂在中孕期即可发现,较大的脊柱裂(3 个或 3 个以上脊椎受累)产前超声较易发现,但较小的脊柱裂因病变较小,超声常难以检出。

(1)脊柱裂的脊柱声像图特征

1)从胎儿背侧方向对脊柱做矢状扫查,受累脊柱位于后方的强回声线连续性中断,裂口处皮肤线状中等回声及其深部软组织回声连续性亦中断(图 12—98)。合并有脊髓脊膜膨出时,裂口处可见一囊性包块,内有马尾神经或脊髓组织。较大脊柱裂时,矢状切面上可显示明显的脊柱后凸畸形。

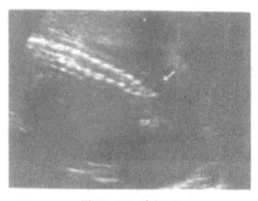

图 12—98 脊柱裂

33 岁孕妇,孕 25 周,脊柱矢状切面(SP)显示骶尾部皮肤线状强回声及其深部软组织回声连续性中断,并见一小囊(箭头所示)

2)脊柱横切时脊椎三角形骨化中心失去正常形态,位于后方的两个椎弓骨化中心向后开放,呈典型的“V”字形或“U”字形改变。

3)脊柱冠状切面亦可显示后方的两个椎弓骨化中心距离增大(图 12—99)。

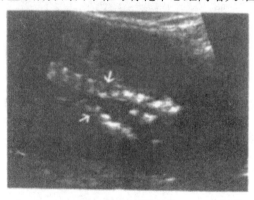

图 12—99 脊柱裂

21 岁孕妇,孕 30 周,脊柱冠状切面显示自病变水平(箭头所示)开始受累段脊柱两椎弓距离增大

（2）脊柱裂部位及病变水平的确定：主要在脊柱矢状切面上来确定。靠近头侧的最上一个受累椎体就是病变水平。一般可以从脊柱最末一个骨化中心（一般中孕期为第 4 尾椎，晚孕期为第 5 尾椎）开始向头侧计数，如果显示困难，则可以第 12 肋所连的椎体为 T_{12} 开始向上或向下计数或以髂骨上缘所对应的椎体为 L_5 或 S_1 开始计数，确定病变受累的具体部位和受累平面。

（3）脊柱裂的脑部特征：脊柱裂常伴有一系列的脑部超声特征，详细检查胎儿头部可以提高本病的检出率。这些特征包括：小脑异常、颅后窝池消失、柠檬头征、脑室扩大等。这些脑部特征对于诊断脊柱裂的敏感性可高达 99％。而小脑异常特征几乎无假阳性，但柠檬头征可有 1％～2％假阳性。

（4）香蕉小脑征（图 12－100）：脊柱裂胎儿常有小脑异常，小脑变小、弯曲呈"香蕉状"，小脑发育不良甚至小脑阙如。形成香蕉征的主要原因是脊柱裂胎儿后颅窝内结构经枕骨大孔不同程度地疝入颈椎管内所致。出现香蕉征，高度提示有脊柱裂的存在。此外 Arnoldchiari 畸形也可出现香蕉小脑征，应注意鉴别诊断。

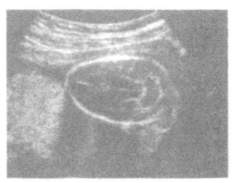

图 12－100　脊柱裂，香蕉小脑征

23 岁孕妇，孕 20 周，脊柱裂，小脑横切面示后颅窝池消失，小脑（CER）形态失常，变小，凹面向前弯曲，呈"香蕉小脑"征

（5）柠檬头征（图 12－101）：横切胎头时出现前额隆起，双侧颞骨塌陷，形似柠檬，在 24 孕周以前，98％的病例有此特征，24 孕周后仅 13％病例可检出此种征象。1％～2％的正常胎儿亦可出现征象，但正常胎儿不伴有脑内其他异常征象，如脑室扩大、香蕉小脑征等。

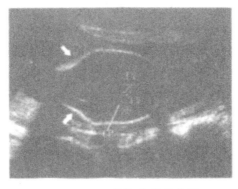

图 12－101　脊柱裂，柠檬头征

24 岁孕妇，24 孕周，脊柱裂，侧脑室水平横切面，颞骨向颅内塌陷，形似柠檬，侧脑室（LV）扩张，宽约 1.08cm，脉络丛（CP）略呈"悬挂"征

（6）颅后窝池消失。

（7）脑室扩大：1/3 的脑积水胎儿有脊柱裂，而 3/4 的脊柱裂胎儿到 24 孕周均可出现脑积水，随着孕周的增大，几乎 100% 病例有脑积水。

（8）双顶径小于孕周：据报道，61% 胎儿双顶径可低于正常胎儿 5 个百分位，而头围仅有 26% 低于正常。

（9）合并其他畸形：合并其他畸形包括足内翻畸形、足外翻、膝反屈、先天性髋关节脱位、脑积水、染色体畸形、肾畸形羊水过多等。

3. 超声诊断要点　后颅窝池消失，脊柱矢状切面示脊柱及皮肤强回声线中断，或中断处见一囊性包块。

4. 预后　病变平面越低，病变内仅含脑积液而无神经组织，其预后越好。约 25% 为死产胎儿。超声医师一旦发现脊柱裂，就要努力确定病变范围、有无皮肤覆盖和最近端完整的脊椎节段水平。早期外科手术可以使许多脊柱裂新生儿存活，但成活者常有严重功能障碍，主要有双下肢瘫痪、大小便失禁等。如果不手术，17% 的患者可成活至十多岁。智力发育与是否伴有脑积水有关。

（四）腹裂

腹裂也称内脏外翻，是与腹腔脏器外翻有关的一侧前腹壁全层缺陷的先天畸形。腹裂发生率约为 1/30000。

1. 超声表现　通常显示脐带入口右侧的腹壁皮肤强回声中断，一般为 2~3cm 大小，少数腹壁缺损位于脐旁左侧腹壁。胃、肠等腹腔内脏器外翻至胎儿腹壁外，其表面无膜覆盖，肠管在羊水内自由漂浮。腹围小于相应孕周大小。脐带腹壁入口位置正常，通常位于突出内容物的左侧前腹壁。外翻的肠管有时可见局部节段性扩张，管壁增厚，蠕动差，肠腔内容物多含致密点状低回声，这与继发的肠畸形有关，如肠闭锁、肠扭转、肠梗阻。常伴羊水过多，羊水内可见较多点状低回声翻动。用彩色多普勒超声可将外翻的肠管与脐带鉴别。

2. 超声诊断要点　腹壁皮肤强回声线中断，腹腔内容物外露于羊水中，其表面无膜覆盖。

3. 预后　腹裂的预后总体来说是好的，染色体核型异常很少见，许多中心均不建议腹裂胎儿行染色体检查。新生儿生存率为 85%~95%，且新生儿结局与进入羊膜腔内的小肠数量无关。据文献报道，腹裂的胎儿宫内死亡率约为 10.6%，胎儿窘迫发生率为 43%，早产发生率为 40%~67%，IUGR 的发生率为 25%~48%。与腹裂有关的不良神经系统结局亦有报道。腹裂的围生期发病率和死亡率不受分娩方式影响。

（五）致死性侏儒

1. 定义　致死性侏儒（TD）是最常见的骨骼发育障碍性疾病，为常染色体显性遗传。主要特征为严重短肢、长骨弯曲、窄胸、肋骨短、腹膨隆、头大、前额突出等。根据头颅形态可将其分为 2 型：Ⅰ型，长骨短而弯曲，椎骨严重扁平，不伴有三叶草形头，约占 85% 左右。Ⅱ型，具有典型三叶草形头颅，长骨短与弯曲，椎骨扁平，较Ⅰ型为轻，约占 20% 左右，此型 25% 病例伴有胼胝体发育不全。

2. 超声表现　长骨明显缩短，TDⅠ型骨干明显弯曲，股骨干骺端粗大呈"电话听筒"状（图 12-102）。TDⅡ型骨干弯曲较Ⅰ型为轻，无典型的"听筒"状股骨。胸腔狭窄，胸围明显缩小，心胸比值＞60%，腹部明显膨隆，正中矢状切面图上胸部与腹部相接处有明显分界，胸部向腹部移行时，移行处在腹侧突然增大（图 12-103）。头颅大，前额向前突出。TDⅡ型常有典型的"三叶草形"头颅，TDⅠ型此种征象不明显。其他特征有皮肤增厚、水肿、浆膜腔积液、胎儿在宫内的姿势和运动异常、羊水过多等。

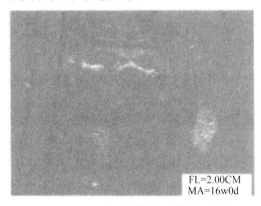

图 12-102 致死性侏儒,股骨明显缩短

30 岁孕妇,孕 33 周,股骨长 2.0cm,约 16 周大小,明显缩短,两侧干骺端粗大

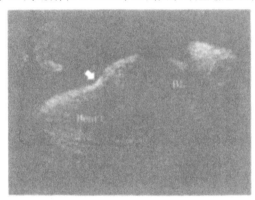

图 12-103 致死性侏儒,窄胸

胸部狭窄,腹部相对膨隆可见胸腹切迹(箭头所示)Heart. 心脏;BL. 膀胱

3.超声诊断要点 严重短肢,股骨干骺端粗大呈"电话听筒"状,椎骨扁平,一般无骨折。

4.预后 由于窄胸导致明显肺发育不良,胎儿出生后不能成活。

(六)软骨不发育

1.定义 软骨不发育是一种较常见的致死性骨骼发育障碍性畸形,常染色体隐性或显性遗传,80%父母属正常发育,这说明本病是特定基因突变的结果。软骨不发育以严重短肢畸形、窄胸、头大为特征,由于软骨不发育,生长板较薄,缺乏支架,所以骨化差,但骨膜下骨沉积正常,使骨骼能够达到正常的粗度。软骨不发育可分为 I 和 II 型。

2.超声表现 四肢长骨极度短小,因骨化差而回声强度减弱,骨后方声影不明显。胸腔狭窄,腹部较膨隆,可有腹水。椎体骨化极差而呈低回声,腰骶部更明显,横切时不能显示椎体及两侧椎弓内的三角形骨化中心。头颅增大,双顶径、头围与孕周不符,不成比例。30%胎儿可有全身水肿,浆膜腔积液,颈部水囊瘤等表现。50%病例有羊水过多。I 型常有肋骨细小,回声减弱,可有多处肋骨骨折。为常染色体隐性遗传。II 型肋骨较 I 型为粗,无肋骨骨折。是常染色体自发的、新的显性基因突变引起。

3.超声诊断要点 严重短肢,骨骼骨化不良,骨骼后方声影不明显。

4.预后 不能成活。

(王晓荣)

第十三章 心电图

第一节 正常心电图各波形态、电压、时间

一、P 波

心电图的 P 波是左、右心房除极的重合波,右心房的电激动一般早于左心房 0.01～0.03s。在肢体导联中,P 波的形态取决于额面 P 向量环在该导联轴上的投影。P 向量环在额面导联轴的正常范围为 +15°～+75° 之间,平均 +60°。在胸导联中的 P 波形态,取决于水平面 P 向量环在该导联轴上的投影。在食管导联中,P 波的形态与食管电极的深度有关,电极在右心房水平以上时,P 波呈负向;在右心房水平以下时,P 波呈正向;在右心房水平部位时,P 波多呈双向。正常 P 波的形态在不同的导联中可呈正向圆凸形、负向、等电位线、正负双向、低平及轻度切迹。P 波的时间在肢体导联中为 0.06～0.11s,一般多在 0.10s 以内,超过 0.11s 为 P 波过宽;在胸导联中 P 波多在 0.06s 以内;在食管导联中 P 波较宽,可长达 0.12s。P 波的振幅在各导联中为 0.05～0.25mV,平均为 0.1～0.2mV,大于 0.25mV 者为 P 波过高,小于 0.05mV 者为 P 波过低。在肢体导联中,P 波振幅应小于 0.25mV。在胸导联中,P 波振幅应小于 5mV。在各导联中,P 波呈双向时总的电压振幅不应超过 0.2mV。无论在哪一个导联中,只要 P 波振幅或时间超过正常范围,即可认为是 P 波异常。

近年来,V_1 导联 P 波终末电势的临床意义已逐渐引起人们的重视。其测量方法如下:以 V_1 导联 P 波终末部分的振幅(mm)和时间(s)相乘即得。若 P 波呈正负双向或负向,均以其负向部分来计算;若 P 波为正向波而有切凹者,则以其切凹后的部分来测算,所得乘积随 P 波是正向波或负向波而得出正值或负值。为了使波形更为清晰,便于测量,在描记心电图时,走纸速度最好为 50mm/s。一般认为,PtfV$_1$ 值 < −0.02mm·s 为阳性,提示左心房内压增高和左心室顺应性降低。多数学者认为,PtfV$_1$ 阳性者与早期冠心病、高血压、二尖瓣狭窄有关。

二、Ta 波

Ta 波为心房复极波。正常 Ta 波的方向与 P 波相反,振幅较低,常重叠在 PR 段、QRS 波群或 ST 段中,而不易辨认。在完全性房室传导阻滞时,P 波与 QRS 波群相距较远时,偶可辨认出来。P 波与 Ta 波之间为 PTa 段,代表心房的电收缩时间,正常为 0.15～0.45s,平均为 0.30s,正常时 PTa 段融合在 PR 段中,并使其轻度下移。在 P 波异常情况下,PTa 段多显著下移,致使 PR 段明显移位。因此,测量 P 波振幅时,应由 P 波前等电位线上缘测量至波顶点,而不应于 PR 段上缘来测量。Ta 波在临床心电图中的意义尚未肯定,但它的出现有助于辨别心脏传导阻滞时的 P 波变化。

三、PR 间期与 PR 段

PR 间期又称 PQ 间期,包括激动自窦房结开始,通过心房、房室结及房室束的全部时间。PR 间期的正常值与年龄、心率有直接关系,儿童及心率增快者相应缩短,心率缓慢者相应延

长。正常成人的 PR 间期为 0.12～0.20s,但个体之间可有差异。PR 间期的长短与年龄及心率有关。在某种情况下,由于心率增快引起传导系统的功能降低,反而会使 PR 间期延长,这种情况在心脏病患者中尤为多见。在少数正常人中,PR 间期可缩短至 0.10s,但需排除交界性心律、预激综合征、房室分离(又称房室脱节)及房室传导阻滞。在正常情况下,PR 段与 P 波时间保持一定的比例关系,即 P 波时间与 PR 段时间比值为 1.0～1.6。

四、QRS 波群

1. QRS 波群的形态　正常 QRS 波群可呈现多种形态。在肢体导联中,其形态取决于额面 QRS 向量环(简称 QRS 环)在各肢体导联轴上的投影;在胸导联中,则取决于水平面 QRS 环在各胸前导联轴上的投影。正常的 QRS 波群形态多呈峻峭陡急形,少数在波顶或基线底部可有轻度顿挫,偶有轻微切迹。在肢体导联中,QRS 波群多呈正向波,个别导联呈负向波或错综小波,可为单向 R 或 QS 型,双向 qR、RS、Rs 或 Qr 型,三向 qRs、qrs、rSr、RSR 型等。在胸导联中,QRS 波群的形态变异较肢体导联小,可呈 rS、RS、qR、R、qRS、Rs 型;在胸导联少数呈 rSr 型,偶尔呈现 QS 型。

2. QRS 波群时限　QRS 波群时限代表左、右两个心室电激动过程的总时间。在各导联中,正常 Q 波不超过 0.03～0.04s,但不包括呈 QS 型的导联。在正常成人中,QRS 波群时限为 0.06～0.10s,一般多在 0.08s 左右;在胸导联中,QRS 波群时限较肢体导联略宽一些,但不应大于 0.10s。在儿童中或心率快时,QRS 波群时限可略短些,但不应小于 0.06s。

室壁激动时间(VAT)是指电激动自心室内膜到达外膜所需要的时间,因此,有时能反映出心室壁的厚度。VAT 在心电图上是指从 QRS 波群开始到 R 波顶峰垂线之间的时距。正常成人 V_1 导联的 VAT 不应超过 0.03s;在 V_5 导联中的 VAT 男性不应超过 0.05s,女性不应超过 0.045s。

3. QRS 波群电压　在不同的导联中,QRS 波群的电压各不相同。一般说来,正常 Q 波的幅度应小于同导联 R 波的 1/4～1/2,其深度一般不超过 0.3mV。如 I 导联 Q 波小于 R 波的 15%,II 导联 Q 波小于 R 波的 20%,III 导联 Q 波小于 R 波的 25%;在右胸导联中,正常成人不应出现 Q 波。在左胸导联中,Q 波的深度应小于同导联中 R 波的 1/4。在 I、II、III 导联中,正常 R 波的振幅分别在 1.5mV、2.5mV、2.0mV 以内;在 aVR 导联中,R 波振幅不应大于 0.5mV;在 aVL 导联中不应大于 1.2mV;在 aVF 导联中不应大于 2.0mV。在胸导联中,V_1 导联 R 波振幅最小,一般不超过 1.0mV(平均 0.4mV);在 V_5 导联中,R 波振幅最高,但不应超过 2.5mV(平均 1.2～1.8mV)。正常 S 波在标准导联及左胸导联中,其深度应在 0.6mV 以内(平均 0.25mV);在右胸导联中,S 波平均为 1.2mV,最深一般不超过 2.4mV,偶尔可达 3.2mV。在正常情况下,V_1 导联中 R/S 的值应小于 1;V_5 导联中 R/S 的值应大于 1;RV_1 + Sv_5 应小于 1.2mV,R_{V5} + S_{V1} 男性应小于 4.0mV,女性应小于 3.5mV,R_{V1} + S_{V3} 应小于 2.5mV。

五、J 点

QRS 波群的终点与 ST 段交接处为 J 点,该点主要代表心室肌已全部除极完毕。通常 J 点多在等电位线上,上下偏移不超过 0.1mV。

六、ST 段

ST 段是由 QRS 波群的终点（J 点）到 T 波开始的这一段时间，它主要代表心室除极结束到心室复极开始的这一短暂时间。此时心室肌处于除极化状态，并无电位变化，因而呈等电位线。在正常情况下，J 点可因多种原因发生移位，而影响 ST 段，故在测量 ST 段时，应自 J 点后 0.04s 开始测量至 T 波的开始，来确定有无 ST 段的移位。ST 段的正常时限为 0.05~0.12s。过去认为，一般情况下 ST 段的时限变化没有重要的临床意义，但近年来已有人注意到 ST 段呈水平型延长（大于 0.12s）与冠状动脉的早期缺血有关。正常情况下，在肢体导联中，ST 段可上移 0.1mV，个别情况下上升可达 0.15mV，仍属正常。在胸导联中，ST 段上移的程度常较肢体导联明显，在导联中，ST 段上移可达 0.3mV，但 V_4~V_6 导联则较少超过 0.1mV。ST 段下移除Ⅲ导联偶可降低 0.1mV 外，在其他导联中下移均不应超过 0.05mV。

七、T 波

T 波代表左、右两侧心室的复极波。T 波可有多种不同的形态，它主要取决于 T 向量环在各联轴上的投影。在正常情况下，直立 T 波的形态是由等电位线开始逐渐升高，到达顶点后随即较快地下降至等电位线，波顶圆钝，升降肢体并不完全对称。正常为升肢上升速度小于降肢的下降速度。近期有人认为 T 波双肢对称与早期冠状动脉缺血有一定关系。正常 T 波的方向多与 QRS 波群的主波方向一致，振幅也大多与 QRS 波群呈平行关系。当 QRS 波群呈 R、qR、qRs 或 Rs 型时，T 波多呈直立；当 QRS 波群呈 QS、rS、rSr 或 Qr 型时，T 波可呈低平或倒置。正常 T 波的时限为 0.05~0.25s，但 T 波的振幅愈高，其时限愈长。正常 T 波的振幅在各个不同的导联中，随 R 波振幅的高低或 R 波方向的不同而不同。T 波电压在Ⅰ导联通常为 0.1~0.2mV，最高可达 0.6mV；在Ⅱ导联中电压常为 0.2~0.6mV，最高可达 0.85mV；在Ⅲ导联中电压正向时通常不超过 0.6mV，负向时一般小于 0.5mV，但有时也可呈平坦或双向；aVR 导联 T 波为负向，其深度可达 0.6mV；aVL、aVF 导联 T 波一般为正向，振幅可达 0.5mV，但有时可呈低平、平坦、双向或倒置，倒置时其深度不应超过 0.25mV；V_1、V_2 导联 T 波可直立、低直、低平、平坦、双向或倒置，直立时一般不超过 0.5mV，倒置时深度不应超过 0.4mV；V_3 导联 T 波多为直立，若 V_1、V_2 导联 T 波呈正向，V_3 导联 T 波绝对不应出现倒置；若 V_1、V_2 导联 T 波倒置时，V_3 导联 T 波可出现浅倒置、低平、双向或低置，其 T 波倒置的深度不应大于 V_1、V_2 导联 T 波的倒置深度，有人将这种现象称之为幼年型 T 波改变，临床多发生在胸壁塌陷的患者中。V_4~V_6 导联 T 波应全部直立，一般振幅为 0.3~1.3mV，有时可高达 1.5mV。

八、QT 间期

QT 间期是指心室从开始除极至复极完毕全过程所需要的时间，即从 QRS 波群起始至 T 波终止的一段时间，又称心室的电收缩时间。心脏的电收缩时间与机械性收缩时间不同，其意义也不相同。心房收缩开始于 P 波的波顶，结束于 R 波的升肢。心室收缩开始于 R 波的波顶，结束于 T 波终止。在病理情况下，电收缩常较机械性收缩更早地发生改变，因此，分析 QT 间期的变化，对疾病的早期诊断和分析抗心律失常药物对心脏的影响，可起一定的辅助作用。正常的 QT 间期依心率、年龄及性别不同而有所改变。通常情况下，心率增快时 QT 间期缩短,反之则延长。女性常较男性和儿童略长些。心率在 60～100 次/分时,QT 间期的正常范围应为 0.36～0.44s。正常 QT 间期与心率的关系,有多种计算方法。其中比较简单易用的可采用下列公式计算。

QT＝K(RR)

式中:K 为常数,即 0.39±0.04。RR 为心电图上测得的两个 R 波的间距,以"s"来表示。正常 QT 间期范围为(0.39±0.04)·RR。

QT 比率(商数):从心电图中测得的 QT 间期数值与按照上述公式预测的 QT 间期值相较,即为 QT 比率或 QT 商数,如测得的 QT 间期为 0.4s,按上述公式预测 QT 值为 0.36s,则 QT 比率为 0.4/0.36＝1.11。QT 比率:男性小于 1.09,女性小于 1.08。

九、U 波

在 T 波之后 0.01～0.04s 出现的一正向小圆波,称为 U 波。U 波代表心室复极 T 波后的电位效应,是在心脏超兴奋状态下出现的。但也有人认为,U 波是浦肯野纤维的复极电位。当压迫颈动脉窦时,U 波可与 T 波分开。正常 U 波的时限为 0.16～0.25s,平均为 0.20s。正常 U 波的振幅不应超过同导联 T 波振幅的 20%。U 波通常在肢体导联中振幅不超过 0.15mV,在胸导联最明显,在 V_3、V_4 导联中不应超过 0.25mV。U 波振幅增高常见于低血钾、高血钙、甲状腺功能亢进(简称甲亢)、心动过缓、运动之后,或洋地黄、奎尼丁等药物影响 U 波倒置,可见于心肌梗死、冠状动脉供血不足及左心室肥厚等患者中。

(王蕊)

第二节 正常心电图波形

常规心电图通常描记 12 个导联,各导联正常心电图波形如下。

1. Ⅰ导联 P 波一般呈正向,但较小,偶有低平或轻度切迹。QRS 波群可呈 R、qR、Rs、qRs、qrs、RS 型,偶呈 rS 型。ST 段抬高小于 0.15mV,压低小于 0.05mV。T 波多为直立,偶有低直或低平。U 波方向应与 T 波方向一致。

2. Ⅱ导联 P 波较大而清晰,多直立圆钝,少数情况下可见有低平或微切迹。QRS 波群可呈 R、qR、Rs、qRs 型,偶呈 RS、rS 或 qrs 型。ST 段抬高应小于 0.15mV,压低应小于 0.05mV。T 波应直立,偶见有低平。U 波方向应与 T 波方向一致。

3. Ⅲ导联 P 波可呈正向、低小、等电位线或负向。QRS 波群可呈 R、qR、qRs、qrs、qr、rsr、Rs 或 RS 型。ST 段抬高应小于 0.15mV,压低应小于 0.05mV。T 波可直立、低直、低平、平坦、双向或浅倒置。U 波清楚或不清楚。

4. aVR 导联 P 波应全部呈负向。QRS 波群以负向波为主,可呈 QS、rS、Qr 或呈 rSr,型。T 波应倒置。U 波多不清楚。

5. aVL 导联 P 波多变,可呈直立、低小、等电位线、双向或倒直。QRS 波群可呈 R、qR、Rs、qRs、RS、rS、qrs 型,或偶呈 rSr 型。ST 段抬高应小于 0.15mV,压低应小于 0.05mV。T 波可直立低直、低平、平坦、双向或倒置。U 波应与 T 波的方向一致。

6. aVF 导联 P 波多呈正向,有时可为低小切迹,偶见有双向或等电位线。QRS 波群可呈 R、qR、qRs、Rs、RS、qrs 型,或偶见有 rS 型。ST 段抬高应小于 0.15mV,压低应小于

0.05mV。T波可直立、低直、低平、平坦、双向或浅倒置。U波应与T波的方向一致。

7. V₁ 导联　P波可呈正向、正负双向或负向。QRS波群绝大多数呈rS型,少数呈RS、QS型。ST段抬高应小于0.3mV,压低应小于0.1mV。T波多数倒置,少数双向或直立。U波多不明显。

8. V₂ 导联　P波可呈正向、正负双向,偶呈负向。QRS波群多呈Rs、RS型。ST段抬高应小于0.3mV,压低应小于0.1mV。T波可正向、低平、双向或偶呈浅倒置。U波与T波方向一致。

9. V₃ 导联　P波多呈正向,偶呈低小切迹或正负双向。QRS波群可呈RS、Rs型,偶呈qRs或qR型。ST段抬高应小于0.3mV,压低应小于0.1mV。T波多数直立,少数低平。

10. V₄ 导联　P波绝大多数呈正向,偶有低小切迹。QRS波群可呈qR、Rs、qRs、rS型,偶呈RS型。ST段抬高应小于0.2mV,压低应小0.05mV。T波绝大多数应直立,个别情况偶有低直、低平。U波绝大多数直立,少数低平。

11. V₅ 导联　P波正向,极少数偏低小。QRS波群可呈qR、Rs、qRs、R型,少数呈RS型。ST段抬高应小于0.1mV,压低成小于0.05mV。T波正向、直立。U波应正向,偶有低平。

12. V₆ 导联　P波正向,少数低平。QRS波群可呈qR、qRs、R、Rs型,偶呈RS型。ST段抬高应小于0.1mV,压低应小于0.05mV。T波直立,少数低直。U波应与T波的方向一致。

（王蕊）

第三节　心电图各波、间期的正常变异

一、P波的正常变异

（一）P波切迹

正常情况下,P波的形态呈圆滑形。在心电图机高度灵敏或将灵敏度电压放大时,记录下的P波常有切迹或双峰,但其双峰间的距离应小于0.04s。在不同的导联中,P波的高度比不同。在Ⅰ、Ⅱ、V₅、V₆导联中,代表左心房除极的第2波峰较高;而在Ⅰ、V₁导联中,代表右心房除极的第1波峰则较高。故在上述导联中,P波可出现轻微的切迹。

（二）P波低小

P波在某些导联中出现低平、低小属正常变异。在Ⅰ、Ⅱ、V₅导联中,P波电压不应低于0.05mV;在Ⅲ、aVL、aVF导联中,P波可低平或呈等电位线,有时甚至出现浅倒置,其变化程度和方向取决于P电轴与QRS电轴之间的关系。

二、PR间期的正常变异

（1）PR间期缩短可见于交感神经亢进、神经血液循环衰弱及使用皮质激素,可使激动传导加快而致PR间期缩短,但需排除器质性心脏病。

（2）PR间期延长除由病理性因素引起者外,如由迷走神经亢进、运动员心脏及功能性房性期前收缩等也可引起PR间期延长。

三、QRS 波群正常变异

（一）Ⅲ导联 Q 波加深

1. Ⅲ导联的 Q 波深度通常于同导联 R 波的 1/4,甚至可达到 R 波的 1/2。此类 Q 波与心脏转位有关,但深吸气后 Q 波幅度可明显变小,甚至消失。

2. V_1 导联甚至 V_2 导联出现 QS 波异常与重度心脏顺钟向转位有关,但临床不多见,须注意与前间壁心肌梗死鉴别。

（二）QRS 波群正常变异

1. 当心电图机敏感性高时,在 R 波的降肢或在 S 波的升肢可出现模糊、顿挫或轻微切迹。

2. 当心电图机灵敏性过低或阻尼过大时,在 R 波与 ST 段衔接处可出现弧形转折或正常转角消失。

3. 当 R 波振幅较低时,可出现模糊、顿挫或轻度切迹。

（三）QRS 波群电压的正常变异

1. QRS 波群电压过高与心脏至胸壁的距离缩短有关,常见于体形消瘦者。

2. QRS 波群电压过低　①心脏转位,正常心脏的平均心电向量的方向是由右后上方指向左前下方。当心脏在胸腔中显著转位时,QRS 波群的平均心电向量的方向发生改变,可致其在各肢体导联轴上的投影变小,使 QRS 波群振幅降低。胸导联中的 QRS 波群电压可无变化。②肥胖与皮下脂肪增多和皮肤干燥均可使心电的传导阻力增大,而致电压过低。

四、ST 段的正常变异

（一）ST 段上下偏移

1. ST 段向下偏移　当心率加快时,心房复极过程几乎与心室的除极过程同时发生,故心房复极波（即 Ta 波）往往重合于 ST 段的起始部,而致 J 点及 ST 段相应降低,ST 段多表现为上斜型压低。其多见于运动、情绪激动、精神紧张和恐惧等。

2. ST 段向上偏移　当生理因素引起的心率加快时,心室肌除极尚未完全结束,部分心肌已开始复极,而使 ST 段时限缩短,甚至消失。在以 R 波为主的导联中,J 点及 ST 段抬高;在以 S 波为主的导联中,其 J 点及 ST 段则压低。当心率过慢时,可引起心室肌的过早复极,而致 J 点及 ST 段抬高,其特点是 ST 段呈凹面向上抬高,并同时伴有 T 波高耸,多出现在心前压导联,其抬高的 ST 段可持续多年不变,在加大运动后 ST 段可降至等电位线。服用硝酸酯类药物后 ST 段可恢复正常。

（二）ST 段时限的正常变异

主要表现为 ST 段缩短或延长。在大多数情况下,ST 段时限的变化与心率有关。当心率加快时,心室除极结束后瞬间开始复极,可导致 ST 段明显缩短,有时 S 波升肢直接与 T 波升肢相衔接,而无明确的 ST 段。反之,当心率显著缓慢时,心室除极结束较长时间后方开始复极,从而使 ST 段相应延长。

五、T 波正常变异

心室的复极过程易受心脏本身或心外原因的影响而发生变化,由生理因素引起的 T 波变化称为 T 波正常变异,多与神经生理因素有关。

（一）持续性幼年型 T 波

持续性幼年型 T 波是指在正常人中 $V_1 \sim V_4$ 导联的 T 波出现倒置，据统计占正常成人的 $0.5\% \sim 4.2\%$，常出现在胸壁塌陷的患者中。T 波倒置的特点仅见于 $V_1 \sim V_4$ 导联，V_5、V_6 和肢体导联的 T 波正常。T 波深度一般小于 0.5mV。在深吸气和服钾盐后可使倒置的 T 波变为直立。

（二）神经系统功能变化的 T 波变异

1. 交感神经兴奋，如情绪激动、精神紧张、恐惧和剧烈运动时，T 波常降低，有时倒置；其 T 波变化可自行恢复正常。反之，当迷走神经兴奋时，T 波振幅可明显增高。

2. 自主神经功能紊乱多见于年青女性，心电图多表现为 T 波低平、平坦或倒置。其多见于下壁导联，也可见于心前区导联，站立时描记的心电图比卧位时描记的 T 波改变更为明显。服用心得安后 T 波可恢复正常。

（三）心尖现象的 T 波变异

心尖现象（apex phenomenon）的 T 波变异也称为孤立性 T 波倒置，多见于瘦长形的健康青年人。其发生机制可能是由于心尖与胸壁之间的接触或压力，干扰了心肌复极顺序，而致使 T 波倒置。心电图多见于 V_4 导联，偶见于 V_5 导联。右侧位时可使 T 波恢复直立。

（四）过度呼吸性 T 波改变

正常人过度呼吸时可引起 T 波正常变异。其发生机制与呼吸性碱中毒有关；但也可能由交感神经兴奋早期引起心室肌不协调的复极缩短所致。心电图表现为 T 波倒置呈一过性变化，于过度呼吸后数十秒钟出现，同时多伴有 QT 间期延长。服用心得安可防止过度呼吸后 T 波发生变异。

（五）站立性 T 波变异

站立性 T 波变异多见于自主性神经功能紊乱者，以女性为多。T 波变异可能与站立时交感神经过度兴奋有关。T 波倒置多见于 II 导联。卧位时 II 导联 T 波倒置，站立与深吸气时可使 T 波倒置加深。如果站立时 II 导联 T 波倒置，卧位与深呼气时可使 T 波变为直立。事先服用心得安可预防站立性 T 波变异。

（六）心脏在胸腔中位置变化的 T 波变异

1. 肥胖体形的心脏多呈横位，心电轴多左偏，故在 III 导联的 T 波多表现为倒置。

2. 瘦长体形的心脏多呈垂直位，心电轴多右偏，故在 III 导联的 T 波多表现为直立。

3. "两点半"症候群的 T 波变异多出现于瘦长体形者中，偶可见到正常人 QRS-T 夹角增大。QRS 电轴的最大向量相当于钟表的长针，通常指向 $+90°$。而 T 电轴的向量，相当于钟表的短针，通常指向 $-30°$，类似针表的两点半，故称此现象为"两点半"症候群。心电图表现为 II、III、aVF 导联的 QRS 波群的主波向上，但其 T 波倒置。运动或口服钾盐后，可使 T 波变为直立。

（七）餐后 T 波的变异

餐后交感神经兴奋、心率加快及血钾降低等，可使 T 波发生变异。心电图表现为餐后 30min 内出现 T 波低平、平坦和倒置，尤以 I、II、$V_2 \sim V_4$ 导联的 T 波改变明显。空腹心电图 T 波可恢复正常。餐中加服钾盐 3g 可预防 T 波变异的发生。

（八）冷饮吸烟后的 T 波变异

当食用大量冷饮或过量吸烟，可使 T 波由高变低或由直立变为倒置。

六、QT 间期的正常变异

1. 交感神经兴奋,心率加快,可导致 QT 间期缩短。
2. 迷走神经张力增高,心率减慢,可导致 QT 间期延长。

（王蕊）

第四节　心电图常见伪差

凡不是由于心脏电激动而发生的心电图改变都称为伪差。常见的伪差有如下几种。

一、交流电干扰

心电图机具有很高的灵敏性,极易受外界电流干扰而造成心电图上的伪差。其特点是在全部导联中都可以见到一种很有规律的每秒 50～60 次的纤细波形,干扰严重时可使心电图不整齐。一旦干扰出现,应立即寻找干扰源并排除。常见的干扰源如下:①周围环境有交流电用电设备。②患者肢体接触铁床。③电极板不清洁或生锈,电极板下皮肤准备不得当,电极板捆得过紧或过松。④导联线或地线接触不良或断裂。⑤心电图机性能故障。

二、肌肉震颤

肌肉震颤干扰的频率多在 10～300 次,其特点为一系列快速不规则的细小芒刺样波,使心电图波形失真,甚至无法辨认,易误诊为心房颤动波。引起的原因如下:①被检者精神过度紧张。②室温过低。③电极板与皮肤接触太紧。④检查床过窄,使四肢肌肉不能松弛。⑤病理性抽搐和颤动,如甲亢和震颤麻痹等。

三、心电图基线不稳

基线上下摆动或突然升降,影响对 ST－T 的正确判断。一旦出现,应立即查找原因并予以纠正。常见原因如下:①描记心电图时,患者移动身体或四肢。②呼吸不平稳而致胸导联心电图基线摆动。③电极板生锈,导电糊涂擦过多或过少。④导联线牵拉过紧。⑤电极板与皮肤接触不良。⑥心电图机内干电池耗竭或交流电源电压不稳。

四、导联线连接错误

在描记心电图时,可因一时匆忙或操作不熟练而将导联线接错。常见的差错是将左、右上肢导联线接错,导致描记出的 6 个肢体导联心电图图形酷似右位心,即Ⅰ导联颠倒(Ⅰ导联 P 和 T 波倒置,QRS 波群主波向下),Ⅱ导联与Ⅲ导联互换,aVR 导联与 aVL 导联互换,aVF 导联正常。观察胸导联图形,并无右位心的特征性改变。除上述差错外,还应注意上、下肢导联线连接。辨别导联线是否接错,最简便的方法是观察 aVR 导联的心电图图形,在正常情况下 aVR 导联的 P 波和 T 波都向下,QRS 波群主波也向下,如出现上述错误,一般都会使 aVR 导联的 P 波和 T 波直立向上。凡遇到这种异常改变就应考虑到有导联线连接错误的可能,应立即进行检查,纠正错误连接,再次描记,以免误诊。

五、导联线松脱和断离

描记出的心电图在一段时间内突然无波形出现,极易误认为窦性停搏或窦房阻滞,仔细观察可发现这段记录中无任何电活动。应立即检查电极板连接是否牢固,有无脱落,导联线的线端有无铜丝脱落、折断等情况,并给予相应处理。

六、地线接触不良

地线安装不标准或连接不当,可造成地线接触不良。其心电图表现特点为出现连续的中频率、低振幅、均匀锯齿样波形。出现这类干扰时,经重新调整地线的接触,干扰性伪差即刻消失。地线的另外一个重要作用是防止漏电的心电图机对患者造成生命危险。

七、电极接触不良

常见原因是皮肤电阻率过大或电极板与导联线接头松动或胸前电极吸球漏气。其特点是心电信号突然消失或心电图中的 P 波、QRS 波群、T 波的电压突然变小,以及图形突然变畸形。调节其接触后伪差即可消除。

八、心电图机性能不良

此类伪差常发生在某些陈旧老化的心电图仪器中,因为仪器内部某一集成块老化或出现故障所致。其心电图上表现特点是该类伪差与交流电干扰、地线接触不良和肌肉震颤所致的伪差相似,为高频率、中低振幅、均匀的波动。

九、电话铃或手机信号干扰

因电话或手机离心电图机距离太近引起。其特点是干扰伪差随铃声响而出现,铃声停即消失。这类伪差表现为中低频率、中低幅度、均匀一致的波动。

十、按压定准电压键时间不当

这种伪差是由于按压定准电压键时间不适当而产生。如果将定标方波按压在 P－QRS－T 波群上,可使该波群的图形变形,易误诊为室性期前收缩。

十一、患者体质或病理因素

这种伪差常发生在儿童、过度消瘦、晚期肺心病或恶病质患者,也可发生在精神过度紧张、昏迷、惊厥、脑卒中、偏瘫和震颤麻痹的患者中。其特点表现为基线不稳、基线飘移,或类似肌肉震颤和交流电干扰。这种伪差在操作中难以排除。

(王蕊)

第五节　心房肥大

心房肥大是由于心房肌压力增高及血容量增加导致负荷过重引起的心房扩张而较少出现心房肌增厚,心电图无法准确鉴别心房的肥厚或扩大,故统称为心房肥大。心房肥大是各种器质性心脏病常见的病理性改变之一。

一、右心房肥大

右心房肥大：右心房长期负荷过重，可致右心房压力增高，出现右心房肥大，P波振幅增大，P波时限正常。

（一）病因及产生机制

由于右心房除极的开始与结束都早于左心房，所以右心房肥大时，除极时间不超过正常时限，只表现为P波振幅的增高。常见于先天性心脏病、慢性肺源性心脏病（肺心病）所致的右心房肥大，又称为肺型P波，许多生理性和病理性因素都可引起一过性肺型P波，如运动、心动过速、胸腔内压力增加、房内传导阻滞、急性右心室心肌梗死、肺栓塞等，甲状腺功能亢进也可引起肺型P波。

（二）心电图表现

1.P波电压增高　Ⅱ、Ⅲ、aVF导联出现高而尖的P波，振幅大于0.25mV，称为肺型P波。

2.心房复极波异常改变　右心房肥大时由于心房除极向量增大，心房复极向量（Ta波）也随之增大，其方向与P波相反，表现为PR段轻度下移。P波时限在各个导联上，P波时限一般均不超过0.11s。因为右心房开始除极较早，即使除极时间延长，也不会延长至左心房除极结束之后。

（三）心电图诊断标准

1.P波高尖　在肢体导联中Ⅱ、Ⅲ、aVF导联振幅不小于0.25mV；在胸导联中V_1、V_2导联P波呈正向时，其振幅不小于0.15mV，如P波呈正负双向时，其振幅的代数和不小于0.20mV。

2.P波时限　P波时限一般小于0.11s（图13-1）。

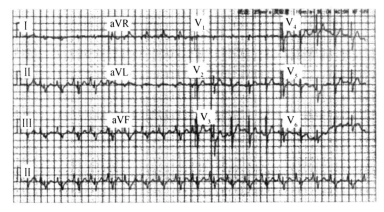

图13-1　右心房肥大

（四）鉴别诊断

1.假性肺型P波　左心房肥大时下壁导联P波电压也可能增高，类似肺型P波。仔细观察，可发现增高的是P波的第2波峰（反映左心房除极），而不是第1波峰（反映右心房除极），$PtfV_1$绝对值$\geqslant$0.04mm·s，若患者合并高血压，可同时出现左心室肥大的心电图改变。

2.低钾血症　低钾血症可能出现P波增高，但还可出现低钾血症的其他心电图改变，如

U波增高、TU融合、ST段压低和QT间期延长等。

3.先天性P波 先天性P波胸导联改变如同肺型P波,不同点为Ⅰ导联电压明显增高,超过Ⅱ、Ⅲ、aVF导联的P波。

4.一过性肺型P波 急性右心室梗死、肺栓塞由于急性右心室负荷过重导致右心房内压力增高,可出现一过性肺型P波,持续时间短暂,可结合临床及其他心电图改变作出鉴别诊断。

5.心房梗死 心房梗死可产生高大变形的P波,酷似心房肥大,但心房梗死常出现PR段明显压低或抬高。

(五)临床意义及评价

引起右心房肥大的病因有原发性肺动脉高压症、肺心病、房间隔缺损、右心室双出口、法洛四联症、三尖瓣下移(爱勃斯坦)畸形、甲亢性心脏病等。病因得到根治以后,右心房肥大的图形可以逐渐减轻甚至消失。器质性心脏病患者P波增大的程度在加重,病情在进展。肺型P波如果合并右心室肥大的心电图改变,则右心房肥大的可能性大大增加。一过性肺型P波可见于右心房压力负荷一过性增加的疾病,如急性右心室梗死、肺栓塞等。偶尔肺型P波可间歇出现,多与心率增快有关,反映间歇性右心房内阻滞,多无病理意义。

二、左心房肥大

左心房肥大:长期左心房负荷增重,为适应病理生理变化的需要,左心房随之肥大,心房除极时间延长,而引起P波时限延长,P波双峰间距增大。

(一)病因及产生机制

由于先除极右心房,后除极左心房,导致左心房除极时间延长,所以左心房肥大时表现为P波时限延长,常见于风湿性心脏病二尖瓣狭窄、高血压性心脏病、冠心病等,也称为二尖瓣型P波。左心功能不全引起左心房负荷增加、左心房内传导阻滞也可引起二尖瓣型P波。

(二)心电图表现

左心房肥大时P向量环向左后上增大,环体时间延长。心电图表现如下。

1.P波时限延长 P波时限不小于0.11s。V_1、V_2、V_3R导联出现以负向波为主的正负双向型P波,PtfV$_1$绝对值不小于0.04mm·s。

2.P波呈双峰型 Ⅰ、Ⅱ、aVL、V_4~V_6导联P波常呈双峰形,第2峰大于第1峰,峰间距大于0.04s。

3.合并房性心律失常 早期以房早多见,以后逐渐发展为房性心动过速(简称房速)、心房扑动(简称房扑)、心房颤动(简称房颤),以房颤最常见。

(三)心电图诊断标准

1.P波宽大呈双峰状,在Ⅰ、Ⅱ、aVL、V_4~V_6导联时限不小于0.11s,两峰间距不小于0.04s。

2.V_1导联可正负双向,PtfV$_1$(V_1导联负向波的时间乘以深度的振幅),绝对值不小于0.04mm·s(图13-2、图13-3)。

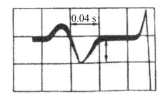

图 13-2　左心房肥大 1

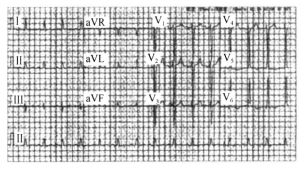

图 13-3　左心房肥大 2

（四）鉴别诊断

房间传导阻滞、左心房负荷增加、心房梗死、慢性缩窄性心包炎等,均可出现二尖瓣型 P 波样改变,应注意鉴别。

1. 左心房内不完全性房室传导阻滞　左心房内 Bachman 束发生断裂、变性或纤维化可导致左心房内不完全性传导阻滞,可见于冠心病、高血压等。其心电图表现类似二尖瓣型 P 波,不同点在于各种检查手段均不能证明左心房肥大的存在。

2. 左心功能不全引起的左心房负荷增加　心电图常可出现 $PtfV_1$ 绝对值$\geqslant 0.04mm \cdot s$,也可出现 P 波增宽和 P 波双峰。临床上有引起左心功能不全的病因和临床表现,心电图改变多为一过性。

3. 慢性缩窄性心包炎　由于瘢痕组织压缩心房,除了产生二尖瓣型 P 波外,还可出现 QRS 波群低电压,多数导联 T 波普遍低平、倒置。鉴别时主要依据临床病史和临床资料。

（五）临床意义及评价

凡是引起左心房负荷增重的疾病,最终都将导致左心房肥大。常见的病因是风湿性心脏病(简称风心病)、二尖瓣病变,故又有二尖瓣型 P 波之称,其他病因有高血压、心肌病等。左心房肥大常伴发各种类型的房性心律失常。左心房肥大的程度越严重,房性心律失常的发生率越高。药物或电击复律难以转复窦性心律。$PtfV_1$ 绝对值$\geqslant 0.04mm \cdot s$,不仅是诊断左心房肥大的一项敏感指标,在很多场合,有其特殊的诊断价值。例如,急性心肌梗死患者出现 $PtfV_1$ 绝对值$\geqslant 0.04mm \cdot s$,反映左心功能不全,随着病情变化而改变;慢性肺心病患者出现 $PtfV_1$ 绝对值$\geqslant 0.04mm \cdot s$,反映合并有冠心病的可能。

三、双侧心房肥大

双侧心房肥大:同时具有左心房肥大和右心房肥大的心电图特征。

（一）病因及产生机制

先除极右心房,后除极左心房,由于右心房与左心房除极时间均延长,所以双侧心房肥大时各自增大的除极向量均可以显示。

（二）心电图特征

1.P 波高尖，其振幅≥0.25mV，P 波时限≥11s。

2.PtfV₁ 呈正负双向，正向波高尖振幅≥0.15mV，负向波宽而深，PtfV₁ 绝对值≥0.04mm·s。

（三）临床意义

心电图诊断双侧心房肥大不像诊断双侧心室肥大那样困难，因为右心房肥大和左心房肥大各自影响 P 波的不同部分。双侧心房肥大常见于严重器质性心脏病，例如，严重的先心病患者，开始自左向右分流，当肺动脉压力超过左心室压力以后，又出现右向左分流，引起双侧心房负荷增重。其他病因有风心病，扩张型心肌病等。双侧心房肥大易致各种类型的房性快速心律失常，同时伴发多种类型的室性心律失常（图 13－4）。

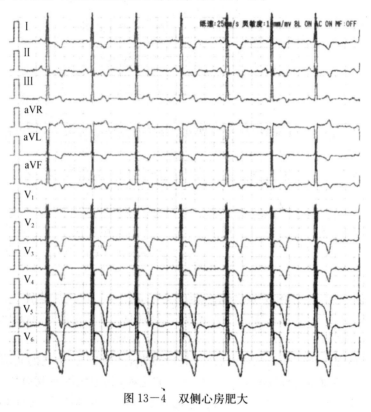

图 13－4　双侧心房肥大

（王蕊）

第六节　心室肥大

心室肥大可为单侧或双侧，其主要病理改变为心室纤维增粗、增长，而肌纤维数量并不增多。在心室肥厚的同时，常伴有心室扩张，故一般统称为心室肥大。引起左心室肥大的机制不外乎收缩期负荷过重和舒张期负荷过重。前者常见的病因为高血压、主动脉狭窄；后者常见的病因为主动脉瓣关闭不全、左向右分流的先天性心脏病等。在一定时间内，前者以心室肥厚为主，后者以心室扩大为主。不论心室肥厚或心室扩张，都会影响到心肌的除极和复极过程，其心电图主要表现为心室肌除极向量增大，QRS 波群电压增高和心电轴偏移，QRS 波群时限延长和 ST−T 改变。

一、左心室肥大

(一)心电图表现

1. QRS 波群电压增高

(1)肢体 QRS 波群电压增高:当 QRS 向量偏向左上时,$R_{aVL}>1.2mV$,$R_1+S_{III}>2.5mV$。当 QRS 向量向左下偏移时,$R_{aVF}>2.0mV$。

(2)胸导联 QRS 波群电压增高:左胸导联 R 波增高,$R_{V5}>2.5mV$。右胸导联 S 波增深,$R_{V5}+S_{V1}>4.0mV$(男性),或 $R_{V5}+S_{V1}>3.5mV$(女性)是诊断左心室肥大比较敏感的指标。

2. QRS 波群时限延长 左心室肥大时,QRS 波群时限可轻度延长,但很少超过 $0.10\sim0.11s$。

3. QRS 电轴左偏 约 65% 的左心室肥大者电轴轻度左偏,一般不超过 $-30°$。电轴左偏对诊断左心室肥大仅有参考价值。

4. 继发性 ST−T 改变 在 QRS 波群主波向上的导联,如 I、II、aVL、左胸导联 ST 段下移大于 0.05mV,T 波低平、双向或倒置。右胸导联可出现对应性 ST−T 改变:ST 段斜直型抬高,T 波高耸。如果兼有 QRS 波群电压增高和 ST−T 改变,则左心室肥大的诊断很少为假阳性。

5. 其他心电图改变 胸导联 R 波递增不良(有时 V_1、V_2 甚至 V_3 导联均呈 QS 型)、左胸导联 Q 波缩小或消失、U 波倒置等。

(二)诊断标准

1. 肢体导联 QRS 波群电压增高 $R_{aVL}>1.2mV$,$R_1+S_{III}>2.5mV$,$R_{aVF}>2.0mV$。

2. 胸导联 QRS 波群电压增高 $RV_5>2.5mV$,$R_{V5}+S_{V1}>4.0mV$(男性),或 $R_{V5}+S_{V1}>3.5mV$(女性)是诊断左心室肥大比较敏感的指标。

3. QRS 波群时限延长,但一般不超过 0.11S。

4. QRS 电轴左偏,但一般不超过 $-30°$。

5. ST−T 改变 左心室外膜面导联 ST 段下移大于 0.05mV,T 波低平、双向或倒置。

(三)鉴别诊断

应注意与引起左心室外膜面导联电压增高,如胸壁较薄(瘦长体形)的年轻人、预激综合征等相鉴别。

1. 左胸导联高电压 某些胸壁薄的儿童、青少年在 V_5、V_6 导联出现高 R 波(R 波电压>2.5mV),可能被误诊为左心室肥大。其与左心室肥大的不同点如下:临床无引起左心室肥大的病因;肢体导联 QRS 波群电压多正常;左胸导联无 ST−T 改变。

2. 前间壁心肌梗死 某些左心室肥大者 V_1、V_2 甚至 V_3 导联出现 QS 型,可能被误诊为前间壁心肌梗死。其与前间壁心肌梗死不同点如下:①QS 波不会累及 V_1 导联,也不会出现于 I、aVL 导联。②QS 波光滑锐利,无顿挫。③可伴有右胸导联 ST 段斜直型抬高和 T 波高耸,且稳定不变。④降低一个肋间记录 $V_1\sim V_3$ 导联可有 r 波出现。⑤V_5、V_6 导联无病理性 Q 波出现,V_5、V_6 导联电压增高。

3. B 型预激综合征 B 型预激综合征在胸导联出现高 R 波及继发性 ST−T 改变,鉴别点在于 PR 间期缩短及预激波的存在。

(四)临床意义和评价

高血压患者出现明确左心室肥大心电图改变者,病死率高于相同水平血压而无左心室肥大者。心电图检查诊断左心室肥大敏感性较差,远不如超声心动图检查等先进诊断技术,但其费用低廉、操作简便、重复性好,仍不失为诊断左心室肥大的辅助检查方法。在诊断中应注意结合临床分析。但心电图诊断左心室肥大的特异性较好,心电图出现左心室肥大的明确表现则高度提示器质性心脏病的存在,心电图还可作为肥厚型心肌病的筛选(图13-5、图13-6)。

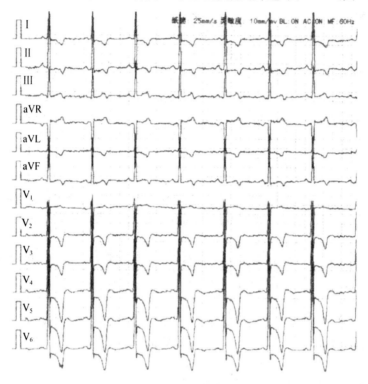

图13-5 左心室肥大伴心肌劳损

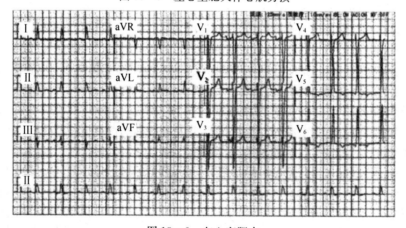

图13-6 左心室肥大

二、右心室肥大

(一)心电图表现

1.QRS波群电压改变

(1)肢体导联 $R_{aVR} > 0.5mV$, $R_{III} > R_{aVF} > R_{II}$。

(2)胸导联 $R_{V_1}>1.0mV$，$R_{V_1}+S_{V_5}>1.2mV$，RV_1 导联 $R/S>1$ 是诊断右心室肥大的一个重要条件。

2.QRS 电轴右偏　正常成人电轴右偏很少超过 $+90°$，电轴右偏超过 $+110°$ 也是诊断右心室肥大的重要条件之一。

3.ST－T 改变　V_1 导联 ST 段轻度下移，T 波双向或倒置。特别在 V_1 导联呈 qR 型或 R 型，V_1 的 $R/S>1$ 时，出现 ST 段下移、T 波倒置，则诊断意义较大。R 波增大越显著，ST－T 改变越明显。

4.rS 型右心室肥大　在慢性肺源性心脏病（肺心病）患者，常出现 rS 型右心室肥大（偶尔也可见于其他原因引起的右心室肥大），$V_1 \sim V_6$ 导联均出现 rS 型，偶呈 QS 型，额面电轴右偏，并可出现肺型 P 波与肢体导联 QRS 波群低电压。

（二）心电图诊断标准

1.QRS 波群电压改变肢体导联 $R_{aVR}>0.5mV$，$R_{Ⅲ}>R_{aVF}>R_{Ⅱ}$，胸导联 $R_{V_1}>1.0mV$，$R_{V_1}+S_{V_5}>1.2mV$，V_1 导联 $K/S>1$，是诊断右心室肥大的一个重要条件。

2.QRS 电轴右偏　电轴右偏超过 $+110°$ 也是诊断右心室肥大的重要条件之一。

3.显著顺钟向转位，$V_1 \sim V_6$ 导联均呈 rS 型。

4.ST－T 改变　V_1 导联 ST 段轻度下移，T 波双向或倒置。特别在 V_1 导联呈 qR 型或 R 型，V_1 导联 $R/S>1$ 时，出现 ST 段下移、T 波倒置，则诊断意义较大。R 波增大越显著，ST－T 改变越明显。

（三）鉴别诊断

应注意与引起 QRS 电轴右偏和右胸导联高 R 波等鉴别。

1.左后分支阻滞　右心室肥大常出现 QRS 电轴右偏。左后分支阻滞胸导联 QRS 波群无明显改变，可伴有下壁、后壁心肌梗死。

2.正后壁心肌梗死　右心室肥大 V_1、V_2 导联常出现高 R 波，应与正后壁心肌梗死相鉴别。正后壁心肌梗死 V_1、V_2 导联 R 波增宽（0.04～0.06s），T 波高耸，后壁可见病理性 Q 波。

3.前间壁心肌梗死　右心室肥大时 V_1、V_2 导联常出现 qR 型，应与前间壁心肌梗死相鉴别。其不同点如下：①前者降低一个肋间描记 $V_1 \sim V_3$ 导联可出现 rS 型，后者无变化。②前者 $V_1 \sim V_3$ 导联 ST 段压低、T 波倒置；后者 ST 段弓背向上抬高，有一定的演变规律。③前者尤其是慢性肺源性心脏病引起的右心室肥大随着病情好转，$V_1 \sim V_3$ 导联 QS 型可逐渐转变为 rS 型，后者持续不变。④前者多伴有 QRS 电轴右偏、肺型 P 波，后者无此心电图变化。

（四）临床意义及评价

正常情况下，右心室壁厚度只有左心室壁厚度的 1/3，其除极产生的向右前的 QRS 向量基本上被左心室除极产生的向左后的 QRS 向量所抵消。右心室轻度肥厚时，其产生的除极向量仍然被抵消，只有当右心室肥厚达相当程度时，其产生的向量才会影响 QRS 波群综合向量的方向和大小，心电图才会表现右心室肥大的特征。因此，心电图诊断右心室肥大敏感性比左心室肥大低，仅为 20%～40%，但特异性高。诊断时需结合临床。临床上闻及有类似功能性杂音的患者心电图出现 rSR′型右心室肥大，高度提示房间隔缺损。若出现不明原因的呼吸困难患者心电图出现急性右心室负荷过重的表现时，高度考虑肺栓塞的可能性。肺动脉狭窄和法洛四联症均出现右心室肥大，可根据导联 QRS 波群和 T 波变化，有助于鉴别（图 13－7 至图 13－9）。

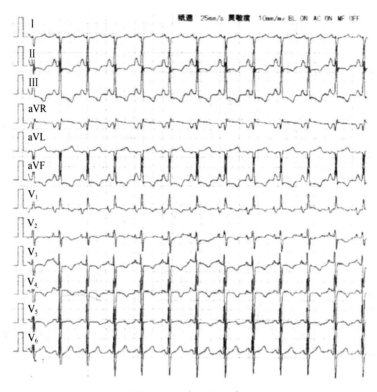

图 13-7　右心室肥大 1

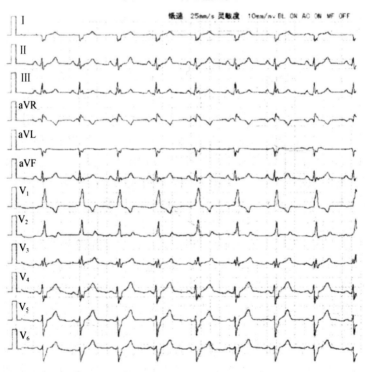

图 13-8　右心室肥大 2

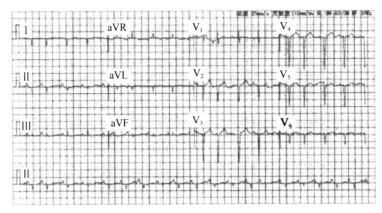

图 13－9 右心室肥大 3

三、双侧心室肥大

双侧心室产生的向量相等，可相互抵消，心电图无心室肥大的表现；如果一侧心室产生的向量占优势时，则表现为该侧心室肥大的图形，通常以左心室肥大多见。少数情况下，双侧心室肥大的心电图特征都能表现出来。

（一）心电图诊断标准

1. 心电图同时出现右心室肥大和左心室肥大的一项和多项诊断标准。

2. 胸导联出现左心室肥大图形，同时出现以下心电图改变之一者：①额面 QRS 电轴右偏超过＋90°。②显著顺钟向转位。③V_1 导联 R/S＞1。④$V_5 \sim V_6$ 导联 R/S＜1。⑤右心房肥大。⑥aVR 导联 R/Q＞1，R 波振幅＞0.5mV。

（二）临床意义及评价

心电图诊断双侧心室肥大敏感性很差，特异性较好。一些左向右分流的先天性心脏病出现双侧心室肥大，提示出现肺动脉高压和艾森曼格（Eisenmenger）综合征，应用时应结合临床分析（图 13－10）。

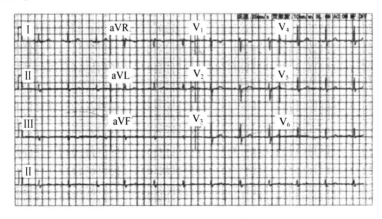

图 13－10 双侧心室肥大

（王蕊）

第七节 心肌梗死

一、心肌梗死的定义与分类

（一）概述

心肌梗死（MI）是指因持久而严重的心肌缺血所致的部分心肌急性坏死。心肌梗死大多数是由于冠状动脉急性闭塞所致。在冠状动脉粥样硬化基础上形成急性血栓。急性心肌梗死的发生与闭塞冠状动脉的大小、闭塞的时间及梗死前有无侧支循环形成、缺血预适应等情况有关。冠状动脉痉挛或痉挛合并血栓形成也可导致某一支冠状动脉阻塞而引起相关部位心肌梗死。其最主要的病理变化是在梗死中心区出现心肌坏死，坏死区的周围为严重的心肌损伤带，最外围为心肌缺血带。

心肌梗死好发于左心室前壁、下壁、侧壁、正后壁和前后间壁，通常与供应该区域血液的冠状动脉分支血管病变相对应。如：前降支阻塞可引起左心室前壁、前间隔、前内乳头肌及左心室下侧壁心肌梗死；回旋支阻塞则引起左心室高侧壁、左心室膈面及左心房梗死；左冠状动脉主干闭塞则引起左心室广泛前壁梗死；右冠状动脉阻塞则发生左心室膈面、后间隔及右心室梗死。

心电图在急性心肌梗死的临床诊断、鉴别诊断、治疗和预后判断方面起着重要作用，以胸痛为主要症状的患者，首诊应是 18 导联心电图检查。

（二）心肌梗死的分类

按病变分布范围和心电图表现，心肌梗死可分为 Q 波型心肌梗死和非 Q 波型心肌梗死或 ST 段抬高型心肌梗死和非 ST 段抬高型心肌梗死。根据病程又可分为急性心肌梗死和陈旧性心肌梗死（急性心肌梗死发病一个月后）。

1. 根据是否存在 Q 波分类

（1）Q 波型心肌梗死：心肌梗死部位出现异常坏死型 Q 波伴有 ST－T 动态演变过程。

（2）非 Q 波型心肌：梗死曾称为"心内膜下心肌梗死"或"非透壁性心肌梗死"，梗死部位无坏死型 Q 波出现，仅有 ST－T 动态演变过程。

2. 根据 ST 段缺血型变化分类 该分类更有利于心肌损伤、梗死的早期诊断，可及时进行溶栓、PCI 等灌注治疗，挽救濒死的心肌，缩短病程，改善预后，近年来已为临床广泛应用。

（1）ST 段抬高型心肌梗死（STE MI）两个或两个以上相邻导联 ST 段损伤型抬高大于 0.20mV，常达 0.5mV 以上，此时可无坏死型 Q 波出现，溶栓再通或 PCI 再通，ST 段迅速回落大于 50% 或回落至基线上。再通失败者发展成为 Q 波型心肌梗死以后，ST 段开始回落，直至降落至基线上。这一过程可持续长达数日至数月。如有室壁瘤形成，ST 段可持续抬高，病死率随 ST 段抬高的心电图导联数增加而增高。

（2）非 ST 段抬高型心肌梗死（NSTE MI）：心电图表现为 ST 段不抬高或 ST 段压低，甚至仅有 T 波倒置。ST 段显著下降高于 0.20mV 伴有 T 波的演变，可明确诊断非 ST 段抬高型心肌梗死。但对于 ST 段压低程度达 0.15mV 左右，而又无明显的 T 波演变则要注意与心肌缺血鉴别（图 13－11）。

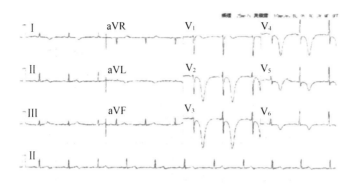

图 13-11　非 ST 段抬高型心肌梗死一例

二、心肌梗死心电图的基本图形

(一)基本图形

心肌严重而持久的急性缺血可产生一系列特征性的心电图改变,其基本图形有如下三种:①缺血型 T 波改变。②损伤型 ST 段改变。③坏死型 Q 波或 QS 波。

1.缺血型 T 波改变　冠状动脉闭塞初期,心肌缺血、缺氧仅影响心肌细胞复极过程,出现 T 波改变。心内膜下心肌缺血表现为面对缺血区域的导联 T 波直立高耸,两肢对称。心外膜下心肌缺血表现为面对缺血区域的导联 T 波倒置,双肢对称。

2.损伤型 ST 段改变　缺血时间延长,缺血程度加重,可出现 ST 段偏移。心内膜下心肌损伤时,ST 段呈下斜型或水平型下降。心外膜下心肌损伤时,ST 段呈损伤型抬高,透壁性心肌损伤,ST 段进一步抬高形成"单向曲线"。急性心肌梗死引起的损伤型 ST 段抬高的程度较重,一般在 0.1mV 左右,严重者可达 0.30mV 以上,甚至形成"单向曲线",损伤型 ST 段抬高是急性心肌梗死最具有诊断意义的特征。ST 段抬高仅出现在损伤区的导联,损伤型 ST 段的演变十分迅速,短时间内可出现显著的动态变化。

3.坏死型 Q 波或 QS 波　心肌损伤进一步加重后,心肌细胞变性、坏死,丧失了电活动,坏死区域的导联出现异常 Q 波。典型的急性心肌梗死会出现 Q 波,又称为坏死型 Q 波或病理性 Q 波,标志着心肌梗死已经形成。坏死型 Q 波的特点是宽大、较深,可伴有对应导联上的镜像改变。一般来说,Q 波的宽度和深度代表了心肌坏死的范围,出现 Q 波的导联越多,心肌梗死的范围越广。

坏死型 Q 波的诊断标准如下:Q 波时限>40ms,Q 波与 R 波振幅比值>1/4,当 Q 波振幅超过 0.3mV 时,则必然伴随 R 波振幅的明显降低。

伴随坏死型 Q 波的 QRS 波群可有以下几种形态。

(1)QS 型:多见于 R 向量偏小的 V_1~V_3 导联。

(2)QR 或 Qr 型:Q 波增宽(>0.04s)并加深,以及 R 波减小。

(3)Q 波的镜像改变:若心肌梗死出现在对侧心室壁(如正后壁),可见胸导联(V_1)R 波增高而无异常 Q 波。

(4)QRS 波群振幅正常顺序的改变:多见于胸导联 R 波递增不良。

(二)心肌梗死的图形演变及分期

心肌梗死除具有典型特征外,其图形演变也有一定的特异性,急性 Q 波型心肌梗死,观察及时可记录到早期、急性期、近期及陈旧期的图形演变(图13—12)。

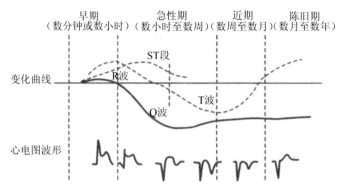

图13—12 心肌梗死的图形演变及分期

1.早期 早期也称超急性期或超急性损伤期,在心肌梗死后即刻出现,时间为数分钟或数小时,首先出现心内膜下的心肌缺血,其特点如下。

(1)T波增高变尖:最早出现,能定位诊断。

(2)ST段抬高:冠状动脉阻塞以后,于T波增高的同时,ST段立即抬高,抬高的程度不断加重,心电图上ST—T呈现单向曲线。部分患者在对应导联上ST段压低。

(3)急性损伤性阻滞:损伤区域的心肌组织出现传导延缓,表现为QRS波群时限延长,QRS波群振幅有所增加。

2.急性期 急性期又称充分发展期,始于心肌梗死后数小时或数周,持续数周,其特点如下。

(1)出现坏死型q、Q或QS波。

(2)ST段起始部呈弓背向上抬高,抬高到一定程度后逐渐下降至基线或接近基线。

(3)直立的T波开始降低,T波可演变为后支开始(向下)倒置,并逐渐加深。

(4)坏死型Q波、损伤型ST段抬高、缺血型T波倒置可同时并存。

3.近期 近期又称亚急性期或新近期,指心肌梗死后数周至数月(可长达3～6个月),其特点如下。

(1)抬高的ST段基本恢复正常,坏死型Q波持续存在。

(2)倒置波逐渐变浅,恢复正常或趋于恒定不变。

4.陈旧期 陈旧期又称愈合期,指心肌梗死后3～6个月或更久,其特点如下。

(1)坏死型Q波保留或变得不典型,QS波或Q波转为QR、Qr或q波,部分导联甚至消失。

(2)ST—T已回落至基线,不再变化,如持续抬高达3～6个月者,提示有室壁瘤形成。ST段再次抬高者提示再次心肌梗死。

(3)T波恢复正常。心肌梗死外周心肌缺血者,T波倒置。

三、心肌梗死的定位诊断

(一)常见心肌梗死部位的定位诊断

常见心肌梗死部位的定位诊断如表13—1所示。

表 13－1　常见心肌梗死部位的定位诊断

导联	梗死部位										
	前壁间隔部	前壁心尖部	前外侧壁	广泛前壁	下壁(膈面)	后壁	下壁及后壁	后外侧壁	高侧壁	下侧壁	右心室
V_1	+		(−)	+		−	−	−			
V_2	+		(−)	+		−	−				
V_3	+	(+)		+		(−)	(−)				
V_4		+	(+)	+		(−)	(−)			+	
V_5		(+)	+	+						+	
V_6			+	+				+		+	
V_7						+	+	+			
V_8						+	+	+			
V_9						+	+				
aVR											
aVL			+	+	−			+	+		
aVF			−	−	+		+	+		+	
Ⅰ			+	+					+		
Ⅱ			(+)	(+)	+		+	+		+	
Ⅲ			−	−	+		+	+		+	
VE(剑突导联)	+			+	+			+			
E(食管导联)					(+)	+	+				
V_3R											+
V_1R											+
V_5R											+

注：＋,该导联出现典型梗死图形(Q波、ST段抬高、T波倒置,R波减小或消失);−,与＋相反的改变(R波增高、ST段压低、T波直立明显);(＋),可能有典型梗死图形;(−),可能有与(＋)相反的改变图形。

发生心肌梗死部位与冠状动脉分支的供血区域有关,在心肌梗死时,Q波通常集中出现在心电图的某一区域,这一区域反映了某一特定的冠状动脉分布。当确定出现 Q 波时,结合冠状动脉解剖知识分析邻近导联是有临床意义,例如出现下壁心肌梗死时,则必须谨慎分析是否存在后壁、侧壁和右心室心肌梗死。

(二)不同部位的心肌梗死心电图

1.急性前间壁心肌梗死　急性前间壁心肌梗死的波形特征主要反应在 $V_1 \sim V_3$ 导联上出现心肌梗死性 q 波、Q 波或 QS 波,损伤型 ST 段抬高及缺血型 T 波演变(图 13－13)。

2.急性前壁心肌梗死　急性前壁心肌梗死,$V_2 \sim V_4$ 导联出现坏死型 Q 波或 QS 波,损伤型 ST 段抬高及缺血型 T 波演变(图 13－13)。

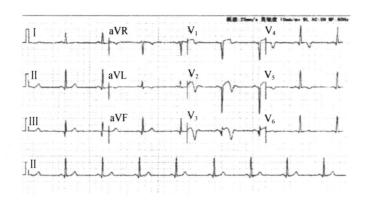

图 13—13　急性前间壁、前壁心肌梗死

（三）急性前侧壁心肌梗死

急性前侧壁心肌梗死，V_4～V_6 导联出现坏死型 Q 波或 QS 波，ST 段弓背型抬高及缺血型 T 波演变。

（四）急性高侧壁心肌梗死

急性高侧壁心肌梗死时，Ⅰ、aVL 导联同时出现坏死型 Q 波及 ST 段弓背型抬高和缺血型 T 波演变。

（五）急性广泛前壁心肌梗死

急性广泛前壁心肌梗死，Ⅰ、aVL，V_1～V_6 导联同时出现坏死型 Q 波及 ST 段弓背型抬高和缺血型 T 波演变（图 13—14）。

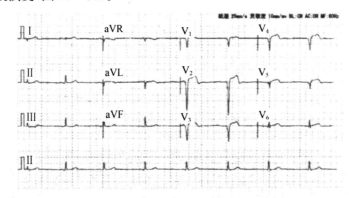

图 13—14　急性广泛前壁心肌梗死

（六）急性下壁心肌梗死

急性下壁心肌梗死，Ⅱ、Ⅲ、aVF 导联同时出现坏死型 Q 波及 ST 段弓背型抬高和缺血型 T 波演变（图 13—15）。

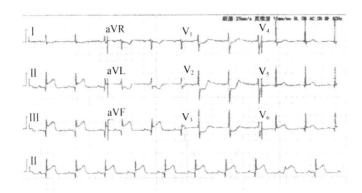

图 13－15　急性下壁心肌梗死

（七）急性后壁心肌梗死

急性后壁心肌梗死时，$V_7 \sim V_9$ 导联同时出现坏死型 Q 波，ST 段弓背型抬高，T 波倒置，若不合并前间壁心肌梗死时，对应 V_1 导联 R 波增高。急性后壁心肌梗死容易漏诊，原因是习惯上忽略了加做 $V_7 \sim V_9$ 导联（图 13－16）。

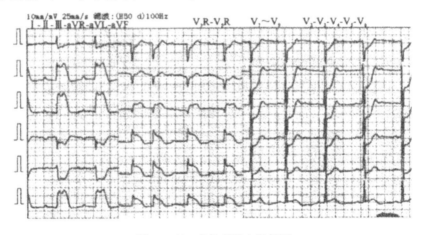

图 13－16　急性后壁心肌梗死

四、特殊类型的心肌梗死

（一）急性无 Q 波型心肌梗死

未出现 Q 波的心肌梗死曾称为非透壁性心肌梗死，在心电图上主要表现为 ST 段抬高及 T 波倒置，QRS 波群变化不明显或有等位性 Q 波变化。等位性 Q 波是指心肌发生梗死，但因某种原因未形成典型的坏死型 Q 波，而产生各种特征性 QRS 波群的形态改变。这种 QRS 波群的形态改变和病理性 Q 波一样，可以用于心肌梗死的诊断。

1.ST 段的改变　心内膜下心肌损伤表现为 ST 段的显著下降。下壁心内膜下心肌损伤时，Ⅱ、Ⅲ、aVF 导联 ST 段急剧下降。前壁心内膜下心肌损伤时，$V_2 \sim V_4$ 导联的 ST 段显著下降。ST 段下降的变化规律是发病开始 ST 段突然下降，然后逐渐加剧，持续数 FI 或数周后，ST 段又逐渐回到基线。

2.T 波改变　在 ST 段显著下降的导联上 T 波由直立转为倒置并逐渐加深，呈冠状 T 波样改变。一般 V_3、V_4 导联 T 波倒置最深，持续数日后波倒置逐渐变浅，QT 间期延长。T 波倒置最深时,QT间期延长最明显。

3. QRS波群的改变 急性心内膜下心肌梗死时,相应导联的QRS波群可以没有明显的变化,也可出现等位性Q波。左心室游离壁心内膜下心肌梗死时,坏死心肌厚度超过左心室壁厚度的1/2时才会出现坏死型Q波,如果坏死层小于左心室壁的1/2厚度时,可能不出现Q波,仅出现R波振幅显著减小,有时伴S波加深。例如左心室侧壁心内膜下心肌梗死时,$V_1 \sim V_6$导联的R波显著减小。需要注意的是,当急性心肌梗死累及室间隔的左侧面时,不论是透壁性还是非透壁性心肌梗死,在V_1、V_2导联QRS波群均呈QS型。有时,心肌梗死合并左束支阻滞、预激综合征,其坏死型Q波能够被掩盖,也表现为无Q波型心肌梗死。

(二)右心室梗死

右心室供血多来自右冠状动脉右心室支,但少数患者的右心室前壁心肌由左前降支供血,右心室受累与前壁和下壁(包括后壁)梗死同时发生的概率相等。右心室前壁梗死范围小,约为右心室的1%,主要位于右心室心尖部附近。左心室前壁梗死患者可并发右心室前壁梗死,右心室梗死伴左心室下壁梗死在临床上多见,亦十分重要。

右心室梗死比较常见,病理上均为片状和多灶性,缺少大片融合的瘢痕组织。右心室壁比左心室壁薄,电位低,发生梗死时心电图表现不典型,且常规12导联心电图对其无定位意义。

右心室梗死时,心电图的QRS波群改变(呈Qr型或QS型)和ST段急性变化在$V_{3R} \sim V_{6R}$、$V_1 \sim V_2$及中胸与右胸骨旁导联最显著。右前胸$V_1 \sim V_3$导联,甚至前胸$V_1 \sim V_5$导联ST段的升高可为右心室梗死所致,而并非左心室前壁梗死。ST段变化幅度由右至左逐渐下降,而前胸导联无异常Q波的演变。右前胸导联ST段升高持续时间短暂,一半患者在胸痛发作10h内即恢复正常。右前胸导联ST段升高的幅度大于或等于0.1mV时,其诊断的特异性较高,但敏感性相对降低;若按升高0.05mV诊断则特异性降低。更有实际意义的是V_{4R}导联,有学者认为该导联的ST段升高0.05mV即有高度敏感性和特异性。有学者观察了11例已证实右心室梗死的病例,其中4例$V_1 \sim V_3$导联的QRS波群为QS型,3例伴有ST段升高,提示左心室前间壁梗死,但冠状动脉造影证实左前降支没有明显病变,而右冠状动脉近端均完全闭塞。这说明,右心室梗死的心电图改变也会出现在$V_1 \sim V_3$导联。

综上所述,右心室心肌梗死常常合并左心室下壁心肌梗死。为了防止右心室心肌梗死的漏诊,对于急性下壁心肌梗死的患者,除12导联心电图外,还应常规记录$V_{3R} \sim V_{5R}$、$V_1 \sim V_9$导联心电图。V_{3R}和V_{4R}导联QRS波群出现QS型或Qr型及ST段升高(甚至为弓背向上)不低于0.05mV具有高度特异性和敏感性,ST段的升高持续时间短暂,一般在24h内消失,此外,CR4导联(电极位于右锁骨中线第5肋间)的ST段升高0.1mV亦有诊断意义。

需要注意右前胸导联的电极位置,如果高出1个肋间后正常rS波变成QS波,则QRS波群形态只能作为参考。临床上也可遇到右束支阻滞伴右心室梗死,由于右束支阻滞多发生于急性前壁心肌梗死,若在下壁心肌梗死时出现则表明右心室受累;若伴正后壁心肌梗死时,V_1导联的ST段可不升高,因为正后壁梗死时V_1导联ST段应降低,使二者得以抵消而处于等电位线。

右心室梗死常需结合临床和血流动力学改变方能确定诊断,还应排除心包填塞、缩窄性心包炎及急性肺动脉栓塞等。

(三)心房梗死

心室发生梗死时,心房亦可能受累。但在临床,心房梗死诊断率很低。在两个心房中,右心房梗死比左心房梗死多见，心耳部的梗死又比心房侧壁多，是因为左心房血氧含量高，对左心房壁有保护作用。心房梗死可伴发心房破裂和房性心律失常。如果不伴随心室肌梗死，心房梗死几乎不可能从心电图上独立被进行诊断。

当心室肌梗死合并如下心电图改变及临床背景时，可考虑同时伴有心房梗死。

1. PR段移位　PR段移位是心房梗死最具有特异性的心电图特征。Ⅰ导联中PR段抬高是诊断心房梗死最有价值的指标，一旦出现，应考虑心房梗死。一般认为，Ⅰ导联PR段抬高或压低大于0.05mV，Ⅱ、Ⅲ导联PR段压低大于0.12mV，应考虑有心房梗死。

2. P波形态动态改变　特别是P波增宽及形态畸形，表现为M型、W型、不规则型或切迹型P波时，提示有心房内阻滞的表现。

3. 伴发持续时间较长的房性异位心律　可出现房性期前收缩、房性心动过速、心房扑动或心房颤动，特别是没有心力衰竭情况下出现的房性心律失常。心房梗死伴发房性心动过速的发生率约为11%，伴发心房扑动或心房颤动的发生率约为13%。房性快速心律失常的发生机制与心房肌缺血、房内传导速度异常、心房电活动不稳定和左心功能不全等情况有关。

4. 对应性心室梗死的存在　一般情况下，右心房由右冠状动脉供血，左心房由左冠状动脉回旋支供血。因此，如果患者有右心室或左心室侧壁梗死，结合上述表现应考虑存在心房梗死。

（四）再次心肌梗死

再次心肌梗死（简称再梗死）是指心肌梗死发生以后，再次发生了新的心肌梗死。心肌梗死多由病变血管内血栓形成造成血管闭塞引起。血管再通以后，病变部位依然存在着不稳定因素，例如，斑块破裂可再次诱发血栓形成而引发再梗死。冠状动脉粥样硬化病变的迅速进展，也容易引发再梗死。再梗死可以发生在原梗死区的毗邻部位或远离原梗死区的部位，但常发生在原梗死部位。在原陈旧性心肌梗死部位的基础上又发生了急性心肌梗死，原来可能为无Q波型（非透壁性）心肌梗死，再次梗死后成为Q波型（透壁性）心肌梗死。心肌梗死可有多种不同类型的组合，如原来是前壁心肌梗死，后又发生前侧壁心肌梗死，原为后壁心肌梗死，后又发生下壁心肌梗死等。

再梗死的心电图可有以下表现。

1. 原部位的再梗死　原部位的再梗死主要表现为无Q波型心肌梗死变成Q波型心肌梗死，原来的Q波或q波变宽、变深，或原Q波已经基本或完全消失后再次显现，同时伴随ST段弓背型抬高及T波的演变。

2. 新的邻近部位的梗死　心电图上表现为原梗死区附近的导联出现急性心肌梗死的图形变化，如ST段弓背型抬高、T波倒置和Q波形成。

3. 对侧部位出现新的心肌梗死　如果梗死面积、深度与原陈旧性心肌梗死大致相同，在心电图上可能表现为原陈旧性心肌梗死的Q波消失。如果再梗死的部位与其相对应，但梗死范围较小，那么再梗死的图形特征可被掩盖。

4. 原陈旧性心肌梗死　突然出现肺型P波，PtfV₁异常、QRS波群低电压、明显切迹、QRS波群时限延长、ST-T演变、心律失常等，提示再梗死。

五、陈旧性心肌梗死

与急性心肌梗死相比，心电图对于陈旧性心肌梗死的诊断却困难得多，因为梗死的陈旧期往往只遗留异常 Q 波，ST－T 改变多已恢复，而导致或影响 Q 波产生的因素较多，因此，不能单靠心电图诊断陈旧性心肌梗死，特别是患者既往有急性心肌梗死病史应结合临床和其他检查。

（一）坏死型 Q 波

陈旧性心肌梗死的最主要心电图表现是存在坏死型 Q 波，即心室的初始除极异常，ST－T 异常此时已恢复正常或无特异性。

1．心电图特点　陈旧性心肌梗死心电图 QRS 波群表现的最初 0.03～0.04s 的初始向量异常（在某些导联上表现为异常 Q 波）与急性心肌梗死相似，因此其分析和判定方法也同急性心肌梗死。根据左心室节段的不同，可分以下三种情况。

（1）V_1、V_2 导联：右侧前胸 V_1、V_2 导联一般认为是诊断前间壁心肌梗死的较好导联，因此出现 Q 波时应考虑该部位的心肌梗死。但这两个导联出现的异常 Q 波或 QS 波可由其他原因引起。除心肌梗死以外，下列情况也可在 V_1、V_2 导联出现 Q 波或 QS 波：①正常初始 0.03～0.04s 的 QRS 向量指向左下方（略向后），右侧胸导联的电极位置稍有变动，即可在 V_1 导联上出现 Q 或 QS 波。②当 QRS 向量指向左后时（如横位心脏、左心室肥大、左束支阻滞），V_1、V_2 导联可记录出 QS 波。③高度肺气肿患者，由于膈肌下降，整个 QRS 环位置下移并指向后方，此时 V_1、V_2 甚至 V_3 导联都可记录出 QS 波。此时，可将记录电极向下移动一个肋间，便可描记出正常的 rS 波形态。④当电轴右偏，右心室肥大及右束支阻滞合并心脏显著转位时，正常的自左向右的室间隔除极向量可能与 V_1 导联轴垂直，或投影其负侧而记录出 qR 波。所以当右前胸导联出现 Q 或 QS 波时，诊断陈旧性前间壁心肌梗死前必须注意除上述情况外。

如果 V_1～V_2 导联的 QRS 波群呈 qRS、qrS 型，甚至 QS 型，特别是 q_{V2}＞q_{V1} 或 Q_{V2}＞Q_{V1} 时，不论其 Q 波的振幅、时限如何，都应考虑陈旧性前间壁心肌梗死或瘢痕组织病变，因为心肌梗死或瘢痕组织中可有"岛状"心肌存活，因而可以正常除极出现 r 波。另外，正常的 QRS 波群开始部位的 0.001～0.005s 向量是室间隔左侧中部除极所产生，在 V_1～V_2 导联可产生 r 波。如果这个最初向量消失，不论是因心肌还是传导组织的病变所致，都属于不正常。

总之，只有孤立的 V_1～V_3 导联的 Q 或 QS 波而没有 ST－T 改变诊断为陈旧性前间壁心肌梗死不准确。应排除心脏转位、右心室肥大、高度肺气肿及束支阻滞、电极放置位置的误差等情况。

（2）Ⅰ、aVL、V_5、V_6 导联：Ⅰ、aVL、V_5、V_6 导联 QRS 波群出现 q 波（时限＜0.02s、深度小于 R 波的 1/4）时，应首先考虑是室间隔部的正常除极波，而且心电轴显著右偏时 aVL 导联可以出现较宽的 Q 波。但时限≥0.04s、深度≥1/4R 波的坏死型 Q 波出现时，应考虑侧壁心肌梗死。如果这些导联都出现超过 0.03s 时限的 Q 波，除肥厚型心肌病外，则可诊断为陈旧性侧壁心肌梗死。在上述导联中出现异常 Q 波时，诊断陈旧性侧壁心肌梗死的可靠性强。但应指出，肥厚型心肌病由于室间隔心肌异常肥厚，在Ⅰ、aVL 以及左前胸导联心电图可出现较深的 Q 波，但同时可见心室肥大的其他心电图改变。另外，还有一种较少见的 C 型预激综合征，右前胸导联 QRS 波群主波向上，左前胸导联 V_5～V_6 可出现异常 Q 波。如果注意到预激综合征其他心电图的特点，一般不难诊断。单独 aVL 导联出现时限＞0.03s 的 Q 波诊断高侧壁心肌梗死时，应同时注意电轴，如电轴右偏（aVL 导联的 QRS 波群主波向下），则该 Q 波可认为正常；如电轴左偏 aVL 导联的 QRS 波群主波向上），则该导联的 Q 波应认为因心肌梗死引起。

(3)Ⅱ、Ⅲ、aVF 导联:心电图学上的下壁相当于解剖学上的左心室膈面,其电活动的异常表现在Ⅱ、Ⅲ、aVF 三个导联上。心脏位置的变化(如呼吸动作引起膈肌升降,平卧或直立对心脏位置的影响等)都可使最早 0.03~0.04s 的 QRS 初始向量投影于Ⅲ导联的负侧而形成 Q 波,因此单纯Ⅲ导联的异常 Q 波多数属于正常范围,不能单独作为陈旧性下壁心肌梗死的依据。如果电轴左偏(aVF 导联的 QRS 波群主波向下)时 aVF 导联出现异常 Q 波,则属正常现象。如Ⅲ、aVF 导联同时出现异常 Q 波,如能除外心脏转位或其他原因(如电轴左偏),则提示存在陈旧性下壁心肌梗死。吸气试验有助于鉴别,试验时在患者深吸气前后做心电图,如果深吸气后Ⅲ、aVF 导联的 Q 波消失或明显缩小,则考虑是心脏转位所致。Ⅱ、Ⅲ、aVF 三个导联都出现异常 Q 波,一般可以诊断为陈旧性下壁心肌梗死,但仍应除外以下情况:①某些急慢性肺心病伴发的右心室扩张、转位所致的显著电轴左偏。②某些预激综合征存在时,可在Ⅱ、Ⅲ、aVF 三个导联中出现异常 Q 波。仅凭Ⅱ、Ⅲ、aVF 导联的 Q 波诊断陈旧性下壁心肌梗死不可靠,必须结合临床资料。

2.坏死型 Q 波的演变

(1)Q 波缩小或消失:心肌梗死发生后,出现的 Q 波可缩小或消失,有时在窦性心律时无 Q 波,而室性期前收缩时反而可能暴露出 Q 波。

(2)Q 波的增宽和变深。

(二)ST-T 改变

一般认为,陈旧性心肌梗死的 ST 段及 T 波已经恢复正常,但部分病例也可残留 ST 段的改变和 T 波的倒置。当心肌梗死合并室壁瘤时,出现 Q 波的导联上可同时存在 ST 段的抬高和 T 波倒置。此外,当陈旧性心肌梗死合并心肌缺血时也可出现 ST 段的压低。一部分陈旧性心肌梗死患者的心电图可以持续存在 T 波的倒置。不论如何,单纯出现的 Q 波对陈旧性心肌梗死的诊断价值有限,如果同时存在 ST-T 改变时,则诊断的可靠性大大提高。

(三)心电图诊断陈旧性心肌梗死的评价

心电图诊断陈旧性心肌梗死主要根据某些导联出现的异常 Q 波。心电图上所显示的 Q 波往往较心肌梗死的病变范围小,因为 QRS 波群是各个部分心肌除极向量的综合结果,不同部位心肌除极的向量彼此影响的情况不可避免。当较多导联出现异常 Q 波时,陈旧性心肌梗死的诊断比较可靠,仅个别导联出现坏死型 Q 波时,诊断心肌梗死的价值较小,必须注意除外一些非心肌梗死的情况。异常 Q 波并不全是心肌梗死或瘢痕组织形成所致。

由于 QRS 波群改变缺乏特异性及 ST 段抬高持续时间的短暂性,如果无既往病史和心电图对比,对于陈旧性右心室心肌梗死心电图不能作出诊断。

六、心肌梗死不典型的心电图改变

有一些心肌梗死由于面积过小(小灶性),或由于多部位和(或)多次心肌梗死,心电图改变常不典型,给诊断造成一定的困难。

(一)小灶性心肌梗死

心电图不出现典型的坏死型 Q 波,但可出现等位性 Q 波,结合临床也有确诊价值,常见的表现如下。

1.$V_3 \sim V_6$ 导联的 Q 波未达到病理性 Q 波的诊断标准,但其深度和宽度超过下一个胸导联的 Q 波,如 $Q_{V3}>Q_{V1}$,$Q_{V1}>Q_{V5}$,$Q_{V5}>Q_{V6}$。

2.V_5、V_6 导联 R 波起始部位出现大于 0.5mm 的负向波。

3.胸导联 R 波逆向递增,如 $R_{V1}>R_{V2}$,$R_{V2}>R_{V3}$,$R_{V3}>R_{V4}$,$R_{V4}>R_{V5}$,$R_{V5}>R_{V6}$。若伴有 ST-T 变化,则诊断更为可靠。

4.R 波振幅进行性降低。观察过程中,R 波振幅进行性降低,若伴有 ST-T 改变,则诊断更为可靠。注意胸导联电极安放的位置必须前后一致。

5.出现 Q 波。出现 Q 波导联的上下左右(上一肋间、下一肋间及左、右轻度偏移)均能描记出明显的 Q 波,反映存在 Q 波区,为诊断心肌梗死的有力佐证。许多非坏死型 Q 波,如肺气肿、左前分支传导阻滞降低一个肋间描记,Q 波消失。

6.进展性 Q 波。观察过程中,Q 波逐渐加深、加宽。注意胸导联电极安放的位置必须前后一致。

(二)多部位和(或)多次发生心肌梗死

1.相邻的两个部位同时或先后发生心肌梗死 两个部位产生的梗死向量不发生中和或抵消,故各个部位的梗死图形均可表现出来。

2.对应部位同时或先后发生心肌梗死 两个相互对应的部位发生心肌梗死,产生的梗死向量可发生中和或抵消,致使图形不典型,一般不出现明显的坏死型 Q 波,而仅有 QRS 波群低电压和 ST-T 改变。此时必须结合临床症状和心肌酶变化进行诊断。

3.同一部位多次发生心肌梗死 在原陈旧性心肌梗死部位再次发生新的心肌梗死,原有的 Q 波可加深、加宽,已经消失的 Q 波可能再度出现,R 波振幅突然降低,同时多出现符合急性心肌梗死演变规律的 ST-T 改变。

七、心肌梗死图形的鉴别诊断

急性心肌梗死可出现坏死型 Q 波、ST 段抬高和 T 波高耸。这些心电图改变均可见于非梗死性疾病,甚至于正常变异,应加以鉴别。

(一)坏死型 Q 波和 QS 型的鉴别诊断

1.位置性 Q 波 无心脏疾病者由于心脏位置变化等因素可在某些导联出现异常 Q 波(Q 波时限≥0.04s)及(或)深度>1/4R 波,称为位置性 Q 波。位置性 Q 波容易被误诊为心肌梗死。V_1、V_2 导联出现 QS 型,aVL 导联出现坏死型 Q 波,Ⅲ、aVF 导联出现坏死型 Q 波可能属于正常变异。

(1)V_1、V_2 导联出现 QS 型:正常人由于心脏位置的变化可能在 V_1、V_2 导联出现 QS 型,这可能由于心脏呈横置位而且合并明显顺钟向转位。如仅有 V_1、V_2 导联呈 QS 型,而且具有以下心电图特点,可能属于正常变异:①QS 型仅见于 V_1、V_2 导联,而不出现其他的导联。②QS 型波形光滑锐利,无切迹和顿挫。③无明显的 ST-T 改变。对可疑病例尚需要进一步检查如做超声心动图、核素心室造影,必要时进行冠状动脉造影。

(2)aVL 导联出现异常 Q 波:单独 aVL 导联出现异常 Q 波,而且 P 波与 T 波均呈倒置,可能是由于心脏呈垂直位,额面 QRS 电轴位于+90°左右,QRS 环大部分投影于 aVL 导联的负侧。此时,aVR 导联出现与 aVL 导联相似的异常 Q 波,Ⅲ、aVF 导联出现高 R 波。单独 aVL 导联出现异常 Q 波,Ⅰ导联和左胸导联无异常的 Q 波,且 aVL 导联无 ST 段抬高及 T 波深倒置(>5mm),一般属于正常变异而无病理意义。

(3)Ⅲ、aVF 导联出现异常 Q 波（QS 型、Qr 型、QR 型）：Ⅲ、aVF 导联出现异常 Q 波，可能由于体位性因素引起，也可能为病理性。根据吸气时 Q 波缩小作为两者的鉴别诊断依据并不十分可靠。更重要的鉴别依据如下：①Ⅲ、aVF 导联有无明显的 ST－T 改变。②Ⅱ导联有无 Q 波。③aVR 导联的 QRS 波群形态。如果Ⅲ、aVF 导联均出现异常 Q 波，并伴有 ST 段抬高，T 波深倒置，则很可能是下壁心肌梗死。如果Ⅱ导联同时出现 Q 波，即使十分微小的 Q 波，高度提示其为下壁心肌梗死。aVR 导联的 QRS 波群形态变化对鉴别诊断也很有帮助。如果 aVR 导联呈 rS 型（反映起始向量向上），则下壁心肌梗死的可能性较大；如果 aVR 导联出现 QR 型，则提示其为正常变异；如果 aVR 导联出现 QS 型，则无鉴别诊断价值。

2.左心室肥大　左心室肥大时，V_1、V_2 甚至 V_3 导联出现 QS 型，ST 段抬高，易与前间壁心肌梗死相混淆。左心室肥大的特点如下：①V_1 导联绝不会出现病理性 Q 波或 QS 型。②V_5、V_6 导联的 q 波不消失（前间壁心肌梗死 V_5、V_6 导联的 q 波消失），在舒张期负荷过重型左心室肥大，q 波加深。③V_5、V_6 导联 R 波振幅不是降低，而是增高。④右胸导联出现 ST 段抬高，呈斜直型或凹面向上，长期稳定不变。⑤低一肋间描记 V_1、V_2 导联，可能出现 rS 型。

3.左束支传导阻滞　左束支传导阻滞时，V_1、V_2 甚至 V_3 导联可出现 QS 型，右胸导联 ST 段抬高，易与前间壁心肌梗死相混淆。左束支传导阻滞的特点如下：①V_1 导联不会出现 QS 型。②右胸导联 ST 段呈斜直型或凹面向上抬高，长期稳定不变。③V_5、V_6 导联 R 波宽大，顶部出现切迹。④各导联 QRS 波群时限均大于 0.12s。

4.慢性阻塞性肺气肿伴有右心室肥大　V_1～V_4 导联均可出现 rS 型或 QS 型，如伴有右心室肥大，右胸导联 T 波可深倒置，酷似前壁心肌梗死。慢性阻塞性肺气肿伴有右心室肥大的特点如下：①各导联 QRS 波群电压均降低。②额面 QRS 电轴右偏。③可出现肺型 P 波。④低一肋间描记，V_1～V_4 导联可能由 QS 型转为 rS 型。⑤随着病情缓解，右胸导联的 QS 型可转变为 rS 型。⑥临床有慢性阻塞性肺气肿病史及体征。

5.预激综合征　预激综合征的 δ 波向量可位于－70°～＋120°，其产生的预激波酷似坏死型 Q 波，故可类似各部位的心肌梗死。预激综合征的特点如下：①PR 间期缩短。②QRS 波群时限延长，一般为 0.11～0.12s。③在某些导联，QRS 波群起始部分可见到正向的 δ 波。④出现继发性 ST－T 改变，在以 R 波为主的导联出现 ST 段压低，T 波倒置。

6.左前分支阻滞　左前分支阻滞在Ⅰ、aVL 导联产生 q 波，不成为鉴别诊断问题，有时 V_1、V_2 导联在 rS 波之前出现 q 波，可误诊为前间壁心肌梗死。q 波反映室间隔前部正常除极向量消失。高一肋间描记 V_1、V_2 导联，此 q 波更加明显，低一肋间描记 V_1、V_2 导联，此 q 波可消失。

7.急性肺栓塞　急性肺栓塞可引起 S_I、Q_{III}、T_{III} 现象，类似下壁心肌梗死：有时 V_1 导联呈 qR 型，右胸导联 ST 段抬高，又类似前间壁心肌梗死。急性肺栓塞的特点如下：①均出现窦性心动过速或房性快速心律失常（急性心肌梗死可能出现窦性心动过缓）。②坏死型 Q 波通常只出现于Ⅲ导联，很少出现于 aVF 导联，罕见于Ⅱ导联。③下壁导联不出现明显的 ST 段抬高。④aVR 导联出现 qR 或 QR 型，而不是 rS 型（下壁心肌梗死起始向量向上，aVR 导联出现 rS 型）。⑤右胸导联的 ST 段抬高程度较轻，且不会超过 V_1 导联。⑥上述图形改变持续时间短暂，呈一过性，且不符合急性心肌梗死图形的演变规律。

8.肥厚型心肌病　肥厚型心肌病患者Ⅰ、Ⅱ、Ⅲ、aVF、aVL、V_5、V_6 导联均可能出现坏死型 Q 波，可类似心肌梗死。肥厚型心肌病的特点如下：①Q 波通常深而窄，Q 波时限＜0.04s。

②出现 Q 波的导联 T 波多呈直立。③V_1、V_2 导联 R 波可增高。

（二）ST 段抬高的鉴别诊断

1. 急性心包炎　急性心包炎可出现 ST 段抬高，类似损伤型 ST 段抬高。其特点如下：①ST 段抬高的部位广泛，除 V_1、aVR 导联外，其他导联 ST 段均呈抬高。②抬高的程度较轻，一般小于 5mm。③抬高的 ST 段呈凹面向上。④无异常的 Q 波出现。⑤大部分导联可出现 PR 段压低，aVR 导联 PR 段抬高。

2. 变异型心绞痛　变异型心绞痛发作时可引起 ST 段抬高，呈一过性，只出现于相关的几个导联如下壁导联、前壁导联。含化硝酸甘油可使症状消失，心电图改变迅速恢复正常。

3. 高血钾　高血钾患者偶可在右胸导联、aVR 导联出现 ST 段抬高，可能与其引起的室内传导障碍有关。临床有引起高血钾的病因如尿少、无尿、误服大量含钾药物病史等。心电图同时出现 P 波振幅降低或消失、T 波高耸、QRS 波群时限延长等。高血钾矫正之后，抬高的 ST 段可迅速回至基线。

4. Brugada 综合征　Brugada 综合征心电图特点如下：$V_1 \sim V_3$ 导联 ST 段抬高，其他导联 ST 段改变不明显，也无对应性 ST 段压低。导联可出现典型的右束支阻滞图形（rSR′型）也可仅出现 J 波或 r′ 波，类似右束支阻滞，V_5、V_6 导联无宽 S 波，同时 $V_1 \sim V_3$ 导联 T 波倒置。

5. 早期复极综合征　早期复极综合征属于正常变异，ST 段抬高导联多见于胸导联，呈凹面向上抬高，其后 T 波多呈正向，若出现 J 点，可见顿挫，有时出现 J 波，与 ST 段分界明显。

6. 低温　由于出现明显 J 波，造成 ST 段向上牵拉的表现。

（三）T 波高耸的鉴别诊断

超急性损伤期心肌梗死常可出现 T 波高耸，多伴有 ST 段斜直型抬高，短时间内即可发生变化，一般不会发生误诊。有时可能与下述的病变发生混淆。

1. 心肌缺血　前壁心内膜下心肌缺血或后壁心外膜下心肌缺血，均可出现胸导联 T 波高耸，可能伴有 ST 段压低、U 波倒置等，持续时间短暂，为一过性。

2. 高血钾　临床有引起高血钾的病因，心电图改变特点如下：T 波高尖，基底部变窄，随着病情发展，T 波可能增宽；T 波高耸在下壁导联、左胸导联最明显；ST 段大部分与 T 波升支融合，使其不易分辨；P 波低平甚至消失；QRS 波群时限增宽，可与增高的 T 波形成正弦波；U 波不明显，QT 间期正常或缩短。

3. 早期复极综合征　在 ST 段抬高的导联可出现 T 波高耸，见 ST 段抬高的鉴别诊断。

4. 舒张期负荷过重型左心室肥大　患者患有室间隔缺损、动脉导管未闭、二尖瓣关闭不全等引起左心室舒张期负荷过重的病因。心电图改变特点如下：左胸导联 T 波高耸，伴有 ST 段轻度抬高，凹面向上；左胸导联 R 波增高，q 波加深。

5. 左束支传导阻滞　右胸导联可出现 ST 段抬高和 T 波高耸，为左胸导联继发性复极变化的对应性改变，见坏死型 Q 波的鉴别诊断。

6. 尼加拉瀑布样 T 波　常见的改变为 T 波深倒置，有时可出现 T 波高耸，其特点：T 波宽阔，双肢对称或不对称；T 波高耸多见于右胸导联，也可见于其他导联；U 波明显，直立或倒置；QT 间期明显延长。

八、心电图诊断心肌梗死的评价

心电图是目前诊断心肌梗死的最常用、最实用和最普及的方法，对心肌梗死的诊断具有很高的敏感性和特异性(心电图诊断心肌梗死的总敏感性为 $48\%\sim82\%$,对急性心肌梗死诊断的假阴性率较低,为 $6\%\sim25\%$)。前壁心肌梗死比下壁或正后壁心肌梗死更容易诊断,即使在急性期,侧壁心肌梗死的心电图诊断仍有明显局限性。陈旧性心肌梗死更容易疏漏,80% 的陈旧性心肌梗死没有确切的心电图征象。陈旧性心肌梗死的范围亦常常难以测定,另一个部位的再梗死可以抵消第一次梗死的征象。左心室肥大常能掩盖陈旧性心肌梗死的心电图表现。而无 Q 波型心肌梗死更易引起假阴性的诊断。

心电图诊断心肌梗死的局限性,在无 Q 波型心肌梗死上更为突出。此外,许多因素可以影响心电图诊断心肌梗死的准确性,包括如下几个方面。

1. 梗死的部位和范围。

2. 梗死的时间。

3. 梗死部位心室壁的相对厚度(透壁性或非透壁性)。

4. 有无多部位梗死。

5. 有无合并心室肥大和室内传导异常。

6. 有无动态追踪的心电图记录和梗死前心电图。

7. 心电图仪的性能。

临床上若存在提示心肌损伤和缺血型 ST 段和 T 波改变时,即使无典型的 QRS 波群变化,急性心肌梗死亦应受到怀疑。若导联 R 波幅度缺乏从右至左顺序升高或者反而降低时,又伴有 ST 段和 T 波变化,可能存在前壁心肌梗死;新出现的 Q 波即使时限不是 0.04s 也有高度诊断意义,这种情况常见于下壁心肌梗死,若不与原来心电图做仔细比较则容易出现诊断疏漏。下壁心肌梗死后 Ⅱ、Ⅲ 和 aVF 导联可以保留微小的 R 波,其后可跟随 1 个有切迹的向下的 S 波。不管怎样,对于心肌梗死的诊断,除了观察心电图波形的变化外,一定要进行心电图的动态记录和观察,并与心肌梗死前的心电图进行比较,同时还要结合临床资料和其他检查技术的检查结果进行综合考虑。

(王蕊)

第十四章　常见疾病的介入放射学治疗

第一节　神经系统疾病

一、脑血管畸形

脑血管畸形常见的为脑动静脉畸形(AVM)和脑动静脉瘘(AVF),易于引起脑出血等一系列并发症。组织的正常血液循环的结构是:供养动脉－毛细血管团－引流静脉。AVM 的病理学特征是,正常毛细血管团消失,代之以增粗扩张的畸形血管团,引发大量动脉血流经畸形血管团至引流静脉,局部循环血流量异常增多。异常增多的血流量和高压血流,可以引起供养动脉异常扩张形成动脉瘤,可以引起畸形血管团异常扩张形成动脉瘤,也可以引起回流静脉异常扩张形成动脉瘤,动脉瘤时刻有破裂大出血危险。AVF 的病理学特征是,正常毛细血管团消失,代之以供养动脉和引流静脉直接沟通,形成更大量的异常血液分流。畸形连接点和引流静脉也可形成异常扩张的动脉瘤。

超选择性脑血管畸形栓塞治疗的目的:①经过血管内栓塞完全消除病灶,恢复脑组织的正常血液供应。②对大型脑血管畸形,栓塞使其体积缩小,从而减少脑出血和癫痫发作的机会,有助于控制临床病情。③栓塞可作为外科手术的辅助手段,也为立体定向放射治疗创造条件。

1. 适应证

(1)脑动静脉畸形或动静脉瘘发生脑出血。

(2)脑动静脉畸形或动静脉瘘盗血引起严重头痛、头晕。

(3)脑动静脉畸形或动静脉瘘发生顽固性癫痫。

2. 介入治疗

(1)术前常规准备:传染病四项、血常规、尿常规、粪常规、血糖、电解质、正位胸片、肝功能、肾功能、凝血全套和心电图。

(2)术前特殊准备:经颅多普勒超声检查,脑血管 MRA 或 CTA,详细了解畸形血管的位置、供血动脉及引流静脉情况。

(3)介入操作程序:经皮经股动脉穿刺引入 6F 血管鞘,经鞘管引入 5F 猎人头导管完成全脑颅内外血管造影最好为 3D 造影。向病变侧颈内动脉或椎动脉引入交换导丝,沿导丝送入 6F 导引导管至颅底水平。沿导引导管送入 2.5～3.0F 的微导管,微导管与微导丝配合下送至畸形血管团,或畸形血管团的供养动脉,高压注射对比剂造影证实畸形血管团或畸形血管团的独有供养动脉,最好运用 DSA 的平板 CT 功能,造影和 CT 结合证实此靶血管区域没有正常脑组织存在。密切透视或专有的路径图监测下缓慢注入液体栓塞剂,根据瘘口大小和血流速度,选用蓝色组织胶或 Onyx 胶,必要时使用可解脱钢圈等。

栓塞全过程在全麻或神经镇静状态下进行,巨大 AVM 要分次栓塞,以避免脑过度灌注综合征发生。

3. 术后处理观察

(1)患者有无肢体活动障碍,及时采取动脉溶栓等对症处理;1 周、1 个月后进行脑血管

MRA 检查,了解治疗效果。不少畸形血管一次难以完全栓塞,须分次栓塞或栓塞后进行放疗等综合治疗,才能获得好的治疗效果。

(2)栓塞后控制血压于正常血压以下 20% 水平 3d 左右,防止畸形血管异常血流消失,区域正常脑组织血液供应增多,导致过度灌注综合征。

二、硬脑膜动静脉瘘

硬脑膜动静脉瘘是发生在硬脑膜的血管畸形。可分为先天性和外伤性,引起颅内杂音、搏动性突眼和蛛网膜下腔出血等症状。超选择性瘘口与供养动脉栓塞术是有效措施。

1.介入治疗

(1)术前常规准备:传染病四项、血常规、尿常规、粪常规、血糖、电解质、正位胸片、肝功能、肾功能、凝血全套和心电图。

(2)术前特殊准备:经颅多普勒超声检查,头颈部血管 MRA 或 CTA,详细了解畸形血管的位置、供血动脉及引流静脉情况,初步制定栓塞方案和准备栓塞所需的材料。

(3)介入操作程序:分为二种栓塞途径,其一经供养动脉栓塞瘘口和供养动脉,其二经静脉窦途径栓塞瘘口和引流静脉,二种栓塞途径的关键在于必须栓塞消灭瘘口。单纯颈外动脉供血型,经皮经股动脉穿刺引入 5F 血管鞘,经鞘管引入 5F 猎人头导管完成全脑血管和颈外动脉造影。超选择性颈外动脉分支插管或引入微导管,微导管与微导丝配合下送至接近畸形血管团的供养动脉,透视监测下缓慢注入栓塞剂,根据瘘口大小和血流速度,一般选用微粒、蓝色组织胶或 Onyx 胶等。颈内动脉供血型或颈内外动脉混合供血型,经静脉途径,直接插管至脑静脉窦栓塞瘘口和引流静脉治疗。栓塞全过程最好在全麻或神经镇静状态下进行,经颈外动脉途径栓塞局麻下即可进行,经静脉途径—脑静脉窦途径栓塞,最好全麻下进行。

2.术后处理 注意有无同侧头面部胀痛、浅感觉异常及张口困难等症状,如有则可能与局部缺血有关,随着侧支血管的形成症状多可自行缓解。

巨大分流量的瘘栓塞后还要适当降血压,控制基础血压以下 20% 的相对低血压 3d 左右,避免颅内血流增多,脑过度灌注。

三、颈动脉海绵窦瘘

颈动脉海绵窦瘘为颈内动脉和(或)颈外动脉分支与海绵窦之间相沟通,临床症状为颅内血管杂音、搏动性眼球突出和结膜充血。多数因头部外伤引起。血管内栓塞可闭塞瘘口,保持颈内动脉通畅,消除颅内血管杂音。

1.介入治疗

(1)术前常规准备:传染病四项、血常规、尿常规、粪常规、血糖、电解质、正位胸片、肝功能、肾功能、凝血全套和心电图。

(2)术前特殊准备:经颅多普勒超声检查眼静脉与颅内血管,头颈部血管 MRA 或 CTA,详细了解颈内外动脉、海绵窦等畸形血管的形态和引流静脉情况;视力异常者进行视神经电生理检查,眼压测量等。术中可能需要闭塞患侧颈内动脉,介入治疗前应进行患侧压颈试验和训练,直至患者能连续压颈 30min 无神经功能异常,或压颈控制血压下脑灌注成像无异常。

(3)介入操作程序:经皮经股动脉穿刺引入 8F 血管鞘,经鞘管引入 5F 猎人头导管完成全脑血管和颈外动脉造影。向病变侧颈内动脉引入交换导丝,沿导丝送入 8F 导引导管至颅底水平。最常用的是可脱球囊栓塞术，以球囊堵塞瘘口，或以球囊填塞海绵窦和瘘口。根据瘘口大小和海绵窦形态选择可脱球囊型号，将球囊装载于专用微导管上，经导引导管引入微导管，利用血流冲击作用使球囊进入瘘口区或海绵窦内，充盈球囊封堵瘘口，造影确定球囊位置无误后解脱之。瘘口微小，可脱球囊无法进入者，使用可解脱钢圈栓塞。瘘口巨大，钢圈与球囊无效牢靠固定者，使用内支架辅助钢圈栓塞术。

颈外动脉型选择破裂的动脉分支，以微粒或钢圈直接栓塞。

2. 术后处理　给予 3d 的抗凝治疗，注意眼球突出及颅内杂音的变化情况。适当的营养神经和消水肿治疗，1 个月拍摄头颅侧位片，了解球囊位置及形态变化；视神经电生理检查判断视神经功能。

适当的控制血压，预防颅内动脉过度灌注损伤。

四、颅内动脉瘤（蛛网膜下腔出血）

中国医学界和老百姓习惯将颅内动脉瘤称之为"赵本山病"，因小品艺术家赵本山曾患本病，并在出血急性期获得成功介入栓塞治疗而得名。

颅内动脉瘤破裂造成蛛网膜下腔出血或脑内血肿，有非常高的死亡率和致残率；大量病例观察证实，脑动脉瘤一旦发生过破裂出血，不积极治疗消除动脉瘤，随访三年几乎毫无例外的全部死于再次破裂出血。少数瘤体扩大产生脑神经压迫损害。介入放射学可解脱钢圈栓塞术，极大地改善了动脉瘤的预后。

任何动脉瘤都不会自行消失，而是逐渐增大，增大的动脉瘤或破裂大出血，或压迫脑神经引起功能异常。脑动脉瘤一经发现，应尽早治疗。脑动脉瘤一旦破裂出血，要分秒必争的转送患者至有条件医院消灭动脉瘤，以防治再次出血。外科手术夹闭，介入栓塞都是可选择的消灭动脉瘤的有效治疗方法。出血后急性期介入栓塞，更具有优势。

早年，无法在动脉瘤破裂出血的急性期手术夹闭或切除动脉瘤，故而对出血的动脉瘤都只好采取消极的保守治疗，即绝对卧床休息，禁止搬动患者，严格控制血压。国内外大量文献报道，这样的保守治疗一个月内再次动脉瘤破裂出血的发生率达 28% 左右。脑动脉瘤一次破裂出血保守治疗的死亡率和致残率达 40% 以上，再次破裂出血将使死亡率和致残率翻倍。脑动脉瘤破裂出血，尽早介入栓塞或手术夹闭动脉瘤是降低死亡率和改善致残率最好的措施。

1. 介入治疗

(1) 术前常规准备：传染病四项、血常规、尿常规、粪常规、血糖、电解质、正位胸片、肝功能、肾功能、凝血全套和心电图。使用内支架辅助栓塞者，还要提前使用抗血小板药物 3~7d。

(2) 术前特殊准备：经颅多普勒超声检查颅内动脉的血流；头颈部血管 MRA 或 CTA，详细了解颈内外动脉、动脉瘤形态、瘤颈宽度和载瘤动脉；视力异常者进行视神经电生理检查，眼压测量等。破裂出血患者维护呼吸和心血管体征稳定，必要时使用呼吸机，保持生命稳定的情况下接受介入治疗。

(3) 介入操作程序：经皮经股动脉穿刺引入 6F 血管鞘，经鞘管引入 5F 猎人头导管完成全脑血管造影，建议采用等渗造影剂（对比剂）进行全脑血管造影。完成造影后向病变侧颈内动脉或椎动脉引入交换导丝，沿导丝送入 6F 导引导管至颅底水平。最经典的介入方法是单纯钢圈栓塞术，沿导引导管送入 2.5~3.0F 的微导管，微导管与微导丝配合下小心将微导管送至动脉瘤腔内，选择合适直径的三维钢圈、密切透视监测下缓慢送入动脉瘤内紧贴动脉瘤壁成祥呈立体网篮状,而后再送入直径较小的三维钢圈或柔软螺旋钢圈致密填塞动脉瘤,至动脉瘤内血液凝固血流消失。新型水膨胀钢圈、带纤毛钢圈可极大地增加栓塞效果,节省栓塞钢圈,节约治疗费用。颅内动脉瘤栓塞治疗在全麻保证患者头部绝对不动的状态下进行。

内支架辅助钢圈栓塞术,脑动脉瘤的瘤颈较大,钢圈不能稳定于动脉瘤者使用本技术。前述先将微导管引入动脉瘤,而后引入另一根内支架微导管至动脉瘤远端载瘤动脉内,交换引入内支架,释放内支架覆盖瘤颈区域,而后完成动脉瘤内钢圈栓塞术。使用内支架者,要术中静脉注射和维持抗血小板聚集药物(如替罗非斑)。

2. 术后处理　抗凝治疗 3d,强有力抗痉挛治疗 2 周,适当的营养神经和消脑水肿治疗。1个月拍摄头颅侧位片,了解钢圈位置及形态变化;1 个月、3 个月脑动脉 MRA 判断动脉瘤愈合情况。

使用内支架者,抗血小块治疗 1~3 个月。

五、椎管和脊髓血管畸形及血管性肿瘤

中国神经医学界和介入学界习惯称脊髓血管畸形为"张海迪"病,因幼年的中国残联主席张海迪被此病损害致高位截瘫而得名。

椎管内血管畸形常见的有 4 种:髓内动静脉畸形、髓周动静脉瘘、硬脊膜动静脉瘘和Cobb 综合征。畸形血管逐渐扩张压迫脊髓、引起水肿和变性坏死。表现为肢体的活动与感觉障碍、大小便功能障碍及性功能障碍。严重的为四肢或双下肢瘫痪,大小便失禁,性功能丧失。经皮经腔血管栓塞治疗能够迅速消除血管异常供血,解除畸形血管团或异常扩张的畸形血管对脊髓的压迫。

1. 适应证　出现脊髓压迫症状的各型椎管内动静脉畸形。

2. 介入治疗

(1)术前常规准备:传染病四项、血常规、尿常规、粪常规、血糖、电解质、正位胸片、肝功能、肾功能、凝血全套和心电图、胸腰椎正侧位片。

(2)术前特殊准备:四肢肌电图,了解神经损伤程度;脊髓血管 MRA 或 CTA,详细了解畸形血管的位置、供血动脉及引流静脉情况。

(3)介入操作程序:脊髓血管畸形多经股动脉穿刺引入 5F 血管鞘,经鞘管引入 5F 眼镜蛇导管,根据病变位于脊髓的节段不同,选择性肋间动脉、腰动脉、脊髓大动脉造影,经导管引入2.5~3.0F 微导管超选择供养动脉或畸形血管团插管,高压注射造影证实独立性畸形血管因供血,或者利用现代 DSA 的 3D 功能和平板 CT 功能,证实靶血管区域没有正常脊髓供血,方可进行后续栓塞治疗。选择组织胶、Onyx 胶栓塞治疗,使供养动脉或供养动脉和畸形血管团栓塞失去供血,不可使栓塞剂进入引流静脉。

3. 术后处理　抗凝治疗 3d,改善微循环和适当的营养神经与消水肿治疗。1 个月、3 个月肌电图和脊髓动脉 MRA 判断动脉瘤愈合情况。积极进行康复训练,恢复肢体功能。

六、颈动脉狭窄与闭塞

近年来脑血管病的致死率和严重致残率已经稳居中国人死亡率和致残率的第一位。

颈部头臂干(右锁骨下动脉、右颈总动脉、右椎动脉)、左颈总动脉、左锁骨下动脉、左椎动脉狭窄或闭塞,脑组织供血障碍出现神经系统功能丧失。经皮经腔血管扩张成形或内支架置

入能够迅速解除血管狭窄,恢复颅内动脉血液供应。欧美人缺血性脑中风的狭窄血管多发生于颅外颈动脉开口部,中国人的颅外颈动脉狭窄发生率远低于欧美人。

1.适应证

(1)短暂性脑缺血发作或脑梗死,血管狭窄率>50%。

(2)头晕、头痛,血管狭窄率>75%。

(3)脑灌注成像有缺血性征象者。

2.介入治疗

(1)术前常规准备:传染病四项、血常规、尿常规、粪常规、血糖、电解质、正位胸片、肝功能、肾功能、凝血全套和心电图。

(2)术前特殊准备:经颅多普勒超声检查颅内动脉的血流;头颈部血管(弓上动脉一个整体单元)MRA 或 CTA,详细了解头臂干、颈总动脉与颈内动脉、椎动脉与基底动脉、颈内动脉分支尤其判断动脉狭窄率等情况;有条件的进行脑灌注成像或弥散成像。提前 3～7d 服用抗血小板聚集药物。

(3)介入操作程序:经皮经股动脉穿刺引入 8F 血管鞘,经鞘管引入 5F 猎人头导管完成无名动脉、颈动脉和全脑血管造影。向病变侧颈总动脉或椎动脉引入交换导丝,沿导丝送入 8F 的椎动脉型导引导管或 8F 长鞘管,透视监视下,先将脑保护伞置入颈内动脉狭窄以远区域,沿保护伞导丝将内支架输送器送至狭窄部位,准确定位后释放。若支架置入后仍然残留严重狭窄,辅以球囊扩张。

颈动脉系统选用自膨胀式内支架,椎-基底动脉系统选用球囊扩张式内支架或自膨胀式内支架均可。

内支架置入过程应在麻醉下进行,便于控制血压和心率变化。

3.术后处理 严格监测和控制血压,内支架置入过程中防止刺激颈动脉窦使血压过低,内支架置入后 1～3d 内防止血压过高引起脑再灌注损伤;抗血小板治疗 3～6 个月。1 个月、3 个月复查颈动脉彩超或多普勒,复查颈动脉 CTA 或 MRA。

七、颈内动脉颅内段狭窄与闭塞

中国人缺血性脑中风血管狭窄或闭塞发生率最高的区域是颅内动脉。颅内动脉狭窄性脑中风已经成为中国死亡率和严重致残率最高的疾病之一。

颅内动脉狭窄可引起短暂性脑缺血发作,可继发脑血栓或脑梗死,严重者或终生残疾或危及生命。经皮经腔血管扩张成形或内支架置入能够迅速解除血管狭窄,恢复颅内动脉血液供应。国人缺血性脑中风血管狭窄发生率最高的部位是颅内血管,颅内血管狭窄最常见的部位是大脑中动脉水平段,这与欧美人极大不同。

1.适应证

(1)短暂性脑缺血发作或脑梗死,血管狭窄率>50%。

(2)头晕、头痛,血管狭窄率>75%。

(3)颅内病变血管直径在 2.0mm 以上。

2.介入治疗

(1)术前常规准备:传染病四项、血常规、尿常规、粪常规、血糖、电解质、正位胸片、肝功能、肾功能、凝血全套和心电图。

（2）术前特殊准备：经颅多普勒超声检查颅内动脉的血流；完整弓上动脉（颈动脉＋颅内动脉）血管成像的脑血管 MRA 或 CTA，全面了解颈内动脉颅底段和颅内分支、椎动脉与基底动脉和颅内分支等情况；有条件的进行脑灌注成像或弥散成像证实靶血管区有缺血征象。提前 3～7d 服用抗血小板聚集药物。

（3）介入操作程序：经皮经股动脉穿刺引入 8F 血管鞘，经鞘管引入 5F 猎人头导管完成颈动脉和全脑血管造影。向病变侧颈内动脉引入交换导丝，沿导丝送入 8F 的椎动脉型导引导管或 8F 长鞘管，透视下，先将微导丝超选择插入狭窄动脉以远区域，沿导丝引入内支架输送器送至狭窄部位，准确定位后加压扩张释放内支架。

颈内动脉系统选用自膨胀式内支架或球囊颅扩张式内支架均可，前者需要先进行球囊预扩张成形术。

内支架置入过程应在麻醉下进行，便于控制血压，防止血管痉挛，防止内支架输送过程中刺激脑血管引起剧烈疼痛和患者躁动与头部移动。

3. 术后处理　控制血压 3d 左右，保持血压低于正常基础血压 20％左右水平，内支架置入后防止血压过高引起脑再灌注损伤；抗血小板和抗凝治疗 3～6 个月。1 个月、3 个月复查脑动脉多普勒，复查脑动脉 CTA 或 MRA。

还须注意严格控制基础病如高血压、高血脂、高血糖等，坚决戒烟酒，以追求长期疗效。

八、椎－基底动脉狭窄与闭塞

椎－基底动脉狭窄可引起严重头痛、头晕和短暂性脑缺血发作，可继发小脑或脑干血栓或梗死，严重者或终生残疾或危及生命。经皮经腔血管扩张成形或内支架置入能够迅速解除血管狭窄，恢复椎－基底动脉血液供应。传统诊疗理念中，椎动脉型颈椎病引起头晕，可能是一种不存在的假想，其本质属于椎动脉 V_1 段、$V_{3～1}$ 段或基底动脉粥样硬化而狭窄乃至闭塞，因为颈椎骨质增生而压迫椎动脉段狭窄极为罕见。

1. 适应证

（1）严重头痛、头晕、短暂性脑缺血发作和小脑或脑干血栓或梗死，血管狭窄率＞50％。

（2）头晕、头痛，行走不稳，血管狭窄率＞75％。

（3）脑灌注成像后循环区域有缺血征象者。

2. 介入治疗

（1）术前常规准备：传染病四项、血常规、尿常规、粪常规、血糖、电解质、正位胸片、肝功能、肾功能、凝血全套和心电图。

（2）术前特殊准备：经颅多普勒超声检查颅内动脉的血流；头颈部 MRA 或 CTA 了解椎动脉与基底动脉和颅内分支等情况；有条件的进行脑灌注成像或弥散成像。提前 3～7d 服用抗血小板聚集药物。

（3）介入操作程序：经皮经股动脉穿刺引入 8F 血管鞘，经鞘管引入 5F 猎人头导管完成锁骨下动脉和全脑血管造影。向病变侧或优势侧椎动脉引入交换导丝，沿导丝送入 8F 的椎动脉型导引导管或 8F 长鞘管，透视下，先将微导丝超选择插入狭窄的椎－基底动脉以远区域，沿导丝引入内支架输送器送至狭窄部位，准确定位后加压扩张释放内支架。

椎－基底动脉系统选用球囊扩张式内支架为佳。

内支架置入过程应在麻醉下进行，便于控制血压，防止血管痉挛，防止内支架输送过程中刺激脑血管引起剧烈疼痛和患者躁动。

3.术后处理　控制血压 3d 左右,保持相对低血压状态,使血压维持在基础血压以下 20％水平。内支架置入后防止血压过高引起脑再灌注损伤;抗血小板和抗凝治疗 3~6 个月。1 个月、3 个月复查椎－基底动脉多普勒和 CTA 或 MRA。

还要严格治疗基础病如高血脂、高血压、高血糖等,坚决戒烟酒。

九、椎基底动脉夹层

这是椎基底动脉系统不少见的疾病之一。临床以头痛头晕多见。MRA 或 CTA 可显示局部血管扩张有假腔形成,诊断夹层不难。

1.适应证　无论症状轻重,一经发现尽早治疗,以免夹层进展,导致严重后果。

2.介入治疗

(1)术前常规准备:同椎基底动脉狭窄内支架置入术。

(2)术前特殊准备:头颈部 MRA 或 CTA 了解椎动脉与基底动脉和颅内分支等情况,并了解夹层所在位置载瘤动脉解剖结构与分支的关系。

(3)介入操作程序:同椎基底动脉狭窄内支架置入术。必要时内支架置入配合适当的钢圈栓塞术。

3.术后处理　同椎基底动脉狭窄内支架置入术。

十、急性脑血栓与脑梗死

脑梗死占急性脑血管病的 60％,预后差,死亡率和致残率极高。可因颈脑动脉狭窄继发血管痉挛或血栓形成而导致脑供血中断,或外来栓子堵塞(栓塞)并继发血栓形成导致脑供血中断。超选择性脑动脉插管局部灌注溶栓或配合内支架置入可有效改善脑梗死预后,临床和影像学确诊之后,应争分夺秒进行介入治疗。

中国人最常见的临床急诊是颈脑血管狭窄合并血栓形成,积极溶栓或取栓治疗后还要处理狭窄。

1.适应证

(1)传统认为脑缺血前循环 6h、后循环 24h 内。

(2)脑灌注成像显示缺血区有半暗带。

2.介入治疗

(1)术前常规准备:传染病四项、血常规、尿常规、粪常规、血糖、电解质、正位胸片、肝功能、肾功能、凝血全套和心电图、头颅 CT 平扫。急诊者血常规、尿常规、粪常规、凝血全套、心电图和头颅 CT 平扫即可。

(2)术前特殊准备:经颅多普勒超声检查颈、脑动脉血流;头颈部 MRA 或 CTA 了解颅内外动脉与分支情况;有条件的进行脑灌注成像或弥散成像。

(3)介入操作程序:经皮经股动脉穿刺引入 6F 血管鞘,经鞘管引入 5F 猎人头导管完成颈部动脉和全脑血管造影。①溶栓,超选择性病变靶动脉插管,经导管局部灌注尿激酶。或向病变侧动脉引入交换导丝,沿导丝送入 6F 的椎动脉型导引导管,经导引导管引入微导管,微导管与微导丝配合超选择插入狭窄或血栓动脉内,经微导管灌注尿激酶溶栓。②取栓,微导丝与微导管配合超选择性病变靶动脉插管并贯通血栓区,沿导管送入取栓器,或送入可回收式内支架,释放取栓器或可回收内支架于血栓区,回拉取出血栓。必要时可重复取栓。

溶栓或取栓后若发现血管狭窄或栓子,微导管与微导丝配合超选择插入狭窄以远区域,沿导丝引入内支架输送器送至狭窄部位,准确定位后加压扩张释放内支架。

溶栓或取栓过程中保持全身肝素化。若置入内支架还要抗血小板凝集。

3.术后处理 术后监测并控制血压,防止血压过高引起脑再灌注损伤甚至脑出血。24h后复查头颅CT,若无异常,给予抗血小板或抗凝治疗,单纯溶栓用药1个月,内支架置入用药3~6个月。

(刘军伟)

第二节　心脏与大血系统疾病

一、先天性心脏病－房间隔缺损(卵圆孔未闭)

我国每年有15万先天性心脏病患儿出生(6‰)。房间隔缺损是最常见先天性心脏病之一,属于左向右分流型心脏病,分流逐渐损伤心脏,至成年时形成致命性的、不可恢复的肺血管和心脏损害。应尽早进行介入封堵或手术修补治疗。

1.适应证

(1)直径小于40mm的中央型房间隔缺损,四周均具有5~10mm宽的残存房间隔,左向右分流为主,肺动脉压低于主动脉压。

(2)外科手术修补后再通或残留的房间隔缺损。

(3)卵圆孔未闭,为预防体循环系统矛盾性栓塞或奇异性栓塞脑中风等严重并发症。

2.介入治疗

(1)术前常规准备:传染病四项、血常规、尿常规、粪常规、血糖、电解质、正位胸片、肝功能、肾功能、凝血全套和心电图。

(2)术前特殊准备:心脏彩超,了解房间隔缺损的部位与大小,周围残存房间隔的宽度,预测肺动脉压,若怀疑心功能不全时还要评价心脏功能。

(3)介入操作程序:不配合的患儿要进行全身麻醉。麻醉后双侧腹股沟区消毒铺无菌巾。

经股静脉穿刺引入血管鞘,经鞘管引入右心导管和亲水膜导丝至右心房,二者配合经房间隔缺损进入左心房至左上肺静脉内。造影证实至左上肺静脉无误后,交换引入加强导丝。沿导丝引入封堵伞输送系统至左心房,经输送系统完成房间隔缺损封堵治疗。

房间隔缺损介入封堵治疗需要彩超的监测与配合。

3.术后处理 整个手术过程1h左右。术后即可恢复饮食,第2d可以下地行走,并复查彩超,观察1~2d即可出院。1个月心脏彩超检查,及时了解病变治疗效果和心脏恢复情况;3个月、6个月分别定期复查彩超,正常者说明已终身治愈。

二、先天性心脏病－室间隔缺损

先天性心脏病是危害儿童及青年人健康与生命的残酷"杀手"。室间隔缺损形成的左向右分流压差巨大,易于引起致命性肺动脉高压,应尽早进行封堵治疗。

1.适应证

(1)直径 10～15mm 的膜周部室间隔缺损。

(2)外科手术后残存室间隔分流,左向右分流为主,肺动脉压低于主动脉压。

(3)肌部室间隔缺损。

(4)心肌梗死后室间隔穿孔。

2.介入治疗

(1)术前常规准备:传染病四项、血常规、尿常规、粪常规、血糖、电解质、正位胸片、肝功能、肾功能、凝血全套和心电图。

(2)术前特殊准备:心脏彩超了解缺损的部位与直径,缺损与主动脉窦的关系,预测肺动脉压。

(3)介入操作程序:不配合的患儿要进行全身麻醉。麻醉后双侧腹股沟区消毒铺无菌巾。分别穿刺股静脉和股动脉引入血管鞘,经股动脉插入猪尾巴导管和亲水膜导丝,二者配合完成左前斜位升主动脉造影和左心室造影,测量室间隔缺损直径。交换引入右冠状动脉导管,经左心室和室间隔缺损插管进入右心室。引入超柔软导丝至肺动脉内,经股静脉引入鹅颈抓捕器至肺动脉,抓捕柔软导丝引出股静脉体外,建立通过室间隔缺损的动静脉轨道。由轨道导丝引入封堵伞输送系统至左心室心尖部,经输送系统完成室间隔缺损封堵治疗。

介入封堵最好在彩超的配合下进行。

3.术后处理　术后 2h 恢复饮食,第 2d 解除穿刺点加压包扎,第 3d 下地行走,复查彩超,即可出院。1 个月、3 个月、6 个月分别定期复查彩超,正常者即认为终身治愈。

心室腔内压力高血流速度快,一般无须使用抗凝剂。

三、先天性心脏病－动脉导管未闭

按人口出生率及先天性心脏病发病率,我国每年有 15 万病儿出生。动脉导管未闭封堵或栓塞治疗是最成熟的介入技术之一。

1.适应证

(1)各种类型、各种直径的动脉导管未闭。

(2)外科手术后残存分流或再通,左向右分流为主,肺动脉压低于主动脉压。

(3)主动脉弓右位畸形并发的动脉导管未闭。

(4)复杂心脏病并发的动脉导管未闭。

2.介入治疗

(1)术前常规准备:传染病四项、血常规、尿常规、粪常规、血糖、电解质、正位胸片、肝功能、肾功能、凝血全套和心电图。

(2)术前特殊准备:心脏彩超了解动脉导管未闭的形态和直径,预测肺动脉压。

(3)介入操作程序:不配合的患儿要进行全身麻醉。麻醉后双侧腹股沟区消毒铺无菌巾。经股静脉穿刺引入血管鞘,经鞘管引入右心导管和亲水膜导丝至右心房,二者配合经三尖瓣口进入右心室、肺动脉主干内。在肺动脉主干接近左肺动脉分支处寻找未闭的动脉导管并通过至进入降主动脉膈肌水平以下。交换猪尾巴导管完成主动脉弓降部造影和动脉导管未闭造影,测量动脉导管未闭直径。交换引入加强导丝,沿导丝引入封堵伞输送系统至降主动脉,经输送系统完成动脉导管未闭封堵治疗。

　　传统方法是分别经股动脉和股静脉途径,经股动脉向主动脉峡部插入猪尾巴导管造影,测量动脉导管未闭直径、复查封堵效果。经股静脉途径完成封堵。

　　3.术后处理　手术1h左右。术后即可恢复饮食,第2d可以下地行走,并复查彩超,观察1~2d即可出院。1个月、3个月定期复查彩超,正常者视为终身治愈。

　　大血管压力高,血流速度快、术后不需要抗血小板或抗凝治疗。

四、先天性心脏病－肺动脉瓣狭窄

　　先天性心脏病肺动脉瓣狭窄球囊扩张成形治疗已成为常规治疗方案。

　　1.适应证　肺动脉瓣狭窄如果病情允许,应尽可能在较大年龄、肺动脉发育接近成年人直径时进行。

　　(1)单纯型肺动脉瓣狭窄,肺动脉瓣环和肺动脉主干发育正常。

　　(2)复杂心脏病并发的肺动脉瓣狭窄。

　　(3)外科手术后残留或再发肺动脉瓣狭窄。

　　2.介入治疗

　　(1)术前常规准备:传染病四项、血常规、尿常规、粪常规、血糖、电解质、正位胸片、肝功能、肾功能、凝血全套和心电图。

　　(2)术前特殊准备:心脏彩超了解肺动脉瓣环、瓣口和肺动脉主干直径,预测右心室与肺动脉压差。

　　(3)介入操作程序:经股静脉穿刺引入血管鞘,经鞘管引入右心导管和亲水膜导丝至右心房,二者配合经三尖瓣口进入右心室。交换猪尾巴导管完成右室流出道和肺动脉造影。再引入加强导丝进入肺动脉主干和左上肺动脉分支内。沿导丝引入球囊导管至肺动脉瓣处完成扩张成形术。肺动脉瓣膜狭窄扩张成形需要迅速充盈、扩张球囊和排空球囊,以预防阿－斯综合征。

　　3.术后处理　术后即可恢复饮食,第2d可以下地活动,复查彩超,观察3~4d即可出院。1个月、3个月心脏彩超了解治疗效果和心脏恢复情况。

　　为防扩张后肺动脉瓣口血栓形成,应常规抗凝抗血小板治疗1~3个月。

五、先天性肺动－静脉瘘

　　肺动－静脉瘘使大量的肺动脉内的低氧含量血液直接回流至左心系统,形成低氧血症,引起一系列危害,部分还可并发大咯血,一经发现应尽早进行栓塞治疗。

　　1.适应证　各种类型、各种直径大小的单发和多发肺动－静脉瘘。

　　2.介入治疗

　　(1)术前常规准备:传染病四项、血常规、尿常规、粪常规、血糖、电解质、正位胸片、肝功能、肾功能、凝血全套和心电图。

　　(2)术前特殊准备:动静脉血氧饱和度,肺动静脉多排螺旋CT血管成像,了解瘘口大小和供养动脉直径,事先准备充足的栓塞材料。

　　(3)介入操作程序:经股静脉穿刺引入血管鞘,经鞘管引入右心导管和亲水膜导丝至右心房,二者配合经三尖瓣口进入右心室和肺动脉主干,超选择性插管进入病变肺动脉分支内。造影证实瘘口并测量直径。牢靠固定导管头端位于瘘口近侧肺动脉内、经导管送入弹簧钢圈或血管封堵器栓塞动静脉瘘之瘘口和供养动脉。

3.术后处理 第 2d 下地活动,预防性抗感染 3d,观察 3～5d 即可出院。1 个月后复查肺动静脉多排螺旋 CT 血管成像。

瘘栓塞目的就是促进血栓形成,不需要使用抗凝和抗血小板治疗。

六、肺动脉栓塞

肺动脉栓塞是由于内源性或外源性血栓脱落堵塞肺动脉和(或)其分支。肺动脉栓塞是一种常见的、严重威胁患者生命的心肺疾病,最常见的栓子来源于髂静脉和下肢深静脉,或盆腔静脉血栓。肺栓塞严重者可猝死,死亡率高达 20%～30%。

1.适应证

(1)肺动脉栓塞引起严重肺动脉高压危及生命者。

(2)反复发作的肺动脉栓塞,症状逐渐加重者。

(3)肺动脉栓塞后,保守治疗肺动脉高压不能缓解者。

2.介入治疗

(1)术前常规准备:传染病四项、血常规、尿常规、粪常规、血糖、电解质、正位胸片、肝功能、肾功能、凝血全套和心电图。

(2)术前特殊准备:D-二聚体、超声心动图判断肺动脉压、胸部增强 CT 或核素肺扫描、肾静脉、盆腔和下肢静脉彩超了解有无血栓,心脏彩超判断心脏功能和肺动脉压力。

(3)介入操作程序:严重肺动脉高压和心肺功能不全者给予呼吸机正压辅助呼吸。

若一侧下肢静脉正常和下腔静脉正常,可经正常侧股静脉穿刺引入血管鞘,经下腔静脉途径进行介入治疗,反之;经右颈内静脉穿刺引入血管鞘,经上腔静脉途径进行介入治疗。我们主张经颈内静脉穿刺的上腔静脉途径。

必要时为预防血栓脱落入下腔静脉,溶栓前先经鞘管置入下腔静脉过滤器。选用可回收与永久兼容性过滤器。

经鞘管引入猪尾巴导管和亲水膜导丝,二者配合插入肺动脉主干造影证实血栓位置。而后将导管插入血栓中,团注溶栓药物,并配合导管旋转搅拌溶解血栓。全身肝素化与溶栓治疗同时进行。肺动脉血栓溶解后还要同时治疗下肢或盆腔静脉血栓。

3.术后处理 介入溶栓治疗后患者需要继续进行静脉溶栓与抗凝治疗,活动下肢预防血栓复发。应用抗生素预防肺动脉栓塞梗死后继发性感染。监测肺动脉压力的恢复情况。必要时 2 周左右取出下腔静脉内过滤器。

七、主动脉瘤(胸主动脉瘤-胸腹主动脉瘤-腹主动脉瘤)

主动脉瘤是指由各种原因引起主动脉壁的局部薄弱、扩张和膨出。主动脉瘤破裂的死亡率高达 80%～90%,动脉瘤一旦发生不会自行消失,动脉瘤的发展趋势是逐渐进行性增大,最终破裂,发现主动脉瘤应及时治疗。覆膜内支架腔内隔断治疗主动脉瘤与夹层的技术成功率为 93%～100%。

1.适应证

(1)降主动脉动脉瘤距离重要内脏动脉开口 15mm 以上的动脉瘤和假性动脉瘤。

(2)直径在 4cm 以上的胸腹主动脉瘤,近期进行性扩大的腹主动脉瘤。

动脉瘤覆膜内支架封堵治疗的适应证国内外争议很大,传统认为晚治,新的理念主张早期治疗,越早动脉瘤越单纯,越易于治疗。

2.介入治疗

(1)术前常规准备:传染病四项、血常规、尿常规、粪常规、血糖、电解质、正位胸片、肝功能、肾功能、凝血全套和心电图。

(2)术前特殊准备:严格控制血压,绝对卧床休息,在保证心、脑、肾等重要器官有效灌注的前提下,尽量降低血压,减小破裂,为介入治疗创造机会。多排螺旋CT血管成像(范围涵盖胸骨上窝-耻骨联合下缘)不仅了解动脉瘤的位置、形态和范围,还要准确测量病变前方正常主动脉的外直径,以选择合适型号的覆膜内支架。头端要了解双侧锁骨下动脉和椎动脉情况,以决定覆膜内支架可否封堵头颈血管。尾端还要了解股动脉的情况,以便选择介入治疗的入路,判断覆膜内支架的推送器能否经股动脉送入。

(3)介入操作程序:介入治疗操作在全麻状态下进行。

先经左上肢动脉穿刺引入血管鞘,经鞘管引入黄金标记测量猪尾巴导管至升主动脉。完成主动脉造影和测量。

由于主动脉覆膜支架输送器直径较大(24F),多需要外科切开技术暴露股动脉,经股动脉引入血管鞘,经鞘管引入猪尾巴导管和亲水膜导丝,二者配合小心送至升主动脉,造影证实导管走行于主动脉真腔无误。交换引入特殊的超硬加强导丝至升主动脉。切开股动脉,将支架输送器沿超硬加强导丝送至动脉瘤或夹层破裂口近心端,定位内支架覆膜部分在动脉瘤近心端15mm以上。控制性降收缩压至10.6kPa(80mmHg),准确定位后快速释放支架,支架释放后复查主动脉造影。

3.术后处理 治疗后仍需严格控制血压,保持大便通畅,尽量避免一切使血压升高的因素。2周行多排CT增强检查,了解瘤腔内血栓形成情况。术后3个月、6个月分别复查多排CT增强,瘤腔血栓机化的患者可恢复正常生活和工作。

主动脉血流速度快,内支架置入后不常规应用抗凝剂和抗血小板药物。

八、主动脉夹层

主动脉夹层是指由各种原因引起主动脉壁的内膜或中膜破裂而形成的夹层。覆膜内支架腔内隔断治疗主动脉夹层的技术成功率为93%~100%。

中国人主动脉夹层的发病年龄比欧美人年轻10~20岁,其原因几乎皆为大量烟酒人群和控制不良的顽固性高血压患者。

1.适应证

(1)Ⅲ型主动脉夹层。

(2)内膜裂口持续开放,进行性扩张性假腔。

(3)反复发作性胸背疼痛。

(4)不典型性主动脉夹层如主动脉溃疡、主动脉壁间血肿、主动脉壁挫伤,经1~2周观察,内膜破口不消失或破口复发者。

分支覆膜内支架技术,头颈分支血管烟囱技术和头颈血管杂交转流技术,使胸主动脉夹层治疗的适应证越来越宽。

2.介入治疗

（1）术前常规准备：传染病四项、血常规、尿常规、粪常规、血糖、电解质、正位胸片、肝功能、肾功能、凝血全套和心电图。

（2）术前特殊准备：严格控制血压，绝对卧床休息，在保证心、脑、肾等重要器官有效灌注的前提下，尽量降低血压，减小破裂，为介入治疗创造机会。多排螺旋CT血管成像（范围涵盖胸骨上窝－耻骨联合下缘）不仅了解夹层的位置、形态和范围，还要准确测量主动脉弓的正常外直径，以选择合适规格的覆膜内支架。头端要了解双侧锁骨下动脉和椎动脉情况，以决定覆膜内支架可否封堵头颈血管。尾端还要了解股动脉的情况，以便选择介入治疗的入路。

（3）介入操作程序：介入治疗操作在全麻状态下进行，以便操作过程中良好控制血压。

先经左上肢动脉穿刺引入血管鞘，经鞘管引入黄金标记测量猪尾巴导管至升主动脉。完成主动脉造影和测量。

由于主动脉覆膜支架输送器直径较大（24F），多需要外科切开技术暴露股动脉，经股动脉引入血管鞘，经鞘管引入猪尾巴导管和亲水膜导丝，二者配合小心送至升主动脉，造影证实导管走行于主动脉真腔无误。交换引入特殊的超硬加强导丝至升主动脉。切开股动脉，将支架输送器沿超硬加强导丝送至夹层破裂口近心端，定位内支架覆膜部分在夹层破裂口近心端15mm以上。控制性降收缩压至10.6kPa（80mmHg），准确定位后快速释放支架，支架释放后复查主动脉造影。

3.术后处理　治疗后仍需严格控制血压，保持大便通畅，尽量避免一切使血压升高的因素。2周行多排CT增强检查，了解夹层内血栓形成情况。术后3个月、6个月分别复查多排CT增强，夹层内血栓机化的患者可恢复正常生活和工作。

主动脉血流速度快，内支架后不应用抗凝剂和抗血小板药物。

九、髂动脉、股动脉狭窄与闭塞

糖尿病、高血脂、高血压和长期抽烟继发动脉硬化极易引起下肢髂动脉、股动脉狭窄和闭塞（此类疾病较少累及上肢动脉）；大动脉炎也可引起髂动脉和股动脉狭窄与闭塞。髂动脉和股动脉狭窄将引起阳痿、下肢缺血、疼痛、跛行，严重者可导致下肢缺血坏死。

1.适应证

（1）局限性或节段性狭窄，狭窄率在75%以上侧支循环代偿不良者。

（2）狭窄缺血引起一系列症状，影响正常生活和工作。

（3）狭窄远端血管通路良好者。

2.介入治疗

（1）术前常规准备：传染病四项、血常规、尿常规、粪常规、血糖、电解质、正位胸片、肝功能、肾功能、凝血全套和心电图。

（2）术前特殊准备：心脏彩超判断心功能，多排螺旋CTA或MRA（包括头颈动脉、主动脉全程和下肢动脉），以全面了解血管病变。提前3d口服抗血小板聚集药物。

（3）介入操作程序：单侧髂动脉和（或）股动脉狭窄病变可经对侧（健侧）股动脉途径穿刺，或经左锁骨下动脉穿刺途径引入血管鞘完成各种介入操作。若双侧髂动脉和（或）股动脉狭窄病变，或一侧狭窄闭塞病变，另一侧也有程度不同的狭窄，应该经左锁骨下动脉途径穿刺引入血管鞘，完成双侧髂动脉或股动脉狭窄的介入治疗。经鞘管引入猪尾巴导管和亲水膜导丝,二者配合进入腹主动脉下段,完成造影和狭窄闭塞血管测量;交换长度100~120cm的猎人头导管,导管与导丝配合通过狭窄血管;交换引入260cm加强导丝至狭窄血管以远。沿加强导丝引入导引导管或长鞘管(80~100cm)至狭窄区上方,经导引导管或长鞘管引入内支架推送器套装,准确定位后将内支架释放于狭窄血管内。内支架膨胀不满意者进行内支架的球囊扩张成形术。

介入术中全身肝素化。

3.术后处理　穿刺点可靠压迫止血,或以合适型号的血管缝合器封堵血管穿刺点,预防大出血或形成假性动脉瘤。继续肝素化3d以上,口服抗血小板聚集药物3~6个月。术后1个月、3个月、6个月复查彩超判断疗效。改善不良饮食,彻底纠正高血糖、高血脂,控制高血压,坚决戒烟、戒除主动抽烟和被动抽烟。

十、上腔静脉阻塞综合征

各种病因引起的上腔静脉完全或不完全阻塞产生头、面、颈、上肢和胸部的静脉瘀血、水肿和侧支循环形成不良的病症,称为上腔静脉阻塞综合征。多由右侧中央型肺癌和纵隔淋巴结转移压迫上腔静脉而引起,占90%。其次为慢性纵隔炎、上腔静脉长期透析管植入接受血液透析治疗,血栓性静脉炎及升主动脉瘤和良性肿瘤的压迫等。上腔静脉压升高,眼结膜、面部、颈部和上胸部发生瘀血、水肿,患者极为痛苦。

介入放射学上腔静脉球囊扩张和内支架置入为首选治疗方案。

1.适应证

(1)肿瘤外压性上腔静脉狭窄。

(2)上腔静脉自身性狭窄,如放射性损伤、人工肾长期留置导管、免疫性损伤(白塞病)等。

(3)上腔静脉和(或)头颈静脉血栓形成。

2.介入治疗

(1)术前常规准备:传染病四项、血常规、尿常规、粪常规、血糖、电解质、正位胸片、肝功能、肾功能、凝血全套和心电图。

(2)术前特殊准备:查D-二聚体和C反应蛋白,进行CTA或MRA检查,了解上腔静脉阻塞的部位和长度,血管壁是否增厚和有无血栓形成;判断阻塞原因,如有无纵隔肿瘤或转移瘤。

(3)介入操作程序:一般选择股静脉途径,操作范围和可操控空间大,操作者双手远离靶点。

经股静脉途径穿刺,直接引入260cm亲水膜导丝和直头多侧孔导管,二者配合依次经股静脉、下腔静脉、右心房至上腔静脉,设法通过上腔静脉阻塞段。以直头多侧孔导管的侧孔段跨越阻塞段完成上腔静脉造影,测量上腔静脉阻塞段长度和正常段长度与直径。纵隔肿瘤外压性上腔静脉狭窄者,沿导丝向上腔静脉引入内支架推送器,直接内支架置入;上腔静脉管壁性狭窄者引入内支架推送器,经推送器外鞘行球囊扩张成形及内支架置入;上腔静脉血栓者引入内支架推送器,经推送器外鞘引入猪尾巴导管局部灌注溶栓和搅拌溶栓以消除血栓。

介入术中全身肝素化。

头颈面部严重肿胀,经颈部颈静脉途径穿刺操作不便,此途径操作空间狭小,不便复杂的介入操作和术后护理。

3.术后处理　口服华法林并继续肝素化3d。适当静脉输注白蛋白、应用利尿剂促使头颈部水肿快速消退。水肿消退后,进行后续的病因学诊断与治疗。纵隔肿瘤者完成穿刺活检病理学诊断,根据病理学选择局部消融、化疗或放疗以根治肿瘤,直接穿刺放射粒子植入是近年应用的新技术,是治疗恶性肿瘤的理想方案。

十一、布-加综合征下腔静脉阻塞

下腔静脉的任何部位受压迫或阻塞,引起静脉回流障碍,导致下腔静脉阻塞高压,远端瘀血、水肿和侧支循环形成,称为下腔静脉阻塞综合征。如为肝段下腔静脉阻塞,或合并肝静脉阻塞则称为布-加综合征。出现门静脉高压和下腔静脉高压症候群,临床表现为肝大、腹水和两下肢水肿、静脉(下腹和侧腹壁)扩张,小腿色素沉着和溃疡。下腔静脉球囊扩张成形和(或)内支架置入创伤小、疗效好、恢复快、费用低(全部花费1.0万~1.5万),是布-加综合征的首选治疗方案,95%以上的布-加综合征患者可经介入治疗技术根治。

1.适应证

(1)单纯性肝后段下腔静脉膜状狭窄、膜状闭塞、节段性狭窄、节段性闭塞。

(2)下腔静脉阻塞合并血栓。

(3)下腔静脉阻塞合并肝静脉阻塞。

2.介入治疗

(1)术前常规准备:传染病四项、血常规、尿常规、粪常规、血糖、电解质、正位胸片、肝功能、肾功能、凝血全套和心电图。

(2)术前特殊准备:查D-二聚体和C反应蛋白,肝静脉和下腔静脉彩超,进行CTA或MRA检查,了解下腔静脉阻塞的部位和长度,狭窄或阻塞的病变类型,血管壁是否增厚和有无血栓形成。

(3)介入操作程序:经股静脉穿刺引入亲水膜导丝和直头多侧孔导管至下腔静脉肝后段,完成下腔静脉正侧位造影。根据下腔静脉阻塞程度、范围和合并血栓情况不同,选择下述不同介入方法。

1)单纯大球囊扩张成形术:下腔静脉膜状狭窄或节段性狭窄者导丝与导管配合通过狭窄至上腔静脉,交换引入加强导丝,沿加强导丝引入直径25~30mm球囊导管直接扩张成形治疗。扩张后复查下腔静脉造影判断疗效,疗效不佳者置入内支架。

2)破膜与大球囊扩张成形术:下腔静脉膜状闭塞或节段性闭塞者经导管引入钝头破膜穿刺钢丝,钢丝与导管配合钝性穿刺开通闭塞膜至上腔静脉,交换引入加强导丝,沿加强导丝引入直径25~30mm球囊导管直接扩张成形治疗。扩张后复查下腔静脉造影判断疗效,疗效不佳者置入内支架。

3)搅拌溶栓与大球囊扩张成形:下腔静脉膜状或节段性闭塞合并下腔静脉新鲜血栓者,沿加强导丝引入12~14F腔静脉内支架推送器,经推送器外鞘引入猪尾巴导管和可成形亲水膜导丝,导丝、导管与鞘管配合进行局部灌注溶栓与搅拌溶栓。血栓消失后同上方法完成破膜和球囊扩张成形术。

4)可回收内支架与大球囊扩张成形术:下腔静脉膜状或节段性闭塞合并下腔静脉陈旧血栓者,经导管引入钝头破膜穿刺钢丝,钢丝与导管配合钝性穿刺开通闭塞膜至上腔静脉,交换引入加强导丝,沿加强导丝引入12~14F腔静脉内支架推送器,将下腔静脉可回收内支架置入血栓区压迫固定血栓。同上方法完成球囊扩张成形术,恢复下腔静脉血流,1～2周血栓消失后取出可回收内支架。

5)预开通与大球囊扩张成形术:下腔静脉闭塞合并下腔静脉陈旧血栓者,经导管引入钝头破膜导丝,导丝导管配合钝性穿刺开通下腔静脉闭塞膜,交换引入加强导丝,沿加强导丝引入12～16mm的球囊导管预扩张开通闭塞的下腔静脉,恢复正常血流,正常血流冲刷下血栓1～2周可完全融解消失。而后完成大球囊扩张成形治疗。

穿刺破膜或球囊扩张成形术后或内支架置入后要全身肝素化。

3.术后处理　口服华法林抗凝治疗,继续肝素化3d。5～7d复查下腔静脉彩超、复查凝血全套。1个月、3个月和6个月复查彩超和凝血全套。6个月后停止服用华法林。

十二、肾动脉狭窄

肾动脉狭窄导致顽固性高血压,长期狭窄缺血可导致肾萎缩、肾功能不全。原因很多,我国青年人以大动脉炎和肾动脉肌纤维发育不良最常见,老年人以动脉粥样硬化最多见。移植肾或外科手术后的肾动脉吻合口也可狭窄。肾动脉球囊扩张与肾动脉支架术的技术成功率达到90%～100%。

1.适应证

(1)肾动脉狭窄,顽固性高血压内科药物治疗无效。

(2)肾动脉狭窄率75%以上。

(3)肾动脉狭窄并发肾功能不全或肾功能不全进行性加重者。

(4)移植肾肾动脉狭窄,并发高血压或肾功能不全。

2.介入治疗

(1)术前常规准备:血常规、尿常规、粪常规、血糖、电解质、正位胸片、传染病四项、肝功能、肾功能、电解质、凝血全套和心电图。

(2)术前特殊准备:查C反应蛋白和红细胞沉降率,肾动脉、髂动脉和股动脉彩超、CTA或MRA,必要时颈动脉和脑动脉CTA或MRA。

(3)介入操作程序:经股动脉穿刺引入5F血管鞘,经鞘管引入5F猪尾巴导管至腹主动脉的肾动脉开口水平上方,完成主动脉和肾动脉造影。而后下拉导管至腹主动脉下端,完成盆腔动脉造影。然后更换8～9F血管鞘,引入肾动脉导引导管,经导引导管引入眼镜蛇导管(或肾动脉导管)和亲水膜导丝,二者配合选择狭窄肾动脉插管。若为大动脉炎或肌纤维结构不良性狭窄,设法通过狭窄段,引入0.035inch加强导丝,沿导丝引入直径5～6mm的球囊导管完成肾动脉狭窄扩张成形术。若为大动脉炎节段性狭窄或动脉硬化性狭窄,将0.014～0.018inch加强导丝固定于肾动脉远端分支内,沿导丝引入球囊扩张式内支架,完成肾动脉内支架置入治疗。

球囊扩张成形或内支架置入需要全身肝素化。

3.术后处理　口服抗血小板聚集药物3～6个月,出院前5～7d复查彩超,复查凝血全套,1个月、3个月和6个月复查肾动脉彩超,必要时复查MRA或CTA。

十三、急性外周(四肢)动脉闭塞

外周动脉栓塞或血栓形成引起的急性动脉管腔堵塞,导致肢体缺血损伤甚至坏死。栓塞的栓子来源于心脏,患者多有冠心病或风心病所致的房颤。若不能及时恢复血流通畅,肢体坏死后的毒性物质吸收,可导致肾衰竭和多脏器衰竭而危及生命。一旦诊断明确,必须立即采取治疗措施,解除肢体缺血,保全肢体功能。可采用球囊扩张成形、内支架置入或导管局部灌注溶栓与扩血管改善侧支循环治疗。

1.适应证

(1)急性肢体缺血,疼痛、运动和感觉异常进行性加重。

(2)肢体缺血,影响正常生活和工作。

2.介入治疗

(1)术前常规准备:传染病四项、血常规、尿常规、粪常规、血糖、电解质、正位胸片、肝功能、肾功能、电解质、凝血全套和心电图。

(2)术前特殊准备:查 C 反应蛋白和红细胞沉降率,进行彩超了解病变血管和血栓,CTA 或 MRA 详细观察病变血管的邻近主干血管。

(3)介入操作程序:下肢动脉阻塞参见髂动脉和股动脉狭窄内容。

上肢动脉狭窄,经股动脉穿刺引入 5F 血管鞘,经鞘管引入 5F 猪尾巴导管至升主动脉,完成主动脉和头颈动脉主干造影。交换 5F 猎人头导管超选择锁骨下动脉造影,导管与亲水膜导丝配合通过狭窄,交换引入加强导丝。而后更换 8~9F 血管鞘,引入脑动脉导引导管,经导引导管引入内支架推送器,完成狭窄血管内支架置入治疗。

上肢动脉血栓,同样途径引入直头多侧孔导管或溶栓导管,进行血栓局部溶栓治疗;或进行特殊的血栓破碎术、血栓抽吸术。溶栓后存在血管狭窄者,置入内支架。

溶栓或内支架置入过程中需要全身肝素化。

3.术后处理　术中若无法将栓子完全消融,可留置导管继续进行溶栓治疗。出院前 5~7d 复查彩超,复查凝血全套。无论溶栓后还是内支架置入后都需要口服抗凝药物。1 个月、3 个月、6 个月复查彩超,必要时进行 CTA 检查,全面评价病变血管。

十四、下肢深静脉血栓

外伤、手术、妊娠、分娩、长期卧床、肿瘤、反复穿刺或静脉注射刺激性溶液、静脉内留置插管、手术创伤等,易于引起髂静脉和股静脉血栓。不及时处理血栓可导致患肢终生肿胀,严重者发生静脉型坏疽或下肢顽固性溃疡,血栓脱落者发生肺栓塞可致命。经导管局部接触灌注溶栓和下腔静脉滤器置入已成为治疗下肢深静脉血栓的首选方法。

中国人的下肢深静脉血栓 90%以上发生于左下肢,中国人左下肢深静脉血栓者 90%以上合并 Cockett 综合征,即左髂总静脉受髂总动脉压迫而瘢痕性、器质性狭窄。Cockett 综合征合并左下肢深静脉血栓者,血栓不会通过狭窄的左髂总静脉脱落,原则上不需要下腔静脉置入过滤器,代之以血栓融解消失后,狭窄的髂静脉置入内支架解除狭窄,恢复髂股静脉正常血流。

1.适应证

(1)急性(1~2 周)和亚急性(2 周左右)下肢深静脉血栓。

(2)发生或反复发生肺动脉栓塞的下肢深静脉血栓。

2.介入治疗

(1)术前常规准备:传染病四项、血常规、尿常规、粪常规、血糖、电解质、正位胸片、肝功能、肾功能、凝血全套和心电图。

（2）术前特殊准备：D-二聚体、发生肺动脉栓塞者超声心动图判断肺动脉压、胸部增强CT或核素肺扫描证实有无肺栓塞、髂静脉和下肢静脉彩超证实有无血栓及血栓性质和范围，彩超判断是否合并左髂总静脉狭窄，即Cockett综合征。

（3）介入操作程序：我们推荐经颈内静脉途径逆行性溶栓。经右颈内静脉穿刺引入亲水膜导丝，与直头多侧孔导管配合依次经上腔静脉、右心房、下腔静脉，完成下腔静脉造影。若下腔静脉无血栓，导管与导丝配合进入髂静脉，若髂静脉无狭窄，先进行下腔静脉过滤器置入。若髂静脉狭窄即Cockett综合征，不必置入下腔静脉过滤器，直接向前推进导管至股静脉插管并造影，保留直头多侧孔导管于股静脉下段血栓内，或交换专用溶栓导管（此导管前段具有10～30cm长的侧孔段），经导管局部持续灌注接触溶栓治疗。

已发生肺动脉严重栓塞者，先进行下腔静脉过滤器置入，再进行肺动脉插导管溶栓或搅拌溶栓治疗，最后进行下肢深静脉插管接触溶栓治疗。经颈内静脉途径插管和留置导管接触溶栓，留置导管溶栓过程（1～7d）患者活动自如，生活和护理都便利。

也可顺流性局部溶栓：穿刺同侧足背或小腿下段浅静脉，置入留置针，经留置针持续注入溶栓剂做顺流性局部溶栓，注射药物过程中以止血带阻断浅静脉，促使药物走行于深静脉。溶栓药物与扩血管药物如罂粟碱间断使用，溶解血栓的过程中促使侧支循环建立。对于慢性血栓患者，此种技术对缓解症状十分有效，值得推荐使用。

3. 术后处理　保留导管持续灌注溶栓，溶栓药物以脉冲式注射为佳；尿激酶50万～100万U/d，以10万U/h的速率注射。2～3d经导管复查血栓溶解情况，一般保留导管1周左右。留置导管过程中肝素化，取出导管后继续肝素化3d以上，口服抗凝剂3个月。

溶栓过程中与溶栓后，多做病变侧下肢锻炼，尤其多做腓肠肌收缩锻炼，促使下肢静脉血液回流，促使侧支循环建立，预防下肢静脉血栓复发。

（刘军伟）

第三节　消化系统疾病

一、食管癌及恶性食管狭窄

我国是世界上食管癌发病率最高的地区，发病率高达12.3/10万（女）～21.0/10万（男），每年新发食管癌5万余例。本病确诊时，50%～60%（我国报道为10%～20%）的食管癌患者已丧失了手术根治性切除的机会。为解除食管狭窄和封堵食管瘘口，覆膜内支架置入是最重要和最有效的方法之一。进展期肿瘤，或复发性肿瘤性狭窄，选用粒子性内支架具有解除狭窄和治疗肿瘤的双重作用。

1. 适应证

（1）食管癌导致管腔中、重度狭窄，患者不能进食正常半流质饮食（如面条）。

（2）食管癌放疗后形成的瘢痕性狭窄，不能进食正常半流质饮食。

（3）食管癌放疗后肿瘤局部复发，不能进食正常半流质饮食。

（4）纵隔肿瘤侵犯或压迫食管导致管腔狭窄，不能进食正常半流质饮食。

（5）各种食管瘘，狭窄合并瘘。

2.介入治疗

(1)术前常规准备:传染病四项、血常规、尿常规、粪常规、血糖、电解质、正位胸片、肝功能、肾功能、电解质、凝血全套和心电图。积极纠正水、电解质紊乱,加强静脉营养支持治疗。

(2)术前特殊准备:食管造影检查,明确狭窄部位、长度和狭窄程度,内镜下活检或介入放射学经鞘管引入活检钳活检,明确病变性质,必要时进行胸部螺旋CT/腹部彩超检查,了解食管与周围器官尤其气管的关系、有无远处转移。

(3)介入操作程序:食管支架置入操作在清醒、咽部局部麻醉状态下进行,不需要全身麻醉,支架置入痛苦程度与纤维胃镜检查相似。

术前15～30min肌内注射安定针10mg,654－2 10mg或阿托品0.5mg。

患者仰卧于DSA检查台上,头偏向右侧。置开口器,导管、导丝配合经口腔进入食管上段,经导管注射3～5mL碘造影剂造影,证实食管狭窄的位置、程度和病变长度。然后越过食管狭窄段进入胃腔,经导管造影证实导管位于胃腔无误,交换加硬导丝,沿加硬导丝送入合适型号的食管覆膜内支架,调整支架位置后完全释放。复查食管造影了解支架的位置、食管通畅情况。

3.术后处理　整个手术过程10～20min,手术后即可恢复进食,先流质饮食,3～7d逐渐过渡到正常饮食,但不能吃香蕉、年糕等黏稠食物,避免黏稠的食物团块堵塞支架。

介入治疗后2周应行食管造影检查,了解食管的通畅情况,支架的位置、膨胀情况。若有食管可回收线者,支架置入2周后拔出回收线。体质恢复后积极治疗原发病。

二、良性食管狭窄

良性食管狭窄多为误服化学性、腐蚀性物质导致食管损伤。化学腐蚀剂烧伤食管的程度和转归主要取决于腐蚀剂的种类、性质、浓度、剂量及其与组织接触的时间长短等。由于食管入口区环咽肌和贲门括约肌的存在,往往食管入口区、中下段食管腐蚀剂停留时间相对长,食管入口、中下段食管烧伤更严重。介入放射学球囊扩张成形或可回收覆膜内支架置入是理想的治疗技术。

1.适应证　各种原因引起的良性食管狭窄患者,不能进食正常半流质饮食(如面条)。

2.介入治疗

(1)术前常规准备:传染病四项、血常规、尿常规、粪常规、血糖、电解质、正位胸片、肝功能、肾功能、电解质、凝血全套和心电图。积极纠正水、电解质紊乱,加强静脉营养支持治疗。

(2)术前特殊准备:食管或上消化道造影可清楚显示食管狭窄段长度、程度、范围以及食管功能,有无合并食管穿孔及瘘管情况,有无胃及十二指肠受累。CT检查具有无创伤性,既能清楚显示食管烧伤程度,食管周围组织受累情况,有无合并纵隔脓肿和肺部感染,又能指导临床选择最佳治疗方案。

(3)介入操作程序:食管球囊扩张成形或内支架置入操作均在清醒、咽部黏膜局部麻醉状态下进行,介入操作痛苦程度与纤维胃镜检查相似。

术前15～30min肌内注射安定针10mg,654－2 10mg或阿托品0.5mg。

食管狭窄局限者(狭窄段长度小于1cm),可采取间断食管球囊扩张成形。患者仰卧于DSA检查台上,头偏向右侧。口服造影剂造影,证实食管狭窄的位置、程度和长度。置开口器,导管、导丝配合经过口腔进入食管,越过食管狭窄段进入胃腔,经导管造影证实导管进入胃腔无误,交换加硬导丝,沿加硬导丝送入合适型号的球囊导管,调整球囊位于狭窄段后充分扩张。复查食管造影了解食管扩张效果、食管通畅情况。

食管狭窄段较长者,采取暂时性可回收食管内支架置入治疗。患者仰卧于 DSA 检查台上,头偏向右侧。口服造影剂造影,证实食管狭窄的位置、程度和病变长度。置开口器,导管、导丝配合经过口腔进入食管,越过食管狭窄段进入胃腔,经导管造影证实导管进入胃腔无误,交换加硬导丝,沿加硬导丝送入合适型号的食管覆膜内支架,调整支架位置后完全释放。狭窄严重者先使用直径 104mm 的小球囊预扩张。复查食管造影了解支架的位置、食管通畅情况。

3.术后处理　球囊扩张者,术后大口进食水,每次吞咽对狭窄段食管是一次生理性扩张,预防再狭窄的发生。介入治疗后 1 个月、3 个月、6 个月复查食管造影,了解食管的通畅情况。

食管内支架置入者,术后从流质、半流质饮食,逐渐过渡到普食,但不能吃香蕉、年糕等黏稠食物,避免食物团块堵塞支架。支架置入后 3 个月使用介入方法取出内支架。支架取出后1 个月、3 个月、6 个月复查食管造影,了解食管的通畅情况。

三、食管瘘

食管癌向周围浸润生长,纵隔肿瘤放、化疗,外伤、异物、化学灼伤均可引起食管与气道、纵隔、胸膜腔之间产生异常通道,形成食管瘘。食管与气道相通者,进食水出现呛咳现象。食管与胸腔相通则产生呼吸困难、胸腔感染。与纵隔相通则主要为感染、胸背部疼痛、大出血。食管覆膜内支架置入是治疗食管瘘减轻患者痛苦、恢复患者正常饮食、延长患者生存期最有效、最简单的技术。

1.适应证
(1)各种原因引起的食管－气管瘘。
(2)各种原因引起的食管－纵隔瘘。
(3)各种原因引起的食管－胸膜腔瘘。
(4)各种原因引起的食管－颈部瘘。

2.介入治疗
(1)术前常规准备:传染病四项、血常规、尿常规、粪常规、血糖、电解质、正位胸片、肝功能、肾功能、电解质、凝血全套和心电图。积极纠正水、电解质紊乱,加强静脉营养支持治疗,抗感染、化痰治疗。

(2)术前特殊准备:食管造影可清楚显示食管瘘口的具体位置、有无合并狭窄。特别注意:由于钡剂往往长时间存留难以清除,食管造影使用碘水,禁用钡餐!CT 检查可明确瘘口及其附近组织感染程度及范围。

(3)介入操作程序:食管支架置入操作在清醒、咽部黏膜局部麻醉状态下进行,不需要全麻,内支架置入痛苦程度与纤维胃镜检查相似。

术前 15~30min 肌内注射安定针 10mg,654－2 10mg 或阿托品 0.5mg。

患者仰卧于 DSA 检查台上,头偏向右侧。口服造影剂造影证实食管瘘的位置、有无合并食管狭窄。置开口器,导管、导丝配合经口腔进入食管,越过食管瘘口进入胃腔,为防止导管经瘘口进入纵隔进入腹膜腔或腹膜后腔,一定经胃内导管造影,证实导管位于正常胃腔内,交换加硬导丝,沿加硬导丝送入合适型号的覆膜食管内支架,调整支架位置后完全释放。复查食管造影了解支架的位置、食管瘘口封堵情况。

食管－纵隔瘘、食管－胸膜腔瘘者,还需要经鼻置入纵隔或胸腔内脓腔引流管,持续负压抽吸脓液和冲洗脓腔,防治脓腔感染加剧,促使脓腔愈合,并兼有造影监测脓腔愈合的作用。

3.术后处理　良性病变引起食管瘘者,待瘘口完全愈合后取出支架和脓腔引流管。恶性食管瘘者,2～4周拔出回收线。术后1个月、3个月、6个月复查食管造影,了解食管的通畅情况。

四、贲门失弛缓症

贲门失弛缓症是由于食管神经肌肉功能障碍引起食管下段和贲门正常的弛缓功能丧失,食管下段痉挛、持续收缩,进食困难,是贲门区管壁内神经丛内神经节细胞变性和数量减少引起交感与副交感神经功能失调所致。贲门大球囊扩张成形术是国内外早已成熟的成功治疗贲门失弛缓症的首选方法,既可解除进食困难,又可防止胃内容物反流入食管,简单、安全、有效。

1.适应证　贲门失弛缓症均可行大球囊单纯扩张成形的介入治疗。

2.介入治疗

(1)术前常规准备:传染病四项、血常规、尿常规、粪常规、血糖、电解质、正位胸片、肝功能、肾功能、电解质、凝血全套和心电图,食管钡餐造影明确诊断,必要时可行胃镜检查,排除食管及胃底占位病变。

(2)介入操作程序:清醒、咽部和食管黏膜局部麻醉状态下进行食管球囊扩张成形,不需要全麻,球囊扩张成形的痛苦程度与放置胃管相似。

术前15～30min肌内注射安定10mg,654－2 10mg或阿托品0.5mg。

患者仰卧于DSA检查台上,头偏向右侧。口服碘造影剂造影,证实食管狭窄的位置、程度。置开口器,导管、导丝配合经过口腔进入食管,越过贲门区进入胃腔,经导管造影证实位于正常胃腔无误,交换加硬导丝,沿加硬导丝送入合适型号的球囊导管(直径30～45mm),调整球囊骑跨贲门区后充分扩张,至少扩张1～2次,每次扩张持续1～3min。复查食管造影了解食管扩张效果、食管通畅情况。

3.术后处理　整个手术操作过程15～30min,手术后即可恢复正常饮食。介入治疗后密切观察患者有无胸痛、出血等症状,给予对症处理。介入治疗后1个月、3个月、6个月复查食管造影,了解食管的通畅情况。

五、食管－胃吻合口良性狭窄

食管－胃吻合口手术后组织修复反应过强而造成瘢痕形成过多,吻合口张力过大,引起进食困难。大球囊扩张成形治疗食管－胃吻合口顽固性瘢痕性狭窄,利用球囊在外周360°范围内扩张力均匀拉断食管－胃吻合口四周的纤维瘢痕组织束,既可充分扩张吻合口、彻底解除狭窄,又不发生胃食管反流。创伤小、效果好、痛苦轻、手术操作简单,易于被患者接受。

1.适应证　食管外科术后出现食管－胃吻合口狭窄,不能进食正常半流质饮食患者,排除吻合口局部肿瘤复发者。

2.介入治疗

(1)术前常规准备:传染病四项、血常规、尿常规、粪常规、血糖、电解质、正位胸片、肝功能、肾功能、电解质、凝血全套和心电图。吻合口狭窄严重、体质差者,积极纠正水、电解质紊乱,加强静脉营养支持治疗。

(2)术前特殊准备:食管造影显示食管－胃吻合口狭窄的位置、程度。食管－胃吻合口区域 SCT 扫描,内镜下活检或介入放射学经鞘管引入活检钳活检,明确病变性质,排除食管－胃吻合口癌性复发狭窄。

(3)介入操作程序:清醒、咽部黏膜局部麻醉状态下进行球囊扩张。

术前 15～30min 肌内注射安定针 10mg,654－2 10mg 或阿托品 0.5mg。

并嘱患者操作过程中受刺激坚持不要严重呃逆,以减少食管壁与球囊之间的撕伤力。

置开口器,透视下导丝、导管相互配合越过狭窄的食管－胃吻合口区插至胃腔,交换加强导丝,沿加强导丝将合适型号(直径 25～30mm)的球囊导管送至狭窄部位。调整球囊位置使球囊中央位于狭窄段,向球囊内缓慢注入 30％碘水充盈球囊充分扩张狭窄段。撤退球囊和导丝,复查造影观察吻合口扩张效果和管壁完整性及有无造影剂外溢等现象。

3.术后处理　术后密切观察患者生命体征,常规给予生理盐水 250mL＋2％利多卡因10mL＋丁胺卡那 200mg 配制液间歇口服,消除疼痛和局部抗炎。术后鼓励患者大口进食固体食物,每次进食都是对吻合口的生理性扩张,更有利于吻合口长期通畅。术后 1 个月、3 个月、6 个月复查食管造影,了解食管的通畅情况。

顽固性狭窄者,或者瘢痕体质者,需要连续 2～3 周间断扩张。

六、食管－胃吻合口恶性狭窄

食管癌贲门癌术后吻合口局部复发造成恶性狭窄。对于食管－胃吻合口恶性狭窄来说,外科再次切除治疗难度大,保守治疗效果差,内支架置入可有效解决进食问题。

1.适应证　食管或胃底外科术后出现食管－胃吻合口狭窄,患者不能正常进食半流质饮食,病理证实是局部肿瘤复发。

2.介入治疗

(1)术前常规准备:传染病四项、血常规、尿常规、粪常规、血糖、电解质、正位胸片、肝功能、肾功能、电解质、凝血全套和心电图。吻合口狭窄严重、体质差者,积极纠正水、电解质紊乱,加强静脉营养支持治疗。

(2)术前特殊准备:食管造影显示食管－胃吻合口狭窄的位置、程度,内镜下活检或介入放射学活检,明确病变性质,确诊食管－胃吻合口恶性狭窄。

(3)介入操作程序:清醒、咽部黏膜局部麻醉状态下进行操作,不需要全麻。

术前 15～30min 肌内注射安定 10mg,654－2 10mg 或阿托品 0.5mg。

患者仰卧于 DSA 检查台上,头偏向右侧。口服碘造影剂造影证实食管－胃吻合口狭窄的位置、程度和病变长度。置开口器,导管、导丝配合经过口腔进入食管,越过食管狭窄段进入胃腔,交换加硬导丝,沿加硬导丝送入合适型号的食管内支架,调整支架位置后完全释放。复查食管造影了解支架的位置、食管通畅情况。

3.术后处理　介入治疗后 2～4 周应行食管造影检查,了解食管的通畅情况,支架的位置、膨胀情况。若有食管可回收线者,拔出回收线。待体质恢复后积极治疗原发病。术后 1个月、3 个月、6 个月复查食管造影,了解食管的通畅情况。

局部动脉灌注化疗是复发性吻合口肿瘤值得选择的肿瘤治疗方案。

七、食管－胃吻合口瘘

食管癌或贲门癌术后吻合口局部形成瘘口,瘘口可与胸腔或纵隔或颈部皮肤相通。对于食管－胃吻合口瘘来说,外科修补治疗难度大,保守治疗效果差,是外科手术后的致命性并发症之一,特殊型号的覆膜内支架－蘑菇状覆膜内支架置入配合胸膜腔引流管治疗可有效解决问题。

1.适应证 食管或胃底外科术后出现食管－胃吻合口瘘,造影或胸部螺旋 CT 证实是局部瘘口形成。

2.介入治疗

(1)术前常规准备:传染病四项、血常规、尿常规、粪常规、血糖、电解质、正位胸片、肝功能、肾功能、电解质、凝血全套和心电图。吻合口瘘致体质差者,积极纠正水、电解质紊乱,加强静脉营养支持治疗。

(2)术前特殊准备:食管造影显示食管－胃吻合口瘘的位置、程度和残留正常段食管的长度与走行,内镜下活检或介入放射学活检,明确病变性质,确诊食管－胃吻合口胸膜腔瘘、纵隔瘘或颈部瘘。

(3)介入操作程序:清醒、咽部黏膜局部麻醉状态下进行操作,不需要全麻。

术前 15～30min 肌内注射安定针 10mg,645－2 10mg 或阿托品 0.5mg。

患者仰卧于 DSA 检查台上,头偏向右侧。口服碘造影剂造影证实食管－胃吻合口狭窄的位置、程度和病变长度。置开口器,导管、导丝配合经过口腔进入食管,由瘘口进入胃腔,交换加硬导丝,沿加硬导丝送入合适型号的食管内支架－蘑菇状覆膜内支架,调整内支架位置后完全释放。复查食管造影了解内支架的位置、食管通畅情况和瘘是否成功封堵等。必要时可于内支架置入前,先经口腔经食管再经瘘口进入瘘口外脓腔内,先置入引流管,以便在内支架置入后进行有效的引流及冲洗。

3.术后处理 介入治疗后 2～4 周应行食管造影检查,了解食管吻合口的瘘口情况,内支架的位置、膨胀情况。若有食管内支架可回收线者,拔出回收线。待体质恢复后积极治疗原发病。术后 1 个月、3 个月、6 个月复查胸部 CT,了解瘘口及脓腔的愈合情况。瘘口愈合脓腔消失者拔除引流管和内支架。

八、胸腔胃－气道瘘

食管癌手术切除后位于腹部的胃上提至胸部与气管和支气管毗邻。由于担心肿瘤切除不干净或肿瘤复发进行放射治疗,尤其是立体放射治疗,易于导致胃壁破坏穿孔,进而破坏气管壁,导致胃腔与气道的沟通,形成"胸腔胃－气道瘘"。"胸腔胃－气道瘘"使大量的胃内容物进入气道,引发一系列肺部致命性危害。胸腔胃－气道瘘极少自然愈合。

胸腔胃－气道瘘的典型临床表现是"平卧位烈火烧灼样、濒死样、阵发性、刺激性呛咳,坐立位呛咳减轻,患者强迫坐立位不能平卧",有人称之为"卧位刺激性呛咳综合征"。进食水后呛咳加重,患者严重消耗,肺部严重混合性感染呈肺段或肺叶样分布。一旦怀疑胸腔胃－气道瘘即刻进行胃腔负压管植入,持续胃腔减压排空胃内容物;并禁食、禁水,维持坐立位或半坐位。

1.适应证 胸腔胃－气道瘘内外科均缺乏有效的治疗手段,经气道内支架治疗为唯一有效途径。

2.介入治疗

(1)术前常规准备:传染病四项、血常规、尿常规、粪常规、血糖、电解质、正位胸片、肝功能、肾功能、凝血全套和心电图。

(2)术前特殊准备:术前行胸部 CT 扫描,明确瘘口位置及大小,测量气道径线,设计气道覆膜支架。

(3)介入操作程序:应用多种类型的气道覆膜内支架或部分性覆膜内支架由气道一侧封堵瘘口是一种行之有效的好方法。胸腔胃－气管瘘采用管状部分覆膜内支架置入气管封堵瘘口;胸腔胃－隆突瘘采用倒"Y"形部分覆膜内支架置入气管与主支气管封堵瘘口。胸腔胃－主支气管瘘采用"L"形气管－主支气管分支部分覆膜内支架置入气管和主支气管封堵瘘口。胸腔胃－中间段支气管瘘采用小"Y"形部分覆膜内支架置入右主支气管、右上叶支气管和中间段支气管封堵瘘口。

气道覆膜内支架置入后,分别插导管经气管、经胃腔造影证实瘘口完全封堵,而后分别向左右主支气管内引入吸痰管充分吸痰。

3.术后处理　术后给予雾化吸入促进痰液排出,定期行胸部 CT 检查,了解病变变化情况。

此类瘘口难以自然愈合,几乎需要终生以覆膜内支架封堵,每 1 个月复查,每 6 个月更换支架。

九、胃癌与胃腔狭窄

胃癌、胰头癌等许多消化系统恶性肿瘤晚期常并发胃十二指肠梗阻。误服化学性、腐蚀性物质也可引起胃腔狭窄。临床表现为频繁呕吐、腹胀、消瘦、进食困难等症状,患者生存质量差,临床处理较为棘手。内支架或覆膜内支架置入胃腔,可有效开通胃腔,恢复进食保证患者正常营养。

1.适应证　各种原因引起的胃腔狭窄,无法正常进食,拒绝外科手术或者无法外科治疗者。

2.介入治疗

(1)术前常规准备:传染病四项、血常规、尿常规、粪常规、血糖、电解质、正位胸片、肝功能、肾功能、电解质、凝血全套和心电图。体质差者,术前积极纠正水、电解质紊乱,加强静脉营养支持治疗。

(2)术前特殊准备:使用碘造影剂上消化道造影显示胃腔狭窄的位置、范围、程度。内镜下活检或介入放射学活检,明确病变性质。必要时腹部 SCT 或彩超检查,了解有无远处转移。严重胃腔潴留者胃负压抽吸减压 1～2d。

(3)介入操作程序:术前禁食、补液,如胃潴留液过多则予胃肠减压。术前 15～30min 肌内注射安定 10mg,咽部黏膜表面麻醉。不使用低张力药物如 654－2 或阿托品。

患者仰卧于 DSA 检查台上,导管、导丝配合经口腔、食管进入胃腔,通过胃腔狭窄段进入十二指肠水平段以远,交换加硬导丝,送入合适型号的胃腔内支架及输送系统至狭窄部位,定位准确后缓慢释放内支架。复查造影了解胃腔通畅情况以及内支架膨胀度。

3.术后处理　术后应观察进食、呕吐物性状、腹痛、腹胀等情况,常规使用抑酸、止血药物,术后 1 周内进食流质饮食,必要时予镇痛药物处理。

良性胃腔狭窄者,2~3 个月取出内支架;恶性狭窄者根据患者情况积极治疗原发病,可采取局部动脉内化疗灌注栓塞术。胃动脉化疗灌注可明显提高肿瘤区域化疗药物浓度。由于药物主要作用于瘤体本身,因而与全身化疗相比不良反应和并发症明显减少。采用碘油加明胶海绵栓塞,可直接阻断胃癌的周围血供和主要供血动脉,使其缺血坏死,同时由于碘化油沉积于瘤体内,其所携带的化学治疗药物缓慢释放可长期作用于肿瘤细胞,而达到抑制肿瘤生长的目的。

十、十二指肠与空肠上段恶性狭窄

胃及十二指肠或邻近脏器的恶性病变(胆囊癌、壶腹癌、胰头癌等)常可以浸润或压迫十二指肠、空肠而造成恶性梗阻,导致患者顽固性呕吐而造成电解质紊乱或全身衰竭,而该部位肿瘤一经发现往往就已经失去手术治疗机会且全身化疗的疗效亦不佳,传统治疗方法是胃或空肠造瘘。内支架置入术与造瘘术相比,创伤小、恢复快、能够正常进食,可保持胃肠道的正常功能,极大地提高了患者的生存质量,受到越来越多患者的接受。

1.适应证 各种原因引起的十二指肠或空肠上段中、重度狭窄,不能正常进食的患者。

2.介入治疗

(1)术前常规准备:传染病四项、血常规、尿常规、粪常规、血糖、电解质、正位胸片、肝功能、肾功能、电解质、凝血全套和心电图。

(2)术前特殊准备:使用碘造影剂上消化道造影,显示胃腔形态和十二指肠与空肠狭窄的位置、范围、程度。内镜下活检或介入放射学活检,明确病变性质。必要时腹部 SCT 或彩超检查,了解有无远处转移。严重胃腔潴留者胃负压抽吸减压 1~2d,促使胃腔排空萎缩,便于经胃向十二指肠插管。

所有患者均于术前 1d 禁食、禁水。术前予以安定 10mg 肌内注射。体质差者,积极纠正水、电解质紊乱,加强静脉营养支持治疗。不使用低张药物如 654—2 或阿托品等,以避免胃肠扩张导管在其内盘曲,而不易进入远端肠管。

(3)介入操作程序:患者仰卧于 DSA 检查台上,置开口器,导丝与导管配合经口腔、食管、胃,越过幽门进入十二指肠或空肠狭窄段远端,边回撤导管边注入造影剂造影显示狭窄段的位置、长度及程度。再将导管引导至狭窄段以远,交换超硬导丝,将导丝头端尽量远地放至小肠内,退出导管,沿导丝送入支架释放系统,于狭窄段释放支架,撤出释放系统,引入导管复查造影显示支架位置、膨胀情况及梗阻解除情况。

3.术后处理 术后进食流质并逐渐过渡至半流质及普通饮食。禁食黏稠、纤维过长的食物及冷饮以防止内支架的阻塞及脱落移位。术后应观察患者腹痛、呕吐及腹胀的改善情况及有无发热、出血和穿孔等并发症,必要时复查消化道造影以了解内支架通畅情况。

恢复进食,患者营养有所改善后,积极介入局部动脉灌注化疗与栓塞或微创粒子植入治疗原发肿瘤,以求长期效果。

十一、结肠、直肠肿瘤与肠腔狭窄

结肠、直肠管腔狭窄是由结肠、直肠原发性肿瘤、妇科恶性肿瘤、前列腺癌、膀胱癌、恶性淋巴瘤等侵及肠腔而导致肠腔狭窄,大便排空障碍肠梗阻,继而引起一系列严重病理生理变化的一组症候群。内支架置入可以有效开通肠腔、迅速恢复排便功能。

1. 适应证

(1)各种原因引起的结肠、直肠管腔狭窄。

(2)结肠、直肠外科术后的吻合口良恶性狭窄。

2. 介入治疗

(1)术前常规准备:传染病四项、血常规、尿常规、粪常规、血糖、电解质、正位胸片、肝功能、肾功能、电解质、凝血全套和心电图。

(2)术前特殊准备:结肠、直肠碘水造影或内镜检查,或螺旋 CT 平扫与增强检查,了解肠管管腔狭窄的位置、长度以及狭窄的程度,准备合适型号的内支架。

(3)介入操作程序:患者仰卧位于 DSA 检查台上取膀胱截石位,导管、导丝配合经肛门送入肠腔,越过狭窄梗阻部位。经导管造影显示病变段长度、狭窄的内径,远近段肠管扩张情况,有无多处狭窄等。交换超硬导丝越过狭窄梗阻段以远,沿导丝送入合适型号的支架,仔细定位,使内支架覆盖整个狭窄段并超过远近端至少各 2cm,释放内支架。复查造影观察狭窄梗阻段开通情况,若扩张程度不够,追加球囊扩张成形治疗。

3. 术后处理　术后注意有无大量便血、腹痛等症状,如无异常可循序进食,内支架置入者在术后 24h 后拍摄腹部平片,观测内支架位置和肠腔积气有无改善。多饮水、低渣饮食,防止大便干结。待患者体质改善后,可考虑经导管灌注药物积极治疗原发肿瘤。

十二、原发性肝癌

原发性肝癌(简称肝癌)是世界上最常见、最严重的 10 种恶性肿瘤之一,每年发病 70 万例(占恶性肿瘤的 4%),其中 54% 发生在中国,在我国农村恶性肿瘤中肝癌死亡居首位。病情进展快,自然生存期仅 3～6 个月,绝大多数肝癌并非死于肿瘤,而是死于并发的肝功能衰竭。

临床仅 15%～30% 的肝癌患者有外科手术的机会,其中有 35%～80% 的 5 年复发率。介入放射学为肝癌的治疗开辟了崭新的道路,临床应用 20 余年来其疗效已得到临床公认。方法有超选择性肝动脉化疗性栓塞术和经皮直接穿刺肿瘤消融术,既可最大可能的控制肿瘤,又能最大限度地保护正常肝,维护正常肝功能。

1. 适应证

(1)各种原因(肝功能差、瘤体较大、合并动静脉瘘或门脉、下腔静脉癌栓等)导致无法手术切除的各期各种类型原发性肝癌。

(2)不愿意手术的亚临床肝癌或小肝癌。

(3)外科切除术后或肝移植术后复发者。

(4)外科术前化疗栓塞,待二期切除者。

(5)肝癌自发性破裂,瘤卒中者。

(6)出现继发症状如阻塞性黄疸、布－加综合征等。

(7)肝癌切除后预防性治疗。

2. 介入治疗　包括血管性和非血管性介入治疗两部分。血管性介入治疗指经典意义上的经肝动脉化疗栓塞术;非血管性介入治疗主要指影像导向下物理、化学消融术,放射性粒子植入术等。临床中常常根据患者病情需要进行综合序贯介入治疗,最大限度消灭肿瘤保证疗效,最大限度保护正常肝以图长期生存。

(1)术前常规准备:传染病四项、血常规、尿常规、粪常规、血糖、电解质、正位胸片、肝功能、肾功能、电解质、凝血全套和心电图,客观评估患者对治疗的耐受能力。

(2)术前特殊准备:甲胎蛋白(AFP)检测,螺旋 CT 动态增强扫描,详细了解病灶的位置、大小、数目、血供等情况,必要时穿刺病理学以明确病变性质。

(3)介入操作程序:经导管肝动脉超选择性化疗栓塞术,双侧腹股沟区备皮、消毒、铺巾,股动脉穿刺成功后置入动脉鞘,引入 RH 导管或 Yashiro 导管,导丝配合下行选择性肝动脉插管、造影,了解肿瘤血供情况,了解病灶分布和有无卫星灶。超选择性导管进入靶血管后,先给予止吐、镇痛等处理,缓慢将化疗药与碘化油的混悬液经导管注射栓塞肿瘤血管床,要求进行肝亚段栓塞,肿瘤血管床彻底栓塞后再追加微球颗粒栓塞末梢血管或明胶海绵栓塞肿瘤供血血管。因为没有发现对肝细胞肝癌具有特殊疗效的药物,现在一般不主张灌注化疗药物。有条件的可使用利卡汀(^{131}碘美妥昔单抗注射液)进行局部灌注靶向治疗。

若合并动静脉瘘,瘘的处理可先用明胶海绵条或钢圈、无水乙醇栓塞,再行肿瘤栓塞。

直接穿刺肿瘤消融术,包括物理消融(射频和氩氦刀、微波)和化学消融(注射无水乙醇或醋酸)。一般为单个直径≤5cm 的结节或数目不超过 3 个且每个直径≤3cm 的早期肝癌,优先考虑温度消融治疗。对于超选择性肝动脉化疗栓塞后残留的病灶,多半位于肿瘤的外周边缘区,可行放射性粒子植入治疗。

射频、微波或氩氦刀等物理消融技术,消融一般在 CT 或超声引导下选定穿刺点,设计穿刺路径,消毒、铺巾、局麻后用射频电极穿刺病灶。再次 CT 扫描确认射频电极位置准确后进行消融治疗,每个位点治疗时间设为 12~20min,然后根据病灶情况调整电极位置进行多次穿刺叠加治疗,拔针时进行针道消融。

物理或化学消融治疗配合经肝动脉化疗栓塞术可实现优势互补,扩大了治疗的适应证,疗效满意。

3.术后处理　预防性抗感染 3~5d,保肝治疗 5~7d,给予甲基强的松龙 5~7d 以消除栓塞综合征。1~1.5 个月后复查血常规、肝功能、甲胎蛋白、肝彩超发现有残留病灶或新发病灶时加做肝 CT 平扫和增强,必要时强化介入栓塞治疗,或配合穿刺消融治疗。

十三、转移性肝癌

肝是恶性肿瘤转移最易受累的器官之一,主要来源于胃癌、结肠癌、乳腺癌和肺癌等。对富血供的转移瘤经肝动脉灌注化疗和化疗栓塞术可有效地进行局部治疗,对乏血供的肝转移瘤可进行局部消融治疗。

1.适应证　各种单发或多发肝转移癌,无严重肝肾功能障碍,外科无法切除、外科切除损失正常肝组织过多或拒绝手术者。

2.介入治疗

(1)术前常规准备:传染病四项、血常规、尿常规、粪常规、血糖、电解质、正位胸片、肝功能、肾功能、电解质、凝血全套和心电图,客观评估患者对治疗的耐受能力。

(2)术前特殊准备:肿瘤标记物检测,螺旋 CT 动态增强扫描,详细了解病灶的位置、大小、数目、血供等情况,必要的穿刺病理学以明确病变性质。

(3)介入操作程序:技术操作同肝癌经肝动脉化疗栓塞术,但以灌注化疗为主,主张保留导管(2d~1周)的持续性灌注化疗配合化疗性栓塞治疗。既控制已经发现的肝病灶,也控制那些毫米级、肉眼尚难以发现的微小病灶,以图长期效果。

配合消融治疗,以完全彻底消灭病灶,并最大限度保护正常肝。

3.术后处理　预防性抗感染3~5d,保肝治疗5~7d,给予甲基强的松龙5~7d以消除栓塞综合征。3d后开始给予升高白细胞治疗5~7d,以抵抗化疗不良反应。1个月后复查血常规、肝功能、甲胎蛋白、肝彩超和肝CT判断治疗效果,准备下一周期治疗。力争2~3个周期的介入综合治疗,彻底消灭可见的病灶。

十四、肝海绵状血管瘤

肝海绵状血管瘤是肝最常见的良性肿瘤,其病理学上属于静脉畸形,质地柔软,几乎没有见过破裂出血的报道,注意不要把海绵状血管瘤与肝动脉瘤混为一个疾病。发生率可达4%~7%。肝海绵状血管瘤生长缓慢,病程常达数年以上。50%~70%的患者临床无症状,仅在查体或其他原因进行超声或CT等检查时发现。超选择性肝动脉栓塞术和直接穿刺消融术都可以有效治疗肝海绵状血管瘤。

1.适应证

(1)有明显症状的肝海绵状血管瘤(排除邻近器官肝、胆、胰、脾和胃十二指肠疾病)。

(2)直径大于5cm或近期明显增大肝海绵状血管瘤。

2.介入治疗

(1)术前常规准备:传染病四项、血常规、尿常规、粪常规、血糖、电解质、正位胸片、肝功能、肾功能、凝血全套和心电图。

(2)术前特殊准备:螺旋CT动态增强扫描,详细了解病灶的位置、大小、数目和动脉血供等情况。

(3)介入操作程序:海绵状血管瘤栓塞治疗,经皮股动脉穿刺成功后置入动脉鞘,引入RH导管或Yashiro导管,导丝配合下行选择性肝动脉插管、造影,了解肿瘤血供情况。超选择性进入靶血管后,缓慢将碘化油与平阳霉素的混悬液注射入血管瘤内,至瘤体大部分区域沉积碘油。

经皮穿刺肿瘤消融治疗,在B超、CT引导下直接经皮经肝穿刺肝海绵状血管瘤,或以穿刺针将硬化药物(如平阳霉素)注入瘤体内,采用多点、多次注入使药物充满整个瘤体,达到硬化治疗目的;或以消融针穿刺瘤体,以射频和微波的热消融技术消除瘤体,以氩氦刀的冷冻消融技术消除瘤体。

3.术后处理　预防性抗感染3~5d,给予甲基强的松龙5~7d以消除栓塞综合征。1个月后复查血常规、肝功能、肝彩超3个月后复查肝CT判断治疗效果。

十五、肝脓肿

肝脓肿分为化脓性肝脓肿和阿米巴性肝脓肿,可发生于肝任何部位。肝脓肿进行经皮穿刺引流管置入持续脓肿引流治疗。

1.适应证

(1)单房、单发肝脓肿疗效最佳。

(2)数目不多的多发脓肿,可分别穿刺引流。

2.介入治疗

(1)术前常规准备:传染病四项、血常规、尿常规、粪常规、血糖、电解质、正位胸片、肝功能、肾功能、凝血全套和心电图。

(2)术前特殊准备:螺旋CT增强检查,了解病灶的位置、邻近关系和包膜形成情况。

(3)介入操作程序:经皮穿刺置管引流术,CT引导下直接经皮经肝穿刺脓肿,向脓肿内引入导丝,经导丝交换引入多功能引流管,尽量从脓肿最低点引流,导管侧孔置于脓肿深处,内外固定,持续引流、负压抽吸引流至脓液完全消失3~5d后,拔出引流管。

3.术后处理　术后给予充分引流,引流不通畅时,抗生素盐水冲洗脓腔。保留引流管期间,注意将引流管和引流袋随身携带固定,以防脱出或外力带出。每周复查彩超了解引流情况和脓腔大小,若临床症状明显改善、无引流液排出,彩超或CT显示脓腔消失即可拔管。

十六、肝囊肿

肝囊肿是常见的肝良性肿瘤样病变,一般不引起临床症状,常常在体检或因其他原因进行超声、CT等检查时发现。瘤体较小时不须处理,可动态随访观察,对于直径5~10cm的巨大囊肿,有腹痛、腹胀等症状时,可进行经皮肝穿刺囊肿引流与硬化治疗。引流抽出囊肿内积聚的液体,硬化杀灭具有分泌液体功能的内皮细胞。

1.适应证　有临床症状的直径5~10cm的较大囊肿,有介入治疗要求者。

2.介入治疗　影像导向下经皮肝穿刺囊肿引流、硬化治疗。

直接穿刺抽吸与硬化:原则一避开血管,选择最短路径。一般在CT或超声引导下进行,选择穿刺点,局麻,嘱患者屏气,按设计的进针角度和深度穿刺囊肿中心,穿刺落空感,拔出针芯即有囊液从针鞘溢出,再经影像学证实后,抽取少量囊液进行细胞学检查。牢固固定穿刺针,以20~50mL容量的注射器连接针尾抽出囊肿内液体,一般抽出预计总量的80%~90%。复查影像若残留囊腔和液体尚在3~5cm直径以上,再行抽出液体,若囊肿体积在3cm以内,可注射硬化剂,注入10~20mL,再交换抽出10~20mL,至囊肿内液体CT值≤-80Hu即可。保留20min硬化治疗,而后彻底抽出囊肿内液体。

引流管置入抽吸与硬化:按Seldinger方法引入引流管于囊腔内,也可直接用套管针穿刺,退出针芯即可抽取囊液。抽取全部囊液,注入无水乙醇,注入量为抽取囊液的20%。注入约10min,抽取乙醇;若回收的液体多于注入的乙醇量,则再次注入乙醇(总量不超过200mL),保留10min后抽出。复查影像学,若囊腔硬化满意,可拔管。

注意囊肿抽吸与硬化剂注射过程中不要让气体进入囊肿,气体进入囊肿是硬化治疗失败的主要原因。

3.术后处理　监测生命体征,观察有无面色潮红、恶心等酒精中毒症状,对症处理。

十七、胰腺癌

胰腺癌多见于中老年,病因不明。手术切除是胰腺癌的首选治疗方法,但临床切除率仅20%左右,手术创伤巨大,有较高严重手术并发症,且预后不良。介入放射学治疗胰腺癌显示了较好的前景。

1.适应证

(1)不适宜外科手术或不愿接受手术者。

（2）明显疼痛，药物治疗无效者。

（3）合并阻塞性黄疸。

（4）瘤体巨大，十二指肠梗阻者。

2.介入治疗

（1）术前常规准备：传染病四项、血常规、尿常规、粪常规、血糖、电解质、正位胸片、肝功能、肾功能、凝血全套和心电图。

（2）术前特殊准备：肿瘤标记物检测，螺旋 CT 增强检查，了解病灶的位置和邻近关系，必要的穿刺病理学以明确病变性质。

（3）介入操作程序：经皮穿刺超选择性动脉内留管持续灌注化疗术，经皮股动脉穿刺引入血管鞘，亲水膜导丝配合引入 5F RH 导管或眼镜蛇导管，根据病变部位超选择性胰十二指肠上动脉或脾动脉插管。行动脉灌注化疗。对供血范围较广者，不必强调超选择插管，可于腹腔动脉直接灌注化疗，消灭或者控制肿瘤。

放射粒子植入，CT 导向下经皮穿刺肿瘤，直接肿瘤内放射线粒子植入，消灭或者控制肿瘤。

顽固性疼痛腹腔神经丛消融治疗，CT 导引下分别从脊柱两侧经皮穿刺，穿刺针置入腹腔动脉开口水平的腹主动脉两旁，局部先注射利多卡因 5mL，然后注射无水乙醇 10～20mL，毁损腹腔神经节，阻断神经传导，彻底止痛。

胆管内支架置入，胰头癌合并阻塞性黄疸时，直接经皮经肝穿刺胆管引流术或胆管内支架置入治疗。开通胆道消除黄疸，为进一步肿瘤治疗奠定基础。

十二指肠内支架置入，胰头癌合并十二指肠梗阻时，经口腔经食管和胃腔进行十二指肠内支架置入治疗。开通肠道恢复正常饮食，减轻患者痛苦。

3.术后处理　防治胰腺炎、消化性溃疡，对胃肠道反应对症处理，术后 3～5d 升白细胞治疗，预防感染 5～7d。1 个月后 CT 增强检查，了解病灶转归情况。视情况再次介入化疗和必要的粒子植入治疗相配合，连续 2～3 个疗程。

十八、胰腺假性囊肿

胰腺假性囊肿多继发于急慢性胰腺炎和胰腺损伤，由血液、胰液外渗以及胰腺自身消化导致局部组织坏死崩解物等的聚积，不能吸收而形成，囊壁由炎性纤维结缔组织构成，囊内无胰腺上皮层衬垫，因此称为胰腺假性囊肿。经皮穿刺留置导管持续引流是胰腺假性囊肿的理想治疗技术。

1.适应证　凡胰腺假性囊肿，经 B 超 CT 证实为单房性，出现以下情况：囊肿快速增大有破裂可能；囊肿合并感染；囊肿巨大压迫周围脏器造成功能障碍者。

2.介入治疗

（1）术前常规准备：传染病四项、血常规、尿常规、粪常规、血糖、电解质、正位胸片、肝功能、肾功能、凝血全套和心电图。

（2）术前特殊准备：血与尿道粉酶检查排除胰腺炎。B 超检查：此法准确率高达 95%～99%，不仅可断定囊肿的大小、位置，而且可识别囊肿的性质，囊壁的厚度，囊内清晰度，其间有无房隔。因此应作为胰腺囊肿的首选检查方法，可多次检查动态观察，以指导治疗及确定手术时机与方法。

CT 检查:本方法不仅可显示囊肿的部位、大小,而且能测定其性质,有助于胰腺假性囊肿与胰腺脓肿、胰腺囊性肿瘤的鉴别。对于囊肿周围胃肠道气体较多或肥胖患者,特别对直径<5cm,B 超难以查出的囊肿 CT 可获得较佳的影像效果。

(3)介入操作程序:B 超或 CT 引导下,经皮经上腹部内脏器官的间隙穿刺囊肿,导丝导管交换技术引入引流管并固定,抽少量液体以观察其性状并送化验检查。抽出大部液体(预计体积的 80%～90%)后,置管持续负压引流。

3. 术后处理　只要引流通畅不必每天冲洗。至 24h 引流液<10mL 连续 3～5d,影像监测囊肿萎缩消失,可以拔管。拔管后 1 个月、3 个月、6 个月复查腹部彩超或 CT。

十九、阻塞性黄疸

引起阻塞性黄疸的因素众多,最常见的是胆管癌,病理上多数是高分化腺癌,胆管位置深在,胆管癌早期缺乏特异症状和实验室诊断指标,一经发现,多为中晚期,手术切除率低(平均17%～27%)。介入放射学经皮穿刺胆管造影、造影术下胆管活检、胆管引流术、胆管内支架置入术和粒子植入是目前解除阻塞性黄疸临床广泛应用的微创技术。

1. 适应证

(1)体质差,无法耐受外科手术或拒绝外科手术的胆管癌患者。

(2)胆管癌无法外科手术根治性切除。

(3)外科"T"形管术后无法拔管,胆管继续梗阻者。

(4)继发于非胆源性肿瘤(如胃癌、胰腺癌、肝细胞癌等)的阻塞性黄疸。

(5)肝移植术后出现胆管阻塞者。

(6)结石、腺瘤、炎症、手术等良性因素导致的阻塞性黄疸。

2. 介入治疗

(1)术前常规准备:传染病四项、血常规、尿常规、粪常规、血糖、电解质、正位胸片、肝功能、肾功能、凝血全套和心电图。

(2)术前特殊准备:肿瘤标记物检测,螺旋 CT 增强检查和(或)磁共振胰胆管造影(MRCP),了解胆系扩张、阻塞的位置和邻近关系。

(3)介入操作程序:一般穿刺肝右叶较多,若胆管扩张以左叶为主,则穿刺左肝管,必要时两侧均需穿刺引流。患者平卧于 DSA 检查床上,选用 21G 千叶针经右腋中线肋膈角下 1～2cm 相当于 7～9 肋间,平 11～12 胸椎水平穿刺,成功穿刺胆管后注入 30% 的碘造影剂胆管造影,了解梗阻部位及程度。引入 0.014inch 铂金导丝至梗阻端上方或通过梗阻段至胆总管,交换送入 5F 三件套扩张器,退出内芯和铂金导丝,经扩张器外鞘送入 0.035inch 超滑导丝至梗阻端上方,保留导丝,交换送入 5F 眼镜蛇导管或猎人头导管,二者配合打通梗阻段至十二指肠水平段以远。交换加强导丝后引入 8～9F 鞘管至梗阻段上方,经鞘管引入活检钳,张开活检钳并向前推 5～10mm 至病变内,然后收紧活检钳夹取病变组织。退出活检钳,将夹取的病变组织用针尖挑出,放入标本瓶中固定送病理学检查。退出活检钳,视梗阻情况再行球囊扩张、内支架或引流管置入术。

3. 术后处理　胆管开通后,加强进食,多进食蛋白食物,多饮水,促进胆红素的分泌与排泄,加快恢复。辅以清肝利胆口服液,条件许可给以静脉输注白蛋白。保留内外引流管者维持开放引流 3～5d 后即可关闭;保留 2～3 周后拔出。1 个月、3 个月、6 个月复查肝胆 SCT。

明确胆管病理学后(多数是高分化腺癌),给予立体放射,如适形调强放射治疗,或支架内粒子条植入治疗等。

二十、脾功能亢进

脾功能亢进简称为脾亢,脾功能亢进大多为继发性,以脾大、白细胞减少和血小板减少为特征,产生贫血、感染、出血等临床表现。介入放射学进行部分脾栓塞术可在保留脾脏免疫功能的基础上纠正脾亢。

1.适应证

(1)脾功能亢进,血小板减少易于出血、出血不易止。

(2)脾功能亢进,白细胞减少易于感染、感染不易控制。

(3)慢性血小板减少性紫癜保守治疗无效。

(4)重度地中海贫血,保守治疗无效。

(5)因肝癌或肝炎、外周血常规异常等情况无法进行抗癌药物治疗或免疫治疗。

2.介入治疗

(1)术前常规准备:传染病四项、血常规、尿常规、粪常规、血糖、电解质、正位胸片、肝功能、肾功能、凝血全套和心电图。

(2)术前特殊准备:螺旋CT检查了解脾脏大小形态。预防性应用广谱抗生素3d。

(3)介入操作程序:严格要求无菌手术操作,经皮股动脉穿刺引入血管鞘,经鞘管引入肝动脉导管或专用脾动脉导管,超选择性插管至脾动脉脾门处造影,了解脾动脉走行分布和脾脏体积。选择直径 $300\sim500\mu g$ 的栓塞微粒部分性栓塞脾脏皮质。

3.术后处理　积极防治感染1周左右,1d、3d、1周监测血常规,嘱患者多进行腹式深呼吸,防止左下肺盘状肺不张、左侧胸膜腔积液、局限性肠郁张等并发症的发生。1个月复查上腹部CT。

二十一、门静脉高压症(消化道大出血与顽固性腹水)

门静脉高压引起食管胃底静脉迂曲、扩张,破裂致上消化道出血,顽固性腹水和脾大脾功能亢进,血小板和白细胞数量的减少等。介入放射学经颈静脉肝内门腔静脉分流术可有效止血和控制腹水。

1.适应证

(1)门静脉高压发生食管胃底静脉扩张破裂大出血。

(2)门静脉高压保守治疗不能消失的顽固性腹水。

(3)门静脉高压脾大持续白细胞和(或)血小板严重减少。

2.介入治疗

(1)术前常规准备:传染病四项、血常规、尿常规、粪常规、血糖、电解质、正位胸片、肝功能、肾功能、凝血全套和心电图。

(2)术前特殊准备:螺旋CT动态增强了解肝大小形态、肝静脉与门静脉的空间关系,彩超检查门静脉的血流方向与速度,严重贫血、血小板和白细胞低下给予成分输血纠正。大出血后纠正血容量不足,并备用一定量的红细胞和血浆以防介入术中肝穿刺引发的大出血。

(3)介入操作程序:经颈静脉肝内门腔静脉分流术:经皮经右颈内静脉穿刺,引入亲水膜导丝和猎人头导管,二者配合依次经上腔静脉、右心房、下腔静脉进入肝静脉,交换引入加强导丝至肝静脉深部。沿加强导丝引入 RUPS100 穿刺针双鞘至肝静脉内,经鞘引入特殊的穿刺针和外套管,依肝静脉与门静脉的空间关系,调整穿刺针方向,经肝静脉穿刺门静脉,穿刺成功后完成门静造影和测压,并逐个栓塞曲张的胃底静脉,而后引入直径 8~10mm 球囊导管扩张穿刺通道,向门静脉→肝实质穿刺通道→肝静脉内置入直径 8~9mm 的金属内支架,在肝静脉和门静脉之间建立有效的分流通道,使部分门静脉血直接进入体循环,有效降低门静脉压力至 20cmH$_2$O 柱,控制和防止食管胃底静脉曲张破裂出血,促进腹水吸收。内支架置入前后,将曲张的食管胃底静脉彻底栓塞,栓塞材料直接使用钢圈,选择钢圈直径大于曲张静脉 1~2mm,最好为宝塔形钢圈。

经皮经肝穿刺食管胃底曲张静脉栓塞术:在超声或 DSA 引导下以 21G 的无创伤穿刺针经皮经肝穿刺门静脉,向门静脉引入 0.18inch 微导丝,经微导丝引入 6F 三件套扩张器扩张穿刺通道,沿扩张器外鞘引入 0.35inch 亲水膜导丝,交换引入 5F 猎人头导管,插管至门静脉造影和测压,了解曲张静脉部位与程度,逐一彻底栓塞曲张静脉。栓塞剂联合使用无水乙醇和钢圈。

若大量腹水不适合经皮经肝穿刺,可经颈内静脉途径完成食管胃底静脉曲张栓塞。

3.术后处理　术后 12h 内禁食,1 周内禁食高蛋白饮食(如鸡蛋、瘦肉),以防诱发肝性脑病。给予 3~5d 的预防感染,5~7d 的保肝治疗。分流内支架置入后抗凝治疗,服用华法林 3~6 个月。

二十二、门静脉血栓与门静脉海绵样变性

随着 CT 和 MR 诊断水平的提高,在腹痛等各类急症的诊断中,发现门静脉血栓在临床上比较常见,如果不积极治疗会导致门静脉海绵样变性,以上两种情况都是目前临床治疗的难点,特别是后者,该病的转归往往是顽固性消化道大出血,致命。发病原因多是肝硬化、脾切除、肿瘤、药物及凝血障碍等。治疗困难是因为,内科抗凝及溶栓往往不能奏效,而且容易发展到海绵样变性。外科手术也往往无能为力,甚至肝移植也因为门静脉血管内血栓机化而受影响。介入治疗方法简单易行,不但明确诊断,而且通过插管直接到门静脉内取栓、溶栓、碎栓和支架等治疗而彻底治愈该病。门静脉血栓一经诊断,应尽早实施介入治疗;发现门静脉海绵样变性,也要尽最后的最大努力,尝试介入治疗,为患者带来一线生机。

1.适应证

(1)各种原因导致的门静脉血栓形成。

(2)门静脉血栓继发形成的门静脉海绵样变性,或无明确原因的海绵样变性。

(3)外科治疗失败的门静脉血栓及门静脉海绵样变性。

2.介入治疗

(1)术前常规准备:传染病四项、血常规、尿常规、粪常规、血糖、电解质、正位胸片、肝功能、肾功能、凝血全套和心电图。

(2)术前特殊准备:螺旋 CT 动态增强了解肝大小和形态、肝静脉与门静脉的空间关系,门静脉血栓的性质与范围;彩超检查门静脉的血流方向与速度,门静脉海绵样变性的程度;严重贫血、血小板和白细胞低下给予成分输血纠正。大出血后纠正血容量不足,并备用一定量的红细胞和血浆以防介入术中肝穿刺引发的大出血。

（3）介入操作程序

1）经皮穿刺肝内门静脉（PTPE）途径：即直接穿刺肝门静脉进行介入治疗。其优点是方法简便，操作距离最直接，可同时做机械碎栓和局部溶栓，甚至行球囊扩张及支架置入术。其缺点是对存在严重肝硬化腹水、凝血功能低下者，术后发生出血的风险较高。

2）经颈静脉穿刺肝内门静脉（TIPS）途径：即穿刺颈静脉后再经肝静脉穿刺门静脉进行介入治疗。在肝内门静脉与肝静脉之间置入金属支架，建立一分流通道，以降低门静脉的压力，并且对已曲张的食道和胃底静脉进行栓塞，达到止血效果，也可同时做机械碎栓、局部溶栓、球囊扩张。目前 TIPS 是门静脉血栓的较好治疗方案。因无须经皮穿肝，穿刺道不经过腹腔，可相对减少溶栓出血风险，适用于存在腹水、凝血功能障碍者。由于可以同时行介入性分流术，故同时可降低门静脉压并增加门静脉血流速度，从而降低血栓的再发生率。对于门静脉造影不显影的病例，可先行 PEPT 开通门静脉，在门静脉内导管的指引下再行 TIPS。

3.术后处理　术后 12h 内禁食，1 周内禁食高蛋白饮食（如鸡蛋、瘦肉），以防诱发肝性脑病。给予 3～5d 的预防感染，5～7d 的保肝治疗。分流内支架置入后抗凝治疗，服用华法林 3～6 个月。

术后 1 周、1 个月、3 个月随访门静脉情况。

二十三、上腹部肿瘤晚期顽固性疼痛

肝癌、胆囊癌、胃癌和胰腺癌等恶性肿瘤晚期，疼痛是最常见和严重的临床症状，多数患者的疼痛是由于癌肿侵犯内脏神经在内的腹腔神经丛所致，引起腹部及背腰部极其剧烈的疼痛，痛不欲生，严重影响患者饮食及睡眠，加速体质消耗，造成一系列不良预后。药物止痛无效或副反应过大时，选择腹腔神经节阻滞术可有效缓解疼痛。

1.适应证

（1）各种上腹部肿瘤导致的顽固性疼痛药物难以控制者。

（2）经过神经毁损治疗疼痛复发者。

2.介入治疗

（1）术前常规准备：传染病四项、血常规、尿常规、粪常规、血糖、电解质、正位胸片、肝功能、肾功能、凝血全套和心电图。

（2）术前特殊准备：上腹部螺旋 CT 了解腹腔脏器及肿瘤的情况，腹腔动脉开口区的解剖部位和腹腔神经节的位置及与周围邻近器官的关系。

（3）介入操作程序：随着放射介入技术的成熟，采用影像导向下以无水乙醇阻滞腹腔神经丛能达到有效镇痛的效果。CT 分辨力高，可清楚显示腹膜后间隙的解剖结构，如胰腺、腹主动脉、腹腔干及肠系膜上动脉等结构，也可清楚的显示肿瘤和后腹膜淋巴结转移的大小、位置及数目等，这些信息对选择穿刺点、进针路线及深度等非常重要。在穿刺过程中，CT 可准确显示针尖的精确位置及其与周围结构的毗邻关系，可避免损伤重要器官和解剖结构。还可准确观察对比剂在体内的弥散情况。因此在临床上应用越来越多。选择正确的进针入路，可使穿刺更加准确，提高止痛效率和减少并发症。

常用的入路有：前入路，经椎间盘入路，经主动脉途径，经膈脚上方内脏大神经阻滞术。腹腔神经丛毁损术其不足之处是患者必须保持不适体位较长时间而不能移动，疗效不能涵盖所有的疼痛症状，效果不能长久维持，严重的疼痛在一定的时期后可能会再次出现，需要在各种引导技术下(如 CT 引导、磁共振引导、内镜超声引导或腹腔镜引导),二次实行化学腹腔神经节去除术或腹腔神经干阻滞术。

3.术后处理　术后 2~4h 内禁食,监测患者血压、脉搏等相关生命体征等指数,注意患者有无低血压及腹泻等相关并发症出现,若有大量腹泻症状及时补充水电解质等。

二十四、腹盆腔肿瘤晚期多发顽固性肠梗阻

腹盆腔肿瘤晚期腹膜转移或腹膜广泛转移导致多发性顽固性肠梗阻,患者痛不欲生,是晚期癌症患者的常见并发症。对于常规手术无法解除梗阻及去除病因的晚期及终末期癌症的恶性肠梗阻,保守治疗和胃肠减压难以有效,患者不仅要承受呕吐、腹痛、腹胀、无法进食等病痛的折磨,而且可能还要承受因放弃治疗,或持消极态度所致的精神痛苦。顺行性或逆行性插入多功能肠梗阻导管能够极大缓解患者痛苦。

1.适应证　对不能耐受手术或难以手术解除的恶性多发性顽固性肠梗阻患者,如肠道肿瘤广泛转移引起的肠梗阻;高龄、营养差、基础疾病多的肠梗阻患者。

2.介入治疗

(1)术前常规准备:传染病四项、血常规、尿常规、粪常规、血糖、电解质、正位胸片、肝功能、肾功能、凝血全套和心电图。

(2)术前特殊准备

1)X 射线腹部立卧位平片:诊断肠梗阻的常用检查方法。可以显示肠梗阻的特征性征象,如肠曲胀气扩大、肠内液气平面。结合临床表现,可以诊断肠梗阻及梗阻部位。

2)腹部 CT 扫描:推荐在有条件的情况下,作为肠梗阻影像学诊断的首选方法。腹部 CT 可评估肠梗阻部位及程度,还可能评估肿瘤病变范围,为决定进一步治疗方案(如抗肿瘤治疗、手术治疗、支架治疗或药物姑息治疗等)提供依据,同时还可用于术后随访。

3)胃肠造影:上段小肠梗阻(口服造影)和结直肠梗阻(灌肠造影)有助于确定梗阻的位置和范围及伴随的胃肠运动异常。值得注意的是,钡剂虽能提供清晰的对比影像,但因不能吸收,可能加重肠梗阻,恶性肠梗阻禁忌使用;推荐使用水溶性碘对比剂,该造影剂可提供与钡剂相似的影像,并且在某些情况下对一些可逆性梗阻可能有助于恢复肠道正常运动;鉴于腹部 CT 的广泛使用,目前临床较少使用胃肠造影技术诊断恶性肠梗阻。

(3)介入操作程序

1)经鼻肠梗阻导管置入:适用于多发小肠梗阻,置管前行鼻咽部局部麻醉,加硬导丝引导下,将导引子通过幽门及十二指肠,到达空肠,预置到位后前球囊充盈 10~15mL 蒸馏水,前球囊在肠自身蠕动下带动导管向前行进,亦可单独充盈后球囊造影了解肠管扩张情况及梗阻部位。胃内留置长约 25cm 导管,最好导管在胃内呈弧形弯曲,以利于前球囊带动前行。鼻外固定,记录刻度,主孔接负压引流,嘱记录每天引流量,定期行 X 射线透视或经管造影了解导引子位置及肠道情况,并观察导管有无锐角及导引子有无返回等不利于导管前行的情况,必要时及时进行调整。临床症状及影像检查梗阻完全消失后,嘱患者少量多次经导管注入流质食物,患者无不良反应,1~2d 后,嘱患者经口少量流质饮食,确认梗阻解除后,X 射线监视下回抽前球囊缓慢拔出导管。

2)肠道内支架置入术:适用于多发结肠梗阻。插入超滑导丝,将超滑导丝连同猎人头导管在 X 射线监视下经肛门送入,利用导丝扭控器,并旋转导管使其顺乙状结肠弯曲肠管深入,

遇阻时稳定导管深送导丝使之挤入深部肠管,并利用导丝导管相互交替使导丝进一步深入直至通过狭窄段。对高位结肠狭窄或完全性结肠梗阻不能由导管直接插入导丝者,则在 X 射线监视下先将结肠镜插至狭窄、梗阻部位,经结肠镜将超滑导丝送过狭窄段或梗阻部位并使之通过梗阻段肠腔。交换加强导丝,超滑导丝插入后,经导管引入长交换导管并尽可能深入(使用结肠镜插送导丝时可同时经结肠镜送入交换导管),再经交换导管穿入加强导丝。造影定位及预扩张,经硬导丝引入双腔导管或球囊导管行狭窄段造影观察狭窄情况。送入输送器释放支架,固定同轴释放鞘的内芯,后撤外鞘,释放支架。支架置入后退出输送器保留导丝,再引入导管注入造影剂观察支架扩张后肠腔通畅情况。

3.术后处理　术后 2~4h 内禁食,监测患者血压、脉搏等相关生命体征等指数,注意患者有无低血压及出血等相关并发症出现,及时补充水电解质等、此后少量多次逐渐恢复流质饮食,继而半流质饮食。

(刘军伟)

第四节　呼吸系统疾病

一、肺癌

肺癌也称支气管肺癌,分为中央型和周围型。已经成为中国第一癌,年发病超过 70 万例。中国也由此而成为世界肺癌大国。当肿瘤侵蚀/压迫邻近器官(如胸膜、心包、膈或喉返神经、上腔静脉等)时,可出现相应的胸腔或心包积液(常为血性)、膈肌麻痹、声音嘶哑及头面部和上肢肿胀。肺癌可经淋巴结转移,也可经血流转移至脑、肾上腺、骨骼和肝等。介入放射学治疗肺癌的方法有两种:选择性支气管动脉灌注化疗与栓塞术、直接穿刺局部消融术。

肺癌无论手术、化疗、放疗等都难以改善有效生存期,也许多种介入微创技术有序结合,可开辟一条综合治疗新路。

1.适应证

(1)不能手术切除的中晚期肺癌。

(2)不愿接受手术切除,或体质差无法耐受外科手术。

(3)一些较大的肿瘤术前动脉灌注化疗,以使肿瘤缩小,使部分患者争取第 Ⅱ 期手术机会。

(4)周围型肺癌。

2.介入治疗

(1)术前常规准备传染病四项、血常规、尿常规、粪常规、血糖、电解质、正位胸片、肝功能、肾功能、凝血全套和心电图。

(2)术前特殊准备术前进行纤维支气管镜检查和 CT 检查可了解病变位置,与周围脏器的关系等,进行活检,确定病变病理类型和肿瘤分期,制订治疗方案。

(3)介入操作程序血管内介入治疗为经皮经股动脉穿刺,引入 5F 血管鞘,经鞘管引入 5F 眼镜蛇导管或牧羊拐导管,选择性支气管动脉插管灌注化疗;并配合化疗药碘化油乳剂局部栓塞治疗。动脉灌注化与栓塞可使肿瘤缩小局限化,但早晚还会复发,死灰复燃。

非血管性介入治疗为 CT 导向下,直接经皮经胸部穿刺肺癌病灶(尤其周围型),进行局部消融治疗,如射频消融、微波消融和氩氦刀消融或放射粒子植入消融使肿瘤完全消灭,以图长期疗效。

3.术后处理　术后注意有无胸痛、咯血等表现,给予对症处理。支气管动脉插管灌注化疗观察下肢活动和感觉,防止出现脊髓损伤;5d 后给予粒细胞刺激因子 3～5d 预防白细胞降低。消融治疗观察有无胸闷和呼吸困难,防止出现气胸。介入治疗后 1 个月胸部 CT 检查,与治疗前肿瘤对比判断治疗效果,决定下步治疗方案。

二、肺转移癌

肺是继肝之后最易发生癌转移的器官,20%～54%的癌症患者在自然病程中会发生肺转移癌。治疗肺转移癌的介入放射学技术有两种:选择性支气管动脉灌注化疗与栓塞术、直接穿刺肿瘤消融术。这些微创技术可以多次重复进行,既可消灭病灶,还可以最大限度保留正常肺,维护正常呼吸功能。

1.适应证

(1)不能手术切除或不愿切除的肺转移癌。

(2)无法耐受外科手术切除的肺转移癌。

2.介入治疗

(1)术前常规准备:传染病四项、血常规、尿常规、粪常规、血糖、电解质、正位胸片、肝功能、肾功能、凝血全套和心电图。

(2)术前特殊准备:CT 检查可了解病变位置、大小与周围脏器的关系。必要的穿刺活检病理学。

(3)介入操作程序:血管内介入治疗为经皮经股动脉穿刺,引入 5F 血管鞘,经鞘管引入 5F 眼镜蛇导管或牧羊拐导管,选择性支气管动脉插管灌注化疗;并配合化疗药碘化油乳剂局部栓塞治疗。

非血管性介入治疗为 CT 导向下,直接经皮经胸部穿刺肺癌病灶,进行局部消融治疗,如射频消融、微波消融和氩氦刀消融或放射粒子植入。

3.术后处理　术后注意有无胸痛、咯血等表现,给予对症处理。支气管动脉插管灌注化疗观察下肢活动和感觉,防止出现脊髓损伤;5d 后给予粒细胞刺激因子 3～5d 预防白细胞降低。消融治疗观察有无胸闷和呼吸困难,防止出现气胸。介入治疗后 1 个月胸部 CT 检查,与治疗前肿瘤对比判断治疗效果,决定进一步治疗方案,**肺转移癌应该周期性和规律性治疗。**

三、大咯血

呼吸道咯出血量超过 300mL/24h 并危及生命时,称之为大咯血。传统认为常见为肺结核、支气管扩张、肺癌等,**传统治疗是肺叶切除,创伤巨大。**大咯血可因窒息或失血而导致死亡,须做紧急处理和及时有效的止血;微创伤的选择性支气管动脉栓塞止血,已被公认是最安全、有效的治疗方法,90%以上可获得即时止血替代外科手术肺叶切除。咯血的病理学基础是支气管动脉-肺静脉畸形或支气管动脉-肺动脉畸形,畸形血管破裂出现血液外溢肺泡和支气管,进而咯出体外。治疗咯血就是介入栓塞消除这些动-静脉畸形。

1.适应证

(1)急性大咯血,危及生命。

（2）反复咯血内科治疗无效，进行性加重者。

（3）咯血经手术肺叶切除复发者。

（4）不明原因的咯血，但又反复发作，可经支气管动脉造影明确诊断并行栓塞治疗。

2. 介入治疗

（1）术前常规准备：传染病四项、血常规、尿常规、粪常规、血糖、电解质、正位胸片、肝功能、肾功能、凝血全套和心电图。

（2）术前特殊准备：胸部 CT 了解肺部存在的基本病变，有无支气管扩张及分布肺叶，有无肺部占位及位置，有无索条状纤维化及分布肺叶；纤维支气管镜检查了解出血的肺叶和所属支气管，判断出血部位及原因。

（3）介入操作程序：经皮经股动脉穿刺，引入 5F 血管鞘，经鞘管引入 5F 眼镜蛇导管或牧羊拐导管，一般针对支气管扩张的肺叶，或存在有陈旧性纤维条索的肺叶，选择性支气管动脉插管造影，显示支气管动静脉瘘或动静脉畸形。选择适当大小的栓塞微粒（直径 $500\mu m$ 左右）栓塞畸形血管床和供养动脉。若支气管扩张或纤维化病变位于胸壁或膈肌附近，还要进行双侧支气管动脉及邻近肋间动脉、膈动脉和胸廓内动脉等体循环动脉造影，了解有无多支血供，明确病变部位后超选择至出血的靶动脉进一步栓塞治疗。在透视监视下，经导管缓慢注入栓塞剂，观察血流变化，边注入栓塞剂，边注射对比剂造影监测，直至病理血管床消失。

3. 术后处理　术后观察患者有无肢体活动障碍症状，如有可能为同时栓塞脊髓动脉所致，及时给予扩容、改善微循环和营养神经治疗。介入治疗后 1 个月进行胸部 CT 检查，了解病变变化情况。

四、良性气管和（或）主支气管狭窄

良性气道狭窄常见的有气管插管或气管切开后插管引起气管损伤、气管感染性疾病、气管支气管软化、肺移植后气管吻合口狭窄和良性外压性狭窄（如胸骨后甲状腺肿、胸主动脉瘤等）。气道内可回收内支架置入是治疗良性气道狭窄有广阔前景的介入新技术。

1. 适应证

（1）气管内膜结核狭窄。

（2）气管插管或切开后局限性狭窄。

（3）气管多发性软化症。

（4）各种化学腐蚀性物质引起的气道烧灼后狭窄。

（5）手术后或外伤性气道吻合口狭窄。

2. 介入治疗

（1）术前常规准备：传染病四项、血常规、尿常规、粪常规、血糖、电解质、正位胸片、肝功能、肾功能、凝血全套和心电图。

（2）术前特殊准备：胸部螺旋 CT 检查，详细了解气道狭窄的部位、范围、程度与病因，准确测量，根据 CT 测量的气管或主支气管径线设计支架。

（3）介入操作程序：患者采用经口腔插管，导管导丝配合经喉进入气管，退出导丝，经导管推注利多卡因 3～5mL 进行咽喉部局部麻醉，再经导管造影确认狭窄段位置及范围，交换引入加强导丝，沿加强导丝送入气道内支架及输送器，透视监视下以狭窄段为中心释放支架。必要时在内支架释放后沿加强导丝送入导管，即刻经导管造影观察狭窄解除情况，内支架膨胀理想者退出导管结束操作;内支架膨胀不理想者,交换引入球囊导管(直径 15mm 左右)扩张内支架。

气道狭窄,狭窄以远气道内潴留有大量痰液,气道支架置入后要分别向两侧主支气管内引入吸痰管,反复抽吸痰液,改善呼吸困难。

3. 术后处理 内支架置入后雾化吸入 1～2 周,合并肺不张时深呼吸和吹气球锻炼,促使肺复张。顽固性气道瘢痕性狭窄置入内支架后,配合 1/3～1/2 治疗剂量的局部放射治疗,以抑制内膜过度增生。3 个月后瘢痕组织塑形完成取出内支架。

五、恶性气管和(或)主支气管狭窄

肺癌、食管癌、纵隔肿瘤等压迫或侵犯引起的气道严重狭窄,晚期大多失去手术机会,保守治疗几乎无效。患者病情危急,呼吸困难症状较重,如遇痰液堵塞狭窄的气道,患者随时有窒息死亡的危险。紧急进行气道内支架置入是缓解呼吸困难、挽救患者生命的唯一有效措施。

1. 适应证

(1)肿瘤浸润外压性气道狭窄,如食管癌和肺癌纵隔淋巴结转移等。

(2)气道内或气管壁肿瘤造成的气道狭窄,无法进行外科手术者。

2. 介入治疗

(1)术前常规准备:传染病四项、血常规、尿常规、粪常规、血糖、电解质、正位胸片、肝功能、肾功能、凝血全套和心电图。

(2)术前特殊准备:胸部 CT 检查,详细了解狭窄的部位、范围及程度,设计支架;了解肺部情况,方便与术后对比。恶性气道狭窄,最常见为隆突区的三岔口狭窄,需要特殊的倒"Y"形内支架置入治疗。

(3)介入操作程序:患者采用经口腔插管,导管导丝配合经喉进入气管,退出导丝,经导管推注利多卡因 3～4mL 进行咽喉部局部麻醉,再经导管造影确认狭窄段位置及范围,交换引入加强导丝,沿加强导丝送入气道内支架及输送器,透视监视下以狭窄段为中心释放内支架。气道恶性狭窄内支架置入后几乎都能理想扩张,不必再进行扩张治疗。

气道狭窄,狭窄以远气道内潴留有大量痰液,气道支架置入后要分别向两侧主支气管内引入吸痰管,反复抽吸痰液,改善呼吸困难。

3. 术后处理 内支架置入后雾化吸入 1～2 周,合并肺不张时深呼吸和吹气球锻炼,促使肺复张。气道通畅,肺功能恢复后,及时治疗气道或纵隔肿瘤。可以支气管动脉灌注化疗,可以穿刺粒子置入。

六、支气管残端瘘(支气管胸膜瘘)

支气管残端瘘也称支气管胸膜瘘,是肺、支气管和胸膜腔之间相互沟通而形成的瘘管。外科肺叶切除后由于感染、营养不良、病变侵犯、缝线过紧等原因均可造成支气管胸膜瘘的发生。支气管胸膜瘘一旦发生,大量带有细菌的呼吸道分泌物经瘘口进入胸膜腔,形成顽固性脓胸。患者长期感染、慢性消耗、机体衰竭而死亡。因感染性伤口,再次外科手术创伤巨大,患者难以耐受。气管或支气管内置入特殊类型的覆膜内支架封堵瘘口,是近年来兴起、有效治疗支气管残端瘘的介入新技术。

1.适应证　支气管残端瘘短期内保守治疗效果欠佳,即可介入治疗。

2.介入治疗

(1)术前常规准备:传染病四项、血常规、尿常规、粪常规、血糖、电解质、正位胸片、肝功能、肾功能、凝血全套和心电图。

(2)术前特殊准备:胸部螺旋 CT 检查,详细了解瘘口的部位、残端支气管长度和直径,设计支架;了解脓胸残腔大小方便与术后对比。

(3)介入操作程序:患者采用经口腔插管,透视下导管导丝配合经喉进入气管,退出导丝,经导管推注利多卡因进行 3～4mL 咽喉部局部麻醉,再经导管造影确认气管隆突位置和残端支气管长度与瘘口,交换引入加强导丝至脓胸残腔或瘘口远端支气管,沿加强导丝送入气道内支架及输送器,透视监视下释放支架使内支架覆膜部或子弹头部堵塞瘘口。内支架释放后即刻经气管内导管造影观察瘘口封堵情况,并了解是否阻挡邻近正常支气管开口,一切无误后退出器械。

气管瘘和气道狭窄,狭窄以远气道内潴留有大量痰液,气道支架置入后要分别向两侧主支气管内引入吸痰管,反复抽吸痰液,改善呼吸困难。

3.术后处理　介入治疗后,行患侧胸膜腔持续负压引流,促进残腔愈合,间断使用抗生素盐水冲洗残腔,控制感染症状。术后 1 个月、2 个月、3 个月行胸部 CT 检查,了解瘘口及残腔愈合情况。残腔消失、瘘口愈合者,取出内支架;恶性病变预计生存期较短者,也可保留内支架。

七、恶性胸腔积液

恶性胸腔积液是指胸腔被恶性细胞侵犯,或伴发于邻近组织的恶性肿瘤如肺癌、乳腺癌、淋巴瘤等的胸腔积液。除原发病表现外,大量胸腔积液引起胸闷、胸痛、心脏压迫感、呼吸困难等,常进行性加剧。胸腔积液为渗出液,多为血性。

1.适应证

(1)原发性肿瘤引起的顽固性胸腔积液。

(2)转移性恶性肿瘤引起的中到大量的顽固性胸腔积液。

2.介入治疗

(1)术前常规准备:传染病四项、血常规、尿常规、粪常规、血糖、电解质、肝功能、肾功能、凝血全套和心电图、胸部正位片。

(2)术前特殊准备:术前进行胸部 CT 检查,了解胸水量及有无包裹形成多房性。

(3)介入操作程序:恶性胸腔积液的控制较难。经皮胸膜腔置管引流术和化学性胸膜固定术创伤小,疗效较好,有效率在 60%～92%,可以控制胸腔积液引流速度,避免一次性大量抽液引起的并发症。方法为经皮胸壁穿刺留置引流管,胸腔积液引流后经引流管注入抗癌药物和硬化剂。用以控制恶性胸腔积液,化学性固定胸腔,减轻恶性胸腔积液引起的症状。

3.术后处理　术后 1 周进行 CT 检查,与术前进行对比,了解治疗效果。引流出胸水进行相关生化及病理学检查,指导后续治疗。

八、鼻腔大出血

任何原因如外伤、鼻中隔偏曲、肿瘤及全身疾病如高血压与血液病等,引起的鼻腔内血管破裂导致血液从鼻道内流出称鼻出血。超选择性上颌动脉栓塞可以有效治疗各类鼻腔大出血。

1.适应证

各种原因的保守治疗无效的鼻咽腔、鼻窦大出血。

2.介入治疗

(1)术前常规准备:传染病四项、血常规、尿常规、粪常规、血糖、电解质、肝功能、肾功能、凝血全套和心电图、胸部正位片。

(2)术前特殊准备:CT增强检查,了解鼻部出血的部位及原因。

(3)介入操作程序:超选择性栓塞治疗。经股动脉途径穿刺插管,先进行健侧,再进行患侧颈内、外动脉DSA检查,详细观察有无动脉瘤、血管畸形等血管异常情况。发现出血动脉后,将导管插入出血动脉,采用微粒进行栓塞治疗,栓塞的量应根据造影情况而定。大多数患者需要两侧栓塞才能彻底止血。

3.术后处理　术后观察患者有无同侧面部胀痛、浅感觉异常及张口困难等症状,这与局部缺血有关,随着侧支血管的形成症状多可自行缓解。介入治疗后1周、1个月进行CT检查,了解病变变化情况,并治疗原发病。

九、鼻咽纤维血管瘤

鼻咽纤维血管瘤是一种好发于男性青少年鼻咽部较特殊的良性肿瘤,因其常呈侵袭性生长、可广泛侵犯周围组织结构,常需要进行手术切除。因血管壁缺乏弹性组织而极易出血。外科手术前进行介入栓塞治疗,可明显降低术中大出血等并发症。

1.适应证

(1)拟进行外科切除的鼻咽纤维血管瘤均可行术前介入栓塞。

(2)肿瘤位置深在,外科手术难以完全清除者。

2.介入治疗

(1)术前常规准备:传染病四项、血常规、尿常规、粪常规、血糖、电解质、肝功能、肾功能、凝血全套和心电图、胸部正位片。

(2)术前特殊准备:CT增强检查,了解肿瘤的部位及范围。

(3)介入操作程序:经股动脉途径穿刺插管,分别进行双侧颈外、内动脉及椎动脉造影,了解肿瘤的供血动脉及引流静脉,有无颅内外"危险"吻合。无栓塞禁忌证者,将导管选择性插入颈外供血动脉支,以明胶海绵颗粒或PVA微粒等混入造影剂透视监视下缓慢栓塞至供血动脉。

3.术后处理　术后注意有无同侧面部胀痛、浅感觉异常及张口困难等症状,如有则可能与局部缺血有关,随着侧支血管的形成症状多可自行缓解。术后2~3d进行外科切除术。治疗后1个月进行CT检查,了解病变变化情况。

十、咽后壁脓肿

急性咽后壁脓肿多见于1~3岁婴幼儿,成年人极少见,身体虚弱多病和营养不良的小儿最易患此病。临床表现为发病急,初有畏寒、发热、咽痛、不愿吸乳、进食,日益加重;咽部因脓肿而共鸣腔缩小,说话含糊不清;咽部肿胀隆起使气道变窄,故呼吸不畅;头常偏向一侧,颈部僵直,转头时肩部、躯干一同转向,借以减轻咽痛和改善呼吸,进食时常呛入鼻腔或吸入呼吸道引起剧烈咳嗽。

1. 适应证

(1)各种原因导致的咽后壁脓肿,内科治疗难以奏效者。

(2)外科治疗失败的咽后壁脓肿。

2. 介入治疗

(1)术前常规准备:传染病四项、血常规、尿常规、粪常规、血糖、电解质、正位胸片、肝功能、肾功能、凝血全套和心电图。

(2)术前特殊准备:螺旋CT颈胸部联合扫描了解脓肿的位置和侵及范围,以及与周围重要脏器的关系。

(3)介入操作程序:采用经鼻腔插管,透视下导管导丝配合进入脓腔,退出导丝,经导管造影确认,交换引入加强导丝,沿加强导丝送入有侧孔导管,再根据情况置入空肠营养管及胃肠减压管,间断行脓腔留置导管冲洗,促进脓腔减小愈合。

3. 术后处理 术后间断进行脓腔留置导管冲洗,利用空肠营养管加强营养支持,定期复查脓腔变化情况,及时调整导管位置。

(刘军伟)

第十五章　SPECT 显像与功能检查

第一节　神经系统

一、脑灌注显像

（一）原理

显像剂为相对分子质量小、不带电荷和脂溶性的化合物，能穿透完整的血脑屏障入脑细胞，与谷胱甘肽相互作用发生构型转化，转变为水溶性化合物（不能反扩散出脑细胞）而滞留其内。显像剂进入脑细胞的量主要取决于局部脑血流量，一般与局部脑细胞代谢和功能状况一致。因此，能够相对定量反映局部血流灌注情况。

（二）适应证

1. 脑卒中的早期诊断。

2. 癫痫的定位诊断。

3. 痴呆的诊断与分型。

4. 短暂性脑缺血发作的早期诊断。

5. 其他，如：精神病、脑外伤、脑动静脉畸形等。

（三）显像剂

^{99m}Tc－双半胱乙酯（^{99m}Tc－ECD）、^{99m}Tc－六甲基丙二胺肟（^{99m}Tc－HMPAO）。活度740～1110MBq（20～30mCi）。

（四）显像方法

1. 患者准备　于注射前 30min 空腹口服过氯酸钾 400mg，封闭脑室内脉络丛、甲状腺及鼻黏膜。注射前 5min 令患者戴黑色眼罩、耳塞。检查室内光线调暗并保持室内安静。

2. 给药途径　静脉注射。

3. 影像采集　低能高分辨率型准直器，矩阵 128×128，窗宽 20%，放大倍数 1.6。患者取仰卧位，头置于头托内，OM 线垂直于地面，探头尽量贴近头颅，探头旋转 360°，1 帧/5.6°×64 或 6.0°×60，每帧采集时间 20～30s（每帧计数 100k 为宜）。

4. 影像重建　首先进行 OM 线校正，然后作数据前滤波（多用 Butterworth 滤波函数），用反投影或迭代法重建横断面影像，层厚 6～8mm。最后在重建横断面影像的基础上，再行冠状和矢状影像重建。

（五）影像分析

1. 正常影像　两侧大脑半球放射性分布，左右基本对称，灰质放射性高于白质和脑室。大脑皮质、基底节、丘脑、小脑等神经核团放射性分布相近。影像轮廓清晰，皮质外缘较光滑。

2. 异常影像　双侧大脑半球不对称，局部出现放射性增高或降低区。

（六）临床意义

1. 脑卒中的早期诊断　显像在发病早期即可检出，脑梗死区呈局限性或大范围的放射性减淡或缺损。受限于分辨率，小的腔隙性梗死常为阴性。显像可检出难以被 CT 或 MRI 发现的脑内交叉性小脑失联络和过度灌注现象等。因此,对急性脑梗死和脑栓塞的早期诊断、病情估计、疗效评价等有较高的临床价值。

2.癫痫的定位诊断　癫痫发作期病灶局部血流增加,放射性分布明显增高,而发作间期局部血流减少,病灶放射性降低或缺损。对癫痫灶检出率70%～80%。

3.痴呆的诊断与分型

(1)早老性痴呆,又名阿尔茨海默病(Alzheimer's disease,AD):双侧顶叶和颞叶为主的大脑皮质放射性对称性降低,多不累及基底节和小脑。

(2)血管性痴呆(vascular dementia,VD):大脑皮质多发性散在分布的放射性降低区,呈不规则分布,且往往累及基底节和小脑。

(3)帕金森病(Parkinson's disease,PD):基底节放射性降低,大脑皮质也可见降低区。SPECT 显像缺乏特异性,结合多巴胺转运体显像价值较高。

(4)亨廷顿病(Huntington's disease,HD):两侧基底节区和多处大脑皮质放射性降低。

4.短暂性脑缺血发作　受累血管供血区见不同程度的放射性降低或缺损区,多呈类圆形。发病早期敏感度较高,随时间延长敏感度逐渐降低。常规显像未见异常表现时,可考虑行乙酰唑胺的介入试验,可提高阳性率。

5.其他

(1)精神病:精神分裂症患者脑血流从前到后发生阶梯性改变,最严重的损害位于额叶,左侧重于右侧,常见左下基底节和左颞叶放射性分布异常;抑郁症以额叶放射性降低为主,病程较长者和进展快者常伴有脑萎缩;躁狂症发作期额叶单侧或双侧局限性放射性分布增高,基底节也增高;幻听症发作期多见单侧或双侧颞叶局限性放射性分布稀疏。这些表现可以反映精神和情感疾病时的脑血流灌注及细胞功能代谢状况。

(2)脑外伤:血肿或挫伤处放射性分布降低,脑外伤后遗症常可显示血供障碍。

(3)脑动、静脉畸形:由于动、静脉短路,局部灌注明显减少,呈放射性降低。

二、脑灌注显像介入试验

(一)原理

由于脑部供血系统具备一定的储备能力,仅脑部储备血流下降时,常规的脑血流灌注断层显像往往不能发现异常。通过负荷试验引起相应部位脑血流改变,可以提高缺血性病变特别是潜在的缺血性病变的阳性检出率。常用的负荷试验方法为乙酰唑胺试验。乙酰唑胺对体内碳酸酐酶有抑制作用,可减少 CO_2 从血及脑组织中移除,使脑内 pH 值下降,反射性使脑血管扩张,血流灌注增加,一般增高 20%～30%。但病变血管反应不明显,扩张程度降低,出现相对放射性降低区。介入显像增大了正常区域和病变区域的差异,提高了阳性检出率。

(二)适应证

1.短暂性脑缺血发作的诊断。

2.隐匿性脑缺血病灶的探测。

3.脑血管储备能力的确定及脑血管疾病预后预测。

(三)显像剂

同脑灌注显像。

（四）显像方法

1. 静脉注射法　采用同体位连续两次显像法,常规显像结束后保持体位不变,静脉推注乙酰唑胺 1g,20min 后注射脑灌注显像剂。10min 后进行第二次显像。影像采集和重建同常规显像。

2. 口服法　常规显像后 24h 口服乙酰唑胺 2g,2h 后注射脑灌注显像剂,30min 后显像。影像采集和重建同常规显像。

（五）影像分析

1. 正常影像　用药前、后两次显像局部脑血流灌注均正常,左、右脑差异不明显。

2. 异常影像　介入试验后 rCBF 降低更明显或病变范围扩大。

（六）临床意义

1. 短暂性脑缺血发作的诊断　能够明显提高检出的阳性率。

2. 隐匿性脑缺血病灶的探测　用药前显像正常,介入试验后出现脑血流灌注降低区。

3. 脑血管储备能力的确定及脑血管疾病预后预测:介入显像能够用于测定脑侧支循环和脑血管的储备能力。此外,可对脑血管疾病预后进行预测。脑血管储备功能较差的,预后也较差;储备功能较好的,预后也较好。

（七）注意事项

1. 乙酰唑胺可按 15～20mg/kg 计算给药剂量,以 10mL 注射用水溶解后静脉注射。

2. 个别患者可出现嗜睡、四肢麻木等表现。

3. 肝、肾功能严重受损,代谢性酸中毒,心力衰竭的患者不宜使用。

三、脑血管显像

（一）原理

静脉弹丸式注射 $^{99m}TcO_4^-$ 后,立即用 γ 相机在头颈部以每 1～3s 1 帧的速度连续采集,可显示显像剂在脑血管内充盈、灌注和流出的动态过程,反映颈部和脑内血管的形态及血流动力学改变。

（二）适应证

1. 脑死亡的诊断。

2. 脑动、静脉畸形的辅助诊断。

3. 颈动脉狭窄及阻塞诊断。

4. 缺血性脑血管疾病诊断。

5. 脑占位性病变诊断。

（三）显像剂

高锝酸盐($^{99m}TcO_4^-$)、$^{99m}Tc-DTPA$、$^{99m}Tc-GH$,活度 555～740MBq(15～20mCi),体积 <1mL。

（四）显像方法

1. 患者准备　于注射前 30min 空腹口服过氯酸钾 400mg。

2. 给药方法　弹丸式静脉注射。

3. 影像采集　低能高分辨率型平行孔准直器。矩阵 64×64,能峰 140keV,窗宽 20%。自肘静脉弹丸式注射后开始采集,以每 1～2s 1 帧动态连续采集 1min。

（五）影像分析

脑血流动态显像可分为动脉相、微血管相、静脉相三个时相。

1.动脉相　自颈内动脉显像起，两侧大脑前、中动脉、颅底 Willis 环陆续显影，呈两侧对称的五叉影像，历时约 4s。

2.微血管相（脑实质相）　从五叉影像消失起，放射性在脑实质内呈弥漫性分布，历时约 2s。

3.静脉相　上矢状窦等静脉窦显影，脑实质放射性逐渐减少，历时约 7s。

（六）临床意义

1.脑死亡的诊断　颈总动脉显影时相延迟和来自颈外动脉的大脑外周有少量放射性分布，而颈内动脉，大脑前、中动脉始终不显影，其原因是颅内压增高致使显像剂通过颈动脉到达颅底后不能灌注到颅内动脉中去。

2.脑动、静脉畸形的辅助诊断　动脉相中畸形部位有明显的异常放射性浓聚，静脉相浓聚影像消退快，静脉窦提前显影。

3.颈动脉狭窄及阻塞诊断　病侧颈动脉影像变细甚至中断，其相应供血区的脑实质延迟显影且影像减淡。烟雾病（Moyamoya 氏病），颈总动脉和颈内动脉显影良好，但放射性阻断在脑基底部，逐渐出现放射性向脑基底部轻度扩散，然后突然出现大脑前、中动脉影像，接着是正常的脑实质相和静脉相。

4.缺血性脑血管疾病诊断　脑血管狭窄或阻塞主要表现为动脉相灌注降低或缺少。部分患者病变处在动脉相呈过度灌注。静脉相病变处放射性由于消退减慢而较正常处反而增高。大脑中动脉病变的阳性率最高，前动脉次之。观察椎－基底动脉需行后位显像，阳性率较低。

5.脑占位性病变诊断　脑动脉瘤和脑膜瘤在动态影像上呈局限性浓聚影像，且长时间不消退。

四、脑部血脑屏障显像

（一）原理

在生理条件下由于存在血脑屏障，显像剂不能进入脑细胞。但脑部病变处因血脑屏障破坏而使显像剂入脑，在病变部位出现异常放射性聚集。通过这种显像方法可以反映血脑屏障的完整性。

（二）适应证

1.脑肿瘤的辅助诊断。

2.脑梗死的诊断。

3.颅内炎症的诊断与定位。

4.硬膜下血肿的诊断与定位。

（三）显像剂

高锝酸盐（$^{99m}TcO_4^-$）、$^{99m}Tc－DTPA$、$^{99m}Tc－GH$，活度 555～740MBq（15～20mCi）。

（四）显像方法

1.患者准备　于注射前 30min 空腹口服过氯酸钾 400mg。

2.给药方法　静脉注射显像剂后半小时开始显像。

3.影像采集　低能平行孔准直器，矩阵 128×128、能峰 140keV、窗宽 20%，计数 500k。常规前位、后位、左侧位、右侧位显像，必要时加顶位显像。如有需要，可进行断层影像采集和重建。

（五）影像分析

1.正常影像　两侧大脑半球呈放射性空白区，头颅外周、颅底及各静脉窦可见明显放射性浓聚区。

2.异常影像　脑内出现异常放射性增高或浓聚区。

（六）临床意义

1.脑肿瘤的辅助诊断　表现为局部异常放射性浓聚影像。对位于大脑半球的肿瘤，特别是脑膜瘤、听神经瘤、转移瘤以及高度恶性胶质瘤等诊断率较高。因 CT 和 MRI 对脑肿瘤定性和定位更可靠，故本方法已较少使用。

2.脑梗死的诊断　病变部位表现为与受累血管一致的放射性异常浓聚区，多呈楔性，且不超过中线。脑梗死发生后 1 周影像可无异常变化，2～3 周阳性率可达 80%，8 周后逐渐转为阴性。

3.颅内炎症的诊断与定位　脑脓肿呈"轮圈"状放射性浓聚影像；病毒性脑膜炎表现为双侧或单侧颞部局限性放射性浓聚，额叶、顶叶也可受累。本法在发生神经症状或体征的第 2d 呈阳性，较 CT 早且阳性率较 CT 高。本法对艾滋病的脑损害也较 CT 早发现。

4.硬膜下血肿的诊断与定位　前位或后位显像可见患侧脑外缘呈边界分明的梭形或月牙形放射性增浓，即"新月征"。而在侧位上无明显异常。

五、脑池显像

（一）原理

将显像剂注入蛛网膜下腔，显示显像剂随脑脊液循环的路径和吸收过程，进而了解蛛网膜下腔间隙、各脑池的形态，反映脑脊液循环的动力学变化。

（二）适应证

1.交通性脑积水的诊断。

2.脑脊液漏的定位诊断。

3.脑脊液分流术后评价。

4.梗阻性脑积水梗阻部位的定位。

（三）显像剂

无刺激和不参与代谢的水溶性显像剂。常用 $^{99m}Tc-DTPA$，活度 74～370MBq（2～10mCi）。

（四）显像方法

1.给药方法　严格无菌条件下常规行腰椎穿刺，用缓慢流出的脑脊液稀释显像剂至 2～3mL，再注入蛛网膜下腔，重复 2～3 次。在注药后 1h、3h、6h 和 24h 分别行前、后及侧位头部显像，必要时加做 48h、72h 显像。

2.影像采集　低能通用型平行孔准直器。矩阵 64×64，能峰 140keV，窗宽 20%。如有需要，可进行断层影像采集和重建。

（五）影像分析

正常影像：注药后 1h，显像剂达颈段蛛网膜下腔，3h 小脑延髓池、颅底各基底池、四叠体池、胼胝体池和小脑凸面相继显影。前、后位影像呈向上"三叉形"，基底为基底池和四叠体池的重叠影像，中央为胼胝体池，两侧为外侧裂池，其间空白区为左、右侧脑室。6h 同 3h 显像相近，但沿大脑凸面上矢状窦延伸。24h 放射性主要集中在大脑凸面，呈伞状分布，伞柄为残留的基底池影像，伞杆为矢状窦影像，伞蓬为大脑凸面蛛网膜下腔的影像。侧位可见大脑凸面蛛网膜颗粒部较淡的团块样影像。脑室始终不显影。各时相显像两侧对称。

（六）临床意义

1.交通性脑积水的诊断　①持续性脑室显影，可达 48h 以上。②大脑凸面延迟显影。它既有脑室反流性持续显影，又有引流延迟。少数患者只表现为其中一种，或仅表现为脑室反流性持续显影，或仅表现为引流延迟。

2.脑脊液漏的定位诊断　脑脊液漏口及漏管部位出现异常放射性聚集影像或鼻道或耳道棉拭子可检测到放射性，有助于病变部位的定位诊断，但定位的精度尚不理想。

3.脑脊液分流术后评价　术后产生的分流通道阻塞，采用脑脊液显像能定性判断梗阻部位，评价术后效果。

4.梗阻性脑积水梗阻部位的定位　脑室显像可见脑室系统一定部位脑脊液循环受阻，脑室扩大。中脑导水管阻塞表现为对侧侧脑室立即显影，而第三脑室以下脑脊液间隙持续不显影。室间孔完全阻塞表现为显像剂在该侧侧脑室持久滞留，第三脑室以下脑脊液间隙和对侧侧脑室完全不显影。第四脑室出口阻塞影像特点为全脑室明显扩大，基底池和小脑延髓池持续不显影。

（刘立水）

第二节　心血管系统

一、心肌显像

Ⅰ心肌血流灌注显像

（一）原理

正常或有功能的心肌细胞可选择性摄取某些显像药物，且其摄取量与心肌血流量成正比，与局部心肌细胞的功能或活性密切相关。静脉注入该类显像剂后，正常心肌显影，而局部心肌缺血、损伤或坏死时，摄取显像剂功能降低甚至丧失，则出现局灶性显像剂分布稀疏或缺损，据此可判断心肌缺血的部位、程度、范围，并提示心肌细胞的活性。

（二）适应证

1.心肌缺血的诊断，估计心肌缺血的部位、范围及程度。

2.心肌梗死的定位诊断，判断梗死的范围及程度，指导溶栓治疗和早期估计预后。

3.冠心病心肌缺血或心肌梗死的药物、介入或外科治疗的疗效评价。

4.存活心肌的判断。

5.心律失常的病因鉴别。

6.心电图结果（包括运动心电图）可疑或需要进行鉴别者。

7.有胸痛而临床未能明确诊断者。

8.扩张型心肌病、肥厚梗阻型心肌病、心尖肥厚型心肌病的辅助诊断。

9.室壁瘤的诊断。

(三)显像剂及配制方法

1.单光子核素心肌灌注显像剂

(1)^{201}Tl—氯化铊(^{201}Tl):^{201}Tl由回旋加速器生产,生物学特性与K^+类似,^{201}Tl显像的特点是在一次静脉注射后能获得负荷和静息心肌血流灌注影像,以提供不同的病理生理学资料。其中,负荷状态下注射后即刻显像反映局部心肌血流灌注情况;而2~24h的再分布(redistribution)或延迟影像(delayed image)代表钾池的分布,故反映心肌的活性。

(2)^{99m}Tc—异腈类化合物,其中以^{99m}Tc—MIBI(^{99m}Tc—甲氧基异丁基异腈)应用最广泛。^{99m}Tc—MIBI静脉注射后随血流到达心肌,其早期心肌分布类似于^{201}Tl,而且与局部心肌血流成正比关系,MIBI以被动弥散方式进入心肌细胞线粒体,并牢固地与细胞膜结合。在注射显像剂后1~2h的常规显像时间内,该显像剂的结合是相对牢固的,半清除时间大于5h,而没有明显地再分布现象,因此,注射显像剂后几小时内的显像仍然反映注射当时的心肌血流分布。为了评价患者在静息时和运动负荷时的心肌血流灌注,则需两次注射药物后分别显像。

(3)^{99m}Tc标记的其他化合物,如^{99m}Tc标记的tetrofosmin(p53)等。

p53在心肌内的动力学分布与^{99m}Tc—MIBI相似,在静脉注射后通过被动扩散机制迅速被心肌所摄取,且在4h内保持稳定,无明显再分布,注射显像剂后30min左右显像,且标记时不需煮沸加热,尤其适合于进行一日法显像。

(四)显像方法

1.患者准备

(1)做负荷心肌显像时,停用β受体阻滞剂和减慢心率的药物48h,停用硝酸酯类药物12~24h。

(2)^{201}Tl心肌显像时最好空腹。

2.检查方法

(1)^{201}Tl运动—再分布显像法:运动高峰时静脉注射^{201}Tl 92.5~111MBq(2.5~3mCi),5min行早期显像,3~4h后行再分布显像,如需判断心肌细胞活力,可于再分布显像后再次注射显像剂74MBq(2mCi),5~10min后行静息显像。

(2)^{99m}Tc—MIBI运动—静息隔日显像法:运动高峰注射740~925MBq(20~25mCi),0.5~1.5h后显像,隔日在安静状态下注射740MBq(20mCi),1~1.5h行静息显像。

(3)^{99m}Tc—MIBI运动—静息显像一日法:休息时注射296~333MBq(8~9mCi),1~1.5h行静息显像,1~4h后行运动试验再注射814~925MBq(22~25mCi),0.5~1.5h显像。

(4)双核素显像:休息时注射^{201}Tl 111MBq(3mCi),15min显像,第60min行运动试验,再次注射^{99m}Tc—MIBI 925MBq(25mCi),15min后显像。该方案主要是为克服^{99m}Tc—MIBI两次注射法花费时间较长的缺点而设计的,运动及静息显像可以在2h内完成。

(5)药物负荷心肌灌注显像方案:

1)潘生丁负荷方案:连接心电、血压监测,潘生丁用量为0.56mg/kg(体重),极量60mg。以0.9%NaCl溶液稀释至20~50mL,按0.14mg/(kg·min)于4min内静脉注入。注完药物后 2~5min 注射 ^{201}Tl 或 ^{99m}Tc－MIBI,其后显像程序同前。

2)腺苷负荷方案:监护准备同上,按 140μg/(kg·min)速度静脉输注,输注开始后 3min 时静脉注射 ^{201}Tl 或 ^{99m}Tc－MIBI,继续输注腺苷 3min,共输注腺苷 6min。随后显像步骤同运动负荷显像。

3)多巴酚丁胺:连接心电图、血压监护,起始剂量为 5~10μg/(kg·min),静脉持续输注,每 3min 增加一倍剂量,达最大剂量 40μg/(kg·min)输注 1min 后注射 ^{201}Tl 或 ^{99m}Tc－MIBI,再继续输注多巴酚丁胺 2min。其后显像步骤同前。

3.显像条件

(1)采集条件

1)平面显像:常规取前后位,左前斜 30°~45°和左前斜 70°三个体位,必要时加做左侧位和右前斜位 30°。探头配置低能通用型或高分辨率型准直器, ^{201}Tl 能峰为 80keV,如有多道装置可加用 167keV 和 135keV 两组能峰,窗宽 25%, ^{99m}Tc 能峰为 140keV,窗宽 20%。矩阵 128×128 或 256×256,每个体位采集 10min 或预置计数 $5×10^5$~$6×10^5$。采集时探头应尽量贴近体壁,以提高分辨率和灵敏度。

2)断层显像:受检者取仰卧位,双上臂抱头并固定,探头贴近胸壁,视野包括全心脏。探头从右前斜位 45°至左后斜位 45°旋转 180°或行 360°采集,5.6°/帧,30s/帧,共采集 32 帧。 ^{201}Tl 和 ^{99m}Tc 能窗设置同平面显像,矩阵 64×64。探头配置低能通用型或高分辨率型准直器。

3)门控心肌显像: ^{99m}Tc－MIBI 图像比 ^{201}Tl 好。断层显像采集方法同上。矩阵 64×64,放大倍数 1.45,能峰 140keV,窗宽 20%。用 ECG 的 R 波作为门控"开门"信号,断层采集探头从右前斜位 45°至左后斜位 45。旋转 180°,5.6°/帧,30s/帧,共采集 32 帧。每个心动周期采集 8 帧,经图像重建得到心脏水平长轴、垂直长轴和短轴图像。采集时间较长,以保证重建图像有足够的计数,减少统计误差对图像的影响。

(2)影像处理

1)影像重建:目前大多数仪器的处理软件采用滤波反投影法进行断层影像重建,滤波函数类型和截止频率的选择应考虑计数等因素,各种机型的滤波器可不同,重建短轴、水平长轴和垂直长轴断层影像,每个断面厚度一般是 6~9mm。

2)圆周剖面定量分析法:此法是分别在早期显像及延迟显像上进行。在本底扣除后,对影像进行多点加权平滑。以左心室腔的中心为中点,生成 60 个扇形区(每个扇形区 6°)。这些扇形区的最大计数值的最高值为 100%,求得各个扇形区最大计数值的相对百分数。以此百分数为纵坐标,心脏 360°圆径为横坐标,绘制成圆周平面曲线,它表示心肌各扇形区的相对放射性分布。将早期显像和延迟显像的周边平面曲线进行对比,计算延迟显像 ^{201}Tc 的洗脱率。各单位需确定自己的正常参考值。

3)极坐标靶心图:在重建心肌短轴断层影像后,形成各个短轴心肌断面的剖面曲线,将心尖至基底部各断面的周边剖面曲线按同心圆方式排列,圆心为心尖部,圆最外层为基底部即靶心图。将原始靶心图上每个扇形区记数的百分值同该区的正常百分值逐个进行比较,凡与正常均值有 2.5 或 3.0 个标准差的部位用黑色显示,称为变黑靶心图,提示该区域的心肌灌注不正常。用靶心图来显示心肌放射性分布可相对客观和形象地评估正常、可逆性灌注缺损和固定性灌注缺损的范围,并可定量测定有病变心肌占左心室心肌的百分率。

(3)门控断层显像:重建短轴、水平长轴和垂直长轴三个断层影像,每个轴向断面在每个心动周期可获得 8~12 帧影像。影像重建时一般可将各轴向的舒张末期和收缩末期 1~2 帧影像分别叠加成舒张末期和收缩末期影像,以便于读片。

(4)门控影像定量分析:可分整体左心室功能测定与局部室壁运动评估,整体功能如计算左心室舒张末期容积(EDV)、收缩末期容积(ESV)及左心室射血分数(LVEF)等。局部室壁运动可测定局部心肌增厚率与直接观察室壁运动情况。

4.注意事项

(1)在患者检查前应先严格进行仪器的日常质控检查、放射性药物的外观及质量控制,如果药物来自奶站,应有正式的出厂检测报告,检测结果合格才用。

(2)对冠心病心肌缺血的诊断一定要结合负荷(运动或药物)试验及静息心肌灌注显像。

(3)检查前患者需停服对显像有影响的药物,如抗心律失常或减慢心率的药物等,并取得患者合作。

(4)^{201}Tl 心肌灌注显像检查时患者空腹,在注射^{201}Tl 后让患者坐起,可减少腹腔内脏及肺中因^{201}Tl 浓聚增加对心肌影像的干扰。

(5)用^{99m}Tc−MIBI 作显像剂,其标记率应大于 95%,静脉注射后 30min 进食脂肪餐,以排除胆囊内放射性干扰,如肝区放射性清除慢,可鼓励患者适当活动。

(6)检查过程中应使患者保持体位不动,并嘱患者在检查中保持平稳呼吸,以减少因膈肌运动对心肌显像的影响。不合作患者应加以固定。

(7)运动负荷必须严格掌握适应证,核医学医师在进行此项工作前,应在心内科进行专门培训,熟悉心电图的诊断及可能的急救措施,合格后才能独立实施此项检查,否则一般要求有专业心内科医生在场;在检查室内须配备心电监测仪、除颤器及必要的急救器械和氧气、药物等。

(8)在运动负荷试验过程中须密切观察患者情况以及心电图、血压变化,如出现较严重的情况,如血压下降、患者情况不好,应立即停止检查,并继续观察血压、心率及心电变化,必要时请心内科医师进行处置。

(9)若遇到下列情况之一者,不管是否已达到预计心率,应终止试验:患者头晕、头疼、面色苍白,大汗淋漓,步态不稳,视力模糊和阵发性咳嗽,严重持续心绞痛,血压骤升或下降,若收缩压升高≥200mmHg 或血压下降幅度≥10mmHg,心电图 ST 段下降≥3mV,或 ST 波提高 3mV,严重心律失常如频发室性心动过速等。

(10)进行早期及延迟显像时患者体位、数据采集和影像处理的条件必须保持一致,以利于比较和定量分析,技术人员在图像采集过程中,应严格观察患者情况,不可离开岗位,有病情变化及时通知医师。

(11)同一患者行负荷与静息心肌灌注显像时,对位尽可能一致,图像处理尤其是断层处理中,轴向、色阶、配对要一致,以更好地判断有无异常。

(12)详细了解病史,结合患者年龄、性别、典型症状以及其他检查结果,进行综合分析,才能得到更全面的诊断结果。

(13)心率变化太大或心律不齐频发者不宜做门控心肌灌注显像。

(五)图像分析

1.正常影像

(1)平面影像:静息状态下,一般仅左心室显影,呈马蹄形;右心室及心房心肌较薄,血流量相对较低,故显影不清。心腔和心底部显像剂分布较低,心尖部心肌较薄,分布略稀疏,其他各心肌壁分布均匀。不同体位可以显示左心室壁的不同节段,前位显示前侧壁、心尖和下壁;正常心室影像(45°LAO)显示前壁、下壁、心尖和后侧壁;左侧位显示前壁、心尖、下壁和后壁。

(2)断层影像:心脏的长、短轴影像形态各不相同,短轴断层影像是垂直于心脏长轴从心尖向心底的依次断层影像,第一帧图像为心尖,最后一帧为心底部,影像呈环状,该层面能较完整地显示左心室各壁及心尖的情况;心脏的长轴断层影像均类似于马蹄形,水平长轴断层影像是平行于心脏长轴由膈面向上的断层影像,能较好地显示间壁、侧壁和心尖;而垂直长轴断层影像是垂直于上述两个层面由室间隔向左侧壁的断层影像,可显示前壁、下壁、后壁和心尖。在左心室心肌的各断层影像,除心尖区和左心室基底部显像剂分布稍稀疏外,其余各壁分布均匀,边缘整齐。

(3)门控断层影像:电影显示可见左心室均匀一致向心收缩和舒张,左心室 EF>50%。

2.异常影像

(1)无论平面或断层图像上,心肌影像上出现放射性降低缺损区,在不同体位或不同轴向断层影像上呈一致表现,即可视为异常。放射性降低程度尚无统一标准,常以较邻近正常心肌放射性下降<50%为轻度降低,下降 50%~75%为明显降低,下降>75%为缺损。放射性降低或缺损表示:①该局部心肌血流灌注减少或中断。②心肌细胞代谢功能受损或细胞坏死。

(2)可逆性缺损:负荷影像呈节段性放射性稀疏缺损,延迟影像或静息影像上原稀疏缺损区全部消失(完全再分布)或部分消失(部分再分布或不完全再分布),前者为典型心肌缺血表现;后者可见于心肌梗死伴缺血或严重心肌缺血。

(3)固定性缺损:或称不可逆性缺损。负荷影像和延迟影像或静息影像均呈放射性缺损表现,见于心肌梗死,但心肌缺血很严重时也可有此表现。

(4)反向分布(或反向填充):负荷影像心肌放射性分布正常,延迟或静息影像呈节段性放射性降低区,其临床意义尚无肯定结论。

(5)花斑状分布:心肌放射性分布呈散在性,分布不均匀,放射性稀疏和正常相间呈花斑状。见于心肌病、心肌炎、慢性心脏功能不全等。

(6)运动影像左心室大于延迟或静息影像,见于心肌缺血。

(7)心肌肥厚:可呈对称性或非对称性,对称性肥厚者左心室各节段增厚,左心室心腔缩小,见于高血压、非梗阻性肥厚型心肌病等。心尖肥厚型心肌病者尚可见心尖部肥厚,放射性增强。梗阻性肥厚型心肌病则可见间壁增厚,放射性增强,间壁与左心室后壁之比>1.3:1。

(8)肺内[201]Tl浓聚增高:常用肺摄取指数(肺部 ROI 像素平均计数除以左心室壁 ROI 像素平均计数)来评价肺内[201]Tl浓聚量,增高表示左心室功能低下。

(9)右心室改变:右心室室壁显影增强可见于右心室负荷过重心脏病。运动影像上右心室壁不显影或有缺损区可能提示右冠状动脉狭窄病变。右心室壁显影差伴右心室心腔扩大见于心律失常性右心室发育不全。

(10)室壁活动节断性或弥漫性减弱,EF 值降低。

(六)临床应用

1.冠心病心肌缺血的诊断 运动负荷心血池显像可用于诊断冠心病心肌缺血,运动负荷后冠状动脉狭窄患者由于冠状动脉储备能力受损,EF 值上升不到 5% 甚至反而降低;出现局部节段性室壁活动异常等。EF 值对诊断心肌缺血的灵敏度高,达 85%~94%,但与其他心脏病相鉴别的特异性并不高。如运动后出现节段室壁运动障碍和相角程增大,则对冠心病有较高特异性。现临床上已较少选用心血池显像来诊断冠心病,主要应用心肌灌注显像。

2.心脏功能评价和疗效监测　心血池显像评价心脏功能具有准确、重复性好、无创、易行等特点。临床上可用于各种心脏病心脏功能状态的判断,心肌梗死患者预后估计,心脏手术前(如瓣膜置换术、冠脉搭桥术等)心脏功能评价和手术时机选择。各种治疗方法对心脏功能的改善效果的随访,某些药物(如阿霉素)对心脏毒性的监测等。

3.室壁瘤诊断　影像特征为局部反向运动,时相分析见时相直方图上的心室峰和心房峰之间出现一个异常峰(为室壁瘤峰),相角程大于 125°,心血池显像诊断室壁瘤的灵敏度和特异性均可达 100%。

4.传导异常的诊断　对于束支传导阻滞,时相电影可明确显示传导阻滞部位和程度。预激综合性患者中,时相电影可显示显性预激旁道位置,灵敏度 80% 左右。

5.肥厚型心肌病的诊断　左心室明显缩小,室间隔放射性暗带增宽,LVEF 增高等为影像学特点。

6.扩张型心肌病的诊断　表现为心腔明显扩大,收缩和舒张功能下降,室壁活动呈广泛性降低。但上述征象并非心肌病特有,结合临床资料有助于诊断分析。

7.致心律失常性右心室发育不全的诊断　特点为右心室扩大,右心室收缩功能下降,RVEF 降低,而左心室形态、功能相对正常。结合心肌灌注显像,右心室心肌显影差(其他右心负荷过重的心肌病则表现为右心室壁肥厚,右心室壁显影增强),可做出特异诊断。

Ⅱ急性心肌梗死显像

(一)原理

急性梗死的心肌组织能选择性地浓聚某些放射性药物,通过显像使急性梗死灶显影,而正常心肌不显影,从而达到诊断急性心肌梗死的目的。

(二)适应证

1.心电图不能确诊的急性心肌梗死(AMI),发病时间在 12~48h。

2.冠状动脉搭桥术后怀疑围手术期心肌梗死。

3.怀疑右心室梗死。

4.陈旧性心肌梗死基础上发生再梗死的鉴别诊断。

5.急性心肌梗死同时伴有完全性左束支传导阻滞患者。

6.无痛性心肌梗死,心电图和酶学检查难以确诊者。

7.急性冠状动脉综合征,为明确是否有心肌梗死者。

(三)显像剂

1.^{99m}Tc—焦磷酸盐(^{99m}Tc—PYP)　740MBq(20mCi),注射后 1.5~2.0h 进行显像。

2.抗肌凝蛋白抗体心肌梗死灶显像　^{99m}Tc 标记抗肌凝蛋白抗体(或^{99m}Tc—DTPA—Am),740~925MBq(20~25mCi),静脉注射后 12h 与 24h 分别采集一次。^{111}In—Am,74~83MBq(2.0~2.2mCi),注射后 24h 和 48h 分别进行平面或断层显像。

(四)显像方法

1.^{99m}Tc—PYP 显像　一般取前位、30°左前斜位与 70°左前斜位,每个体位采集 4×10^5~

5×10^5 计数。准直器为低能通用型,能峰为 140keV,窗宽 20%,矩阵 128×128 或 256×256。若行断层显像,条件同 ^{99m}Tc—MIBI 心肌灌注断层显像。

2. ^{111}In—Am 显像　平面显像应用中能通用型准直器,能峰为 173keV 与 247keV,体位同 ^{99m}Tc—PYP,每个体位采集 10min。断层显像时应用中能高灵敏度准直器,能峰选两组,断层方法同前,但总采集计数不少于 10×10^6,如角度为 5.6°,总角度为 180°时,则每个投影剖面为 0.20×10^6 计数,双探头或三探头 SPECT 可以缩短采集时间。

3. ^{99m}Tc—DTPA—Am 显像　应用低能通用型准直器,能峰与其他采集条件均和 ^{99m}Tc—PYP 显像相同。

(五)图像分析

正常人心肌不显影,但应用 ^{99m}Tc—PYP 显像时,胸骨、肋骨及脊柱等骨骼可显影。急性心肌梗死时,根据其放射性强度不同,将异常图像分为五级:

0 级,心肌部位无显像剂浓聚;

Ⅰ级,心肌部位有可疑显像剂浓聚;

Ⅱ级,心肌部位有明显显像剂浓聚;

Ⅲ级,心肌病变部位的放射性浓度与胸骨相等;

Ⅳ级,其浓度高于胸骨。

一般Ⅱ级以上为阳性。

(六)临床应用

1.急性心肌梗死的探测与诊断　对急性心肌梗死的探测的灵敏度取决于梗死后显像的时间,通常在发生胸痛后 4～8h 即可出现阳性,5d 内可持续显影,48～72h 阳性率最高,两周左右转为阴性,在发病后两周内的阳性率为 95% 左右,特异性大于 90%。

2.急性心肌梗死灶大小及预后的估计,不稳定性心绞痛、心肌炎以及心脏移植患者的评价。

二、心脏功能测定

(一)原理

1.平衡门电路法心血池显像　放射性核素标记人红细胞或血清清蛋白等,在心血管内与血液充分混匀后,用 γ 相机或 SPECT 在体外探测,则心腔内的放射性强度与其血容量成比例,因而一个心动周期心腔内血容量的动态变化可由放射性强度的变化反映。由于单个心动周期时间短、获得计数太低,现采用 ECG 的 R 波触发门电路软件系统,采集数百个心动周期的数据,形成一个综合性心动周期的影像,即可由计算机生成左心室、右心室的时间—放射性曲线,根据此曲线可准确地计算左心室、右心室收缩功能、舒张功能与室壁局部功能的各种参数。

2.首次通过法心血池显像　经肘静脉弹丸式注射放射性药物,同时启动 γ 相机快速连续照相,记录显像剂通过右心房、右心室、肺动脉、肺毛细血管、肺静脉、左心房、左心室流入主动脉的全过程。提供血液流向、循环时间及充盈顺序的资料,计算左、右心收缩期和舒张期的多项功能参数。

(二)适应证

1.冠心病心肌缺血的早期诊断。

2.各种心血管疾病需了解左心室或右心室功能者。

3.心血管疾病手术或药物治疗后疗效评价。

4.左、右束支传导阻滞的诊断。

5.预激综合征的诊断。

6.左心室室壁瘤的诊断。

7.监测某些化学药物对心脏的毒性作用。

（三）显像剂

最常用的为^{99m}Tc—红细胞，也可用人血清清蛋白，成人剂量为15～20mCi。

（四）显像方法

1.平衡门电路法心血池显像方法

（1）连接心电图电极，开启 R 波触发器，观察心电信号显示良好。

（2）采集体位：常采用左前斜45°（LAO45°）、前位（ANT）、左前斜70°（LAO70°）或左侧位（LL）。LAO45°时探头打尾角15°，在该体位应观察监视器上的图像，使左心室、右心室分隔最佳，室间隔尽量垂直为宜，可转动探头达到上述要求。

（3）采集条件：一般用帧模式采集，矩阵64×64，放大倍数1.33～2.0，能峰140keV，窗宽20％。一般预置400～600个心动周期。为了去除异常心跳或伪信号影响，宜采用缓冲心跳采集程序，一般预置心动周期可接受的范围为平均心动周期值±10％。每个心动周期预置采集16～32帧。

2.首次通过法心血池显像方法

（1）用$^{99m}TcO_4^-$作为显像剂者，检查前1h口服过氯酸钾400mg封闭甲状腺。

（2）显像仪器为γ相机或SPECT。

（3）静息显像：患者取仰卧位，配备低能通用型准直器或低能高灵敏度准直器。将探头置于胸前部，左前斜30°或前位。预设采集程序：矩阵64×64，20～50帧/s，窗宽20％，采集时间20～30s。弹丸式注射显像剂的同时，开启γ相机（或SPECT）系统进行图像采集。

（4）负荷试验：通常采用踏车运动的方法，患者取坐位，γ相机探头与患者的相对位置同前，运动达到终点后停止，立即静脉弹丸式注射显像剂，同时进行图像采集，相关参数同静息显像。

（五）结果与分析

1.心室功能参数　常用的指标有以下几类。①反映心室收缩功能的参数：左心室或右心室射血分数（EF）、心输出量（CO）、每搏容量（SV）、高峰射血率（PER）、1/3 射血分数（1/3EF）等。②心室舒张功能参数：高峰充盈率（PFR）、高峰充盈时间、1/3 充盈率（1/3FR）和 1/3 充盈分数（1/3FF）等。③反映心室容量负荷的参数：收缩末期容积（ESV）和舒张末期容积（EDV），评价心力衰竭和严重的收缩功能减退患者经合理治疗后心室大小的变化。正常情况下，静息状态与运动负荷时心脏功能指标有明显差别，且各仪器间也有一定差异。通常在静息状态下，左心室的总体 EF 和局部 EF 均大于50％，右心室 EF＞40％，否则为 EF 值降低；而负荷试验后射血分数的绝对值应比静息时增加5％以上，负荷后 EF 值无明显增加甚至下降均提示心脏储备功能异常；负荷后舒张末期容量也相应增加，收缩末期容量相对减少。EF（计算机自动完成）的计算公式：

$$EF = \frac{心室舒张末期计数 - 收缩末期计数}{心室舒张末期计数 - 本底值} \times 100\%$$

　　舒张期功能的估计对于冠心病的早期诊断以及正确认识伴有收缩功能正常而舒张期功能异常的充血性心力衰竭的本质具有重要意义,这对于左心室肥厚、冠状动脉疾病以及限制型心肌病患者是最常用的参数。左心室舒张期分为三个截然不同的时相,即早期快速舒张充盈、慢速充盈和房性收缩。而大约 80％的心室充盈是在早期快速充盈期完成的,仅有 10％～15％的左心室充盈是在慢速充盈和房性收缩期完成的。PFR 是指早期舒张充盈期的最大斜率,是临床上最常用的舒张期功能指标,其正常值＞2.1 EDV/s,不同仪器可有一定差异。PFR 值的变化与心脏负荷(主动脉压和左心房流入的容积)情况、心率、左心室射血分数(LVEF)和患者年龄有密切关系,通常每分钟心率增加 10 次,PFR 增高 0.4。

　　2.局部室壁运动与功能分析　　通过影像显示可以直观地了解心室各壁的运动情况,通常将心室壁的运动分为正常、运动减少、无运动和反向运动四种类型。平衡法适合于定量测定左心室局部功能,为了对心室局部的功能进行定量分析,通常可利用计算机软件将心室分为 5～8 个扇形区域,并分别计算出各个区域的局部射血分数(REF)和室壁轴缩短率,其原理与测定整体心室功能相同。正常情况下,各个节段的轴缩短率均大于 20％、左心室的 REF＞50％,但相当于间壁的节段可以略低。

　　3.时相分析　　心室影像的每一个像素都可以生成一条时间－放射性曲线,由于心室的运动呈周期性变化,因而所得的时间－放射性曲线也呈周期性变化,通过对曲线进行正弦或余弦拟合(傅里叶转换)可以获得心室局部(每个像素)开始收缩的时间(即时相)以及收缩幅度(振幅)两个参数。用这两个参数进行影像重建可以获得心室的时相图、振幅图和时相电影三种功能影像及时相直方图。

　　(1)时相图:以不同的灰度或颜色反映心肌壁发生收缩的时间,灰度越高表示时相度数越大,即开始收缩的时间越晚。心房与心室开始收缩的时间相差甚远,故表现为完全不同的灰度或颜色,而左、右心室各壁的收缩基本同步,故表现为相同的灰度或颜色,无明显的分界线。

　　(2)时相直方图:心室时相度数的频率分布图,纵坐标代表分布的频率,横坐标为时相度数(0～360°);正常情况下,心室峰高而窄,心房及大血管峰低且较宽,两峰的时相度数相差近180°,心室峰底的宽度称为相角程,反映心室最早收缩与最晚收缩时间之差,其参数是反映心室协调性的重要指标,正常心室相角程＜65°。

　　(3)振幅图:以不同颜色反映心脏各部位收缩幅度的大小,灰度高提示幅度大,正常左心室收缩幅度明显大于右心室及心房、大血管,局部室壁运动障碍时则表现为病变处灰度降低。

　　(4)时相电影:将心脏各部位开始收缩的时间以一种显著标志(如黑色或白色)依次进行动态显示,即可直观地观察心脏激动传导的过程;如果有传导异常或室壁运动障碍,则其收缩的顺序和颜色就会发生改变。

　　(六)临床意义

　　1.心肌缺血的早期诊断　　冠心病心肌缺血患者,静息状态时心脏功能指标多为正常,可能仅表现为舒张期功能的异常,如果心肌缺血较严重时也可表现为静息时心室收缩功能和室壁运动障碍,其中,室壁运动障碍是诊断冠心病更特异的指标。在负荷试验后,大多数有明显冠状动脉病变或心肌缺血的患者,由于心室的储备功能受损,心脏功能参数多有不同程度的改变,表现为负荷试验后 EF 绝对值升高不明显(＜5％),甚至降低,节段性室壁运动异常、局部射血分数降低以及时相图相角程增宽等,舒张期的功能指标变化将更加明显,其灵敏度约为 90％,并随着成功的治疗而改善。

2.冠心病的病情程度与预后估计 心脏功能测定能准确反映病情的严重程度和预测心脏事件的发生。通常运动负荷后LVEF下降与冠状动脉造影的严重程度成正比,对于症状较轻,没有左心室功能障碍的冠心病患者,门控心室显像时出现明显的运动诱发的心肌缺血征象可以提供独立的预后信息,特别是有一支或两支血管病变,而运动负荷门控心室显像出现左心室功能受损和严重缺血的患者,其未来的心脏事件发生率较高。心肌梗死后的预后与梗死大小有关,并可通过LVEF和室壁运动异常的范围和程度反映出来。较大的梗死多伴有明显的LVEF降低与广泛性室壁运动异常;而较小的梗死则可能仅有局灶性的室壁运动异常,LVEF可能正常或仅轻度降低,甚至这些指标均正常。一般前壁梗死比下壁梗死LVEF降低更明显。有资料报道,心肌梗死早期以及在溶栓治疗前及溶栓期间,测定LVEF是反映病情程度和预后的重要指标,在梗死后最初24h,LVEF≤30%的患者中,50%发生心力衰竭或死亡,其死亡率是EF值>30%患者的9倍。相反,较高LVEF值的患者,急性期死亡率仅为2%。在心肌梗死的恢复早期,出院前静息LVEF为40%或更低者,将有心脏事件或死亡的可能,其年死亡率随LVEF的下降呈指数上升。

3.室壁瘤 可见心室影像形态失常,室壁瘤部位呈局限性向外膨出,显示有反向运动,局部射血分数减少;时相分析见附加的室壁瘤峰,相角程明显增宽。对心尖及前壁室壁瘤的诊断符合率达95%,也可用于判断手术后疗效和鉴别左心室真性与假性室壁瘤。

4.心脏传导异常 时相分析可以显示心肌激动的起点和传导的途径,对判断其传导异常有重要价值。当束支传导阻滞时,表现为阻滞的心室时相延迟,时相图上色阶发生改变,相角程增宽,左、右心室峰分界清楚,甚至心室峰出现双峰。预激综合征时表现为预激的起点和旁路部位时相提前,时相图色阶改变,相角程有不同程度的增宽,其诊断符合率约为90%。通过时相电影能更直观地显示传导异常的部位、范围及程度。

5.心血管疾病疗效评价 应用核素显像测定心脏功能,不仅方法简便,对患者无创伤和痛苦,可以重复检查,而且其结果准确、可靠,重复性好。因此,可用于心血管疾病药物或手术治疗前后心脏功能的定量评价及疗效监测。

6.充血性心力衰竭 当临床上出现不可解释的心力衰竭时,左心室功能异常而右心室功能正常的证据有助于排除原发性心肌病,这种情况下,首先应考虑到缺血性心肌病、高血压性心脏病或主动脉瓣疾病。当然,左心室功能障碍的进一步发展,也可形成继发性肺动脉高压,并进一步导致右心室功能障碍。舒张期功能测定对于心力衰竭患者的心室功能估计是一个重要手段,在充血性心力衰竭的患者中,近半数患者舒张期功能异常,并随着治疗后心力衰竭的好转而改善。但舒张期充盈参数的变化与年龄有关,在没有疾病的情况下,其异常充盈率与年龄增长成正比。

7.心肌病的辅助诊断 扩张型心肌病心室显像表现为整个心腔明显扩大,形态失常,室壁运动呈广泛性降低,心室整体功能不同程度下降。时相图或振幅图上呈现补丁样或花斑样改变。一般情况下,有整体功能障碍的双心室增大患者多为非缺血性心肌病,而节段性室壁运动异常且右心室功能相对完好者多为缺血性心肌病。肥厚型心肌病的典型改变为左心室腔变小变形,肥厚的心肌壁影使左心室血池周围形成显像剂分布区,尤其是左心室、右心室之间更明显,但LVEF正常或增高,呈高动力收缩功能,特别是1/3EF增高,射血期延长,80%以上的患者舒张期快速充盈功能受损,顺应性降低,PFR和1/3FR下降。门电路心室断层显像还可见左心房扩大。

8.慢性阻塞性肺部疾病与肺心病 伴有左心室正常的右心室功能障碍和心腔扩大通常见于慢性阻塞性肺部疾病,而与左心衰竭有关的肺血管充血通常都合并有左心室增大或功能异常。由于右心室射血分数(RVEF)高度依赖于后负荷,故在右心室本身无疾病的慢性阻塞性肺部疾病(COPD)患者,静息时 RVEF 低于 35% 是指示肺动脉高压一个相对敏感的指标。在 COPD 或肺心病患者,大多有 RVEF 降低,且右心室功能障碍与肺通气功能损伤程度和低氧血症有关。

9.化疗对心脏毒性作用的监测 许多化学药物尤其是抗肿瘤药物,对心脏具有严重的毒副作用,引起充血性心力衰竭和心室功能紊乱,最终导致患者死亡。核医学方法已经成为评估和监测心脏损害、指导停药时间和用药累积剂量的重要手段,而且其结果重复性好。最常用的监测指标为 LVEF,但舒张期功能障碍的监测可能反映心脏毒性作用更灵敏。通常可以在临床症状出现之前发现心脏中毒的情况,且心脏功能损害程度与使用药物的累计剂量密切相关,许多情况下,在化疗停止之前 EF 值降至 45% 以下,而不低于 30%。

三、下肢静脉显像与深静脉血栓探测

(一)原理

从静脉下游注入显像剂,随血液引流方向,显像剂沿小静脉向中、大静脉引流,最后至右心房,从而使引流静脉显影。如果在注射显像剂时不松开阻断浅静脉的止血带,显像剂将通过交通支流入深静脉,可对深静脉显像。如果显像剂为$^{99m}Tc-MAA$,则当它流经静脉血栓时,可黏附在血栓上使其显影而形成"热区"。

(二)适应证

1.先天性静脉发育异常,如双上腔静脉、大静脉异位引流等。

2.大静脉闭塞,如上腔静脉阻塞综合征、下腔静脉阻塞综合征等。

3.一侧或双侧下肢水肿病因检查,如静脉瓣功能不全、血栓性静脉炎、深部静脉血栓等。

4.下肢静脉曲张,了解有无大深静脉回流障碍。

5.静脉阻塞性疾病的疗效随访。

(三)显像剂

常用$^{99m}Tc-MAA$(聚合人血清清蛋白),每侧肢体用量 111~185MBq(3~5mCi)。也可选用^{99m}Tc 胶体、$^{99m}Tc-DTPA$、$^{99m}Tc-RBC$ 或$^{99m}Tc-HSA$ 等。

(四)显像方法

1.上腔静脉显像

(1)探头对位:一般均采用前位,大视野巨型探头的有效视野上缘包括胸骨上切迹上方 3cm 处,左、右包括两侧上臂。

(2)仪器条件:探头配置低能通用型或低能高分辨率型准直器,能峰 140keV,窗宽 20%,矩阵为 64×64 或 128×128。

(3)静脉穿刺及药物注射:取 5mL 注射器 2 支,各抽取显像剂 370MBq(10mCi)/(0.5~0.8mL)。在双肘关节上方结扎止血带,选取贵要静脉穿刺,穿刺点尽量靠近止血带,弹丸式注射显像剂后,双侧同时松开止血带,同时开始动态采集,0.5~1.0s/侦,共采集 6~8s。

2.上肢、锁骨下及上腔静脉显像

(1)探头对位:采用前位,探头的有效视野下缘包括腕关节,左、右包括双上肢。

（2）仪器条件、静脉穿刺及药物同上腔静脉显像。双手背静脉穿刺,在探头启动前 5s 同时、同速推注显像剂。

（3）设置全身显像方式,速度 30cm/min,全程 60cm,当探头自手向头方向开始移动时,推注显像剂,可以获得双上肢、锁骨下及上腔全程静脉影像。

3. 下腔静脉显像

（1）探头对位:采用前位,探头的有效视野上缘在乳头水平(包括部分左心室),于剑突左旁及脐旁予以标记。

（2）仪器条件同上腔静脉显像。

（3）于患者腹股沟股静脉内快速注射 $^{99m}TcO_4^-$ 370MBq(10mCi)/1.0mL,在推注显像剂的同时行动态帧式采集,0.5～1s/帧,共 16 帧或 32 帧。

（4）图像半定量分析:重现下腔静脉动态影像,分析以下指标。

1）示踪剂到达剑突水平时间(AXT),正常值为 1～4s。

2）下腔静脉示踪剂半通过时间(HTT)。在下腔静脉上画取直径为 0.5cm 的感兴趣区(ROI),描记示踪剂通过 ROI 曲线,计算示踪剂从上升点到高峰下降二分之一高度点的时间(HTT),正常值为 1～6s。

4. 下肢静脉显像　先将探头有效视野下缘定在踝关节水平,左右包括双腿,根据足背静脉注射药物的方法和结扎止血带与否将下肢静脉显像分为下面几种方法。

（1）足背静脉推注法

1）操作程序:①取 2 支 5mL 注射器,各抽取相同体积和强度的示踪剂 $^{99m}Tc-MAA$ 148MBq(4mCi)/2mL。②经足背静脉穿刺。③需要深静脉造影者,注射显像剂前适度结扎浅静脉。④在探头启动前 5s 注射显像剂,双侧持续推注。

2）仪器条件:同上腔静脉显像。设置全身扫描程序,速度 20cm/mim 自足向头动态采集,全程长度依患者身高而定,一般扫描上界包括肺底。

（2）足背静脉输液法

1）深静脉一步显像法:①取 0.9％生理盐水 250mL 一瓶,连接三通输液器,双足背静脉穿刺建立输液静脉通路。②取 2 支 5mL 注射器,各抽取 $^{99m}Tc-MAA$ 148MBq(4mCi)/2mL。③在探头启动前 5s,经三通管双足背静脉同时注入 $^{99m}Tc-MAA$ 1.0mL,然后转动三通,输液管继续滴注。④应用 γ 相机全身扫描程序,速度 20cm/min。⑤待探头视野上缘行至耻骨联合水平时,再次自足背静脉注入余下的 1.0mL $^{99m}Tc-MAA$。

2）深一浅静脉两步显像法。

第一步:浅静脉显像。

①静脉通路建立:同上。

②2 支 5mL 注射器,各抽取 $^{99m}Tc-MAA$ 74～111MBq(2～3mCi)/4mL。

③首次药物注射,双足背静脉同时注入 $^{99m}Tc-MAA$ 1.0mL。

④动态采集:同深静脉一步显像法,速度 25cm/min。

⑤再次注射药物:同深静脉一步显像法。

第二步:深静脉显像。同深静脉一步显像法。

（五）影像分析

1. 正常影像

（1）上腔静脉系统:左、右颈内静脉和同侧锁骨下静脉在胸锁关节后方分别汇合成左、右头臂静脉,左、右头臂静脉在第一胸肋关节后方汇合成上腔静脉,沿后纵隔右侧垂直下行,注入右心房。静脉走行自然,口径上、下一致,血流快。个别人,尤其是儿童在屏气、哭泣时可因胸内压力上升,迫使少量血流向头颈部大静脉一过性反流。

(2)下肢深静脉一下腔静脉系统:两侧同时注入足背静脉的显像剂,经交通支进入深静脉,依次向上行,显示左、右胫前静脉→腘静脉→股静脉→髂外静脉→髂总静脉,两则髂总静脉汇合成下腔静脉。一般在注射后 15～18s 显像剂到达脐水平,两侧同时到达。下肢深静脉表现为一条连续而清晰的血管影像,走行自然,内壁光滑,管径改变不大,入腹后血管影变淡。松止血带后活动下肢再做显像,静脉内应无放射性滞留。

2.异常影像　异常影像所见为血管影中断、远端管腔扩张、血管迂曲、侧支静脉显影,管腔内放射性滞留等。

(六)临床意义

1.血管狭窄或闭塞　表现为血管腔突然变细或中断,可见于静脉血栓形成或外部压迫,如肿瘤、血肿等。

2.异常反流　常伴发于血管狭窄或闭塞,表现为放射性向正常血流方向即向离心脏方向充盈。如上腔静脉阻塞综合征头颈部静脉的反流,下腔静脉闭塞时向肝、肠系膜及髂内静脉的反流等。

3.异常分支血管　正常大静脉影之外呈网状或树枝状的血管影。如上腔、下腔静脉阻塞时由胸、腹部浅静脉,肋间、脏器小静脉扩张形成的侧支血管网,走行凌乱、弥散而被称为飞舞征。下肢深静脉阻塞时也可见呈网状、树枝状的侧支血管。

4.静脉瓣功能不全　下肢深静脉造影时深、浅两组静脉同时显影,每支形态改变不大,是下肢水肿的原因之一。

5.静脉血栓显影　表现为局部残留明显的放射性"热点",肢体运动后仍不消失,提示新鲜血栓形成。

(刘立水)

第三节　呼吸系统

一、肺灌注显像

(一)原理

将直径略大于肺毛细血管管径的放射性颗粒($10～60\mu m$)注入静脉后,颗粒随血流经过右心、肺动脉而一过性、随机地嵌顿于肺毛细血管或肺小动脉内,由于显像剂在肺内的分布与该处的血流灌注量成正比,因此颗粒在肺内各部位的放射性分布即可反映各部位血流灌注的情况。

(二)适应证

1.肺动脉血栓栓塞症的诊断与疗效判断,结合肺通气显像及下肢深静脉核素造影可明显提高诊断的准确性。

2.COPD 等肺部疾病肺减容手术适应证的选择、手术部位和范围的确定及残留肺功能的预测。原因不明的肺动脉高压或右心负荷增加。

3. 先天性心脏病合并肺动脉高压以及先天性肺血管病变患者,了解肺血管床受损程度及定量分析,药物与手术疗效的判断,手术适应证的选择。

4. 全身性疾病(胶原病、大动脉炎等)可疑累及肺血管者。成人呼吸窘迫综合征(ARDS)和慢性阻塞性肺部疾病(COPD)患者的肺血管受损程度与疗效判断。

5. 肺部肿瘤、肺结核、支气管扩张等患者,观察其病变对肺血流影响的程度与范围,为选择治疗方法提供适应证以及对疗效的判断。

(三)显像剂

肺血流灌注最常用的显像剂是^{99m}Tc标记的大颗粒聚合人血清清蛋白(MAA),颗粒直径大小10~90μm;另一种是^{99m}Tc标记的人血清清蛋白微球(human albumin microspheres,HAM),颗粒直径大小10~30μm。HAM的优点是在一定范围内颗粒大小易于控制,分布比较均匀。两种显像剂的实际应用效果无明显差别,只是注入颗粒数量相同时,前者的蛋白重量明显低于后者,因此临床上以^{99m}Tc—MAA应用较为普遍。

(四)显像方法

1. 患者准备　先吸氧10min,以减少肺血管痉挛所造成的肺部放射性降低。

2. 给药方法　受检者常规取仰卧位于检查床上,经肘静脉或双侧足背静脉(后者需扎紧止血带注射)缓慢注射^{99m}Tc—MAA 111~185MBq(3~5mCi),体积≥1mL,含颗粒数为2×10^5~5×10^5个。静脉注射前应再次将注射器内的显像剂轻轻混匀,注射时避免抽回血,同时让患者深呼吸及观察患者有无胸闷、气短等不适症状发生。如有不适,应立即停止注射,及时给患者吸氧,服用镇静剂和平卧休息处理。注射显像剂5~10min后可进行肺灌注显像。

3. 仪器参数设置　将双肺同时包括在探头视野内,选用低能通用型准直器,建议每个体位采集计数为500k,采集矩阵为128×128或256×256,如采用256×256矩阵,计数应增加。能峰140keV,窗宽20%。

4. 影像采集方法

(1)平面显像:肺平面显像探测的有效视野应包括双肺全部,避免手臂对采集的影响。常规取6~8个体位,即前位(ANT)、后位(POST)、左侧位(LL)、右侧位(RL)、左后斜位(LPO)和右后斜位(RPO)。必要时加做左前斜位(LAO)、右前斜位(RAO)。

(2)断层显像:患者取仰卧位,双手抱头。仪器采用SPECT,探头配置同平面显像。探头沿肺部体表旋转360°,5.6°~6°/帧,采集时间15~30s/帧,放大倍数同平面显像。

(五)影像分析

1. 正常影像

(1)平面影像:各体位双肺影像清晰,形态同X线胸片,放射性分布基本均匀,肺尖部受重力影响血流量较低致放射性略稀疏。

(2)断层影像:肺断层显像通常以人体纵向为长轴,重建双肺的横断面、冠状面和矢状面。各方向肺断层影像其放射性分布基本均匀,肺影外缘完整无缺。心脏和纵隔处无放射性。

2. 异常影像

(1)显像剂分布异常

1)一侧肺不显影,多见于肺门部肿块压迫肺动脉,一侧肺动脉发育不良或由于心脏扩大压迫左下肺动脉等因素所致。

2)肺叶或肺节段性显像剂分布缺损区,此种情况是肺动脉血栓栓塞形成的特殊表现。

3)散在性显像剂分布不均,常见于肺部充血、水肿或炎症等。

4)条索状、圆球状或不规则局限性显像剂分布缺损区,主要见于肺部炎症和肺内占位性病变。

5)显像剂逆向分布,即肺尖部的显像剂分布高于肺底部。常见于肺动脉高压时肺血流分布逆转、肺心病和二尖瓣狭窄等情况。

(2)形态和位置异常:双肺可因周边器官或组织的病变导致灌注影像的形态失常和位置发生改变。常见的原因有胸腔积液或隔上病变使双肺下叶受挤压位置上移;有时纵隔内的肿瘤可将肺推向对侧,使正常肺灌注影像的形态和位置发生改变。

(五)临床意义

1.肺动脉栓塞　肺灌注显像以肺动脉造影结果为金标准,结合 X 线胸片和(或)肺通气显像,是一种有效的无创伤性的早期诊断肺动脉栓塞的方法,其灵敏度和特异性达 90% 左右,并可重复显像,以观察病情、监测溶栓治疗过程。同时常规进行核素下肢静脉造影,其阳性结果不仅支持肺栓塞的诊断,还可确定栓子来源,以便积极治疗,预防复发。

2.慢性阻塞性肺部疾病(COPD)　肺灌注显像的典型表现是散在的与通气显像基本匹配的放射性稀疏或缺损区,并常伴肺动脉高压所致的放射性逆分布表现。此法对 COPD 的诊断并无特异性,但结合肺通气显像,对 COPD 的病程分期、疗效观察及判断预后有一定的价值。

3.肺癌　利用肺灌注显像可了解中央型肺癌对肺血流的影响程度和范围,从而评价手术切除肺癌的概率和预测术后的肺功能。

4.原发性肺动脉高压与血栓栓塞性肺动脉高压的鉴别　原发性肺动脉高压的肺灌注影像常呈非肺段分布的斑块样的灌注缺损,与血栓栓塞性肺动脉高压不同。

二、肺通气显像

(一)原理

肺通气显像是将放射性气体或气溶胶经呼吸道送入双肺,其在肺内的分布与肺的通气量成正比。通过体外放射性显像装置,显示双肺各部位的放射性分布及动态变化影像,并可应用影像数据计算局部通气功能参数,估计肺的局部通气功能、气道通畅及肺泡气体交换功能。应用气溶胶显像,还可对支气管黏膜纤毛上皮细胞廓清功能、肺上皮细胞通透性等进行评估。

(二)适应证

1.了解呼吸道的通畅情况及各种肺部疾病的通气功能变化,诊断气道阻塞性疾病。

2.评估药物或手术治疗前后的局部肺通气功能,观察疗效和指导治疗。

3.与肺灌注显像配合鉴别诊断肺栓塞和肺阻塞性疾病。

4.COPD 患者肺减容手术适应证选择、手术部位和范围确定及预测术后残留肺功能。

(三)显像剂

肺通气显像剂由非水溶性放射性惰性气体和放射性气溶胶两大类组成。放射性惰性气体主要有^{133}Xe、^{127}Xe,^{81m}Kr 等。由于各种放射性惰性气体的物理半衰期、γ 射线的能量不同及获得的条件受限,以^{133}Xe 应用较多。放射性气溶胶以$^{99m}Tc-DTPA$ 应用最为广泛。

1.^{133}Xe 通气显像

(1)显像方法

1)患者准备:向受检者解释检查程序,使之处于安静状态,取坐位,背靠探头,视野内包括全肺。戴上呼吸面罩(如使用口管,需夹鼻),接通肺活量计,先自然呼吸由呼吸机供给的气体,逐步适应。

2)给药方法:由呼吸机供给。

3)仪器参数设置

①^{133}Xe 肺功能仪:由^{133}Xe 吸入和回收两部分组成,包括面罩或口管、肺活量计、^{133}Xe 注入和排放管道系统、活阀、^{133}Xe 回收吸附装置。确保仪器无^{133}Xe 泄漏。

②γ相机或 SPECT 显像设备:探头配置低能高灵敏度或低能通用型准直器。能峰80keV,窗宽 20%。探头应尽量贴近受检者体表。

4)影像采集方法

①单次吸入显像:嘱受检者深吸气至肺最大容量,再深呼气至残气量,再次开始深吸气时,于呼吸机注入口快速注入^{133}Xe。至最大肺容量时,屏气 10~15s,同时启动显像采集平面影像 1 帧,矩阵 256×256,计数 300~500k。

②平衡期显像:受检者转为潮式呼吸,呼吸机改变供气方式,使受检者反复吸入^{133}Xe 与空气的混合气体,3~5min,待肺内和呼吸机的^{133}Xe 平衡后(以显示计数率稳定为准),深吸气至最大容量后屏气,启动显像采集平面影像 1 帧,图像矩阵和计数与单次吸入显像相同。

③清除显像:改变呼吸机控制阀,进气管只吸入室内新鲜空气,呼出含有^{133}Xe 的气体,经^{133}Xe 回收装置吸附。启动动态影像采集,矩阵 128×128,5~10s/帧,采集时间 5~10min。必要时可在 10min 后进行延迟清除显像。

(2)影像分析

1)正常影像

①单次吸入影像:亦称通气像,反映肺各部位的吸气功能和气道通畅情况。在正常情况下,因肺上部顺应性较差,单次^{133}Xe 吸入量较少,使通气像自上而下放射性呈从低向高的移行,无局部的放射性变化。

②平衡影像:亦称容量像,反映肺各部位的容量。由于反复吸入,在一定程度上克服了胸腔内负压不一致、肺组织顺应性不一致和重力等的影响,放射性分布较均匀,上、下无显著差别。

③清除影像:反映各部位的呼气功能和气道通畅情况。正常情况下,肺内各部位放射性逐渐降低,在 2~3min 内基本消失。

2)异常影像:

①单次吸入影像和平衡影像表现为局部放射性降低或缺损。单纯单次吸入影像异常,多为以气道病变为主的疾病表现;如两者异常表现一致,多为肺实质性病变;两者一致性放射性缺损而平衡影像基本正常,也可是局部气道完全阻塞所致。

②清除影像可表现为局部放射性下降缓慢,当其他各部位放射性已基本清除后,该部位还有放射性滞留,这是局部气道狭窄或肺容积/气道截面积增大的灵敏指标,异常表现较平衡影像明显。

2.气溶胶吸入显像

(1)显像方法:患者准备:吸入前指导患者进行吸入方法训练,使其配合。然后,协助患者将通气管口送入口中咬紧(重症者可用面罩),持续吸入^{99m}Tc-DTPA 气溶胶 10~20min;锝气体仅需吸入 2~3min 即可,吸入结束后立即进行肺通气显像。

显像采集:每个体位采集 $2\times10^{5}\sim3\times10^{5}$ 计数,其他条件与肺灌注显像相同。

(2)影像分析

1)正常图像:正常气溶胶影像与肺灌注影像形状相近,双肺内的显像剂分布均匀,边缘略稀疏而且规则。与肺灌注显像不同之处在于有时气溶胶残留在咽部或随吞咽进入消化道,使咽部或胃显影。显像时间延长时,可见双肾显影。此外, $^{99m}Tc-DTPA$ 颗粒$>10\mu m$ 时,可堆积在较大支气管内使其显影。

2)异常图像

①气道狭窄时,狭窄部位的两侧有涡流存在,使流经该处的部分雾粒沉积下来,呈现放射性浓聚的"热点",狭窄远端的雾粒正常分布。

②气道完全阻塞时,雾粒不能进入远端,呈放射性缺损区,阻塞的近端,由于气流明显减少,没有涡流的存在,不出现放射性"热点"。

③气道和肺泡内有炎性物质或液体充盈,或肺泡萎缩时,放射性雾粒进入很少,由于气流减少,不出现"热点",只出现放射性降低区。

(3)临床意义

1)对 COPD 的早期诊断:在疾病的早期,放射性气体通气显像可出现异常,其中以清除影像上出现多发散在性放射性滞留最为明显,较 X 线检查灵敏,而气溶胶显像能较之更早发现病变,其影像特点是多发散在的"热点"和放射性降低区的混杂分布。肺通气显像结合肺灌注显像,特异性可达 90%,是早期诊断 COPD、估计病情、评价疗效的有效方法。

2)结合肺灌注显像诊断肺栓塞。放射性核素肺灌注显像反映的是肺毛细血管血流灌注情况,任何影响肺毛细血管血流灌注的因素,均可使病变区域出现放射性稀疏或缺损。这一显像特性决定了其对肺动脉栓塞的高灵敏度和低特异性。

3)肺动脉畸形及肺动脉病变的诊断。

4)肺大疱。肺通气及灌注显像表现为匹配的呈肺叶状分布的放射性缺损区。

5)肺血管疾病或全身性疾病累及肺动脉的评价。大动脉炎、胶原病等全身性疾病,往往累及肺动脉。肺灌注显像的缺损区也呈肺段分布,通气功能大多正常,在判断结果时一定要密切结合临床。肺灌注显像可以用来判断此类患者肺血流灌注受损的程度和范围。

(刘立水)

第四节　消化系统

一、消化道出血显像

(一)原理

静脉注射的放射性示踪剂随血流到达胃肠道的血管,如果胃肠道无出血,示踪剂又随血流从静脉回心,然后从肾脏排出体外。如果胃肠道的血管有破裂出血,示踪剂从血管内渗出到血管外,随时间推移,放射性示踪剂随血液渗出越多,该出血部位的放射性就越强,利用核素显像技术,就可以在 ECT 的图像上显示出与出血部位一致的放射性浓聚区域。

(二)适应证

已有消化道出血症状或怀疑有消化道出血的各类急、慢性消化道出血(尤其是下消化道出血)的诊断与定位诊断。

（三）显像剂

1.^{99m}Tc—RBC，放化纯度＞80％，活度555～740MBq(15～20mCi)。

2.^{99m}Tc—胶体(^{99m}Tc—硫胶体或植酸钠)，放化纯度＞92％，活度370MBq(10mCi)。

（四）显像方法

1.**患者准备**　显像前1h口服过氯酸钾200～400mg封闭胃黏膜，减少其摄取和分泌、排出^{99m}TcO$_4^-$。

2.**给药方法**　静脉注射。

3.**影像采集**

(1)仪器条件：γ相机或SPECT，低能通用型平行孔准直器。

(2)体位：患者取仰卧位，探头对准腹部。

(3)采集条件：矩阵128×128，能峰140keV，窗宽20％。

1)^{99m}Tc—RBC显像：静脉注射后5min/帧动态采集至30～60min。若未能显示出血病灶，需要在24h内进行多次延迟显像。怀疑出血部位与大血管或脏器重叠时，可增加侧位或最佳体位显像。

2)^{99m}Tc—胶体显像：静脉注射后立即2min/帧动态采集20～40min。必要时可重复注射再显像。

（五）影像分析

1.**正常影像**

(1)^{99m}Tc—RBC影像：依次可见腹主动脉、左右髂动脉、下腔静脉等腹部大血管影像，肝、脾、肾、膀胱逐渐显影，腹部其他部位仅有少量放射性本底，胃、十二指肠、空肠、回肠及各部位结肠基本不显影。

(2)^{99m}Tc—SC显像：仅肝、脾显像清晰，腹部放射性本底低，腹部大血管及肾不显影。

2.**异常影像**　胃肠道任何部位有一定量的活动性出血，均可见到相应部位异常放射性浓聚。依出血量不同可表现为点状、片状、条索状等形态各异的放射性浓聚影像。

(1)呈极小点状放射性浓聚，其浓度类似肾影像且时隐时现，部位较固定，出现时间较晚，其下游肠区一般见不到条纹状放射性浓聚影像。

(2)呈片状放射性浓聚，随时间逐渐增浓，其浓度与大血管影像近似，出现时间较早，其下游肠区常可见长条状放射性浓聚影像。

(3)呈团块状放射性浓聚，很快变大变浓，其浓度与肝脾影像近似，出现时间非常早，甚至于注入显像剂后即刻可见，其下游肠区也很快显影，并逐渐清晰。

此最早出现的异常浓聚影像往往是出血灶，根据影像所在部位可大致判定出血部位。

（六）临床意义

胃肠道少量间歇性出血，一般出血定位较难，尤其小肠出血更难。本法能探测出血率为0.05～0.1mL/min的消化道出血，诊断正确率85％以上，这取决于定位准确性和显像时机的捕捉。本法可作为各种原因所致下消化道出血的首选检查方法。具有简便、无创、灵敏、准确且便于动态观察的特点，尤其对于下消化道出血患者，是探测出血灶最常用的方法之一。

二、异位胃黏膜显像

（一）原理

与正常胃黏膜一样，异位胃黏膜也能够分泌胃酸和胃蛋白酶，也具有快速摄取高锝酸盐并分泌入胃肠道的特性,故在静脉注射$^{99m}TcO_4^-$后,异位胃黏膜很快聚集$^{99m}TcO_4^-$而呈现放射性浓聚影像,据此可特异性地诊断梅克尔(Meckel)憩室存在。腹部胃以外其他部位则呈低放射性分布。

(二)适应证

小儿及成人肠道出血、腹痛或食管炎(或出血),疑为异位胃黏膜。

(三)显像剂

$^{99m}TcO_4^-$,活度 370~555MBq(10~15mCi)。

(四)方法

1.患者准备

(1)检查前禁服过氯酸钾、水合氯醛、阿托品等药物。

(2)患者禁食 4h 以上。

(3)可于检查前 1h 口服甲氰咪胍 300mg,以减少胃液分泌和肠蠕动。

(4)可于检查前 15min 静脉注射五肽胃泌素、胰高血糖素、西咪替丁等,有利于提高阳性率。

2.给药方法　静脉注射。

3.影像采集

(1)仪器条件:γ相机或 SPECT,低能通用型平行孔准直器。

(2)体位:患者取仰卧位,怀疑肠道有病变时,探头视野包括下腹部和部分胃;怀疑食管有病变时,探头视野包括胃和食管。在病灶显示清晰时,加拍左侧位或右侧位。

(3)采集条件:矩阵 128×128,能峰 140keV,窗宽 20%,放大倍数 1~1.5。给药后立即行动态显像,每一帧 5min,共 12 帧。

4.影像处理　全部影像依序排列。

(五)影像分析

1.正常影像

(1)胃部很快显示,含放射性的胃液进入肠道后可致十二指肠及小肠区域呈形态不固定的显影。1h 内肠道影像明显淡于胃影像。

(2)肾及膀胱逐渐显影。

(3)在胃影像出现时腹部和胸部无局限性和固定的放射性浓聚灶。

2.异常影像　在胃影像正常显影的同时,可见腹部局限性、较固定的放射性异常浓聚区,多位于右下腹,可确定为异位胃黏膜。若显影可随时间有所增强,提示为憩室影像。

(六)临床意义

本方法是目前诊断梅克尔憩室最简便、最有效的方法。诊断有临床症状的异位胃黏膜阳性率达 60%~65%,而在合并出血的患者中异位胃黏膜的出现率则高达 98%。如上述异常放射性浓聚影像呈圆形出现在回盲部附近,可以诊断为梅克尔憩室;呈条索状出现在腹部,则为小肠重复畸形;出现在食管,可以诊断为 Barrett 食管。

三、唾液腺显像

(一)原理

唾液腺间叶导管上皮细胞能主动从血液中吸收大量$^{99m}TcO_4^-$,然后分泌入导管腔,并随后逐渐排泌至口腔,因而用以进行唾液腺静态和动态显像,以观察唾液腺的大小、位置、形态和功能。

（二）适应证

1. 唾液腺功能的判断。

2. 干燥综合征的诊断。

3. 异位唾液腺的定位。

4. 占位性病变的诊断,如淋巴乳头状囊腺瘤的诊断等。

（三）显像剂

$^{99m}TcO_4^-$,活度 185～370MBq(5～10mCi)。

（四）显像方法

显像前准备:显像前不应用过氯酸钾和阿托品等影响唾液腺摄取和排泄$^{99m}TcO_4^-$功能的药物。

1. 静态显像　静脉注射$^{99m}TcO_4^-$ 20～30min 后 5min、10min、20min、40min 行前位和左、右侧位显像,视野包括整个唾液腺和部分甲状腺。然后舌下含服维生素 C 300～500mg,促使唾液腺分泌后,嘱患者漱口清洗口腔,并于清洗口腔前后分别显像。

2. 动态显像　静脉注射$^{99m}TcO_4^-$后立即每 2min 1 帧共采集 5 帧,然后每隔 10mm 采集 1帧至 1h,必要时在腮腺放射性达高峰时令患者含服 300mg 维生素 C 片,观察和分析放射性下降的情况。如唾液腺不显影可行 2h 或更长时间的延迟显像。

（五）影像分析

1. 正常影像

(1)静态影像:左、右侧腺体的位置对称,轮廓完整,放射性分布均匀,腮腺影像较颌下腺影像更为明显。口腔内放射性较多,常明显显影。侧位腮腺影像呈上端稍宽的卵圆形,颌下腺近圆形。

(2)动态影像:锝的摄取过程明显持续上升,给酸后迅速排空,摄取指数和排泄指数正常。

2. 异常影像

(1)静态影像:唾液腺摄取放射性明显减少,甚至不显影。唾液腺位置异常,双侧不对称,腺体增大,放射性分布不均匀,腺体内出现"冷区"、"热区"或肿块处放射性与正常组织相同的"温区"(多为混合瘤和单纯腺瘤)。

(2)动态影像:呈现Ⅱ级(T_o正常,T_p 和 T_{op}明显延长)、Ⅲ级(T_o、T_p 和 T_{op}均较正常明显延迟,但在 60min 内唾液腺可清晰显影,并可见口腔影像)或Ⅳ级(120min 或更长的时间内唾液腺不显影,也不见口腔影像)等表现。经酸性物质刺激后唾液腺放射性下降不多或反有上升。

（六）临床意义

1. 唾液腺功能亢进的诊断　表现为两侧或一侧唾液腺显影呈弥漫性浓聚,常见于病毒、细菌感染引起的急性唾液腺炎,酒精中毒以及放疗后的炎症反应。

2. 唾液腺功能减退的诊断　表现为两侧或一侧唾液腺显影呈弥漫性稀疏或不显影,常见于慢性唾液腺炎。

3. 唾液腺占位性病变的诊断　其影像特征为肿块处放射性增高,表现为"热区",经酸性物质刺激后更明显。特异性高,极少假阳性,有时可发现临床表现不明显的位于腮腺后下极的小病变,对明确诊断优于腮腺造影和超声检查。

4.涎石病的诊断　表现为经酸性物质刺激后唾液腺内显像剂聚集不但不减少,反而有不同程度上升,口腔内显像剂聚集则无明显变化。

四、食管运动功能显像

(一)原理

放射性胶体随食管蠕动通过食管进入胃,用显像设备动态记录此过程,即可获得放射性胶体通过食管的时间等,评价食管运动功能。

(二)适应证

1.食管运动功能障碍性疾病的诊断。

2.食管癌患者的分段食管运动情况和手术疗效的评价。

3.咽异感症的病因筛选检测。

(三)显像剂

$^{99m}Tc-SC$,18.5～37MBq(0.5～1.0mCi),加入 15mL 5％葡萄糖溶液中。

(四)方法

1.患者准备　显像前空腹过夜,停用抗胆碱能药物、Ca^{2+} 通道阻滞剂和甲氰咪胍等 1d。

2.给药方法　弹丸式吞咽。

3.影像采集

(1)仪器条件:γ 相机或 SPECT,低能通用型平行孔准直器。

(2)体位:取坐位,面向探头,视野上界为口咽部,下界为胃底部,行前位食管全段采集。

(3)采集条件:矩阵 128×128,能峰 140keV,窗宽 20％,放大倍数 1～1.5。于吞咽的同时开始采集,每秒 1 帧,且每隔 15s 干咽一次,共采集 2min 或适当延长采集时间。

4.影像处理　利用 ROI 技术获得全段食管和分段食管(上、中、下段)的时间－放射性曲线,可计算全段食管及分段食管的通过时间,以及/时某段食管通过率(EM)。EM 可由下式计算:

$$EM = \frac{E_{max} - E_t}{E_{max}} \times 100\%$$

式中:E_{max} 为全段食管的最大计数率;E_t 为 t 时某段食管的计数率。

(五)影像分析

正常情况下,自咽部起可见一条垂直向下的食管影像,动态影像可清晰显示放射性胶体通过全食管的过程。

1.正常影像　食管内的放射性下降迅速,全段食管通过时间为 5～10s,下段食管的通过率较上段略低,2min 全段食管总通过率＞90％。

2.异常影像　食管内可见放射性滞留,食管通过时间延长,2min 食管总通过率＜90％,通过功能不良,为食管运动功能障碍性疾病的表现。

(六)临床意义

可以对食管全段及各段的通过功能进行定量测定,有利于准确诊断食管运动障碍性疾病,观察疗效和评价药效。

五、胃食管反流显像

(一)原理

将不被食管和胃黏膜所吸收的显像剂引入胃内后行动态显像,观察贲门以上部位有无放射性出现及其多少来判断有无胃食管反流(GER)及其程度。

(二)适应证

1.胃灼热和反酸。

2.胃大部切除术后。

3.观察婴幼儿呕吐及反复吸入性肺炎。

4.某些慢性肺部感染。

(三)显像剂

1.常规用 $^{99m}Tc-SC$ 或 $^{99m}Tc-DTPA$,37~74MBq(1~2mCi)加入150mL橘子汁中。

2.婴幼儿用 上述显像剂加入牛奶中,牛奶量按 $300mL/1.7m^2$ 计算,显像剂总活度7.4~11.1MBq(200~300μCi),18kBq/mL。

(四)显像方法

1.患者准备

(1)禁食4h以上。

(2)成人检查时,在腹部束上可以充气的腹带。

2.给药方法

(1)口服显像剂后再饮15~30mL清水冲刷食管,10~15min后采集。

(2)婴幼儿由鼻饲管注入显像剂。

(3)对某些肺部慢性炎症患者,可在临睡前口服上述 $^{99m}Tc-SC$ 的酸性饮料,次日显像。

3.影像采集

(1)仪器条件:γ相机或SPECT,低能通用型平行孔准直器。

(2)体位:患者取仰卧位,探头对准胸腹部,视野包括胃、食管和肺部。

(3)采集条件:矩阵128×128,能峰140keV,窗宽20%,放大倍数1~1.5。

1)常规显像:充气腹带逐级加压,每级0.67kPa或1.33kPa或2.67kPa,直到13.3kPa,每级加压后采集1帧,每帧30s。

2)婴幼儿显像:鼻饲5~10min后每2nun采集1帧,每帧2min,共1h,2~4h在胸部显像几次。

4.影像处理

(1)用ROI技术获得各时相胃影像贲门处的计数率,制成时间—放射性曲线,观察曲线上是否出现尖峰及其数目。尖峰高度与反流量成正比,其宽度反映反流发作的持续时间。

(2)计算胃食管反流指数:用ROI技术获得压力为0的影像的胃计数率(G_0),某时或某压力下的食管计数率(E)和食管本底计数率(E_B),按下式计算出该时或该压力下的胃食管反流指数(GERI):

$$GERI = \frac{E-E_B}{G_0} \times 100\%$$

（五）影像分析

1.正常影像

（1）正常成人在腹压为 0～13.3kPa 的各帧影像上，贲门上方不见放射性存在，但在腹压大于 13.3kPa 时，可以测量出有微量放射性存在，GERI<4%(2.7%±0.3%)。

（2）在贲门处 ROI 所生成的时间－放射性曲线上，最初 5min 内无放射性尖峰出现（0 级）或有 2～3 个尖峰出现（Ⅰ级）。

2.异常影像

（1）在腹压为 0～13.3kPa 的各帧影像上，或鼻饲后 60min 内，贲门上方出现放射性。例如仅稍高于本底为弱阳性；明显高于本底但较胃影像显著低下为阳性；稍低于或等于胃影像为强阳性。

（2）GERI>4%，表示有 GER 的存在。

（3）在上述时间－放射性曲线上，最初 5min 内出现 4 个尖峰为Ⅱ级，出现 5 个以上尖峰为Ⅲ级，皆提示有 GER 的存在。

（六）临床意义

胃食管反流显像是一种简便、具有无创伤性、合乎生理状况的检查方法，对 GER 有很高的灵敏度和特异性，对发现和确诊 GER 有肯定价值。可用于分析小儿吸入性肺炎和某些肺部慢性感染与 GER 的关系，亦可用于评价各种胃大部切除术后 GER 的发生率和程度。

六、胃排空显像

（一）原理

摄入不被食管和胃黏膜吸收的放射性显像剂标记食物，用核医学影像设备连续记录从胃排入肠腔的过程，以胃排空时间等参数反映胃的运动功能。

（二）适应证

1.胃正常生理功能的评价。

2.胃大部切除术后胃运动功能测定。

3.胃排空障碍原因的探讨。

4.药物及手术治疗的疗效观察和随访。

（三）显像剂

1.液体型 $^{99m}Tc-DTPA$ 或$^{99m}Tc-SC$,活度 37～74MBq(1～2mCi)，加入 300mL 15%葡萄糖溶液中混匀备用。

2.固体型 $^{99m}Tc-SC$ 或$^{99m}Tc-DTPA$,活度 37～74MBq(1～2mCi)，加入到 120g 鸡蛋中搅匀，在油中煎炒至固体状，夹入两片面包中备用。

（四）方法

1.患者准备

（1）显像前至少空腹 8h。

（2）检查前 1～2 周应停服影响胃动力的药物。

2.给药方法 坐位 5min 内口服显像剂后再饮水至总容量 500mL。

3.影像采集

（1）仪器条件:γ 相机或 SPECT，低能通用型平行孔准直器。

（2）体位：患者仰卧于探头下，或直立位面向探头。

（3）采集条件：矩阵 128×128，能峰 140keV，窗宽 20%，放大倍数 1～1.5。饮水后立即显像，每 15min 采集 1 帧，每帧采集时间 1min，若胃内放射性尚未下降 50%，则可延长显像时间。

4.影像处理

（1）利用 ROI 技术获得胃内最大计数率（G_{max}）和 t 时胃内的计数率（G_t）（需经时间衰变校正），则 t 时胃排空率（GE）可由下式算出：

$$GE=\frac{G_{max}-G_t}{G_{max}}\times100\%$$

（2）将不同时相的 G_t 绘制成时间－放射性曲线，可计算出胃半排空时间（$T_{1/2}$）。

（五）影像分析

1.正常影像（值）　胃半排空时间和排空率因显像剂类型及其内容和显像体位的不同而不同，以下数值仅供参考。

（1）液体型显像剂：仰卧位 $T_{1/2}$ 为（12±3）min。

（2）固体型显像剂：仰卧位 $T_{1/2}$ 为 100min 左右。

2.异常影像

（1）胃排空加快：见于萎缩性胃炎、十二指肠溃疡、迷走神经切断术后及幽门成形术后、胃大部切除术后伴倾倒综合征、甲状腺功能亢进症等。

（2）胃排空延缓：由于机械性或功能性梗阻所引起，如幽门肌肉肥厚、溃疡病所致的瘢痕、胃次全切除术后、反流性食管炎、甲状腺功能减退等。

（六）临床意义

胃排空显像是一种简便且客观能定量测定胃动力状态的方法，可用于观察各种胃部疾病、胃大部切除术后及甲亢、糖尿病等的胃动力状态及治疗效果，以评价胃动力的药效。

七、十二指肠胃反流显像

（一）原理

静脉注射肝胆显像剂后，能迅速被肝多角细胞摄取，分泌后随胆汁经胆道排至十二指肠，正常时不进入胃。如果胃内出现放射性，则提示有十二指肠胃反流。

（二）适应证

1.十二指肠胃反流的疗效观察。

2.判断胃大部切除术后并发症与胆汁反流的关系。

（三）显像剂

$^{99m}Tc-EHIDA$，放化纯度＞95%，活度 111～185MBq（3～5mCi）。

（四）方法

1.患者准备

（1）显像前禁食、禁饮 4～12h。

（2）显像前 20～30min 口服过氯酸钾 400mg 封闭甲状腺，阻止胃黏膜对 $^{99m}TcO_4^-$ 的摄取和分泌。

2.给药方式　静脉注射。

3.影像采集

(1)仪器条件：γ 相机或 SPECT,低能通用型平行孔准直器。

(2)体位：患者取坐位,面对探头,视野包括全肝区及上腹部。

(3)采集条件：矩阵 128×128,能峰 140keV,窗宽 20%。给药后 5min 显像,每隔 5min 采集 1 帧,第一帧影像采集计数 300k 或 500k,记录其采集时间,以后每帧均采集相同的时间。胆总管及十二指肠开始显像时,口服牛奶 300mL 或炸鸡蛋两个,以后每 10min 采集 1 帧直到 60min。当十二指肠空肠曲显影时和最后 1 帧,应各采集计数 300k 或 500k。

4.影像处理　用 ROI 技术获得全肝最高计数率和胃内最高计数率,按下式计算十二指肠胃反流指数(EGRI)：

$$EGRI = \frac{胃内最高计数率}{全肝最高计数率} \times 100\%$$

(五)影像分析

1.正常影像

(1)正常情况下胆汁不进入胃,表现为十二指肠显影清晰,与肝门部位水平相当的十二指肠空肠曲显影也较明显。此十二指肠空肠曲以上的部位为正常胃区,该处无放射性出现。

(2)正常时,胃区始终无显像剂聚集,口服脂肪餐后胃内仍无显像剂出现。

2.异常影像

(1)依照异常影像的特点分为Ⅰ度、Ⅱ度、Ⅲ度反流,此分级仅适用于未行胃切除手术的患者。

Ⅰ度反流：预置时间成像可见胃区有少许一过性放射性分布,一般在口服牛奶后 40～50min 出现,表示轻度反流。少数正常人也可有此表现,临床意义不大。

Ⅱ度反流：预置时间成像可见胃区有明显放射性分布,可滞留约 60min,一般在口服牛奶 30～40min 出现,表示中度反流,有明确的临床意义。

Ⅲ度反流：预置时间成像可见胃区有明显放射性浓聚,可滞留 60min 以上,胃影像常较完整,有时可见液平面,表示重度反流。

(2)按照 EGRI 分度：

Ⅰ度反流,EGRI<5%；

Ⅱ度反流,EGRI 为 5%～10%；

Ⅲ度反流,EGRI>10%。

(六)临床意义

本检查是一种合乎生理状况的无创伤性、无刺激性的检查方法,并可获得定量数据,灵敏度高,优于胃液检查和胃镜检查。因此可用来诊断反流性胃炎,观察其病程和疗效,也可用于胃肠道疾病的发病机制研究、早期诊断、病情观察、疗效随访和临床药理研究。

八、^{14}C—尿素呼气试验

(一)原理

幽门螺杆菌(helicobacter pylori, HP)是急性与慢性胃炎、消化性溃疡的重要致病菌,并与胃癌的发生、发展有密切关系。由于幽门螺杆菌能产生活性较强的尿素酶,使尿素分解产生氨和 CO_2,没有被水解的尿素以原型从尿液排出,而水解产生的 CO_2 进入血液后经肺排出

体外。口服一定量的$^{14}C-$尿素后，如果胃内存在幽门螺杆菌，$^{14}C-$尿素将被其产生的尿素酶分解，产生$^{14}CO_2$并经肺呼出。采集呼出的气体经仪器定量测出其中的$^{14}CO_2$含量，以判断胃内有无幽门螺杆菌感染。此外，目前也可采用非放射性的$^{13}C-$尿素测定，其原理与$^{14}C-$尿素相同，只是检测仪器不同。

（二）适应证

1. 慢性胃炎和胃、十二指肠溃疡患者。

2. 有胃部不适，怀疑有幽门螺杆菌感染者。

3. 幽门螺杆菌根除治疗后的疗效评价和复发诊断。

4. 幽门螺杆菌感染的流行病学调查与筛选手段。

5. $^{14}C-$尿素呼气试验无明确禁忌证，在妊娠期妇女和儿童中慎用，但并非禁用。

（三）示踪剂

$^{14}C-$尿素胶囊，活度 37kBq（1μCi）。

（四）方法

1. 患者准备　检查前禁食 4～12h。受检者必须停用抗生素和铋剂至少 30d，停用硫酸铝和质子泵抑制剂至少 2 周。

2. 仪器　液体闪烁计数仪。

3. 检查方法

（1）用清水漱口，采集未服用示踪剂尿素前的呼出气体作为本底计数。

（2）用约 20mL 凉开水送服$^{14}C-$尿素胶囊 1 粒，静坐 20～25min。

（3）用吹气管向含有 CO_2 吸收剂的集气瓶中吹气（吹气管下端应浸入吸收剂内，吹气力度适中，以免液体溅出，切勿倒吸）。当吸收剂由红色变为无色时（1～3min）停止吹气，若超过 5min 褪色不全，也停止吹气，此时 CO_2 吸收已饱和。

（4）立即向集气瓶内加入适量闪烁液，混匀，加盖标记。

（5）计算试验后与试验前的比值。

$$^{14}C-UBT(DPM/mmolCO_2) = \frac{\text{试验后 DPM} - \text{试验前 DPM}}{2}$$

（五）结果判断

当试验后呼气计数与试验前空腹本底计数比值大于 5 倍时为阳性或$^{14}C-UBT \geqslant 100$ DPM/mmol CO_2 时可诊断为 HP 阳性。

（六）临床意义

研究表明，多种消化道疾病与幽门螺杆菌感染有关，90% 以上的十二指肠溃疡和 70% 以上的胃溃疡存在 HP 感染，也是世界卫生组织认定的胃癌第一类致癌原。胃食管反流、功能性消化不良等也与幽门螺杆菌感染的关系十分密切，另外，一些非消化道疾病如冠心病、高血压、血管神经性头痛等也报道与幽门螺杆菌感染有关。

$^{14}C-$尿素呼气试验主要用于幽门螺杆菌感染的诊断，特别适用于临床上对幽门螺杆菌感染治疗效果的复查和评价。各种试验方法有所不同，一般灵敏度可达 90%～97%，特异性为 89%～100%。$^{14}C-$尿素呼气试验是一种简便、无创、无痛苦、敏感而可靠的诊断幽门螺杆菌感染的方法。

九、肝胆动态显像

(一)原理

肝细胞自血液中选择性地摄取放射性肝胆显像剂,并通过类似处理胆红素的过程,将其分泌入胆汁,继而与胆汁一起经由胆道系统排泄至肠道,可使胆道系统显影,应用动态显像可获得一系列肝、胆道系统影像。

(二)适应证

1.诊断急性胆囊炎。

2.鉴别诊断肝外胆道梗阻和肝内胆汁淤积。

3.鉴别诊断先天性胆道闭锁和新生儿肝炎。

4.诊断胆总管囊肿等先天性胆道异常。

5.肝胆系统手术的术后疗效观察和随访,胆汁瘘的诊断。

6.肝细胞癌、肝腺癌、肝局灶性结节增生的特异诊断。

7.异位胆囊和肝胆功能诊断。

8.诊断十二指肠-胃胆汁反流。

(三)显像剂

^{99m}Tc-IDA 类(如^{99m}Tc-EHIDA):放化纯度>95%,活度 74~370MBq(2~10mCi)。

(四)方法

1.患者准备 检查前患者至少禁食 4h。

2.给药方法 静脉注射。

3.影像采集

(1)仪器条件:γ 相机或 SPECT,低能通用型平行孔准直器。

(2)体位:患者仰卧,探头置于腹部前方,视野包括肝脏及部分心脏和尽量多的肠道,行前位显像。必要时行侧位和后位显像。

(3)采集条件:矩阵 128×128,窗宽 20%,能峰 140keV,放大倍数 1~1.5。给药后每5min 采集 1 帧,连续动态采集至 60min,共 12 帧,胆囊、肠道显示放射性后可停止采集,若 1h时胆囊或肠道未显影应进行延迟显像,必要时延迟至 24h 显像。

(4)影像处理:本底扣除 10%,全部影像依序排列。

(5)介入试验

1)脂肪餐和胆囊收缩素试验:可测定胆囊收缩功能。于胆囊显影后口服脂肪餐或静脉注射胆囊收缩素(CCK)200mg/kg,然后每 2min 1 帧行胆囊连续显像,至胆囊缩小到稳定的程度,若不收缩采集到 30min 停止,计算排胆分数(EF)和排胆率(ER)。

2)吗啡试验:如胆囊 40min 不显影,静脉注射吗啡 0.04mg/kg,将使胆胰壶腹括约肌痉挛从而迫使显像剂进入胆囊中。若胆囊管通畅,在注射吗啡后 20~30min 显影。

3)苯巴比妥试验:如为鉴别胆道梗阻,可在显像前 5d 连续口服苯巴比妥钠,每次 2.5mg/kg,每天两次。在肝外胆管通畅的情况下,胆红素和显像剂经胆道排出将增强。

(五)影像分析

1.正常影像 按其动态显像顺序,可分为血流灌注相、肝实质相、胆管排泄相和肠道排泄相 4 期。

（1）血流灌注相：静脉注射后 30～45s 显像。心、肺、肾、大血管、肝脏依次显影。

（2）肝实质相：注射后 3～5min 肝脏已清晰显影，并继续浓聚放射性，15～20min 达高峰。以后肝影像变淡。

（3）胆管排泄相：随着肝细胞将显像剂分泌入胆道，注射后 5min 胆管内即可出现放射性。逐次显现左右肝管、总肝管、胆总管和胆囊管、胆囊影像。胆囊一般在 45min 内显影。肝影像变淡。

（4）肠道排泄相：肠道显影一般不迟于 60min。此时肝影像已经基本消失。

2.异常影像

（1）心影消退缓慢，肝脏聚集放射性不良，提示肝脏摄取功能不良。

（2）胆囊延迟显影或 4h 时仍不显影：见于急、慢性胆囊炎。

（3）肠道延迟显影或 24h 仍不显影：见于胆道阻塞性疾病、新生儿胆道闭锁、先天性胆道畸形等。

（4）放射性出现在胆管、胆囊及肠道正常位置以外的地方，提示胆汁瘘。如异常放射性聚集于 Treitz 韧带左上方需考虑十二指肠胃反流。

（六）临床意义

1.急性胆囊炎的诊断　通常表现为肝脏摄取良好，肝—肠通过时间正常，但胆囊持续不显影，若 4h 延迟显像仍不见胆囊显影，可确诊为急性胆囊炎。

2.慢性胆囊炎的诊断　85％～90％的慢性胆囊炎患者可表现为正常的肝胆动态影像，胆囊正常显影。胆囊延迟 1～4h 显影是大部分慢性胆囊炎的明显特征。

3.新生儿黄疸的鉴别诊断　新生儿黄疸大部分为先天性胆道闭锁或肝炎。对先天性胆道闭锁的新生儿在 60d 内进行手术治疗，效果良好，因此早期确诊尤为重要。^{99m}Tc—IDA 类肝胆显像对其诊断准确率可达 95％。其诊断标准为肝脏聚集放射性良好，追踪至 24h 仍不见放射性出现在肠道内，用胆汁促排药也不能使放射性出现在肠道。如果肠道内有放射性，可排除肝炎。

4.胆道术后或外伤性胆汁瘘的诊断　依据出现在胆管、胆囊、肠道正常部位以外的放射性来诊断胆汁瘘（需排除十二指肠胃反流）。显像剂对腹膜无刺激、吸收快，故为诊断胆汁瘘很好的方法。

5.诊断胆管先天性扩张症　胆总管扩张部分的放射性滞留，构成椭圆形或梭形浓聚影像，可在肝影像、胆囊影像消退甚至进餐后仍残留。

6.肝细胞癌的诊断　肝胆显像剂能在肝癌组织中大量浓聚且无法及时排出，因此放射性滞留于病灶局部。5min 时的放射性稀疏缺损区在延迟显像中表现为放射性浓聚，等于或高于周围肝组织，诊断为显像阳性。

十、肝血流灌注和肝血池显像

（一）原理

肝脏具有双重血供：75％来自门静脉，25％来自肝动脉。静脉弹丸式注射放射性显像剂，肝动脉期肝脏几乎不显影，门静脉期（6～8s 后）显示清晰肝影像，记录肝脏血流灌注的全过程。显像剂在血液循环中达到分布平衡，肝血池（血管腔和血窦）内放射性分布明显高于邻近组织，肝脏清晰显像，称为肝血池显像。

（二）适应证

1.诊断肝血管瘤,鉴别诊断肝血管瘤和肝细胞癌。

2.鉴别诊断血供丰富和血流减少的占位性病变。

3.了解肝脏、肝内病变的肝动脉血供和门静脉血供。

4.进行肝脏的血流灌注评价,如测定肝血流量、肝动脉门静脉血流比等。

（三）显像剂

1.$^{99m}Tc-RBC$,放化纯度＞80％,活度 740MBq（20mCi）。需在静脉注射$^{99m}TcO_4^-$ 前 20min,静脉注射焦磷酸盐 10mg。

2.如不行肝血池显像,可仅使用$^{99m}TcO_4^-$,活度同上。

（四）方法

1.患者准备 患者无需特殊准备。

2.给药方法 肘静脉弹丸式注射。

3.影像采集

（1）仪器条件:γ 相机或 SPECT,低能通用型或高分辨率型平行孔准直器。

（2）体位:患者取仰卧位,根据病变位置选择前位、右侧位和后位显像,探头视野包括全肝。

（3）采集条件:矩阵 64×64 或 128×128,能峰 140keV,窗宽 20％,放大倍数 1～1.5。给药后立即采集,每 2s1 帧,共 30 帧。

（4）影像处理:本底扣除 10％,依序排列全部影像。

（五）影像分析

1.正常影像

（1）肝血流灌注动脉相:当左心显影后 3～6s,腹主动脉开始显影,脾、双肾也显影,肝脏不显影。

（2）门静脉相:至 12～18s 后肝脏影像逐渐清晰,逐渐超过肾脏。

（3）肝血池相:30min 或更长时间后,显像剂在循环中达到平衡状态,可观察到心、脾、肝、腹主动脉和下腔静脉等影像。

2.异常影像

（1）肝灌注动脉相血流增加

1）全肝放射性分布普遍增高,往往是肝硬化、门静脉高压的表现之一。

2）肝胶体显像发现缺损区局部肝动脉血供增强。提示肝脏实质性肿瘤(原发性肝癌、转移性肝癌、肝腺瘤等)或部分血管瘤。

（2）肝血池相改变

通常与肝胶体显像配合,主要有以下三种情况。

1）不填充:病变部位放射性低于周围肝组织,多为肝囊肿、肝脓肿。

2）一般填充:病变部位放射性等于周围肝组织,多为肝癌、转移性肝癌、良性实质性肿瘤、血管瘤。

3）过度填充:病变部位放射性高于周围肝组织,也是肝血管瘤的特征性表现。

（六）临床意义

1.肝血管瘤 肝血池显像可作为诊断肝血管瘤的首选方法。其诊断标准:肝血池影像上局部确定的放射性过度填充。诊断特异性几乎为100%,灵敏度达90%(对血管瘤直径<1.5cm或血管瘤发生机化时易漏诊)。

2.结合肝血流灌注显像有助于诊断肝脏恶性肿瘤 常把肝动脉相过度灌注和肝血池影像有填充作为一项诊断指标,但其灵敏度和特异性不够高。

3.结合肝血流灌注显像诊断肝囊肿,由于囊肿病变区无血供,因此肝血流灌注的动脉相、静脉相及肝血池影像上均无放射性填充,呈局限性放射性缺损区。

十一、肝胶体显像

(一)原理

颗粒大小适当的放射性胶体,经静脉进入血液后,被肝脏中具有吞噬功能的Kupffer细胞所吞噬,且能在其间存留较长时间而不被迅速排出,通过核医学显像仪器可获得肝脏影像。脾脏中也有单核-巨噬细胞分布,故胶体颗粒也有分布。

(二)适应证

1.幽闭恐惧症等情况下,不能施行MRI、CT等检查时。

2.配合其他放射性核素检查做阴性对照和定位,如^{99m}Tc-RBC肝血池显像诊断肝血管瘤、^{111}In白细胞显像诊断感染等。

3.肝癌手术、放疗、化疗后观察疗效及肝再生情况。

4.协助鉴别与诊断肝脏肿块,特别是诊断肝局灶性结节增生(FNH)和肝腺瘤。

5.确定肥胖、腹腔积液等患者的肝脏大小、位置和形态。

(三)显像剂

1.^{99m}Tc-植酸钠,活度74~185MBq(2~5mCi),静脉注射后与血液中的Ca^{2+}螯合形成^{99m}Tc-植酸钙胶体,颗粒直径20~40nm。

2.^{99m}Tc-硫胶体,活度148~296MBq(4~8mCi),颗粒直径0.3~1.0μm。

(四)方法

1.患者准备 无需特殊准备。

2.给药方法 静脉弹丸式注射。

3.影像采集

(1)仪器条件:γ相机或SPECT,低能通用型或高分辨率型平行孔准直器。

(2)体位:①平面显像:常规进行前位、右侧位及后位显像,必要时加斜位显像,脾显像加左侧位显像。②断层显像:患者仰卧,由计算机处理肝脏横断面、冠状面和矢状面影像。

(3)采集条件:①给药后15~20min开始采集,对肝功能不佳者需延长至给药后20~30min采集。②平面显像:矩阵128×128,能峰140keV,窗宽20%,放大倍数1~1.5,每帧采集计数500k。③断层显像:矩阵128×128,能峰140keV,窗宽20%,放大倍数1~1.5,探头旋转360°,每6°采集1帧,每帧计数150k。

(五)影像处理

断层影像重建,选用适当的滤波函数,进行衰减校正,一般每层0.6~1.0cm,本底扣除10%,依序显示各平面影像和各方向断层影像。

(六)影像分析

1.正常影像

（1）平面影像

1）前位像：肝影像多呈三角形，肝上缘可见心脏压迹；下缘可见肝门和胆囊切迹。肝门与左、右叶间可见明显的带状稀疏或降低区。

2）右侧位像：肝影像多呈逗点状、卵圆形或菱形，前下部稍低为胆囊窝。

3）后位像：由于脊柱遮挡了肝左叶大部分，可见肝左叶外缘和右叶之间有一放射性降低或缺损带，肝右叶内下缘降低区为肾脏压迹。

（2）断层影像：各方向断层影像其放射性分布基本均匀。由于肝内一些较大的血管、胆管、韧带和肝外邻近器官的压挤而产生正常的放射性降低区（包括肾脏压迹、门静脉及其分支、下腔静脉、镰状韧带、肝静脉和胆囊窝等）。在断层影像上表现得较复杂，可依靠逐层连续观察这些影像的变化来加以识别。

2.异常影像

（1）肝影像的位置、形态、大小异常。

（2）肝内放射性分布异常。

1）肝内弥漫性放射性分布不均，常伴肝内放射性普遍降低，多见于弥漫性肝病。

2）肝内局限性放射性降低或缺损，常提示肝内占位性病变。

3）肝内局限性放射性增高：由于局部血流灌注提前或Kupffer细胞增多造成局部放射性胶体颗粒聚集增加而呈现此现象，主要见于上腔静脉阻塞综合征，也可见于肝静脉阻塞及局部增生结节。

（3）肝外放射性增高

1）肝功能明显降低时，脾、骨髓甚至肺组织的巨噬细胞摄取增加而显影。

2）脾功能亢进时脾影像大而浓。

3）在肾移植患者受排斥的移植肾可以显影，可在排斥发生后较长时间出现。

（4）脾影像位置、形态、大小及放射性异常。

（七）临床意义

1.肝内占位性病变　肝胶体平面显像对肝内占位性病变的检出率约为80%，断层显像可达90%，但对直径<1.5cm及肝门处的病变难以检出。各种肝内占位性病变的影像多为局限性放射性降低或缺损区，但此表现不具特异性，难以进行良、恶性鉴别及定性诊断。

2.结合超声检查有利于对上腔静脉阻塞综合征、肝静脉阻塞的诊断、病情的估计和疗效的诊断。

3.鉴别肝局部增生结节和肝腺瘤　两病常与长期服用避孕药有关，肝腺瘤由不规则排列的肝细胞组成，增生结节则由排列紊乱的Kupffer细胞和肝细胞组成，因此前者在肝影像上呈现放射性降低，后者呈局部放射性增高。

十二、脾显像

（一）原理

显像原理因所使用的显像剂不同而有差别。一类是放射性胶体显像剂：利用脾脏内的单核-巨噬细胞系统具有吞噬放射性胶体颗粒的功能使脾脏显影；另一类是利用脾脏具有将衰老和损伤红细胞自血液中清除的功能，静脉注射放射性核素标记的热变性红细胞后，脾脏能将血液中的变性红细胞吞噬，从而使脾脏显影。

（二）适应证

1. 了解脾脏大小、位置。

2. 脾内占位性病变的探查。

3. 先天性脾脏异常的诊断。

4. 探查脾脏外伤、脾梗死。

5. 脾脏术后、移植脾的观察。

（三）显像剂

1. ^{99m}Tc－硫胶体或^{99m}Tc－植酸钠，活度 37～111MBq(1～3mCi)。

2. ^{99m}Tc－热变性红细胞，活度 74～185MBq(2～5mCi)。

（四）方法

1. 患者准备　无需特殊准备。

2. 给药方法　静脉弹丸式注射。

3. 影像采集

(1)仪器条件：γ 相机或 SPECT，低能通用型或高分辨率型平行孔准直器。

(2)体位：常规进行前位、后前位和左侧位显像，必要时加左前斜位、左后斜位或断层显像。

(3)采集条件：①给药后 15～20min 开始采集。②平面显像：矩阵 128×128，能峰 140keV，窗宽 20％，放大倍数 1～1.5，每帧采集计数 500k。③断层显像：矩阵 128×128，能峰 140keV，窗宽 20％，放大倍数 1～1.5，探头旋转 360°，每 6°采集 1 帧，每帧计数 150k。

（五）影像处理

断层影像重建，选用适当的滤波函数，进行衰减校正，一般每层 0.6～1.0cm，本底扣除 10％，依序显示各平面影像和各方向断层影像。

（六）影像分析

1. 正常影像　脾脏位于左季肋部，正常脾脏形态可有较多变异。后位脾影像多呈卵圆形、逗点形，也可呈三角形、半球形或分叶状。其内缘略向内凹陷为脾门，放射性分布略稀疏，轮廓完整，脾内放射性分布均匀。

2. 异常影像　后前位影像脾脏纵径大于 13mm，横径大于 8cm，或左侧位影像上脾脏纵径大于 11cm，横径大于 8cm，提示脾肿大。脾内病变或全身性病变影响脾脏时，常表现为脾脏弥漫性肿大局限性放射性分布稀疏或缺损区，以及散在放射性分布稀疏区。

（七）临床意义

1. 观察脾脏位置、大小。

2. 探查占位性病变。

3. 左上腹部肿块的鉴别。

4. 诊断脾外伤与脾梗死。

5. 先天性脾发育异常和功能性无脾的诊断。

6. 多脾和副脾的诊断。

7. 移植脾监测。

（马湘乔）

第五节　泌尿生殖系统

泌尿生殖系统由肾脏、输尿管、膀胱和尿道等组成,主要生理功能是排泄人体代谢的终末产物和维持水、电解质及酸碱平衡,可分为廓清功能、排泄功能和内分泌功能。泌尿生殖系统核医学检查方法很多,本章主要介绍肾动态显像、肾静态显像及膀胱－输尿管反流显像、阴囊显像等。

一、肾动态显像

肾动态显像是泌尿生殖系统疾病的常规核素检查方法,包括反映肾动脉灌注的血流灌注显像和反映肾功能的肾实质显像。

（一）原理

静脉注入由肾小球滤过或肾小管上皮细胞分泌而不被回吸收、迅速经尿液排出的快速通过型显像剂,用 SPECT 或 γ 相机快速连续动态采集双肾和部分膀胱区域的放射性影像,依序动态观察显像剂灌注到腹主动脉、肾动脉后迅速聚集在肾实质内,随后由肾实质逐渐流向肾盏、肾盂,经输尿管到达膀胱的全过程。可在一次检查中获得肾动脉灌注、肾脏形态与功能多方面的资料。

（二）适应证

1. 综合了解肾脏的形态功能和尿路梗阻情况。

2. 了解肾血供情况,诊断肾血管性高血压和评价肾动脉病变情况。

3. 分侧肾功能的测定。

4. 肾移植供体的肾功能评价,受体移植肾的监测。

5. 观察肾内占位性病变的血供情况以鉴别其良、恶性。

6. 鉴别诊断腹部肿块与肾脏的关系。

7. 探测创伤性尿瘘。

8. 肾盂肾炎的辅助诊断。

（三）显像剂

1. 放射性药物与常用活度

（1）肾小球滤过型:^{99m}Tc－喷替酸（^{99m}Tc－DTPA）。成人剂量为 111～370MBq(3～10mCi),儿童剂量为 7.4MBq/kg(0.2mCi/kg)。肾血流灌注显像首选药物。

（2）肾小管分泌型

1) ^{99m}Tc－巯基乙酰基三甘氨酸（^{99m}Tc－MAG3）和^{99m}Tc－双半胱氨酸（^{99m}Tc－EC）。成人剂量为 296～370MBq(8～10mCi),儿童剂量为 3.7MBq/kg(0.1mCi/kg)。

2) ^{131}I－邻碘马尿酸钠（^{131}I－OIH）:成人剂量为 11.1～18.5MBq(0.3～0.5mCi)。已逐步被^{99m}Tc 标记的药物取代。

2. 体积　为便于弹丸式注射,体积小于 1mL 为宜。

（四）显像方法

1. 显像前准备

（1）核对患者信息,确认检查方法,并向患者解释检查过程及注意事项。有不合作的患者,可适当镇静。

(2)注射前 30min 常规饮水 300mL。

(3)显像前排空膀胱,记录身高(cm)和体重(kg)。

(4)按照采集软件程序测量满针剂量。

2.检查方法

(1)受检者取仰卧位,有时也可取坐位,检查过程中保持体位不动,探头置于背后包括双肾和膀胱。移植肾的监测时,选择仰卧位、前位采集。

(2)静脉弹丸式注射药物,同时开始采集。

(3)影像数据采集条件:当使用^{99m}Tc 或^{123}I 标记时,SPECT 探头配置低能通用型准直器,能峰 140keV,窗宽 20%;当使用^{131}I 标记时,SPECT 探头配置高能准直器,能峰 360keV,窗宽 20%;采集矩阵 128×128 或 64×64,放大倍数 1~1.5。肾血流灌注显像:1~2s/帧,共 60s。肾功能动态显像:30~60s/帧,共 20~40min。患者采集结束后按程序测量注射器残余药量。

3.结果处理

(1)肾动态曲线:采用特殊软件进行影像处理,勾画左、右双肾和本底感兴趣区(ROI)。获得双肾时间—放射性曲线(肾图),可获得双肾峰值差、摄取峰时、半排时间、清除率或残存率。

(2)GFR 或 ERPF 测定:^{99m}Tc—DTPA 显像后应用专门测定和计算 GFR 的程序,按要求输入被检者的身高、体重等数据,应用 ROI 技术勾画双肾及本底感兴趣区,即可自动计算出分侧肾和总肾的 GFR 或 ERPF 值。

(五)影像分析

1.正常影像

(1)肾血流灌注显像:静脉弹丸式注射显像剂后,于腹主动脉上段显影后 2s 左右,双肾开始显影。4~6s 后肾影轮廓逐渐清晰,两侧放射性浓度和影像基本相同,肾内灌注均匀。双肾影像出现的时间差少于 1s,峰值差少于 25%。

(2)肾功能动态显像:显像剂注入 2~4min,肾实质内放射性浓度达到高峰,肾影像清晰、完整,位置、形态、大小正常,肝实质放射性分布均匀。4~6min 后肾皮质内显像剂逐渐进入肾盏、肾盂,肾影像开始减淡。15~20min 时,两肾放射性明显消退,膀胱影像逐渐明显。输尿管不显影或隐约可见。显像结束时,肾影像基本消退,大部分放射性聚集于膀胱内。

(3)正常值:①肾图:峰时<4mim 两肾峰时差<1min,峰值差<30%,15min 或 20min 清除率^{99m}Tc—DTPA>40%,^{99m}Tc—EC 或^{99m}Tc—MAG3 等肾小管型显像剂>50%。②GFR 和 ERPF:GFR、ERPF 随年龄不同而改变,并且由于测定方法和计算机软件不同而有所不同。GFR 参考值:男性成人(125±15)mL/min,女性成人(125±15)mL/min。随年龄增加,GFR 逐渐下降。ERPF 参考值:600~750mL/min,正常值与年龄相关。

2.异常影像

(1)肾区无灌注,双肾不显影,提示该肾功能或血流灌注基本消失,或为先天性肾缺如。

(2)肾影像出现或消退延迟,提示功能或血流灌注受损。

(3)肾影像缩小,功能相延迟,放射性分布降低,提示肾血管病变或肾萎缩。

(4)肾内局限性放射性分布缺损、降低或增强,提示局部占位性病变的可能。

(5)肾实质持续显影,膀胱及集尿系统不显影、始终显影较淡或显影延迟,提示显像剂滞留于肾实质,可能为尿生成量减少、弥漫性肾小管腔内淤塞或压力过高所致。

(6)皮质功能相肾盂放射性降低区扩大,皮质影像变薄,实质清除相肾盂持续浓聚,或延迟相肾盂明显放射性滞留,可伴输尿管清晰显影和增粗,提示尿路梗阻或扩张。

(7)泌尿生殖系统以外的地方出现异常放射性浓聚,提示尿瘘。

(六)临床意义

1.协助肾血管性高血压的诊断　患侧肾血流灌注影像淡且显影延迟,肾实质显影延迟、放射性降低,体积明显缩小,以单侧病变为主。功能多有受损,肾图呈现小肾图形。诊断可疑时,可行卡托普利介入实验。

2.协助诊断局部肾血管病变或其他良性病变　常表现肾内出现局部灌注降低区。

3.鉴别诊断肾内占位性病变　良性病变常表现为血流灌注降低,恶性病变常表现为血流灌注高而快。

4.监测肾栓塞和溶栓疗效　栓塞时局部血流灌注障碍;溶栓治疗后可观察血流灌注是否恢复。

5.移植肾的监测　通过观察移植肾灌注,摄取、排泄功能的改变及体积变化,可以帮助发现移植肾血供情况,急、慢性排异反应,急性肾小管坏死,尿瘘等并发症。

6.分侧肾功能检查　灵敏、安全、可靠。

7.上尿路梗阻的判断　皮质功能相肾盂、肾盏放射性降低区扩大,皮质影像变薄,实质清除相肾盂持续浓聚,或延迟相肾盂明显放射性滞留,可伴输尿管清晰显影和增粗,并可同时评价肾功能。

8.肾外伤或术后尿瘘监测　泌尿生殖系统以外的地方出现异常放射性浓聚。

二、肾静态显像

(一)原理

静脉注射被有功能的肾小管上皮细胞特定摄取而清除缓慢的显像剂,在适当的时间内,利用 γ 相机或 SPECT 使肾脏清晰显影,以了解肾脏形态、位置、大小、占位性病变和分侧肾功能等相关信息。

(二)适应证

1.了解肾脏位置、大小、形态及双肾功能状况。

2.肾内占位性病变、缺血性病变和破坏性病变(包括瘢痕和外伤)的诊断。

3.上腹肿块与肾脏的鉴别诊断。

4.肾盂肾炎的辅助诊断及治疗效果监测。

5.先天性肾脏畸形或肾萎缩的诊断。

(三)显像剂

1.^{99m}Tc－DMSA 和^{99m}Tc－葡萄糖酸钙,良好的肾皮质显像剂,主要被肾小管上皮细胞吸收和浓聚,排泄缓慢,可较长时间聚集在肾实质内,能使肾皮质显示清晰的图像。成人剂量为74～185MBq,儿童剂量为 1.85MBq/kg(最小剂量为 22.2MBq)。

2.^{99m}Tc－GH(葡庚糖酸盐)　不仅适合作肾静态显像剂,也可作肾动态显像剂。成人剂量为 370～740MBq,儿童剂量为 7.4MBq/kg(最小剂量为 74MBq,最大剂量为 370MBq)。

(四)显像方法

1.患者准备　患者无需特殊准备;少数不合作者为了在显像过程中保持体位不变,注射显像剂的同时给予适量镇静剂。显像前排空膀胱。

2.检查方法

(1)体位:常规取仰卧位或坐位。患者的脊柱对准探头中线,第1腰椎对准探头的中心,探头视野需包括双肾。采集体位:后位、前位、左后斜位、右后斜位,必要时行左侧位和右侧位显像。

(2)操作程序:静脉注射显像剂后 1h 开始显像,若有肾功能异常,则需 2h 后延迟显像。必要时加做断层显像。

(3)影像数据采集条件 SPECT 探头配置低能通用型准直器,平面采集 $3 \times 10^5 \sim 5 \times 10^5$ 计数或配置针孔准直器,平面采集 1×10^5 计数;断层显像时,探头配置低能高分辨率型准直器,能峰 140keV,窗宽 20%,矩阵 64×64 或 128×128,放大倍数 1~1.5,360°椭圆旋转采集,3°~6°/帧,20~40s/帧。

3.图像处理 平面影像无需特殊处理;断层影像需重建,选用适当的滤波函数,进行衰减校正。

(五)影像分析

1.正常影像

(1)形态、位置、大小:蚕豆状,边缘整齐,轮廓清晰。双肾纵轴呈八字形分布于脊柱两旁,中心(肾门)平第 $L_{1\sim2}$,右肾多较左肾稍低稍宽。大小约 11cm×6cm,两侧纵径差<1.5cm、横径差<1cm。

(2)放射性分布:双肾内,显像剂多在肾实质内,肾影像外带的放射性较高;肾门及中心处放射性分布较稀疏。双肾间,双肾放射性活度基本对称。

2.异常影像

(1)肾脏位置异常:①肾下垂:常见于右肾且女性多见,若在各种体位上见肾影像中心下降程度多于 3cm 者属于肾下垂。②游走肾:坐位时肾影像明显下降,而仰卧位时位置正常。③异位肾:常见于左肾,左下腹部是常见的异位肾区(盆位肾)。纵隔部位的异位肾较少见。

(2)肾脏形态异常:①肾融合:马蹄肾是最常见的肾融合,图像可见两肾下极内斜,构成倒八字形,中间连接部也显影,形似马蹄,通常融合的肾位置朝前,故前后位影像更易清晰地显示马蹄肾。②多囊肾常表现为肾影像增大,形态异常并伴有放射性分布不均匀,呈斑块状稀疏或大小不等的圆形缺损区。

(3)肾脏不显影:常见于先天性单肾或肾功能丧失:肾区无放射性浓聚(肾不显影),常伴有健侧肾脏代偿性增大。

(4)肾显影延迟:主要见于肾功能不全,由于显像剂在皮质内浓聚减慢,导致肾显影延迟。

(5)局限性放射性分布稀疏或缺损:主要见于占位性病变或炎性病变等病理情况,如肿瘤、脓肿、囊肿、血管瘤、局部梗死缺血、急性肾盂肾炎等。但是肾静态显像难以确定病变的性质。结合肾动态显像有助于定性诊断。

(六)临床意义

1.先天性肾脏疾病的诊断 如先天性单肾、缺如、肾下垂、马蹄肾等。

2.协助诊断肾内占位性病变 肾体积增大,形态不规则。放射性分布呈局限性稀疏或缺损区,可以表现为单发,也可是多发。肾功能严重损害,全肾不显影。肾脏占位性病变包括肿瘤、囊肿、脓肿、血管瘤、局部梗死缺血。但是肾静态显像难以确定病变的性质。结合肾动态显像有助于定性诊断。

3.肾脏炎性病变的协助诊断　急性肾盂肾炎:表现为局灶性的放射性分布稀疏。慢性肾盂肾炎:可见肾影像变小、肾瘢痕处摄取放射性降低,放射性分布不均匀。肾静态显像中的瘢痕征是诊断肾盂肾炎的参考指标。

三、肾图

(一)原理

静脉注射由肾小球滤过或肾小管上皮细胞摄取、分泌而不被重吸收的放射性示踪剂,用肾图仪在体外连续记录其滤过或摄取、分泌和排泄的全过程。记录双肾区的时间－放射性曲线(肾图)可反映肾脏的功能状态和上尿路排泄的通畅情况。

(二)适应证

1.诊断上尿路梗阻。

2.肾血管性高血压的诊断及功能评价。

3.肾小球肾炎与肾盂肾炎的鉴别诊断。

4.监测移植肾的血供和功能改变。

5.肾脏手术术前功能评价。

6.了解分侧肾功能。

7.肾内、外占位性病变的鉴别诊断。

(三)显像剂

1.$^{131}I-OIH$(^{131}I－邻碘马尿酸钠)　主要反映肾小管的分泌功能和上尿路通畅情况。用量成人为 3.7~7.4kBq/kg,小儿适当减量,体积<0.5mL。

2.$^{99m}Tc-DTPA$(^{99m}Tc－喷替酸)　反映肾小球的滤过功能和上尿路通畅情况。用量成人为 111~370MBq(3~10mCi),儿童剂量为 7.4MBq/kg(0.2mCi/kg)。

(四)显像方法

1.患者准备　患者无需特别准备,注射显像剂前 1h 左右口服过氯酸钾 400mg 或 6mg/kg,检查前半小时饮水 300mL,检查前排空尿液。

2.检查方法

(1)体位:常规取坐位或仰卧位,使探头中心对准患者背部体表左、右肾盂中心,保持探头和肾区间的几何位置不变,后位测定。移植肾监测取仰卧位,前位测定。其中准确定位是获得正确肾图的先决条件。

(2)操作方法:静脉弹丸式注射显像剂,同时开始采集,记录双肾区曲线。

(3)采集条件:调整仪器探测条件,将两个探头的探测效率调到相同,本底计数应调到基本相同。

(五)影像分析

1.正常肾图　正常的肾图可分为 a、b、c 三个节段。

(1)放射性出现段(a 段):静脉注射后 10s 左右,即出现的曲线急剧上升段,持续时间 20~30s。此段为血管段,上升高度在一定程度上反映肾脏的血流灌注量。

(2)示踪剂聚集段(b 段):a 段后曲线斜行上升,经 3~5min 达高峰。其上升斜率与高度反映肾血流量和肾皮质功能。

(3)排泄段(c段):曲线的下降段。继b段后曲线的下降段,前部下降较快,斜率与b段上升斜率相近,后部下降较缓。此段主要与上尿路通畅程度和尿流量多少有关。

两侧肾图的形态基本相同。

2.肾图的定量分析及正常值　为客观地判断和分析肾图,必须对肾图进行定量分析,分析指标有多种,常用的指标和计算方法如表15－1所示。

表15－1　肾图常用指标及正常值

指标	计算方法	正常值	意义
高峰时间(t_p)	从注射药物到肾内放射性计数最高	<5min(平均2～4min)	尿路通畅时肾功能观察
半排时间($C_{1/2}$)	从高峰下降到峰值一半的时间	<8min(平均4min)	尿路通畅时肾功能观察
15min残留率	$(C_{15}/b)\times100\%$	<50%(平均30%)	尿路通畅时肾功能观察
肾脏指数	$[(b-a)^2+(b-c_{15})^2]/b^2\times100\%$	>45%(平均60%)	尿路通畅时肾功能观察
分浓缩率	$(b-a)/(at_b)\times100\%$	>6%(平均18%)	尿路不畅时肾功能观察
峰时差	$\mid t_{b左}-t_{b右}\mid$	<1min	观察两侧肾功能之差
峰值差	$\mid b_左-b_右\mid/b\times100\%$	<30%	观察两侧肾功能之差
肾脏指数差	$\dfrac{\mid RI_左-RI_右\mid}{RI}\times100\%$	<25%	观察两侧肾功能之差

注:C_{15}为注射药物后15min时的肾内计数率;b为高峰时的计数率;a为肾血流灌注峰的计数率;RI为肾脏指数。

3.异常肾图类型及意义

(1)持续上升型:a段基本正常,b段持续上升,未见下降的c段。单侧出现多见于急性上尿路梗阻;双侧同时出现多见于急性肾功能衰竭或下尿路梗阻所致的双侧上尿路引流不畅。

(2)高水平延长线型:a段基本正常,b段上升稍差(斜率减小、上升较慢),此后呈近水平状的直线不见明显下降的c段,b段、c段分界不清。多见于上尿路梗阻伴明显肾盂积水、肾功能轻度受损患者。

(3)抛物线型:a段稍低,b段上升缓慢,c段下降缓慢,峰时后延,峰形圆钝,呈抛物线状。主要见于肾缺血、肾功能受损、脱水、上尿路引流不畅致轻、中度肾盂积水。

(4)低水平延长线型:a段明显降低,b段上升不明显,不见下降的c段。常见于肾功能严重受损、肾前性急性肾功能衰竭、慢性上尿路梗阻。

(5)低水平递减型曲线:a段低,无b段,放射性递减缓慢。常见于肾脏无功能、肾功能极差、肾缺如或肾切除。

(6)阶梯式下降型:a段、b段基本正常,c段呈规则或不规则的阶梯式下降。见于由尿反流和因疼痛、精神紧张、尿路感染、少尿或卧位等所致上尿路不稳定性痉挛。

(7)单侧小肾图型:a段、b段、c段均正常且峰时、峰值均低于健侧(>30%)。可见于一侧肾动脉狭窄、先天性小肾和游走肾坐位采集。

(六)临床意义

1.上尿路梗阻的诊断　一种安全可靠、简便迅速、无痛苦的有效方法,诊断符合率达80%～90%,当肾功能无明显受损时,本法与IVP对于尿路梗阻的灵敏度大致相同。对临床疑为尿路结石、畸形、狭窄、肿瘤以及泌尿道邻近组织增生(前列腺增生)、肿瘤压迫或浸润时,均可做肾图检查。此外,肾图还可作为了解病情发展和观察疗效的指标,根据尿路梗阻的部位、程度和肾功能受损的情况不同,肾图可呈一定的图形。

2.分侧肾功能的测定 测定分侧肾功能的灵敏、特异的简便方法之一,特别是在诊断肾性高血压、判断血尿、尿路感染与分侧肾关系中有较高的价值。

3.移植肾的监测 能早期发现异常及时处理。肾移植后如肾图逐渐恢复正常,表明移植成功。移植后肾图呈无功能或严重受损图形,提示肾缺血或坏死;肾图持续上升,而膀胱内放射性很少,可能为上尿路梗阻,也可能为 ATN 或急性排异,需行肾动态显像进一步鉴别。

4.疗效观察 肾脏疾病时经手术或药物治疗后可用肾图检查、了解肾功能恢复情况。这对制订治疗方案,指导用药均有意义。

四、膀胱－输尿管反流显像

(一)原理

膀胱－输尿管反流是指患者排尿时尿液反流至输尿管和(或)肾区,是反复泌尿生殖系统感染的重要原因,多见于儿童。膀胱－输尿管反流显像是将放射性显像剂注入膀胱内,待膀胱充盈至受检者不能耐受时,嘱其用力排尿或膀胱区加压使尿液反流至输尿管和(或)肾区。在体外用显像仪器动态采集,获得膀胱充盈、排尿和排尿后的膀胱－输尿管影像,主要用于观察膀胱反流情况。

(二)适应证

1.判断反复泌尿生殖系统感染的患者是否有膀胱－输尿管反流现象及其反流程度。

2.下尿路梗阻和神经性膀胱炎患者,观察是否有尿反流存在及其反流程度。

3.评价膀胱－输尿管反流疗效。

4.膀胱残余尿量的测定。

(三)显像剂

直接法:$^{99m}TcO_4^-$ 和其他 ^{99m}Tc 标记物均可,如 $^{99m}Tc-DTPA$、$^{99m}TcO_4^-$、$^{99m}Tc-EC$ 74～185MBq(2～5mCi)。间接法:同肾动态显像。

(四)显像方法

1.直接法

(1)患者准备:显像前先排尿。通过无菌操作将导尿管插入膀胱,向导尿管内注入 500mL 生理盐水。用止血钳夹住导尿管。

(2)显像方法

1)体位:取仰卧位,后位采集,探头视野包括膀胱、双侧输尿管和双肾。

2)操作方法:放开止血钳,先将 $^{99m}TcO_4^-$ 注入膀胱,然后将生理盐水缓慢灌入膀胱。立即开始以每分钟 1 帧的速度连续采集。生理盐水自然陆续灌入膀胱,当受检者诉说膀胱已充盈到难以忍受时或幼儿突然停止哭闹时,即让患者用力排尿。在整个排尿过程中继续动态采集,排尽后至少再采集 2 帧。小儿排尿时保持体位和导尿管不动,严防污染检查床和身体。年龄较大的儿童及成人排尿时取坐位,准直器仍从背部对准双肾和膀胱,排尿时拔去导尿管。

3)采集条件:探头配置低能通用型平行孔准直器,矩阵 64×64,能峰 140keV,窗宽 20%。

2.间接法

(1)患者准备:进食、饮水照常;尽可能前 2d 不进行静脉肾盂造影;显像前 30min 饮水 300mL,不排尿。

(2)显像方法

1)体位:受检者取坐位,探头从背后对准双肾和膀胱。

2)操作方法:静脉注射^{99m}Tc—DTPA后,待显像剂已大部分排入膀胱,肾区和输尿管放射性已明显下降,开始进行膀胱反流显像。以2s1帧的速度连续采集,嘱受检者用力憋尿然后用力排尿,保持体位不动直至结束。显像前要训练受检者学会憋尿,显像时收集好尿液,防止污染。

3)采集条件:探头配置低能通用型平行孔准直器,矩阵64×64,能峰140keV,窗宽20%。

3.结果处理　采用ROI技术勾画膀胱、双侧输尿管和双肾轮廓,获得各自不同时相的放射性计数,得到时间—放射性曲线,观察曲线是否出现上升段。

(五)影像分析

1.正常影像　各期影像中只有膀胱显像,双侧输尿管和肾脏均不显影。

2.异常影像　在各期影像中,除膀胱显影外,若输尿管或肾区出现放射性,表明有膀胱反流存在。

(六)临床意义

1.膀胱—输尿管反流的诊断　辐射剂量很低;可计算膀胱残余尿量、出现反流时的膀胱容积、膀胱—输尿管尿反流量和反流速率;其结果不受肾功能和肾积水程度的影响。

2.膀胱残余尿量的测定　可用"感兴趣区(ROI)"方法计算膀胱残余尿量(mL)和尿反流量:

$$膀胱残余尿量 = \frac{排尿量(mL) \times 排尿后膀胱计数率}{排尿前膀胱计数率 - 排尿后膀胱计数率}$$

$$尿反流量 = \frac{尿反流输尿管处计数率}{同一时间的膀胱计数率} \times 100\%$$

五、阴囊显像

(一)原理

睾丸动脉供应睾丸、附睾和鞘膜的血液循环,而阴囊壁血供来自阴部动脉。当睾丸发生病变时,血流变化是其主要特征。弹丸式注射放射性示踪剂后,对阴囊进行动态和静态显像,定性和定量观察睾丸及其附属器官的血流变化,为睾丸及其附属器官的疾病诊断及鉴别提供客观依据。

(二)适应证

1.睾丸扭转与急性附睾炎的鉴别诊断。

2.阴囊外伤程度、范围的辅助诊断。

3.阴囊内容物病变的辅助诊断。

(三)显像剂

^{99m}TcO$_4^-$,成人用量为1.4MBq/kg,总量为370~740MBq。儿童用量为9.25MBq/kg,最小剂量为74MBq。

(四)显像方法

1.患者准备　显像前按5mg/kg标准口服高氯酸钾,封闭甲状腺。

2.显像方法

(1)患者体位:取仰卧位,前位采集。将阴茎固定于下腹部,并在阴囊中间放一细长铅条将两侧睾丸内容物分开。

（2）显像方法：弹丸式注射显像剂,同时开始采集,行阴囊血流灌注显像：1～2s/帧,共 60s0 随后连续行 5 帧静态平面显像,500k/帧。采集结束后,分别用热源标记（在右大腿根部）和铅条标记采集 1 帧图像,便于定位。

（3）采集条件：探头配置低能通用型平行孔准直器,矩阵 64×64,能峰 140keV,窗宽 15%～20%,放大倍数 1～1.5。

（五）影像分析

1. 正常影像　血流灌注相可见双侧髂动脉、股动脉显影清晰,睾丸动脉未见显影。血池相示阴囊内容物显影不清,显像剂分布不均匀,较两侧大腿软组织轻度增高,双侧对称。

2. 异常影像

（1）放射性缺损区,见于 6h 内的急性睾丸扭转及 7～24h 的中期睾丸扭转。

（2）边缘放射性增高的放射性缺损,见于 24h 后晚期睾丸扭转。

（3）异常放射性浓聚区,见于附睾炎。

（4）血流灌注相正常,静态相示睾丸被一半月形或圆形的冷区围绕,犹如浮在水面,见于原发性阴囊积水。

（5）血流灌注相示正常或中度灌注增加,静态相示放射性分布增高,见于睾丸肿瘤。

（6）血流灌注相精索血管或阴部动脉放射性分布明显增高,静态相示阴囊放射性弥漫性增加,内可见冷区,见于阴囊脓肿。

（7）血流灌注相示灌注增加,静态相示斑点状、细条状放射性浓聚,见于精索静脉曲张。

（六）临床意义

1. 急性睾丸扭转的诊断及病程分期、疗效评价　患侧睾丸血流灌注降低或缺损；血池相示患侧阴囊中央显像剂缺损,周围因阴囊肉膜反应性充血而呈显像剂分布增高带。

2. 急性附睾炎或急性睾丸炎的诊断　患侧血流灌注明显增加,血池相示显像剂分布弥漫性增高。慢性期显像剂分布可正常,若有脓肿形成,血池相示显像剂分布缺损,提示患侧阴囊内有坏死灶。

3. 阴囊外伤的诊断　影像学表现主要依赖于阴囊损伤的范围和程度。轻度外伤时,病变部位呈现显像剂分布弥漫性轻度增高。睾丸或阴囊内有血肿时,该部位显像剂分布缺损,周边可伴有或无显像剂分布增高。

4. 阴囊内占位性病变的鉴别诊断　阴囊内囊肿和附睾内结核性干酪样坏死表现为显像剂分布缺损。睾丸肿瘤多为无痛性肿胀,血流灌注增高,有坏死时,病灶中央可见放射性分布缺损。

5. 腹股沟疝的诊断　血流灌注相正常,血池相显示从腹股沟区到患侧阴囊部位的缺损区。

（马湘乔）

参考文献

[1]张兆琪.临床心血管病影像诊断学[M].北京:人民卫生出版社,2013.

[2]郑一兵.CTA与DSA在诊断脑动脉狭窄病变的临床价值分析[J].医学影像学杂志,2013(04):602—604.

[3]张建兴.乳腺超声诊断学[M].北京:人民卫生出版社,2012.

[4]单海滨,李光存,李静,李东.螺旋CT诊断颈动脉粥样硬化狭窄的初步探讨[J].医学影像学杂志,2013(03):383+396.

[5]刘延玲,熊鉴然.临床超声心动图学[M].北京:科学出版社,2014.

[6]朱亮,张希全,孙业全,王义平,潘晶晶,刘焕亮,郝斌,任可伟.急性全下肢深静脉血栓形成多种介入技术联合治疗[J].介入放射学杂志,2013(07):582—586.

[7]吴卫平.脑部影像诊断学[M].北京:人民卫生出版社,2013.

[8]洪玮,韩鄂辉,郭瑞强.超声诊断与鉴别诊断[M].北京:科学技术文献出版社,2013.

[9]王赛云.超声诊断乳腺疾病的临床分析(附162例报告)[J].医学影像学杂志,2011(10):1581—1582.

[10]漆剑频,王承缘,胡道予.放射诊断临床指南[M].北京:科学出版社,2013.

[11]李晓陵,姜慧杰,姚家琪.临床常见疾病影像诊断及治疗原则[M].北京:科学出版社,2010.

[12]陈曦,郑敏娟,宋宏萍,罗璐,赵晓妮.超声心动图诊断冠状动脉瘘分型及心功能分析[J].中国医学影像技术,2013(06):919—922.

[13]北京协和医院.超声诊断科诊疗常规[M].北京:人民卫生出版社,2012.

[14]朱庆庆,包凌云,朱罗茜,许亮.自动乳腺全容积扫查系统结合乳腺影像报告和数据系统对乳腺导管内癌的诊断研究[J].医学影像学杂志,2012(08):1336—1340+1353.

[15]周伟生.临床医学影像学[M].北京:人民卫生出版社,2009.

[16]齐丽萍,陈颖,高顺禹,李艳玲,李晓婷,李洁,张晓鹏.CT肺动脉造影检测肺栓塞:采用容积螺旋穿梭技术捕捉最佳成像时相[J].中国医学影像技术,2012(03):507—511.

[17]刘士远,陈起航,吴宁.实用胸部影像诊断学[M].北京:人民军医出版社,2012.

[18]武乐斌,林祥涛.影像诊断学[M].济南:山东大学出版社,2009.

[19]陈林,陈悦,庞芸,裘之瑛,柴启亮,朱隽,詹嘉,王海尔.超声自动乳腺全容积扫描在乳腺占位性病变中的初步应用[J].中国医学影像技术,2011(07):1378—1382.

[20]郭启勇.介入放射学[M].北京:人民卫生出版社,2010.

[21]朱建国,杨亚芳,刘斐,唐继来,沈世田,田俊,顾生荣,万谦,史永平,朱成红.CT灌注成像联合磁共振扩散加权成像诊断急性脑梗死[J].中国医学影像技术,2011(04):710—713.

[22]张缙熙,姜玉新.浅表器官及组织超声诊断学[M].北京:科学技术文献出版社,2009.

[23]赵志梅,杨瑞民,辛春.影像诊断学[M].北京:人民军医出版社,2009.